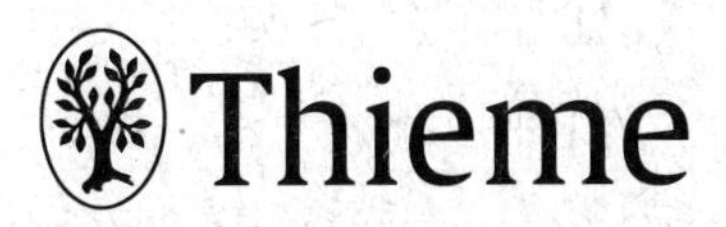
Thieme

... und noch mehr Tipps für die Prüfungsvorbereitung

Das Repetitorium MEDI-LEARN hat fast alle seit 1981 gestellten Prüfungsfragen analysiert. Im 2. Staatsexamen sind das mehr als 15000 Fragen.
Dabei wurde festgestellt, dass sich im Fach Spezielle Pathologie 73% aller bisher gestellten Fragen durch wenige Themen abdecken lassen.
Die „Top-Themen" enthalten diejenigen Stichworte, die in diesem Zeitraum mit mindestens 10 Fragen vertreten waren.

Die Top-Themen der Prüfung

Thema	Anteil
Tumoren des ZNS	5,9%
Degenerative Erkrankungen des ZNS	4,8%
Entzündungen des ZNS	3,2%
Tumoren von Hoden und Nebenhoden	2,7%
Tumoren des Ovar	2,5%
Tumoren des Kehlkopfes	2,4%
Enzephalitis und Myelitis	2,0%
Tumoren der Speicheldrüsen	2,0%
Vom Übergangsepithel ausgehende Papillome und Karzinome	1,9%
Entzündungen des Mittelohrs	1,8%
Schädigung des ZNS bei Kreislaufstörungen	1,7%
Entzündungen Dünndarms	1,6%
Mammakarzinom	1,6%
Lungenentzündungen	1,5%
Non-Hodgkin-Lymphome	1,5%
Tumoren der Nase/Nasennebenhöhlen	1,4%
Tumoren der Schilddrüse	1,4%
Prostatakarzinom	1,4%
Laryngitis	1,3%
Tumoren der Lunge	1,3%
Tumoren der Mundhöhle	1,3%
Nierenzellkarzinom	1,3%
Entzündl. Lymphknotenveränderungen	1,3%
Tumoren des Dickdarms	1,2%
Intoxikationen mit Beteiligung des ZNS	1,1%
Kreislaufstörungen mit Beteiligung des ZNS	1,1%
Arteriitis	1,1%
Knochentumoren	1,1%
Tumoren d. peripheren Nervensystems	1,0%
Phakomatosen des ZNS	0,8%
Valvuläre und parietale Endokarditis	0,8%
Entzündungen des Dickdarms	0,8%
Leberzirrhose	0,8%
Tumoren der Plazenta	0,8%
Plasmozytom	0,8%
Lymphogranulomatose (M.Hodgkin)	0,8%
Entwicklungsstörungen des ZNS	0,7%
Pathogenese von Kreislaufstörungen mit Beteiligung des ZNS	0,7%
Sonstige Erkrankungen des Kehlkopfes	0,7%
Kolorektales Karzinom	0,7%
Tumoren der Leber	0,7%
Glomerulonephritis	0,7%
Splenomegalie	0,7%
Myopathien	0,7%
Melanozytäre Tumoren der Haut	0,6%
Kreislaufstörungen der Lunge	0,6%
Hyperplasien der Magenschleimhaut	0,6%
Tumoren des Ösophagus	0,5%
Magenkarzinom	0,5%
Konnatale Erkrankungen des Pankreas	0,5%
Analgetika-Nephropathie	0,5%
Tumoren der Vulva	0,5%
Tumormetastasen in Lymphknoten	0,5%
Arthropathien als Folge pathologischer Ablagerungen (Kristallarthropathien)	0,5%
Maligne Melanome und ihre Vorstufen	0,4%
Bronchitis und Bronchiolitis	0,4%
Ischämische Myokardschäden	0,3%
Ulcus pepticum	0,3%
Summe	**73,1%**

Fragenanteil pro Kapitel Spezielle Pathologie

Die Darstellung des prozentualen Fragenanteils pro Kapitel empfehlen wir als Grundlage Ihrer Lernplanung.

	Kapitel	Anteil
1	Gehirn und Rückenmark (Zentralnervensystem)	15,4%
2	Periphere Nerven	1,6%
3	Auge und Ohr	1,6%
4	Haut	4,5%
5	Atemtrakt	7,8%
6	Mediastinum	0,8%
7	Herz und Gefäße	7,0%
8	Verdauungstrakt	16,7%
9	Peritoneum	0,6%
10	Endokrine Organe	3,3%
11	Nieren	5,3%
12	Ableitende Harnwege	2,1%
13	Männliche Geschlechtsorgane	3,9%
14	Weibliche Geschlechtsorgane	5,8%
15	Pathologie der Schwangerschaft	1,9%
16	Knochenmark	3,9%
17	Lymphknoten	5,6%
18	Milz	1,6%
19	Skelettmuskulatur	2,1%
20	Bindegewebskrankheiten (früher Kollagenosen)	1,0%
21	Knochen und Knorpel	4,9%
22	Gelenke	1,6%
23	Sehnen, Sehnenscheiden, Schleimbeutel und Faszien	0,8%

Für die Hinweise danken wir:

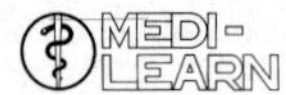

Bahnhofstr. 26b, 35037 Marburg Tel. 06421/681668
Fax 06421/961910 http://www.medi-learn.de

Original-Prüfungsfragen
mit Kommentar

GK 3

Spezielle Pathologie

14. Auflage

Bearbeitet von I. Engel

Georg Thieme Verlag
Stuttgart · New York

Dr. Ingo Engel
Weinstr. 92
77815 Bühl/Eisental

Bibliografische Information Der Deutschen Bibliothek
Die Deutsche Bibliothek verzeichnet diese Publikation in der Deutschen Nationalbibliografie; detaillierte bibliografische Daten sind im Internet über http://dnb.ddb.de abrufbar.

1. Auflage 1984
2. Auflage 1986
3. Auflage 1987
4. Auflage 1988
5. Auflage 1990
6. Auflage 1992
7. Auflage 1993
8. Auflage 1994
9. Auflage 1996
10. Auflage 1997
11. Auflage 1998
12. Auflage 2000
13. Auflage 2001
14. Auflage 2003

Unsere Homepage: http://www.thieme.de

Umschlaggestaltung: Thieme Verlagsgruppe
Umschlagfoto: Mauritius Die Bildagentur, Nr. 5B 144 071769

Satz: Druckhaus Götz GmbH, Ludwigsburg
Druck und Bindung: Universitätsdruckerei H. Stürtz, Würzburg
Printed in Germany

ISBN 3-13-112984-0

Autoren und Verlag haben sich bei der Zusammenstellung der Fragen, bei der Zuordnung der Lösungen und bei der Kommentierung von Fragen und Lösungen um größtmögliche sachliche Richtigkeit bemüht. Dennoch wird eine Gewähr für die in diesem Band enthaltenen Angaben nicht übernommen. Für Inhalt und Formulierung der Prüfungsfragen zeichnet das IMPP verantwortlich.

Vorwort

Als Fachdisziplin deckt die (spezielle) Pathologie das gesamte Spektrum der Medizin ab und nimmt damit eine zentrale Stellung ein. Durch das System der Multiple-Choice-Prüfungen allerdings wird die Spezielle Pathologie vom Fragenumfang her an den Rand gedrängt, wobei sicher die Übergänge oft fließend zu den klinischen Fächern sind.
Diese Zusammenhänge zu verdeutlichen ist u.a. auch eine Aufgabe der neuen, der 14. Auflage der Speziellen Pathologie. Auf bewährter Grundlage wurde bei der Bearbeitung besonderer Wert auf Aktualität gelegt.
Bewusst wurde der bereits gestraffte Stoffumfang nicht weiter aufgestockt, um auf diese Weise den Blick für Zusammenhänge zu schärfen. Zudem soll auch weiterhin Lernen effizient möglich sein, indem zeitraubendes Hin- und Herblättern durch gebündelte Information auf engem Raum vermieden werden soll.
Dazu trägt auch das umfangreiche Abbildungsverzeichnis bei, das den Zugriff auf die entsprechenden Diagnosen sofort zulässt.

Bühl, im Juni 2003 Ingo Engel

Anmerkung der Redaktion

Zur besseren Übersicht über die Schwerpunkte des umfangreichen Prüfungswissens wurden Fragen und Kommentare mit Ausrufezeichen gekennzeichnet. Diese gehören Stoffgebieten an, zu denen wiederholt in verschiedener Form Fragen gestellt werden.

! wiederholt geprüfter Stoff

!! sehr wichtiger, häufig geprüfter Stoff

Inhalt

Lerntextverzeichnis VIII

Bearbeitungshinweise X

1 Gehirn und Rückenmark (Zentralnervensystem) 2, **70**

2 Periphere Nerven 10, **88**

3 Auge und Ohr 11, **90**

4 Haut 12, **92**

5 Atemtrakt 15, **102**

6 Mediastinum 21, **116**

7 Herz und Gefäße 22, **118**

8 Verdauungstrakt 26, **128**

9 Peritoneum 38, **157**

10 Endokrine Organe 39, **158**

11 Nieren 41, **163**

12 Ableitende Harnwege 45, **174**

13 Männliche Geschlechtsorgane 47, **176**

14 Weibliche Geschlechtsorgane 49, **181**

15 Pathologie der Schwangerschaft 53, **190**

16 Knochenmark 55, **194**

17 Lymphknoten 57, **200**

18 Milz 60, **208**

19 Skelettmuskulatur 61, **211**

20 Bindegewebskrankheiten (früher Kollagenosen) 63, **213**

21 Knochen und Knorpel 64, **215**

22 Gelenke 67, **221**

23 Sehnen, Sehnenscheiden, Schleimbeutel und Faszien 68, **223**

24 Fragen/Kommentare Examen Frühjahr 2001 226, **231**

Abbildungsverzeichnis 241

Bildanhang 245

Tipps zur mündlichen Prüfung 333

Sachverzeichnis 337

25 Fragen/Kommentare Examen Herbst 2001 348, **353**

26 Fragen/Kommentare Examen Frühjahr 2002 362, **368**

27 Fragen/Kommentare Examen Herbst 2002 380, **385**

Abbildungsverzeichnis für die Examina H01, F02 und H02 395

Bildanhang für die Examina H01, F02 und H02 397

28 Fragen/Kommentare Examen Frühjahr 2003 414, **419**

Abbildungsverzeichnis Examen Frühjahr 2003 429

Bildanhang Examen Frühjahr 2003 431

Die **halbfett** gedruckten Seitenzahlen verweisen auf den Kommentarteil.

Lerntextverzeichnis

1 Gehirn und Rückenmark (Zentralnervensystem)
Dysrhaphische Störungen I.1 70
Morbus Parkinson I.2 72
Störungen im Stammganglienbereich I.3 72
Degenerative Systematrophien des ZNS I.4 73
Wernicke-Enzephalopathie I.5 73
GM_2-Gangliosidose I.6 73
Morbus Alzheimer I.7 74
Progressive Paralyse I.8 80
Multiple Sklerose I.9 83
Tumoren des Zentralnervensystems I.10 84
Glioblastom I.11 85

2 Periphere Nerven
Neuropathien II.1 88

3 Auge und Ohr
Cholesteatom III.1 90
Retinoblastom III.2 91

4 Haut
Effloreszenzen IV.1 92
Aufbau der Haut IV.2 93
Immunkomplexniederschläge in der Haut IV.3 93
Psoriasis vulgaris IV.4 93
Lues IV.5 96
Spinaliom IV.6 98
Malignes Melanom IV.7 100

5 Atemtrakt
Juveniles Nasen-Rachen-Fibrom V.1 102
Karzinome von Nase und Nasennebenhöhlen V.2 102
Papillom des Larynx bei Kindern V.3 103
Chronische Bronchitis V.4 104
Status asthmaticus V.5 105
Lungenemphysem V.6 106
Atemnotsyndrom V.7 106
Lobärpneumonie V.8 108
Tuberkulose V.9 109
Riesenzellpneumonie V.10 112
Pneumokoniose V.11 112
Bronchialkarzinom V.12 114

6 Mediastinum
Thymus-Immundefektsyndrome VI.1 116
Tumoren des Mediastinums VI.2 117

7 Herz und Gefäße
Endokarditis VII.1 123
Infektiöse Endokarditis VII.2 123
Perikarditis VII.3 125
Arteriosklerose, Atherosklerose VII.4 125
Panarteriitis nodosa VII.5 126
Arteriitis temporalis Horton VII.6 127

8 Verdauungstrakt
Leukoplakie VIII.1 128
Karzinom der Mundhöhle VIII.2 128
Tumoren in Beziehung zum odontogenen Apparat VIII.3 129
Kieferzysten VIII.4 129
Sjögren-Syndrom VIII.5 130
Speicheldrüsentumoren VIII.6 131
Ösophaguskarzinom VIII.7 132
Zollinger-Ellison-Syndrom VIII.8 134
Helicobacter pylori VIII.9 134
Magenulkus VIII.10 134
Intestinale Metaplasien VIII.11 135
Morbus Crohn und Colitis ulcerosa VIII.12 137
Typhus abdominalis VIII.13 138
Zöliakie VIII.14 138
Metastasierendes Karzinoid VIII.15 139
Melanosis coli VIII.16 140
Dickdarmpolypen (epitheliale Tumoren) VIII.17 142
Präkanzerosen des Kolons VIII.18 144
Mukoviszidose VIII.19 145
Stauungsleber VIII.20 147
Leberzellverfettung VIII.21 147
Eisenablagerungen VIII.22 149
Biliäre Zirrhose VIII.23 151
Leberzirrhose VIII.24 152
Pigmentzirrhose VIII.25 152
Leberkarzinom VIII.26 154
Gallensteine VIII.27 155
Cholezystitis VIII.28 155
Gallenblasenkarzinome VIII.29 156

10 Endokrine Organe
Thyreoiditis X.1 159
Klassifikation der Schilddrüsenkarzinome X.2 160
Cushing-Syndrom X.3 162

11 Nieren
Zystennieren XI.1 163
Glomerulonephritiden (GN) XI.2 166
Goodpasture-Syndrom XI.3 167
Hypersensitivitätsreaktionen XI.4 167
Analgetikanephropathie XI.5 169
Nephrokalzinose XI.6 172
Nierenzellkarzinom XI.7 172

12 Ableitende Harnwege
Häufigkeit der Blasentumoren XII.1 174

13 Männliche Geschlechtsorgane
Hodentumoren XIII.1 179

14 Weibliche Geschlechtsorgane
Ovarialzysten XIV.1 182
Ovarielle Tumoren, Ovar XIV.2 183

15 Pathologie der Schwangerschaft
Plazentabildungsstörungen XV.1 192

16 Knochenmark
Myeloproliferative Erkrankungen XVI.1 198
Kennzeichen der verschiedenen Leukämien XVI.2 199
Monoklonale Gammopathien XVI.3 199

17 Lymphknoten
Lymphknoten und deren Erkrankungen XVII.1 200
Ann-Arbor-Klassifikation des Morbus Hodgkin XVII.2 204
Morbus Hodgkin XVII.3 204

18 Milz
Ursachen extremer Splenomegalie XVIII.1 208
Ursachen einer „mittleren " Splenomegalie XVIII.2 208
Hypersplenismus XVIII.3 208

19 Skelettmuskulatur
Duchenne-Muskeldystrophie XIX.1 213

22 Gelenke
Klassifikation der Hyperurikämie und der Gicht XXII.1 222

Bearbeitungshinweise

In den Original-Aufgabenheften, die die Grundlage der Prüfung bilden, sind die Fragen nicht nach Fächern, sondern seit Examen Frühjahr 2000 nach inhaltlichen Gesichtspunkten sortiert.

Zur Prüfungsvorbereitung erscheint eine fachbezogene Fragenordnung, wie sie in diesem Band praktiziert wird, geeigneter.

Die Lösung zu jeder Frage ist am Unterrand derselben Seite vermerkt.

Es ist zweckmäßig, beim ersten Durchgang die falsch beantworteten Fragen zu markieren, um sie kurz vor dem Prüfungstermin zu wiederholen.

Aber Vorsicht! Manche Fragen werden im Examen wortgetreu wiederholt, doch kann die Reihenfolge der möglichen Antworten geändert sein.

Aufgabentypen:

Aufgabentyp A: Einfachauswahl

Erläuterung: Bei diesem Aufgabentyp ist von den fünf mit (A) bis (E) gekennzeichneten Antwortmöglichkeiten eine einzige auszuwählen, und zwar entweder die allein bzw. am ehesten zutreffende Aussage oder die einzig falsche bzw. am wenigsten zutreffende Aussage. Wenn die Falschaussage zu markieren ist, enthält der Vorsatz ein fettes (im Originalheft noch unterstrichenes) **nicht** oder einen ähnlichen deutlichen Hinweis.

Lesen Sie immer alle Antwortmöglichkeiten durch, bevor Sie sich für eine Lösung entscheiden!

Aufgabentyp B: Aufgabengruppe mit gemeinsamem Antwortangebot – Zuordnungsaufgaben

Erläuterung: Jede dieser Aufgabengruppen besteht aus:

a) einer Liste mit nummerierten Begriffen, Fragen oder Aussagen (Liste 1 = Aufgabengruppe)
b) einer Liste von 5 durch die Buchstaben (A)–(E) gekennzeichneten Antwortmöglichkeiten (Liste 2)

Sie sollen zu jeder nummerierten Aufgabe der Liste 1 aus der Liste 2 *eine* Antwort (A) bis (E) auswählen, die Sie für zutreffend halten oder von der Sie meinen, dass sie im engsten Zusammenhang mit dieser Aufgabe steht. Bitte beachten Sie, dass jede Antwortmöglichkeit (A) bis (E) für mehrere Aufgaben der Liste 1 die Lösung darstellen kann.

Aufgabentyp C: Kausale Verknüpfung
(Dieser Aufgabentyp wird zurzeit vom IMPP nicht gestellt.)

Erläuterung: Bei diesem Typ besteht die Aufgabe aus zwei Aussagen, die mit „weil" verknüpft sind. Jede der beiden Aussagen kann unabhängig von der anderen richtig oder falsch sein. Wenn beide Aussagen richtig sind, so kann die Verknüpfung durch „weil" richtig oder falsch sein. Dabei muss Aussage 2 nicht die alleinige Begründung von Aussage 1 sein! Ein gegebenenfalls vorangestellter Sachverhalt ist bei der Beurteilung zu berücksichtigen. Nach Prüfung entnehmen Sie den richtigen Lösungsbuchstaben dem Lösungsschema:

Antwort	Aussage 1	Aussage 2	Verknüpfung
A	richtig	richtig	richtig
B	richtig	richtig	falsch
C	richtig	falsch	–
D	falsch	richtig	–
E	falsch	falsch	–

Aufgabentyp D: Aussagenkombination

Erläuterung: Bei diesem Aufgabentyp ist die Richtigkeit mehrerer nummerierter Aussagen zu beurteilen. Es können je nach den vorgegebenen Aussagenkombinationen A bis E eine einzige, mehrere, alle oder keine der Aussagen richtig sein. Eine Aufgabe wird als **richtig gelöst** gewertet, wenn der Lösungsbuchstabe markiert wurde, der für die **zutreffende Beurteilung aller Aussagen** als richtig oder falsch steht.

Allen Aufgabentypen gemeinsam ist, dass am Ende eine und nur eine der fünf möglichen Lösungen (A) bis (E) zu markieren ist. Die beste Antwort ist diejenige, die im Vergleich der fünf Antwortmöglichkeiten die Aufgabe **am umfassendsten beantwortet**. Eine Mehrfachmarkierung wird als falsch gewertet. Das Fehlen einer Markierung wird in gleicher Weise falsch gewertet wie eine Markierung an falscher Stelle. Man sollte also, auch wenn man eine Aufgabe nicht lösen kann, in jedem Falle eine Lösung raten, weil man so eine 20%-Chance hat, die richtige Lösung zu treffen.

Fragen

Lösungsschema

Aufgabentyp C – Kausale Verknüpfung
Siehe Bearbeitungshinweise

Antwort	Aussage 1	Aussage 2	Verknüpfung
A	richtig	richtig	richtig
B	richtig	richtig	falsch
C	richtig	falsch	–
D	falsch	richtig	–
E	falsch	falsch	–

1 Gehirn und Rückenmark (Zentralnervensystem)

H89

1.1 Bei den Marklager-Veränderungen (siehe Abbildung Nr. 1 des Bildanhangs) handelt es sich um:

(A) Metastasen eines Gallert-Karzinoms
(B) Porenzephalien
(C) Leukodystrophie
(D) Zustand nach offener Hirnverletzung
(E) Zustand nach gedeckter Hirnverletzung

H88

1.2 Die Abbildung Nr. 2 des Bildanhangs zeigt einen Hydrocephalus internus occlusus mit Erweiterung sämtlicher Hirnkammern und des Aquäduktes.

Welche der folgenden Erkrankungen kommt als Ursache einer solchen Veränderung der inneren Liquorräume **nicht** in Frage?

(A) Medulloblastom
(B) tuberkulöse Meningitis
(C) Hirnstammgliom
(D) Chorea major (Ch. Huntington)
(E) Kleinhirn-Meningeom

F99 **!**

1.3 Ein nach 7 Monaten Schwangerschaftsdauer geborenes unreifes Kind entwickelte im Laufe des ersten Lebenstages eine zunehmende Ateminsuffizienz mit schwerer Zyanose und starb 24 Stunden post partum. Bei der Obduktion fand sich eine subarachnoidale Blutansammlung vorwiegend im Bereich der Aperturae ventriculi quarti. Bei der nach Formalinfixation durchgeführten Gehirnsektion wurde der auf Abbildung Nr. 3 des Bildanhangs dargestellte Befund erhoben.

Welche der nachfolgenden Aussagen trifft am ehesten zu?

(A) Es handelt sich um einen konnatalen Hydrocephalus internus.
(B) Die Blutfüllung des Ventrikelsystems rührt von einem retrograden Einstrom des Blutes aus dem Subarachnoidalraum her.
(C) Eine Blutung aus subependymalen Venen ist am ehesten die Ursache für diese intraventrikuläre Blutansammlung.
(D) Es handelt sich um die zerebrale Manifestation einer generalisierten Gerinnungsstörung.
(E) Es liegt eine ungewöhnlich starke Melaninpigmentierung der Ventrikelwände und der Plexus choroidei vor.

F99

1.4 Welche der nachfolgend genannten Regionen des Zentralnervensystems ist typischerweise bei den Läsionen der Bilirubinenzephalopathie mitbeteiligt?

(A) Balken
(B) periventrikuläre weiße Substanz
(C) Kleinhirnrinde
(D) Nucleus dentatus
(E) Locus coeruleus

H99 **!**

1.5 Welche der folgenden Aussagen trifft für die Chorea major (Huntigton) zu?

(A) Sie wird autosomal-rezessiv vererbt.
(B) Es handelt sich in erster Linie um eine Stoffwechselstörung mit Läsion dopaminhaltiger Ganglienzellen.
(C) Sie ist mit einem Untergang GABA-haltiger Ganglienzellen verbunden.
(D) Wichtigstes pathomorphologisches Korrelat ist die Erweiterung des dritten Ventrikels.
(E) Muskuläre Hypertonie und Hypokinese sind Leitsymptome der Erkrankung.

1.1 (B) 1.2 (D) 1.3 (C) 1.4 (D) 1.5 (C)

H00

1.6 Bei der Gehirnsektion eines im Alter von 65 Jahren an einer Ösophagusvarizenblutung gestorbenen Mannes werden mehrere pathologische Befunde erhoben.

Welche der genannten Läsionen ist am wahrscheinlichsten Folge des langjährigen Alkoholabusus des Patienten?

(A) frontal betonte leptomeningeale Fibrose
(B) frische Grenzlinieninfarkte parasagittal beidseits
(C) lakunärer Infarkt im Putamen rechts
(D) Kleinhirn(oberwurm)atrophie
(E) symmetrische Abblassung der Substantia nigra

F97

1.7 In welchen Teilen des ZNS können bei der Obduktion eines an den Folgen der sporadischen Form einer myatrophischen (amyotrophischen) Lateralsklerose gestorbenen Patienten krankheitstypische morphologische Veränderungen erwartet werden?

(1) vordere Zentralwindungen
(2) hintere Zentralwindungen
(3) Pyramidenbahnen im Rückenmark
(4) Hinterstränge des Rückenmarks
(5) Vorderhörner des Rückenmarks

(A) nur 5 ist richtig
(B) nur 1 und 3 sind richtig
(C) nur 1, 3 und 4 sind richtig
(D) nur 1, 3 und 5 sind richtig
(E) 1–5 = alle sind richtig

H90

1.8 Welche der folgenden Erkrankungen gehört **nicht** zu den Systematrophien des Zentralnervensystems?

(A) Huntingtonsche Chorea
(B) metachromatische Leukodystrophie
(C) Friedreichsche Ataxie
(D) Picksche Krankheit
(E) Parkinsonsche Krankheit (Paralysis agitans)

F92

1.9 Welcher Krankheitsbezeichnung liegen knotenförmige Gliawucherungen in einzelnen Hirnwindungen zugrunde?

(A) Multiple Sklerose
(B) Gliomatosis cerebri
(C) tuberöse Sklerose
(D) Ulegyrie
(E) Porenzephalie

H99 **!**

1.10 Ein 63 Jahre alt gewordener Patient litt an einer seit Jahren fortschreitenden Demenz und starb an den Folgen einer Lungenembolie. Den wesentlichen Befund an dem formalinfixiert 920 Gramm schweren Gehirn zeigt die Abbildung Nr. 4 des Bildanhangs.

Welche der nachfolgend genannten Grunderkrankungen ist am wahrscheinlichsten?

(A) Encephalomyelitis disseminata
(B) M. Wernicke
(C) M. Pick
(D) amyotrophische Lateralsklerose
(E) Meningoencephalitis tuberculosa

H97

1.11 Folgende histomorphologischen Befunde sind charakteristisch für die senile Demenz vom Alzheimer-Typ:

(1) große, chromatinarme Astrozytenkerne
(2) helikale Neurofibrillenveränderungen
(3) senile Plaques
(4) Neuronenverlust
(5) Mikrogliaproliferation im Marklager
(6) Amyloidangiopathie

(A) nur 2 und 3 sind richtig
(B) nur 1, 3 und 6 sind richtig
(C) nur 1, 2, 4 und 5 sind richtig
(D) nur 2, 3, 4 und 6 sind richtig
(E) nur 2, 3, 5 und 6 sind richtig

1.6 (D) 1.7 (D) 1.8 (B) 1.9 (C) 1.10 (C) 1.11 (D)

H00 !

1.12 Welcher der folgenden histomorphologischen Befunde ist **nicht** charakteristisch für den M. Alzheimer?

(A) helikale Neurofibrillenveränderungen
(B) senile Plaques
(C) Neuronenverlust
(D) Mikrogliaproliferation im Marklager des Großhirns
(E) Amyloidangiopathie

H95

1.13 Welche der nachfolgend genannten chromosomalen Krankheiten disponiert zu histologischen Veränderungen wie beim M. Alzheimer?

(A) Down-Syndrom (Trisomie 21)
(B) Edwards-Syndrom (Trisomie 18)
(C) Pätau-Syndrom (Trisomie 13)
(D) Turner-Syndrom
(E) Klinefelter-Syndrom

H94

1.14 Bei welcher der nachfolgenden Krankheiten sind Vorderhornatrophien bei der Rückenmarksuntersuchung **nicht** zu erwarten?

(A) alte, abgelaufene Poliomyelitis anterior
(B) spastische Spinalparalyse
(C) amyotrophische (myatrophische) Lateralsklerose
(D) infantile spinale Muskelatrophie (Werdnig-Hoffmann)
(E) adulte Form der spinalen Muskelatrophie (Duchenne-Aran)

F94

1.15 Welche der nachfolgenden Krankheiten gehören zur Gruppe der angeborenen Enzymopathien?

(1) GM_2-Gangliosidose vom Typ 1 (M. Tay-Sachs)
(2) metachromatische Leukodystrophie
(3) Neurofibromatosis generalisata (M. von Recklinghausen)
(4) Phenylketonurie

(A) nur 1 ist richtig
(B) nur 1 und 4 sind richtig
(C) nur 3 und 4 sind richtig
(D) nur 1, 2 und 4 sind richtig
(E) 1 – 4 = alle sind richtig

F97

1.16 Welche der nachfolgenden geweblichen Eigenschaften ist wesentlich für die postmortale Diagnostik einer Zeroidlipofuszinose?

(A) Ausbildung von Lipogranulomen in fetthaltigen Körperregionen
(B) Autofluoreszenz von Lipopigmentansammlungen in Nervenzellen
(C) Hypertrophie der Pyramidenbahnen
(D) Speicherung von Cholesterin in Oligodendrogliazellen
(E) Keine der Aussagen (A)–(D) trifft zu.

F91 F89 F88

1.17 Die Abbildung Nr. 5 des Bildanhangs zeigt krankhafte Veränderungen bestimmter Gehirnregionen als Folge eines chronischen Alkoholabusus.

Es handelt sich dabei um

(A) bilaterale Infarkte der Nuclei caudati
(B) Schrumpfung der Colliculi superiores
(C) Blutungen in den Colliculi inferiores
(D) Enzephalopathie mit bevorzugtem Befall der Corpora mamillaria
(E) Sklerose der Ammonshörner

H93

1.18 Die zentrale pontine Myelinolyse

(A) ist eine Sonderform der Multiplen Sklerose
(B) kommt im Rahmen einer alkoholischen Enzephalopathie vor
(C) gehört zu den degenerativen Systemerkrankungen
(D) ist eine typische Komplikation der Epilepsie
(E) tritt nur bei Diabetes mellitus auf

1.12 (D) 1.13 (A) 1.14 (B) 1.15 (D) 1.16 (B) 1.17 (D) 1.18 (B)

H94

1.19 Bei der Sektion eines 48jährigen Mannes, der an einer seit 6 Monaten bestehenden Tetraparese und Augenmuskellähmungen gelitten hatte, werden u.a. eine Leberzirrhose und eine zentrale pontine Myelinolyse festgestellt.

Welche Ätiologie haben diese beiden Obduktionsbefunde gemeinsam?

(A) Coeruloplasmin-Mangel
(B) Hämochromatose
(C) HIV-Infektion
(D) chronischer Alkoholismus
(E) Virushepatitis B

H98

1.20 Abbildung Nr. 6 des Bildanhangs zeigt ein HE-gefärbtes Schnittpräparat aus grauer Hirnsubstanz.

Welcher Läsionstyp liegt vor?

(A) spongiforme Enzephalopathie
(B) Ödemnekrose
(C) Gliaknötchen wie bei Virusinfektion des Zentralnervensystems
(D) Mikroabszeß
(E) senile Plaque bei M. Alzheimer

F00

1.21 Welche Diagnose trifft für die in Abbildung Nr. 7 des Bildanhangs dargestellten pathologischen Gehirnveränderungen zu?

(A) Purpura cerebri
(B) M. Huntington
(C) frische bilaterale Pallidumnekrosen
(D) Multiinfarkt-Enzephalopathie
(E) apallisches Syndrom

F88

1.22 Welche Aussage trifft **nicht** zu?

Anämische Hirninfarkte

(A) betreffen häufig das Gebiet der A. cerebri media
(B) treten auch auf bei extrakraniellem Verschluß einer A. carotis interna
(C) können durch Blutdruckabfall bei Sklerose der Zerebralarterien ausgelöst werden
(D) führen oft zur Koagulationsnekrose
(E) sind im Vrnarbungsstadium durch Zystenbildung und/oder Fasergliose gekennzeichnet

F91

1.23 Eine hämorrhagische Infarzierung beider Thalami entsteht am ehesten bei/nach

(A) Verschluß der A. cerebri media
(B) Verschluß der A. cerebri anterior
(C) Thrombose der V. cerebri magna
(D) hypertensiver Massenblutung
(E) alkoholischer Enzephalopathie

H99

1.24 Was trifft **nicht** zu?

Zu den lokalen Durchblutungsstörungen des Gehirns zählen typischerweise:

(A) der Stumpfinfarkt
(B) das Wallenberg-Syndrom
(C) der Grenzzoneninfarkt
(D) der Status lacunaris cerebri
(E) das apallische Syndrom

H91

1.25 Ein Verschluß der Arteria cerebri media führt typischerweise zu einer Nekrose

(A) des Hippocampus
(B) der Sehrinde
(C) der Capsula interna
(D) der Corpora mamillaria
(E) des Mittelhirns

1.19 (D) 1.20 (C) 1.21 (D) 1.22 (D) 1.23 (C) 1.24 (E) 1.25 (C)

H92

1.26 Eine zerebrale Aneurysma-Blutung unterscheidet sich von einer hypertonen Massenblutung durch ihre Lokalisation.

Eine zerebrale Aneurysma-Blutung ist vorzugsweise lokalisiert

(A) in der Brücke
(B) im Kleinhirn
(C) frontobasal
(D) in der Zentralregion
(E) in den Stammganglien

H97 H94 !

1.27 Mit einer „Purpura cerebri" ist zu rechnen bei

(1) einer Multiplen Sklerose
(2) einer Fettembolie
(3) einer Grippe-Enzephalitis
(4) einem Schock
(5) einer Leukodystrophie

(A) nur 1, 2 und 3 sind richtig
(B) nur 1, 3 und 5 sind richtig
(C) nur 2, 3 und 4 sind richtig
(D) nur 2, 4 und 5 sind richtig
(E) 1–5 = alle sind richtig

H95

1.28 Eine 65jährige Patientin mit einem kombinierten Mitralvitium und absoluter Arrhythmie wurde wegen eines plötzlich aufgetretenen Herz-Kreislauf- und Atemstillstandes reanimiert. Sie starb 2 Wochen nach diesem Ereignis, ohne das Bewußtsein wiedererlangt zu haben. Bei der neuropathologischen Untersuchung des autoptisch entnommenen Gehirnes wurde der in Abbildung Nr. 8 des Bildanhangs dargestellte Befund erhoben.

Welche der nachfolgend genannten Diagnosen trifft zu?

(A) intravitaler Hirntod
(B) multiple perisulkale Rindeninfarkte
(C) laminäre Rindennekrose im Ammonshorn im Stadium der Resorption
(D) Melanommetastase
(E) Hirnabszeß

F00 !

1.29 Auf welche der folgenden Krankheiten weist die bei der Gehirnsektion eines im Alter von 60 Jahren verstorbenen Mannes festgestellte einseitige Ammonshornsklerose am ehesten hin?

(A) Alzheimer-Krankheit
(B) Pick-Atrophie
(C) alkoholische Enzephalopathie
(D) funikuläre Spinalerkrankung
(E) Temporallappenepilepsie

H96

1.30 Eine nekrotisierende Enzephalitis mit Schwerpunkt der Läsionsausbreitung temporobasal wird am ehesten klassifiziert als

(A) Multiple Sklerose
(B) HIV-Enzephalitis
(C) Encephalitis herpetica
(D) M. Creutzfeldt-Jakob
(E) parainfektiöse Enzephalitis

F99

1.31 Welche Vorerkrankung disponiert am ehesten für einen im Temporallappen lokalisierten Hirnabszeß?

(A) Endocarditis verrucosa
(B) chronische Bronchitis
(C) eitrige Sinusitis
(D) eitrige Otitis media
(E) eitrige Pyelonephritis

1.32 Auf der Abbildung Nr. 9 des Bildanhangs sehen Sie einen Schnitt durch ein pathologisch verändertes Gehirn.

Wie lautet die Diagnose?

(A) Tuberkulom
(B) frische hypertensive Massenblutung
(C) Hirnabszeß
(D) Nekrose nach Verschluß der A. cerebri media
(E) Echinococcus alveolaris

1.26 (C) 1.27 (C) 1.28 (C) 1.29 (E) 1.30 (C) 1.31 (D) 1.32 (C)

F00

1.33 Welcher Befund ist bei der Creutzfeldt-Jakob-Erkrankung **am wenigsten** zu erwarten?

(A) ausgedehntes entzündliches Infiltrat
(B) astrozytäre Gliose
(C) Nervenzellverlust
(D) spongiöse Auflockerung
(E) Befall der kortikalen und subkortikalen grauen Substanz

H98

1.34 Welche Aussage trifft für die Toxoplasmosis cerebrospinalis **nicht** zu?

(A) Es handelt sich um eine lymphogene Infektion des Nervensystems, da die Lymphadenitis toxoplasmotica eine obligate Vorerkrankung darstellt.
(B) Die Infektion des Zentralnervensystems kann intrauterin erfolgen.
(C) Sie wird als Infektion bei Immundefektzuständen beobachtet.
(D) Die bei der Infektion auftretenden zerebralen Nekrosen neigen zur Kalkbildung.
(E) Eine Ependymitis granularis kann dabei durch Aquäduktverschluß zum Hydrozephalus führen.

F94

1.35 Bei der mikroskopischen Untersuchung des Gehirns eines 70jährigen Mannes, der unter dem klinischen Bild einer Urosepsis gestorben war, fanden sich zahlreiche Herde, von denen einer in Abbildung Nr. 10 des Bildanhangs dargestellt ist.

Welche der nachfolgend genannten Diagnosen trifft für diesen Befund zu?

(A) Verbrauchskoagulopathie
(B) frischer ischämischer Mikroinfarkt
(C) Diapedeseblutung
(D) eitrige metastatische Herdenzephalitis
(E) tuberkulöse Meningitis

F96

1.36 Eine eitrige Leptomeningitis kann

(1) Folge eines offenen Schädel-Hirn-Traumas sein
(2) sich zu einer eitrigen Meningoenzephalitis fortentwickeln
(3) auf das Ventrikelsystem übergreifen
(4) zum Hydrocephalus internus führen

(A) nur 1 und 2 sind richtig
(B) nur 1 und 3 sind richtig
(C) nur 1 und 4 sind richtig
(D) nur 2, 3 und 4 sind richtig
(E) 1–4 = alle sind richtig

H89

1.37 Bei der tuberkulösen Meningoenzephalitis

(1) sind Hirnnerven häufig mitbetroffen
(2) kann es zum Hydrocephalus internus kommen
(3) ist vorwiegend die Hirnkonvexität befallen
(4) werden die Vorderhornzellen (Motoneurone) selektiv zerstört

(A) nur 1 und 2 sind richtig
(B) nur 1 und 4 sind richtig
(C) nur 2 und 3 sind richtig
(D) nur 2 und 4 sind richtig
(E) nur 3 und 4 sind richtig

H95 H91

1.38 Welche der nachfolgenden Obduktionsbefunde am Gehirn eines Erwachsenen können mit seiner serologisch nachgewiesenen HIV-Infektion in pathogenetischem Zusammenhang stehen?

(1) Enzephalopathie mit diffuser Mikrogliareaktion und Riesenzellen
(2) primär zerebrales Non-Hodgkin-Lymphom
(3) diffuse Hirnatrophie
(4) progressive multifokale Leukoenzephalopathie
(5) Toxoplasmose-Enzephalitis

(A) nur 5 ist richtig
(B) nur 1 und 3 sind richtig
(C) nur 2 und 4 sind richtig
(D) nur 2, 3 und 5 sind richtig
(E) 1–5 = alle sind richtig

1.33 (A) 1.34 (A) 1.35 (D) 1.36 (E) 1.37 (A) 1.38 (E)

H00

1.39 Bei der Untersuchung des Gehirns eines am AIDS gestorbenen Patienten werden folgende Befunde erhoben:

locker verstreute Lymphozyten in der weichen Hirnhaut und im Mark, multiple Zellknötchen bevorzugt aus Makro- und Mikrogliazellen sowie Lymphozyten, ein- und mehrkernige Makrophagen und Entmarkungsherde.

Welche Diagnose trifft zu?

(A) zerebrales Non-Hodgkin-Lymphom
(B) zerebrale Toxoplasmose
(C) zerebrale Kryptokokkose
(D) HIV-Enzephalopathie
(E) Encephalitis disseminata

F93

1.40 Welche der Aussagen trifft **nicht** zu?

Die Encephalomyelitis disseminata

(A) wird auch als Multiple Sklerose bezeichnet
(B) zeigt in frischen Herden lymphoplasmazelluläre Infiltrate in der grauen und weißen Substanz des Zentralnervensystems
(C) ist durch schubweisen Verlauf gekennzeichnet, wobei jeweils neue Entmarkungsherde auftreten
(D) verschont den Balken
(E) zeigt eine Fasergliose in abgeräumten Entmarkungsherden

F95

1.41 Nach einem Sturz infolge von Schwindelanfällen wurde ein 60jähriger Mann notfallmäßig rechtstemporal kraniotomiert. Es wurden etwa 150 ml geronnenes Blut entfernt, das sich unter der Dura und einer ablösbaren Membran befand. Die histologische Untersuchung dieser Membran ergab den in Abbildung Nr. 11 des Bildanhangs dargestellten Befund.

Welche Diagnose kann gestellt werden?

(A) akutes epidurales Hämatom
(B) äußere Hämatomkapsel eines chronischen Subduralhämatoms mit frischen Hämatomanteilen
(C) hämorrhagischer Hirnabszeß mit Kapsel
(D) akute Subarachnoidalblutung
(E) intrazerebrales Hämatom

H98 **!**

1.42 Welche der genannten Diagnosen trifft am ehesten für einen bei einem Erwachsenen entstandenen, intrakraniell lokalisierten Tumor zu, dessen histologischer Befund durch hohe Zelldichte, Zellpolymorphie und bandförmige Nekrosen mit palisadenartig angeordneten Tumorzellsaum gekennzeichnet ist?

(A) Ependymom
(B) sog. gemistozytisches Astrozytom
(C) Oligodendrogliom
(D) Medulloblastom
(E) Glioblastom

F99 H92 **!**

1.43 Welche Aussage trifft **nicht** zu?

Das Glioblastom

(A) ist ein hochmaligner Hirntumor
(B) zeigt eine Vielgestaltigkeit des Gewebsbildes
(C) tritt bei Kindern fast ausschließlich im Kleinhirn auf
(D) neigt zu Nekrosen
(E) ist das häufigste Gliom

F94

1.44 In welchem der genannten Hirntumoren sind am häufigsten Mikroverkalkungen vorhanden?

(A) Oligodendrogliom
(B) Medulloblastom
(C) Astrozytom
(D) Ependymom
(E) Glioblastom

1.45 Oligodendrogliome

(1) sind typische Kleinhirntumoren
(2) weisen öfters Kalkkonkremente auf (Röntgenaufnahme)
(3) treten bevorzugt im Kindesalter auf
(4) zeigen als Erstsymptom nicht selten hirnorganische Anfälle

(A) nur 1 und 3 sind richtig
(B) nur 2 und 4 sind richtig
(C) nur 1, 2 und 3 sind richtig
(D) nur 2, 3 und 4 sind richtig
(E) 1–4 = alle sind richtig

1.39 (D) 1.40 (D) 1.41 (B) 1.42 (E) 1.43 (C) 1.44 (A) 1.45 (B)

F87

1.46 Die Abbildung Nr. 12 des Bildanhangs zeigt die typische Honigwaben-Struktur eines Hirntumors mit einzelnen Mikroverkalkungen.

Es handelt sich um ein

(A) Glioblastom
(B) Oligodendrogliom
(C) Medulloblastom
(D) Meningeom
(E) Neurinom

F92

1.47 In welcher Struktur des Organismus kann ein Plexuspapillom lokalisiert sein?

(A) in der Papilla duodeni major (Vateri)
(B) im Plexus solaris
(C) in den Papillarmuskeln des Herzens
(D) in den Hirnventrikeln
(E) in der Choroidea des Auges

F86

1.48 Die Abbildung Nr. 13 des Bildanhangs zeigt einen intrakraniellen Tumor.

Es handelt sich um ein

(A) Neurinom
(B) Medulloblastom
(C) Astrozytom
(D) Meningeom
(E) Hypophysenadenom

H98

1.49 Welcher der genannten Hirntumoren hat – nach der internationalen Klassifikation der Hirntumoren durch die WHO – den höchsten Malignitätsgrad (Grading)?

(A) Pilozytisches Astrozytom
(B) Myxopapilläres Ependymom
(C) Hämangioblastom
(D) Medulloblastom
(E) Fibröses (Fibroblastisches) Meningeom

F88

1.50 Das Meningeom

(1) kann in den Schädelknochen eindringen
(2) bildet histologisch Zwiebelschalenformationen
(3) neigt zu girlandenförmigen Nekrosen
(4) kommt auch im Spinalkanal vor
(5) kommt überwiegend im Kindesalter vor

(A) nur 2 ist richtig
(B) nur 1, 2 und 4 sind richtig
(C) nur 1, 3 und 5 sind richtig
(D) nur 2, 3 und 5 sind richtig
(E) 1–5 = alle sind richtig

H00

Die Abbildungen Nr. 14 und Nr. 15 des Bildanhangs zeigen die Struktur von zwei intrakraniellen Geschwülsten. Ordnen Sie den beiden Bildern (Liste 1) die jeweils zutreffende histologische Diagnose (Liste 2) zu!

Liste 1

1.51 Abbildung Nr. 14 des Bildanhangs

1.52 Abbildung Nr. 15 des Bildanhangs

Liste 2

(A) Meningeom (klassischer Typ)
(B) Neurinom (Schwannom)
(C) Astrozytom
(D) Medulloblastom
(E) Kraniopharyngeom

F90 F83

1.53 Auf der Abbildung Nr. 16 (siehe Bildanhang) sehen Sie das histologische Bild einer Hirngeschwulst.

Welche der folgenden Diagnosen trifft am ehesten zu?

(A) Metastase eines kleinzelligen Bronchialkarzinoms
(B) fibrilläres Astrozytom
(C) Angioblastom
(D) Ependymom
(E) Medulloblastom

1.46 (B) 1.47 (D) 1.48 (C) 1.49 (D) 1.50 (B) 1.51 (B) 1.52 (C) 1.53 (C)

F93

1.54 Bei einem 12jährigen Jungen wird wegen zunehmender Sehstörungen und endokriner Funktionsausfälle eine kraniale Computertomographie durchgeführt, die eine intra- und supraselIär gelegene verkalkte zystische Raumforderung von 3 cm Durchmesser aufdeckt.

Welche Verdachtsdiagnose ist am wahrscheinlichsten?

(A) Tuberkulom
(B) Germinom
(C) Meningeom
(D) Hypophysenadenom
(E) Kraniopharyngeom

F00

1.55 In welcher typischen Lokalisation tritt ein Kraniopharyngeom primär auf?

(A) Stirnhöhle
(B) Orbitaumgebung
(C) Paukenhöhle
(D) Sellaregion
(E) Pinealorgan

F96

1.56 Welche der genannten Diagnosen trifft am ehesten für einen bei einem Erwachsenen entstandenen, intrakraniell lokalisierten Tumor zu, dessen histologischer Befund durch hohe Zelldichte, Zellpolymorphie und bandförmige Nekrosen gekennzeichnet ist?

(A) Ependymom
(B) sog. gemistozytisches Astrozytom
(C) Oligodendrogliom
(D) Medulloblastom
(E) Glioblastom

F96

1.57 Bei Leukämien kann es zu einer intrakraniellen Beteiligung kommen, und zwar in Form von:

(1) Massenblutungen
(2) Purpura cerebri
(3) Befall der Meningen

(A) nur 1 ist richtig
(B) nur 2 ist richtig
(C) nur 1 und 3 sind richtig
(D) nur 2 und 3 sind richtig
(E) 1 – 3 = alle sind richtig

F97

1.58 Welche der nachfolgend aufgeführten Diagnosen bzw. Pathogenesen trifft für die Gehirnläsionen der Abbildungen Nr. 17 und Nr. 18 des Bildanhangs am ehesten zu?

(A) altes offenes Schädelhirntrauma mit Hirn-Dura-Narbe
(B) Konvexitätsmeningeom
(C) pilozytisches Astrozytom
(D) in Organisation stehender Media-Teilinfarkt rechts
(E) akuter Hirnabszeß

2 Periphere Nerven

2.1 Periphere Nervenschädigungen (Neuropathien) können verursacht werden durch

(1) chronische Alkoholvergiftung
(2) Vitaminmangel
(3) Tuberkulostatika
(4) chronische Bleivergiftung
(5) Diabetes mellitus

(A) nur 1 und 5 sind richtig
(B) nur 1, 2 und 4 sind richtig
(C) nur 2, 3 und 5 sind richtig
(D) nur 1, 2, 4 und 5 sind richtig
(E) 1 – 5 = alle sind richtig

1.54 (E) 1.55 (D) 1.56 (E) 1.57 (E) 1.58 (A) 2.1 (E)

H91

2.2 Die Abbildung Nr. 19 des Bildanhangs zeigt das histologische Bild eines peripheren Nerven.

Es handelt sich um ein(e)

(A) Fibrom
(B) Spindelzellsarkom
(C) Neurom
(D) chronische Polyneuropathie
(E) Neurinom

H99

2.3 **Nicht** kennzeichnend für die Neurofibromatose Typ 2 ist das Auftreten von:

(A) Meningeomen
(B) Gliomen
(C) Vitiligo
(D) bilateralen Neurinomen des N. vestibulocochlearis
(E) multiplen Neurinomen der Spinalwurzel

H98

Ordnen Sie den in Liste 1 genannten Befunden die in Liste 2 genannten Erkrankungen zu!

Liste 1

2.4 Café-au-lait-Flecken, Akustikusneurinom

2.5 weiße (depigmentierte) Flecken bzw. blattförmige Leukoderme

Liste 2

(A) Neurofibromatose von Recklinghausen
(B) Enzephalotrigeminale Angiomatose Sturge-Weber
(C) Tuberöse Hirnsklerose Bourneville
(D) Retinozerebelläre Angiomatose von Hippel-Lindau
(E) Ataxia teleangiectatica Louis-Bar

3 Auge und Ohr

F99

3.1 Als Komplikation eines Cholesteatoms des Ohres ist **am wenigsten** wahrscheinlich:

(A) Destruktion der Ossicula
(B) Zerstörungen an der Schädelbasis
(C) maligne Entartung
(D) Hirnabszeß
(E) Labyrinthitis

F94

3.2 Charakteristisch für ein Cholesteatom sind:

(1) verhornendes Plattenepithel im Mittelohr mit Atrophie des umgebenden Knochens
(2) gleichzeitiges Auftreten von Cholesterinsteinen und Cholesteatose in der Gallenblase
(3) Fett- und Cholesterinablagerungen in der Haut
(4) Ansammlungen von cholesterinspeichernden Makrophagen in den Lidern

(A) nur 1 ist richtig
(B) nur 1 und 2 sind richtig
(C) nur 1 und 3 sind richtig
(D) nur 2 und 4 sind richtig
(E) 1–4 = alle sind richtig

H98

3.3 Folgende pathologische Augenveränderung ist als Komplikation des Diabetes mellitus **am wenigsten** zu erwarten:

(A) Rubeosis iridis
(B) retinale Mikroaneurysmen
(C) Katarakt
(D) Phthisis bulbi
(E) proliferierende Retinopathie

2.2 (E) 2.3 (C) 2.4 (A) 2.5 (C) 3.1 (C) 3.2 (A) 3.3 (D)

H99 !

3.4 Die histologische Untersuchung der tumorartigen Läsion eines Augenlids zeigt eine epitheloidzellig-granulomatöse Entzündung ohne Nekrosen.

Welche der folgenden Diagnosen ist am wahrscheinlichsten?

(A) Organtuberkulose
(B) M. Wegener
(C) Moll-Zyste
(D) Chalazion
(E) Hordeolum

F92

3.5 Welche Tumorart ist auf die homozygote Deletion eines Tumor-Suppressorgens (im speziellen Fall auf Chromosom 13 q14) zurückzuführen?

(A) Lymphoblastenleukämie
(B) chronische myeloische Leukämie
(C) zentrozytisch-zentroblastisches Lymphom
(D) Retinoblastom
(E) Burkitt-Lymphom

H99

3.6 Die Abbildungen Nr. 20 und 21 des Bildanhangs zeigen den makroskopischen bzw. mikroskopischen Aspekt des kongenitalen Tumors eines Neugeborenen.

Welche der folgenden Diagnosen ist am wahrscheinlichsten?

(A) Hydrocephalus internus
(B) Glioblastoma multiforme
(C) kongenitales Teratom
(D) kongenitales Chordom
(E) kongenitales Retinoblastom

F95

3.7 Folgende Aussagen über das maligne Melanom des Auges treffen zu:

(1) Es ist am häufigsten im Ziliarkörper lokalisiert.
(2) Es metastasiert in erster Linie lymphogen.
(3) Histologisch unterscheidet man Spindel-A- und Spindel-B-Zellen sowie Epitheloidzellen.
(4) Epitheloidzellige maligne Melanome sind prognostisch ungünstiger als spindelzellige.

(A) nur 1 und 2 sind richtig
(B) nur 3 und 4 sind richtig
(C) nur 1, 2 und 3 sind richtig
(D) nur 2, 3 und 4 sind richtig
(E) 1 – 4 = alle sind richtig

4 Haut

F99

4.1 Welche pathogenetisch wesentliche Zellart infiltriert die Haut bei der Urticaria pigmentosa?

(A) Mastzellen
(B) Plasmazellen
(C) Lymphozyten
(D) Langerhans-Zellen
(E) Melanophagen

F00

4.2 Die Psoriasis vulgaris

(A) ist eine Dermatomykose
(B) beruht auf einer erblichen Disposition
(C) verläuft progredient ohne Neigung zu Rezidiven
(D) weist eine pathognomonische Verschmälerung der Dermis auf
(E) entartet häufig maligne (Plattenepithelkarzinome)

H95

4.3 Für welche Plattenepithelläsion ist eine Koilozytose typisch?

(A) Leukoplakie
(B) Condyloma acuminatum
(C) Verruca vulgaris
(D) Verruca plantaris
(E) Molluscum contagiosum

3.4 (D) 3.5 (D) 3.6 (E) 3.7 (B) 4.1 (A) 4.2 (B) 4.3 (B)

H99

4.4 Was trifft **nicht** zu?

Folgende Hautläsionen sind viraler Genese

(A) Molluscum contagiosum
(B) Impetigo contagiosa
(C) Condyloma acuminatum
(D) Condyloma planum
(E) Verruca vulgaris

H93

4.5 Welche Diagnose läßt sich aus der in den Abbildungen Nr. 22 und Nr. 23 des Bildanhangs (Übersichts- und Ausschnittsvergrößerung) dargestellten Hautläsion ableiten?

(A) Verruca vulgaris
(B) initiales verhornendes Plattenepithelkarzinom (sog. Stachelzellkrebs)
(C) Condyloma acuminatum
(D) aktinische Keratose
(E) Molluscum pseudocarcinomatosum (Keratoakanthom)

H94

4.6 Auf welche Ursache ist die in den Abbildungen Nr. 22 und Nr. 23 des Bildanhangs (Übersichts- bzw. Ausschnittsvergrößerung) dargestellten Hautläsion zurückzuführen?

(A) chronische Arsenvergiftung
(B) Infektion durch eine bestimmte Art von DNA-Viren
(C) Infektion durch eine bestimmte Art von RNA-Viren
(D) aktinische Schädigung der Haut
(E) durch Protozoen übertragene Krankheit

H92

4.7 Abbildung Nr. 24 des Bildanhangs zeigt in HE-Färbung das histologische Bild einer Hautveränderung eines 76jährigen Patienten. Aus der Familienanamnese ist das gehäufte Auftreten von Krebserkrankungen bekannt.

Welche Diagnose trifft zu?

(A) Molluscum contagiosum
(B) Verruca vulgaris
(C) Condyloma acuminatum
(D) Verruca seborrhoica
(E) Basaliom

F96

4.8 Worauf ist die Hautläsion zurückzuführen, die in den Abbildungen Nr. 25 und Nr. 26 des Bildanhangs als Übersichts- bzw. Ausschnittsvergrößerung eines histologischen Präparates mit HE-Färbung dargestellt ist?

(A) aktinische Schädigung der Haut
(B) Virusinfektion
(C) bakterielle Infektion
(D) Pilzinfektion
(E) Keine der Aussagen (A)–(D) trifft zu.

F96

4.9 Welche Erkrankung wird durch einen von Zekken übertragenen Erreger ausgelöst?

(A) Acrodermatitis atrophicans Herxheimer
(B) progressive multifokale Leukoenzephalopathie
(C) M. Creutzfeldt-Jakob
(D) Katzenkratzkrankheit
(E) keine der Erkrankungen (A)–(D)

H90

4.10 Die in Abbildung Nr. 27 des Bildanhangs als histologisches Präparat gezeigte Hautläsion wurde bei einer 52jährigen Frau aus dem Gesichtsbereich entfernt.

Welche der folgenden Diagnosen trifft zu:

(A) M. Bowen
(B) Plattenepithelkarzinom
(C) Keratoakanthom
(D) hyperkeratotische Plattenepithelhyperplasie
(E) malignes Melanom

H99

4.11 Was trifft **nicht** zu?

Zu den Vorläufern (Präkanzerose, Carcinoma in situ) invasiver epithelialer Tumoren der Haut bzw. Schleimhaut gehören:

(A) Keratosen bei Xeroderma pigmentosum
(B) solare Keratose
(C) M. Bowen
(D) Basaliom
(E) Erythroplasie Queyrat

4.4 (B) 4.5 (A) 4.6 (B) 4.7 (D) 4.8 (B) 4.9 (A) 4.10 (D) 4.11 (D)

H96

4.12 Eine typische Präkanzerose der Haut ist:

(A) seborrhoische Warze
(B) solare (aktinische) Keratose
(C) Keratoakanthom
(D) Verruca plantaris
(E) epidermale Zyste

F93

4.13 Welche Veränderung ist auf Abbildung Nr. 28 des Bildanhangs zu erkennen?

(A) Nävuszellnävus
(B) Molluscum contagiosum
(C) Verruca vulgaris
(D) aktinische Keratose
(E) zystisches Basaliom

4.14 Klinische und morphologische Kriterien der Basaliome sind

(1) lokal infiltrierendes und destruierendes Wachstum
(2) Tendenz zur Metastasierung mit Bevorzugung von Lunge, Knochen und Gehirn
(3) langsames Wachstum
(4) häufig perlartig, gelb-weißlich gefärbter Randsaum mit Teleangiektasien
(5) in der Regel Entstehung auf dem Boden einer Präkanzerose

(A) nur 1 ist richtig
(B) nur 1, 3 und 4 sind richtig
(C) nur 2, 3 und 4 sind richtig
(D) nur 2, 3 und 5 sind richtig
(E) nur 3, 4 und 5 sind richtig

H97 !

4.15 Eine 65jährige Patientin bemerkte an der Schläfe ein „Pickelchen". Es wurde exzidiert und histologisch untersucht. Die Abbildungen Nr. 29 und Nr. 30 des Bildanhangs zeigen diese Veränderungen nach HE-Färbung in der Übersichtsaufnahme und als Ausschnittsvergrößerung.

Welche Diagnose ist zutreffend?

(A) nichtverhornendes Plattenepithelkarzinom
(B) verhornendes Plattenepithelkarzinom
(C) Basaliom
(D) entzündliche Epithelhyperplasie
(E) Verruca vulgaris

F99

4.16 Die Abbildungen Nr. 31, Nr. 32 und Nr. 33 des Bildanhangs zeigen den makroskopischen bzw. den histologischen Aspekt einer Hautläsion eines 35jährigen Mannes (Nr. 32 = HE-Färbung, Nr. 33 = Berliner-Blau-Reaktion).

Welche der folgenden Diagnosen ist richtig?

(A) Mycosis fungoides
(B) Plattenepithelkarzinom der Haut
(C) Kaposi-Sarkom
(D) Hämochromatose
(E) Melanom

F00

4.17 Ein Merkel-Zelltumor tritt charakteristischerweise auf

(A) in der Haut
(B) im Großhirn
(C) im Kleinhirn
(D) im Innenohr
(E) in der Niere

H96

4.18 Eine 35jährige Patientin ließ sich einen runden, gering pigmentierten, etwa 5 mm im Durchmesser großen, seit „einigen Jahren" bestehenden Hautknoten der rechten Brust entfernen, weil sie Angst vor Krebs hatte. Das Exzisat wurde histologisch untersucht. Die Abbildungen Nr. 34 und Nr. 35 des Bildanhangs zeigen die typischen Veränderungen bei schwacher bzw. stärkerer mikroskopischer Vergrößerung und HE-Färbung.

Welche Diagnose trifft zu?

(A) ulzeriertes Mammakarzinom
(B) Fremdkörpergranulom der Haut
(C) malignes Melanom
(D) malignes Lymphom der Haut
(E) Nävuszellnävus

4.12 (B) 4.13 (D) 4.14 (B) 4.15 (C) 4.16 (C) 4.17 (A) 4.18 (E)

F91

4.19 Ein 25jähriger Patient bemerkte an der Haut einen kleinen blauen Fleck. Die Hautveränderung wurde exzidiert und histologisch untersucht. Die Abbildungen Nr. 36 und Nr. 37 des Bildanhangs zeigen die entscheidenden Strukturen bei schwacher bzw. stärkerer Vergrößerung (HE-Färbung).

Welche Diagnose ist zutreffend?

(A) Fremdkörpergranulom
(B) Histiozytom
(C) malignes Melanom
(D) blauer Nävus
(E) Kombinationsnävus

F92

4.20 Einer 18jährigen Patientin fiel ein „größer werdender dunkler Fleck“ am Hals auf, den sie sich entfernen und histologisch untersuchen ließ. Die Abbildungen Nr. 38 und Nr. 39 des Bildanhangs zeigen die charakteristischen Veränderungen bei schwächerer bzw. stärkerer Vergrößerung (HE-Färbung).

Welche Diagnose ist zutreffend?

(A) Nävuszellnävus, ruhender (intradermaler) Typ
(B) Junktionsnävus
(C) Morbus Bowen
(D) malignes Melanom
(E) Lentigo benigna

H98 !

4.21 Das maligne Melanom

(A) tritt oft schon im Kindesalter auf
(B) ist immer ein makroskopisch pigmentierter Tumor
(C) metastasiert selten lymphogen
(D) hat eine u.a. von der Tumordicke abhängige Prognose
(E) kommt ausschließlich in der Haut vor

F92

4.22 Wo ist das Lentigo-maligna-Melanom typischerweise lokalisiert?

(A) Fußsohle oder Handfläche
(B) Gesicht
(C) in der Mittellinie über der Lendenwirbelsäule
(D) subungual
(E) Konjunktiva oder Mundschleimhaut

F90

4.23 Der Befund eines Epidermotropismus (Exozytose) ist charakteristisch für

(A) kutane B-Zellen-Lymphome
(B) kutane T-Zellen-Lymphome
(C) Pseudolymphome der Haut
(D) lymphogranulomatöse Hautinfiltrate
(E) Varizelleneffloreszenzen

5 Atemtrakt

H93

5.1 Welche Aussage trifft **nicht** zu?

Das juvenile Nasenrachenfibrom

(A) ist eine an Blutgefäßen reiche Geschwulst
(B) kann sich in Nasennebenhöhlen und Orbita erstrecken
(C) erreicht seinen größten Umfang am Ende der vierten Lebensdekade
(D) bildet sich gelegentlich spontan zurück
(E) befällt fast ausschließlich das männliche Geschlecht

H92

5.2 Ein Larynxödem kann ausgelöst werden:

(1) toxisch-allergisch
(2) angioneurotisch
(3) mechanisch
(4) entzündlich

(A) nur 1 ist richtig
(B) nur 1 und 2 sind richtig
(C) nur 2 und 3 sind richtig
(D) nur 3 und 4 sind richtig
(E) 1–4 = alle sind richtig

4.19 (D) 4.20 (B) 4.21 (D) 4.22 (B) 4.23 (B) 5.1 (C) 5.2 (E)

H90

5.3 Eine ulzeröse Läsion des Stimmbandes

(1) kann Ausdruck einer Tuberkulose sein
(2) kann Ausdruck eines Karzinoms sein
(3) ist meist harmlos
(4) muß stets biopsiert werden

(A) nur 1 ist richtig
(B) nur 2 ist richtig
(C) nur 3 ist richtig
(D) nur 2 und 4 sind richtig
(E) nur 1, 2 und 4 sind richtig

H94

5.4 Bei einem 50jährigen Patienten wurde ein Tumor auf dem rechten Stimmband diagnostiziert, exstirpiert und histologisch untersucht. In der Abbildung Nr. 40 des Bildanhangs ist der Befund dargestellt (HE-Färbung).

Welche Diagnose tritt zu?

(A) Papillom
(B) Lipom
(C) Fibrom
(D) Tuberkulose
(E) Laryngitis diphtherica

H98 !!

5.5 Bei welcher der genannten Tumorlokalisationen hat ein Patient mit Kehlkopfkarzinom die günstigste Prognose?

(A) Glottis
(B) supraglottische Region
(C) subglottische Region
(D) Hypopharynx
(E) Es besteht kein signifikanter Unterschied in der Prognose zwischen den genannten Karzinomlokalisationen.

F00

5.6 Welche Aussage über Kehlkopfkarzinome trifft **nicht** zu?

(A) Sie sind bei Männern häufiger als bei Frauen.
(B) Es besteht oft eine Assoziation mit Tabakrauchexposition.
(C) Es handelt sich meist um Adenokarzinome.
(D) Glottiskarzinome haben eine bessere Prognose als subglottische und Hypopharynxkarzinome.
(E) Sie metastasieren selten hämatogen.

F94 F91

5.7 Welche Aussage trifft **nicht** zu?

Das histomorphologische Bild der chronischen destruktiven Bronchitis zeigt

(A) Wanddestruktionen mit Vernarbungen
(B) Plattenepithelmetaplasien
(C) Infiltrate aus überwiegend eosinophilen Granulozyten
(D) Knorpelabbau
(E) eine Verbreiterung und Hyalinisierung der Basalmembran

F93

5.8 Die Befundkonstellation: chronisch-obstruktive Bronchitis, biliäre Leberzirrhose, Sterilität bei männlichen Patienten, exogene Pankreasinsuffizienz ist charakteristisch für

(A) Alkoholismus
(B) Mukoviszidose
(C) Ochronose
(D) Sarkoidose
(E) Malabsorptionssyndrom

H96 F95 H93

5.9 Welche der aufgeführten Veränderungen ist im Bronchialsystem beim Asthma bronchiale **nicht** zu erwarten?

(A) Verschluß der Bronchiallichtungen durch visköse Schleimmassen
(B) Verdickung der Basalmembran
(C) Vermehrung der Becherzellen
(D) Obliteration der Bronchialgefäße
(E) Hypertrophie der glatten Muskulatur

5.3 (E) 5.4 (A) 5.5 (A) 5.6 (C) 5.7 (C) 5.8 (B) 5.9 (D)

H97 !!

5.10 Welche Aussage trifft **nicht** zu?

Das histologische Äquivalent des Asthma bronchiale ist gekennzeichnet durch

(A) vermehrte Schleimsekretion der Bronchialdrüsen
(B) Vermehrung der Becherzellen im Bronchialepithel
(C) entzündliche Infiltration der Bronchialwand mit Beteiligung eosinophiler Granulozyten
(D) Atrophie der Basalmembran
(E) Hypertrophie der Bronchialmuskulatur

H90

5.11 Die Abbildung Nr. 41 des Bildanhangs zeigt Bronchialschleim im histologischen Präparat (Goldner-Färbung).

(1) Im Bild sind Charcot-Leydensche Kristalle dargestellt.
(2) Die massive Schleimanhäufung ist charakteristisch für ein akutes Asthma bronchiale.
(3) Im Bild sind Asbest-Nadeln dargestellt.
(4) Es handelt sich um Steinstaubpartikel im Bronchialsekret.
(5) Es handelt sich um kristalline Strukturen, die aus Zerfallsprodukten der eosinophilen Leukozyten entstanden sind.

(A) nur 3 ist richtig
(B) nur 4 ist richtig
(C) nur 1 und 2 sind richtig
(D) nur 1 und 5 sind richtig
(E) nur 1, 2 und 5 sind richtig

F97

5.12 Die Abbildung Nr. 42 des Bildanhangs zeigt das Herz-Lungen-Paket, Abbildung Nr. 43 des Bildanhangs den HE-gefärbten Großflächenschnitt der rechten Lunge des verstorbenen Frühgeborenen mit Atemnotsyndrom.

In beiden Abbildungen finden sich die typischen Veränderungen

(A) pulmonaler hyaliner Membranen
(B) einer intralobulär sequestrierten Lunge
(C) einer infantilen lobären Pneumonie
(D) eines interstitiellen Lungenemphysems
(E) einer zystisch-adenomatoiden Lungenfehlbildung

F97

5.13 Welche Aussage trifft für die Lungenarterienembolie **nicht** zu?

(A) Die Thrombembolie ist die häufigste Form des Gefäßverschlusses.
(B) Die Thromben stammen oft aus den tiefen Beinvenen.
(C) Nicht jede Thrombembolie führt zum Infarkt.
(D) Bei der fulminanten Embolie kommt es zur akuten Dilatation der linken Herzkammer.
(E) Strickleiterartige Narben in den Lungenarterien sprechen für eine alte Thrombembolie.

H91

5.14 Welche Aussage trifft **nicht** zu?

Eine Sklerose der A. pulmonalis kann sich entwickeln bei

(A) offenem Ductus arteriosus (Botalli)
(B) Ventrikelseptumdefekt
(C) Mitralklappeninsuffizienz
(D) Fallotscher Tetralogie
(E) interstitieller Lungenfibrose

F92

5.15 Welche Aussage trifft **nicht** zu?

Eine wichtige Rolle bei der Entstehung einer pulmonalen Hypertonie spielen:

(A) chronisches obstruktives Lungenemphysem
(B) reine Silikose
(C) reine Anthrakose
(D) rezidivierende Lungenarterienembolien
(E) Sarkoidose der Lungen (M. Boeck)

5.10 (D) 5.11 (E) 5.12 (D) 5.13 (D) 5.14 (D) 5.15 (C)

H98 H92 !

5.16 Bei der Obduktion eines in der Klinik verstorbenen 35jährigen Patienten fanden sich flüssigkeitsreiche Lungen mit einem Gesamtgewicht von 750 g. Die Abbildung Nr. 44 des Bildanhangs zeigt die histologischen Veränderungen eines Lungenunterlappens in einer HE-Färbung.

Welche Diagnose trifft zu?

(A) hyaline Membranen in Schock- und Beatmungslungen
(B) bronchioloalveoläres Karzinom
(C) Atelektase
(D) Lobärpneumonie im Stadium der grau-gelben Hepatisation
(E) hämorrhagischer Lungeninfarkt

F98

5.17 Welche Diagnose läßt sich mit größter Wahrscheinlichkeit aus dem in Abbildung Nr. 45 des Bildanhangs mittels HE-Färbung dargestellten Befund ableiten?

(A) Asteroidkörper bei Sarkoidose
(B) Auerstäbchen bei akuter myeloischer Leukämie
(C) Fremdkörperriesenzelle mit Einschluß von Talkumkristallen
(D) atypische Mykobakteriose
(E) Lymphogranulomatosis Hodgkin

H00

5.18 Das Löfgren-Syndrom

(A) bezeichnet die akute Form der Tuberkulose
(B) zeigt an den Unterschenkeln ein Erythema migrans
(C) führt in der Regel zu einer schweren Lungenfunktionsstörung
(D) kann sich histologisch durch epitheloidzellige Granulome in der Lunge manifestieren
(E) führt häufig zu einer malignen Entartung

F88

5.19 Eine 75jährige Frau verstarb an einem Herz-Kreislauf-Versagen. Bei der Obduktion fanden sich auffällige Lungenveränderungen. Die Abbildung Nr. 46 des Bildanhangs zeigt die Schnittfläche einer Lunge, die Abbildung Nr. 47 des Bildanhangs einen Ausschnitt aus einem histologischen Präparat derselben Lunge.

Welche Diagnose ist am wahrscheinlichsten?

(A) fibrinöse Pneumonie
(B) eitrige Herdpneumonie
(C) akutes Asthma bronchiale
(D) interstitielle Pneumonie
(E) eosinophile Lungeninfiltrate (Löffler)

F96

5.20 Die in den Abbildungen Nr. 48 und Nr. 49 des Bildanhangs (Übersichts- bzw. Ausschnittsvergrößerung) gezeigte bronchiektatische Kaverne enthielt eine makroskopisch bröcklig erscheinende Masse.

Worum handelt es sich?

(A) Aspergillose
(B) Aktinomykose
(C) Candidamykose
(D) Histoplasmose
(E) aspirierte Speisereste

H97 !!

5.21 Welche Diagnose läßt sich anhand des in den Abbildungen Nr. 50 und Nr. 51 des Bildanhangs gezeigten Lungengewebes stellen?

(Übersichtsaufnahme: Elastica-van-Gieson-Färbung bzw. stärkere Vergrößerung: PAS-Färbung)

(A) verkäsende Lungentuberkulose
(B) Aktinomykose
(C) Masernpneumonie
(D) Aspergillom
(E) Tumorembolus

5.16 (A) 5.17 (A) 5.18 (D) 5.19 (B) 5.20 (A) 5.21 (B)

H91 !!

5.22 Welche Diagnose läßt sich anhand des in den Abbildungen Nr. 50 und 51 des Bildanhangs (Übersichtsaufnahme: Elastica-van-Gieson-Färbung bzw. stärkere Vergrößerung: PAS-Färbung) gezeigten Lungengewebes stellen?

(A) Pneumozystis-Pneumonie
(B) hämatogene Candida-albicans-Pneumonie
(C) Miliartuberkulose
(D) Aktinomykose
(E) abszedierende Lobärpneumonie

H90

5.23 Bei einer 30jährigen, HIV-positiven Patientin mit zunehmender Atemnot zeigt das Röntgenbild der Lunge diffuse retikulonoduläre Infiltrate. Eine transbronchiale Lungenbiopsie hat eine Ansammlung von blasenartigen Erregern im Alveolarraum ergeben (siehe Abbildung Nr. 52 des Bildanhangs: Versilberung nach Grocott).

Welche Diagnose trifft zu:

(A) pneumonische Form der Lungentuberkulose
(B) Aspergilluspneumonie
(C) Candidapneumonie
(D) Pneumocystispneumonie
(E) Klebsiellenpneumonie

F89

5.24 Welche Aussage trifft **nicht** zu?

Die Pneumocystis-carinii-Pneumonie manifestiert sich

(A) mit einer Konsistenzvermehrung der Lungen
(B) besonders bei Vorliegen von Immundefekten
(C) mit einer plasmazellreichen Infiltration des Interstitiums
(D) mit intraalveolär nachweisbaren Erregern
(E) mit einer hämorrhagischen Pneumonie

H90

5.25 Bei einer 20jährigen Frau wurde zufällig röntgenologisch ein „zystischer Lungentumor" festgestellt. In Abbildung Nr. 53 des Bildanhangs blicken Sie auf die Schnittfläche des Segmentresektates der linken Lunge. In Abbildung Nr. 54 ist ein Ausschnitt des histologischen Präparates von der „Zystenwand" dargestellt (PAS-Färbung).

Welche Diagnose trifft zu?

(A) kongenitale Lungenzyste
(B) Echinokokkuszyste
(C) Zystizerkose (Taenia solium)
(D) Bronchiektasie bei Mukoviszidose
(E) Zystizerkose (Taenia saginata)

H93

5.26 Welche Aussage trifft **nicht** zu?

Ursachen der diffusen interstitiellen Lungenfibrose sind:

(A) organische Stäube (z. B. Vogelhalterlunge)
(B) Medikamente (z. B. Zytostatika)
(C) Röntgenbestrahlung
(D) ARDS (Adult Respiratory Distress Syndrome)
(E) Bronchialkarzinom

H95

5.27 Welche Aussage trifft **nicht** zu?

Die Gefahr einer fortschreitenden Lungenfibrose besteht bei:

(A) chronischer Berylliose
(B) Anthrakosilikose
(C) Asbestose
(D) Aluminium-Staublunge
(E) Siderose

H97

5.28 Bei welcher Pneumokoniose treten Epitheloidzellgranulome auf?

(A) massive Anthrakose
(B) Silikose nach Arbeiten mit Sandstrahlgebläse
(C) Asbestose
(D) Kaolinpneumokoniose
(E) Berylliose

5.22 (D) 5.23 (D) 5.24 (E) 5.25 (B) 5.26 (E) 5.27 (E) 5.28 (E)

H96

5.29 Wegen eines unklaren Lungenbefundes wurde bei einem Patienten eine Sputumprobe mikroskopisch untersucht. Das Ergebnis ist mittels HE-Färbung in den Abbildungen Nr. 55 und Nr. 56 des Bildanhangs als Übersicht bzw. bei stärkerer Vergrößerung dargestellt.

Abgebildet sind

(A) Ansammlungen von Alveolarmakrophagen
(B) Zellverbände eines Karzinoms
(C) Eulenaugenzellen bei Zytomegalie
(D) Riesenzellen bei Masernpneumonie
(E) Erregermassen bei Pneumocystis-carinii-Pneumonie

H92

5.30 Welche der folgenden Veränderungen können bei einer Asbestose gefunden werden?

(1) Cor pulmonale
(2) sekundäres Lungenemphysem
(3) Bronchialkarzinom
(4) malignes Pleuramesotheliom

(A) nur 4 ist richtig
(B) nur 3 und 4 sind richtig
(C) nur 1, 2 und 3 sind richtig
(D) nur 2, 3 und 4 sind richtig
(E) 1–4 = alle sind richtig

F00

5.31 Für kleinzellige Bronchialkarzinome gilt **nicht:**

(A) Sie sind kausal unabhängig vom inhalativen Zigarettenrauchen.
(B) Sie neigen zur Ausbildung paraneoplastischer Syndrome.
(C) Sie haben eine schlechte Prognose.
(D) Oft haben sie zum Zeitpunkt der Diagnose schon metastasiert.
(E) Sie werden zu den neuroendokrinen Tumoren gerechnet.

H95

5.32 Das kleinzellige Bronchialkarzinom

(1) ist außerordentlich strahlenresistent
(2) metastasiert frühzeitig
(3) leitet sich von neuroendokrinen Zellen ab
(4) metastasiert häufig in die Haut (sog. Merkel-Zell-Tumor)
(5) entsteht meist in den kleinen peripheren Bronchien

(A) nur 2 und 3 sind richtig
(B) nur 3 und 4 sind richtig
(C) nur 1, 2 und 3 sind richtig
(D) nur 2, 3 und 4 sind richtig
(E) nur 2, 4 und 5 sind richtig

H99

5.33 Welche der genannten Veränderungen kommen als paraneoplastisches Syndrom bei Bronchialkarzinom vor?

(1) Myasthenie
(2) Cushing-Syndrom
(3) Hyperkalzämiesyndrom

(A) nur 1 ist richtig
(B) nur 2 ist richtig
(C) nur 1 und 3 sind richtig
(D) nur 2 und 3 sind richtig
(E) 1–3 = alle sind richtig

F99

5.34 Die Abbildung Nr. 57 und Nr. 58 des Bildanhangs zeigen den makroskopischen bzw. den histologischen Aspekt des Lungentumors eines 45jährigen Mannes.

Welche der folgenden Diagnosen ist aufgrund der beiden Fotos am wahrscheinlichsten?

(A) kleinzelliges Bronchuskarzinom
(B) Plattenepithelkarzinom der Lunge
(C) Bronchusdrüsenkarzinom
(D) malignes Pleuramesotheliom (biphasischer Typ)
(E) fibröse Pleuraplaques

5.29 (B) 5.30 (E) 5.31 (A) 5.32 (A) 5.33 (E) 5.34 (D)

H92

5.35 Welche Aussagen über die Karzinoide des Bronchialsystems treffen zu?

(1) Sie bilden sich aus den „Hellen Zellen" (APUD-Zellen) des Bronchialepithels.
(2) Sie können hormonell aktiv sein.
(3) Sie können einen trabekulären oder alveolären Aufbau haben.
(4) Die Tumorzellen zeigen eine deutlich ausgeprägte Zellpolymorphie.

(A) nur 1 ist richtig
(B) nur 4 ist richtig
(C) nur 1 und 2 sind richtig
(D) nur 2 und 3 sind richtig
(E) nur 1, 2 und 3 sind richtig

F92

5.36 Bei einem 52jährigen Mann fand sich klinisch ein „Lungenherd rechts oben". Die Bronchoskopie ergab einen Verschluß des Oberlappen-Bronchus. Es wurde hieraus eine Gewebeprobe entnommen und histologisch untersucht. Die Abbildung Nr. 59 des Bildanhangs zeigt die Veränderung bei einer HE-Färbung.

Welche Diagnose trifft zu?

(A) epitheloidzelliges Granulom, z.B. Tuberkulose
(B) gequetschtes Drüsengewebe der Bronchuswand
(C) Anthrakosilikose
(D) maligner Tumor
(E) Fremdkörpergranulom

F94

5.37 Wegen Tumorverdachts wurde bei einer 78jährigen Frau eine Sputumprobe mikroskopisch untersucht. Der Befund ist in Abbildung Nr. 60 des Bildanhangs dargestellt (HE-Färbung).

Neben Granulozyten sind zu sehen:

(A) Riesenzellen
(B) Makrophagen
(C) Epitheloidzellen
(D) Asbestkörperchen
(E) Pilzelemente

H91

5.38 Das bei der Obduktion entnommene Lungenpräparat (siehe Abbildungen Nr. 61 und 62 des Bildanhangs) zeigt Veränderungen im Sinne

(A) einer idiopathischen Lungenfibrose (Wabenlunge)
(B) eines segmentalen Lungeninfarktes
(C) einer fibrinösen Pleuritis
(D) eines Pleuramesothelioms
(E) eines Pleuraempyems

6 Mediastinum

F98 !

6.1 Welche der folgenden Diagnosen ist differentialdiagnostisch bei einer mediastinalen Raumforderung eines 45jährigen Patienten **am wenigsten** in Betracht zu ziehen?

(A) Teratom
(B) M. Hodgkin
(C) Thymom
(D) Seminom
(E) Metastase eines Prostatakarzinoms

F97

6.2 Welche der genannten Krankheitsprozesse zeigen **keine** kausale oder syndromale Beziehung zum Thymom?

(A) Myasthenia gravis
(B) aplastische Anämie im Sinne einer pure red cell aplasia
(C) Hypogammaglobulinämie
(D) endokrine paraneoplastische Syndrome
(E) Polycythaemia vera

F00

6.3 Welche Struktur ist im Thymus des Erwachsenen als pathologisch anzusehen?

(A) Sekundärfollikel
(B) myoide Zellen
(C) Lymphozyten mit Expression des Antigens CD1 a
(D) Hassall-Körperchen
(E) Fettgewebe

5.35 (E) 5.36 (D) 5.37 (B) 5.38 (C) 6.1 (E) 6.2 (E) 6.3 (A)

F92

6.4 Zu den Mediastinalzysten werden folgende Veränderungen gerechnet:

(1) Perikardzysten
(2) Bronchialzysten
(3) Zystenlunge
(4) Mediastinalemphysem

(A) nur 1 und 2 sind richtig
(B) nur 1 und 4 sind richtig
(C) nur 2 und 3 sind richtig
(D) nur 2, 3 und 4 sind richtig
(E) 1–4 = alle sind richtig

H95

6.5 Im Mediastinum kommen folgende Raumforderungen vor:

(1) neurogene Tumoren
(2) Teratome und Zysten
(3) Thymome und Lymphome
(4) Alveolarzellkarzinome
(5) Pancoast-Tumoren

(A) nur 1 und 2 sind richtig
(B) nur 1, 2 und 3 sind richtig
(C) nur 1, 3 und 4 sind richtig
(D) nur 2, 4 und 5 sind richtig
(E) nur 3, 4 und 5 sind richtig

7 Herz und Gefäße

H98

7.1 Ein 5jähriger Junge verstirbt an „Herzversagen". Der bei der Obduktion erhobene und für die Aufklärung der Pathogenese entscheidende Befund ist in Abbildung Nr. 63 des Bildanhangs dargestellt.

Es handelt sich um einen

(1) Vorhofseptumdefekt im Bereich des Foramen ovale
(2) angeborenen Herzfehler
(3) subaortalen Ventrikelseptumdefekt
(4) Links-rechts-Shunt

(A) nur 1 und 2 sind richtig
(B) nur 3 und 4 sind richtig
(C) nur 1, 2 und 3 sind richtig
(D) nur 1, 2 und 4 sind richtig
(E) nur 2, 3 und 4 sind richtig

H99

7.2 Ein schlitzförmig offenes Foramen ovale

(A) bedingt meist eine Druckerhöhung im rechten Vorhof
(B) ist meist ohne Krankheitswert
(C) entsteht aus einem Septum-primum-Defekt
(D) ist oft mit einem Ventrikelseptumdefekt kombiniert
(E) ist nicht selten der Ursprungsort einer Endokarditis

F96

7.3 Welche angeborene Herzfehlbildung kommt am häufigsten vor?

(A) hypoplastisches Linksherzsyndrom
(B) Fallot-Tetralogie
(C) Ventrikelseptumdefekt
(D) Aortenisthmusstenose
(E) Transposition der großen Gefäße

H97

7.4 Bei welchem Vitium cordis congenitum bestehen zwei voneinander getrennte Kreisläufe: ein Lungenkreislauf (kleiner Kreislauf) und ein Körperkreislauf (großer Kreislauf)?

(A) Truncus arteriosus communis persistens
(B) Vorhofseptumdefekt
(C) Fallot-Tetralogie
(D) korrigierte Transposition der großen Gefäße
(E) unkorrigierte Transposition der großen Gefäße

F99

7.5 Welche angeborenen Herzfehler gehen in der Regel mit einem Links-rechts-Shunt einher?

(1) Ventrikelseptumdefekt
(2) komplette, unkorrigierte Transposition der großen Gefäße
(3) persistierender offener Ductus arteriosus Botalli
(4) Aortenisthmusstenose

(A) nur 1 und 2 sind richtig
(B) nur 1 und 3 sind richtig
(C) nur 1 und 4 sind richtig
(D) nur 2 und 3 sind richtig
(E) nur 2 und 4 sind richtig

6.4 (A) 6.5 (B) 7.1 (E) 7.2 (B) 7.3 (C) 7.4 (E) 7.5 (B)

F98 !

7.6 Welche Aussage trifft **nicht** zu?

Zu den charakteristischen Ursachen einer chronischen pulmonalen Hypertonie zählen:

(A) schwere Anthrakosilikose
(B) Venenverschlußkrankheit der Lunge
(C) diffuses grobblasiges Lungenemphysem
(D) fulminante Lungenembolie
(E) chronische fibrosierende Alveolitits

H98

7.7 Folgen einer Mitralklappenstenose sind:

(1) Hypertrophie und Dilatation des linken Vorhofs
(2) muskuläre Wandhypertrophie der linken Kammer
(3) Endokardfibrose der linken Kammer
(4) Stauungslunge
(5) Hypertrophie und Dilatation der rechten Kammer

(A) nur 1, 2 und 3 sind richtig
(B) nur 1, 2 und 4 sind richtig
(C) nur 1, 4 und 5 sind richtig
(D) nur 2, 3 und 5 sind richtig
(E) nur 2, 4 und 5 sind richtig

H98 !

7.8 Als Folgen einer Aortenklappeninsuffizienz können sich entwickeln:

(1) muskuläre Wandhypertrophie und Dilatation der linken Kammer
(2) relative Mitralinsuffizienz
(3) relative Trikuspidalinsuffizienz
(4) Rückstau in die Hohlvenen

(A) nur 1 ist richtig
(B) nur 2 ist richtig
(C) nur 1 und 3 sind richtig
(D) nur 1, 3 und 4 sind richtig
(E) 1 – 4 = alle sind richtig

F98 !!

7.9 Zu den möglichen pathologisch-anatomischen Manifestationen der koronaren Herzkrankheit zählen:

(1) Herzmuskelnekrosen
(2) Papillarmuskelabriß
(3) Mitralklappenperforation

(A) nur 1 ist richtig
(B) nur 2 ist richtig
(C) nur 1 und 2 sind richtig
(D) nur 2 und 3 sind richtig
(E) 1 – 3 = alle sind richtig

H92 H90

7.10 Welche Aussage trifft **nicht** zu?

Akute Folgen eines Myokardinfarktes sind:

(A) Hämoperikard
(B) Pericarditis constrictiva
(C) Papillarmuskelabriß
(D) Hirnerweichung
(E) Gangrän (Infarkt) einer Extremität

7.11 Herzmuskelnekrosen können entstehen bei:

(1) fehlerhaftem Abgang der linken Kranzarterie aus der A. pulmonalis
(2) Diphtherie
(3) protrahiertem Schock
(4) Thrombangiitis obliterans der Kranzarterien
(5) Panarteriitis nodosa der Kranzarterien

(A) nur 2 und 3 sind richtig
(B) nur 4 und 5 sind richtig
(C) nur 1, 4 und 5 sind richtig
(D) nur 2, 3, 4 und 5 sind richtig
(E) 1 – 5 = alle sind richtig

F00

7.12 Welche Diagnose ist anhand der Abbildung Nr. 64 des Bildanhangs zu stellen?

(A) Vorhofthrombus
(B) polypöse Mitralendokarditis
(C) Vorhofseptumdefekt
(D) reitender Thrombembolus bei offenem Foramen ovale
(E) eine Metastase

7.6 (D) 7.7 (C) 7.8 (E) 7.9 (C) 7.10 (B) 7.11 (E) 7.12 (A)

F97

7.13 Welche Herzregion ist bei der hypertrophen Form der obstruktiven Kardiomyopathie in der Regel am stärksten betroffen?

(A) die Aortenklappen
(B) das Endokard
(C) der septumferne Anteil der linken Kammerwand
(D) das Ventrikelseptum
(E) das Herzspitzengebiet

F92

7.14 Abbildung Nr. 65 des Bildanhangs zeigt den Blick auf die Ausflußbahn des rechten Herzventrikels bei einer 55jährigen Patientin.

Welche der folgenden Diagnosen ist **am wenigsten** wahrscheinlich?

(A) Pilzsepsis
(B) eitrige Myokarditis
(C) Septikopyämie
(D) verruköse Endokarditis
(E) bakterielle Endokarditis

F98 **!**

7.15 Bei welcher der folgenden Krankheiten entwickelt sich eine Myokarditis ohne Anwesenheit des Erregers im Herzen?

(A) M. Chagas
(B) Toxoplasmose
(C) Picornavirus-Infektion
(D) Rötelnvirus-Infektion
(E) Diphtherie

F93

7.16 Spätfolgen eines rheumatischen Fiebers finden sich am häufigsten

(A) an der Trikuspidalklappe
(B) an der Aortenklappe
(C) an der Mitralklappe
(D) an der Pulmonalklappe
(E) am Septumendokard

H94

7.17 Die valvuläre Endocarditis rheumatica

(1) ist Folge eines rheumatisch-allergischen Prozesses
(2) betrifft am häufigsten die Mitralklappe
(3) weist etwa 1 – 3 mm große Wärzchen am freien Klappenrand auf
(4) führt durch die leichte Ablösung warziger Klappenauflagerungen oft zu Embolien

(A) nur 1 und 2 sind richtig
(B) nur 2 und 4 sind richtig
(C) nur 1, 2 und 3 sind richtig
(D) nur 1, 3 und 4 sind richtig
(E) 1 – 4 = alle sind richtig

F89

7.18 Welche Aussage trifft für die Endocarditis verrucosa simplex **nicht** zu?

(A) Es handelt sich um wärzchenförmige Veränderungen auf den Schließungsrändern der Klappen.
(B) Dieser Entzündungsprozeß ist abakteriell.
(C) Die wärzchenförmigen Veränderungen bestehen überwiegend aus Fibrin und Thrombozyten.
(D) Sie wird häufig bei Verstorbenen gefunden, die an metastasierten malignen Tumoren litten.
(E) Sie tritt am häufigsten an der Trikuspidal- und Pulmonalklappe auf.

F93

7.19 Welche Aussagen treffen für die Endocarditis fibroplastica Löffler zu?

(1) Eine Bluteosinophilie ist obligat.
(2) Mitral- und Aortenklappe sind am häufigsten befallen.
(3) Sie entwickelt sich typischerweise im parietalen Endokard.
(4) Es kommt zur Thrombenbildung.
(5) Es kommt zu Ulzerationen.

(A) nur 1 und 2 sind richtig
(B) nur 2 und 5 sind richtig
(C) nur 3 und 4 sind richtig
(D) nur 1, 2 und 4 sind richtig
(E) nur 1, 3 und 4 sind richtig

7.13 (D) 7.14 (D) 7.15 (E) 7.16 (C) 7.17 (C) 7.18 (E) 7.19 (E)

H93

7.20 Was ist für eine Endocarditis ulcerosa bei Drogensüchtigen typisch?

(A) Sie manifestiert sich ausschließlich an der Aortenklappe.
(B) Häufig ist die Trikuspidalklappe beteiligt.
(C) Sämtliche Klappen sind mit gleicher Häufigkeit befallen.
(D) Sie tritt überwiegend als Endocarditis parietalis auf.
(E) Sie beginnt in der Regel am freien Klappenrand.

H96

7.21 Die Herzsektion ergab den in den Abbildungen Nr. 66 und Nr. 67 des Bildanhangs als Übersichts- bzw. Makroaufnahme dargestellten Befund.

Welche Aussagen treffen zu?

(1) Es liegt eine rekurrierte ulzeröse (pseudo-) polypöse Klappenendokarditis vor.
(2) Es liegt eine akute verruköse Klappenendokarditis vor.
(3) Der Befund ist vereinbar mit einer Aortenklappeninsuffizienz.
(4) Der Befund ist vereinbar mit einer Pulmonalklappeninsuffizienz.

(A) nur 2 ist richtig
(B) nur 1 und 3 sind richtig
(C) nur 1 und 4 sind richtig
(D) nur 2 und 3 sind richtig
(E) nur 2 und 4 sind richtig

F99

7.22 Eine Perikarditis kann auftreten bei:

(1) rheumatischem Fieber
(2) Urämie
(3) Staphylokokken-Septikopyämie
(4) Virusmyokarditis

(A) nur 1 ist richtig
(B) nur 3 ist richtig
(C) nur 3 und 4 sind richtig
(D) nur 1, 2 und 3 sind richtig
(E) 1 – 4 = alle sind richtig

H95

Folgende Angaben beziehen sich auf die Aufgaben Nr. 7.23 und Nr. 7.24.

Bei einem 58jährigen Mann mit einer in Rückbildung befindlichen armbetonten Hemiparese rechts wurde eine digitale Subtraktionsangiographie mit Skeletthintergrund durchgeführt, die eine ausgeprägte Stenosierung ergab (siehe Abbildung Nr. 68 des Bildanhangs).

7.23 Welchem Gefäß läßt sich die Stenosierung des Lumens zuordnen?

(A) Truncus brachiocephalicus
(B) A. carotis communis
(C) A. carotis interna
(D) A. carotis externa
(E) A. vertebralis

7.24 Welches pathomorphologische Substrat liegt der Gefäßeinengung am ehesten zugrunde?

(A) Kompression durch Hypopharynx-Karzinom
(B) atheromatöse Plaques
(C) fibromuskuläre Dysplasie
(D) infektiöse Arteriitis
(E) Glomustumor

F98 **!**

7.25 Die abgebildete Veränderung am lateralen Fußrand des 65jährigen Patienten mit tastbaren Fußpulsen (siehe Abbildung Nr. 69 des Bildanhangs) läßt im Hinblick auf den seit 14 Jahren bekannten insulinpflichtigen Diabetes mellitus welche der folgenden Aussagen **nicht** zu?

(A) Die abgebildete Läsion ist durch eine diabetische Makroangiopathie bedingt.
(B) Bei dem Patienten ist eine symmetrische, distal betonte Polyneuropathie zu erwarten.
(C) Es ist mit einer diabetischen Nephropathie zu rechnen.
(D) Eine Retinopathia diabetica ist wahrscheinlich.
(E) Falls der Patient einen Myokardinfarkt bekommt, kann dieser schmerzlos (stumm) ablaufen.

7.20 (B) 7.21 (B) 7.22 (E) 7.23 (C) 7.24 (B) 7.25 (A)

F90

7.26 Welche Aussagen über die Panarteriitis nodosa treffen zu?

(1) Es kommt zur Ablagerung von Immunkomplexen.
(2) Sie entwickelt sich im Bereich mittlerer und kleiner Arterien sowie Arteriolen.
(3) Es enstehen sektorförmige fibrinoide Nekrosen der Gefäßwand.
(4) Sie kann mit einer Eosinophilie des Blutes einhergehen.

(A) nur 1 ist richtig
(B) nur 1 und 2 sind richtig
(C) nur 2 und 3 sind richtig
(D) nur 3 und 4 sind richtig
(E) 1–4 = alle sind richtig

H93

7.27 Die Arteriitis temporalis im floriden Stadium zeigt histologisch charakteristischerweise

(A) eine komplette fibrinoide Wandnekrose
(B) eine lumenverschließende Lymphozytenproliferation
(C) die Entwicklung von Fremdkörperriesenzellen im Bereich von Elastika-Fragmenten
(D) epitheloidzellige Granulome
(E) eine Fibrose der Media und Adventitia

H94

7.28 Welche Aussage trifft **nicht** zu?

Primäre strukturelle Gefäßwandveränderungen finden sich bei:

(A) Panarteriitis nodosa
(B) Wegener-Granulomatose
(C) Arteriitis temporalis
(D) Thrombangiitis obliterans
(E) primärem Raynaud-Syndrom

F99

7.29 Welche Aussage trifft **nicht** zu?

Das Aneurysma dissecans der Aorta

(A) kommt gehäuft vor bei Patienten mit einem Marfan-Syndrom
(B) nimmt in 90% aller Fälle seinen Ausgang von der Bauchaorta
(C) kann zu einer Herzbeuteltamponade führen
(D) kann Durchblutungsstörungen von Gehirn oder Niere oder Extremitäten bewirken
(E) kann durch erneuten Einbruch in die alte Strombahn klinisch zu einer sog. Spontanheilung führen

8 Verdauungstrakt

F97

8.1 Beim Mundbodenkarzinom

(1) hat die genetische Disposition eine große Bedeutung
(2) spielt Rauchen pathogenetisch eine Rolle
(3) gibt es keinen pathogenetischen Zusammenhang mit dem Alkoholabusus
(4) liegt oft ein Adenokarzinom mit mäßiger Muzinbildung vor
(5) erfolgt die Metastasierung in die Halslymphknoten

(A) nur 1 und 3 sind richtig
(B) nur 2 und 3 sind richtig
(C) nur 2 und 5 sind richtig
(D) nur 3 und 4 sind richtig
(E) nur 1, 3 und 4 sind richtig

F98

8.2 Die Abbildungen Nr. 70 und Nr. 71 des Bildanhangs beziehen sich auf eine HE-gefärbte Biopsie aus dem Mundhöhlenbereich.

Zu welcher Kategorie von Veränderungen ist der dargestellte Prozeß zu rechnen?

(A) degenerative Verkalkung
(B) metastatische Verkalkung
(C) chronische purulente Entzündung
(D) Pilzerkrankung
(E) Fettgewebsnekrose

7.26 (E) 7.27 (C) 7.28 (E) 7.29 (B) 8.1 (C) 8.2 (C)

H89

8.3 Eine Epulis

(A) ist eine gutartige Neoplasie
(B) ist eine tumorartige Überschußbildung an der Gingiva
(C) wird immer von Riesenzellen aufgebaut
(D) ist wegen nachweisbarer osteoklastärer Riesenzellen ein primärer Knochentumor
(E) tritt ausschießlich bei schwangeren Frauen auf

F89

8.4 Die histologische Aufarbeitung der Glandula parotis eines frühgeborenen Säuglings ergab den in Abbildung Nr. 72 des Bildanhangs dargestellten Befund.

Es handelt sich um eine

(A) epidemische Parotitis
(B) chronische Sialadenitis
(C) eitrige Parotitis
(D) Zytomegalie
(E) Febris uveoparotidea (Heerfordt-Syndrom)

H95

8.5 Welche Aussage trifft **nicht** zu?

Charakteristisch für das Sjögren-Syndrom sind:

(A) Keratoconjunctivitis sicca
(B) bevorzugtes Erkranken von Frauen im Klimakterium
(C) Vergrößerung der Ohrspeicheldrüsen durch dichte Infiltrate von Makrophagen
(D) Atrophie der betroffenen Drüsenazini
(E) häufiges Vorkommen einer rheumatoiden Arthritis

F00

8.6 Welche Aussage über das pleomorphe Adenom der Speicheldrüsen trifft **nicht** zu?

(A) Es ist bevorzugt in den kleinen Speicheldrüsen lokalisiert.
(B) Histologisch besteht eine epitheliale und mesenchymale Differenzierung.
(C) Es ist typischerweise von einer bindegewebigen Kapsel begrenzt.
(D) Selten entartet es maligne.
(E) Es neigt bei unvollständiger Exzision zu Rezidiven.

F96

8.7 Aus diagnostischen Gründen wurde Gewebe aus einer Glandula parotidea entfernt. Abbildung Nr. 73 des Bildanhangs zeigt den typischen histologischen Befund des Operationspräparates (HE-Färbung).

Welche Diagnose trifft zu?

(A) sklerosierende Sialadenitis (sog. Küttner-Tumor)
(B) Heerfordt-Syndrom (Febris uveoparotidea)
(C) Sialadenitis cytomegalica
(D) Sjögren-Syndrom
(E) Warthin-Tumor (Cystadenolymphoma papilliferum)

H89

8.8 Bei einem 62jährigen Mann wurde zur Abklärung der Diagnose aus einem Parotistumor eine Gewebeprobe (siehe Abbildung Nr. 74 des Bildanhangs) genommen.

Welche Diagnose trifft zu?

(A) Azinuszelltumor
(B) pleomorphes Adenom
(C) Zystadenolymphom
(D) Mukoepidermoidtumor
(E) adenoid-zystisches Karzinom

H99

8.9 Eine 62jährige Frau leidet seit mehreren Jahren unter Sodbrennen. Endoskopisch werden rote, samtartige, fingerförmige Vorwölbungen am gastroösophagealen Übergang gesehen, die 5 cm weit in den Ösophagus reichen. In Biopsien aus dieser Region findet sich Zylinderepithel mit Becherzellen.

Diese Veränderung

(A) ist eine Komplikation im Rahmen einer Refluxösophagitis
(B) hat als wichtigste Komplikation die Entwicklung eines Plattenepithelkarzinoms des Ösophagus zur Folge
(C) ist charakteristisch für eine Candida-Ösophagitis
(D) ist typischerweise mit dem Fehlen von Ganglienzellen im Plexus myentericus verbunden
(E) wird häufig durch die Entwicklung einer ösophagotrachealen Fistel kompliziert

8.3 (B) 8.4 (D) 8.5 (C) 8.6 (A) 8.7 (E) 8.8 (E) 8.9 (A)

F99

8.10 Pathogenetische Faktoren des Ösophaguskarzinoms sind:

(1) Barrett-Ösophagus
(2) Tabakrauch
(3) Aerophagie
(4) Strikturen nach Verätzung

(A) nur 1 und 2 sind richtig
(B) nur 1 und 4 sind richtig
(C) nur 2 und 3 sind richtig
(D) nur 2 und 4 sind richtig
(E) nur 1, 2 und 4 sind richtig

H00

8.11 Wegen Schluckbeschwerden wurde bei einem Patienten eine Ösophagoskopie durchgeführt und im Bereich der mittleren Ösophagusenge eine Stenose festgestellt. Die Abbildung Nr. 75 des Bildanhangs stammt von dem histologischen Präparat einer Gewebsprobe aus dieser Stenose, die Abbildung Nr. 76 des Bildanhangs zeigt eine starke Vergrößerung aus demselben Schnittpräparat in HE-Färbung.

Welche Diagnose trifft zu?

(A) chronisch entzündetes Plattenepithel mit Granulationsgewebe
(B) Plattenepithelhyperplasie bei chronischer Entzündung
(C) Plattenepithelkarzinom
(D) epitheloidzellige Granulome
(E) Plattenepithelregeneration im Narbenbereich

H96

8.12 Welche Aussage trifft **nicht** zu?

Der gastroösophageale Reflux

(A) kommt auch physiologischerweise vor
(B) kann zu einer Ösophagitis führen
(C) kann durch seine erosiven Folgen zu einer Eisenmangelanämie beitragen
(D) kann zur Bildung eines Barrett-Ösophagus führen
(E) ist besonders bei Paraösophagealhernie stark ausgeprägt.

H99

8.13 Die Typ-A-Gastritits

(A) betrifft vorwiegend den Antrum-Bereich
(B) ist der häufigste Typ der Gastritis
(C) ist eine Helicobacter-assoziierte Erkrankung
(D) ist durch ein granulozytäres Infiltrat gekennzeichnet
(E) kann über die fortdauernde Hypergastrinämie eine endokrine ECL-Zellen-Hyperplasie und Mikrokarzinoidose induzieren

H98 !

8.14 Eine Dauerstimulation durch Gastrin führt beim Zollinger-Ellison-Syndrom an der Korpusschleimhaut des Magens zu

(A) einer Becherzellmetaplasie
(B) einer foveolären Hyperplasie
(C) einer glandulären Hyperplasie
(D) einer proliferierenden intestinalen Metaplasie
(E) einem Adenom

H93

8.15 Die foveoläre Hyperplasie der Magenschleimhaut

(1) ist ein Merkmal des M. Ménétrier
(2) ist ein Merkmal des Zollinger-Ellison-Syndroms
(3) entsteht durch Epithelhyperplasie in den Magengrübchen
(4) kann bei chronischer Gastritis entstehen

(A) nur 1 ist richtig
(B) nur 4 ist richtig
(C) nur 2 und 3 sind richtig
(D) nur 3 und 4 sind richtig
(E) nur 1, 3 und 4 sind richtig

F93

8.16 Eine polypöse Veränderung der Magenschleimhaut wird **nicht** hervorgerufen durch

(A) Drüsenkörperzysten
(B) einen submukösen mesenchymalen Tumor
(C) ein akutes Magenulkus
(D) ein Magenschleimhautadenom
(E) eine Magenschleimhauthyperplasie

8.10 (E) 8.11 (C) 8.12 (E) 8.13 (E) 8.14 (C) 8.15 (E) 8.16 (C)

F00

8.17 Welche Aussage trifft für MALT-Lymphome des Magens **nicht** zu?

(A) Sie entstehen auf dem Boden einer chronischen Gastritis.
(B) Es besteht eine Assoziation mit einer Helicobacter-pylori-Infektion.
(C) Sie sind, da extranodal lokalisiert, immer Lymphome hoher Malignität.
(D) Im Verlauf der Erkrankung kann es zu einer Mitbeteiligung der perigastrischen Lymphknoten kommen.
(E) Sie können klinisch als Magenulkus imponieren.

H97 !

8.18 Abbildung Nr. 77 des Bildanhangs zeigt ein makroskopisches Magenpräparat, die Abbildungen Nr. 78 und Nr. 79 des Bildanhangs zeigen den histologischen Befund nach HE-Färbung bzw. PAS-Reaktion.

Welche Diagnose trifft zu?

(A) Frühkarzinom des Magens
(B) schleimbildendes infiltrierendes Adenokarzinom
(C) undifferenziertes Karzinom
(D) Plattenepithelkarzinom
(E) Non-Hodgkin-Lymphom

H95

8.19 Bei einer 35jährigen Patientin wurde aus einem Magenulkus Gewebe zur Untersuchung entnommen. Abbildung Nr. 80 des Bildanhangs zeigt die Veränderung mikroskopisch bei einer PAS-Färbung.

Welche Diagnose trifft zu?

(A) Tuberkulose
(B) Amöbenbefall
(C) Plattenepithelkarzinom
(D) unspezifische Entzündung
(E) Siegelringzellkarzinom

F97

8.20 Abbildung Nr. 81 des Bildanhangs zeigt das Makropräparat eines Magens, Abbildung Nr. 82 des Bildanhangs den zugehörigen histologischen Befund (HE-Färbung).

Warum wurde der Patient operiert?

(A) Helicobacter-Infektion
(B) Magenkarzinom vom diffusen Typ
(C) MALT-Lymphom
(D) Ulcus duodeni
(E) penetrierendes Magenulcus mit akuter arterieller Blutung

F98 !

8.21 Die Ulkuskrankheit des Duodenums

(1) ist überwiegend mit einer Helicobacter-pylori-Besiedlung assoziiert
(2) ist fast immer an eine Hyperazidität des Magensaftes gebunden
(3) entartet infolge der chronischen Entzündung häufig maligne

(A) nur 1 ist richtig
(B) nur 2 ist richtig
(C) nur 1 und 2 sind richtig
(D) nur 2 und 3 sind richtig
(E) 1 – 3 = alle sind richtig

F90

8.22 Bei einem 78jährigen Mann, der wegen akut aufgetretener Leibschmerzen und Stuhlverhaltung laparotomiert wurde, findet sich eine braun-rote Verfärbung nahezu des gesamten Dünndarms. Es riecht putride. Abbildung Nr. 83 des Bildanhangs zeigt das Dünndarmsektat.

Es handelt sich am ehesten um

(A) akuten Verschluß der Arteria mesenterica inferior
(B) akuten Verschluß der Arteria mesenterica superior
(C) akuten Verschluß der Arteria coeliaca
(D) chronisch-arteriosklerotischen Verschluß der Arteria mesenterica superior
(E) chronisch-arteriosklerotischen Verschluß der Arteria mesenterica inferior

8.17 (C) 8.18 (B) 8.19 (E) 8.20 (E) 8.21 (C) 8.22 (B)

H98 !

8.23 Welche Aussage trifft **nicht** zu?

Der M. Crohn

(A) kann eine Ösophagusbeteiligung zeigen
(B) ist eine auf die Mukosa beschränkte Entzündung
(C) kann als Komplikation Fisteln entwickeln
(D) kann histologisch epitheloidzellige Granulome aufweisen
(E) kann isoliert das Kolon befallen

F98

8.24 Ein 45jähriger Patient wurde wegen einer akuten Darmblutung, deren Ursache weder koloskopisch noch gastroskopisch geklärt werden konnte, laparotomiert. Im unteren Ileum fand sich ein Tumor, der durch Kontinuitätsresektion entfernt wurde. Abbildung Nr. 84 des Bildanhangs zeigt das Operationspräparat.

Welche der genannten Diagnosen trifft am ehesten zu?

(A) maligne entarteter adenomatöser Polyp
(B) Karzinom
(C) benigner Dünndarmtumor (Myom)
(D) Rhabdomyosarkom
(E) Fibrosarkom

F00 !

8.25 Welche Therapie muss aufgrund der in Abbildung Nr. 85 des Bildanhangs mit PAS-Färbung wiedergegebenen Dünndarmbiopsie eingeleitet werden?

(A) Mineralocorticoidbehandlung
(B) zytostatische Behandlung
(C) antibiotische Behandlung
(D) glutenfreie Diätbehandlung
(E) chirurgische Resektion

H98

8.26 Welche Aussage trifft **nicht** zu?

Der M. Whipple

(A) zeigt morphologisch eine Phagozytose von Bakterien und Bakterientrümmern durch Makrophagen
(B) beginnt oft mit Arthralgien
(C) ist eine Präkanzerose
(D) hat ohne antibiotische Therapie eine hohe Letalität
(E) wird durch Dünndarmbiopsien histologisch diagnostiziert

H00

8.27 Wo sind Karzinoide am häufigsten lokalisiert?

(A) Bronchialbaum
(B) Papilla Vateri
(C) Appendix vermiformis
(D) Jejunum
(E) Kolon und Rektum

F98 !

8.28 Karzinoide

(1) sind Tumoren des diffusen neuroendokrinen Zellsystems
(2) haben je nach Lokalisation eine unterschiedliche Prognose
(3) kommen typischerweise im Magen-Darm-Trakt und im Bronchialsystem vor

(A) nur 1 ist richtig
(B) nur 1 und 2 sind richtig
(C) nur 1 und 3 sind richtig
(D) nur 2 und 3 sind richtig
(E) 1 – 3 = alle sind richtig

8.23 (B) 8.24 (C) 8.25 (C) 8.26 (C) 8.27 (C) 8.28 (E)

H97 **!**

8.29 Die Abbildung Nr. 86 des Bildanhangs zeigt Veränderungen in einem exstirpierten Sigma.

Diese Veränderungen

(1) sind sog. Graser-Divertikel
(2) können zur Perforation führen
(3) können Ursache eines Ileus sein

(A) nur 1 ist richtig
(B) nur 2 ist richtig
(C) nur 1 und 2 sind richtig
(D) nur 1 und 3 sind richtig
(E) 1 – 3 = alle sind richtig

F94

8.30 Welche Aussage trifft **nicht** zu?

Dickdarmdivertikel

(A) treten überwiegend im Sigmabereich auf
(B) sind in der Regel Pseudodivertikel
(C) kommen überwiegend nach dem 5. Lebensjahrzehnt vor
(D) können zu entzündlichen Komplikationen führen
(E) enthalten gelegentlich Gewebsheterotopien (z. B. Magenschleimhautinseln)

H90

8.31 Bei einem 35jährigen Mann traten plötzlich „Durchfälle mit Schleimabgang" auf. Koloskopisch fand sich eine diffuse Schleimhautrötung. Eine aus der Mukosa entnommene Gewebeprobe wurde histologisch untersucht. Der entscheidende mikroskopische Befund ist im Bildanhang auf den Abbildungen Nr. 87 (HE-Färbung) und Nr. 88 (PAS-Reaktion bei stärkerer Vergrößerung) dargestellt.

Welche Diagnose ist zutreffend?

(A) Bilharziose
(B) Oxyuriasis
(C) Amöbenruhr
(D) Shigellose
(E) Askariasis

H98

8.32 Die Übersichtsabbildung Nr. 89 und die Ausschnittsvergrößerung Nr. 90 des Bildanhangs zeigen Wandstrukturen eines ausgedehnten Abszesses in der Leber. Das Gewebe wurde mit der PAS-Reaktion gefärbt.

Welche Diagnose trifft zu?

(A) cholangiogener Abszeß bei obstruktiver Cholelithiasis
(B) Amöbenabszeß
(C) Schistosomiasis
(D) abszedierte Metastase eines Magenkarzinoms
(E) massive Zytomegalie

F93

8.33 Welche Aussage trifft für die Amöbenruhr **nicht** zu?

(A) Sie wird von Entamoeba histolytica verursacht.
(B) Die Übertragung erfolgt meist durch verunreinigte Nahrungsmittel oder Trinkwasser.
(C) Es kommt zu flaschenförmigen Kolonulzera mit unterminierten Rändern.
(D) Durch extraintestinale Absiedlung des Erregers entstehen u. a. sog. Leberabszesse.
(E) Ruhramöben sind mit charakteristischen Geißeln ausgestattet.

H96

8.34 Abbildung Nr. 91 des Bildanhangs stellt ein Teilresektat des Dickdarms eines 50jährigen Mannes dar. In den Abbildungen Nr. 92 und Nr. 93 des Bildanhangs ist der histologische Befund bei schwächerer bzw. stärkerer Vergrößerung dargestellt (HE-Färbung).

Welche Aussagen treffen zu?

(1) Es handelt sich um eine chronische granulomatöse Entzündung.
(2) Die Krankheit tritt häufig im terminalen Ileum auf.
(3) Ein segmentaler Befall des Darmes ist charakteristisch.

(A) Keine der Aussagen 1 – 3 ist richtig
(B) nur 1 ist richtig
(C) nur 1 und 2 sind richtig
(D) nur 2 und 3 sind richtig
(E) 1 – 3 = alle sind richtig

8.29 (E) 8.30 (E) 8.31 (C) 8.32 (B) 8.33 (E) 8.34 (E)

H97 !

8.35 Die Abbildungen Nr. 94 und Nr. 95 des Bildanhangs zeigen das histologische Bild eines Gewebestückchens aus dem Dickdarm (Kolon-PE) in der Übersicht bzw. bei stärkerer Vergrößerung bei einer HE-Färbung.

Welche Aussage trifft **nicht** zu?

(A) Es handelt sich um eine granulomatöse Darmentzündung.
(B) Die Erkrankung kommt auch im Dünndarm vor.
(C) Typisch ist ein segmentaler Darmbefall.
(D) Die Erkrankung beginnt häufig im Rektum.
(E) Fissuren und Fistelbildungen gehören zum typischen Erscheinungsbild.

H99

8.36 Manifestation bzw. Komplikation einer Colitis ulcerosa kann **nicht** sein:

(A) kolorektales Karzinom
(B) primäre Hämochromatose
(C) toxisches Megakolon
(D) Blutungsanämie
(E) Erythema nodosum

F97

8.37 Für die Colitis ulcerosa gilt:

(1) In der Mukosa des Dickdarms finden sich regelmäßig epitheloidzellige Granulome.
(2) Sehr häufig kommt es zu Darmfisteln.
(3) Der Krankheitsprozeß beginnt in der Regel im terminalen Ileum.
(4) Erreger der Krankheit ist das Clostridium difficile.

(A) Keine der Aussagen 1 – 4 ist richtig.
(B) nur 1 ist richtig
(C) nur 1 und 2 sind richtig
(D) nur 1, 2 und 3 sind richtig
(E) 1 – 4 = alle sind richtig

F96

8.38 Welcher Erreger spielt bei HIV-assoziierten Dickdarmerkrankungen mit Durchfällen ursächlich eine wichtige Rolle?

(A) Streptokokken
(B) Kryptokokken
(C) Kryptosporidien
(D) Entamoeba histolytica
(E) Pneumocystis carinii

H00

8.39 Welche der folgenden Aussagen trifft **nicht** für die familiäre Adenomatosis coli zu?

(A) Enterokutane Fistelbildungen sind typisch.
(B) Es handelt sich um eine obligate Präkanzerose.
(C) Der genetische Defekt ist im Bereich des APC-Gens lokalisiert.
(D) Es besteht ein autosomal-dominanter Erbgang.
(E) Sie kann mit Weichteiltumoren und Osteomen kombiniert sein (Gardner-Syndrom).

H93

8.40 Bei einem 58jährigen Patienten wurde wegen Verdachts auf Tumor eine Koloskopie durchgeführt und dabei eine Probe aus der Schleimhaut des Sigmas entnommen. Die Abbildungen Nr. 96 und Nr. 97 des Bildanhangs zeigen den entscheidenden histologischen Untersuchungsbefund (HE-Färbung).

Welche Diagnose trifft zu?

(A) Adenokarzinom
(B) hyperplastischer Polyp
(C) villöses Adenom
(D) Karzinoid
(E) tubuläres Adenom

8.35 (D) 8.36 (B) 8.37 (A) 8.38 (C) 8.39 (A) 8.40 (B)

F98

8.41 Die Abbildung Nr. 98 des Bildanhangs zeigt einen Querschnitt durch das formalinfixierte Rektum, Abbildung Nr. 99 des Bildanhangs eine schwache und Abbildung Nr. 100 des Bildanhangs eine starke Vergrößerung des mikroskopischen Befundes.

Um welche der folgenden Läsionen handelt es sich?

(A) kloakogenes Analkarzinom
(B) gestieltes tubuläres Adenom mit leichter Dysplasie
(C) malignes Melanom des Analringes
(D) plattenepitheliales Analkarzinom
(E) schleimbildendes Adenokarzinom des Rektums

F91

8.42 Ein 45jähriger Mann bemerkte Blut im Stuhl. Es wurde eine Koloskopie durchgeführt und ein polypöser Tumor im Sigma entdeckt. Die Abbildungen Nr. 101 und Nr. 102 des Bildanhangs zeigen das histologische Bild dieses Tumors in schwächerer bzw. stärkerer Vergrößerung (HE-Färbung).

Welche Diagnose trifft zu?

(A) villöses Adenom mit entzündlicher Reaktion
(B) tubuläres Adenom mit Oberflächenerosion
(C) infiltrierend wachsendes Adenokarzinom
(D) hyperplasiogener Polyp mit interstitieller Entzündung
(E) entzündlicher Pseudopolyp

H00

8.43 Zu den Prognosefaktoren eines Kolonkarzinoms gemäß TNM-Klassifikation und Grading gehört **nicht**:

(A) Differenzierungsgrad
(B) Beweglichkeit des Primärtumors
(C) Infiltrationstiefe
(D) Fernmetastasierung
(E) Lymphknotenmetastasierung

H00

8.44 Wird vom Pathologen in der histologischen Aufarbeitung des makroskopisch im Gesunden resezierten Tumorpräparates ein mikroskopischer Tumorrest im Schnittrand nachgewiesen, so ist die exakte Residualtumor-Klassifikation

(A) R0
(B) R1
(C) R2
(D) RX
(E) G1

F95

8.45 Abbildung Nr. 103 des Bildanhangs zeigt eine operativ entfernte Appendix, die apikal längs eingeschnitten wurde. Abbildung Nr. 104 des Bildanhangs stellt einen histologischen Ausschnitt aus dem Spitzenbereich dar (HE-Färbung).

Welche Diagnose trifft zu?

(A) Karzinoid
(B) akute Appendizitis
(C) M. Hirschsprung
(D) Mukozele
(E) Kotstau

F94

8.46 Anläßlich der bei einer 30jährigen Patientin durchgeführten Appendektomie wurde eine mit ihrer Umgebung verwachsene, im Querschnitt in Abbildung Nr. 105 des Bildanhangs dargestellte Appendix mit umgebendem Narben- und Fettgewebe entfernt, das die in den Abbildungen Nr. 105 und Nr. 106 des Bildanhangs dargestellten drüsigen Strukturen enthielt.

Wie sind diese Strukturen diagnostisch einzuordnen?

(A) Endometriosis externa
(B) Schleimhautanschnitte bei Appendixdivertikulose
(C) residuale Schleimhautinseln nach vorangegangener, jetzt abgeheilter Appendicitis perforans
(D) invasives Adenokarzinom der Appendix
(E) Masernappendizitis

8.41 (E) 8.42 (B) 8.43 (B) 8.44 (B) 8.45 (D) 8.46 (A)

H90

8.47 Bei einem 8jährigen Jungen wurde wegen akuter Unterbauch-Symptomatik eine Appendektomie durchgeführt. Der histologische Befund der Appendixmukosa ist in den Abbildungen Nr. 107 und Nr. 108 des Bildanhangs dargestellt (Übersicht als HE-Färbung bzw. stärkere Vergrößerung daraus).

Welche Diagnose trifft zu?

(A) Tuberkulose
(B) Karzinoid-Tumor
(C) Masernappendizitis
(D) Burkitt-Lymphom
(E) riesenzellige Fremdkörperreaktion

F91

8.48 Welche Aussage trifft **nicht** zu?

Im Rahmen einer Mukoviszidose können entstehen:

(A) Gallengangsausweitungen der Leber mit chronischen Entzündungen und Fibrose
(B) Bronchiektasien mit rezidivierenden Bronchopneumonien
(C) eine Stenose im Endabschnitt des Dickdarms mit Megakolon
(D) ein Mekoniumileus
(E) eine zystische Pankreasfibrose

F95

8.49 Die akute Pankreasnekrose

(1) ist Folge einer tryptischen Autodigestion
(2) kann über die Aktivierung vasoaktiver Kinine zum Schock führen
(3) ist meist Folge einer akuten Virusinfektion
(4) entsteht im wesentlichen durch die erhöhte Freisetzung von Alpha-Amylase

(A) nur 1 und 2 sind richtig
(B) nur 1 und 4 sind richtig
(C) nur 1, 2 und 3 sind richtig
(D) nur 1, 2 und 4 sind richtig
(E) nur 2, 3 und 4 sind richtig

F95

8.50 Abbildung Nr. 109 des Bildanhangs zeigt ein aufgeschnittenes Pankreas. In der Abbildung Nr. 110 des Bildanhangs sind die histologischen Veränderungen der HE-Färbung dargestellt.

Welche Diagnose trifft zu?

(A) Adenokarzinom
(B) chronische Pankreatitis mit Zystenbildung
(C) akute Pankreatitis
(D) Lipomatosis pancreatis
(E) akute Pankreasnekrose

F00

8.51 Welche Aussage über das duktale Adenokarzinom des Pankreas trifft **nicht** zu?

(A) Es ist bevorzugt im Bereich des Pankreaskopfes lokalisiert.
(B) Es geht vom diffusen neuroendokrinen Zellsystem aus.
(C) Häufig zeigt es histologisch eine ausgeprägte desmoplastische Stromareaktion.
(D) Meist tritt es im höheren Lebensalter auf.
(E) Es kann mit einer Nervenscheideninvasion einhergehen.

H95

8.52 Abbildung Nr. 111 des Bildanhangs zeigt ein operativ entferntes aufgeschnittenes Pankreas. In Abbildung Nr. 112 des Bildanhangs ist das entscheidende histologische Bild in HE-Färbung dargestellt.

Welche Diagnose trifft zu?

(A) Adenokarzinom
(B) chronische Pankreatitis
(C) akute Pankreatitis
(D) zystische Pankreasfibrose
(E) Lipomatosis pancreatis

H94

8.53 Welche Aussage trifft **nicht** zu?

Eine ausgeprägte Blutstauung der Leber findet sich bei

(A) konstriktiver Perikarditis
(B) Rechtsherzversagen
(C) Budd-Chiari-Syndrom
(D) Endophlebitis hepatica obliterans
(E) Pfortaderthrombose

8.47 (C) 8.48 (C) 8.49 (A) 8.50 (B) 8.51 (B) 8.52 (A) 8.53 (E)

F92

8.54 Eine 30 Jahre alte Frau verstarb. Anamnestisch war bekannt: Oberbauchschmerzen, leichter Ikterus, geringgradiger Aszites sowie Verdacht auf Polycythaemia vera. Die Abbildungen Nr. 113 und Nr. 114 des Bildanhangs zeigen den bei der Sektion erhobenen Leberbefund.

Welche Diagnose trifft zu?

(A) Eklampsieleber
(B) akute gelbe Leberdystrophie
(C) Budd-Chiari-Syndrom
(D) Pfortaderthrombose
(E) Peliosis hepatis

H98

8.55 Die Alkoholhepatitis

(1) zeigt typischerweise eine streng auf das Läppchenzentrum beschränkte Verfettung
(2) zeigt einen disseminierten Untergang verfetteter Hepatozyten mit lymphozytärer Abräumreaktion
(3) ist durch Mallory-Körper charakterisiert
(4) führt zu einer läppchenzentralen Maschendrahtfibrose
(5) ist mit einer granulozytären Infiltration verbunden

(A) nur 1, 3 und 5 sind richtig
(B) nur 1, 4 und 5 sind richtig
(C) nur 2, 3 und 4 sind richtig
(D) nur 2, 3 und 5 sind richtig
(E) nur 3, 4 und 5 sind richtig

F00 **!**

8.56 Bei einem 41-jährigen Mann wurde eine Leberbiopsie entnommen und mit HE- bzw. Berliner-Blau-Färbung histologisch dargestellt (siehe Abbildungen Nr. 115 und Nr. 116 des Bildanhangs).

Mit welcher Komplikation ist aufgrund der gezeigten Leberveränderungen **am wenigsten** zu rechnen?

(A) Diabetes mellitus
(B) Potenzstörungen
(C) Leberzirrhose
(D) Herzinsuffizienz
(E) Eisenmangelanämie

H96

8.57 In welchen Zellen der Leber erfolgt bei der genetisch bedingten Hämochromatose primär eine Eisenspeicherung?

(A) Hepatozyten
(B) Fibroblasten
(C) Itozellen
(D) Gallengangsepithelien
(E) Stromazellen

H95

8.58 In der Abbildung Nr. 117 des Bildanhangs ist ein Leberbiopsie-Befund bei HE-Färbung dargestellt.

Welche Diagnose ist zutreffend?

(A) Echinokokkus-Zyste mit entzündlicher Reaktion
(B) Cholangitis z. B. bei Verschluß der Papilla Vateri
(C) floride Tuberkulose der Leber
(D) chronische aktive Hepatitis
(E) normaler Leberbefund

F96

8.59 Bei einem Icterus juvenilis intermittens (Meulengracht-Gilbert) zeigt das Leberpunktat lichtmikroskopisch

(A) zentroazinär gelegene Gallenzylinder
(B) eine ausgeprägte Ablagerung eines schwarzbraunen Pigmentes
(C) die Zeichen einer subakuten Cholangiolitis
(D) eine deutliche Sternzellsiderose
(E) keinen wesentlichen pathologischen Befund

H00 **!**

8.60 Welche Aussage über die Infektion mit dem Hepatitis-B-Virus trifft **nicht** zu?

(A) Sie ist Risikofaktor für die Entstehung hepatozellulärer Karzinome.
(B) Es kann zur Ausbildung histologisch sichtbarer sog. Milchglashepatozyten kommen.
(C) Sie ist Voraussetzung für die Möglichkeit einer Infektion mit dem Hepatitis-D-Virus.
(D) Sie tritt nur bei gestörter Immunkompetenz auf.
(E) Bei Drogenabhängigen ist sie eine Ursache der akuten Hepatitis.

8.54 (C) 8.55 (E) 8.56 (E) 8.57 (A) 8.58 (B) 8.59 (E) 8.60 (D)

H99

8.61 Die Hepatitis C

(A) ist eine fäkal-oral übertragene Infektion
(B) wird nur selten chronisch
(C) prädisponiert zur Entstehung eines Leberzellkarzinoms
(D) wird in ca. 10% durch eine Koinfektion mit dem Deltavirus ausgelöst
(E) ist morphologisch durch sog. Milchglashepatozyten charakterisiert

F00

8.62 Die histologische Untersuchung eines HE-gefärbten Leberstanzbiopsates ergab die in Abbildung Nr. 118 des Bildanhangs dargestellten Veränderungen.

Welche Diagnose trifft zu?

(A) Alkoholhepatitis
(B) primäre biliäre Zirrhose
(C) Rotor-Syndrom
(D) granulomatöse Hepatitis
(E) Virushepatitis

H00

8.63 Welche Aussage über den M. Wilson trifft **nicht** zu?

(A) Er ist Folge eines systemischen Kupfermangels.
(B) Es handelt sich um eine autosomal-rezessiv vererbte Erkrankung.
(C) Er kann zu einer Leberzirrhose führen.
(D) Es entsteht der typische Kayser-Fleischer-Kornealring.
(E) Er wird mit D-Penicillamin behandelt.

F97

8.64 Welche Aussage trifft **nicht** zu?

Im Verlauf einer Leberzirrhose können auftreten

(A) Magenulzera
(B) Budd-Chiari-Syndrom
(C) Ikterus
(D) Ösophagusvarizenblutung
(E) portale Hypertonie

H97 !

8.65 Welche der nachfolgend aufgeführten Obduktionsbefunde sind durch die in Abbildung Nr. 119 des Bildanhangs dargestellten Organveränderungen pathogenetisch erklärt?

(1) Caput medusae
(2) Ösophagusvarizen
(3) Milzvenenthrombose
(4) Pfortadersklerose

(A) nur 1 ist richtig
(B) nur 1 und 2 sind richtig
(C) nur 1, 2 und 4 sind richtig
(D) nur 2, 3 und 4 sind richtig
(E) 1 – 4 = alle sind richtig

H00

8.66 Was trifft für die fokale noduläre Hyperplasie der Leber zu?

(A) Malignitätsrisiko hoch
(B) Resektion von Läsionen kleiner als 3 cm unbedingt erforderlich
(C) α-Fetoprotein massiv erhöht
(D) interventionelle Drainage erforderlich
(E) zentrale sternförmige Narbe

H00

8.67 Welche der nachfolgenden Aussagen zum hepatozellulären Karzinom trifft **nicht** zu?

(A) Es entsteht auf dem Boden einer Leberzirrhose.
(B) Das α-Fetoprotein dient als Tumormarker.
(C) Es metastasiert in die Lunge.
(D) Therapie der Wahl ist die systemische Chemotherapie.
(E) Es kommt in Asien und Afrika häufiger als in Europa vor.

H00

8.68 Die histologische Untersuchung eines Leberstanzzylinders ergab den in Abbildung Nr. 120 des Bildanhangs in HE-Färbung dargestellten Befund.

Welche Diagnose trifft zu?

(A) M. Hodgkin
(B) Sarkoidose
(C) chronische persistierende Hepatitis
(D) Metastase eines Osteosarkoms
(E) abszedierende Cholangitis

8.61 (C) 8.62 (E) 8.63 (A) 8.64 (B) 8.65 (E) 8.66 (E) 8.67 (D) 8.68 (B)

H98

8.69 Auf den Abbildungen Nr. 121 und Nr. 122 des Bildanhangs ist mittels HE-Färbung auf einer Übersichtsaufnahme bzw. Ausschnittsvergrößerung Lebergewebe dargestellt.

Welche Diagnose trifft zu?

(A) akute Leberdystrophie
(B) Metastase eines anaplastischen Plattenepithelkarzinoms
(C) Metastase eines Chorionkarzinoms
(D) Riesenzellhepatitis
(E) hepatozelluläres Karzinom

H94

8.70 Bei einer Laparoskopie einer 30jährigen Patientin wurde ein schwärzlicher Herd unter der Leberkapsel gefunden und exzidiert. Der histologische Befund ist in den Abbildungen Nr. 123 und Nr. 124 des Bildanhangs dargestellt (HE-Färbung).

Welche Diagnose trifft zu?

(A) Melanommetastase
(B) subkapsuläres Hämatom
(C) Hämangiom
(D) Cholangiom
(E) hepatozelluläres Karzinom

H87

8.71 Bei einem 65jährigen Patienten bestand eine Hepatosplenomegalie. Die Abbildung Nr. 125 des Bildanhangs zeigt eine Übersichtsaufnahme des histologischen Schnittes der Leber (HE-Färbung). Die Abbildung Nr. 126 des Bildanhangs stellt eine Ausschnittsvergrößerung dar.

Für welche der genannten Diagnosen sind die Infiltrate charakteristisch?

(A) chronisch-lymphatische Leukämie
(B) akute Virushepatitis
(C) alkoholische Fettleberhepatitis
(D) chronisch-persistierende Hepatitis
(E) chronische Cholangitis

H94

8.72 Bei einer 35jährigen Frau wurde die Gallenblase exstirpiert und histologisch untersucht. Die Abbildung Nr. 127 des Bildanhangs zeigt den histologischen Schleimhautbefund.

Welche Diagnose trifft zu?

(A) malignes Histiozytom
(B) fibröse Hyperplasie
(C) Cholesteatose
(D) malignes Lymphom
(E) Lipom

H96

8.73 Bei der Sektion einer 38 Jahre alt gewordenen Patientin fand sich die in Abbildung Nr. 128 des Bildanhangs dargestellte Gallenblasenveränderung.

Welche Diagnose trifft zu?

(A) Cholesteatose
(B) Miliartuberkulose
(C) Karzinose
(D) anämische Verfettung
(E) eitrige Cholezystitis

F99

8.74 Die primär-sklerosierende Cholangitis

(A) ist das erste Stadium der primären biliären Zirrhose
(B) manifestiert sich typischerweise im Kindesalter
(C) betrifft fast ausschließlich Frauen
(D) geht mit einer ausgeprägten Proliferation großer Gallengänge einher
(E) geht mit zwiebelschalenartigen periduktalen Fibrosen einher

8.69 (E) 8.70 (C) 8.71 (A) 8.72 (C) 8.73 (A) 8.74 (E)

F00 H99 !

8.75 Welche Aussage über die nicht-eitrige, destruierende Cholangitis trifft **nicht** zu?

(A) Sie tritt vorwiegend bei Frauen im mittleren Lebensalter auf.
(B) Sie entsteht durch einen langandauernden Verschluss extrahepatischer Gallengänge.
(C) Häufig treten zirkulierende antimitochondriale Antikörper auf.
(D) Sie weist histologisch epitheloidzellige Granulome in Nachbarschaft von Gallengängen auf.
(E) Es kommt zu chronischer Cholestase.

F98 F94 !

8.76 Um welche Steinart handelt es sich in den Abbildungen Nr. 129 und Nr. 130 des Bildanhangs?

(A) Nierenstein
(B) Lungenstein (Pneumolith)
(C) Prostatastein
(D) Gallenstein
(E) Venenstein (Phlebolith)

H99

8.77 Was trifft **nicht** zu?

Der M. Wilson ist

(A) eine autosomal-rezessiv erbliche Erkrankung
(B) durch eine Degeneration u.a. des Nucleus caudatus gekennzeichnet
(C) durch eine Eisenspeicherung vorwiegend in den Kupffer-Sternzellen charakterisiert
(D) eine Ursache der Leberzirrhose
(E) mit D-Penicillamin therapierbar

9 Peritoneum

H87

9.1 Welche Aussage trifft **nicht** zu?

Ursachen einer diffusen Peritonitis können sein bzw. werden:

(A) phlegmonöse Cholezystitis
(B) akute Pankreatitis
(C) Ileus
(D) chronisch-aggressive Hepatitis
(E) zentral nekrotisches, tief ulzeriertes Dickdarmkarzinom

9.2 Ursache(n) eines Pseudomyxoma peritonei ist (sind) ein(e):

(1) rupturiertes muzinöses Ovarialkystom
(2) rupturiertes verschleimendes Dickdarmkarzinom
(3) rupturiertes verschleimendes Magenkarzinom
(4) rupturierte Mukozele der Appendix
(5) rupturierter Darm bei Mukoviszidose

(A) nur 4 ist richtig
(B) nur 1 und 4 sind richtig
(C) nur 2 und 3 sind richtig
(D) nur 4 und 5 sind richtig
(E) nur 2, 3 und 4 sind richtig

H94

9.3 Welcher der folgenden Tumoren ist **kein** typischer Primärtumor des Retroperitoneums?

(A) Phäochromozytom
(B) Paragangliom
(C) Sertoli-Leydigzell-Tumor
(D) Liposarkom
(E) malignes fibröses Histiozytom

8.75 (B) 8.76 (D) 8.77 (C) 9.1 (D) 9.2 (B) 9.3 (C)

10 Endokrine Organe

H90

10.1 Die Abbildung Nr. 131 des Bildanhangs stammt von einem histologischen Präparat der Schilddrüse einer 40jährigen Frau, bei der wegen einer Schilddrüsenvergrößerung eine partielle Thyreoidektomie durchgeführt wurde.

Welche Diagnose trifft zu?

(A) normales Schilddrüsengewebe
(B) Struma nodosa colloides
(C) follikuläres Schilddrüsenkarzinom
(D) Struma diffusa parenchymatosa
(E) Struma nodosa parenchymatosa

H99

10.2 Die Iodmangelstruma

(A) geht in der Regel mit einer hyperthyreoten Stoffwechsellage einher
(B) tritt bevorzugt in küstennahen Regionen auf
(C) kann durch Regression zum Auftreten szintigraphisch „heißer Knoten“ führen
(D) beruht auf einer Wachstumsfaktor-vermittelten Hyperplasie der Follikelepithelien
(E) geht aufgrund der begleitenden Hyperplasie der parafollikulären C-Zellen mit einer Erhöhung des Serum-Calcitonins einher

F90

10.3 Die subakute nichteitrige Thyreoiditis ist hauptsächlich charakterisiert durch

(A) reichlich Riesenzellen
(B) reichlich Granulozyten
(C) reichlich lymphatische Keimzentren
(D) massive Narben
(E) ausgedehnte Nekrosen

H92

10.4 Die Abbildungen Nr. 132 und Nr. 133 des Bildanhangs (HE-Färbung) stammen von reseziertem Schilddrüsengewebe einer 35jährigen Frau.

Welche Diagnose trifft zu?

(A) Struma lymphomatosa (Hashimoto)
(B) subakute, nichteitrige Thyreoiditis de Quervain
(C) hyperthyreote Struma (M. Basedow)
(D) follikuläres Schilddrüsenkarzinom
(E) papilläres Schilddrüsenkarzinom

H93

10.5 Abbildung Nr. 134 des Bildanhangs (HE-Färbung) ist eine Aufnahme von reseziertem Schilddrüsengewebe einer 35jährigen Frau.

Welche Diagnose trifft zu?

(A) Struma lymphomatosa Hashimoto
(B) subakute, nichteitrige Thyreoiditis de Quervain
(C) anaplastisches Schilddrüsenkarzinom
(D) follikuläres Schilddrüsenkarzinom
(E) papilläres Schilddrüsenkarzinom

H90

10.6 Das follikuläre Schilddrüsenkarzinom

(A) metastasiert überwiegend auf dem Lymphwege
(B) wird von den C-Zellen der Schilddrüse abgeleitet
(C) kommt in Regionen ohne endemische Jodmangelstruma häufiger vor als das papilläre Schilddrüsenkarzinom
(D) kann so hochdifferenziert sein, daß es erst durch Gefäßinvasion erkannt werden kann
(E) produziert Amyloid

H98

10.7 Das papilläre Schilddrüsenkarzinom

(A) kommt überwiegend bei älteren Frauen vor
(B) ist eine seltene Form des Schilddrüsenkarzinoms
(C) hat meist eine schlechte Prognose
(D) metastasiert bevorzugt hämatogen
(E) kann Psammomkörper enthalten

10.1 (B) 10.2 (D) 10.3 (A) 10.4 (B) 10.5 (A) 10.6 (D) 10.7 (E)

F89

10.8 Bei einer 22jährigen Frau wird klinisch ein vergrößerter Lymphknoten hinter dem M. sternocleidomastoideus sin. festgestellt und operativ entfernt. Das Ergebnis der histologischen Untersuchung zeigt Abbildung Nr. 135 des Bildanhangs.

Welche Diagnose ist zutreffend?

(A) Metastase eines Fibrosarkoms
(B) Metastase eines follikulären Karzinoms
(C) Metastase eines Leiomyosarkoms
(D) Metastase eines papillären Karzinoms
(E) malignes Lymphom

F92

10.9 Welcher Tumor metastasiert ganz überwiegend lymphogen?

(A) papilläres Schilddrüsenkarzinom
(B) Chorionepitheliom
(C) Neuroblastom
(D) Medulloblastom
(E) Nierenkarzinom

F93

10.10 Die Abbildungen Nr. 136 und 137 des Bildanhangs (HE-Färbung bzw. immunhistochemische Darstellung von Kalzitonin) stammen von reseziertem Schilddrüsengewebe einer 35jährigen Frau.

Welche Diagnose trifft zu?

(A) subakute, nichteitrige Thyreoiditis de Quervain
(B) Struma lymphomatosa (Hashimoto)
(C) hyperthyreote Struma (M. Basedow)
(D) follikuläres Schilddrüsenkarzinom
(E) medulläres Schilddrüsenkarzinom

F92

10.11 Mit welcher entzündlichen Veränderung ist der primäre Hyperparathyreoidismus gehäuft verbunden?

(A) Ostitis deformans Paget
(B) lymphoplasmozytäre Entzündung der Nebenschilddrüsen
(C) Pankreatitis
(D) Adrenalitis
(E) de Quervainsche Thyreoiditis

H94

10.12 Beim Waterhouse-Friderichsen-Syndrom findet man als charakteristischen Befund in den Nebennieren

(A) Adenome
(B) eine hämorrhagische Infarzierung
(C) arterielle Thromben
(D) entzündliche Infiltrate
(E) flohstichartige Blutungen

H91

10.13 Welche Veränderungen ist für ein Conn-Syndrom **nicht** typisch?

(A) Adenom der Adenohypophyse
(B) Adenom der Zona glomerulosa der Nebennierenrinde
(C) Hypernatriämie
(D) Hypokaliämie
(E) Alkalose

H96

10.14 Nebennierenrindentumoren können sich in folgenden Syndromen äußern:

(1) Cushing-Syndrom
(2) kongenitales adrenogenitales Syndrom
(3) Conn-Syndrom
(4) Sheehan-Syndrom
(5) Schwartz-Bartter-Syndrom

(A) nur 1 und 3 sind richtig
(B) nur 3 und 5 sind richtig
(C) nur 1, 2 und 3 sind richtig
(D) nur 1, 4 und 5 sind richtig
(E) 1–5 = alle sind richtig

F00

10.15 Welche Aussage über Phäochromozytome trifft **nicht** zu?

(A) Sie gehören in die Gruppe der neuroendokrinen Tumoren.
(B) In der Mehrzahl sind sie maligne.
(C) Sie können beidseitig auftreten.
(D) Als Tumoren gleichen Typs können sie extraadrenal vorkommen.
(E) Oft weisen sie eine starke Kernpolymorphie auf.

10.8 (D) 10.9 (A) 10.10 (E) 10.11 (C) 10.12 (B) 10.13 (A) 10.14 (A) 10.15 (B)

F99

10.16 Welche Aussage trifft **nicht** zu?

Die Gynäkomastie

(A) kommt bei Leberzirrhose vor
(B) geht meist mit einer starken Erhöhung der Drüsenläppchenzahl einher
(C) tritt im Rahmen der Hormontherapie des Prostatakarzinoms auf
(D) kann einseitig sein
(E) kann durch Nebennierentumoren hervorgerufen werden

11 Nieren

F91

11.1 Abbildung Nr. 138 des Bildanhangs stellt den Bauchsitus eines 4 Tage nach der Geburt gestorbenen Kindes mit stark vergrößertem Abdomen dar. Das Kind starb an einer respiratorischen Insuffizienz.

Welche Diagnose ist zutreffend?

(A) Alport-Syndrom
(B) Mekoniumileus
(C) Volvulus
(D) Schwammnieren (Potter-I)
(E) Hepatomegalie

F96

11.2 Welche der nachstehenden Erkrankungen kommen gehäuft bei einer polyzystischen Nephropathie vom adulten Typ (Zystennieren) vor?

(1) anämischer Niereninfarkt
(2) Aneurysmen der Hirnbasisarterien
(3) Pyelonephritis
(4) Nierenzellkarzinom
(5) Leberzysten

(A) nur 5 ist richtig
(B) nur 2 und 3 sind richtig
(C) nur 1, 3 und 4 sind richtig
(D) nur 2, 3 und 5 sind richtig
(E) nur 1, 3, 4 und 5 sind richtig

H92

11.3 Bei der Sektion fanden sich verkleinerte Nieren mit der in Abbildung Nr. 139 des Bildanhangs dargestellten Oberflächenveränderung.

Welche Diagnose ist zutreffend?

(A) pyelonephritische Schrumpfniere
(B) hämorrhagischer Niereninfarkt
(C) Arteriolosklerose
(D) Eklampsie-Niere
(E) Miliartuberkulose

F97

11.4 Welche Aussagen treffen für die sekundäre maligne Nephrosklerose zu?

(1) Es handelt sich um eine Nierenschädigung im Rahmen einer arteriellen Hypertonie mit einem diastolischen Blutdruck von über 120 mmHg.
(2) Es finden sich Nierenarteriolen mit fibrinoider Wandnekrose.
(3) Es kommen Glomerula mit nekrotischen Kapillarschlingen vor.

(A) Keine der Aussagen 1 – 3 ist richtig
(B) nur 1 ist richtig
(C) nur 1 und 2 sind richtig
(D) nur 2 und 3 sind richtig
(E) 1 – 3 = alle sind richtig

F94

11.5 Bei der Sektion einer 30 Jahre alt gewordenen Patientin fand sich die in Abbildung Nr. 140 des Bildanhangs dargestellte Nierenveränderung.

Welche Diagnose ist richtig?

(A) Infarktnarben
(B) verkäsende Tuberkulose
(C) Karzinommetastasen
(D) Rindenadenom
(E) Rindenzysten

10.16 (B) 11.1 (D) 11.2 (D) 11.3 (C) 11.4 (E) 11.5 (A)

H91

11.6 Bei einem 5jährigen Mädchen wurde wegen eines akuten Nierenversagens eine Nierenbiopsie durchgeführt. Die Abbildung Nr. 141 des Bildanhangs zeigt einen Ausschnitt des histologischen Präparates (Ladewig-Färbung zur Fibrindarstellung).

Welche Diagnose muß gestellt werden?

(A) arterielle Thrombembolie der Nierenarterie
(B) hämolytische Anämie
(C) Polyglobulie
(D) Shwartzman-Sanarelli-Phänomen
(E) Amyloidose

H93 H92

11.7 Typische morphologische Substrate einer Schockniere sind:

(1) Tubulusepithelnekrosen
(2) fibrinoide Gefäßwandnekrosen
(3) interstitielles Ödem
(4) Blutzellvorstufen in Markkapillaren

(A) nur 1 und 2 sind richtig
(B) nur 1, 2 und 4 sind richtig
(C) nur 1, 3 und 4 sind richtig
(D) nur 2, 3 und 4 sind richtig
(E) 1–4 = alle sind richtig

H97

11.8 Welche der folgenden Erkrankungen mit nephrotischem Syndrom ist dem nierenbioptischen histologischen Befund in HE-Färbung (siehe Abbildung Nr. 142 des Bildanhangs) am ehesten zuzuordnen?

(A) Lupusnephritis
(B) diabetische Glomerulosklerose
(C) Amyloidose
(D) Glomerulonephritis mit Minimalveränderungen
(E) nodulär-sklerosierende Glomerulonephritis

H98

11.9 Welche Aussage über glomeruläre Erkrankungen trifft zu?

(A) Bei einer fokalen Glomerulonephritis (GN) ist nur eine Niere betroffen.
(B) Bei einer segmentalen GN sind nur apikale Nierensegmente betroffen.
(C) Bei der exsudativ-proliferativen GN vom Poststreptokokken-Typ findet sich typischerweise eine Proliferation von Endothel- und Mesangialzellen sowie eine Akkumulation von neutrophilen Granulozyten.
(D) Die GN im Rahmen eines Lupus erythematodes ist eine Antibasalmembranerkrankung.
(E) Die diabetische Glomerulosklerose ist der Prototyp einer segmentalen GN.

H97

11.10 Klinische Mitteilung: 30jährige Frau. HBsAg-positive chronische aktive Hepatitis B seit 3 Jahren bekannt. Vor 3 Monaten entdeckte Proteinurie.

Übersandtes Untersuchungsgut: Nierenbiopsie-Zylinder von 1,2 cm Länge und 1 mm Durchmesser.

Mikroskopisches Bild: Glomerula mit entfalteten Kapillarschlingen. Mesangium mäßig diffus verbreitert, geringe mesangiale Zellproliferation. Schlingenbasalmembran in HE-Färbung gleichmäßig leicht verbreitert. In der Versilberung Spike-Bildung der Basalmembran erkennbar.

Immunfluoreszenzmikroskopie: fein-granuläre perlschnurartige Positivität an der Außenseite der Kapillarschlingen für IgG und Komplement C3.

Welche Diagnose trifft zu?

(A) endokapilläre Glomerulonephritis
(B) membranöse Glomerulonephritis
(C) extrakapilläre Glomerulonephritis
(D) diabetische Glomerulosklerose
(E) Amyloidose

11.6 (D) 11.7 (C) 11.8 (D) 11.9 (C) 11.10 (B)

F99

11.11 Welche Aussage trifft **nicht** zu?

Ein nephrotisches Syndrom

(A) kann Folge einer Amyloidose sein
(B) geht gewöhnlich mit einem renalen Eiweißverlust von mehr als 3 g/d einher
(C) ist meist mit niedrigen Cholesterinwerten assoziiert
(D) ist bei Kindern meist Folge einer Minimal-change-Glomerulonephritis
(E) wird charakterisiert durch Proteinurie, Hypoalbuminämie und Ödeme

H00

11.12 Für welche der folgenden Erkrankungen ist ein nephrotisches Syndrom charakteristisch?

(A) akute Poststreptokokken-Glomerulonephritis
(B) Goodpasture-Syndrom
(C) Urocystitis cystica
(D) epi-/peri-/membranöse Glomerulonephritis
(E) Wegener-Granulomatose

F92

11.13 Bei einem 32 Jahre alten Mann trat ca. 6 Wochen nach einer akuten Infektion ein nephrotisches Syndrom mit Lidödemen auf. Es wurde eine diagnostische Nierenbiopsie durchgeführt. Der glomeruläre Befund (siehe Abbildung Nr. 143 des Bildanhangs: HE-Färbung) war repräsentativ für das gesamte Biopsat. Die an derselben Gewebeprobe durchgeführte immunhistologische Untersuchung ergab ein charakteristisches Ablagerungsmuster für Komplement C3, C4 und IgA (siehe Abbildung Nr. 144 des Bildanhangs: fluoreszenzmikroskopische Aufnahme).

Welche Diagnose ist zutreffend?

(A) Minimal-change-Glomerulopathie
(B) epimembranöse Immunkomplexnephritis
(C) rapid progressive Glomerulonephritis
(D) septische eitrige Herdnephritis bei Pneumonie
(E) akute exsudative Glomerulonephritis

F93

11.14 Ein Patient mit rapid progressiver Glomerulonephritis erlag einem Rechtsherzversagen. Bei der Sektion fanden sich große schwere Lungen (siehe Abbildung Nr. 145 des Bildanhangs) mit ausgeprägten histologischen Veränderungen (siehe Abbildung Nr. 146 des Bildanhangs bei Berliner-Blau-Reaktion).

Welche Aussagen treffen zu?

(1) Es handelt sich um massive rezidivierende Lungenblutungen.
(2) Bei dieser Krankheit werden Autoantikörper gebildet, die sowohl mit der Basalmembran der Glomerula der Nieren als auch der Alveolen der Lungen reagieren.
(3) In den Glomerula der Nieren lassen sich lineare Ablagerungen von IgG nachweisen.
(4) Die Glomerula der Nieren zeigen halbmondförmige Proliferationen des Bowmanschen Kapselepithels.

(A) nur 1 und 2 sind richtig
(B) nur 1 und 3 sind richtig
(C) nur 2 und 3 sind richtig
(D) nur 1, 2 und 4 sind richtig
(E) 1 – 4 = alle sind richtig

F90

11.15 Das Obduktionspräparat (siehe Abbildung Nr. 147 des Bildanhangs) zeigt in Verbindung mit dem zugehörigen histologischen Bild (siehe Abbildung Nr. 148 des Bildanhangs) die typischen Veränderungen bei

(A) einer doppelseitigen verkäsenden Nierentuberkulose
(B) einer metastatischen Karzinominfiltration beider Nieren
(C) hydronephrotischen Schrumpfnieren
(D) einer eitrigen abszedierenden doppelseitigen Nephritis
(E) einer chronischen interstitiellen Nephritis nach Analgetikaabusus

F00 **!**

11.16 Welche der folgenden Nierenveränderungen findet sich **nicht** gehäuft bei chronischem Abusus analgetischer Mischpräparate?

(A) Kapillarosklerose
(B) Papillennekrosen
(C) chronische interstitielle Nephritis
(D) Urothelkarzinom des Nierenbeckens
(E) noduläre Glomerulosklerose

11.11 (C) 11.12 (D) 11.13 (E) 11.14 (E) 11.15 (E) 11.16 (E)

H94

11.17 Welche der folgenden die Nieren betreffenden Erkrankungen ist **nicht** durch einen immunologischen Pathomechanismus bedingt?

(A) Goodpasture-Syndrom
(B) Lupus-Nephritis
(C) Alport-Syndrom
(D) Wegener-Granulomatose
(E) membranöse Glomerulonephritis

H94

11.18 Welche Aussage trifft **nicht** zu?

Im Verlauf der folgenden Erkrankungen ist die Entwicklung einer Nierenamyloidose möglich:

(A) Analgetikanephropathie
(B) multiples Myelom
(C) chronische Polyarthritis (rheumatoide Arthritis)
(D) familiäres Mittelmeerfieber
(E) Bronchiektasen

F00

11.19 Welche Proteinart ist an der Auslösung einer sog. Plasmozytomniere ursächlich in erster Linie beteiligt?

(A) Immunglobulinleichtketten der Typen Kappa oder Lambda
(B) Antibasalmembranantikörper
(C) p-ANCA (antinukleäre zytoplasmatische Antikörper)
(D) Lysozym
(E) Komplement

F89

11.20 Bei der Sektion wurden Nierenveränderungen gefunden, die in Abbildung Nr. 149 des Bildanhangs makroskopisch und in Abbildung Nr. 150 mikroskopisch dargestellt sind.

Welche Diagnose ist zutreffend?

(A) Nierenkarzinom
(B) multiple Metastasen eines Plattenepithelkarzinoms
(C) verkäsende Nierentuberkulose
(D) abszedierende unspezifische Pyelonephritis
(E) Gichtniere

H95

11.21 Es handelt sich um eine 65jährige Patientin mit Pollakisurie, Mikrohämaturie und massenhaft Leukozyten im Urinsediment. Röntgenkontrastdarstellung (siehe Abbildung Nr. 151 des Bildanhangs): Fehlen der mittleren Kelchgruppe der rechten Niere; Verplumpung im Bereich der oberen Kelchgruppe rechts, ähnliche Befunde im oberen Kelchgruppenbereich der linken Niere. Beidseits bestehen narbige Nierenparenchymeinziehungen.

Ursächlich für die Veränderungen dürfte in erster Linie sein:

(A) polyzystische Nierendegeneration
(B) bilaterales Nierenzellkarzinom
(C) Mycobacterium-tuberculosis-Infektion der Nieren
(D) renale Chlamydien-Infektion
(E) Harnsäurekonkrementablagerung in den Nierenkelchen

11.22 Welche Aussage trifft **nicht** zu?

Eine metastatische Nephrokalzinose kann die Folge sein

(A) eines Plasmozytoms
(B) disseminierter Knochen- bzw. Knochenmarksmetastasen
(C) eines Hyperparathyreoidismus
(D) einer systemischen Sklerodermie
(E) einer Vitamin-D-Überdosierung

F99

11.23 Die Abbildungen Nr. 152 und Nr. 153 des Bildanhangs zeigen den makroskopischen Aspekt bzw. eine histologische Übersicht des Nierentumors eines 4jährigen Kindes.

Welche der folgenden Diagnosen ist richtig?

(A) Rhabdomyosarkom der Niere
(B) klarzelliges Nierenkarzinom
(C) Metastase eines embryonalen Karzinoms
(D) Wilms-Tumor der Niere
(E) Metastasen eines Neuroblastoms

11.17 (C) 11.18 (A) 11.19 (A) 11.20 (C) 11.21 (C) 11.22 (D) 11.23 (D)

H99

11.24 Für das Nephroblastom (Wilms Tumor) gilt **nicht**, daß es

(A) beidseitig auftreten kann
(B) klinisch als abdominelle Raumforderung imponiert
(C) selten in die Lungen metastasiert
(D) zu den embryonalen Tumoren gehört
(E) vorwiegend Kinder betrifft

H94

11.25 Bei welchen der folgenden Tumoren der Nieren ist die Prognose am besten?

(A) chromophobes Karzinom
(B) Onkozytom
(C) Klarzell-Karzinom
(D) Urothel-Karzinom
(E) Wilms-Tumor

F97

11.26 Welche Aussage trifft **nicht** zu?

Zu den gutartigen Nierentumoren zählen:

(A) Angiomyolipom
(B) Onkozytom
(C) Wilms-Tumor
(D) medulläres Markfibrom
(E) Adenom

H95

11.27 Bei welchem der folgenden genetischen Syndrome bzw. Leiden finden sich gehäuft Nierentumoren?

(A) MEN-IIA-Syndrom
(B) Neurofibromatose Typ 1 von Recklinghausen
(C) Tuberöse-Sklerose-Komplex
(D) Xeroderma pigmentosum
(E) Marfan-Syndrom

12 Ableitende Harnwege

H92

12.1 Bei einem 34jährigen ägyptischen Patienten mit Makrohämaturie wurde eine diagnostische Zystoskopie mit Biopsie durchgeführt. Das Biopsat zeigt im Schleimhautstroma ausgedehnte Herde, wie in Abbildung Nr. 154 des Bildanhangs dargestellt.

Welche Diagnose trifft zu?

(A) Tuberkulose
(B) Urozystitis bei Bilharziose
(C) Morbus Hodgkin
(D) Fremdkörpergranulome
(E) Lymphangiosis carcinomatosa

F93

12.2 Zystoskopisch wurden bei einem 40jährigen Patienten „herdförmige Schleimhautveränderungen" gefunden. Die daraus entnommenen Probeexzisate zeigen charakteristische histologische Veränderungen, die in Abbildung Nr. 155 des Bildanhangs dargestellt sind.

Es handelt sich höchstwahrscheinlich um eine Cystitis

(A) emphysematosa
(B) follicularis
(C) cystica
(D) tuberculosa
(E) bei Bilharziose

H96

12.3 Der häufigste maligne Tumor der Harnblase ist ein

(A) Adenocarzinom
(B) Plattenepithelcarzinom
(C) Transitionalzellcarzinom
(D) embryonales Rhabdomyosarkom
(E) Leiomyosarkom

11.24 (C) 11.25 (B) 11.26 (C) 11.27 (C) 12.1 (B) 12.2 (C) 12.3 (C)

12.4 Welche Aussage trifft zu?

Der häufigste Tumor der Harnblase ist das

(A) papilläre Karzinom des Übergangsepithels
(B) verhornende Plattenepithelkarzinom
(C) nicht-verhornende Plattenepithelkarzinom
(D) Adenokarzinom
(E) Gallertkarzinom

F91

12.5 Bei einem 50jährigen Mann wurde eine sog. Quadrantenbiopsie der Harnblase durchgeführt, weil die Urinzytologie atypische Zellen ergeben hatte. Die Abbildung Nr. 156 des Bildanhangs zeigt die charakteristischen histologischen Veränderungen.

Welche Diagnose trifft zu?

(A) einfache Plattenepithelmetaplasie des Urothels
(B) schwere Dysplasie
(C) Plattenepithelkarzinom
(D) chronische unspezifische Urozystitis
(E) normales Urothel

H00

12.6 Die Abbildungen Nr. 157 und Nr. 158 des Bildanhangs stammen von einem 76 Jahre alten Mann und zeigen den makroskopischen Aspekt einer Niere mit anhängendem Ureter bzw. eine histologische Übersichtsaufnahme in HE-Färbung.

Welche der folgenden Diagnosen trifft **nicht** zu?

(A) papilläres Urothelkarzinom des Ureters
(B) Hydroureter
(C) Hydronephrose
(D) Vakatwucherung des Hilusfettgewebes
(E) Organtuberkulose der Niere mit sekundärer kanalikulärer Ausbreitung im Ureter

H99

12.7 Der Bildanhang zeigt anhand der Abbildungen Nr. 159, Nr. 160 und Nr. 161 den makroskopischen Aspekt bzw. die Übersicht sowie die stärkere Vergrößerung des histologischen Befundes eines Zystoprostatektomie-Präparates, das von einem 75jährigen Patienten stammt.

Welche der folgenden Diagnosen kann an den vorliegenden Bildern **nicht** gestellt werden?

(A) benigne noduläre Hyperplasie der Prostata
(B) papilläres Urothelkarzinom der Harnblase
(C) papilläres Urothelkarzinom im Ureter
(D) infiltrierendes Rektumkarzinom Stadium T4
(E) muskuläre Hypertrophie der Harnblasenwand

H91

12.8 Bei einem 70jährigen Mann ergab die Zystoskopie einen verdächtigen Herd seitlich des rechten Ostiums. Die hieraus entnommene Gewebeprobe wurde histologisch untersucht. Die Abbildungen Nr. 162 und Nr. 163 des Bildanhangs zeigen den wesentlichen Befund in der HE-Färbung (schwächere bzw. stärkere Vergrößerung).

Welche Diagnose trifft zu?

(A) hochdifferenziertes papilläres Urothelkarzinom
(B) verhornendes Plattenepithelkarzinom
(C) schleimbildendes tubuläres Karzinom
(D) undifferenziertes Karzinom
(E) Adenokarzinom vom intestinalen Typ

F95

12.9 Primäre Karzinome des Nierenbeckens oder Harnleiters sind meist:

(A) Adenokarzinome
(B) Plattenepithelkarzinome
(C) mesenchymale Tumoren
(D) papilläre epitheliale Tumoren
(E) Keine der Aussagen (A)–(D) trifft zu.

12.4 (A) 12.5 (B) 12.6 (E) 12.7 (D) 12.8 (D) 12.9 (D)

H97 !!

12.10 Ein als „Urothelkarzinom, pTa, G1“ klassifizierter Tumor

(1) ist hochdifferenziert
(2) wächst papillär
(3) metastasiert häufig
(4) beginnt das subepitheliale Stroma zu invadieren
(5) wächst nichtinvasiv

(A) nur 1, 2 und 4 sind richtig
(B) nur 1, 2 und 5 sind richtig
(C) nur 1, 3 und 5 sind richtig
(D) nur 2, 3 und 5 sind richtig
(E) nur 1, 2, 3 und 4 sind richtig

13 Männliche Geschlechtsorgane

F00

13.1 Welche Aussage über das Peniskarzinom trifft **nicht** zu?

(A) Es kann aus einer Erythroplasie Queyrat entstehen.
(B) Frühkindliche Zirkumzision reduziert das Erkrankungsrisiko.
(C) Histologisch handelt es sich meist um ein verhornendes Plattenepithelkarzinom.
(D) Es ist das häufigste Karzinom bei Männern über 80 Jahren.
(E) Die Metastasierung erfolgt primär vorwiegend lymphogen.

F96

13.2 Die Diagnose „granulomatöse Prostatitis“ läßt sich leicht stellen durch den Nachweis von

(A) Mycobacterium tuberculosis
(B) Mycobacterium avium intracellulare
(C) Treponema pallidum
(D) Mykoplasmen
(E) Die Diagnose läßt sich bakteriologisch nicht stellen.

F97

13.3 Welche Aussage trifft für die noduläre Hyperplasie der Prostata **nicht** zu?

(A) Sie ist bei Männern ab dem 50. Lebensjahr häufig.
(B) Sie ist das pathologische Substrat des Home-Mittellappens.
(C) Sie ist eine Präkanzerose.
(D) Im Bereich der Knoten können anämische Prostatainfarkte auftreten.
(E) Eine „Balkenblase“ kann die Folge sein.

F99

13.4 Die Abbildungen Nr. 164 und Nr. 165 der Bildbeilage zeigen den makroskopischen Asepkt bzw. den histologischen Befund der radikalen Prostatektomie eines 60jährigen Mannes.

Welche der folgenden Diagnosen ist richtig?

(A) granulomatöse Prostatitis
(B) Rhabdomyosarkom der Prostata
(C) Adenokarzinom der Prostata
(D) eitrige Prostatitis
(E) Metastase eines Adenokarzinoms der Lunge

F90

13.5 Welches der folgenden Karzinome wächst in der Regel **nicht** als Plattenepithelkarzinom?

(A) Tonsillenkarzinom
(B) Prostatakarzinom
(C) Lippenkarzinom
(D) Stimmbandkarzinom
(E) Fistelkarzinom nach chronischer Oberschenkel-Osteomyelitis

H00

13.6 Beim Prostatakarzinom handelt es sich überwiegend um einen Tumor

(A) der peripheren Prostatazone
(B) der anterioren Prostatazone
(C) der Übergangszone
(D) der zentralen Zone
(E) des Colliculus seminalis

12.10 (B) 13.1 (D) 13.2 (E) 13.3 (C) 13.4 (C) 13.5 (B) 13.6 (A)

F95

13.7 Bei einem 20jährigen Mann wurde eine Hodenbiopsie durchgeführt. Die Abbildungen Nr. 166 und Nr. 167 des Bildanhangs zeigen den histologischen Befund in HE-Färbung.

Welche Diagnose trifft zu?

(A) Atrophie, z. B. bei Kryptorchismus
(B) akute Orchitis
(C) intrakranikuläres Seminom
(D) embryonales Karzinom
(E) reifes Teratom

H93

13.8 Welche Virusinfektion ist am bekanntesten dafür, sich unter dem Bilde einer typischen Begleitorchitis manifestieren zu können?

(A) Influenza
(B) Masern
(C) Hepatitis B
(D) Mumps
(E) Adenovirus-Infektion

H95

13.9 Wegen einer einseitigen Hodenschwellung wurde bei einem 55jährigen Patienten eine Keilexzision des Hodens durchgeführt. Die Abbildungen Nr. 168 und Nr. 169 des Bildanhangs zeigen das histologische Bild der Hodenveränderung bei HE-Färbung als Übersichts- bzw. Ausschnittsvergrößerung.

Welche Diagnose trifft zu?

(A) Seminom
(B) embryonales Karzinom
(C) granulomatöse Orchitis
(D) Orchitis purulenta
(E) Chorionkarzinom

H88 F84

13.10 Bei einem 25jährigen Mann trat im Halsbereich eine Lymphknotenschwellung auf. Die histologische Untersuchung ergab einen drüsig differenzierten Tumor. Auf der Suche nach dem Primärtumor wurde ein vergrößerter Hoden festgestellt.

Welcher Hodentumor ist makroskopisch und histologisch dargestellt (siehe Abbildungen Nr. 170 und Nr. 171 des Bildanhangs)?

(A) Seminom
(B) reifes Teratom
(C) malignes Teratom (sog. embryonales Hodenkarzinom)
(D) Leydigzell-Tumor
(E) Chorionkarzinom

H00

13.11 Welche Aussage über das Seminom trifft **nicht** zu?

(A) Es kann als Kombinationstumor zusammen mit einem embryonalen Karzinom auftreten.
(B) Es ist strahlensensibel.
(C) Die Metastasierung erfolgt primär bevorzugt hämatogen.
(D) Es gehört zur Gruppe der Keimzelltumoren.
(E) Es kommt auch im Mediastinum vor.

F00

13.12 Als maligner Kombinationstumor des Hodens ist einzustufen:

(A) ein beidseitiges embryonales Karzinom
(B) ein Seminom mit einem Skrotalkarzinom
(C) ein maligner Keimzelltumor mit teils seminomatöser, teils nicht-seminomatöser Differenzierung
(D) ein maligner Hodentumor in Kombination mit einem Peniskarzinom
(E) ein maligner Keimzelltumor jeglicher Differenzierung in den Hoden und Nebenhoden

13.7 (A) 13.8 (D) 13.9 (C) 13.10 (C) 13.11 (C) 13.12 (C)

F99

13.13 Welche Aussage trifft **nicht** zu?

Hodentumoren sind:

(A) Seminom
(B) Dottersacktumor
(C) Leydig-Zell-Tumor
(D) Krukenberg-Tumor
(E) embryonales Karzinom

F96

13.14 Abbildung Nr. 172 des Bildanhangs zeigt die Schnittflächen eines Hodentumors. In der Abbildung Nr. 173 des Bildanhangs ist ein histologischer Ausschnitt des Tumors bei HE-Färbung erkennbar.

Welche Diagnose trifft zu?

(A) reifes Teratom
(B) maligner nichtseminomatöser Keimzelltumor
(C) Seminom
(D) granulomatöse Orchitis
(E) malignes Lymphom

F94

13.15 Welche Lokalisation ist für den Adenomatoidtumor typisch?

(A) Unterkiefer
(B) Oberkiefer
(C) Gallenblase
(D) Nebenhoden
(E) Zuckerkandl-Organ

14 Weibliche Geschlechtsorgane

H99

14.1 Zu den primären Ovarialtumoren zählt **nicht**:

(A) muzinöses Zystadenom
(B) Thekom (Thekazelltumor)
(C) Krukenberg-Tumor
(D) seröses Zystadenokarzinom
(E) sog. Struma ovarii

F00

14.2 Die Abbildungen Nr. 174 und Nr. 175 des Bildanhangs zeigen den makroskopischen bzw. den repräsentativen histologischen Aspekt des zystischen Ovarialtumors eines 15-jährigen Mädchens.

Es handelt sich am ehesten um

(A) ein reifes (adultes) Teratom
(B) ein serös-papilläres Kystadenom
(C) einen malignen Brenner-Tumor
(D) ein muzinöses Kystadenom
(E) ein malignes Teratom

F97

14.3 Das seröse Zystadenom des Ovars

(A) tritt nicht selten bilateral auf
(B) kann zu einem Pseudomyxoma peritonei führen.
(C) wird auch als Krukenberg-Tumor bezeichnet
(D) metastasiert bevorzugt retroperitoneal
(E) gehört zu den östrogenproduzierenden Tumoren des Ovars

H91

14.4 Bei einer 55jährigen Patientin wurde ein faustgroßer Ovarialtumor mit glatter Oberfläche entfernt und histologisch untersucht. Die Abbildungen Nr. 176 und Nr. 177 des Bildanhangs zeigen die charakteristische Histologie (HE-Färbung, schwächere bzw. stärkere Vergrößerung).

Welche Aussagen sind zutreffend?

(1) Der Tumor ist bösartig.
(2) Der Tumor ist papillär strukturiert.
(3) Der Tumor neigt zur peritonealen Metastasierung.
(4) Es handelt sich um ein Sarkom.

(A) nur 2 ist richtig
(B) nur 1 und 2 sind richtig
(C) nur 1 und 3 sind richtig
(D) nur 1, 2 und 3 sind richtig
(E) 1 – 4 = alle sind richtig

13.13 (D) 13.14 (B) 13.15 (D) 14.1 (C) 14.2 (A) 14.3 (A) 14.4 (D)

F91

14.5 Erhöhte β-HCG-Werte im Serum sind zu erwarten bei

(1) Granulosazelltumor
(2) Blasenmole
(3) serösem Zystadenokarzinom des Ovars
(4) endometrioidem Ovarialkarzinom
(5) malignem trophoblastischem Hodenteratom

(A) nur 1 und 2 sind richtig
(B) nur 2 und 5 sind richtig
(C) nur 1, 3 und 4 sind richtig
(D) nur 1, 2, 3 und 5 sind richtig
(E) nur 2, 3, 4 und 5 sind richtig

H99

14.6 Die Abbildungen Nr. 178 und 179 des Bildanhangs geben einen Ausschnitt aus der Biopsie eines Ovars einer 30jährigen Patientin wieder (HE-Färbung).

Welche Diagnose trifft zu?

(A) Primärfollikel
(B) wachsender Follikel
(C) Graaf-Follikel
(D) Corpus albicans graviditatis
(E) Brenner-Tumor

F91

14.7 Bei einer 55jährigen Frau wurde ein 6 cm im Durchmesser großer, derber, oberflächlich glatter Ovarialtumor entfernt. In den Abbildungen Nr. 180 und Nr. 181 des Bildanhangs ist die charakteristische Veränderung (HE-Färbung) dargestellt.

Welche Diagnose trifft zu?

(A) Granulosazelltumor
(B) Stromahyperplasie des Ovars
(C) Brenner-Tumor
(D) Endometriose
(E) Ovarialfibrom

F94

14.8 Der häufigste maligne Ovarialtumor ist:

(A) endometrioides Karzinom
(B) muzinöses Zystadenokarzinom
(C) seröses Zystadenokarzinom
(D) malignes Teratom
(E) Dysgerminom

H95

14.9 Ovarialteratome

(A) treten bevorzugt bei Frauen in der Postmenopause auf
(B) sind prinzipiell maligne Ovarialtumoren
(C) leiten sich vom Keimstrang/Stroma ab
(D) sind histologisch durch unterschiedliche Differenzierungsmuster mehrerer Keimblätter charakterisiert
(E) werden synonym als Brenner-Tumoren bezeichnet

F96

14.10 Welche Aussage trifft **nicht** zu?

Folgende histologische Strukturen bzw. Befunde passen zu der Diagnose „zystisches adultes Ovarialteratom":

(A) rudimentäre Zahnstrukturen
(B) ein Struma-nodosa-ähnliches Bild
(C) ausdifferenzierte Bronchien mit Knorpelspangen
(D) atypische undifferenzierte blastomatöse Epithelverbände
(E) Glia- und Ganglienzellen

14.11 Unter Dysgerminom des Ovars versteht man

(A) eine maligne Entartung einer Dermoidzyste des Ovars
(B) einen gutartigen, androgenbildenden Tumor
(C) einen bösartigen, östrogenbildenden Tumor
(D) eine dem Seminom des Mannes ähnliche, strahlensensible Ovarialgeschwulst
(E) eine dem malignen Teratom (Teratokarzinom) des Hodens ähnliche strahlenunempfindliche Ovarialgeschwulst

H99 **!**

14.12 Für das Portiokarzinom trifft **nicht** zu, daß es

(A) häufig mit Papillomaviren (Typ 16 und 18) assoziiert ist
(B) als Carcinoma in situ bezeichnet wird, solange die Basalmembran noch nicht durchbrochen ist
(C) zur Urämie führen kann
(D) in der Regel primär hämatogen metastasiert
(E) als Carcinoma in situ durch Konisation geheilt werden kann

14.5 (B) 14.6 (B) 14.7 (C) 14.8 (C) 14.9 (D) 14.10 (D) 14.11 (D) 14.12 (D)

H98 !

14.13 Welche Aussage trifft **nicht** zu?

Das invasive Plattenepithelkarzinom der Zervix

(A) ist meist in der sog. Tranformationszone lokalisiert
(B) führt in fortgeschrittenem Stadium häufig zum Tod in der Urämie
(C) ist in bis zu 70% der Fälle mit einer Zytomegalie-Virusinfektion assoziiert
(D) kommt wesentlich häufiger als das Adenokarzinom der Zervix vor
(E) entspricht zytologisch einem PAP-V-Befund

F98 !

14.14 Das Karzinom der Cervix uteri

(1) entspricht am häufigsten dem Typ eines Plattenepithelkarzinoms
(2) entspricht am häufigsten dem Typ eines Adenokarzinoms
(3) ist häufig mit einer Infektion mit dem Papilloma-Virus vom Typ 16 oder 18 assoziiert
(4) wird zytologisch als Pap III eingestuft
(5) kann im Stadium pT3 noch ausreichend durch eine Konisation therapiert werden

(A) nur 1 und 3 sind richtig
(B) nur 1 und 5 sind richtig
(C) nur 2 und 4 sind richtig
(D) nur 1, 3 und 5 sind richtig
(E) nur 1, 3, 4 und 5 sind richtig

F97

14.15 Die Abbildung Nr. 182 des Bildanhangs zeigt die eröffneten inneren Genitalorgane einer 48jährigen Frau, Abbildung Nr. 183 des Bildanhangs den dazugehörigen histologischen Befund in HE-Färbung.

Um welche der folgenden Diagnosen handelt es sich?

(A) hochdifferenziertes Adenokarzinom des Corpus uteri
(B) Carcinoma in situ der Portio
(C) maligner Müller-Mischtumor (Karzinosarkom) des Korpusendometriums
(D) ausgedehntes invasives Plattenepithelkarzinom der Cervix uteri
(E) ulzerös-nekrotisierende Entzündung der Cervix uteri bei Lues III

H99

14.16 Welche der folgenden Veränderungen geht mit dem größten Risiko für die Entwicklung eines Endometriumkarzinoms einher?

(A) fibröser Endometriumpolyp
(B) Adenomyosis uteri interna
(C) adenomatöse Endometriumhyperplasie
(D) deziduale Stromatransformation
(E) regressive Arias-Stella-Transformation

H98

14.17 Die HE-gefärbten Abbildungen Nr. 184 und Nr. 185 des Bildanhangs sind von Abrasionsmaterial des Corpus uteri gewonnen worden.

Welche Veränderung ist auf der Übersichts- bzw. Ausschnittsvergrößerung sichtbar?

(A) glandulär-zystische Hyperplasie des Endometriums
(B) endozervikale Retentionszysten (sog. Ovula Nabothi)
(C) adenomatöse Hyperplasie
(D) endometriales Adenokarzinom
(E) Dezidua

H96

14.18 Bei einer 50jährigen Frau wurde wegen „verlängerter Blutungen" eine Abrasion durchgeführt. Abbildung Nr. 186 des Bildanhangs zeigt den histologischen Befund des Endometriums in HE-Färbung.

Welche Diagnose trifft zu?

(A) Adenokarzinom des Korpusendometriums
(B) Endometritis tuberculosa
(C) Blasenmole
(D) glandulär-zystische Hyperplasie
(E) Plattenepithelkarzinom

14.13 (C) 14.14 (A) 14.15 (D) 14.16 (C) 14.17 (A) 14.18 (D)

H90

14.19 Bei einer 40jährigen Frau wurde wegen „Blutungen“ eine Abrasion durchgeführt. Die bei der histologischen Untersuchung des Abradates gefundenen Veränderungen sind in den Abbildungen Nr. 187 und Nr. 188 des Bildanhangs dargestellt (schwache bzw. stärkere Vergrößerung von demselben Schnitt).

Welche Diagnose trifft zu?

(A) papilläres Adenokarzinom
(B) Abortanteile
(C) Chorionkarzinom
(D) glandulär-zystische Hyperplasie
(E) Plattenepithelkarzinom

H87

14.20 Auf der Abbildung Nr. 189 des Bildanhangs sehen Sie die Schnittfläche eines total exstirpierten Uterus einer 45jährigen Frau. Der erkennbare Tumor hat eine sehr derbe Konsistenz.

Welche Aussage(n) trifft (treffen) zu?

(1) Es handelt sich um ein Karzinom des Corpus uteri
(2) Es handelt sich um ein Leiomyom.
(3) Es handelt sich um ein Karzinom der Cervix uteri.
(4) Derartige Tumoren neigen zu regressiven Veränderungen.
(5) Man muß davon ausgehen, daß dieser Tumor zum Zeitpnkt der Operation bereits metastasiert hat.

(A) Keine der Aussagen 1 – 5 ist richtig
(B) nur 2 ist richtig
(C) nur 1 und 5 sind richtig
(D) nur 2 und 4 sind richtig
(E) nur 3 und 5 sind richtig

H91

14.21 Welcher histologische Befund ist für das sog. „Komedokarzinom“ der Mamma charakteristisch?

(A) intraduktales Wachstum mit zentraler Nekrose
(B) Schleimbildung in den Tumorzellen
(C) Plattenepithelmetaplasie
(D) Ausführung der Azini mit Tumorzellen
(E) dichte lymphozytäre Infiltrate

H00

14.22 Als inflammatorisches Mammakarzinom wird bezeichnet:

(A) der Morbus Paget
(B) ein Sarkom der Brustdrüse
(C) ein undifferenziertes Karzinom der Brustdrüse mit Ausbreitung in kutane Lymphbahnen
(D) ein medulläres Mammakarzinom
(E) ein duktales Mammakarzinom mit Sekretstau

F96

14.23 Welcher Prozeß liegt den in den Abbildungen Nr. 190 und Nr. 191 des Bildanhangs (Übersichts- bzw. Ausschnittsvergrößerung/HE-Färbung) dargestellten Veränderungen im Brustdrüsengewebe einer jungen Frau zugrunde?

(A) fibröse Mastopathie
(B) intrakanalikuläres Fibroadenom
(C) sklerosierende Adenome der Brustdrüse
(D) invasives duktales Mammakarzinom
(E) Milchgangspapillom

H00

14.24 In den Abbildungen Nr. 192 und Nr. 193 des Bildanhangs (schwache bzw. starke Vergrößerung) ist Drüsengewebe der Mamma mit immunhistochemischer Braunfärbung von Zytokeratin dargestellt.

Welche Diagnose lässt sich aus diesen Bildern ableiten?

(A) medulläres Mammakarzinom
(B) Komedokarzinom
(C) invasiv-lobuläres Mammakarzinom
(D) Carcinoma lobulare in situ
(E) Invasion der Mamma durch ein Non-Hodgkin-Lymphom

14.19 (A) 14.20 (D) 14.21 (A) 14.22 (C) 14.23 (B) 14.24 (C)

F92

14.25 Bei einer 45jährigen Patientin wurde eine „Induration" in einer Brust festgestellt und Gewebe zur histologischen Untersuchung entnommen. In den Abbildungen Nr. 194 und Nr. 195 des Bildanhangs sind die charakteristischen Veränderungen bei HE-Färbung dargestellt.

Welche Diagnose trifft zu?

(A) Mastopathie Grad II
(B) sklerosierende Adenose
(C) intraduktales Karzinom
(D) Fibroadenom
(E) Phylloidestumor

15 Pathologie der Schwangerschaft

F90

15.1 Bei einer 30jährigen Frau wurde eine Abrasio durchgeführt wegen „stärkerer Blutungen". Weitere Angaben: letzte Menstruation vor 16 Wochen, Tastbefund: übermannsfaustgroßer Uterus. 120 g Abradat (siehe Abbildung Nr. 196 des Bildanhangs) wurden zur histologischen Untersuchung eingesandt. Die charakteristischen histologischen Veränderungen sind in der Abbildung Nr. 197 des Bildanhangs dargestellt.

Welche Diagnose trifft zu?

(A) Blasenmole
(B) Windmole
(C) normales Plazentagewebe
(D) regressiv verändertes Choriongewebe
(E) Chorionkarzinom

F98

15.2 Die Abbildung Nr. 198 des Bildanhangs zeigt den frischen makroskopischen Aspekt, die Abbildung Nr. 199 des Bildanhangs den histologischen Befund der 450 g schweren Plazenta eines frühgeborenen Kindes mit Atemnotsyndrom und respiratorischer Insuffizienz (2700 g Geburtsgewicht).

Welche der folgenden Diagnosen trifft für die Plazenta zu?

(A) retroplazentares Hämatom bei Placenta praevia
(B) Chorangiom der Plazenta
(C) chronische Plazentainsuffizienz bei multiplen Plazentainfarkten
(D) eitrige Chorionamnionitis
(E) Insertio velamentosa der Nabelschnur

F92

15.3 Welche Aussage zur Blasenmole trifft **nicht** zu?

(A) Das Zottenstroma ist ödematös aufgetrieben.
(B) Die dem Trophoblasten benachbarten Kapillaren sind meist stark proliferiert.
(C) Zyto- und Synzytiotrophoblastepithel proliferieren.
(D) Zyto- und Synzytiotrophoblasten weisen häufig Kernatypien auf.
(E) In etwa 15% der Fälle geht die einfache in eine destruierende Blasenmole über.

H94

15.4 Welche Aussage trifft für das Chorionkarzinom der Plazenta **nicht** zu?

(A) Es entsteht am häufigsten durch maligne Entartung einer Blasenmole.
(B) Meist kommt es zu ausgedehnten Blutungen und Nekrosen.
(C) Metastasen entstehen vorrangig in den Lungen.
(D) In den Metastasen finden sich vollständige Chorionzotten.
(E) Hämatogene Metastasen können im Gehirn auftreten.

14.25 (C) 15.1 (A) 15.2 (D) 15.3 (B) 15.4 (D)

H90

15.5 Bei welcher Tumordiagnose ist der Nachweis mehrkerniger Riesenzellen obligat?

(A) Chorionkarzinom
(B) Dottersacktumor
(C) Seminom
(D) embryonales Karzinom
(E) Leydigzelltumor

F00 !

15.6 Eine Rötelninfektion während der Schwangerschaft kann **nicht** führen zu:

(A) Frühabort
(B) Exanthem bei der Mutter
(C) habituellen Abort
(D) Embryopathie
(E) Fetopathie

H93

15.7 Fetopathien

(1) sind Erkrankungen, die zwischen dem 19. Gestationstag und dem Ende des 3. Monats entstehen
(2) sind oft durch Infektionen verursacht
(3) führen häufig zu schweren ZNS-Schäden
(4) führen in der Regel zum intrauterinen Fruchttod

(A) nur 2 ist richtig
(B) nur 1 und 4 sind richtig
(C) nur 2 und 3 sind richtig
(D) nur 1, 2 und 3 sind richtig
(E) nur 2, 3 und 4 sind richtig

F99

15.8 Welche Aussage trifft **nicht** zu?

Blastopathien

(A) sind Störungen, die auf eine Schädigung der Leibesfrucht während des Zeitraumes von der Befruchtung bis zum ca. 17. Entwicklungstag zurückzuführen sind
(B) können in Form von symmetrischen Doppelmißbildungen auftreten
(C) können das Absterben des Keimes zur Folge haben
(D) sind durch Einzelmißbildungen gekennzeichnet
(E) können sich in Form eines Autositen in Kombination mit einem Parasiten manifestieren

F99

15.9 Symptome der Alkoholembryopathie sind:

(1) Blindheit
(2) Mikrozephalus
(3) intrauteriner Minderwuchs
(4) kraniofasziale Dysmorphie

(A) nur 2 ist richtig
(B) nur 3 und 4 sind richtig
(C) nur 1, 2 und 3 sind richtig
(D) nur 1, 3 und 4 sind richtig
(E) nur 2, 3 und 4 sind richtig

F96

15.10 Das Steißbeinteratom ist eine

(A) extreme Form einer Myelomeningozele
(B) heterosomale Gametopathie
(C) Folge einer Fetopathie
(D) parasitäre Doppelmißbildung
(E) Hautmetastase eines intrauterinen Keimzelltumors

15.5 (A) 15.6 (C) 15.7 (C) 15.8 (D) 15.9 (E) 15.10 (D)

H00

15.11 In den Abbildungen Nr. 200 und Nr. 201 des Bildanhangs ist bei einer Obduktion gewonnenes Lebergewebe einer im dritten Trimenon verstorbenen Schwangeren als HE-gefärbte Übersichtsaufnahme bzw. Ausschnittsvergrößerung dargestellt.

Welche Diagnose trifft zu?

(A) Zahn-Infarkt
(B) kleinknotige Leberzirrhose
(C) Miliartuberkulose
(D) abszedierende eitrige Cholangitis
(E) Eklampsieleber

16 Knochenmark

H00

16.1 Bei welcher der folgenden Erkrankungen ist das Auftreten einer Panzytopenie **am wenigsten** wahrscheinlich?

(A) Hyperspleniismus
(B) perniziöse Anämie
(C) akute lymphatische Leukämie
(D) Haarzellenleukämie
(E) essenzielle Thrombozythämie

H00

16.2 Bei einem Patienten mit Panzytopenie (Anämie, Leukozytopenie, Thrombozytopenie) wird bei der Knochenmarkaspiration kein Material gewonnen.

Welche der folgenden Untersuchungen ist für die Diagnose am wichtigsten?

(A) Bestimmung der Serumaktivität der LDH
(B) Chromosomenanalyse
(C) Knochenmarkbiopsie und histologische Untersuchung
(D) Bestimmung der alkalischen Leukozytenphosphatase
(E) Vitamin-B_{12}-Bestimmung im Serum

H98

16.3 Bei welcher Anämieform kommt **keine** Retikulozytenvermehrung im Blut vor?

(A) Anämie nach akuter Blutung
(B) immunhämolytische Anämie
(C) hämolytische Anämie bei genetischen Enzymdefekten
(D) sphärozytäre Anämie
(E) perniziöse Anämie

F96

16.4 Unter einer Polyglobulie versteht man grundsätzlich eine neoplastische Knochenmarkserkrankung,

weil

eine Polyglobulie stets mit einer Zunahme der absoluten Erythrozytenzahl einhergeht.

H96

16.5 Welche der angegebenen Anämieformen beruht auf einem primären Defekt der Erythrozytenmembran?

(A) Glucose-6-Phosphat-Dehydrogenase-Mangel-Anämie
(B) megaloblastäre Anämie
(C) Eisenmangelanämie
(D) Kugelzellanämie
(E) Thalassämie

H95

16.6 Ein 70jähriger Landwirt leidet an Appetitlosigkeit und fühlt sich schwach.

Blutwerte: Hb 100 g/l, Erythrozyten $2,6 \cdot 10^{12}$/l, Leukozyten $3300 \cdot 10^{6}$/l, Thrombozyten $110\,000 \cdot 10^{6}$/l. Der Knochenmarkausstrich zeigt typische Veränderungen der weißen und roten Zellreihe (siehe Abbildung Nr. 202 des Bildanhangs).

Sie diagnostizieren eine

(A) Eisenmangelanämie
(B) perniziöse Anämie
(C) Panmyelopathie
(D) autoimmunhämolytische Anämie
(E) sideroblastische Anämie

15.11 (E) 16.1 (E) 16.2 (C) 16.3 (E) 16.4 (D) 16.5 (D) 16.6 (B)

H94

16.7 Eine 30jährige türkische Patientin kommt mit schwerer Anämie (Erythrozyten 2,8 · 10^{12}/l, Hb 60 g/l). Die Milz ist um 4 cm vergrößert tastbar. Die Serum-LDH-Aktivität ist erhöht (400 (U/l). Im Blutbild finden sich abnorme Erythrozytenformen (siehe Abbildung Nr. 203 des Bildanhangs).

Sie vermuten eine

(A) Thalassämie
(B) Malaria tropica
(C) Kugelzellanämie
(D) Anämie bei G6 PD-Mangel
(E) perniziöse Anämie

H95

16.8 Welche der nachfolgenden Veränderungen gehört **nicht** zum typischen Bild einer hereditären Sphärozytose?

(A) Hyperplasie der Erythropoese
(B) Cholezystolithiasis
(C) verminderter Erythrozyten-Durchmesser
(D) chronische atrophische Korpusgastritis
(E) Splenomegalie

H87

16.9 Auer-Stäbchen sind

(1) Bakterien
(2) lysosomaler Herkunft
(3) – wenn vorhanden – beweisend für eine akute myeloische Leukämie
(4) Saprophyten
(5) Netzhautgebilde

(A) nur 2 ist richtig
(B) nur 4 ist richtig
(C) nur 5 ist richtig
(D) nur 1 und 4 sind richtig
(E) nur 2 und 3 sind richtig

H96

16.10 Bei welcher der aufgeführten Leukämieformen kommt es am häufigsten zu einer Verbrauchskoagulopathie?

(A) chronische lymphatische Leukämie
(B) chronische myeloische Leukämie
(C) akute Monozytenleukämie
(D) akute Promyelozytenleukämie
(E) akute lymphatische Leukämie

H00

16.11 Welche ist die häufigste zum Tode führende Komplikation bei chronischer lymphatischer Leukämie?

(A) Übergang in ein hochmalignes Lymphom
(B) akute myeloische Leukämie als Zweitneoplasie
(C) akute Blutung
(D) nicht beherrschbare Infektion
(E) Eisenüberladung wegen Vielfachtransfusionen

F99

16.12 Die chronische myeloische Leukämie

(A) betrifft häufiger Kinder als Erwachsene
(B) ist meist mit dem Philadelphia-Chromosom assoziiert
(C) geht typischerweise mit einer erhöhten alkalischen Leukozytenphosphatase einher
(D) ist trotz Therapie gewöhnlich nur mit einer mittleren Überlebenszeit von weniger als einem Jahr verbunden
(E) zeigt ein meist hypozelluläres Knochenmark

F98

16.13 Welche der folgenden Aussagen trifft für einen 32jährigen Patienten mit dem histologischen Knochenmarksbefund (siehe Abbildung Nr. 204 des Bildanhangs) **nicht** zu?

(A) Die Veränderungen könnten die Folge einer Exposition des Patienten mit ionisierenden Strahlen sein.
(B) Die Erhebung einer genauen Medikamentenanamnese ist erforderlich.
(C) Der Befund läßt auf einen Verlust der Immunkompetenz schließen.
(D) Typischerweise ist die absolute Retikulozytenzahl im Blut erniedrigt.
(E) Durch Transfusion histo-kompatibler Knochenmarkstammzellen könnte eine Heilung des Patienten erfolgen.

16.7 (A) 16.8 (D) 16.9 (E) 16.10 (D) 16.11 (D) 16.12 (B) 16.13 (C)

F94

16.14 Welcher Befund spricht **gegen** eine Polycythaemia vera rubra?

(A) erhöhter Erythropoetinspiegel
(B) Leukozytose
(C) Thrombozytose
(D) erhöhter Index der alkalischen Leukozytenphosphatase
(E) kombinierte granulopoetische, erythropoetische und megakaryozytäre Hyperplasie des Knochenmarks

F00 !

16.15 Welcher Befund ist für die primäre Osteomyelosklerose **nicht** typisch?

(A) extramedulläre Blutbildung in der Leber
(B) leukoerythroblastisches Blutbild
(C) Splenomegalie
(D) Osteolysen
(E) Anämie

H00

16.16 Welcher Befund ist für ein Plasmozytom (multiples Myelom) **nicht** zu erwarten?

(A) polyklonale Makroglobulinämie
(B) Hyperkalzämie
(C) Osteolysen
(D) Bence-Jones-Proteinurie
(E) Paraproteinämie vom Typ IgG

H00

16.17 Eine 66-jährige Frau mit einem Mammakarzinom vor 10 Jahren in der Anamnese klagt über Rückenschmerzen. BSG 100/110 mm n. W., Nachweis monoklonaler Plasmaimmunglobuline.

Blutbild: Hb 99 g/L (Referenzbereich 120 – 160 g/L), Leukozyten 2900 · 10^6/L, Thrombozyten 89000 · 10^6/L. Abbildung Nr. 205 des Bildanhangs zeigt den repräsentativen Knochenmarkbefund dieser Patientin.

Es handelt sich um ein/e

(A) Knochenmarkkarzinose
(B) myelodysplastisches Syndrom
(C) Plasmozytom (multiples Myelom)
(D) akute lymphatische Leukämie
(E) chronische lymphatische Leukämie

H94

16.18 Der Gerinnungsfaktorinhibitor Antithrombin III wird gebildet in:

(A) Endothelzellen
(B) Knochenmark
(C) Leber
(D) Lunge
(E) Thrombozyten

17 Lymphknoten

17.1 Welche der nachfolgenden mikromorphologischen Lymphknotenveränderungen weisen auf eine vorherrschende Produktion humoraler Antikörper hin?

(1) Hyperplasie der Parakortikalzone
(2) follikuläre lymphatische Hyperplasie
(3) Plasmozytose der Markstränge
(4) kleinherdige Epitheloidzellreaktion
(5) Granulozyteninfiltration im Bereich der Sinus

(A) nur 1 und 2 sind richtig
(B) nur 2 und 3 sind richtig
(C) nur 3 und 4 sind richtig
(D) nur 4 und 5 sind richtig
(E) nur 1, 4 und 5 sind richtig

F93

17.2 Eine sogenannte bunte Pulpahyperplasie des Lymphknotens wird typischerweise ausgelöst durch

(A) eine chronische lymphatische Leukämie
(B) eine eitrige Entzündung im tributären Bereich
(C) eine Infektion mit dem Epstein-Barr-Virus
(D) das humane Immundefizienz-Virus
(E) Morbus Boeck

16.14 (A) 16.15 (D) 16.16 (A) 16.17 (C) 16.18 (C) 17.1 (B) 17.2 (C)

H96

17.3 Welche histologischen Veränderungen gehören zur unspezifischen Lymphadenitis?

(1) follikuläre lymphatische Hyperplasie
(2) bunte Pulpahyperplasie
(3) Sinushistiozytose (Sinuskatarrh)
(4) Epitheloidzellgranulome

(A) nur 1 ist richtig
(B) nur 1 und 2 sind richtig
(C) nur 2 und 3 sind richtig
(D) nur 1, 2 und 3 sind richtig
(E) 1 – 4 = alle sind richtig

F94

17.4 Bei einem 25jährigen Mann trat ein Knoten in der Inguinalregion auf, der exstirpiert und zur histologischen Untersuchung eingeschickt wurde. Die Abbildungen Nr. 206 und 207 des Bildanhangs stellen die Veränderungen in einer HE-Färbung dar.

Welche Diagnose trifft zu?

(A) lymphozytisches malinges Lymphom
(B) Sinushistiozytose
(C) granulomatöse Lymphadenitis
(D) Metastase eines Seminoms
(E) Metastase eines Plattenepithelkarzinoms

F98 **!**

17.5 Welche Aussage trifft **nicht** zu?

Für folgende Infektionen ist eine retikulo[histio]zytäre abszedierende Lymphadenitis charakteristisch:

(A) Yersiniose
(B) Lymphogranuloma venereum
(C) Katzenkratzkrankheit
(D) Tularämie
(E) Furunkulose

F87

17.6 Die Abbildung Nr. 208 des Bildanhangs zeigt einen Ausschnitt aus einem histologischen Präparat eines deutlich vergrößerten Halslymphknotens eines 25jährigen männlichen Patienten.

Welche Diagnose trifft zu?

(A) Metastase eines anaplastischen Bronchialkarzinoms
(B) unspezifische Lymphadenitis
(C) granulomatöse Lymphknotentuberkulose
(D) Morbus Hodgkin
(E) Metastase eines Siegelringzellkarzinoms

F00

17.7 Welche Aussage zum M. Hodgkin trifft **nicht** zu?

(A) Der M. Hodgkin befällt initial das Knochenmark.
(B) Die lymphozytenarme Form hat unbehandelt im Vergleich zu den anderen histologischen Typen die schlechteste Prognose.
(C) Ein charakteristisches histologisches Kennzeichen sind Sternberg-Reed-Zellen.
(D) Die betroffenen Lymphknoten sind vergrößert.
(E) Die nodulär-sklerosierende Form kommt am häufigsten bei Heranwachsenden und jungen Erwachsenen vor.

F94

17.8 Welches der angeführten malignen Lymphome geht überwiegend vom Mediastinum aus?

(A) Burkitt-Lymphom
(B) nodulär-sklerosierende Form der Lymphogranulomatose
(C) lymphozytenreiche Form der Lymphogranulomatose
(D) Mycocis fungoides (T-Zell-Lymphom)
(E) lymphoplasmozytoides Lymphom (Immunozytom)

17.3 (D) 17.4 (B) 17.5 (E) 17.6 (D) 17.7 (A) 17.8 (B)

H94

17.9 Bei einem 25jährigen Mann wurde ein mediastinaler Lymphknoten entfernt und histologisch untersucht. Der Befund ist in den Abbildungen Nr. 209 und 210 des Bildanhangs dargestellt.

Welche Diagnose trifft zu?

(A) chronische lymphatische Leukämie (CLL)
(B) M. Hodgkin: noduläre Sklerose
(C) zentroblastisches Non-Hodgkin-Lymphom
(D) lymphoblastisches Non-Hodgkin-Lymphom
(E) Karzinommetastase

H89

17.10 Für das zentrozytisch-zentroblastische maligne Lymphom gilt:

(1) Es kommt in jeder Altersgruppe gleich häufig vor.
(2) Seine Tumorzellen ähneln den Zellen eines normalen Sekundärfollikels.
(3) Primär werden häufig Milz und Thymus befallen.
(4) Sein Malignitätsgrad ist meist niedrig.

(A) nur 2 und 4 sind richtig
(B) nur 3 und 4 sind richtig
(C) nur 1, 2 und 3 sind richtig
(D) nur 1, 2 und 4 sind richtig
(E) 1–4 = alle sind richtig

F89

17.11 Das Ergebnis der histologischen Untersuchung eines vergrößerten Halslymphknotens ist in Abbildung Nr. 211 des Bildanhangs zu sehen.

Welche Diagnose ist zutreffend?

(A) epitheloidzelliges Granulom
(B) Fremdkörpergranulom
(C) Metastase eines Plattenepithelkarzinoms
(D) Metastase eines malignen Melanoms
(E) Metastase eines Adenokarzinoms

H91

17.12 Die chronische lymphatische Leukämie

(1) ist zumeist eine B-Zellen-Neoplasie
(2) ist ein niedrig malignes Lymphom
(3) befällt außer Lymphknoten, Milz und Leber auch das Knochenmark
(4) ist häufig mit einer Paraproteinämie verbunden
(5) ist nach dem 30. Lebensjahr selten

(A) nur 1, 2 und 3 sind richtig
(B) nur 1, 2 und 4 sind richtig
(C) nur 1, 3 und 5 sind richtig
(D) nur 2, 4 und 5 sind richtig
(E) nur 3, 4 und 5 sind richtig

H91

17.13 Welches maligne Non-Hodgkin-Lymphom zeigt histologisch vor allem ein sog. Sternhimmelbild (zahlreiche Kerntrümmermakrophagen)?

(A) lymphoblastisches Lymphom vom convoluted cell type
(B) zentroblastisch-zentrozytisches Lymphom (Brill-Symmers)
(C) lymphoblastisches Lymphom vom Burkitt-Typ
(D) Lymphom vom Typ der chronischen lymphatischen Leukämie
(E) Mycosis fungoides

F92

17.14 Für das zentrozytisch-zentroblastische follikuläre Lymphom gilt:

(1) Es kommt extrem selten vor dem 20. Lebensjahr vor.
(2) In fast allen Fällen geht diesem Lymphom eine jahrelange reaktive follikuläre Lymphknotenhyperplasie voraus.
(3) Es befällt extrem selten das Knochenmark.
(4) Sein Malignitätsgrad ist per definitionem hoch.
(5) Es handelt sich um ein B-Zellen-Lymphom.

(A) nur 1 und 4 sind richtig
(B) nur 1 und 5 sind richtig
(C) nur 2 und 5 sind richtig
(D) nur 1, 2 und 3 sind richtig
(E) 1–5 = alle sind richtig

17.9 (B) 17.10 (A) 17.11 (C) 17.12 (A) 17.13 (C) 17.14 (B)

F96

17.15 Welche der folgenden Non-Hodgkin-Lymphome gehören in die Gruppe der Lymphome niedrigen Malignitätsgrades?

(1) immunoblastisches Lymphom
(2) zentroblastisch-zentrozytisches Lymphom
(3) zentroblastisches Lymphom
(4) lymphozytisches Lymphom

(A) nur 2 ist richtig
(B) nur 4 ist richtig
(C) nur 2 und 3 sind richtig
(D) nur 2 und 4 sind richtig
(E) nur 1, 3 und 4 sind richtig

F99

17.16 Welcher Befund ist bei einer Haarzellenleukämie **am wenigsten** zu erwarten?

(A) Splenomegalie
(B) massive generalisierte Lymphknotenvergrößerung
(C) Knochenmarksfibrose
(D) tartratresistente saure Phosphatase enthaltende Lymphomzellen
(E) niedriger Malignitätsgrad

H93

17.17 Bei welchem der nachfolgenden Tumoren zeigen die Tumorzellen Eigenschaften von T-Lymphozyten?

(A) zentrozytisch-zentroblastisches Lymphom
(B) Mycosis fungoides
(C) lymphoplasmozytoides Immunozytom
(D) Burkitt-Lymphom
(E) Plasmozytom

H90

17.18 Bei einer 40jährigen Frau wurde ein vergrößerter derber Lymphknoten an der linken Halsseite (Venenwinkel) festgestellt und operativ entfernt. Die histologische Veränderung ist in Abbildung Nr. 212 des Bildanhangs dargestellt.

Welche Diagnose trifft zu?

(A) Metastase eines Plattenepithelkarzinoms
(B) granulomatöse Lymphadenitis
(C) Fremdkörpergranulome
(D) Metastase eines Siegelringzellkarzinoms
(E) Metastase eines follikulären Karzinoms

H91

17.19 Bei einem 30jährigen Patienten wurde ein Halslymphknoten operativ entfernt und histologisch untersucht. Die charakteristische Veränderung zeigen die Abbildungen Nr. 213 und 214 des Bildanhangs (Übersicht bzw. stärkere Vergrößerung daraus; HE-Färbung).

Welche Diagnose trifft zu?

(A) Plasmozytom
(B) Metastase eines malignen Melanoms
(C) Metastase eines Siegelringzellkarzinoms
(D) Metastase eines Liposarkoms
(E) Hämatom in Organisation

18 Milz

H98

18.1 Bei welcher Erkrankung sind multiple Milzinfarkte (sog. Fleckmilz) typisch?

(A) perniziöse Anämie
(B) Haarzellenleukämie
(C) Kugelzellanämie
(D) Fleckfieber
(E) Panarteriitis nodosa

H90

18.2 Eine hochgradig narbige Schrumpfung der Milz ist am wahrscheinlichsten bedingt durch:

(A) Amyloidose
(B) homozygote Sichelzellanämie
(C) Sphärozytose
(D) stauungsbedingte Fibrose
(E) Leberzirrhose

F99

18.3 Welche Aussage trifft **nicht** zu?

Eine Stauungsmilz

(A) kann durch eine Pulmonalklappenstenose verursacht werden
(B) kann Folge einer extrahepatischen Pfortaderthrombose sein
(C) kann durch eine Leberzirrhose bedingt sein
(D) tritt bei reinem Linksherzversagen auf
(E) kann histologisch durch Gandy-Gamna-Körperchen gekennzeichnet sein

17.15 (D) 17.16 (B) 17.17 (B) 17.18 (D) 17.19 (B) 18.1 (E) 18.2 (B) 18.3 (D)

H96

18.4 Welche nichtmegaloblastäre Anämieform geht mit einer deutlichen Splenomegalie einher?

(A) Eisenmangelanämie
(B) Kugelzellanämie
(C) perniziöse Anämie
(D) akute Blutungsanämie
(E) chronische Blutungsanämie

F96

18.5 Bei welchen der angeführten Erkrankungen besteht die Tendenz zu einer hochgradigen Splenomegalie (> 1000 g)?

(1) Amyloidose
(2) chronische Rechtsherzinsuffizienz
(3) chronische myeloische Leukämie
(4) Osteomyelosklerose

(A) nur 3 ist richtig
(B) nur 1 und 2 sind richtig
(C) nur 3 und 4 sind richtig
(D) nur 1, 3 und 4 sind richtig
(E) 1 – 4 = alle sind richtig

F97

18.6 Welche Aussage trifft **nicht** zu?

Typische Ursachen einer Splenomegalie sind:

(A) Polycythaemia vera
(B) infektiöse Mononukleose
(C) Leberzirrhose
(D) Milzarterienaneurysma
(E) chronische myeloische Leukämie

H88

18.7 Welche Aussage über die Haarzellenleukämie trifft **nicht** zu?

(A) Die sog. Haarzellen besitzen typischerweise eine zytochemisch nachweisbare, tartratresistente saure Phosphatase.
(B) Patienten mit einer Haarzellenleukämie zeigen häufig die Symptome eines Hypersplenismus.
(C) Bei der Haarzellenleukämie besteht zumeist eine ausgeprägte Splenomegalie, während die Lymphknoten nicht oder nur gering vergrößert sind.
(D) Eine frühzeitig durchgeführte Splenektomie führt bei der Haarzellenleukämie im allgemeinen zu einer Dauerheilung.
(E) Es besteht eine gute therapeutische Ansprechbarkeit auf α-Interferon.

F95

18.8 In Abbildung Nr. 215 des Bildanhangs ist die Schnittfläche einer exstirpierten Milz dargestellt.

Welche Diagnose ist am wahrscheinlichsten?

(A) verkäsende Tuberkulose
(B) Metastasen eines Plattenepithelkarznioms
(C) Metastasen eines malignen Melanoms
(D) M. Hodgkin
(E) Metastase eines schleimbildenden Karzinoms

19 Skelettmuskulatur

F00

19.1 Enzymhistochemische Untersuchungen von Gefrierschnitten einer Muskelbiopsie dienen unter anderem der Fasertypenbestimmung.

Welcher Befund ist als Hinweis auf eine Reinveration kennzeichnend für eine chronische Verlaufsform der neurogenen Muskelatrophie?

(A) disseminierte Typ-I-Faseratrophien
(B) selektive Typ-II-Faseratrophien
(C) kompensatorische Typ-I-Faserhypertrophie
(D) Fasertypengruppierung
(E) Aktivitätsminderung mitochondrialer Enzyme in Typ-I- und Typ-II-Fasern

18.4 (B) 18.5 (C) 18.6 (D) 18.7 (D) 18.8 (C) 19.1 (D)

F99

19.2 Welche Aussage trifft **nicht** zu?

Die Myasthenia gravis

(A) ist insgesamt häufiger bei Männern als bei Frauen
(B) tritt in Kombination mit Thymomen auf
(C) kommt in Assoziation mit organspezifischen Autoimmunkrankheiten vor
(D) betrifft oft die äußere Augenmuskulatur
(E) ist im allgemeinen mit Antikörpern gegen Acetylcholinrezeptoren verbunden

H87

19.3 In dieser Muskelbiopsie (siehe Abbildung Nr. 216 des Bildanhangs) aus dem M. gastrocnemius erkennt man mehrere atrophische zum Teil isoliert, zum Teil in Grüppchen liegende Muskelfasern.

Dieses Bild ist typisch für eine

(A) progressive Muskeldystrophie
(B) Virus-Myositis
(C) bakterielle Myositis
(D) neurogene Muskelatrophie
(E) Myositis ossificans

H99

19.4 Bei einer progressiven Muskeldystrophie Typ Duchenne kann man histologisch folgende Befunde erheben:

(1) zentral in den Muskelfasern gelegene Kerne
(2) Strukturdefekte innerhalb der Muskelfasern
(3) Muskelfasernekrosen
(4) Muskelfaserregenerate
(5) partielle fibrolipomatöse Gewebssubstitution

(A) nur 3 und 4 sind richtig
(B) nur 1, 2 und 3 sind richtig
(C) nur 1, 2 und 5 sind richtig
(D) nur 1, 4 und 5 sind richtig
(E) 1–5 = alle sind richtig

F90

19.5 Welche Aussage trifft **nicht** zu?

Entzündliche Infiltrate in der Muskulatur kommen vor bei

(A) Sepsis
(B) Polyneuropathie
(C) Dermatomyositis
(D) Myasthenia gravis
(E) Panarteriitis nodosa

F91

19.6 Die histologische Abbildung Nr. 217 des Bildanhangs (HE-Färbung) stammt von einer bei der Obduktion entnommenen Probe der Halsmuskulatur.

Welche Diagnose ist richtig?

(A) granulomatöse Myositis bei Morbus Boeck
(B) Trichinose
(C) Myositis ossificans
(D) Dermatomyositis
(E) progressive spinale Muskelatrophie

F94

19.7 Beim Vorkommen lymphozytärer Infiltrate im Muskelgewebe ist differentialdiagnostisch zu denken an

(1) Panarteriitis nodosa
(2) Dermatomyositis
(3) Amyloidose
(4) Myasthenia gravis

(A) nur 1 und 2 sind richtig
(B) nur 1 und 3 sind richtig
(C) nur 2 und 4 sind richtig
(D) nur 1, 2 und 4 sind richtig
(E) 1–4 = alle sind richtig

H94

19.8 Als der charakteristische pathologische Inspektionsbefund des Urins bei der akuten Rhabdomyolyse (in den ersten Tagen) gilt in erster Linie:

(A) sog. „safrangelbe" Farbe
(B) rotbraune Farbe
(C) „pechschwarze" Farbe
(D) grünliche Farbe
(E) Dreischichtung (im Spitzglas)

19.2 (A) 19.3 (D) 19.4 (E) 19.5 (B) 19.6 (B) 19.7 (D) 19.8 (B)

20 Bindegewebskrankheiten (früher Kollagenosen)

F94

20.1 Die Abbildung Nr. 218 des Bildanhangs zeigt ein charakteristisches Symptom

(A) des Marfan-Syndroms
(B) der progressiven Systemsklerose
(C) des Waterhouse-Friderichsen-Syndroms
(D) des Ehlers-Danlos-Syndroms
(E) des Ullrich-Turner-Syndroms

F96

20.2 Bei einem 50jährigen Mann wurde ein „Knoten" aus dem rechten Oberschenkel entfernt. Abbildung Nr. 219 des Bildanhangs zeigt das makroskopische Präparat, die Abbildungen Nr. 220 und Nr. 221 des Bildanhangs stellen den histologischen Befund in einer HE- bzw. Sudanrot-Färbung dar.

Welche Diagnose trifft zu?

(A) reifes Lipom
(B) Liposarkom
(C) Rhabdomyosarkom
(D) Fibrom
(E) Neurofibrom

H97 F95 !

20.3 Welcher der folgenden Weichteiltumoren tritt bevorzugt bei Kindern (und Jugendlichen) auf?

(A) malignes fibröses Histiozytom
(B) Liposarkom
(C) Rhabdomyosarkom
(D) neurogenes Sarkom
(E) Leiomyosarkom

F98 !

20.4 Eine 35jährige Patientin mit unklaren pulmonalen Symptomen zeigt eine Erhöhung der cANCA (zytoplasmatische antineutrophile Autoantikörper) im Serum.
Eine Biopsie aus der Nasenschleimhaut zeigt eine epitheloidzellig-granulomatös-nekrotisierende Entzündung.

Welche der folgenden Diagnosen ist am wahrscheinlichsten?

(A) Lupus erythematodes
(B) Panarteriitis nodosa
(C) Goodpasture-Syndrom
(D) M. Wegener
(E) Lungentuberkulose mit miliarer Aussaat

F98 !

20.5 Welche Aussage trifft **nicht** zu?

Im Rahmen des systemischen Lupus erythematodes kommen vor:

(A) Lupus vulgaris
(B) membranöse Glomerulonephritis
(C) diffuse proliferative Glomerulonephritis
(D) mesangiale Glomerulonephritis
(E) Endokarditis Libman-Sacks

F97

20.6 Welche Lokalisation ist für das Desmoid typisch?

(A) Faszie des M. rectus abdominis
(B) Symphyse
(C) Dura mater
(D) Achillessehne
(E) Sklera

20.1 (D) 20.2 (B) 20.3 (C) 20.4 (D) 20.5 (A) 20.6 (A)

21 Knochen und Knorpel

F99

21.1 Welches Gewebe zeigt bei der Ochronose charakteristischerweise eine pathologische Pigmentierung?

(A) Retina
(B) Kolonschleimhaut
(C) Gelenkknorpel
(D) Lippenhaut
(E) Leber

F96

21.2 Eine schwere Osteoporose der Wirbelsäule kann auftreten bei

(A) Osteoidosteom
(B) Granulosazelltumor
(C) Inselzelladenom (Insulinom)
(D) Hypophysenadenom
(E) keinem der Tumoren (A)–(D)

H88

21.3 Welche Aussage trifft für die Osteomalazie zu?

(A) Die Knochenbälkchen zeigen einen fibroosteoklastären Abbau.
(B) Die Erkrankung kommt nur im Kindesalter vor.
(C) Die Erkrankung kann durch einen Vitamin-E-Mangel bei enteraler Resorptionsstörung bedingt sein.
(D) Die Spongiosabälkchen weisen breite unmineralisierte osteoide Säume auf.
(E) Die Erkrankung ist in der Regel auf die Wirbelsäule beschränkt.

H94

21.4 Welche histologische Knochenläsion weist unmittelbar auf einen Vitamin-D-Mangel hin?

(A) unmineralisierte Osteoidsäume
(B) Fibroosteoklasie
(C) Osteoporose
(D) mosaikförmiges Kittlinienmuster
(E) Bildung von Howship-Lakunen

F00

21.5 Die Abbildung Nr. 222 des Bildanhangs zeigt den makroskopischen Aspekt der Schädelkalotte eines 75-jährigen Mannes und Abbildung Nr. 223 ein histologisches Präparat daraus.

Es handelt sich am ehesten um

(A) einen M. von Recklinghausen
(B) ein Osteosarkom des Schädels
(C) ein malignes Non-Hodgkin-Lymphom
(D) einen M. Paget des Knochens
(E) ein Paget-Sarkom

H00

21.6 Das eosinophile Granulom des Knochens gehört zum Formenkreis der

(A) tuberkulösen Osteomyelitiden
(B) Langerhanszell-Histiozytosen
(C) Hypereosinophilie-Syndrome
(D) granulomatösen Entzündungen im Rahmen einer Helminthiasis
(E) ossären Riesenzelltumoren

F00

21.7 Welche Knochenläsion gehört zum Formenkreis der Langerhans-Zell-Histiozytosen?

(A) fibröse Dysplasie
(B) fibröser Kortikalisdefekt
(C) Riesenzelltumor des Knochens
(D) eosinophiles Knochengranulom
(E) malignes fibröses Histiozytom des Knochens

21.1 (C) 21.2 (D) 21.3 (D) 21.4 (A) 21.5 (D) 21.6 (B) 21.7 (D)

21.8 Bei der Spondylitis ankylosans (Morbus Bechterew)

(1) wird die Spongiosa der Wirbelkörper osteosklerotisch
(2) kommt es durch Umbau der Wirbelkörper zur Skoliose der Brustwirbelsäule
(3) wird der Verlauf nicht selten durch Bandscheibenvorfälle im Bereich der besonders betroffenen Brustwirbelsäule kompliziert
(4) sind Männer gleich häufig betroffen wie Frauen
(5) werden die sakroiliakalen, die Wirbelbogen- und die Rippenbogengelenke von einer ossifizierenden Entzündung ergriffen

(A) nur 5 ist richtig
(B) nur 1 und 2 sind richtig
(C) nur 1 und 5 sind richtig
(D) nur 3 und 5 sind richtig
(E) nur 4 und 5 sind richtig

F92 !

21.9 Welche Aussage trifft **nicht** zu?

Typisch für ein Ewing-Sarkom des Knochens sind:

(A) Primärlokalisation in der Epiphyse
(B) Infiltration des periossären Binde- und Muskelgewebes
(C) Metastasierung in andere Knochen
(D) reaktive schalenförmige Knochenneubildung
(E) Metastasierung in die Lungen

H98 !

21.10 Welche Aussage trifft **nicht** zu?

Das Osteosarkom

(A) entsteht häufig in der Metaphyse langer Röhrenknochen
(B) kommt vorwiegend bei jungen Menschen vor
(C) ist einer der häufigsten malignen Knochentumoren
(D) kann als Komplikation einer Osteodystrophia deformans (M. Paget) auftreten
(E) metastasiert bevorzugt lymphogen

F90

21.11 Die Abbildungen Nr. 224 und Nr. 225 des Bildanhangs zeigen eine Röntgenaufnahme und ein histologisches Bild des Operationspräparates (15jähriges Mädchen).

Es handelt sich hier um

(A) eine Osteomyelitis
(B) ein nichtossifizierendes Fibrom
(C) ein Ewing-Sarkom
(D) ein osteogenes Sarkom
(E) ein Chondrosarkom

H91

21.12 Bei einem Patienten in der Adoleszenz traten besonders nachts heftige Schmerzen im oberen Sprunggelenk auf, die auf Salicylate ansprachen. Röntgenologisch war gelenknah im Talus eine 1 cm große Aufhellungszone mit zentraler und perifokaler Knochenverdichtung (Nidus) sichtbar.

Es handelt sich am wahrscheinlichsten um

(A) einen Gichttophus
(B) einen Nodulus rheumaticus
(C) ein Osteoid-Osteom
(D) ein Ewing-Sarkom
(E) ein Schmorlsches Knötchen

H92

21.13 Welche der folgenden Aussagen über den Riesenzelltumor der langen Röhrenknochen trifft **nicht** zu?

(A) Radiologisch handelt es sich um eine osteolytische epiphysäre Läsion.
(B) Histologisch wird er charakterisiert durch 2 verschiedene Zelltypen.
(C) Er tritt am häufigsten in der 1. Lebensdekade auf.
(D) Rezidive sind charakteristisch.
(E) Er kann in ein Osteosarkom übergehen.

21.8 (A) 21.9 (A) 21.10 (E) 21.11 (B) 21.12 (C) 21.13 (C)

F93

21.14 Das Osteosarkom

(1) ist ein Sarkom, das Osteoid oder Knochen bildet
(2) ist am häufigsten im Kniegelenksbereich lokalisiert
(3) tritt am häufigsten zwischen dem 10. und 20. Lebensjahr auf
(4) kann als Paget-Sarkom bei alten Menschen vorkommen
(5) entsteht meist in der epiphysennahen Metaphyse langer Röhrenknochen

(A) nur 2 und 3 sind richtig
(B) nur 1, 3 und 5 sind richtig
(C) nur 1, 4 und 5 sind richtig
(D) nur 1, 2, 3 und 4 sind richtig
(E) 1 – 5 = alle sind richtig

F00

21.15 In welcher Lokalisation ist ein Osteochondrom am häufigsten zu beobachten?

(A) Epiphysen großer Röhrenknochen
(B) Metaphysen großer Röhrenknochen
(C) Tabula interna des Os frontale
(D) Tabula externa der Schädelkalotte
(E) Kieferhöhle

F99

21.16 Welche Entstehungslokalisation ist für das Chrondroblastom charakteristisch?

(A) Diaphyse langer Röhrenknochen
(B) Metaphyse langer Röhrenknochen
(C) Epiphyse langer Röhrenknochen
(D) Rippenknorpel
(E) Tracheal- und Bronchialknorpel

H99

21.17 Für das klassische Chondrosarkom trifft **nicht** zu, daß es

(A) durch Osteoidbildung gekennzeichnet ist
(B) durch radikale Resektion behandelt wird
(C) sich aus einem benignen Knorpeltumor entwickeln kann
(D) vor allem im knöchernen Becken und in den stammnahen Abschnitten der großen Röhrenknochen lokalisiert ist
(E) ein Tumor des mittleren und höheren Lebensalters ist

F98 **!**

21.18 Die Abbildung Nr. 226 des Bildanhangs zeigt den makroskopischen Befund, Abbildung Nr. 227 des Bildanhangs das Röntgenbild und Abbildung Nr. 228 des Bildanhangs den histologischen Aspekt einer tumorösen Läsion der Femurdiaphyse eines 28jährigen Patienten.

Es handelt sich um

(A) einen Riesenzelltumor des Knochens (Osteoklastom)
(B) ein Osteosarkom
(C) ein zentrales Chondrosarkom der Femurdiaphyse
(D) ein Osteochondrom
(E) ein Ewing-Sarkom

H96

21.19 Welcher Metastasierungsweg ist charakteristisch für das Osteosarkom?

(A) hämatogene Metastasierung vom Kavatyp
(B) lymphogene Metastasierung
(C) peritoneale Metastasierung
(D) Metastasierung über die prävertebralen Venenplexus
(E) hämatogene Metastasierung über die Pfortader

H95

21.20 Bei welchem der genannten Tumoren des Skelettsystems liegt der Altersgipfel am spätesten?

(A) Ewing-Sarkom
(B) Riesenzelltumor
(C) Osteosarkom
(D) Chondrosarkom
(E) Der Altersgipfel liegt bei den in (A)–(D) genannten Tumoren in der gleichen Lebensdekade.

21.14 (E) 21.15 (B) 21.16 (C) 21.17 (A) 21.18 (B) 21.19 (A) 21.20 (D)

22 Gelenke

H92 H84

22.1 Welche der aufgeführten Befunde kommen bei der Arthrosis deformans vor?

(1) Veränderung der Knorpelgrundsubstanz
(2) Demaskierung von kollagenen Fasern
(3) Knorpelusuren
(4) Knochenumbau
(5) sekundäre granulomatöse Synovialitis

(A) nur 1 und 2 sind richtig
(B) nur 2 und 3 sind richtig
(C) nur 2, 3 und 4 sind richtig
(D) nur 3, 4 und 5 sind richtig
(E) 1 – 5 = alle sind richtig

F94

22.2 Beim akuten rheumatischen Fieber

(1) kommt es in der Regel an den Gelenken zur Restitutio ad integrum
(2) finden sich am häufigsten Veränderungen an kleinen peripheren Gelenken
(3) sind meist zirkulierende Immunkomplexe nachweisbar
(4) werden die Gelenkveränderungen unmittelbar durch β-hämolysierende Streptokokken hervorgerufen

(A) nur 1 und 3 sind richtig
(B) nur 2 und 3 sind richtig
(C) nur 2 und 4 sind richtig
(D) nur 1, 3 und 4 sind richtig
(E) 1 – 4 = alle sind richtig

H97

22.3 Eine Meniskopathie zeigt sich in

(1) fettiger Degeneration
(2) mukoider Degeneration
(3) Bildung von Pseudozysten
(4) amyloidotischen Ablagerungen

(A) nur 1 und 3 sind richtig
(B) nur 2 und 4 sind richtig
(C) nur 1, 2 und 3 sind richtig
(D) nur 1, 2 und 4 sind richtig
(E) nur 2, 3 und 4 sind richtig

H87

Ordnen Sie den aufgeführten Erkrankungen (Liste 1) die typischen Befunde bei der Synoviaanalyse (Liste 2) zu!

Liste 1

22.4 Gichtarthritis

22.5 Pseudogichtanfall bei Chondrocalcinose

Liste 2

(A) Hydroxylapatitkristalle
(B) Cholesterinkristalle
(C) Calciumpyrophosphatdihydratkristalle
(D) antinukleäre Faktoren
(E) Natriumuratkristalle

F97

22.6 Welche Substanz kann nach einer kristallinen Ablagerung innerhalb des Gelenkknorpels zu einer entzündlichen Arthropathie führen?

(A) Glucose (Diabetes mellitus)
(B) Calciumpyrophosphat
(C) Homogentisinsäure
(D) Zystin
(E) keine der Substanzen (A)–(D)

H90

22.7 Welche der aufgeführten Degenerationsformen kommen bei Menisci vor?

(1) fettige Degeneration
(2) mukoide Degeneration
(3) Wallersche Degeneration
(4) fibrinoide Degeneration
(5) azidophile Degeneration

(A) nur 1 und 2 sind richtig
(B) nur 3 und 4 sind richtig
(C) nur 1, 2 und 5 sind richtig
(D) nur 1, 2, 4 und 5 sind richtig
(E) 1 – 5 = alle sind richtig

22.1 (E) 22.2 (A) 22.3 (C) 22.4 (E) 22.5 (C) 22.6 (B) 22.7 (A)

23 Sehnen, Sehnenscheiden, Schleimbeutel und Faszien

23.1 Die Tendovaginitis chronica stenosans (de Quervain)

(A) ist eine Komplikation der progressiven Dermatomyositis
(B) ist eine häufige Begleiterkrankung der rheumatoiden Arthritis
(C) ist eine nicht seltene Komplikation der systemischen Sklerodermie
(D) ist eine Autoimmunerkrankung
(E) kann Folge einer Überbeanspruchung sein

F88 H84

23.2 Zu den Fibromatosen werden folgende Krankheiten gerechnet:

(1) Fasciitis nodularis
(2) fibröse Dysplasie
(3) Mastopathia fibrosa
(4) Morbus Dupuytren
(5) Desmoide

(A) nur 1 und 3 sind richtig
(B) nur 2 und 5 sind richtig
(C) nur 1, 4 und 5 sind richtig
(D) nur 2, 3 und 4 sind richtig
(E) nur 2, 4 und 5 sind richtig

F95

23.3 Die noduläre Fasziitis ist

(A) eine tumorartige Läsion, die klinisch einen malignen Tumor imitiert
(B) eine Autoimmunerkrankung der tiefen Oberschenkelfaszie
(C) eine Bindegewebsneoplasie, die im Gesunden entfernt werden muß (Gefahr der malignen Entartung)
(D) eine Entzündung mit Knotenbildung, hervorgerufen durch Mykobakterien
(E) eine sklerodermieartige Hautveränderung mit Blut- und Gewebseosinophilie

H99

23.4 Die Abbildungen Nr. 229 und Nr. 230 des Bildanhangs zeigen den makroskopischen Aspekt bzw. den histologischen Befund eines periartikulären Weichgewebstumors eines 30jährigen Mannes.

Welche der folgenden Diagnosen ist am wahrscheinlichsten?

(A) Weichgewebsmetastase eines kleinzelligen Bronchuskarzinom
(B) biphasisches Synovialsarkom
(C) Rhabdomyosarkom
(D) parossales Osteosarkom
(E) malignes extranodales Non-Hodgkin-Lymphom

23.1 (E) 23.2 (C) 23.3 (A) 23.4 (B)

Kommentare

1 Gehirn und Rückenmark (Zentralnervensystem)

Dysrhaphische Störungen I.1

(dys = miß-, fehl-; raphe = Naht)
Schließungsstörungen des Neuralrohrs. Die Variationsbreite reicht von dysrhaphischen Störungen milder Ausprägung mit nur röntgenologisch nachweisbaren Anomalien des Wirbelbogenschlusses bis zum Anenzephalus oder zur Akranie, abhängig vom Zeitpunkt der Schädigung. Schluss des kranialen Rohrs: 25. Schwangerschaftstag, der des kaudalen Rohrs wenige Tage später. Bis zur 11. Woche: Neuralrohr von Bindegewebe umgeben, das Neuroektoderm ist vom Ektoderm getrennt. (Also: Determinationsperiode der schweren Dysrhaphien gegen Ende der **4. Schwangerschaftswoche**).

Die folgenden dysrhaphischen Störungen werden unterschieden:

- **Kraniorhachischisis**
  (kranion = Schädel, rhachis = Rückgrat, schisis = das Spalten)
  Eine neurale Schließungsstörung von Schädel und meist nur den kranialen Anteilen des Rückgrats, meist verbunden mit Anenzephalie und Fehlen von Brücke und Medulla oblongata.
- **Myelozystozele**
  (myelos = das Mark; kystis = die Blase; kele = der Bruch)
  Bruch von Teilen des Rückenmarks und der Rückenmarkshäute durch einen Spalt in Dura und Wirbelbogen. Im Gegensatz zur Myelozele besteht bei der Myelo*zystozele* noch zusätzlich eine (liquorgefüllte) zystische Aufweitung des Rückenmarkkanals.
  Genau genommen muss man jede Myelo(zysto)zele als *Meningo*myelo(zysto)zele bezeichnen, weil zusammen mit den Rückenmarksanteilen auch immer die Hirnhäute (Meningen, menix = die Haut) in den Bruchsack gelangen. Bei einer **Meningozele** findet man lediglich Hirnhäute im Bruchsack, aber keine Rückenmarkanteile.
  Die Hauptgefahren der nicht operierten Meningo(myelo)zele sind:
  Meningitis, Enzephalitis, Drucknekrosen.
  Häufig mit einer Meningo(myelo)zele kombinierte zentralnervöse Störungen sind:
  - **Hydromyelie:** pathologische Erweiterung des Zentralkanals
  - **Syringomyelie:** liquorgefüllte Höhlenbildung mit oder ohne Verbindung zum Rückenmarkkanal
  - **Arnold-Chiari-Syndrom** (Hydrocephalus internus und Kleinhirnmissbildungen)

  Seltener findet man:
  - Spaltung des Rückenmarks
  - offene Neuralplatte
  - mehrere Zenralkanäle
- **Spina bifida occulta**
  (spina = Dorn, Stachel, Wirbelsäule; bifida = zweigeteilt; occulta = verborgen)
  Spaltbildung des Wirbelbogens ohne Vortreten von Rückenmark und -häuten. Der Defekt ist mit Haut bedeckt, oft mit Hypertrichosis, Naevus vasculosus, Dermoidzysten oder dermalen Sinus (Fistelbildung der Haut über der Sakralregion in die Tiefe, u. U. bis in den intraspinalen Liquorraum → Gefahr der Meningitis) verbunden.
- **Akranie**
  Fehlen des bindegewebig vorgebildeten Hirnschädels bei weitgehender Erhaltung des Gesichtsschädels, zusätzlich Anenzephalus.
- **Anenzephalus, Merozephalus**
  (enkephalos = Gehirn; meros = der Teil)
  Fehlen des ganzen oder eines Teils des Gehirns, zusammen mit Knochendefekten, fehlgebildetem Nervengewebe und Hautdefekten.
- **Enzephalozele**
  Ausstülpung des Hirns und seiner Häute durch einen Knochendefekt.
- **Arnold-Chiari-Syndrom**
  Verlagerung eines Teils des Kleinhirns mit Kleinhirntonsillen kaudalwärts in den Spinalkanal → druckbedingte Nekrosen, Hydrocephalus internus.
- **Dandy-Walker-Syndrom**
  Aplasie der kaudalen Anteile von Kleinhirn und Wurm, Zystenbildung des 4. Ventrikels zwischen rudimentären Kleinhirnhemisphären zum First des Tentoriumdaches. Atresie des Foramen Magendii.
- **Klippel-Feil-Syndrom**
  „Hohe" Spina bifida mit bewegungseingeschränktem Kurzhals infolge Blockwirbelbildung (hommes sans cou = Menschen ohne Hals).
- **Spina bifida**
  Formen: occulta, cystica (Meningozelen, Meningozystozelen, Meningomyelozelen, Meningomyelozystozelen).
- **Schizenzephalie**
  Spaltung der Konvexitätsrinde des Großhirns.

H89

Frage 1.1: Lösung B

Auf der Abbildung erkennt man die Großhirnrinde mit erweiterten Seitenventrikeln. Die Hirnmasse ist insgesamt verkleinert. Das Marklager ist weitgehend abgebaut, stattdessen sind unterschiedlich große zystische Hohlräume vorhanden, die zum Teil bis unmittelbar an die Hirnoberfläche reichen. Dies entspricht dem Bild der **Porenzephalie.**
Ursachen: Kreislaufstörungen (meist A. cerebri media) in der Embryonalzeit oder perinatale Traumen, u.U. auch fetale Enzephalitis und Meningitis. Weiterhin bei angeborenen Defekten des Hirnmantels, z.B. lokale Aplasien. Die Porenzephalie ist somit ein **fetaler oder perinatal erworbener Substanzdefekt.**

H88

Frage 1.2: Lösung D

Wie in der Frage bereits diagnostiziert, handelt es sich in der Abbildung um einen ausgeprägten Hydrocephalus internus occlusus.
Zu **(D):** Bei der **Chorea major (Huntington)** handelt es sich um eine degenerativ-atrophische Veränderung des Striatums, hauptsächlich des Ncl. caudatus und der Hirnrinde. Durch die Atrophie sind die Seitenventrikel erweitert, es besteht jedoch kein Abflusshindernis.
Zu **(A)**, **(B)**, **(C)** und **(E):** Im Prinzip können alle raumfordernden Prozesse, also auch Medulloblastome (A), Hirnstammgliome (C) und Kleinhirnmeningeome (E) sowie entzündliche Veränderungen, wie z.B. tuberkulöse Meningitiden (B), zu einer Verlegung der Liquorabflusswege und somit zu einem Hydrocephalus internus occlusus führen.

F99 !

Frage 1.3: Lösung C

Die Anamnese ist typisch für das *Atemnotsyndrom des Neugeborenen.* Betroffen sind in der Regel nur Frühgeborene, bei denen aufgrund einer Unreife der Lungen ein Surfactant-Mangel besteht. In der reifen Lunge verhindert der Surfactant (ein lecithinhaltiges Lipoprotein) durch eine Reduktion der Oberflächenspannung ein Kollabieren der Alveolen. Beim Surfactant-Mangel kommt es zur unvollständigen Entfaltung und Belüftung der Lungen (= primäre Atelektase) mit Hypoxie und Schädigung des Alveolarepithels und Kapillarendothels. Aus den Kapillaren tritt Serum in die Alveolen über und gerinnt. Es resultieren die sog. hyalinen Membranen. Wegen der schweren Ateminsuffizienz werden die Neugeborenen beatmungspflichtig. Die Abbildung zeigt einen Frontalschnitt durch das Gehirn. Sämtliche Ventrikel des Gehirns sind stark erweitert und ausgefüllt durch schwarze geronnene Blutmassen (Hämatocephalus).
Eine typische Komplikation bei beatmeten Frühgeborenen mit Atemnotsyndrom ist eine massive Blutung aus subependymalen Venen (C), schlimmstenfalls mit Einbruch in das Ventrikelsystem. Offenbar reagieren die subependymalen Venen besonders empfindlich auf starke Schwankungen des Kohlendioxidpartialdruckes im Blut, wie sie bei der maschinellen Beatmung auftreten können.
Zu **(A):** Bei einem konnatalen Hydrocephalus internus (isolierte Erweiterung des inneren Liquorsystems) sind die Ventrikel mit Liquor cerebrospinalis und *nicht* mit Blut gefüllt.
Zu **(B):** Ein retrograder Einstrom von Blut aus dem subarachnoidalen Raum in das innere Liquorsystem ist nicht möglich.
Zu **(D):** Eine Gerinnungsstörung führt eher zu einer Einblutung in das Marklager.
Zu **(E):** Eine Pigmentierung der Ventrikelwand oder des Plexus choroideus existiert nicht.

F99

Frage 1.4: Lösung D

Die Bilirubin-Enzephalopathie wird auch gebräuchlicher als „Kernikterus" bezeichnet. Das Gehirn des Neugeborenen ist einer Anflutung großer Bilirubinmengen nicht gewachsen, weil die Blut-Hirn-Schranke noch nicht genügend für die diesbezügliche Abschirmung ausdifferenziert ist. So kann nicht konjugiertes Bilirubin als lipidlösliche Substanz frei in das Gehirn gelangen. Ein solcher Zustand tritt typischerweise beim *Morbus haemolyticus neonatorum* auf. Der Begriff „Kernikterus" leitet sich aus der makroskopischen Beobachtung ab, dass bei Neugeborenen mit einer ausgeprägten Hyperbilirubinämie bestimmte Kerngebiete eine hervorgehobene Gelb-Grün-Färbung aufweisen. Klinisch sind betroffene Kinder durch mannigfaltige neurologische Defizite auffällig. Im Vordergrund stehen dabei Störungen des extrapyramidal-motorischen Systems, das anatomisch vornehmlich durch die Stammganglien und bestimmte Kerngebiete des Kleinhirns repräsentiert ist. Den neurologischen Ausfällen entsprechen die bevorzugten Orte der Bilirubineinlagerung im Gehirn:

- Stammganglien (Striatum, Nucleus caudatus, Pallidum, Substantia nigra, Nucleus subthalamicus)
- Kleinhirnkerngebiete (hier v.a. der Nucleus dentatus)

Zu **(A):** Der Balken repräsentiert kein Kerngebiet.
Zu **(B):** Die perivaskuläre weiße Substanz entspricht nicht einem Kerngebiet.
Zu **(C):** Die Kleinhirn*rinde* wird im Gegensatz zu einzelnen zerebellären Kerngebieten nicht durch

die Bilirubin-Enzephalopathie in Mitleidenschaft gezogen.
Zu **(D):** Der Nucleus dentatus kann direkt durch Bilirubineinlagerungen geschädigt werden. Die entsprechenden neurologischen Ausfälle gehen dann in das klinische Vollbild der Bilirubin-Enzephalopathie mit ein.
Zu **(E):** Der Locus coeruleus ist Teil des pontinen Atemzentrums. Eine im Sinne der Aufgabenstellung typische Beteiligung beim Kernikterus ist nicht beschrieben.

Morbus Parkinson — I.2

Morbus Parkinson (Paralysis agitans): hypokinetisch-hypertonisches Syndrom.
Hypokinetisch: Amimie, Mikrographie.
Hypertonisch: nach vorn gebeugte Rumpfhaltung, angewinkelte Arme, fehlende Armmitbewegung beim Gehen, Ruhetremor.
Trias
- *Akinese*
- *Rigor*
- *Ruhetremor*

Ferner Pillendreherbewegungen, Salbengesicht, Speichelfluss.
Ursache:
Chronisch-degenerative Erkrankung im extrapyramidalen System **(Substantia nigra)**, die makroskopisch depigmentiert erscheint; häufig hereditär-familiär auftretend.
Morphologisches Korrelat:
Untergang melaninhaltiger dopaminerger Nervenzellen → Überwiegen der cholinergen (GABA) Einflüsse des Neostriatums.
Parkinsonismus:
Entspricht in Ausprägung und Lokalisation dem Morbus Parkinson, die Ätiologie ist aber unterschiedlich: am häufigsten postenzephalitisch oder arteriosklerotisch (mit Demenz), ferner als reversible Nebenwirkung von Neuroleptika.

H99 **!**

Frage 1.5: Lösung C

Die Chorea Huntington, die autosomal dominant (A) vererbt wird, entsteht durch eine Störung des Stoffwechsels der Gammaaminobuttersäure (GABA). Zusätzlich kommt es zum Untergang GABA-haltiger Ganglienzellen (C). Die Atrophie des Nucleus caudatus ist die Grundlage des klinischen Bildes der Chorea major (Huntington).
Zu **(B):** Bei der Chorea Huntington kommt es als Folge des GABA-Mangels zu einem relativen Übergewicht von Dopamin in den Basalganglien.
Zu **(D):** Aufgrund der Atrophie des Nucleus caudatus kommt es bei der Chorea Huntington zu einer plumpen Erweiterung der Seitenventrikel.
Zu **(E):** Klinische Leitsymptome der Chorea Huntington sind Hyperkinesie und Muskelhypotonie.

H00

Frage 1.6: Lösung D

Zu **(D):** Der **chronische Alkoholismus** führt zu einer ganzen Reihe von morphologisch fassbaren Veränderungen des ZNS. Alkohol führt über eine Nervenzelldegeneration zur Ganglienzellatrophie. Vornehmlich ist hiervon das Großhirn betroffen. Am Kleinhirn manifestiert sich die alkoholtoxische Schädigung insbesondere durch eine Rindenatrophie des Oberwurms.
Zu **(A)**, **(B)** und **(C):** Die genannten Lösungsmöglichkeiten bieten unspezifische zerebrale Veränderungen an.
Zu **(E):** Die **symmetrische Abblassung der Substantia nigra** lässt auf ein Parkinson-Syndrom schließen.

Störungen im Stammganglienbereich — I.3

Putamen + Pallidum = Linsenkern

Putamen + Nucl. caudatus = Corpus striatum

Vgl. auch Abb. 1.1.

- Störungen im Stammganglienbereich führen zu Hyperkinesen (Auftreten von unwillkürlichen Bewegungen) und Erniedrigung des Muskeltonus.
- Alleinige Störungen in:
  - Corpus striatum: hyperkinetisch-hypoton (Hyperkinesen s. u.)
  - Substantia nigra: hypokinetisch-hyperton (Akinese, Rigor, Tremor = **Parkinson-Syndrom**)
  - Putamen: Tremor
  - Etat lacunaire des Nucleus caudatus: Iterationsneigung, Logoklonien (Etat lacunaire: multiple kleine Zysten, die das Gewebe siebartig bzw. seenartig/lakunenartig erscheinen lassen)
- **Hyperkinesen:** Athetose, Chorea, Torsionsdystonie, Torticollis spasticus
  - Athetose: intrauterine oder perinatale Schädigung von Caudatum und Putamen
  - Chorea: entzündlich (Ch. minor) oder degenerativ (Ch. major) bedingte Schädigung der kleinen Striatumzellen
  - Torticollis spasticus: Schädigung im Putamen und im Nucleus centromedialis des Thalamus u. a.
  - Torsionsdystonie: besonders nach Kernikterus, Enzephalitis, hepatolentikulärer De-

generation (Morbus Wilson), Morbus Strümpell-Westphal, Hallervorden-Spatz-Erkrankung
- Ballistisches Syndrom (Hemiballismus): akute Schädigung des Nucleus subthalamicus und des äußeren Pallidum
- Myoklonien: Schädigung des Guillain-Mollaret-Dreiecks:
  Nucleus ruber – Olive – Cerebellum – Nucleus ruber

Degenerative Systematrophien des ZNS — I.4

Zu den degenerativen Systematrophien des ZNS gehören folgende Krankheiten:
- spinale Muskelatrophie
- spastische Spinalparalyse
- Friedreich-Ataxie
- Chorea Huntington
- Parkinson-Krankheit
- Pick-Atrophie
- myatrophische Lateralsklerose

F97

Frage 1.7: Lösung D

Die **myatrophische** (amyotrophische) **Lateralsklerose** ist eine **degenerative** Erkrankung des ersten und zweiten Motoneurons der Pyramidenbahn, die zu einer Atrophie und Lähmung der Skelettmuskulatur führt. Man unterscheidet eine wesentlich häufigere klassische **sporadische** und eine seltene **familiäre** Form (etwa 10%). (Bei letzterer ist die Atrophie des Gyrus praecentralis geringer ausgeprägt.)
Zu **(1)**, **(3)** und **(5):** Es kommt zu einer **Atrophie der vorderen Zentralwindung** (= Gyrus praecentralis, dem Sitz des zentralen 1. Motoneurons), der **Pyramidenbahn** (besonders im Zervikalbereich) sowie der **Vorderhörner** des Rückenmarks (dem Sitz des spinalen 2. Motoneurons). Auch Hirnnervenkerne sind betroffen.
Zu **(2)** und **(4):** Die hintere Zentralwindung (= Gyrus postcentralis) und die Hinterstränge des Rückenmarks sind nicht betroffen.

Wernicke-Enzephalopathie — I.5

Wernicke-Trias:
- Somnolenz
- Ataxie
- Ophthalmoplegie (ophthalmos = das Auge; plege = Schlag, sinngemäß: Lähmung)

Hervorgerufen durch:
Thiamin-(Vitamin B_1)-Mangel und Herabsetzung der Transketolaseaktivität (→ Avitaminose)

Morphologie:
Spongiöse (= schwammartige) Gewebsauflockerung mit Proliferation von Faser bildenden Astrozyten, Kapillaren und kleinen Venen, hauptsächlich in den **Corpora mamillaria,** die rotbraun und verkleinert erscheinen (rotbraun durch Erythrodiapedese), seltener in der Vierhügelregion und in der Umgebung des Aquädukts (hoher Transketolasegehalt).

Ursachen:
- Alkohol (in über 90% der Fälle)
- Malabsorption (perniziöse Anämie, Hyperemesis, andere Magen-Darm-Erkrankungen)
- Tumoren des hämatopoetischen Systems

(Die Wernicke-Enzephalopathie hat nichts mit dem sensorischen Wernicke-Sprachzentrum im rückwärtigen Abschnitt des Gyrus temporalis der linken Großhirnhemisphäre zu tun, dessen Schädigungen zu einer sensorischen Aphasie, der Wernicke-Aphasie, führt.)

GM_2-Gangliosidose — I.6

GM_2-Gangliosidosen: Speicherung von GM_2-Gangliosiden hauptsächlich in Ganglienzellen infolge einer fehlenden oder herabgesetzten **β-Hexosaminidase-Aktivität** im Gegensatz zur GM_1-Speicherung durch fehlende β-Galaktosidase-Aktivität mit vermehrter Speicherung auch von Mukopolysacchariden und vermehrter viszeraler Beteiligung.

Tay-Sachs-GM_2-Gangliosidose:
Amaurotische Idiotie (amauros = blind; idiotes = Privatmann, Laie, einfacher Mensch); autosomal-rezessiv vererbt; infantile Form tritt meist ab 2. Hälfte des 1. Lebensjahres in Erscheinung. Diffuser Befall von Nervenzellen.
Beginnt mit atonisch-paretischer, später spastischer Phase, Demenz und führt durch Befall der Retinanerven zur Amaurose (Blindheit) und zur Optikusatrophie. Augenfundus: kirschroter Fleck in der Makularegion.
Morphologie: Da das Gangliosid im Zytoplasma der Nervenzellen gespeichert wird, sind die betroffenen Zellen gebläht, der Kern und andere Zellorganellen sind an den Rand gedrängt, das gespeicherte Gangliosid ist PAS-positiv.
Die Speicherung erfolgt nur im Zytoplasma von Ganglienzellen, nicht in Markscheiden, Gliazellen, Stäbchenzellen der Retina o. a.

H90

Frage 1.8: Lösung B

Die Systematrophien sind im Lerntext I.4 aufgeführt.
Systematrophien sind Erkrankungen, bei denen ein ganzes neuronales System oder funktionell hintereinandergeschaltete neuronale Prozesse von degenerativ-atrophischen Vorgängen betroffen sind.
Zu **(A):** Das morphologische Korrelat ist eine Atrophie des Nucleus caudatus.
Zu **(B):** Als Entmarkungserkrankung der weißen Substanz bezieht sich die **Leukodystrophie** nicht auf ein spezielles neuronales System.
Zu **(C):** Betroffen sind die Hinterwurzeln und die Hinterstränge.
Zu **(D):** Es handelt sich um eine präsenile Systematrophie der Fronto-Temporalregion.
Zu **(E):** Es liegt eine Schädigung der dopaminergen Bahnen von der Substantia nigra zum Neostriatum vor.

F92

Frage 1.9: Lösung C

Die tuberlöse Sklerose ist mit ausgeprägt knotigen Gliazellwucherungen verbunden, die häufig verkalken und sich in den Hirnwindungen ohne Berücksichtigung anatomischer Strukturen ausbreiten.
Zu **(A):** Im späten Stadium der Erkrankung findet man eine dichte Fasergliose, die hauptsächlich periventrikulär entwickelt ist.
Zu **(B):** Die Gliomatosis cerebri geht mit einer diffusen Gliazellvermehrung in weißer und grauer Substanz einher.
Zu **(D):** Die Ulegyrie ist eine prä- oder perinatale Hirnschädigung mit Vernarbung der Großhirnrinde und nachfolgenden Rindenschrumpfungen.
Zu **(E):** Bei der Porenzephalie kommt es zur Ausbildung von zystischen Hohlräumen, nicht zur knotigen Gliazellwucherung.

H99 !

Frage 1.10: Lösung C

Die Abbildung zeigt eine Seitenansicht des Groß- und Kleinhirns. Die Arachnoidea und die epizerebralen Venen sind noch nicht abpräpariert. Mit 920 g weist das Gehirn eine deutlich reduzierte Masse als Zeichen einer Atrophie auf. Im Präparat zeigt sich der Frontallappen in der Weise auffällig, als die hier liegenden Gyri verschmälert, die Sulci hingegen verbreitert sind. Die Kontur des Frontallappens ist angedeutet spitz zulaufend. Darüber hinaus fällt auf, dass der Temporallappen stark verkleinert ist. Die zu diagnostizierende Atrophie des Frontal- und Temporallappens lässt die Diagnose zu. Es handelt sich um den makroskopischen Gehirnbefund des M. Pick (C). Dabei handelt es sich um eine Systemdegeneration im Bereich des Großhirns. Es kommt zur scharf abgesetzten Atrophie der erkrankten Großhirnrinde gegenüber nicht betroffenen Arealen. Die Erkrankung manifestiert sich klinisch als eine Form der präsenilen Demenz.
Zu **(A):** Eine Aussage zu einer etwaig vorliegenden Encephalomyelitis disseminata kann aus der vorliegenden Abbildung nicht abgeleitet werden. Nur anhand von Hirnschnitten kann der Zielort der Erkrankung, die weiße Substanz, beurteilt werden. Die Encephalomyelitis disseminata (Multiple Skerose) stellt eine in Schüben verlaufende Erkrankung dar, die das Großhirn und das Rückenmark betrifft. Die Ursache der MS ist noch nicht ausreichend geklärt. Diskutiert wird eine virale Genese. Morphologisch finden sich Entmarkungsherde, die bevorzugt periventrikulär auftreten und ein grau-glasiges Aussehen haben. Histologisch folgt auf eine lymphoplasmazelluläre Infiltration in den betroffenen Arealen eine Gliafaservermehrung (sog. astrozyträre Faser*sklerose*), die zur Namensgebung geführt hat.
Zu **(B):** Der M. Wernicke (alkoholische Enzephalopathie) führt zur Verkleinerung und Rotbraunverfärbung der Corpora mamillaria, die in der Abbildung nicht dargestellt sind.
Zu **(D):** Die amyotrophe Lateralsklerose zählt zu den neurogenen Systematrophien. Es kommt zum Untergang des ersten und zweiten motorischen Neurons und damit der gesamten kortikospinalen Bahnen. Gyrus praecentralis und die Rückenmarkvorderhörner fallen der Atrophie anheim.
Zu **(E):** Bei der Meningoencephalitis tuberculosa finden sich die entzündlichen Veränderungen der weichen Hirnhäute vornehmlich an der Hirnbasis, die hier nicht eingesehen werden kann.

Morbus Alzheimer — **I.7**

Senile und präsenile Demenz
Morbiditätsrisiko ca. 4%; bei Frauen etwas häufiger. Durchschnittl. **Erkrankungsalter** 57 J.; Krankheitsverlauf ca. 7 Jahre.
Ätiologie:
Die Ätiologie ist noch unklar. Manche Autoren vermuten immunologische Prozesse als Ursache. In einigen Fällen gibt es auch eine genetische Komponente (z. B. erhöhte Inzidenz bei Morbus Down).
Morphologie:
Makroskopisch: Rindenatrophie (frontotemporal/parietookzipital) mit Hydrocephalus internus et externus.
Mikroskopisch:
- Fibrillenveränderung (Zopfform),
- sog. senile Drusen und Plaques (fokale Anhäufung von amyloidhaltigem Kollagen und Glykosaminoglykanen),

- Dendritenschwund (Verlust der oberen Rindenzellschicht bis zu 36%),
- Lipofuszinspeicherung in Ganglienzellen,
- granulo-vakuoläre Degeneration von Ammonshornnervenzellen,
- Heterochromatisierung von Nerven- und Gliazellen (Astrozyten), geringe Nukleolengröße als Ausdruck der verminderten Transkriptionsleistung,
- kongophile Angiopathie (Amyloidablagerung um Gefäße) ist häufig.

Biochemie:
Verminderung der Cholinazetyltransferaseaktivität; spezifisches, atypisches „Alzheimer"-Protein von 50 000 Dalton.

H97

Frage 1.11: Lösung D

Zu **(2)**, **(3)**, **(4)** und **(6):** Alle diese genannten histomorphologischen Befunde sind charakteristisch für die senile Demenz vom Alzheimertyp und sprechen für sich selbst.
Zu **(1):** Meist bei hepatogener Enzephalopathie (zum Beispiel dem Morbus Wilson) finden sich als Reaktionsform Astrozyten mit großen, chromatinarmen Zellkernen (man spricht dabei auch von Alzheimer-Glia Typ II oder Leberglia).
Zu **(5):** Mikrogliaproliferate (Gliaknötchen) im Marklager kommen als granulomartige Ansammlungen bei verschiedenen Infektionen des ZNS vor.

H00 !

Frage 1.12: Lösung D

Weitergehendere Veränderungen als bei der einfachen Atrophie findet man bei der **präsenilen Demenz** (M. Alzheimer), welche schon im 5. oder 6. Lebensjahrzehnt auftritt.
Lichtmikroskopisch können neben einem **Neuronenverlust** (C) mithilfe von Versilberungsmethoden in Ganglienzellen zopfförmige Veränderungen in Zellkernnähe nachgewiesen werden, die sog. **Alzheimer-Fibrillenveränderungen** (syn. helikale Neurofibrillenveränderungen (A)). Man geht davon aus, dass die Synthese neurofilamentärer Proteine, die im Perikaryon liegen bleiben, zu den Alzheimer-Fibrillenveränderungen führen, die *keineswegs pathognomonisch für den M. Alzheimer* sind. Gleichartige Veränderungen findet man z.B. nach Einwirkung von toxischen Substanzen oder chronischer Hirntraumatisierung. Weitere histologisch nachweisbare Phänomene beim M. Alzheimer sind Amyloidablagerungen, die als **senile Plaques** (Drusen) (B) bezeichnet werden. Amyloidablagerungen treten zusätzlich in den zerebralen Gefäßen auf (**kongophile Angiopathie** (E)).

Zu **(D):** Die **Mikrogliazellen** haben spezifische Aufgaben im Zusammenhang mit Abräumvorgängen im ZNS (z.B. Resorptionsphase des Hirninfarktes). Mikrogliazell-Proliferationen kommen beim M. Alzheimer nicht vor.

H95

Frage 1.13: Lösung A

Auch beim **Down-Syndrom** (Trisomie 21), bei welchem die Patienten schneller altern als gewöhnlich, lassen sich im Gehirn die für den Morbus Alzheimer typischen **Degenerationsfibrillen** und **senilen Plaques** (Drusen) finden. Letztere weisen im Zentrum **Amyloid**fibrillen auf.
Zu **(B)** und **(C):** Beim Edwards-Syndrom (Trisomie 18) sowie dem Pätau-Syndrom (Trisomie 13) überleben die Betroffenen selten die Neugeborenenperiode oder das Säuglingsalter. Es liegen zwar jeweils Fehlbildungen des Gehirns vor, aber altersbedingte degenerative Veränderungen finden sich hier nicht.
Zu **(D)** und **(E):** Beim **Klinefelter-Syndrom** des Mannes (gonosomale Trisomie, 47, XXY) und dem **Turner-Syndrom** der Frau (gonosomale Monosomie, 45, X) liegen die entscheidenden Veränderungen im Bereich der Gonaden (**Gonadendysgenesie** mit Fehlen funktionstüchtiger Keimzellen).

H94

Frage 1.14: Lösung B

Alle hier aufgeführten Erkrankungen betreffen die Neurone der **Pyramidenbahn,** wobei das **zentrale 1. Neuron** (lokalisiert in der Rinde des Gyrus praecentralis), das **spinale 2. Neuron** (= α-Motoneuron im Vorderhorn des Rückenmarks), oder beide betroffen sein können.
Bei der erblichen **spastischen Spinalparalyse** kommt es lediglich zu einer Degeneration des zentralen **1. Neurons** mit Atrophie des Gyrus praecentralis. Veränderungen am Rückenmark finden sich nicht.
Zu **(A)**, **(D)** und **(E):** Eine Vorderhornatrophie des Rückenmarkes findet sich bei der alten, abgelaufenen **Poliomyelitis anterior** (= spinale Kinderlähmung nach Enterovirus-Infektion) sowie der infantilen und adulten Form der **spinalen Muskelatrophie** (degenerative Erkrankung), wobei jeweils nur das **2. Neuron** geschädigt ist.
Zu **(C):** Die **amyotrophische Lateralsklerose** ist eine degenerative Erkrankung des **1. und 2. Neurons** der Pyramidenbahn und lässt neben einer Atrophie des Gyrus praecentralis auch eine Atrophie der Vorderhörner erkennen.

F94

Frage 1.15: Lösung D

Bei der **GM_2-Gangliosidose vom Typ 1 (Morbus Tay-Sachs)** handelt es sich um einen Hexosaminidase-A-Mangel. Klinisch kommen zwei Formen mit verschiedenem Manifestationsalter vor, die sich weder enzymopathisch noch morphologisch voneinander unterscheiden. Bei der infantilen Form zeigt sich eine ausgeprägte Schreckreaktion gegenüber Geräuschen, eine Hypotonie, eine Mikrozephalie und nicht selten ein Puppengesicht mit feiner weißer Haut und langen Augenwimpern. Charakteristisch ist weiterhin ein kirschroter Fleck im Bereich des Augenhintergrunds. Bei der juvenilen Form manifestiert sich die Krankheit erst um die Mitte der ersten Lebensdekade mit Kleinhirnataxie, progredienter Demenz und extrapyramidalen Bewegungsstörungen (1).
Bei der **metachromatischen Leukodystrophie** handelt es sich um eine Sulfatidlipidose, die im Gegensatz zu anderen Leukodystrophien auch ohne Hirnbiopsie gesichert werden kann. Die Erkrankung beruht auf einem genetisch determinierten Mangel an Aktivität der Arylsulfatase A, die im Serum und Urin bestimmbar ist (2).
Die **Neurofibromatosis generalisata** ist keine Enzymopathie, sondern eine vererbte Phakomatose (3).
Ursache der **Phenylketonurie** ist ein Defekt der Phenylalaninhydroxylase, eines fast ausschließlich in der Leber aktiven Enzyms, das die Umwandlung von Phenylalanin zu Tyrosin katalysiert. Das Krankheitsbild wird durch die abnorme Erhöhung der essentiellen Aminosäure Phenylalanin im Blut ausgelöst. Klinisch sind die Patienten in der Regel während der ersten 4 Lebensmonate unauffällig, danach wird zunehmend eine mentale Retardierung sichtbar, die schließlich in eine Imbezillität oder Idiotie mündet. Hinzu treten neurologische Symptome in Form von Krampfanfällen sowie extrapyramidale und pyramidale Symptome. Bei frühzeitiger phenylalanin-armer Diät kann die Manifestation der Krankheit verhindert werden (4).

F97

Frage 1.16: Lösung B

Die neuronale **Zeroidlipofuszinose** (zerebromakuläre Degeneration, Batten-Syndrom) stellt eine Gruppe von Stoffwechselstörungen (zerebrale Lipidosen) dar, die zu den amaurotischen Idiotien zählen.
Zu **(B):** Richtig.
Zu **(A): Lipogranulome** bilden sich nach traumatischer Fettgewebsnekrose und zwar **intra** vitam.
Zu **(C):** Auch der Prozess der Hypertrophie ist nur **intra** vitam möglich.
Zu **(D):** Im Zytoplasma von Tumorzellen der Oligodendrogliome sammeln sich häufig Glykosaminoglykane an.

F91 F89 F88

Frage 1.17: Lösung D

Der Schnitt durch das Gehirn lässt ausgehend von der Konvexität zunächst die Fissura longitudinalis cerebri erkennen, darunter befindet sich das Corpus callosum, darunter wiederum ein Anschnitt des Corpus fornicis und seitlich hiervon die beiden Seitenventrikel, darunter der dreieckige Anschnitt des 4. Ventrikels und am weitesten zur Hirnbasis gelegen zu beiden Seiten die **Corpora mamillaria** als rundliche Ausbuchtungen. Auffällig ist dabei eine Dunkeltönung der Corpora mamillaria. Diese Veränderung ist bei der alkoholtoxisch bedingten **Wernicke-Enzephalopathie** zu beobachten, die mit einer Proliferation von Kapillaren und kleinen Venen, einer spongiösen Gewebsauflockerung und einer Astrozytenproliferation einhergeht. Es kann zusätzlich zu einer Erythrodiapedese kommen, die von einem vermehrten Auftreten von Siderophagen begleitet ist. Prädilektionsorte sind die Corpora mamillaria sowie die Umgebung des 3. Ventrikels.
Die Abbildung wurde bereits in mehreren Examina (F88, F89, F91) gezeigt. In F88 wurde die Struktur (Corpora mamillaria) benannt und nach der zugrunde liegenden Erkrankung gefragt.

H93

Frage 1.18: Lösung B

Bei der **alkoholischen Enzephalopathie** unterscheidet man eine neuronotrope Schädigung mit Großhirnrindenatrophie, eine gliovasotrope Schädigung in Gestalt der Wernicke-Enzephalopathie, eine myelino-axonotrope Schädigung mit Ausbildung so genannter Lückenfelder und Polyneuropathie sowie eine myelinotrope Schädigung. Bei letzterer ist die zentrale pontine Myelinolyse besonders kennzeichnend.
Zu **(A):** Die **Multiple Sklerose** ist durch multiple verstreute, verhärtete Entmarkungsherde gekennzeichnet, die besonders um die Ventrikelwinkel, in der Brücke und im verlängerten Mark auftreten. Es kommt zum Markscheidenzerfall und zur Mikrogliawucherung. An Varianten unterscheidet man die konzentrische Sklerose (Morbus Balo), die diffus disseminierte Form (Morbus Schilder) und die Neuromyelitis optica (Morbus Devic).
Zu **(C):** Zu den degenerativen Systematrophien des ZNS siehe Lerntext I.4.
Zu **(D):** Die im Vordergrund stehende morphologisch fassbare Folge der Epilepsie ist der Nervenzellausfall im Ammonshorn mit Ausbildung einer astrozytären Gliose.

Zu **(E):** Beim **Coma diabeticum** kommt es zu Parenchymnekrosen und Körnerzellnekrosen in der Kleinhirnrinde sowie zu disseminierten Parenchymschädigungen in Großhirnrinde, Striatum und Pallidum.

H94

Frage 1.19: Lösung D

Die aufgeführten klinischen und pathologisch-anatomischen Befunde lassen sich ätiologisch gut als Folge eines **chronischen Alkoholismus** deuten. Insbesondere ist der Alkohol die häufigste Ursache einer **Leberzirrhose** in der westlichen Welt. Der **zentralen pontinen Myelinolyse** liegt eine umschriebene Entmarkung von Nervenfasern im Bereich zentraler Brückenabschnitte (Fibrae transversae pontis) zugrunde. Klinisch können dabei unter anderem eine sich rasch entwickelnde **Tetraparese, Augenmotilitätsstörungen** sowie Sprach- und Schluckstörungen auftreten. Pathogenetisch scheinen schwere Störungen des Elektrolythaushalts (besonders die **Hypo**natriämie, cave: Leberzirrhose) eine Rolle bei der Entmarkung zu spielen. Insgesamt kommt die zentrale pontine Myelinolyse auch bei chronischem Alkoholismus selten vor.
Zu **(A):** Beim **Coeruloplasmin-Mangel** (Coeruloplasmin = Bindungs- und Transportprotein für Kupfer, Alpha-2-Globulin) resultiert als Folge einer **Kupfer**stoffwechselstörung mit pathologischer Kupferablagerung die **hepatolentikuläre Degeneration** (= Morbus Wilson). Auch hierbei kommt es zum zirrhotischen Umbau der Leber. Im zentralen Nervensystem degenerieren die Nervenzellen im Bereich der Stammganglien (Putamen). Klinisch imponieren extrapyramidalmotorische Symptome.
Zu **(B):** Auch die **Hämochromatose** (besser: Siderophilie) als Folge einer erblichen vermehrten intestinalen Eisenresorption mit Ablagerung des Eisens in zahlreichen Geweben führt zur Leberzirrhose. Im zentralen Nervensystem können Massenblutungen auftreten. Eine periphere Neuropathie ist möglich.
Zu **(C):** Eine Leberzirrhose ist nicht typisch für eine **HIV-Infektion** und das erworbene Immundefektsyndrom (AIDS). Das ZNS kann in Form einer diffusen **AIDS-Enzephalopathie** betroffen sein, was sich klinisch als fortschreitende Demenz äußert. Zahlreiche **opportunistische Erreger** (Zytomegalie-Virus, Herpes-simplex-Virus, Toxoplasma gondii etc.) können schwere Enzephalitiden verursachen.
Zu **(E):** Die **Virushepatitis B** ist weltweit die häufigste Ursache der Leberzirrhose. Bei der Leberzirrhose ist wegen mangelnder Entgiftungsfunktion die Entwicklung einer progressiven **hepatischen Enzephalopathie** (Leberausfallkoma) möglich (Ikterus, flapping tremor, Schläfrigkeit, Koma). Eine fulminante Virushepatitis kann rasch zur hepatischen Enzephalopathie führen (Leberzerfallskoma).

H98

Frage 1.20: Lösung C

Die Abbildung demonstriert einen Anschnitt aus der Hirnrinde mit – soweit beurteilbar – regelrecht aufgebauten Ganglienzellen. Fast im Zentrum des Bildes liegt eine leicht verstärkt eosinophile Zone, in der es zur „Zusammenballung" von Zellen mit eher rundlich geformten Zellkernen gekommen ist. Der Befund spricht für das Vorliegen einer lokalen lymphozytären Infiltration. Des weiteren ist eine Reihe von länglich ausgezogenen Zellkernen in der Umgebung der Rundzellanhäufung zu sehen.
Für den in der feingeweblichen Diagnostik Unerfahrenen muss es zunächst bei dieser rein deskriptiven Befundung bleiben. Ohne weitere Angaben im Aufgabentext ist die Ableitung der richtigen Lösung wohl nur einem Pathologen möglich. Die Zellen mit den länglich ausgezogenen Kernen sind Mikrogliazellen, die hier auch als Stabzellen angesprochen werden. Die zentrale, verstärkt eosinophile Zone entspricht einem Gliazellproliferat, wie es im Rahmen einer Variante der Entzündungsreaktion des Gehirngewebes auftreten kann. Diese *gliöse Reaktion,* die vornehmlich bei viralen Infektionen anzutreffen ist, kann mit oder ohne zellulärer Infiltration ablaufen und imponiert histologisch als *Gliaknötchen* (C).
Zu **(A):** Die spongiforme Enzephalopathie führt zur – Namen gebenden – schwammartigen Auflockerung der grauen Hirnsubstanz. Dabei unterliegen auch die Ganglienzellen erheblichen degenerativen Veränderungen.
Zu **(B):** Eine Ödemnekrose ist definiert als Untergang des Hirnmarks *(weiße Substanz)* als Folge eines längerfristig bestehenden Hirnödems mit nachfolgender kompressionsbedingter Minderdurchblutung des Hirngewebes.
Zu **(D):** Mikroabszesse der grauen und weißen Substanz treten im Rahmen einer metastatischen Herdenzephalitis nach hämatogener Streuung von Bakterien oder Pilzen auf. Histologisch findet sich eine dichte Gewebsinfiltration gelapptkerniger Leukozyten (neutrophile Granulozyten) mit zentraler Gewebseinschmelzung. Die Abgrenzung zur Lösung (C) ist allerdings unter den gegebenen Bedingungen extrem schwierig.
Zu **(E):** Amyloidablagerungen kommen in Form seniler Plaques in der Großhirnrinde charakteristischerweise beim Morbus Alzheimer vor. Alzheimer-Plaques lassen sich mithilfe der HE-Färbung nicht ausreichend darstellen.

F00

Frage 1.21: Lösung D

Die Abbildung zeigt zwei quer geschnittene Hirnscheiben aus der Höhe der Insularegion. Im oben dargestellten Präparat finden sich mehrere Zystenbildungen im Bereich der Stammganglien. Darüber hinaus zeigt der Gehirnschnitt in der unteren Bildhälfte eingesunkene Cortexanteile sowohl im Bereich der im Bild linken Insula, als auch in Nachbarschaft zum Interhemisphärenspalt (rechts im Bild). Diese Befunde lassen darauf schließen, dass längere Zeit zuvor mehrere Hirninfarkte bei dem Patienten abgelaufen sind. Dementsprechend kann die Diagnose einer Multiinfarkt-Enzephalopathie (D) abgeleitet werden.

Zu **(A):** Eine Purpura cerebri zeichnet sich durch multiple flohstichartige Blutungen im Bereich der weißen Substanz und in den Stammganglien aus. Sie kann z. B. Folge einer Grippe-Enzephalitis sein.

Zu **(B):** Die Atrophie des Nucleus caudatus ist die Grundlage des klinischen Bildes der *Chorea major (Huntington)*, einer Form der zerebralen Systemdegeneration, die durch eine ausgeprägte Bewegungsunruhe (Hyperkinesie) gekennzeichnet ist. Die Erkrankung wird autosomal-dominant vererbt und geht aufgrund der Atrophie des Nucleus caudatus und des Untergangs von Neuronen in den Basalganglien mit einer plumpen Erweiterung der Seitenventrikel einher. Darüber hinaus ist in fortgeschrittenen Fällen ebenso eine Vergesellschaftung mit einer diffusen Rindenatrophie wie mit einer Verdünnung des Corpus callosum möglich. Sämtliche genannten Symptome der hier vom IMPP als Morbus Huntington bezeichneten Erkrankung lassen sich nicht aus der gegebenen Abbildung ableiten.

Zu **(C):** Frische Nekrosen des ZNS können per se makroskopisch nur schwer erfasst werden. Die im Hirnquerschnitt in der oberen Bildhälfte dargestellte zystische Veränderung in Höhe des Globus pallidum ist als sicher *alte* Ischämiefolge einzustufen.

Zu **(E):** Das apallische Syndrom ist Folge einer globalen Durchblutungsstörung des Gehirns. Es ist Ausdruck der Schädigung der *gesamten* Großhirnrinde, die hier nur *fokal* verändert erscheint.

F88

Frage 1.22: Lösung D

Nekrose: Gewebstod infolge Noxen, meist Ischämie. Es gibt 2 Formen:

Koagulationsnekrose (coagulare = gerinnen): durch Ausfällen von Eiweiß und Gerinnungsvorgänge (Herzinfarkt).

Kolliquationsnekrose (colliquare = verschmelzen): in fett- und flüssigkeitsreichen Geweben (Hirn) durch Ödem und Verseifung.

Zu **(A):** Dies ist das häufigste Gebiet sowohl für **anämische Hirninfarkte** als auch für **hypertone Massenblutungen,** bedingt durch die ungünstigen hämodynamischen Verhältnisse der A. cerebri media und der A. thalamostriata, die fast rechtwinklig abzweigen.

Zu **(B):** Auch extrakranielle Verschlüsse der A. carotis interna (z. B. an der Crotisgabelung) führen meistens zu anämischen Infarkten im Versorungsgebiet der A. cerebri media.

Zu **(C):** Da die Fähigkeit der Autoregulation in arteriosklerotischen Arterien nicht mehr vorhanden ist, genügen schon relativ geringe Blutdruckabfälle (z. B. therapeutische Einstellung auf „Normaldrücke"), um anämische Infarkte zu bewirken.

Zu **(E):** Das morphologische Korrelat der **Hirnnarbe** ist eine Vermehrung von Gliafasern (Fasergliose, glia = der Leim), häufig verbunden mit regressiven Veränderungen wie Zystenbildung. Dies ist eine einheitliche Reaktionsweise des Gehirns nach Zelluntergängen unterschiedlicher Genese, also nach Entzündungen, Ischämien, degenerativen Prozessen, Traumen u. a.

Anämische Infarkte können auch durch **Embolien** aus arteriosklerotischen Plaques der A. carotis interna entstehen: Auf arteriosklerotischen Plaques (Wandrauigkeiten) bilden sich Thromben, die sich ablösen und als Emboli distal gelegene Arterienabschnitte verstopfen können und somit zu Infarkten führen.

F91

Frage 1.23: Lösung C

Unter **Infarzierung** versteht man eine **Nekrose,** die auf einer **venösen Abflussstörung** beruht. Sie kann deshalb schon definitionsgemäß nicht durch einen arteriellen Verschluss (A/B) bedingt sein. **Arteriell** bedingte **Infarkte** des Thalamus werden hingegen durch Verschlüsse der Aa. cerebri posterior, communicantes posterior und basilaris hervorgerufen.

Alle tiefen Hirnvenen münden in die unpaar angelegte **V. cerebri magna** und von dort in den Sinus rectus. Ein Verschluss der V. cerebri magna (C) kann daher eine Infarzierung beider Thalami verursachen.

Zu **(D):** Die **intrazerebrale Massenblutung** ist in der Mehrzahl der Fälle durch Hypertension bedingt. Sie betrifft vorwiegend die Stammganglien, im engeren Sinne also Putamen, Pallidum und Nucleus caudatus. Es handelt sich um eine arterielle Massenblutung, nicht um eine Infarzierung. Sie tritt erwartungsgemäß in der Regel einseitig auf.

Zu **(E):** Die **Wernicke-Enzephalopathie** geht mit einer Erythrodiapedese im Bereich der Corpora mamillaria einher, jedoch nicht mit einer hämorrhagischen Infarzierung.

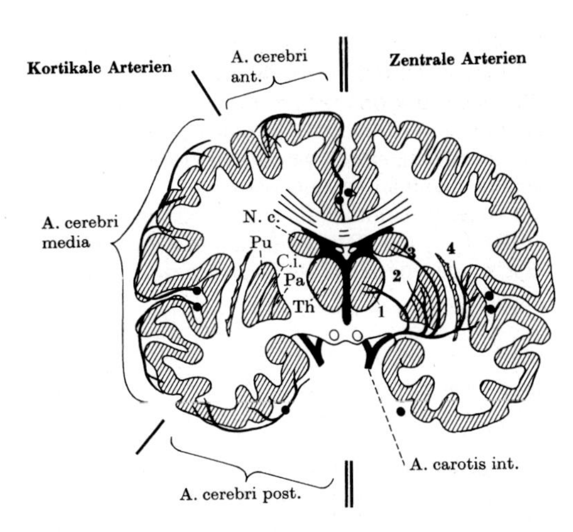

Abb. 1.1 N. c. = Nucleus caudatus; Pa = Pallidum, C. i. = Capsula interna, Pu = Putamen (Pa + Pu = Linsenkern); Th = Thalamus, (Pu + N. c. = Corpus striatum); 1 = A. thalamica; 2 = A. pallidostriata, 3 = A. striata posterior (am häufigsten von Infarkt und Hämorrhagie betroffen); 4 = Aa. insulares
(aus: Rohen, Topographische Anatomie, Schattauer Verlag)

H99

Frage 1.24: Lösung E

Im Gegensatz zu den *globalen* müssen folgende *lokale* Durchblutungsstörungen des Gehirns unterschieden werden:

- **anämischer Hirninfarkt:** Die Infarktausbreitung entspricht dem Versorgungsgebiet der betroffenen Arterie. Ein *Wallenberg-Syndrom* (B) stellt eine Sonderform eines anämischen Hirninfarktes dar. Dabei kommt es zur schweren ischämischen Schädigung von Anteilen der Medulla oblongata auf dem Boden eines thrombotischen Verschlusses der A. vertebralis.
- **Stumpfinfarkt** (A) Hirngewebsnekrose nur in einem engeren Areal um das verschlossene Gefäß herum bei einer gegebenen Kollateralisation.
- **Grenzzoneninfarkt** (C): Bei einer zerebralen Minderperfusion kommt es in den Grenzbereichen der arteriellen Versorgungsregion zu streifenförmigen Infarkten („letzte Wiese").
- **Mikroinfarkte** sind disseminiert auftretende Durchblutungsstörungen im ZNS bei Verschluss kleinlumiger Hirnarterien. Eine Manifestationsform von Mikroinfarkten stellt der *Status lacunaris cerebri* dar (D), bei der es bei Atherosklerose der versorgenden Gefäße zu multiplen Infarkten im Stammganglienbereich kommt.

Zu **(E):** Das apallische Syndrom ist Folge einer globalen Durchblutungsstörung des Gehirns. Es ist Ausdruck der Schädigung der gesamten Großhirnrinde.

H91

Frage 1.25: Lösung C

Die **A. cerebri media** verzweigt sich in die Rr. centrales und die Rr. corticales. Erstere versorgen den mittleren Teil der **Capsula interna,** Claustrum, Corpus striatum und Teile des Thalamus. Letztere versorgen Teile des Temporal-, des Frontal- und des Parietallappens. Vordere Teile der Capsula interna werden von Ästen der A. cerebri anterior, hintere von Ästen der A. cerebri posterior versorgt.

H92

Frage 1.26: Lösung C

Zerebrale Aneurysmen sind besonders häufig an den Abgangsstellen der Aa. cerebri media und anterior, der Aa. communicantes anterior und posterior lokalisiert. Die hypertone Massenblutung betrifft bevorzugt die Stammganglien.

H97 H94 **!**

Frage 1.27: Lösung C

Unter einer **Purpura cerebri** versteht man **disseminierte punktförmige Blutungen** im Gehirn. Dabei handelt es sich häufig um so genannte **Ringblutungen** (= hämorrhagischer Randsaum um Mikroinfarkte des Gehirns).
Zu **(2), (3)** und **(4):** Bei embolischem Verschluss kleiner Gefäße oder Kapillaren des Gehirns, wie zum Beispiel bei der **Fettembolie,** nach einem Trauma oder im Rahmen einer generalisierten Kreislaufstörung **(Schock)** mit disseminierter intravasaler Gerinnung, kann es zur Ausbildung einer Purpura cerebri kommen. Als seltene Komplikation einer Influenza-Virus-Infektion (Grippe) oder einer Grippe-Schutzimpfung kann es auch noch nach Wochen zu einer **(postinfektiösen) Enzephalomyelitis** (= Entzündung des Gehirns und des Rückenmarks) kommen. Histologisch zeigt sich ein Entzündungszellinfiltrat um kleine Venen, schlimmstenfalls resultiert eine ausgedehnte Blutung unter dem Bild einer Purpura cerebri.
Zu **(1)** und **(5):** Die Multiple Sklerose und die Leukodystrophien zählen zu den **Entmarkungserkrankungen** des Gehirns (Zerfall und Abbau der Myelinscheiden). Bei der **Multiplen Sklerose** kommt es wahrscheinlich autoimmun zu einer fleckförmigen Entmarkung (typischerweise in der Umgebung der Ventrikel).
Histologisch zeigen sich dichte lymphoplasmazelluläre Infiltrate um kleine Venen. Den **Leukodystro-**

phien liegt häufig ein genetisch bedingter Enzymdefekt zugrunde mit einer pathologischen Speicherung von Lipiden.

H95

Frage 1.28: Lösung C

Im linken unteren Quadranten der Abbildung stellt sich als Teil des Hippokampus das **Ammonshorn** dar, in enger Beziehung zu den Gefäßen des Plexus choroideus im Unterhorn des Seitenventrikels. Makroskopisch nicht leicht erkennbar ist die so genannte **laminäre Rindennekrose** in diesem Bereich mit verwaschener Mark-Rindengrenze.
Zu **(C):** Die anamnestischen Angaben lassen im Zusammenhang mit der Abbildung vermuten, dass zeitweilig eine **globale Ischämie** des Gehirns bestanden hat, wie häufig nach spät erfolgter Reanimation der Fall. Als Folge der temporären Ischämie kommt es dabei je nach Dauer und Intensität zu einem bestimmten Schädigungsmuster innerhalb der grauen Substanz. Charakteristischerweise betroffen ist neben anderen Regionen das Ammonshorn, in dem – wie im vorliegenden Fall – nur die (sauerstoffempfindlichen) Neuronen zugrunde gehen (= elektive Parenchymnekrose). In der zweiten Woche nach dem Ereignis ist bereits die Resorption der nekrotischen Bezirke im Gang.
Zu **(A):** Beim **intravitalen Hirntod** war die globale Ischämie so lang anhaltend, dass alle Gehirnstrukturen (auch die Gehirngefäße: Totalnekrose!) absterben. Folge ist die intravitale **Autolyse.** Eine vitale Reaktion erfolgt nicht, auch wenn Herz- und Atmungsfunktion bestehen bleiben.
Zu **(B): Multiple perivaskuläre Rindennekrosen** führen zu einer so genannten **Granularatrophie** der Rinde. Es finden sich disseminiert kleine erweiterte perivaskuläre Räume nach Mikroinfarkten bei arterieller Hypertension oder entzündlichen Gefäßerkrankungen.
Zu **(D), (E):** Die zahlreichen in der Abbildung erkennbaren bräunlichen Punkte im Marklager entsprechen Gefäßanschnitten. Es lässt sich keine Raumforderung erkennen.

F00 **!**

Frage 1.29: Lösung E

Zu **(E):** Die Ammonshornsklerose ist häufig Folge einer Hypoxie bei zerebralen Krampfleiden.
Zu **(A):** Der Morbus Alzheimer ist makroskopisch durch eine Hirnatrophie gekennzeichnet. Mikroskopisch sind Alzheimer-Fibrillen und senile Drusen nachzuweisen.
Zu **(B):** Beim Morbus Pick handelt es sich um eine Systemdegeneration im Bereich des Großhirns. Es kommt zur scharf abgesetzten Atrophie der Frontal- und Temporallappen gegenüber nicht betroffenen Arealen. Die Erkrankung manifestiert sich klinisch ebenso wie der Morbus Alzheimer als eine Form der präsenilen Demenz.
Zu **(C):** Die alkoholische Enzephalopathie (Wernicke-Enzephalopathie) ist durch Proliferation von kleinen Blutgefäßen und Astrozyten vor allem in den Corpora mammillaria charakterisiert.
Zu **(D):** Die funikuläre Myelose bezeichnet die Hinterstrangdegeneration als Folge eines Vitamin B_{12}-Mangels.

H96

Frage 1.30: Lösung C

Zu **(C):** Sowohl die ausgeprägte Tendenz zur Ausbildung von Nekrosen des Hirngewebes (und auch Hämorrhagien), als auch die temporobasale Lokalisation sind sehr charakteristisch für eine Entzündung des Gehirns (= Enzephalitis) durch Herpes-simplex-Viren (meist Typ I).
Zu **(A):** Bei der **Multiplen Sklerose** finden sich **Entmarkungsherde** (= Markscheidenzerfall, Mikrogliavermehrung und lymphozytäre Infiltrate, aber keine Nekrosen!) in der weißen Substanz betont periventrikulär.
Zu **(B):** Die **HIV-Enzephalitis** (diffuse Mikrogliareaktion, Riesenzellen) spielt sich vornehmlich in der weißen Substanz und den Basalganglien ab.
Zu **(D):** Der **Morbus Creutzfeldt-Jakob** gehört zu den subakuten spongiformen Enzephalopathien. Hierbei kommt es zu einer schwammartigen Vakuolisierung der grauen Substanz mit Verlust von Neuronen (Status spongiosus) und Atrophie des Großhirns.
Zu **(E):** Die **parainfektiöse** (oder postinfektiöse) **Enzephalitis** ist eine immunologische Reaktion des ZNS auf eine virale Allgemeininfektion (z. B. Influenzaviren) manchmal mit einer Latenz von Wochen. Es können verschiedene Bereiche des ZNS betroffen sein. Es kommt zu perivenösen Entzündungszellinfiltraten oder aber einer Purpura cerebri.

Progressive Paralyse — **I.8**

Die progressive Paralyse ist die Spätform der Neurolues = Syphilis (10 – 25 Jahre nach Infektion). Es besteht eine Enzephalitis des Großhirns (frontal), des Striatums und des Claustrums, ferner eine entzündliche Verdickung der Pia mater (Meningoenzephalitis), die sekundär zur Atrophie mit Hydrocephalus internus et externus führt.
Histologisch:
Nachweis von Spirochäten.

F99

Frage 1.31: Lösung D

Ein Hirnabszess kann als direkte Folge einer offenen Schädelhirnverletzung, fortgeleitet auf dem Boden einer der entsprechenden Hirnregion benachbarten bakteriellen Entzündung, oder als Folge einer hämatogenen Streuung (= metastatisch) entstehen. Als Beispiel einer solchen loko-regionalen Infektausbreitung kann die Kombination eitrige Otitis media/Temporallappenabszess herangezogen werden (D): die enge Nachbarschaft von Mittelohr, Felsenbein und Schläfenlappen begünstigt diese schwerwiegende Komplikation.
Zu **(A):** Die Endocarditis verrucosa wird durch eine abakterielle Entzündung hervorgerufen. Dementsprechend kann sich kein Hirnabszess als Folgeerscheinung entwickeln.
Zu **(B):** Die chronische Bronchitis wird nicht durch Eitererreger unterhalten.
Zu **(C):** Grundsätzlich kann eine eitrige Sinusitis (insbesondere eine Sinusitis frontalis) eine Hirnabszedierung hervorrufen. Allerdings wäre in einem solchen Falle eher der Frontallappen als Ort der Abszessentstehung zu erwarten.
Zu **(E):** Eine eitrige Pyelonephritis kann metastatisch auf dem Wege der hämatogenen Streuung einen Hirnabszess induzieren. Eine gesonderte Bevorzugung der Lokalisation im Gehirn wäre jedoch dabei nicht zu erwarten.

Frage 1.32: Lösung C

Auf der Abbildung sieht man eine **Raumforderung** im Versorgungsgebiet der A. cerebri media. Der Bezirk ist von einem rötlichen, „fleischig" erscheinenden Gewebe begrenzt. Die Hohlraumbildung in der Mitte entspricht einer zentralen Einschmelzung.
Zu **(C):** Diese Veränderung stellt eine eingeschmolzene Abszesshöhle dar. Das umgebende rötliche Gewebe ist Granulationsgewebe (Kapillarsprossung). Die Veränderung ist am ehesten als **metastatische** (metastasis = Versetzen, Wanderung) **Herdenzephalitis** infolge Embolisation anzusehen.
Zu **(A): Tuberkulom:** Tuberkulöser Ringherd, bestehend aus Epitheloidzellgranulomen, von Lymphozyten, Monozyten und Plasmazellen umgeben, mit der Neigung zur zentralen Nekrotisierung. Bei einem Tuberkulom sind in einem frischen Stadium zentrale verkäsungsartige Nekrosen zu sehen. Wenn es schon zur Kavernenbildung gekommen ist, ist der Hohlraum nicht durch Granulationsgewebe begrenzt, was einem frischeren Prozess entsprechen würde, sondern die Wand ist fibrosiert.
Zu **(B):** Eine **Massenblutung** ist, wie der Name ausdrückt, durch Blutungen in das Hirngewebe (Hämorrhagien) gekennzeichnet, die hier nicht zu sehen sind.

Zu **(D):** Eine **ischämische Nekrose** des Hirns ist gekennzeichnet durch Ödem, Verquellung und Auflockerung des Gewebes (Kolliquationsnekrose). Danach folgt das Narbenstadium (Fasergliose), das u. U. mit Zystenbildung bis hin zum Status lacunaris einhergeht. Diese Zysten sind glattwandig, bindegewebig begrenzt, kein Granulationsgewebe.
Zu **(E): Echinokokkus-Zysten** sind dünnwandig, gekammert und flüssigkeitsgefüllt. Meist sind muschelartige Verkalkungen zu sehen.

F00

Frage 1.33: Lösung A

Bei der **Jakob-Creutzfeldt-Krankheit** kommt es klinisch zu Krampfanfällen, einer extrapyramidalen Symptomatik und zur fortschreitenden Demenz. Betroffen ist die kortikale und die subkortikale graue Substanz (E). Morphologisch findet man bei *fehlender* entzündlicher Infiltration eine Verminderung der Nervenzellen (C), spongiöse Auflockerungen (D) und eine astrozytäre Gliaproliferation (B). Nach neuesten Erkenntnissen ergibt sich ein Zusammenhang zwischen der **b**ovinen **s**pongiösen **E**nzephalopathie (**BSE**) und der Jacob-Creutzfeldt-Erkrankung.
Zu **(A):** Die Schädigung des Gehirns findet bei der Jacob-Creutzfeldt-Krankheit über Jahre progredient und *ohne* fassbare entzündliche Gewebsreaktion statt.

H98

Frage 1.34: Lösung A

Toxoplasma gondii ist ein weltweit verbreiterter intrazellulärer Parasit. Der Mensch kann über Katzenkot oder rohes Fleisch infiziert werden. Beim Erwachsenen verläuft die Infektion in der Regel latent, es kann zu einer Lymphadenopathie (Lymphadenitis toxoplasmotica, Piringer-Lymphadenitis) kommen. Bei Immungeschwächten können latente Infektionen (C) aktiviert werden und nach hämatogener Streuung einen schweren, akuten Verlauf mit Pneumonie, Myokarditis und Beteiligung des ZNS (Toxoplasmosis cerebrospinalis) nehmen. Im Gehirn treten dabei Nekrosen auf, die im weiteren Verlauf ausgeprägt verkalken können (D). Die Beteiligung des inneren und äußeren Liquorsystems kann durch eine schwere Ependymitis zu sekundären Liquorabflussstörungen mit Ausbildung eines Hydrocephalus occlusus (E) führen. Eine Erstinfektion einer Frau während der Schwangerschaft führt zur diaplazentaren Übertragung des Parasiten auf den Embryo bzw. Fetus (B).
Zu **(A):** Das Nervensystem wird auf dem Blutweg erreicht. Die mit einer Toxoplasmose einhergehende Lymphadenopathie ist keineswegs die obligate Voraussetzung für die spätere Invasion in das ZNS.

Vielmehr kann es zur direkten hämatogenen Besiedlung des Gehirns durch Toxoplasma gondii kommen.

F94

Frage 1.35: Lösung D

Die Abbildung zeigt einen Ausschnitt aus dem Gehirn. In der linken Bildhälfte stellt sich eine angedeutet als Blutgefäß erkennbare rundliche Struktur dar, die einige körnelige eosinophile Gebilde und ein kranzförmiges zelluläres Infiltrat in erster Linie aus Gliazellen und einigen Granulozyten enthält bzw. von diesen umgeben wird.
Zu **(D):** Bei der **eitrigen metastatischen Herdenzephalitis** kommt es zur disseminierten Streuung infektiösen Materials ausgehend von einem Streuherd häufig an den Herzklappen, aber auch an anderen Stellen des Organismus. Die hier zu sehenden eosinophilen Granula können dabei Bakterien entsprechen. Granulozyten sind ebenfalls vorhanden, wenn auch nicht in einer eitrig zu nennenden Verdichtung. Eine Gliaproliferation schließlich ist typisch für diese Form der Herdenzephalitis.
Zu **(A):** Die Verbrauchskoagulopathie ist durch eine disseminierte intravasale Gerinnung und nachfolgende Blutungen gekennzeichnet. Eine Blutung ist im vorliegenden Bildausschnitt nicht erkennbar.
Zu **(B):** Beim Mikroinfarkt steht neben dem Gefäßverschluss im Unterschied zum vorliegenden Bild die Kolliquationsnekrose des Hirngewebes im Vordergrund. Eine Gliareaktion ist bei einem frischen Infarkt noch nicht zu erwarten.
Zu **(C):** Eine Blutung, auch im Sinne einer minimalen Diapedese, liegt nicht vor.
Zu **(E):** Die Meningen sind nicht abgebildet. Eine Entzündung mit epitheloidzelligen Granulomen und zentralen verkäsenden Nekrosen liegt nicht vor.

F96

Frage 1.36: Lösung E

Die **eitrige Leptomeningitis** ist eine meist bakteriell bedingte Entzündung mit Manifestation im Bereich der **weichen** Hirnhaut.
Zu **(1)** bis **(4):** Als **Infektionsweg** kommt neben einer **traumatischen** Eröffnung des Schädelraumes auch die **direkte Fortleitung** einer Entzündung im Nasen- und Ohrenbereich (etwa über eine Osteomyelitis) oder eine **hämatogene** Erregerausbreitung infrage.
Der Entzündungsprozess kann weiter auf die graue und weiße Substanz übergreifen (eitrige Meningo**enzephalitis**) und ebenso (als schwerwiegende Komplikation) das **Ventrikelsystem** einbeziehen (Pyocephalus internus).
Kommt es als Komplikation der Abheilung einer eitrigen Leptomeningitis zu narbigen Verwachsungen im Bereich von Pia mater und Arachnoidea, kann eine **Störung der Liquorzirkulation** resultieren mit Ausbildung eines Hydrocephalus **(occlusus).**

H89

Frage 1.37: Lösung A

Tuberkulöse Meningoenzephalitis:
Im Rahmen einer hämatogenen Streuung einer Tuberkulose kann auch das ZNS von der Tuberkulose betroffen sein, dabei spielt sich die Entzündung vorwiegend in folgenden Bereichen ab:
- perivaskulär (Gefäßwände),
- Meningen und seltener
- Hirnoberfläche.

Von dort greift die Entzündung auf den Subarachnoidalraum über, vorwiegend im Bereich
- der basalen Zisternen,
- der Sehnerven,
- der Infundibularregion und
- der Brücke.

Durch die Gefäßveränderungen, besonders in der Umgebung der basalen Zisternen, kommt es zu Thrombosen und Kreislaufstörungen der Hirnbasis einschließlich der Stammganglien. Das Gehirn selbst ist aber nur ganz selten, zumeist unter dem Bild einer perivenösen Enzephalitis, von der Entzündung betroffen.
Zu **(1):** Die entzündlichen Infiltrate der Meningen greifen in vielen Fällen auch auf die **Hirnnerven** über (v.a. N. II, III und VII).
Zu **(2):** Während der Vernarbungsvorgänge einer tuberkulösen Meningoenzephalitis kommt es häufig zu einer Ependymitis granularis und zu Aquäduktstenosen, die ihrerseits zu einem **Hydrocephalus internus** mit der entsprechenden klinischen Symptomatik führen.
Zu **(3):** Vorwiegend sind die **Meningen** befallen. Das entzündliche Infiltrat kann auch auf das oberflächliche Hirngewebe übergreifen, sodass die Antwort auch nicht ganz falsch ist. Wenn das Gehirn betroffen ist, dann zumeist unter dem Bild einer perivenösen Enzephalitis.
Zu **(4):** Eine selektive Zerstörung der Vorderhornzellen (Motoneurone) findet man z.B. bei der **myatrophischen Lateralsklerose,** bei der progressiven spinalen Muskelatrophie, besonders der infantilen Form (Morbus Werdnig-Hoffmann), mit entzündlicher Genese bei der spinalen Kinderlähmung und im weiteren Sinne auch beim Tetanus, obwohl in allen Fällen die Veränderungen nicht auf die Vorderhornzellen beschränkt bleiben.

H95 H91

Frage 1.38: Lösung E

Die durch die **HIV-Infektion** hervorgerufene Abwehrschwäche geht mit einer Reihe von nachfolgenden Infektionen durch opportunistische Erreger sowie mit parainfektiösen Veränderungen und Tumoren einher, wie sie in den Antwortalternativen genannt sind.

Zu **(1)** und **(4):** Die Infektion mit dem humanen Immundefizienzvirus (HIV) führt zu einer subakuten/chronischen **degenerativen** und/oder **entzündlichen** Erkrankung des Gehirns (Aids-**Enzephalopathie**). Bei etwa 80% der Betroffenen finden sich neuropathologische Veränderungen vornehmlich in der weißen Substanz und in den Basalganglien. Das HIV infiziert im Gehirn hauptsächlich Mikrogliazellen und Makrophagen. Histologisch erkennt man eine **diffuse Mikrogliareaktion** (eine Reaktionsform der Gliazellen sind sog. Fettkörnchenzellen) aber auch Gliaknötchen (perivaskuläre granulomartige Ansammlungen von Mikrogliazellen). Auch mehrkernige **Riesenzellen,** die wahrscheinlich fusionierten Makrophagen entsprechen, kommen vor, oft um kleine Gefäße gelagert. Daneben ist auch eine herdförmige Zerstörung der Myelinscheiden von Nervenfasern (nach Art einer **multifokalen Leukoenzephalopathie**) zu beobachten.

Zu **(2):** Ganz typisch für eine HIV-Infektion ist auch das Auftreten von **primären zerebralen Non-Hodgkin-Lymphomen** (aber auch von Manifestationen primär außerhalb des ZNS entstandener maligner Lymphome). Die primären ZNS-Lymphome sind häufig B-Zell-Lymphome, oft nur schwer klassifizierbar und mit dem Epstein-Barr-Virus assoziiert.

Zu **(3):** Richtig.

Zu **(5):** Auch die **Toxoplasmose-Enzephalitis** kann als so genannte **opportunistische Infektion** in pathogenetischem Zusammenhang (Immundefekt!) mit einer HIV-Infektion gesehen werden.

H00

Frage 1.39: Lösung D

Zu **(D):** Typisch für eine **HIV-Enzephalopathie** sind die im Aufgabentext beschriebenen Zellknötchen aus Makro- und Mikrophagen. Zusätzlich typisch sind Entmarkungsherde in der weißen Substanz. Die HIV-Enzephalopathie (syn. HIV-Enzephalitis) kann eine Demenz verursachen, führt selbst jedoch nicht zum Tode. Erst das Auftreten von opportunistischen zerebralen Infektionen führt zu schwerwiegenden vital bedrohlichen Krankheitsverläufen.

Zu **(A):** Die Infiltration des Gehirns mit entdifferenzierten lymphozytären Zellen oder deren Vorstufen wird im Aufgabentext nicht beschrieben. Grundsätzlich jedoch kommen zerebrale Non-Hodgkin-Lymphome gehäuft in Kombination mit einer HIV-Infektion vor.

Zu **(B):** Bei der **zerebralen Toxoplasmose** treten verkalkte Rindennekrosen auf.

Zu **(C):** Die **zerebrale Kryptokokkose** zeichnet sich durch runde Pilzzellinfiltrate der Hirnsubstanz aus. Charakteristisch sind helle umgebende Schleimhöfe.

Zu **(E):** Die **Encephalomyelitis disseminata** (Multiple Sklerose, MS) stellt eine in Schüben verlaufende Erkrankung dar, die das Großhirn und das Rückenmark betrifft. Die Ursache der MS ist noch nicht ausreichend geklärt. Diskutiert wird eine virale Genese. Morphologisch finden sich **Entmarkungsherde**, die bevorzugt **periventrikulär** auftreten und ein grau-glasiges Aussehen haben. Histologisch folgt auf eine lymphoplasmazelluläre Infiltration in den betroffenen Arealen eine Gliafaservermehrung (sog. astrozytäre Faser*sklerose*) die zur Namensgebung geführt hat.

Multiple Sklerose — **I.9**

Encephalomyelitis disseminata (enkephalos = Gehirn; myelos = das Mark; disseminata = verstreut), Synonym: **Multiple Sklerose (MS):** entzündlich-degenerative Gehirnerkrankung, die durch multiple verstreute, verhärtete Entmarkungsherde (je nach Alter rosa bis grau) gekennzeichnet ist und die besonders um die Ventrikelwinkel (Vorder- und Hinterhörner des 1. Ventrikels, Aquädukt und Boden des 4. Ventrikels) sowie in Brücke und verlängertem Mark auftritt. Histologisches Korrelat ist im Anfangsstadium ein herdförmiger Markscheidenzerfall (die Axone selbst sind nicht betroffen!), der begleitet wird von unspezifischer Mikrogliavermehrung und perivaskulärem Rundzellinfiltrat besonders lipidreicher Makrophagen. Im späteren Stadium findet sich eine Proliferation Faser bildender Astrozyten, im Endstadium ein nahezu vollständiger Markscheidenverlust und dichte Fasergliose (= hart = Sklerose). Die Herde sind häufig perivenös angeordnet.

Ätiologie:
Hypothese: Kombination genetischer Faktoren, exogener Einflüsse (evtl. auch Slow-Virus-Infektion) und immunregulatorischer Mechanismen (Reaktion gegen basisches Myelinprotein, IgG-Vermehrung in frischeren Herden).

Klinik:
Charcot-Trias:
- Nystagmus
- skandierende Sprache
- Tremor

Ferner Spastik, Sehstörungen, Hirnstammsymptome, ataktische Symptome, Lähmungen.

Wie der Name Enzephalomyelitis besagt, betrifft die Erkrankung Gehirn und Rückenmark, also nicht die peripheren Nerven.

F93

Frage 1.40: Lösung D

Zu **(A):** Beide Begriffe werden synonym verwendet.
Zu **(B):** Lymphoplasmazelluläre Entzündungsinfiltrate in frischen Herden sind typisch.
Zu **(C):** Die Erkrankung verläuft in Schüben, Remittierende Verlaufsformen dominieren, primär progrediente Formen machen einen Anteil von nur 15% aus.
Zu **(D):** Betroffen sind bevorzugt die ventrikelnahen Hirnabschnitte und somit auch der Balken (Corpus callosum).
Zu **(E):** Es kommt zwar nicht zum diffusen, jedoch zum disseminierten Befall des Gehirns.

F95

Frage 1.41: Lösung B

Die Abbildung zeigt im oberen Teil bandartig frische Blutungen. Darunter liegt eine breitere Zone eines kapillar- und fibroblastenreichen Granulationsgewebes mit locker eingestreuten Entzündungszellen. Gut erkennbar ist, dass Kapillarsprossen und einzelne Fibroblasten in die darüber gelegene Blutung einwandern. Es handelt sich um die Organisation eines Hämatoms.
Zu **(B):** Im Zusammenhang mit den klinischen Informationen kann die Diagnose eines chronischen subduralen Hämatoms gestellt werden. Das **chronische subdurale Hämatom** entsteht nach Schädel-Hirn-Verletzungen infolge rezidivierender Blutungen aus eingerissenen **Brückenvenen** (= Verbindungsvenen zwischen Pialvenen und Sinus durae matris). Nach einem freien Intervall, welches einige Tage bis wenige Wochen betragen kann, kommt es infolge der Blutungen zur **Hirndrucksteigerung,** die der Kraniotomie bedarf. Leider ist hier ein Zeitintervall zwischen Sturz und Beginn der Symptome nicht angegeben. Da die Blutung jedoch bereits teilweise organisiert ist, dürften schon einige Tage vergangen sein.
Zu **(A):** Das **epidurale Hämatom** ist eine Blutansammlung zwischen der Dura mater und der Schädelkalotte. Ursache ist eine traumatische Ruptur von Ästen der **Arteria meningea media.** Aufgrund der arteriellen Blutung entwickeln sich die Symptome rasch innerhalb von Stunden (Massenverschiebung, Hirndrucksteigerung). Die sofortige Operation ist erforderlich.
Zu **(E):** Ein **intrazerebrales Hämatom** ist häufig die Folge einer Massenblutung aus Arterien im Stammganglienbereich, die im Rahmen einer arteriellen Hypertonie erkrankt sind (hypertensive Vaskulopathie, **hypertone Massenblutung**). Folge ist ein Schlaganfall. Eine Kraniotomie ist nicht angezeigt.

Tumoren des Zentralnervensystems — I.10

Gehirntumoren machen etwa 2% aller bösartigen Neoplasien aus. Sie kommen überproportional häufig bei **Kindern** vor und sind bei diesen nach den Neoplasien des hämopoetischen Systems die zweithäufigste Tumorart.
Die **Ursache** für die Entstehung von Gehirntumoren ist letztlich unbekannt. Als mögliche **ätiologische Faktoren** diskutiert werden kanzerogene Chemikalien, Onkogene, Viren, therapeutische Bestrahlung des ZNS, hormonale Faktoren sowie eine **Immunsuppression.** Tumoren des Gehirns können **angeboren** sein und auch von **embryonalen Resten** ausgehen (Kraniopharyngeom). Bestimmte **dysgenetische Syndrome** gehen mit Neoplasien des Nervensystems einher (Morbus von Recklinghausen – Neurofibrome, tuberöse Sklerose – subependymales Riesenzellastrozytom, von-Hippel-Lindau-Syndrom – Hämangioblastom des Kleinhirns).
Unabhängig von Art und biologischem Verhalten bedingen alle Neoplasien des Gehirns (also auch histologisch gutartige!) als raumfordernde Prozesse eine **Steigerung des Hirndrucks.** Hinzu kommt oft ein reaktives perifokales Hirnödem. Typische **klinische Zeichen** sind Kopfschmerzen, Übelkeit, Erbrechen und Doppelbilder. Je nach Tumorlokalisation können sich unter anderem auch ein Hydrozephalus oder aber ein Anfallsleiden entwickeln. Kommt es durch das Tumorwachstum zu einer intrakraniellen **Massenverschiebung,** besteht die Gefahr einer Herniation (d.h. einer Einklemmung von Gehirnstrukturen im Bereich der Duraduplikaturen oder des Foramen magnum) mit Zirkulationsstörungen und Nekrosen, was besonders kritisch im Hirnstammbereich ist, wo Kreislauf- und Atmungszentrum lokalisiert sind.
In verschiedenen Altersklassen kommen bestimmte Tumorformen gehäuft vor, die sich wiederum in bestimmten Regionen des Gehirns bevorzugt entwickeln (so beispielsweise bei Kindern in der hinteren Schädelgrube).
Eine **Metastasierung** kann über den **Liquorweg** in den Spinalkanal erfolgen. Am häufigsten ist dies bei Medulloblastomen (30%) und Ependymomen (20% zu beobachten. Extrazerebrale Metastasen sind extrem selten.
Die **Klassifizierung** der Hirntumoren erfolgt nach **histogenetischen** Gesichtspunkten und ist für einzelne Entitäten bis heute nicht endgültig geklärt. Nach dem histologischen Bild (Zelldichte, Nekrosen, Mitosen, Riesenzellen) sind unterschiedliche **Differenzierungsgrade** möglich (Grad I = gut differenziert bis Grad IV = schlecht differenziert bzw. anaplastisch).
Man unterscheidet **neuroepitheliale** Tumoren (ausgehend von neuronalen Zellen, von Gliazel-

len, nämlich den Astrozyten und Oligodendrozyten, von der Pinealis sowie der Retina), Tumoren der **Meningen, Nervenscheidentumoren,** Tumoren von **Blutgefäßen** sowie von endokrinen Zellen der **Adenohypophyse.** Auch **Keimzelltumoren** und **Hamartome** kommen vor. Bei HIV-positiven Patienten beobachtet man häufig **primäre maligne Lymphome** des ZNS.
Etwa **20%** aller Tumoren im Gehirn sind **Metastasen** einer primär extrakraniellen Neoplasie (**Bronchialkarzinom, Mammakarzinom,** Nierenzellkarzinom, Darmtrakt, aber auch maligne Melanome etc.).

H98 !

Frage 1.42: Lösung E

Das **Glioblastom** (E) ist ein hochmaligner astrozytärer Tumor (Grad IV) mit einem Prädilektionsalter zwischen 45 und 65 Jahren. Die Prognose ist schlecht. Meistens erfolgt eine schmetterlingsförmige Ausbreitung über beide **Großhirnhemisphären.** Typisch ist das *bunte Bild* auf der frischen Schnittfläche, welches durch die graurosa Farbe, die gelbgrünen Nekrosen, die grünen Gallertzysten und die Blutungen aus den zahlreichen pathologischen Gefäßen hervorgerufen wird. Die Tumorzellen sind bei mikroskopischer Betrachtung oval und spindelig (fusiformes Glioblastom) oder polymorph. Als histologisches Merkmal finden sich beim Glioblastom ausgedehnte Nekrosen, die fingerförmig das Tumorgewebe durchsetzen und palisadenförmig von einem Saum dichtliegender Tumorzellen umrandet sind.
Zu **(A):** Ependymome sind Hirntumoren mit niedrigem Malignitätsgrad (zumeist Grad II), die sich von den Zellen des Ventrikelependyms ableiten. Histologisch ist die Formation der Tumorzellen in Rosetten typisch.
Zu **(B):** Das gemistozytische Astrozytom kommt im Erwachsenenalter im Großhirn vor. Es handelt sich um einen niedrig malignen Tumor (Grad II), der allerdings zur Entdifferenzierung neigt. Typisch sind histologisch große Tumorzellen, die in hoher Dichte auftreten.
Zu **(C):** Oligodendrogliome entstehen bevorzugt in der Rinde des Schläfenlappens. Es handelt sich um langsam wachsende, von den Oligodendrozyten ausgehende Tumoren (überwiegend Grad II). Im histologischen Präparat findet sich ein weitgehend *gleichförmiges Zellbild* mit runden, chromatinreichen Kernen innerhalb eines hellen Zytoplasmas bei hervorgehobener Zellmembran (Bienenwabenmuster). Typisch ist auch das Vorkommen von Kalkkonkrementen in den Randzonen des Tumors neben Einblutungen und Zystenbildungen als Ausdruck regressiver Veränderungen (dystrophische Verkalkungen).
Zu **(D):** Das Medulloblastom ist der häufigste solide Hirntumor des *Kindes- und Jugendalters.* Der Tumor ist fast ausschließlich im *Kleinhirn* lokalisiert. Das Medulloblastom neigt dazu, besonders aggressiv und frühzeitig in die liquorhaltigen Räume des Gehirns einzubrechen (Nachweis von Tumorzellen im Liquorpunktat). Man findet damit einhergehend regelmäßig einen Befall der weichen Hirnhäute. Histologisch stellt sich das Medulloblastom kleinzellig mit einheitlichem Zellbild (isomorphzellig) dar. Die Tumorzellen bilden typischerweise *Pseudorosetten.* Das Medulloblastom ist aufgrund seiner raschen Proliferationsneigung strahlensensibel.

Glioblastom — **I.11**

Häufigster bösartiger Hirntumor des Erwachsenenalters; schlecht differenziert, rasches Wachstum, Erkrankungsalter 45–55 Jahre, **sehr schlechte Prognose.**

Häufigkeit:
15–20% aller kraniellen Tumoren

Lokalisation:
Meist Frontotemporalregion, häufig **schmetterlingsförmige Ausbreitung über den Balken auf die Gegenseite.**

Makroskopie:
Relativ scharf abgegrenzt, **„buntes" Aussehen** (Nebeneinander von graurosa Tumorpartien, gelblichen Nekrosepartien, roten frischen und älteren Blutungen, gelegentlich grünlichen Gallertzysten), deshalb auch die Bezeichnung „Glioblastoma multiforme".

Mikroskopie:
Hohe Tumorzelldichte. Mäßige Kern- bzw. Zellpolymorphie. Ausgedehnte Nekrosen, die zungenförmig das Tumorgewebe durchsetzen und palisadenförmig von einem Saum dicht liegender Tumorzellen umrandet sind.
Gefäßproliferate: glomerulumähnliche Gefäßknäuel in Tumorrandgebieten; in Tumorzentren häufig weitlumige, teils thrombosierte Gefäße mit fibrosierten Wänden. Blutungen unterschiedlichen Alters mit Sidero- und Lipophagen. Häufig perivaskuläre Lymphozyteninfiltrate als immunologische Reaktion gegen Tumorzellantigene.

F99 H92 !

Frage 1.43: Lösung C

Die Glioblastome machen etwa 50% aller Gliome aus. Sie stellen damit nicht nur die häufigste (E), sondern auch die bösartigste Gliomvariante dar (A). Synonym für das Glioblastom ist die Bezeichnung Glioblastoma multiforme, die auf die Vielge-

staltigkeit des Gewebsbildes hinweist (B). Makroskopisch kommt das „bunte" Aussehen durch graurote Tumorabschnitte, gelbliche Nekrosen (D), frische und ältere Blutungen sowie grünliche Gallertzysten zustande. Mikroskopisch besteht eine beträchtliche Zellpolymorphie.
Zu **(C):** Das Glioblastom ist der häufigste bösartige Hirntumor des *Erwachsenen.* Betroffen ist zumeist die Fronto-Temporalregion des *Großhirns.*
Für das *Kindesalter* gilt: Das *Medulloblastom* ist der häufigste bösartige Tumor das ZNS; bevorzugte Lokalisation: *Kleinhirn.*

F94

Frage 1.44: Lösung A

Oligodendrogliome gehören zu den Tumoren des neuroepithelialen Gewebes. Kalkkonkremente in den Randpartien sind besonders charakteristisch, wenn auch nicht spezifisch.
Zu **(B)** bis **(E):** Weitere kalkhaltige Tumoren sind das Meningeom, das Kraniopharyngeom und das kavernöse Hämangiom. Bei den hier als Antwortalternativen genannten Tumoren sind Verkalkungen somit nicht besonders häufig oder charakteristisch.

Frage 1.45: Lösung B

Zu **(1): Oligodendrogliome** sind Großhirntumoren. Häufigkeit: frontal 35%, temporal 31%, parietal 6%, okzipital 5%.
Zu **(2):** Häufig Kalkkonkremente.
Zu **(3):** Häufigkeitsgipfel um 36 Jahre.
Zu **(4):** Durch Raumforderung in den typischen Lokalisationen frontal, temporal, parietal kommt es häufig zu hirnorganischen Anfällen.

F87

Frage 1.46: Lösung B

Oligodendrogliom:
- rundkerniger Zelltyp mit perinukleären Aufhellungen (Schrumpfartefakte);
- „Honigwabenstruktur" (die Zellkerne liegen in der Mitte der Hohlräume, im Gegensatz zum spongiösen Astrozytom, wo sie am Rand liegen);
- Satellitenbildung von Tumorzellen um erhaltene Nervenzellen im Tumorrandgebiet;
- Kalkkonkremente in Randpartien.

F92

Frage 1.47: Lösung D

Plexuspapillome sind vor allem bei Kindern vorkommende Proliferate des an der Ventrikelinnenseite lokalisierten und für die Liquorproduktion zuständigen Plexus choroideus. Somit kann das Plexuspapillom weder von der Papilla Vateri im Duodenum, noch von einem Nervenplexus (Plexus solaris), noch von der Herzmuskulatur oder von der Aderhaut (Chorioidea) des Auges ausgehen.

F86

Frage 1.48: Lösung C

Man sieht Zellen mit unregelmäßig ausgerichteten Zytoplasmafortsätzen (im Gegensatz zu der polaren Anordnung beim Neurinom), zwischen denen sich zum Teil kleine (spongiöse) Hohlräume bis hin zu kleinen Zysten gebildet haben. Dazwischen liegen als Netzwerk die astrozytären Faserfortsätze. Charakteristisch sind jedoch die pflasterförmig gelagerten (gemästetzelligen) Astrozyten mit ihrem breiten homogenen Zytoplasma. Es handelt sich hierbei also um ein **(gemästetzelliges) Astrozytom.**

H98

Frage 1.49: Lösung D

Die primäre Dignität eines Hirntumors wird je nach dem Ausmaß der Entdifferenzierung nach einem WHO-Vorschlag in die Grade I (benigne) bis IV (hochmaligne) eingeteilt. Als **Malignitätskriterien** gelten u. a.:
- Nekrosen
- pathologischer Gefäßreichtum
- Infiltration von Gefäßwänden
- Verbreitung im Subarachnoidalraum (Liquor)
- Zellpolymorphie.

Unter den in den Lösungsmöglichkeiten genannten Hirntumoren weist bei weitem das **Medulloblastom** (D) den höchsten Grad der Entdifferenzierung auf **(Grad IV)**. Es handelt sich um den häufigsten soliden Hirntumor des Kindes- und Jugendalters. Der Tumor ist fast ausschließlich im Kleinhirn lokalisiert. Das Medulloblastom neigt dazu, besonders *aggressiv* und frühzeitig in die liquorhaltigen Räume des Gehirns einzubrechen (Nachweis von Tumorzellen im Liquorpunktat). Man findet damit einhergehend regelmäßig einen Befall der weichen Hirnhäute. Histologisch stellt sich das Medulloblastom kleinzellig mit einheitlichem Zellbild (isomorphzellig) dar. Die Tumorzellen bilden typischerweise *Pseudorosetten.* Das Medulloblastom ist aufgrund seiner raschen Proliferationsneigung strahlensensibel.
Zu **(B):** Astrozytome gehören zu den häufigsten Tumoren des ZNS. Astrozytome des Kleinhirns, die bevorzugt im Kindes- und Jugendalter auftreten, sind besser abgegrenzt als die Großhirnastrozytome, die überwiegend bei Erwachsenen vorkommen. Das mikroskopische Erscheinungsbild hängt vom Differenzierungsgrad (s. o.) ab. Zu den hochdifferenzierten Tumoren dieser Gruppe zählt z. B. das pilozytische Astrozytom (Grad I), bei dem die gleichförmig aufgebauten Zellen parallel verlaufend Zytoplasmaausläufer aufweisen (pilozytisch = „haarzellig").
Zu **(B):** Tumoren, die von den Zellen des Ventrikelependyms ausgehen, werden als Ependymome bezeichnet. Dabei handelt es sich um eine Gruppe von neuroepithelialen Tumoren, die überwiegend eine langsame Proliferationstendenz haben (Grad II).

Zu **(C):** Hämangioblastome des ZNS treten als Lindau-Tumoren im Kleinhirn auf. Sie weisen trotz einer erheblichen Neigung zu Rezidiven eine relativ gute Prognose auf.
Zu **(E):** Meningeome sind gut abgrenzbare Tumoren mit zumeist benignem Verhalten (Grad I) und relativ guter Prognose. Sie gehen nicht von der Hirnsubstanz, sondern von der Arachnoidea aus und sind auch im Spinalkanal anzutreffen.

F88

Frage 1.50: Lösung B

Zu **(1):** Das **Meningeom** geht von den arachnoidalen Deckzellen der Leptomeninx aus. Bis auf die anaplastische Form zählen die Meningeome zu den gutartigen Tumoren. Ein Eindringen von Tumorzellen in den Schädelknochen wird auch bei den gutartigen Formen nicht als aktives destruierendes oder infiltrierendes Wachstum gewertet.
Zu **(2):** Dies ist das typische morphologische Kennzeichen von Meningeomen.
Zu **(3):** Girlandenförmige Nekrosen: „Zungenförmige Nekrosen mit umgebenden girlandenförmigen Tumorzellverdichtungen" kommen bei den multiformen Glioblastomen vor.
Zu **(4):** Meningeome können auch im Spinalkanal vorkommen, sie machen 25% der Spinaltumoren aus.
Zu **(5):** Altersgipfel 50–60 Jahre.

H00

Frage 1.51: Lösung B

Zu **(B):** In der Abbildung Nr. 14 finden sich überwiegend *längliche Zellkerne,* die *parallel* zueinander liegen. Man spricht von einer *palisadenförmigen Konfiguration,* die typisch für ein **Neurinom** ist. Diese Tumoren gehen von den Schwann-Zellen der peripheren Nerven und den peripheren Anteilen der Hirnnerven aus. Ein Beispiel für eine intrakranielle Lokalisation ist das Akustikusneurinom.
Zu **(C):** Die Abbildung Nr. 15 zeigt Zellen mit *unregelmäßig ausgerichteten Zytoplasmafortsätzen,* zwischen denen sich zum Teil kleine Hohlräume bis hin zu kleinen Zysten gebildet haben. Dazwischen liegen als Netzwerk die astrozytären Faserfortsätze. Charakteristisch sind die *pflasterförmig gelagerten Astrozyten* mit ihrem breiten homogenen Zytoplasma. Dementsprechend handelt es sich um ein **Astrozytom**.
Zu **(A):** Beim **Meningeom** fallen histologisch konzentrische Muster der Tumorzellen (**Zwiebelschalenphänomen**) auf, von deren Zentren Mikroverkalkungen ausgehen können.
Zu **(D):** Das **Medulloblastom** ist der häufigste Hirntumor des Kinder- und Jugendalters. Histologisch ist dieser Tumor durch ein einheitliches (isomorphzelliges) Zellbild gekennzeichnet. Die Tumorzellen bilden charakteristischerweise **Pseudorosetten**.

Zu **(E):** Beim **Kraniopharyngeom** handelt es sich um einen sog. Missbildungstumor, der der Gruppe der dysontogenetischen Tumoren im engeren Sinne nicht zugeordnet werden kann. Die Geschwulst entwickelt sich aus Epithelresten der Rathke-Tasche, aus der die Adenohypophyse hervorgeht. Feingeweblich findet man beim Kraniopharyngeom epithelartige, häufig regressiv veränderte Tumorabschnitte, die zystisch durchsetzt sein können.

H00

Frage 1.52: Lösung C

Siehe Kommentar zu Frage 1.51.

F90 F83

Frage 1.53: Lösung C

Es handelt sich um eine Faserfärbung. Man sieht Hohlräume, die von Endothel ausgekleidet sind und Kapillaren entsprechen.
Zu **(C):** Damit kann es sich nur um ein **Angioblastom** handeln. Die übrigen aufgeführten Tumoren besitzen nicht diesen Gefäßreichtum.
Zu **(A): Metastasiertes Bronchialkarzinom:** Man würde dicht gelagerte kleine Zellen erwarten.
Zu **(B): Fibrilläres Astrozytom:** Bindegewebsreichtum und „fischzugartige" Anordnung länglich ausgezogener Zellen.
Zu **(D): Ependymom:** rosettenartig radiäre Anordnung der Tumorzellen um ein zentral gelegenes Gefäß.
Zu **(E): Medulloblastom:** zelldichter Tumor mit rundlichen Kernen, u. U. palisadenförmige Strukturen und Pseudorosetten.

F93

Frage 1.54: Lösung E

Das **Kraniopharyngeom** ist ein intrasellär gelegener Tumor der Adenohypophyse. Es tritt vor allem im Kindes- und Jugendalter auf. Kalkkonkremente kommen häufig vor, der Tumor ist häufig zystisch. Alle genannten Befunde passen somit gut zum Kraniopharyngeom und machen diese Verdachtsdiagnose am wahrscheinlichsten.
Zu **(A):** Die **Tuberkulome** gehören zu den nichtneoplastischen Raumforderungen mit Verkalkungen. Sie treten im Gehirn meist im Rahmen einer hämatogenen Streuung auf, die mit den Zeichen der Allgemeininfektion die klinische Symptomatik beherrscht.
Zu **(B): Germinome** des Gehirns gehören zu den Keimzelltumoren. Sie sind häufig epiphysär, in der Umgebung des Infundibulums, der Neurohypophyse und des Chiasma lokalisiert. Es handelt sich aber um solide Tumoren, nicht um zystische Tumoren mit Verkalkungen.
Zu **(C):** Das **Meningeom** ist ein solider Tumor der Leptomeningen. Der Häufigkeitsgipfel liegt im 5. bis

6. Lebensjahrzehnt. Bevorzugt befallen sind Falx cerebri, Keilbein und Olfaktorius-Rinne.
Zu **(D):** Der Erkrankungsgipfel beim **Hypophysenadenom** liegt bei 45 bis 50 Jahren. Die Tumoren sind meist solide. Verkalkungen sind nicht typisch.

F00

Frage 1.55: Lösung D

Das Kraniopharyngeom entwickelt sich aus Resten der Rathke-Tasche, aus der die Adenohypophyse hervorgeht. Damit ist der primäre Entstehungsort charakterisiert: die Region der Sella turcica (D).

F96

Frage 1.56: Lösung E

Zu **(E):** Bei einem erwachsenen Patienten passt diese histologische Befundkombination am ehesten zu einem **Glioblastom.**
Zu **(A):** Ein **Ependymom** zeigt histologisch charakteristischerweise eine Anordnung der Tumorzellen in so genannten **Rosetten** mit Ausbildung einer zentralen Lichtung und **Pseudorosetten** um kleine **Blutgefäße** mit typischen kernfreien Höfen.
Zu **(B):** Das so genannte **gemistozytische** (gemästetzellige) Astrozytom ist ein histologischer Subtyp der Astrozytome, wobei sich die Tumorzellen durch ein umfangreiches eosinophiles Zytoplasma auszeichnen.
Zu **(C):** Typische (gut differenzierte) **Oligodendrogliome** bestehen histologisch aus dicht gelagerten Zellen mit runden Kernen, hellem Zytoplasma und scharfen Zellgrenzen (Honigwabenstruktur).
Zu **(D): Medulloblastome** kommen fast ausschließlich bei **Kindern** vor. Histologisch zeigen sie kleine Zellen mit hyperchromatischen Kernen und zahlreichen Mitosen.

F96

Frage 1.57: Lösung E

Zu **(1): Intrakranielle Massenblutungen** können bei Leukämien entstehen, wenn sich eine Blutungsneigung (hämorrhagische Diathese) infolge einer **Thrombozytopenie** entwickelt. Diese entsteht bei Verdrängung der normalen Hämopoese durch die Tumorzellen im Knochenmark.
Zu **(2):** In diesem Kontext kann eine hämorrhagische Diathese auch zum Bild der **Purpura cerebri** (= flohstichartige Blutungen in Rinde und Marklager) führen.
Zu **(3):** Eine Infiltration der Meningen durch leukämische Tumorzellen **(= Meningeosis leucaemica)** ist nicht selten (häufig beispielsweise bei der akuten lymphatischen Leukämie im Kindesalter) und kann unter Umständen Ausgangspunkt für ein Rezidiv sein.

F97

Frage 1.58: Lösung A

Die Abbildung Nr. 17 zeigt die Seitenansicht des Gehirns von rechts. Im Bereich des Frontallappens (im Bild rechter Pol) ist ein unregelmäßiger **Substanzdefekt** erkennbar, der zum Teil von einer weißgrauen unregelmäßigen **Membran** bedeckt ist. Abbildung Nr. 18 zeigt eine koronare Schnittebene durch das Großhirn in dem entsprechenden Bereich mit Ansicht von dorsal. Im Zentrum erkennbar sind die Seitenventrikel.
Zu **(A):** Der vorliegende Substanzdefekt passt eigentlich nur zu einem **alten offenen Schädel-Hirn-Trauma,** nachdem das nekrotische Gehirngewebe resorbiert wurde und ein **pseudozystischer** Defekt verbleibt. Die darüber liegende Dura vernarbt.
Zu **(B):** Ein **Konvexitätsmeningeom** würde sich als Neoplasie, nicht als Substanzdefekt, sondern vielmehr als solide **Raumforderung** oberflächlich über der Großhirnhemisphäre darstellen.
Zu **(C): Astrozytome** können zwar in allen Abschnitten des Gehirns auftreten und gelegentlich auch zystische Hohlräume bilden, eine Feststellung des histologischen Subtyps (in der Frage pilozytisches Astrozytom) ist anhand von Makrofotografien doch wohl nicht möglich.
Zu **(D):** Ein Media-Teilinfarkt würde sich zum Beispiel im Bereich der Stammganglien ereignen. Diese sind in der Abbildung Nr. 18 des Bildanhangs nicht betroffen.
Zu **(E):** Auch der **akute** Hirnabszess ist ein **raumfordernder** Prozess und kein Substanzdefekt.

2 Periphere Nerven

Neuropathien — **II.1**

Periphere Nervenschäden (Neuropathien) werden untergliedert in:

- **Neuronale (perikaryelle) Neuropathien:**
  Schädigung primär im Perikaryon der Zelle, schreitet nach distal fort („dying forward")
  Ursachen: Adriamycin (führt zu DNA-Stoffwechselstörungen), Vincristin, Al, Cd, Hg
- **Axonale Neuropathien:**
  Schädigung im Axon, schreitet retrograd fort („dying backward"). Wahrscheinlich toxische Schädigung des Transportmechanismus mit Störung des Axonflusses. Häufigster Typ der Neuropathien
  Ursachen: metabolische Störung wie Diabetes mellitus, Alkohol, Urämie, ferner INH (Tuberkulostatikum), Disulfiram, Hydrazidverbindungen, Zytostatika

K

- **Demyelinisierende Neuropathien:** primäre Schädigung der Schwann-Zelle **Ursachen:** Bleivergiftung, Lipidstoffwechselstörungen
- **Interstitielle Neuropathien:** primäre Schädigung im Interstitium, Nervenschädigung durch Infarzierung des Nervs **Ursachen:** diabetische Mikroangiopathie, Panarteriitis nodosa, Amyloidose (Schädigung meist lokal, daher Mononeuritis multiplex und nicht distal betonte periphere Polyneuropathien wie bei axonalen Nervenschädigungen)
- **Neuritiden**

Frage 2.1: Lösung E

Siehe auch Lerntext II.1.
Zu **(1)**, **(2)** und **(3)**: Axonale Polyneuropathien (metabolisch bzw. toxisch bedingt).
Zu **(4)**: Demyelinisierende Neuropathie.
Zu **(5)**: Einerseits metabolische, axonale Neuropathie, andererseits interstitielle Neuropathie durch Mikroangiopathien.

H91

Frage 2.2: Lösung E

Man erkennt eine zellreiche Läsion aus spindeligen Zellen mit länglichen Kernen, welche deutlich parallel gestellt, d.h. palisadenartig angeordnet sind. Die Zellen sind monomorph, Mitosen kommen nicht vor.
Zu **(E)**: **Neurinome** sind Tumoren des peripheren Nervensystems, die aus proliferierenden Schwann-Zellen, also nicht aus Nervenzellen bestehen. Typisch ist die Palisadenstellung der Kerne, die diagnostisch hochgradig wegweisend ist und praktisch kaum noch eine andere Diagnose zulässt.
Zu **(A)**: Ein **Fibrom** ist ein gutartiger Bindegewebstumor, der eine wirbelige oder faszikuläre Textur zeigt. Die in diesem Fall diagnostisch hinweisende Palisadenstellung ist nicht typisch.
Zu **(B)**: Sarkome sind maligne mesenchymale Tumoren. Anhalte für Malignität ergeben sich hier nicht. Zelluläre Atypien, eine erhöhte Mitoserate oder gar Hinweise auf infiltrierend-destruierendes Wachstum bzw. Metastasierung sind nicht vorhanden.
Zu **(C)**: Beim **Neurom** handelt es sich um ein Nervenzellhyperregenerat, welches entsteht, wenn es den Axonen nach einer Kontinuitätstrennung nicht gelingt, wieder Anschluss an den peripheren Nervenanteil zu finden. Es entsteht dann eine aberrierende axonale Proliferation, die von perineuralen Proliferaten begleitet ist. Typisch ist ein ungeordnet erscheinendes, mikrofaszikuläres Proliferationsmuster, nicht die im Gegenteil geordnet erscheinende Palisadenstellung.
Zu **(D)**: Die **Polyneuropathien** gliedern sich in eine Vielzahl auch histologischer Erscheinungsbilder. Man unterscheidet axonale, demyelinisierende und interstitielle Polyneuropathien. Es handelt sich in der Regel um degenerative Veränderungen des Nervengewebes und nicht wie im vorliegenden Fall um eine Überschussbildung. Allerdings kommt es bei der hypertrophischen Form der demyelinisierenden Neuropathie zu überschießenden Axonsprossungen und/oder Schwann-Zellproliferaten. Im ersten Fall entsteht ein Bild ähnlich dem Nervenzellhyperregenerat, im zweiten Fall bilden die Schwann-Zellen in der Regel ein zwiebelschalenartiges Proliferationsmuster aus, welches hier fehlt.

H99

Frage 2.3: Lösung C

Neurofibromatosen sind autosomal dominant vererbte Tumorerkrankungen, die in zwei Formen auftreten:
- Typ 1 = M. v. Recklinghausen
- Typ 2 = zentrale Neurofibromatose. Kennzeichnend für diese Erkrankung ist das Auftreten bilateraler Neurinome des N. vestibulocochlearis (D), sowie multipler Neurinome der Spinalwurzeln (E). Daneben sind die Entstehung von Meningeomen (A) und Gliomen (B) charakteristisch.

Zu **(C)**: Unter Vitiligo vesteht man einen häufig schon in der Jugend einsetzenden fleckförmig-konfluierenden Pigmentmangel der Haut. Man spricht von der sog. Weißfleckenkrankheit. Die Vitiligo wird nicht im Zusammenhang mit den beiden Neurofibromatose-Typen angetroffen.

H98

Frage 2.4: Lösung A

Siehe Kommentar zu Frage 2.5.

H98

Frage 2.5: Lösung C

Die in den Lösungsmöglichkeiten (A) bis (E) aufgelisteten Erkrankungen zählen sämtlich zu den Phakomatosen. Unter diesem Oberbegriff werden neurokutane Syndrome zusammengefasst, die mit Tumoren oder tumorartigen Veränderungen des ZNS, der Haut und der inneren Organe einhergehen.
Zu **(A)**: Die Neurofibromatose von Recklinghausen ist durch das Vorkommen multipler Neurinome an den Nervenstämmen und/oder feinen Nervenverästelungen der Haut gekennzeichnet. Dabei ist auch das ein- oder beidseitige Auftreten von Akustikusneurinomen häufig. Als weiteres Charakteristikum der Erkrankung sind Pigmentanomalien aufzu-

listen, die als schmutzig-gelbe Flecken der Haut imponieren (Café-au-lait-Flecken).
Zu **(B):** Der Morbus Sturge-Weber ist durch Gefäßmissbildungen der Hirnoberfläche und entlang der Trigeminusäste sowie durch einen Naevus flammeus im Gesicht gekennzeichnet. Pathognomonisch sind kalottennahe Verkalkungen in der Röntgenaufnahme des Schädels.
Zu **(C):** Der Morbus Bourneville-Pringle (tuberöse Hirnsklerose) ist durch ventrikelnahe Gehirntumoren und pigmentarme Flecken der Haut gekennzeichnet (sog. „white spots"). Weiterhin charakteristisch sind ein Adenoma sebaceum (multiple, derbe, rote bis bräunliche Knötchen über Wange und Nase), epileptische Anfälle und periventrikuläre Verkalkungen.
Zu **(D):** Beim Morbus v. Hippel-Lindau treten Hämangioblastome mit Zystenbildung im Kleinhirn und in der Retina auf. Darüber hinaus kommen Nierenzysten und -karzinome vor.
Zu **(E):** Beim Louis-Bar-Syndrom handelt es sich um eine sich bereits im Kindesalter manifestierende Phakomatose, die sich durch eine chronisch fortschreitende Ataxie (Kleinhirnatrophie!) und Teleangiektasien in Konjunktiven und Gesichtshaut auszeichnet.

3 Auge und Ohr

Cholesteatom — **III.1**

Cholesteatom (chole = Galle; steas = Fett, Talg). Synonym: Tumeur perlé (Perlgeschwulst, squamöse Epitheliose). Die Begriffe sind etwas unglücklich, da das Cholesteatom keine Neoplasie ist und nicht immer Cholesteringranulome enthält. Der beste Begriff wäre **Epidermoidzyste** des (Mittel-)Ohres, da es eine entzündlich oder traumatisch bedingte, selten primäre, zystische Epithelproliferation darstellt.

Histologie:
Zysten, ausgekleidet von hochdifferenziertem, zwiebelschalenartig verhornendem Plattenepithel, sowie Granulations- und Bindegewebe. Zysteninhalt: konzentrisch geschichtete Hornlamellen.

Sekundäre Veränderungen:
Durch Übergreifen des entzündlichen Prozesses und Druckarrosion kommt es zu Knochendefekten (bis hin zur Destruktion von Gehörknöchelchen), eitrigen Entzündungen, Fistelbildung und Cholesteringranulomen.

F99

Frage 3.1: Lösung C

Unter einem Cholesteatom (sog. Perlgeschwulst) versteht man geschichtete, avitale Epithelmassen, die von einer Schicht aus verhornendem Plattenepithel umgeben sind. Das primäre Cholesteatom entsteht in der Paukenhöhle des Mittelohres. Bei der sekundären Form schiebt sich Plattenepithel aus dem äußeren Gehörgang über einen Trommelfelldefekt in das Mittelohr hinein. Die langsame Expansion führt in erster Linie zu entzündlichen Begleiterscheinungen im Bereich des Trommelfelles und des Mittelohres. Dabei können sowohl die Gehörknöchelkette (Ossicula (A)) als auch die Schädelbasis (B) zerstört werden. Die sich ergebenden entzündlichen Komplikationen können lokal in den intrakraniellen Raum fortgeleitet zu einem Hirnabszess führen (D). Eine entzündliche Beteiligung des Innenohres i.S. der Labyrinthitis (E) kann ebenso resultieren.
Zu **(C):** Das Cholesteatom ist keine maligne Geschwulst. Vielmehr handelt es sich um eine chronisch-entzündliche Erkrankung. Es besteht weder die Tendenz zur neoplastischen Transformation, noch darüber hinaus zur malignen Entartung.

F94

Frage 3.2: Lösung A

Das Cholesteatom besteht aus einer so genannten Matrix (Verlagerung eines ortsfremden, verhornenden Plattenepithels aus der Gehörgangshaut und der Kutisschicht des Trommelfells ins Mittelohr) und einer so genannten Perimatrix (embryonal angelegte, unvollständig zurückgebildete hyperplastische Mesenchymreste in der Submukosa des Mittelohres). Es handelt sich um einen chronischen Entzündungsprozess mit fortschreitender Destruktion des umgebenden Knochens (Synonym: chronische Knocheneiterung).
Zu **(2):** Unter einer Cholesteatose versteht man Schaumzellenansammlungen im Bindegewebe der Zottenspitzen der Gallenblasenschleimhaut (so genannte Stippchengallenblase). Die Cholesterinsteine sind die häufigsten Gallensteine (über 90%) und entstehen durch eine Verschiebung des Verhältnisses von Gallensalzen und Lecithin einerseits und Cholesterin andererseits zum Cholesterin hin. Ein Zusammenhang mit einem Cholesteatom besteht nicht.
Zu **(3)** und **(4):** Beide Veränderungen sind Symptome einer ausgeprägten Fettstoffwechselstörung und haben mit dem Cholesteatom des Mittelohres nichts zu tun.

H98

Frage 3.3: Lösung D

Beim Diabetes mellitus können weitreichende Augenveränderungen entstehen:

- Die **diabetische Retinopathie** ist durch einen fortschreitenden Visusverlust mit finaler Erblindung gekennzeichnet. Sie geht zum einen auf eine ausgeprägte diabetisch bedingte Arteriosklerose zurück, auf deren Boden letztendlich **kapilläre Aneurysmen** (B) mit der Gefahr rezidivierender **Netzhaut- und Glaskörpereinblutungen** entstehen. Außerdem kommt es zu pathologischen Gefäßregeneraten. Als Komplikation dieser proliferierenden Retinopathie (E) kann es zur vermehrten Füllung und Schlängelung der Iris kommen (= Rubeosis iridis) (A). Durch eine dadurch hervorgerufene Behinderung des Kammerwasserabflusses kann sich ein sekundäres Glaukom entwickeln.
- Die diabetische Katarakt („grauer Star") zählt zu den erworbenen (sekundären) Kataraktformen. Vollständig ist die Pathogenese nicht geklärt. Man diskutiert als Ursache die Glykosidierung der in einem definierten Quellungszustand befindlichen Bindegewebsfasern der Augenlinse und eine dadurch hervorgerufene Konfigurationsänderung, die zur Linsentrübung führt *(Quellungskatarakt)* (C).

Zu **(D):** Unter einer Phthisis bulbi versteht man den allmählichen Schwund des Augapfels durch Atrophie des Ziliarkörpers (Versiegen der Kammerwasserproduktion). Typischerweise kann eine Phthisis bulbi als Folge einer Iritis oder Iridozyklitis auftreten.

H99 **!**

Frage 3.4: Lösung D

Zu **(D):** Das Chalazion (Hagelkorn) ist eine granulomatöse Entzündung der Glandulae tarsales (Meibom-Drüsen). Klinisch imponiert es als schmerzlose, derbe Schwellung der Augenlider. Das Chalazion entsteht durch einen Sekretstau nach postentzündlicher Verklebung der Drüsenausführungsgänge. Die angestauten Talgmassen führen histologisch zu einer epitheloidzellhaltigen granulomatösen Entzündung ohne Nekrosebildung.

Zu **(A):** Bei einer (Haut-)Tuberkulose eines Augenlides wäre histologisch eine zentrale Nekrose in den epitheloidzellhaltigen Granulomen nachzuweisen.

Zu **(B):** Im Vordergrund der Wegener-Granulomatose steht eine sich zunächst im *Nasen-Rachen-Raum* manifestierende Vaskulitis, die im stets ungünstigen weiteren Krankheitsverlauf generalisiert mit Beteiligung der Gefäße von Milz, *Lunge* und Nieren abläuft. Die Ätiologie der Wegener-Granulomatose ist nach wie vor unklar, jedoch ist der Nachweis gelungen, dass das progrediente Entzündungsgeschehen durch **antizytoplasmatische Antikörper** (ACPA, syn. c-ANCA) initiiert und unterhalten wird.

Zu **(C):** Eine blande zystische Erweiterung einer Moll-Drüse wird als Moll-Zyste bezeichnet.

Zu **(E):** Unter dem Hordeolum (Gerstenkorn) versteht man ein Furunkel im Bereich des Augenlides. Je nach Ausgangsort wird von einem Hordeolum externum (Moll- oder Zeiss-Drüse) oder internum (Meibom-Drüse) gesprochen.

Retinoblastom — **III.2**

Das **Retinoblastom** ist ein maligner Tumor aus embryonalen, noch undifferenzierten Netzhautzellen.

Epidemiologie:
Häufigster maligner intraokularer Tumor des Kindesalters. Morbidität 1:20 000 Lebendgeburten. Manifestation im 1. bis 2. Lebensjahr.

Ätiologie:
Somatische Mutation (unilaterales Auftreten, > 90% der Fälle) oder genetisch bedingt, Anomalie des Chromosoms 13 (in $^2/_3$ der Fälle bilaterales, u. U. auch „trilaterales" Auftreten, wenn zusätzlich ein Pineoblastom vorhanden ist, < 10% der Fälle).

Morphologie:

- **Differenzierter Typ: rosetten-** bzw. blumenstraußartige Anordnung rezeptorartiger Elemente um ein zentrales Lumen.
- **Undifferenzierter Typ:** kleine, runde oder polygonale, chromatinreiche Tumorzellen ohne besondere Strukturbildung. Pathognomonisch sind **DNA-Calcium-Komplexe** in nekrotischen Arealen.
  In 84% der Fälle tritt der Tumor multizentrisch auf.

Ausbreitung:
Per continuitatem: direktes Einwachsen in den N. opticus und die Meningen sowie Infiltration von Epipharynx, Nasenhöhle und Schädelknochen.

Hämatogene Metastasierung:
Skelett, Magen-Darm-Trakt, Muskeln. Selten Lymphknotenmetastasen zervikal.

F92

Frage 3.5: Lösung D

Das **Retinoblastom** ist eine autosomal-dominant vererbbare Erkrankung mit Deletion eines Suppressorgens vom Chromosom 13. Es ist der häufigste maligne intraokulare Tumor des Kindesalters.

Zu **(A)** bis **(C)** und **(E):** Analoge Veränderungen sind bei den übrigen aufgeführten Tumoren des lymphatischen und des myelopoetischen Systems nicht beschrieben. Die in diesem Zusammenhang bekannteste chromosomale Veränderung dürfte das Auftreten des Philadelphia-Chromosoms bei 90% der chronischen myeloischen Leukämien sein. Es handelt sich um eine erworbene Translokation von Teilen des Chromosoms 22 auf das Chromosom 9.

H99

Frage 3.6: Lösung E

Die makroskopische Abbildung zeigt ein Neugeborenes (Lanugo-Behaarung!) mit einem monströsen Tumor der rechten Gesichtshälfte, der zur Zerstörung der rechten Augenhöhle, des rechten Auges und der benachbarten konturgebenden Knochen des Gesichtsschädels geführt hat. Der Tumor setzt sich kontinuierlich nach rechts frontal fort. Die exophytisch wachsende Geschwulst ist – soweit erkennbar – mit einer unruhigen, von großlumigen Gefäßen durchzogenen Oberfläche ausgestattet. Der makroskopische Aspekt spricht für das Vorliegen eines malignen Tumors. Das mikroskopische Präparat demonstriert unregelmäßig beschaffene Zellkerne, die sich – insbesondere ist dies in der unteren rechten Bildecke erkennbar – zu Rundformationen anordnen (sog. Rosetten). Nach den vorliegenden Befunden ist ein fortgeschrittenes kongenitales Retinoblastom als Diagnose am wahrscheinlichsten. Dabei handelt es sich um einen neurogenen Tumor, der von der unteren Retina ausgeht (2% aller Malignome im Kindesalter). Der Tumor kann uni- und bilateral auftreten.
Zu **(A):** Unter einem Hydrozephalus internus versteht man die Erweiterung der inneren Liquorräume, die hier nicht inspiziert werden können.
Zu **(B):** Das Glioblastoma multiforme ist ein hochmaligner Hirntumor mit einem Prädilektionsalter zwischen 45 und 65 Jahren. Ein Auftreten im Neugeborenenalter – noch dazu mit einem exophytischen extrakraniellen Wachstum – wäre äußerst ungewöhnlich.
Zu **(C):** Teratome sind Geschwülste, die sich von primitiven, *omnipotenten Keimzellen* ableiten und die sich in Richtung aller drei Keimblätter entwickeln können. Demzufolge können Teratome Gewebsabkömmlinge unterschiedlicher Herkunft (ektodermal, entodermal, mesodermal) und Differenzierung beinhalten. Am häufigsten kommen Teratome im Hoden (30 bis 50% aller Hodentumore) und im Ovar (5 bis 25% aller Ovarialtumoren) vor. Als äußerst seltene Entstehungsorte sind auch Retroperitoneum, Mediastinum, Mesenterialwurzel und Corpus pineale anzusehen. Umso unwahrscheinlicher ist eine primäre Teratomentstehung im Bereich des Gesichtsschädels.
Zu **(D):** Ein Chordom ist eine Geschwulst, die sich von den Resten der Chorda dorsalis ableitet. Der Tumor wächst lokal destruierend. Er entsteht vorwiegend im Bereich der Schädelbasis, sowie im Bereich des Kreuz- und Steißbeins. Der Altersgipfel liegt im dritten Lebensjahrzehnt.

F95

Frage 3.7: Lösung B

Im Auge ist das **maligne Melanom** der häufigste primär dort entstehende Tumor.
Zu **(1):** Die Mehrzahl der intraokularen malignen Melanome entsteht in der **Choroidea** (= Aderhaut), wobei der posteriore, supratemporale Quadrant besonders häufig betroffen ist.
Zu **(2):** Die Orbita inklusive Augapfel besitzt offenbar **keine** Lymphgefäße (was nach Maßgabe der Experten allerdings nicht ganz unumstritten ist). Die Tumorzellen können allerdings mit dem Kammerwasser drainiert werden und durch den Schlemm-Kanal in das venöse System abfließen, der erste Kontakt mit lymphatischem Gewebe ergibt sich demnach in der Milz.
Am häufigsten metastasiert das maligne Melanom des Auges auf hämatogenem Weg in die Leber. Ungünstig ist auch eine lokale Ausbreitung durch die Sklera entlang gefäß- und nervenführender Kanäle.
Zu **(3):** Histologisch kann das maligne Melanom aus verschiedenen Zellformen aufgebaut sein. Nach der Callender-Klassifikation unterscheidet man **spindelige** Zellen (**Typ A** mit spindelförmigen Kernen, Kernfaltungen, wenigen Mitosen und **Typ B** mit ovalen Kernen, prominenten Nukleolen, wenigen Mitosen) und **epitheloide Zellen** (polygonale Zellen mit großen, runden Kernen, deutlichen Nukleolen, zahlreichen Mitosen). Die Tumorzellen können unterschiedlich stark pigmentiert sein (Melanin!).
Zu **(4):** Maligne Melanome, die überwiegend aus Spindel-A-Zellen aufgebaut sind, haben eine viel bessere Prognose als epitheloidzellreiche Melanome.

4 Haut

Effloreszenzen — **IV.1**

Effloreszenz: Sichtbarwerden des krankhaften Prozesses

1. **Primäreffloreszenzen**
   Sie entstehen ohne nachweisbares Zwischenstadium aus der gesunden Haut.
   - **Macula:** Fleck (Erythem, Roseolen, Purpura, Vibices, Petechien, Ekchymosen, Pigmentationen, Pigmentschwund)
   - **Papula:** Knötchen (epidermal oder kutan, d.h. im Corium)
   - **Urtica:** Quaddel, Plasmaaustritt ins Corium (tieferes Weichgewebe = Quincke-Ödem)
   - **Vesicula:** Bläschen, **Bulla** = Blase: intra- oder subepidermal gelegen
   - **Zyste:** abgegrenzter, mit Epithel ausgekleideter Hohlraum

2. **Sekundäreffloreszenzen**
Sie entstehen aus den Primäreffloreszenzen durch Umwandlung, Entzündung, Rückbildung oder Abheilung.
- **Squama:** Schuppe (hyperkeratotische Abstoßung von Hornschichten)
- **Pustula:** eitergefülltes Bläschen
- **Crusta:** Kruste; bei fehlender Hornschicht durch eingetrocknetes Sekret oder Blut entstanden
- **Erosio:** oberflächlicher Epidermisverlust
- **Rhagade:** Schrunde; eingekerbte Läsion, die u.U. bis ins Corpus reticulare reicht
- **Excoratio:** Abschürfung; bis ins Corium reichend, traumatisch bedingt
- **Ulcus:** Geschwür; tiefreichender Epidermisverlust bis ins Corium, heilt unter Narbenbildung ab, nicht traumatisch bedingt
- **Cicatrix:** Narbe; bindegewebiger Ersatz der Epidermis

Aufbau der Haut — IV.2

A. **Cutis** = Dermis

I) **Epidermis** = Epithel der Haut.
1. **Stratum corneum** = Hornschicht
2. **Stratum lucidum** (basische Eiweißkörper)
3. **Stratum granulosum** (kernhaltige Zellen, Keratohyalin und Eleidin)
4. **Stratum spinosum** (Stachelzellen) } Stratum germinativum = Keimschicht
5. **Stratum basale** (Basalzellen) } Stratum germinativum = Keimschicht

II) **Corium** (Lederhaut), Bindegewebe
1. **Corpus papillare**
2. **Corpus reticulare**

B. **Subcutis** = Fettgewebe, Gefäße

Immunkomplexniederschläge in der Haut — IV.3

Krankheitsbild	Immunkomplex	Lokalisation
Lupus erythematodes	IgG	unter Basalmembran
Dermatitis herpetiformis Duhring	IgA	dermale Papillen
Pemphigus vulgaris	IgG	intraepidermale Interzellularräume
Bullöses Pemphigoid	IgG	entlang Basalmembran

Psoriasis vulgaris — IV.4

Psoriasis vulgaris (psora = Krätze, Räude) oder Schuppenflechte: chronisch-entzündliche, erythematös-squamöse Dermatose mit pathologisch gesteigerter Epidermisproliferation und Störung der Keratinisation bei genetisch fixierter Krankheitsprädisposition.

Kennzeichen:
Gesteigerte **epidermale Zellproliferation:** 6-mal mehr Mitosen als in der normalen Epidermis → Epidermishyperplasie, Akanthose.

Verhornungsstörungen:
Hyperkeratosen (Verdickung der Hornschicht) und Parakeratosen (kernhaltige Hornschicht, Verlust des Stratum granulosum).

Entzündliche Veränderungen:
Subkorneal, intraepidermal, Mikroabszesse aus neutrophilen Granulozyten (Munro-Abszesse). Bei der pustulösen Form konfluieren die Mikroabszesse zu Pusteln.

F99

Frage 4.1: Lösung A

Die *Urticaria pigmentosa* ist eine Erkrankung, die durch eine auf die Haut begrenzte oder generalisierte Vermehrung der Mastzellen (A) charakterisiert ist. Es handelt sich um eine Form der sog. *mastozytischen Proliferationen.* Hierbei existieren sowohl rein reaktive als auch neoplastische Formen. Übergänge sind fließend. Die Krankheitsbilder sind extrem selten.
Zu **(B):** Die Vermehrung normaler Plasmazellen im Rahmen einer chronisch-entzündlichen Erkrankung (z.B. primär chronische Polyarthritis) wird als *reaktive Plasmozytose* bezeichnet. Die maligne neoplastische Proliferation eines Plasmazell-Klons liegt beim *Plasmozytom* vor.
Zu **(C):** Die Infiltration der Haut mit Lymphozyten stellt einen eher unspezifischen histologischen Befund dar und kann primär nicht in eine gesonderte Krankheitsentität eingruppiert werden.
Zu **(D):** Langerhans-Zellen sind spezialisierte Makrophagen der Haut. Sie sind durch einen eingekerbten (dudelsackartigen) Kern und spezielle Granula (Birbeck-Granula, syn. X-Körperchen) morphologisch charakterisiert. Es existieren Erkrankungen, bei denen histologisch ein dichtes Infiltrat aus Granulozyten und Langerhans'schen Zellen charakteristisch ist. Diese Langerhanszell-Histiozytosen werden auch unter dem Begriff der Histiozytosis X (X steht für das o.g. X-Körperchen) zusammengefasst. Dazu zählen:

- Lymphknotenhistiozytose X
- Eosinophiles Knochengranulom
- Morbus Hand-Schüller-Christian
- Morbus Letterer-Siewe

Zu **(E):** *Melanophoren* und *Melanophagen* gehören dem RHS an. Sie zählen zur großen Gruppe der *Makrophagen.* Ihr Name leitet sich von ihrer Fähigkeit ab, das von den Melanozyten gebildete Pigment Melanin zu phagozytieren und zu speichern. Gutartige Tumoren, die sich von diesen Zellen ableiten, werden zu den fibrohistiozytären Geschwülsten gerechnet und als *kutane fibröse Histiozytome* bezeichnet (Lage: Subcutis).

F00

Frage 4.2: Lösung B

Bei der Psoriasis vulgaris handelt es sich um eine mit Rötung und Schuppung der Haut einhergehende Erkrankung, bei der als Ursache eine genetische Disposition (B) mit zusätzlicher Assoziation mit bestimmten HLA-Merkmalen nachgewiesen ist.
Zu **(A):** Die Psoriasis vulgaris wird nicht durch Erreger ausgelöst. Eine Dermatomykose (Pilzbesiedlung der Haut) stellt ein eigenes Krankheitsbild dar.
Zu **(C):** Typisch für die Psoriasis vulgaris ist der chronische Verlauf mit einer ausgesprochenen Neigung zu rezidivierenden Entzündungsschüben (chronisch-rezidivierende Erkrankung).
Zu **(D):** Die Psoriasis vulgaris geht mit einer gesteigerten Zellproliferation der Epidermis einher. Das Resultat ist eine Epidermishyperplasie mit entsprechender Verbreiterung der Dermis. Die isolierte Verbreiterung der Epidermis wird als Akanthose bezeichnet.
Zu **(E):** Die Psoriasis vulgaris stellt keine Präkanzerose dar.

H95

Frage 4.3: Lösung B

Der Begriff der **Koilozytose** beschreibt eine histomorphologische Veränderung des Plattenepithels von Haut oder Schleimhaut, wie sie charakteristischerweise bei einer Infektion mit **humanen Papillomviren** auftritt. Die einzelne (virusinfizierte) Epithelzelle zeigt dabei einen pyknotischen, hyperchromatischen, bizarren Kern sowie eine große perinukleäre Aufhellung des Zytoplasmas (= **Koilozyt,** gr. koilos hohl, zytos Zelle).
Zu **(B): Condylomata acuminata** (Feigwarzen, spitze Kondylome) sind häufig im Anogenitalbereich auftretende Papillome des Plattenepithels, induziert durch eine Infektion mit humanen Papillomaviren (HPV, häufig Typ 6 und 11).
Zu **(A):** Als **Leukoplakie** (gr.: leukos = weiß, plax = Platte) wird klinisch ein weißer, nicht abwischbarer Fleck der Schleimhaut bezeichnet, dem histologisch eine Verbreiterung des Plattenepithels sowie eine (normalerweise hier nicht vorkommende) Verhornung entspricht. Eine Koilozytose kommt in aller Regel **nicht** vor, da **ursächlich chronische exogene Reize** mechanischer, physikalischer oder chemischer Art wirken und keine Virusinfektion vorliegt.
Zu **(C)** und **(D):** Auch die **Verruca vulgaris** (gewöhnliche Warze, oft an Händen oder im Gesicht) und die **Verruca plantaris** (Sohlen- oder Dornwarze) sind durch Infektionen der Haut mit humanen Papillomaviren bedingt (erstere durch Typ 2, 4 und 7, letztere durch Typ 1 und 2). Eine koilozytäre Abwandlung der Epithelzellen findet sich jedoch typischerweise nicht, häufig jedoch liegen eosinophile Einschlusskörper im Zytoplasma vor.
Zu **(E):** Das **Molluscum contagiosum** ist eine durch das Pox-Virus bedingte Infektion der Haut. Es resultieren kleine Papeln (Knötchen) mit einem durch Hornmassen gefüllten zentralen Krater. Die Epithelzellen lassen große eosinophile Einschlusskörper erkennen (= Viruspartikel), jedoch keine Koilozytose.

H99

Frage 4.4: Lösung B

Zu **(B):** Die Impetigo contagiosa wird durch *Staphylo- oder Streptokokken* hervorgerufen.
Zu **(A):** Das Mulloscum-Virus ruft tumorartige Hautknötchen hervor, die zentral eine Eindellung aufweisen. Auf Druck entleeren sich virushaltige Epithelien, die durch Kontaktinfektion für die hohe Kontagiosität der Erkrankung verantwortlich sind: Molluscum contagiosum.
Zu **(C), (D)** und **(E):** Das humane Papillomavirus (HPV) ruft je nach Typ und betroffenem Gewebe unterschiedliche Krankheitserscheinungen hervor. Die Akquirierung des Virus in der **Haut** kann eine ganze Reihe von unterschiedlichen Effloreszenzen bewirken. So wird die **Verruca vulgaris** (gemeine Warze) von den HPV-Typen 2 und 4 induziert. Wieder andere Typen des Papillomavirus führen im **Anogenitalbereich** zu Condylom-Bildungen (**Condylomata accuminata/plana**).

H93

Frage 4.5: Lösung A

Die Übersichtsabbildung zeigt eine deutlich verbreiterte Epidermis mit fingerförmig ausgezogener Oberfläche und starker Hyperkeratose. Die gesamte Läsion ist zentral kraterförmig abgesenkt. In der starken Vergrößerung erkennt man rundliche eosinophile Kerneinschlüsse, die als Keratohyalingranula bezeichnet werden (nicht zu verwechseln mit Molluscum-Körperchen beim Molluscum contagiosum, der Dellwarze!).

Zu **(A):** Papillomatose, Akanthose (Verbreiterung der Epidermis), Hyperkeratose und der Nachweis von Keratohyalingranula sind typisch für die **Verruca vulgaris**. Diese wird durch humane Papillomaviren (HPV) hervorgerufen.
Zu **(B):** Die Diagnose eines Plattenepithelkarzinoms setzt den Nachweis infiltrierenden Wachstums seitens des neoplastischen Epithels voraus. Die Grenze der Epidermis zum Korium ist im vorliegenden Fall jedoch scharf. Keratohyalingranula gehören nicht zum Detailbild des Plattenepithelkarzinoms.
Zu **(C):** Das **Condyloma acuminatum** ist ebenfalls viral induziert. Papillomatose und Akanthose kommen ebenfalls vor, das Stratum corneum ist aber nur gering verdickt. Keratohyalingranula sind nicht typisch.
Zu **(D):** Die **aktinische** oder solare **Keratose** kommt in einer akantholytischen, atrophischen, bowenoiden und hypertrophischen Form vor. Sie entspricht einem plattenepithelialen Carcinoma in situ mit Einschluss anaplastischer Zellen, die pleomorphe und atypische Kerne beinhalten. Bei der hypertrophischen Form der aktinischen Keratose findet man ebenso wie bei der Verruca vulgaris Akanthose, Hyperkeratose und Papillomatose. Die o.g. zellulären Atypien fehlen aber bei der Verruca vulgaris, Keratohyalingranula fehlen bei der aktinischen Keratose.
Zu **(E):** Das **Keratoakanthom** ist ein benigner epithelialer Tumor mit Neigung zur Spontanremission. Typisch ist eine kraterförmige Gestalt mit zentraler Absenkung und randständiger, lippenförmiger Überwulstung durch die angrenzende Epidermis. Dieser Aspekt kann im vorliegenden Fall Anlass für eine Fehldiagnose geben. Im Detailbild ist das Keratoakanthom hinsichtlich zellulärer Atypien vom Plattenepithelkarzinom nicht zu unterscheiden. Zelluläre Atypien fehlen im vorliegenden Fall jedoch. Auch die diagnostisch hinweisenden Keratohyalingranula sprechen für die Verruca vulgaris und gegen das Keratoakanthom.

H94

Frage 4.6: Lösung B

Es handelt sich um eine „gewöhnliche Warze“ **(Verruca vulgaris).** Ursache ist eine Infektion mit humanen **Papillomaviren** (Typ 1, 2 und 4), die zu den **DNA-Viren** zählen.
Zu **(A):** Die **chronische Arsenvergiftung** führt an der Haut zu einer vermehrten Pigmentierung der Epidermis **(= Arsenmelanose)** sowie zu einer vermehrten Verhornung **(= Hyperkeratose).** Zusätzlich besteht vermehrter Haarausfall.
Zu **(D):** Eine aktinische (durch das UV-Licht bedingte) Schädigung der Haut führt zunächst zu einer so genannten basophilen Degeneration der elastischen Fasern im Corium **(= solare Elastose).** Weiterhin kann es auch zu einer Hyperplasie der Epidermis mit vermehrter Hornbildung (Hyperkeratose) und Epitheldysplasien kommen **(= aktinische Keratose).**
Zu **(E): Protozoenkrankheiten** der Haut sind selten und kommen fast ausschließlich in den Tropen und Subtropen vor. Sie verursachen meistens eine starke entzündliche Reaktion. Bedeutsam sind die Infektionen mit Trypanosomen, Leishmanien und Amöben. Eine Form der durch Leishmanien verursachten Erkrankungen ist die **kutane Leishmaniose.** Sie führt zur Bildung eines Knötchens (die so genannte **Orientbeule**) in der Haut, welches ulzeriert und später narbig abheilt. Histologisch zeigt sich eine granulomatöse Entzündung mit vielen Makrophagen, Riesenzellen und Lymphozyten. Die Protozoen lassen sich im akuten Entzündungsstadium im Zytoplasma der Makrophagen erkennen (Leishman-Donovan-Körperchen).

H92

Frage 4.7: Lösung D

Die Abbildung zeigt ein Hautexzisat mit einer zentral knotig vorgewölbten Epidermis, die verlängerte und miteinander kommunizierende Reteleisten aufweist und einige Pseudohornzysten enthält, welche durch Ansammlung von Hornlamellen in Epithelinvaginationen entstehen.
Zu **(D):** Die oben genannten Befunde passen zur **Verruca seborrhoica** oder zur seborrhoischen Keratose. Das Alter des Patienten passt ebenfalls. Die hier aufgeführte Familienanamnese trägt zur richtigen Lösung und zum Ausschluss der falschen Lösungsvorschläge nicht bei.
Zu **(A):** Das **Molluscum contagiosum** (die Dellwarze) zeigt ein anderes histologisches Bild. Es liegt eine Eindellung der Epidermis mit Ansammlung basophiler viraler Einschlusskörper in den Epithelien vor. Dellwarzen treten bevorzugt bei Kindern auf.
Zu **(B):** Die **Verruca vulgaris** ist durch Papillomatose, Akanthose, starke Hyperkeratose und Parakeratose sowie klumpige Einschlüsse in den Epithelien, sog. Keratohyalingranula, gekennzeichnet. Vorwiegend sind wiederum Kinder betroffen.
Zu **(C):** Beim **Condyloma acuminatum** findet man Papillomatose und Akanthose; Hyperkeratose und Zeichen des Virusbefalls treten demgegenüber zurück. Betroffen sind vorwiegend junge Erwachsene.
Zu **(E):** Ein infiltrierend wachsender Tumor mit basaloid differenzierten epithelialen Zellen liegt nicht vor.

F96

Frage 4.8: Lösung B

Die Übersicht zeigt eine Hautläsion mit stark verbreiterter, hyperplastischer und hyperkeratotischer Epidermis, die sich basalwärts polyzyklisch und scharf gegen die Dermis abgrenzt. Die Veränderung ist leicht über das Hautniveau erhaben (und entspricht einer Papel). Man erkennt kraterartige, teils zystisch erweiterte Einsenkungen, die bis in basale Abschnitte der Läsion reichen und offenbar Zelldetritus sowie auch Hornmassen enthalten. Die Ausschnittsvergrößerung aus oberflächlichen Anteilen der Läsion lässt in der unteren Bildhälfte (typischerweise im Bereich und unterhalb des Stratum granulosum) charakteristisch veränderte Keratinozyten der Epidermis erkennen, diese enthalten **eosinophile Einschlusskörper** und sind dadurch deutlich aufgetrieben.

Zu **(B):** Die abgebildete Hautläsion entspricht einem so genannten **Molluscum contagiosum** (= Dellwarze) und entsteht durch eine Infektion der Haut mit dem Molluscum-contagiosum-Virus, welches zur Gruppe der **Pox-Viren** (Pockenviren) gehört. Pox-Viren sind die größten **DNA**-Viren. In den infizierten Zellen liegen diese als charakteristische Einschlusskörper im Zytoplasma vor (sog. **Molluskumkörperchen**). Ein reaktives entzündliches Infiltrat in der Umgebung des Molluscum contagiosum fehlt. Die Ansteckungsgefahr ist hoch.

Zu **(A):** Eine **aktinische** (durch das UV-Licht bedingte) Schädigung der Haut führt zu einer basophilen Degeneration der elastischen Fasern im Korium **(= solare Elastose).** Ebenso kann es zu einer Hyperplasie der Epidermis mit vermehrter Hornbildung (Hyperkeratose) und Epitheldysplasien kommen **(= aktinische Keratose).**

Zu **(C):** Die Haut kann durch eine ganze Reihe von Bakterien geschädigt werden. Wichtige Erreger sind unter anderem die **Strepto- und Staphylokokken** (so genannte **Pyodermien**). Man unterscheidet **primäre** Pyodermien, die oberflächlich oder in der Tiefe ausgebildet sein können, mit Beteiligung der Haarfollikel oder ohne, und **sekundäre** Pyodermien mit einer bakteriellen Superinfektion einer vorbestehenden Läsion anderer Ursache. Weiterhin gibt es Hautinfektionen durch **ungewöhnliche Erreger** (z.B. Milzbrand, Pest, Erysipeloid) sowie **Hautsymptome** durch **systemische** bakterielle Infektionen mit (z.B. Sepsis) oder ohne Keimbesiedelung (z.B. toxisch beim **Staphylococcal Scalded Skin Syndrome**).

Zu **(D):** Wichtige **Pilzinfektionen** der Haut sind die **Dermato**mykosen (Erreger Dermatophyten), die **Candida**mykose (= Sproßpilze) und die **Schimmelpilz**mykosen.

F96

Frage 4.9: Lösung A

Die **Acrodermatitis** (chronica) **atrophicans (Herxheimer)** entwickelt sich nach einem Stich der Zecke Ixodes ricinus und dabei erfolgter Infektion mit dem Bakterium **Borrelia burgdorferi**. Sie stellt eine Hautveränderung im letzten der (ähnlich der Lues) in drei Stadien verlaufenden so genannten **Lyme-Borreliose** dar und wird unter Umständen erst mehrere Jahre nach dem Zeckenbiss manifest. Die Läsion ist durch eine **Atrophie** von Epidermis, Hautanhangsgebilden und subkutanem Fettgewebe sowie einer Gefäßerweiterung charakterisiert, das betroffene Hautareal (Hand- und Fußrücken, Ellenbogen, Knie etc.) erscheint **blau-rot** verfärbt.

Zu **(B):** Die **progressive multifokale Leukoenzephalopathie** ist eine opportunistische **virale** Entzündung des zentralen Nervensystems, die fast ausschließlich Patienten mit einer defekten zellulären Immunität und somit in erster Linie AIDS-Patienten betrifft. Auslöser ist das zu den Polyomaviren zählende **JC-Virus.** Die Erkrankung führt zu einer herdförmigen Entmarkung der weißen Substanz. Die durch die JC-Viren infizierten **Oligodendrozyten** weisen typische große Zellkerne mit Milchglascharakter auf.

Zu **(C):** Der **Morbus Creutzfeldt-Jakob** ist eine Form der so genannten **subakuten spongiformen Enzephalopathien,** für deren Auslöser so genannte **Prionen** (proteinaceous infectious particles), möglicherweise amyloidogen wirkende Proteine, diskutiert werden. Die Erkrankung führt zu einer Atrophie des Großhirns. Histologisch zeigt sich eine schwammartige Vakuolisierung der grauen Substanz mit Verlust der Neurone (Status spongiosus).

Zu **(D):** Der Erreger der **Katzenkratzkrankheit** ist in der großen Mehrzahl der Fälle das Bakterium **Rochalimaea henselae,** ein gramnegatives Stäbchen, welches den Rickettsien verwandt ist. Die Erkrankung spielt sich in den regionalen Lymphknoten ab. Histologisch zeigt sich hier das Bild der **retikulozytär-abszedierenden Lymphadenitis** mit Ausbildung von Granulomen vom Pseudotuberkulosetyp.

Lues — **IV.5**

Ätiologie:
Infektion mit Treponema pallidum (aus der Gruppe der Spirochäten). Wird in der Regel geschlechtlich übertragen, Übertragung jedoch auch durch Schmierinfektion möglich.

Ablauf in mehreren Stadien:

1. Eindringen der Erreger durch Haut- oder Schleimhautdefekt. Lokale Symptomatik 3 Wochen (1. Inkubationszeit) nach Infektion: Primäraffekt an der Eintrittsstelle = Ulcus durum. Anschwellung regionärer Lymphknoten, Milzschwellung, Durchfälle.
2. Hämatogene Generalisation mit Entwicklung einer positiven Serologie. Nach weiteren 6–8 Wochen (2. Inkubationszeit): Generalisiertes Auftreten makropapillärer und schuppender Exantheme an Haut und Schleimhäuten. Generalisierte Lymphknotenschwellung. Evtl. Condylomata lata, Meningitis.

3. Nach frühestens 3–4 Jahren Gewebszerstörung mit Narbenbildung, Ausbildung von Gummen und luischen Unterschenkelgeschwüren. Mesaortitis luica, Lues cerebrospinalis, Tabes dorsalis, progressive Paralyse.

Lues connata durch diaplazentare Erregerübertragung von der Mutter auf den Föten:
Totgeburt oder Pemphigus syphiliticus, diffuses Syphilid, Coryza syphilitica, Osteochondritis, Periostitis, Meningitis beim Neugeborenen; Kondylome und Hautpapeln beim Kleinkind; Gummen beim Schulkind.

H90

Frage 4.10: Lösung D

Die Abbildung Nr. 27 des Bildanhangs zeigt eine verbreiterte Epidermis mit erhaltener Schichtung und einer für den Gesichtsbereich zu breiten Hornschicht. Die Läsion weist keine erkennbaren zellulären Atypien auf, die Grenze der Epidermis zum Korium ist scharf. Somit handelt es sich um eine **hyperkeratotische Plattenepithelhyperplasie.**
Zu **(A):** Der **Morbus Bowen** ist ein Carcinoma in situ der Epidermis. Hierbei findet man einen vollkommenen Verlust der normalen Epithelschichtung, Zellatypien und Dyskaryosen in allen Schichten der Epidermis.
Zu **(B):** Ein **Plattenepithelkarzinom** breitet sich als maligner Tumor definitionsgemäß infiltrierend in die Tiefe aus, während im vorliegenden Fall die Epithelgrenze zum Korium scharf ist.
Zu **(C):** Das **Keratoakanthom** ist ein benigner Tumor der Epidermis mit Neigung zur Spontanremission. Er besitzt einen zentralen Hornkrater, zungenförmig aufgeworfenes Epithel im Randbereich und ist aufgrund seiner Epithelatypien rein zytologisch vom Plattenepithelkarzinom nicht zu unterscheiden.
Zu **(E):** Vgl. Lerntext IV.7.
Das **maligne Melanom** ist durch das Auftreten atypischer Melanozyten gekennzeichnet, die sich aufsteigend in der Epidermis und infiltrierend in das Korium ausbreiten.

H99

Frage 4.11: Lösung D

Zu **(D):** *Basaliome sind* semimaligne *Tumoren*, welche vor allem an lichtexponierten Stellen der Haut (Gesichtsbereich) mit zunehmendem Alter auftreten. Sie gehen von den Basalzellen der Epidermis aus und äußern sich in kleinen Knötchen auf der Haut, welche zentral exulzerieren können. Mikroskopisch finden sich im Korium solide Zellhaufen, die charakteristischerweise nach außen durch Zellen mit länglichen Kernen begrenzt sind, die eine *palisadenförmige Anordnung* haben. Obwohl das Wachstum infiltrierend und destruierend sein kann, kommt es *nicht* zur Metastasenbildung! Dies steht im Gegensatz zum malignen Plattenepithelkarzinom.
Zu **(A):** Beim Xeroderma pigmentosum besteht auf genetischer Grundlage eine erhöhte Lichtempfindlichkeit der Haut. Das DNA-Reparatursystem ist defekt, sodass sich eine ausgesprochene Disposition zur Entstehung maligner Hauttumoren ergibt.
Zu **(B):** Unter einer solaren Keratose ist eine UV-strahlenbedingte Hautveränderung, die klinisch sehr variabel imponieren kann, zu verstehen. Die aktinische Keratose zeigt ein gesteigertes Risiko zur malignen Entartung und wird deshalb als Präkanzerose eingestuft.
Zu **(C):** Beim M. Bowen handelt es sich um eine zirkumskripte, oberflächlich schuppende Präkanzerose der lichtexponierten Haut, die als Carcinoma in situ des Plattenepithels fungiert.
Zu **(E):** Bei der Erythroplasie Queyrat handelt es sich um identische präkanzeröse Hautveränderungen, wie bei M. Bowen, wobei hierbei die *nicht* lichtexponierten Stellen der Haut und Schleimhäute betroffen sein können.

H96

Frage 4.12: Lösung B

Zu **(B):** Bei einer **aktinischen Keratose** liegen eine Schichtungsstörung der Epidermis sowie auch zelluläre Atypien der Keratinozyten (= Dysplasie) vor, bis hin zu einem Carcinoma in situ (Basalmembran intakt, keine Infiltration).
Zu **(A):** Die **seborrhoische Warze** oder seborrhoische Keratose ist eine absolut harmlose tumorartige Vermehrung der Basalzellen der Epidermis mit oftmals stärkerer Pigmentierung.
Zu **(C):** Auch das **Keratoakanthom** ist ein benigner epithelialer Tumor der Haut mit charakteristischem Aufbau einschließlich zentralem Krater, der sich sehr rasch entwickelt und meistens spontan abheilt. Betroffen sind lichtexponierte Hautareale.
Zu **(D):** Die **Verruca plantaris** ist Folge einer Virusinfektion der Haut mit Hyperplasie der Epidermis. Eine Präkanzerose ist diese Läsion nicht.
Zu **(E):** Die **epidermale Zyste** der Haut ist mit Hornmassen angefüllt (Atherom). Sie ist harmlos.

F93

Frage 4.13: Lösung D

Das abgebildete Hautexzisat zeigt eine Hyper- und Parakeratose sowie eine stark gestörte Schichtung der Epidermis in der rechten Bildhälfte, verbunden mit zellulären Atypien in Gestalt von Kernvergrößerungen. Die Epidermis enthält zahlreiche homogene

eosinophile Keratinozyten, sogenannte Civatte-Körper. Das Korium weist eine starke basophile Degeneration auf.
Zu **(D):** Die genannten Veränderungen führen zu dieser Diagnose. Die **aktinische Keratose** wird durch ein bestimmtes Spektrum des Sonnenlichts hervorgerufen und wird deshalb besser und genauer als solare Keratose bezeichnet. Sie geht mit intraepidermalen Schichtungsstörungen und zellulären Atypien einher und ist als Präkanzerose bzw. bei entsprechend fortgeschrittenen Veränderungen als Carcinoma in situ einzustufen. Sie tritt an lichtexponierten Stellen der Haut auf und ist häufig mit einer basophilen Degeneration des Koriums vergesellschaftet, die ebenfalls durch die Lichtexposition bedingt ist. Man unterscheidet eine hypertrophische, eine atrophische, bowenoide, akantholytische und pigmentierte Form.
Zu **(A):** Der **Nävuszellnävus** geht mit zumeist nestförmiger Proliferation von Nävuszellen in der Dermis und/oder an der Basis der Epidermis einher, nicht mit intraepidermalen Schichtungsstörungen und Atypien.
Zu **(B):** Das **Molluscum contagiosum** entspricht einer Dellwarze mit Verbreiterung der Epidermis und zentraler kraterförmiger Absenkung. Die Keratinozyten enthalten zahlreiche eosinophile Einschlusskörper, die aus Molluscum-Viren bestehen. Zelluläre Atypien oder Schichtungsstörungen fehlen.
Zu **(C):** Zur **Verruca vulgaris** gehören Akanthose, Papillomatose und Hyperkeratose der Epidermis sowie das Vorkommen von Keratohyalingranula in den Keratinozyten.
Zu **(E):** Eine Infiltration des Koriums durch basaloide Zellen fehlt ebenso wie eine Zystenbildung.

Frage 4.14: Lösung B

Basaliome: „semimaligne" epitheliale Tumoren der Haut. Die Tumorzellen ähneln Basalzellen. Das Basaliom wächst infiltrierend und destruierend (1), aber metastasiert nicht (2), deswegen der Begriff „semimaligne".
Zu **(3):** Das Basaliom hat meist ein langsames Wachstum.
Zu **(4): Makroskopisch** unterscheidet man verschiedene Wachstumsformen, wobei der nodulär-ulzerative Typ und das Ulcus terebrans (terebrare = (durch)bohren) am häufigsten sind: perlartiger, gelb-weißlich gefärbter Randsaum mit Teleangiektasien (telos = Ende; angios = das Gefäß; ektasis = Ausdehnung, Erweiterung), um zentrales Ulkus gelegen.
Zu **(5):** Basaliome entstehen gewöhnlich an lichtexponierten Stellen, eine vorausgehende Präkanzerose ist nicht typisch.

Spinaliom — IV.6

Synonym:
Spinozelluläres Karzinom, **Stachelzellkarzinom** (= Plattenepithelkarzinom).

Lokalisation:
Lichtexponierte Hautareale, besonders Lippen.

Ätiologie:
- exogene Faktoren: chronische aktinische Belastung (aktis = der Strahl), also z. B. bei chronischer Sonnenexposition, weiterhin Teer, Tabakrauch
- chronische Entzündung, Lupus erythematodes
- Viren (Papillome)
- genetische Faktoren

Präkanzerosen:
Morbus Bowen, aktinische Keratose = senile Keratose (rötliche, schuppende Hauteffloreszenzen, die oft geschwürig zerfallen).

Ausbreitung:
Schnelles Wachstum, metastasiert frühzeitig lymphogen.

H97 !

Frage 4.15: Lösung C

Die Abbildungen Nr. 29 und 30 des Bildanhangs zeigen eine **solide,** randlich unregelmßig konturierte **Epithel**proliferation in der Dermis. Es ist ein Kontakt dieses Epithelproliferats mit der Basis der Epidermis erkennbar. Oberflächlich besteht eine Ulzeration (Übersicht). In der Vergrößerung zeigen die Tumorzellen eine deutliche Ähnlichkeit mit den Zellen des Stratum basale der Epidermis. Die Tumorzellverbände weisen dabei in der Peripherie eine sehr charakteristische **palisadenartige** Anordnung auf. In der Umgebung ein reaktives lymphozytäres Infiltrat.
Zu **(C):** Es liegt ein so genanntes **Basaliom** vor (besser: **basozelluläres Karzinom**), ein semimaligner Tumor der Haut, welcher **lokal infiltrierend und destruierend** wächst, jedoch keine Metastasen bildet.
Zu **(A):** Bei einem nicht verhornenden Plattenepithelkarzinom, dessen Zellen ebenfalls relativ klein sind, ist keine periphere Zellpalisade ausgebildet.
Zu **(B):** Auch beim **verhornenden Plattenepithelkarzinom** findet sich keine Palisade. Die Tumorzellen sind großleibig und besitzen ein **keratinreiches** (eosinophiles) Zytoplasma. Häufig sind dabei so genannte Hornperlen ausgebildet.
Zu **(D):** Eine entzündliche Epithelhyperplasie führt zu einer Verbreiterung der Epidermis und zu einer

Vorwölbung über die Oberfläche, jedoch nicht zu einer Infiltration in die Tiefe.
Zu **(E)**: Auch bei einer Virusinfektion der Haut mit humanen Papillomaviren und Ausbildung einer **Verruca vulgaris** findet sich kein infiltrierendes, destruierendes Wachstum in die Tiefe. Vielmehr lassen sich eine Akanthose und eine Hyperkeratose nachweisen.

F99

Frage 4.16: Lösung C

Die Abbildung Nr. 31 zeigt den makroskopischen Aspekt einer Hautveränderung links pektoral. Es sind mehrere rundliche, teils konfluierende, unscharf begrenzte, braune Bezirke, die leicht erhaben erscheinen, erkennbar. Die nach median zu gerichtete Hemizirkumferenz der li. Mamille ist durch die direkt angrenzende Hautveränderung durch Infiltration nicht mehr erkennbar. Das histologische Präparat der Abbildung Nr. 32 lässt spindelförmige Zellen und erythrozytenreiche Hohlräume erkennen. Die in der Abbildung Nr. 33 dargestellte *positive* Berliner-Blau-Reaktion lässt ableiten, dass Hämosiderinablagerungen vorliegen müssen. Im Zusammenblick der Befunde kann auf die Diagnose eines **Kaposi-Sarkoms** (C) rückgeschlossen werden. Dabei handelt es sich um einen malignen Tumor von Haut und Schleimhäuten, bei dem ein vaskulärer Ursprung angenommen wird. Typisch für das Kaposi-Sarkom ist ein spindelzelliges Stroma, das interstitiell mit Erythrozyten angefüllte Spalträume aufweist. Im Rahmen des Erythrozytenabbaus entsteht Hämosiderin, das durch die „Eisenfärbung" (Berliner-Blau-Reaktion) dargestellt werden kann.
Zu **(A)**: Bei der Mycosis fungoides handelt es sich um ein niedrig-malignes T-Zell-Lymphom. Es können neoplastische Lymphozyten in dichter Infiltration in der Haut nachgewiesen werden.
Zu **(B)**: Je nach Differenzierungsgrad weisen Plattenepithelkarzinome neben der Fähigkeit zur Hornbildung ein mehr oder weniger polymorphes Zellmuster auf. Die dicht an dicht stehenden Tumorzellen sind durch ein durch das Zytoskelett strukturiertes Zytoplasma gekennzeichnet.
Zu **(D)**: Bei der Hämochromatose kommt es zu einer generalisierten Hautbräunung durch vermehrte Melaninbildung. Eine fokale Hyperpigmentierung kommt nicht zustande.
Zu **(E)**: Maligne Melanome weisen zytoplasmareiche Tumorzellen auf, die teilweise epitheloid imponieren.

F00

Frage 4.17: Lösung A

Merkelzellen sind spezialisierte neuroendokrine Zellen des Stratum basale der Epidermis. Sie lassen sich lichtmikroskopisch nur schwer identifizieren. Merkel-Zellen wird eine Funktion im Zusammenhang mit der Rezeption taktiler Reize zugesprochen. Da Merkel-Zellen in der Haut vorkommen, sind die von ihnen ausgehenden Tumoren charakteristischerweise ebenfalls hier lokalisiert (A). Merkel-Zelltumoren werden den Karzinoiden zugeordnet, weisen ein langsames Wachstum auf und metastasieren in ca. 30% der Fälle.
Zu **(B)**, **(C)**, **(D)** und **(E)**: Die Zuordnung des Merkel-Zelltumors zum betreffenden Organ ist eindeutig.

H96

Frage 4.18: Lösung E

Die Abbildungen zeigen einen Ausschnitt aus der Haut. Am oberen Bildrand ist jeweils die regelhaft geschichtete Epidermis erkennbar, die basalwärts gegenüber der Dermis (= Corium) scharf begrenzt ist. In Abbildung Nr. 34 ragt vom rechten Bildrand schräg ein Haarfollikel in die Tiefe, dem eine Talgdrüse anhängt.
Innerhalb der Dermis gelegen, offenbar mit nur kleinflächigem Kontakt zur Epidermis am linken Bildrand, finden sich große und kleine, umschriebene Ansammlungen von kuboiden Zellen mit einem hellen Zytoplasma und weitgehend blanden Kernen, die so genannten **Nävuszellen.** Zum Teil erkennt man darin auch bizarre, große Zellkerne, die ein Regressionsphänomen darstellen. In der oberen Hälfte der Dermis sind wenige pigmentierte Zellen sichtbar, die Melanophagen entsprechen dürften.
Zu **(E)**: Es liegt ein **Nävuszellnävus** vor. Nävi (pigmentosi (sog. Muttermale)) sind lokalisierte melanozytäre Fehlbildungen der Haut, die sich meist im Laufe der Zeit entwickeln. So genannte **Nävuszellen** unterscheiden sich von den Melanozyten der Epidermis in ihrer Form (kubisch und nicht dendritisch) und durch das zunehmende Unvermögen Melanin zu bilden. Im Zuge der Nävuszellnävusentwicklung bilden sich kleine Proliferate an der dermoepithelialen Junktionszone, die sich später von der Epidermis lösen und in die Epidermis abtropfen. Diese Läsionen sind **benigne.** Die originären Gewebsstrukturen werden respektiert.
Zu **(A)**: Ein ulzeriertes Mammakarzinom hätte zu einem Substanzdefekt von Dermis und Epidermis geführt.
Zu **(B)**: Mehrkernige ungeordnete Riesenzellen vom Fremdkörpertyp (= fusionierte Makrophagen) um Reste von Fremdmaterial in der Epidermis sind nicht erkennbar.

Zu **(C):** Das **maligne Melanom** ist mit Abstand der bösartigste Tumor der Haut. Histologisch ist zunächst eine Ausbreitung in der Epidermis (alle Schichten), später ein vertikales Wachstum (Infiltration und Destruktion) in die Tiefe zu beobachten. Die Melanomzellen zeigen Atypien und bilden meistens Melanin. Die Metastasierung erfolgt lymphogen und hämatogen.
Zu **(D):** Bei einem **malignen Lymphom** der Haut (häufig T-Zell-Lymphome) würde man dichte Infiltrate kleiner lymphoider Zellen in der Dermis, typischerweise jedoch aber innerhalb der Epidermis erwarten (Tropismus).

F91

Frage 4.19: Lösung D

Die Abbildungen zeigen einen relativ tief in der Dermis gelegenen Knoten. Dieser besteht aus einem zellreichen, sehr unregelmäßig erscheinenden Infiltrat mit einer ausgeprägten Speicherung von bräunlichem Pigment. In der starken Vergrößerung erkennt man neben pigmentspeichernden Makrophagen vorwiegend rundliche Zellen ohne wesentliche Atypien.
Zu **(D):** Der **blaue Nävus** besteht aus irregulären Bündeln in der Dermis lokalisierter Melanozyten. Die Epidermis ist normalerweise nicht einbezogen. Die Melanozyten enthalten häufig große Mengen von Melaninpigment, außerdem sind zumeist Melanophagen beigemischt. Man unterscheidet gewöhnliche, zellreiche und kombinierte blaue Nävi. Es handelt sich in der Regel um gutartige Läsionen, die selten aber auch entarten können.
Zu **(A):** Ein **Fremdkörpergranulom** beinhaltet charakteristischerweise mehrkernige Riesenzellen vom Fremdkörpertyp mit unregelmäßig im Zytoplasma verteilten Kernen. Auch sind in der Regel die Fremdkörper selbst nachweisbar.
Zu **(B):** Das **Histiozytom** oder Dermatofibrom ist ein spindelzelliger, wirbelig texturierter Tumor. Pigment kann vorkommen, wobei es sich dann aber um Hämosiderin und nicht um Melaninpigment handelt (deren Unterscheidung allerdings sicher nur mithilfe von Spezialfärbungen wie Berliner-Blau-Färbung, Fontana-Masson-Färbung möglich ist). Das Histiozytom ist häufig höher in der Dermis lokalisiert und wölbt die Haut oft knotig vor.
Zu **(C):** Zum **malignen Melanom** vgl. Lerntext IV.7. Dieses geht von den Melanozyten der Haut aus und müsste an seiner Primärlokalisation eine Beziehung zur Epidermis aufweisen, die hier fehlt. Außerdem würde man deutliche zelluläre Atypien erwarten.
Zu **(E):** Ein **Kombinationsnävus** besteht aus einer Proliferation sehr gleichmäßiger Nävuszellen, die sowohl in der Dermis als auch in unmittelbarer Beziehung zur Epidermis oder zu Hautanhangsgebilden anzutreffen sind.

F92

Frage 4.20: Lösung B

Man erkennt auf den Abbildungen eine Epidermis mit etwas verlängerten Reteleisten, ansonsten aber regelhafter Schichtung. An der Basis der Epidermis bzw. in Beziehung zu den Reteleisten finden sich nestförmige Zellproliferate mit weitgehend monomorphen, rundlichen bis ovalären Kernen.
Zu **(B):** Neben dem *dermalen Nävus* gibt es den *Junktionsnävus* und den *Verbund-* oder *Compound-Nävus*. Beim **Junktionsnävus** haben die Nävuszellproliferate Anschluss an die Epidermis. Der Verbund-Nävus stellt eine Kombination der anderen beiden Formen dar.
Zu **(A):** Es handelt sich um einen Nävuszellnävus, jedoch nicht um die Unterform des intradermalen Nävus, bei welchem die Nävuszellproliferate ausschließlich im Korium lokalisiert sind und keinen Anschluss an die Epidermis besitzen.
Zu **(C):** Der **Morbus Bowen** ist ein intraepidermales Carcinoma in situ mit totalem Schichtungsverlust innerhalb der Epidermis. Im vorliegenden Fall zeigt das Epithel keine Atypien und keine Schichtungsstörung.
Zu **(D):** Intradermale Infiltrate atypischer Melanozyten liegen nicht vor.
Zu **(E):** Der Begriff „Lentigo benigna" ist in der Pathologie ungebräuchlich. Sinngemäß muss man darunter die Lentigo-Formen verstehen, die nicht der Lentigo maligna zuzuordnen sind, demnach die solare oder senile Lentigo und die Lentigo simplex. In beiden Fällen beobachtet man eine Verlängerung der epidermalen Reteleisten sowie eine Vermehrung von Melanozyten mit Hyperpigmentation sowohl der Melanozyten als auch der basalen Keratinozyten. Diese Veränderungen können kombiniert mit einem Junktionsnävus vorkommen, letzterer ist aber nicht Bestandteil des Krankheitsbildes, sondern ein fakultativer Zusatzbefund.

Malignes Melanom **IV.7**

Altersverteilung: Das maligne Melanom nimmt mit dem Alter zu (Inzidenz bei 5-Jährigen 0,1/100 000, bei 85-Jährigen 17,6/100 000, die größte absolute Zahl findet sich zwischen dem 40. und 50. Lebensjahr).
Frauen sind ca. 1,7-mal häufiger betroffen.
Ätiologie: gehäuftes Auftreten bei starker Sonnenlichtexposition, vermindertem Sonnenschutz (helle Haut) und auch bei genetischer Disposition: Maligne Melanome treten bis zu 47 % bei Patienten mit *Xeroderma pigmentosum,* einem genetischen Defekt des Repairmechanismus der Haut zur Beseitigung von UV-induzierten DNA-Schäden, auf.

Melanom-Formen:

- *Lentigo-maligna-Melanom:* Melanom in einer Lentigo maligna, die einem Melanoma in situ (also ohne infiltrativem Wachstum) entspricht und eine Präkanzerose für ein (infiltrierendes) Melanom darstellt. Makulöser Herd mit unregelmäßiger Begrenzung, der oft jahrelang besteht und bei dem das Melanom als neu aufgetretenes kleines Knötchen zu tasten ist. Zu 90% im oberen Gesichtsbereich lokalisiert.
- *Superfiziell spreitendes Melanom:* meist münzgroßer, rundlicher, flach erhabener Herd, häufigster Melanomtyp. Im Gegensatz zu der Lentigo maligna ist die Epidermis verdickt und atypische Melanozytennester finden sich in allen Etagen der Epidermis einschließlich der Hornschicht. Es kommt schneller als bei der Lentigo maligna zu einem infiltrativen Wachstum.
- *Noduläres Melanom:* breitbasig aufsitzendes, blauschwarzes Knötchen mit zunächst glatter Oberfläche, später nach Ulzeration von Krusten bedeckt. Diagnostische Schwierigkeiten bereiten die *amelanotischen Formen,* die keine Pigmentierung aufweisen.
- *Akrolentiginöses Melanom:* entspricht den anderen Melanomformen, unterscheidet sich allerdings in der Lokalisation: sub- oder parungual (ungus = Finger- oder Zehennagel) sowie palmoplantar.
- *Schleimhautmelanom:* Melanome in Mund, Nase und Anogenitalregion kommen bei Farbigen häufiger vor als bei Weißen. Prognose ungünstig.

Metastasierung sowohl lymphogen als auch hämatogen, daneben häufig kleine Hautmetastasen in der Umgebung des Primärtumors, sog. Satelliten.
Für die **Prognose** wird im allgemeinen der Prognose-Index von Schmoeckel et al. (1980) angegeben, der sich aus dem Produkt von **Tumordicke** (in mm) und **Mitoseindex** errechnet.

H98 !

Frage 4.21: Lösung D

Die Prognose des malignen Melanoms hängt entscheidend von der Tiefenausdehnung des Primärtumors (vertikales Wachstum = Tumordicke) ab (D). Je größer die Tumorausdehnung in der Tiefe und je höher die Mitoserate, desto schlechter ist die Prognose.
Zu **(A):** Das maligne Melanom nimmt mit dem Alter an Häufigkeit zu. Der Altersgipfel liegt zwischen 40 und 50 Jahren.
Zu **(B):** Der Melaningehalt und damit die Intensität der makroskopisch fassbaren Pigmentierung von malignen Melanomen unterliegt im Einzelfall großen Schwankungen. So existieren pigmentlose (= „amelanotische“) Formen, die makroskopisch „blass“ imponieren.
Zu **(C):** Das maligne Melanom metastasiert typischerweise lymphogen und hämatogen. Häufig treten auch satellitenartige Hautmetastasen in der Umgebung des Primärtumors auf.
Zu **(E):** Das maligne Melanom entsteht zumeist in der Haut, tritt jedoch z.B. auch in Schleimhäuten oder im Auge (Uvea, Iris) auf.

F92

Frage 4.22: Lösung B

Zu den Subtypen der malignen Melanome vgl. Lerntext IV.7.
Das **Lentigo-maligna-Melanom** zeichnet sich durch vorwiegend in der basalen Epidermis gelegene atypische Melanozyten mit bereits erfolgter Infiltration des Koriums aus. Das Lentigo-maligna-Melanom tritt fast ausschließlich in der lichtexponierten Haut, in über 90% der Fälle im oberen Gesichtsbereich auf.

F90

Frage 4.23: Lösung B

Die **Mycosis fungoides** ist ein **T-Zell-Lymphom** mit einem charakteristischen **Epidermotropismus** der Tumorzellen. Sie liegen intraepidermal und sind zum Teil in kleinen Zellhaufen, sog. (pathognomonischen) **Pseudoabszessen** nachweisbar. Die leukämische Variante der Mycosis fungoides ist das **Sézary-Syndrom.**
Zu **(A):** Kutane **B-Zell-Lymphome** sind selten; sie sind in der Regel tiefer in der Kutis lokalisiert. Die Tumorzellen zeigen keinen Epidermotropismus. In einigen Fällen werden **atypische Immunglobuline** gebildet.
Zu **(C):** Sog. **Pseudolymphome** der Haut kommen nach Insektenstichen, bei Chromatallergie und bei bestimmten Arzneimittelexanthemen vor. Sie bestehen aus einem dichten, lymphozytär betonten Infiltrat, das oft sehr schwer von den kutanen T-Zell-Lymphomen zu unterscheiden ist. Ist ein Epidermotropismus erkennbar, spricht dies für ein T-Zell-Lymphom.
Zu **(D):** Ein Befall der Haut ist bei Morbus Hodgkin (Lymphogranulomatose) selten. Die typischen Infiltrate sind subepidermal lokalisiert.
Zu **(E):** Typisch für eine Varizelleninfektion sind intraepidermale Bläschen mit sog. ballonierender Degeneration, d.h. ödematöser Zellschwellung. Weiterhin bilden sich charakteristische mehrkernige epitheliale Riesenzellen.

5 Atemtrakt

Juveniles Nasen-Rachen-Fibrom V.1

Das **juvenile Nasen-Rachen-Fibrom** (**Angiofibrom,** Basalfibroid) ist ein Tumor, der vom Periost der knöchernen Wand des Nasen-Rachen-Raums ausgeht, wo er häufig am Übergang zwischen Nasenhöhle und Epipharynx lokalisiert ist. Betroffen sind fast ausschließlich *Männer zwischen 10 und 25* Jahren. Er kann beträchtliche Größe erreichen, Nasengänge und Nebenhöhlen ausfüllen, zu Gesichtsdeformationen führen und in Orbita und Schädelhöhle einbrechen; mit Abschluss des Schädelwachstums sistiert der Tumor zumeist oder kann sich sogar zurückbilden.
Eine maligne Entartung tritt gewöhnlich nicht auf.
Histologisch besteht der Tumor aus unterschiedlich zellreichem, myxomatösem und fibromatösem Gewebe, das von vielen sinusartigen Gefäßen und dickwandigen Arterienästen durchzogen wird.

Karzinome von Nase und Nasennebenhöhlen V.2

Häufigkeit: ca. 1 – 2% aller malignen Tumoren.

Lokalisation (in abnehmender Häufigkeit):
Kieferhöhle, Siebbeinzellen, Septum, Vestibulum, seltener Stirnhöhle und Nasenhaupthöhle.

Morphologie:
Makroskopisch: diffus-infiltrierend oder polypös-ulzerierend.
Mikroskopisch: Die Nase ist in den vorderen Abschnitten von Plattenepithel ausgekleidet, das dann in respiratorisches Epithel (zylindrisches Flimmerepithel) übergeht. Nasennebenhöhlen und **Epi**pharynx sind ebenfalls von respiratorischem Epithel ausgekleidet (Oropharynx: nicht verhornendes Plattenepithel).
Trotzdem ist die häufigste histologische Differenzierung das

- **Plattenepithelkarzinom** (nach Metaplasie?) mit teils kräftiger Verhornung.
  Weitere Differenzierungen:
- **Verruköses Plattenepithelkarzinom** (stark vertikale Faltung; warzenähnliches Aussehen), kommt am häufigsten im Vestibulum vor, setzt keine Metastasen, wächst lokal destruierend.
- **Spindelzelliges Karzinom:** Variante des Plattenepithelkarzinoms mit sarkomähnlichem Aussehen, starken Atypien und zahlreichen Mitosen (makroskopisch: polypös-ulzerierend).
- **Nicht verhornendes Plattenepithelkarzinom:** häufig im Nasopharynx.
- **Lymphoepitheliales Karzinom:** häufig im Nasopharynx. Undifferenziertes Karzinom (elektronenmikroskopisch Plattenepithelcharakter) mit starkem nicht neoplastischem lymphozytären Infiltrat, entspricht dem so genannten **Nasopharynx-Karzinom** (Schmincke-Tumor): Ätiologisch besteht ein Zusammenhang mit einer Epstein-Barr-Virus-(EBV-)Infektion, einem Virus, das ansonsten vorwiegend B-Lymphozyten befällt und transformiert.
- **Transitionalzellkarzinom:** geht nicht von dem eigentlichen Übergangsepithel (Harntrakt!) aus, sondern ist eine besondere Tumorform des respiratorischen Epithels mit herdförmiger Plattenepithelmetaplasie; wächst häufig in geschlossener en-bloc-Form infiltrierend.
- **Adenokarzinom:** selten, papilläres Wachstum.
- **Adenoid-zystisches Karzinom:** Der in dieser Lokalisation häufigste vom Drüsenepithel abzuleitende Tumor (Syn. Zylindrom); „siebartig durchlöcherte" (= cribriforme) Tumorstränge, in den „Löchern" von der basalen Zellschicht gebildetes hyalines Material (Basalmembranbestandteile); wächst vorwiegend lokal infiltrierend, selten Metastasen.

H93

Frage 5.1: Lösung C

Siehe Lerntext V.1.
Zu **(C):** Mit dem Begriff „juvenil" ist hier nicht der Altersgipfel gemeint, sondern der Zeitpunkt, zu dem die Tumoren ihre größte räumliche Ausdehnung besitzen. Wie aus dem Lerntext hervorgeht, sistiert die Tumorgröße aber meist mit Abschluss des Schädelwachstums und damit sehr viel früher als zum Ende des vierten Lebensjahrzehnts.

H92

Frage 5.2: Lösung E

Zu **(1):** Durch die Einwirkung von Allergenen kommt es zur IgE-vermittelten Mastzelldegranulation mit nachfolgender Histaminausschüttung und Steigerung der Gefäßwandpermeabilität. Durch Flüssigkeitsaustritt entsteht ein Ödem im umliegenden Gewebe.
Zu **(2):** Das angioneurotische Ödem wird durch einen ererbten Mangel oder einen funktionellen Defekt des C_1-Esterase-Inhibitors ausgelöst. Hieraus

folgt eine überdurchschnittliche Bildung vasoaktiver Komplementaktivierungsprodukte.
Zu **(3)** und **(4):** Die Kardinalsymptome der Entzündung sind Rubor, Calor, Dolor, Tumor und Functio laesa. Der „Tumor" besteht in diesem Fall aus einem (lokalen) Ödem, das auf einer im Rahmen der entzündlichen Reaktion gesteigerten Gefäßwandpermeabilität beruht. Eine mechanische Irritation gehört zu den Faktoren, die einen Entzündungsreiz darstellen können.

H90

Frage 5.3: Lösung E

Zu **(1):** Zur Tuberkulose vgl. Lerntext V.9.
Die **Kehlkopftuberkulose** entsteht fast immer sekundär auf der Basis einer kavernösen Lungentuberkulose. Unter zunächst intaktem Epithel kommt es zur ausgeprägten Verkäsung, daran anschließend zu meist scharfkantigen Ulzerationen.
Zu **(2): Kehlkopfkarzinome** gehen sehr häufig von den Stimmbändern aus. Betroffen sind meist Männer jenseits des 60. Lebenjahres, wobei der Nikotinabusus eine bedeutende Ursache darstellt. Es handelt sich am häufigsten um Plattenepithelkarzinome, die – wie alle malignen Tumoren – aufgrund von Ernährungsstörungen oder infolge exophytischen Wachstums ulzerieren können.
Zu **(3)** und **(4):** Ausschließlich bei Männern werden gelegentlich so genannte Kontaktulzera der Stimmbänder gefunden, die prognostisch harmlos, jedoch äußerst selten sind. Sehr viel häufiger steckt hinter einer Stimmbandulzeration ein Karzinom. Zur Abklärung des Befundes ist daher unbedingt eine **Biopsie** erforderlich.

Papillom des Larynx bei Kindern — V.3

Gutartige fibroepitheliale Neubildung, bei Kindern häufig multiples Vorkommen (Papillomatose), teils bis in den Bronchialbaum reichend. Die Virusätiologie ist gesichert (Infektion mit Papova-Viren). Die Larynxpapillome des Kindes sind sehr rezidivfreudig, entarten aber fast nie. Juvenile Papillome des Kehlkopfs bilden sich häufig in der Pubertät spontan zurück.
Komplikationen:
Erstickungsanfälle
Morphologie:
Breitbasig aufsitzendes, verzweigtes Bindegewebsgerüst mit einem meist hyperplastischen, mehrschichtigen und nicht verhornten Plattenepithel.

H94

Frage 5.4: Lösung A

Die Abbildung zeigt Anteile einer papillär aufgefältelten plattenepithelialen Schleimhaut mit einem lockeren fibrovaskulären Grundstock. Das Epithel ist abschnittsweise stark hyperplastisch verbreitert. Die Epithel-Stroma-Grenze (Basalmembran) erscheint intakt.
Zu **(A):** Die richtige Diagnose lautet (Plattenepithel-)**Papillom.** Es handelt sich um eine benigne fibroepitheliale Neoplasie. Im Larynx sind Papillome häufig im Bereich der Stimmbänder lokalisiert, sie treten meistens solitär auf, seltener auch multipel (Papillomatose) und können breitbasig oder gestielt sein. Manchmal zeigen sie eine Verhornung. Larynxpapillome können, besonders wenn sie Dysplasien aufweisen, zu einem Plattenepithelkarzinom entarten (Präkanzerose). Häufig lässt sich bei den Papillomen im Kindes- und Jugendalter eine Infektion des Epithels mit humanen Papillomaviren (= HPV) nachweisen.
Zu **(B): Lipome** sind gutartige Neoplasien des Fettgewebes. Sie kommen nur dort vor, wo normalerweise Fettgewebe lokalisiert ist (häufig subkutan).
Zu **(C): Fibrome** sind benigne mesenchymale Neoplasien mit einer Proliferation von Fibroblasten. Histologisch zeigt sich ein zellarmes Gewebe mit reichlicher Kollagenfaserbildung.
Zu **(D):** Die **Tuberkulose** ist eine bakteriell bedingte (Mycobacterium tuberculosis) entzündliche Erkrankung, die in seltenen Fällen auch den Larynx befallen kann **(Laryngitis tuberculosa).** Betroffen sind fast ausschließlich Patienten mit einer offenen Lungentuberkulose, die bakterienhaltiges Sputum aushusten. Histologisch imponiert das Bild einer granulomatösen Entzündung mit epitheloidzellreichen Granulomen, Langhans-Riesenzellen und zentraler käsiger Nekrose.
Zu **(E):** Die **Laryngitis diphtherica** zeigt das Bild einer **pseudo-membranös-nekrotisierenden Entzündung.** Durch eine Infektion mit dem Corynebacterium diphtheriae kommt es zu Nekrosen des Epithels und der Submukosa sowie einem ausgedehnten flächenhaften **fibrinösen Exsudat.** Nekrotisches Epithel, Fibrin und darin eingelagerte Erreger bilden eine Art von Membran, die fest mit der Unterlage verbacken ist und sich nicht abstreifen lässt.

H98 !!

Frage 5.5: Lösung A

Stimmbandkarzinome (oder Glottiskarzinome) haben von den genannten Karzinomlokalisationen deshalb die günstigste Prognose (A), weil sie frühzeitig zum Symptom der Heiserkeit führen und somit rasch entdeckt werden. Hinzu kommt die spärliche lymphatische Drainage dieser Kehlkopfregion.

Zu **(B):** Das supraglottische Karzinom verursacht häufig erst dann Symptome (Heiserkeit), wenn es weiter fortgeschritten ist und auf die Stimmbänder übergreift. Meistens liegen zu diesem Zeitpunkt bereits Lymphknotenmetastasen vor. Das supraglottische Gebiet ist reich an Lymphgefäßen.
Zu **(C):** Auch das subglottische (syn.: infraglottische) Karzinom hat häufig schon lymphogen metastasiert, bevor es klinisch manifest wird.
Zu **(D):** Die Lymphdrainage der Hypopharynxregion ist besonders gut, weswegen Lymphknotenmetastasen bei Karzinomen dieser Lokalisation im Vergleich zu den anderen genannten Orten besonders rasch entstehen. Als klinische Symptome können Fremdkörpergefühl und/oder Schluckbeschwerden auftreten.

F00

Frage 5.6: Lösung C

Kehlkopfkarzinome gehen sehr häufig von den Stimmbändern aus (Glottiskarzinom). Betroffen sind zumeist Männer jenseits des 60. Lebensjahres (A), wobei die Tabakrauchexposition den herausragenden karzinogenen Risikofaktor darstellt (B).
Zu **(C):** Bei Kehlkopfkarzinomen handelt es sich weit überwiegend um Plattenepithelkarzinome (98% der Fälle).
Zu **(D):** Karzinome des Kehlkopfes im Bereich der Stimmbänder (Glottiskarzinome) haben im Vergleich zur supra- und infraglottischen Lokalisation die günstigste Prognose, weil sie frühzeitig symptomatisch werden. Es entwickelt sich eine hartnäckige Heiserkeit, die häufig noch vor Eintreten einer manifesten Metastasierung diagnostisch abgeklärt wird. Hinzu kommt, dass die Glottis eine spärliche Lymphdrainage aufweist.
Zu **(E):** Kehlkopfkarzinome metastasieren bevorzugt in die regionären Lymphknoten. Eine hämatogene Streuung kommt selten vor.

Chronische Bronchitis — **V.4**

„Pragmatische" **Definition der WHO:** vermehrte Schleimsekretion (Auswurf) an den meisten Tagen, mindestens aber während 3 Monaten in jedem von zwei aufeinander folgenden Jahren.
Morphologie:
Entzündliche Schäden der Bronchuswand, die zur Obstruktion führen.
Komplikationen:
Emphysem und/oder Bronchiektasien → pulmonale Hypertonie → Cor pulmonale.
Klinischer Begriff: Chronic Obstructive Lung Disease (COLD).
Ätiologie:
- Rauchen
- Berufliche Noxen (Chlorgas, Schwefeldioxid, Phosgen, Nitrosegase, Zinknebel u.a.)
- Chronische Staubbelastung
- Allergene

F94 F91

Frage 5.7: Lösung C

Die Infiltrate sind typischerweise lympho-plasmazellulär. **Eosinophile Granulozyten** gehören nicht zum Krankheitsbild. Diese treten charakteristischerweise bei Asthma bronchiale auf und verweisen auf eine allergische Genese.
Zu **(A)**, **(B)**, **(D)** und **(E):** Die chronische destruktive Bronchitis ist eine Erkrankung vorwiegend der mittleren und kleinen Bronchien. Zunächst treten dichte lympho-plasmazelluläre Infiltrate auf. Nachfolgend kommt es typischerweise zur **Destruktion** der Bronchialwand mit **Vernarbung** sowie einer **Verbreiterung und Hyalinisierung der Basalmembran.** In die Wandzerstörung wird gelegentlich auch der Wand**knorpel** einbezogen. Die chronische Reizung führt schließlich zu einer Basalzellhyperplasie und bildet die Grundlage für eine Fehldifferenzierung des regenerierenden Epithels im Sinne einer **Plattenepithelmetaplasie.**

F93

Frage 5.8: Lösung B

Zur **Mukoviszidose** vgl. Lerntext VIII.19.
Die meisten Komplikationen der Mukoviszidose lassen sich durch den Sekretstau und die damit verbundenen Sekundärveränderungen erklären:
- In den Bronchien kommt es zu Sekretstau, Obstruktion, chronischer Bronchitis und Bronchiektasen.
- Die sekundäre biliäre Zirrhose beruht auf primär extrahepatischen Gallengangsveränderungen, die im Falle der Mukoviszidose in einer durch Sekretviskosität bedingten Gangobstruktion besteht.
- Männer mit Mukoviszidose sind fast immer infertil. Dies beruht zum einen auf einer reduzierten Spermatogenese, zum anderen auf Missbildungen bzw. Defekten der ableitenden Samenwege.
- Auch in den Pankreasgängen staut sich zäher Schleim, der die sekretorische Funktion des Pankreas behindert.

Zu **(A):** Die genannte Befundkonstellation ist keine typische Komplikation des Alkoholismus. Insbesondere wird dies bei der biliären Zirrhose deutlich, die ja definitionsgemäß eine biliäre und **keine** nutritiv-toxische Ursache hat!
Zu **(C):** Unter **Ochronose** versteht man eine Ablagerung schwärzlichen Pigments in der Grundsubstanz des Knorpels, von Sehnen und in der Intima von Arterienwänden. Hierbei handelt es sich um Polymerisationsprodukte der Homogentisinsäure. Ursache: erworben durch Phenolzufuhr; ererbt: Alkaptonurie. Symptome: dunkler Urin, Hautpigmentierung, Arthropathien.

Zu **(D):** Die **Sarkoidose** oder **Morbus Boeck** ist histologisch durch das Auftreten epitheloidzelliger Granulome ohne zentrale Verkäsung gekennzeichnet. Besonders häufig sind die Lungen und hierbei die hiliären Lymphknoten betroffen. Komplikation ist eine fortschreitende Fibrosierung und Atelektase der Lunge. Die genannte Befundkonstellation repräsentiert kein typisches klinisches Bild des Morbus Boeck.
Zu **(E):** Unter **Malabsorption** versteht man eine Störung des transepithelialen Transports normal verdauter Nahrungsstoffe. Die Symptomatik ergibt sich aus der Art der nicht resorbierten Stoffe.

Status asthmaticus — **V.5**

Ein über 24 Stunden hinausgehender Asthma-bronchiale-Anfall (anfallsartig auftretender Zustand schwerer exspiratorischer Dyspnoe, der mit einer Lungenüberblähung einhergeht und eine reversible obstruktive Ventilationsstörung darstellt).
Morphologische Asthma-Trias:
- **Dyskrinie** (dys = miß; krinein = (ab)sondern)
- **Eosinophilie**
- **Basalmembranverdickung**

Wenn der Tod im Status asthmaticus auftritt, zusätzlich noch **Bronchokonstriktion** und eine **akute obstruktive Lungenblähung.**

H96 F95 H93

Frage 5.9: Lösung D

Eine Reihe von Immunvaskulitiden kann zur Obstruktion von Bronchialgefäßen führen. Besonders die allergische **Angiitis Churg-Strauss** ist häufig mit einem Asthma bronchiale vergesellschaftet, ist aber nicht deren Bestandteil! Die Obstruktion von Bronchialgefäßen gehört somit nicht zum unmittelbaren Befundkomplex des Asthma bronchiale.
Zu **(A):** Ausdruck der **Dyskrinie** beim Asthma bronchiale ist die Absonderung zäher Schleimmassen in die Bronchiolen und kleinen Bronchien.
Zu **(B):** Die Basalmembranverdickung beim Asthma bronchiale kommt durch eine Quellung von Mukopolysacchariden zustande und ist vermutlich Ausdruck einer Antigen-Antikörper-Reaktion.
Zu **(C):** Morphologisch ist die Sekretionsstörung beim Asthma bronchiale an einer massiven Vermehrung der Becherzellen erkennbar.
Zu **(E):** Die Hypertrophie der Bronchialmuskulatur ist Ausdruck der chronisch-spastischen Bronchitis beim Asthma bronchiale.

H97 **!!**

Frage 5.10: Lösung D

Asthma bronchiale ist eine anfallsweise auftretende Atemnot. Ursache ist eine Obstruktion (Verengung, Verstopfung) der Bronchien, welche bei Patienten mit einem so genannten **hyperreagiblen Bronchialsystem** durch eine Vielzahl endogener und exogener Noxen ausgelöst werden kann.
Zu **(D):** Beim Asthma bronchiale ist die **Basalmembran** durch vermehrte Ablagerung von Kollagen Typ III und IV **verdickt** (und nicht atrophiert!).
Zu **(A), (B)** und **(E):** Die Verengung der Bronchien ist bedingt durch eine **Konstriktion** und **Hypertrophie der Bronchialmuskulatur,** einer ödematösen Verdickung der Bronchialschleimhaut, verstärkter Sekretion von Schleim aus Bronchialdrüsen und vermehrten Becherzellen im Bronchialepithel **(Hyperkrinie)** sowie einer verminderten Clearance-Funktion der Schleimhaut durch Verlust von zilientragenden Bronchusepithelien.
Zu **(C):** Beim **allergischen** Asthma bronchiale bedingt eine IgE-vermittelte Überempfindlichkeitsreaktion die Ausschüttung zahlreicher Entzündungsmediatoren aus **Mastzellen.** Hierdurch kommt es auch zu einer lokalen Vermehrung von aktivierten **Eosinophilen** in der Bronchialschleimhaut, die ihrerseits wiederum Mediatoren freisetzen.

H90

Frage 5.11: Lösung E

Zu **(1)** und **(5): Charcot-Leyden-Kristalle** bilden spitzwinklige Doppelpyramiden mit hexagonaler Grundfläche. Sie sind ein Degenerationsprodukt **eosinophiler Granulozyten,** treten also dort auf, wo solche vermehrt vorhanden sind, z.B. bei myeloischen Leukämien oder beim Asthma bronchiale.
Zu **(2):** Das **Asthma bronchiale** ist durch die Trias Dyskrinie (vermehrte Bildung konsistenzvermehrten Schleims), Eosinophilie und bronchioläre Basalmembranverdickung gekennzeichnet.
Zu **(3):** Bei den **Asbestnadeln** handelt es sich um spießförmige Strukturen, die mit der sie umgebenden Eisen-Eiweißhülle Asbestkörperchen bilden, d.h. einer Eisen-Eiweißhülle umgeben sind, weswegen der Nachweis über eine Berliner Blau-Färbung mit tiefblauer Darstellung des Hämosiderins erfolgt.
Zu **(4): Anorganische Stäube** kommen in der Lunge als Quarzstaub, Beryllium und Talkum vor. Es handelt sich um feinstgranuläres, im polarisierten Licht doppelbrechendes Material.

Lungenemphysem V.6

Funktionelles Lungenemphysem
(emphysema = das Eingeblasene, die Aufblähung). Synonym: Volumen pulmonum auctum (volumen = Rauminhalt; pulmo = Lunge; augere = vergrößern): entsteht durch Atmen auf erhöhtem inspiratorischem Niveau, z. B. schwerer körperlicher Belastung oder Atemneurosen. Es gehört zu den reversiblen Zuständen erhöhten Luftgehaltes ohne strukturelle und morphologische Veränderungen der Lunge.

Akutes Lungenemphysem
Akute Überblähung der Lunge. Es stellt eine Zwischenform zwischen funktionellem und chronischem Lungenemphysem dar. Es entsteht durch morphologisch sichtbare Veränderung, z. B. Sekretstau bei Asthmaanfall, ist aber reversibel und geht mit keinem Lungenumbau einher.

Chronisches Lungenemphysem
Das destruktive, chronische, substantielle Lungenemphysem ist definitionsgemäß eine irreversible Dilatation der Lufträume jenseits der Bronchioli terminales mit Zerstörung ihrer Wände (Strukturumbau mit Verlust der alveolären Struktur → erhöhter Luftgehalt).

Atemnotsyndrom V.7

Etwa die Hälfte aller Frühgeborenen und 4 aller Risikokinder weisen bei zunächst gut erscheinender Anpassung nach einem „freien Intervall" von 2 – 4 h, aber auch manchmal anschließend an eine verlängerte primäre Apnoe, in zunehmendem Maße Zeichen einer Atemnot auf.

Ursachen:
Unterschiedlich (u. a. Pneumonien, Missbildungen, Zwerchfellhernien, Schädigung des Surfactant-Factors z. B. durch Aspiration). In über 50% der Fälle ist aber ein **Surfactant-Factor-Mangel** verantwortlich (Lipoproteid, das von den Typ-II-Pneumozyten produziert wird und „oberflächenaktiv" wirkt, also die Oberflächenspannung herabsetzt und somit das Kollabieren der Alveolen nach dem ersten Atemzug verhindert). Ursache ist meist **Immaturität:** Die Lunge wird erst gegen Ende der normalen Tragzeit fähig, Surfactant-Factor zu produzieren. Andere Ursachen sind unzureichende Bildung bei Hypoxie und Azidose oder Inaktivierung durch Plasmaproteine. Krankheitsmaximum in der 12. Stunde. Es kommt zu einem Circulus vitiosus: keine Lungenentfaltung → Erhöhung des Widerstands im kleinen Kreislauf → venoarterielle Kurzschlüsse, „Wiedereröffnung" des Ductus Botalli → zunehmende Hypoxämie und Azidämie.

Morphologie:
Atelektatische oder dystelektatische Lungen, meist mit Lungenödem und Transsudation von Plasmaproteinen in den Alveolarraum → Bildung von **hyalinen Membranen** (geronnene Eiweiß- und Kohlenhydratkomplexe, die meist erst nach 8 – 10 h auftreten). Geblähte Bronchioli respiratorii und terminales.

Komplikationen:
Unbehandelt: Meist letaler Ausgang durch Ersticken und Herzversagen oder durch Hirnblutung, Lungenblutung, Pneumonie, Pneumothorax. Möglich ist aber auch eine Restitutio ad integrum nach ca. 1 Woche. Meist aus Komplikationen durch notwendige Beatmung: toxische O_2-Schäden (retrolentale Fibrose). Pulmonal: interstitielles Emphysem, Pneumothorax. Als Spätkomplikation irreversibler, wabiger, fibrotischer Lungenumbau → Cor pulmonale.

F97

Frage 5.12: Lösung D

Abbildung Nr. 42 zeigt in der Ansicht von ventral im Zentrum das Herz und die großen herznahen Gefäße sowie die nach lateral auseinandergedrängten Lungenflügel, deren mediastinale und basale Abschnitte erkennbar sind. Auffällig sind an der Lungenoberfläche erkennbare kleine blasige Strukturen.
Abbildung Nr. 43 zeigt einen Frontalschnitt durch die rechte Lunge (am rechten Rand etwa im Zentrum ist der Hilus gelegen mit den großen Bronchien und Gefäßen). Es stellen sich drei Lungenlappen dar. Es zeigt sich ein fleckförmiges Bild: Auffallend sind zahlreiche unterschiedlich große (luftgefüllte) Löcher im Gewebe, die ubiquitär vorkommen und offenbar nicht nur erweiterten regulären Atemwegen entsprechen. Wie man besonders im Hilusbereich gut erkennt, finden sich diese luftgefüllten Räume im peribronchialen und perivaskulären Bindegewebe. Daneben finden sich auch dichte (luftarme) Gewebsabschnitte.
Zu **(D):** Es handelt sich um ein so genanntes **interstitielles Lungenemphysem,** also pathologische Luftansammlungen im Lungeninterstitium (gr. emphysan = hineinblasen). Unreife Frühgeborene leiden häufig unter einem Surfactant-Mangel, dessen Fehlen eine regelrechte Entfaltung der Alveolen bei der Inspiration verhindert und zu **Atelektasen** (= fehlender Luftgehalt in Alveolen) und Hypoxie führt. Es resultiert das **Atemnotsyndrom** der Neugeborenen (mit Ausdehnung pulmonaler hyaliner Membranen!). Therapeutisch erfolgt eine Überdruckbeatmung mit Sauerstoff. Dabei kann als Komplikation das Lungenparenchym einreißen und Luft in das Interstitium gelangen, aus dem sie in der

Exspiration nicht mehr entweichen kann, es kommt zur Blasenbildung.
Zu **(A):** Die (durchaus in den Kontext passenden) **pulmonalen hyalinen Membranen** sind allerdings in beiden Abbildungen nicht erkennbar. Man kann sie nur mikroskopisch als eosinophile Bänder tapetenartig in den Alveolen erkennen.
Zu **(B):** Ein intralobär gelegener Lungensequester liegt nicht vor. Hierbei handelt es sich um eine kongenitale Fehlbildung der Lunge. Der **Lungensequester** (auch Nebenlunge) liegt in diesem Fall innerhalb der normalen Lunge, hat jedoch keinen Anschluss an deren Bronchialsystem und wird über zusätzliche Äste aus der Aorta arteriell versorgt.
Zu **(C):** Bei der **lobären Pneumonie** (bakterielle Entzündung) wären alle Alveolen eines Lungenlappens durch das **entzündliche Exsudat** angefüllt. Der Luftgehalt wäre stark **vermindert!**
Zu **(E):** Diese seltene Lungenfehlbildung stellt sich nicht dar.

F97

Frage 5.13: Lösung D

Zu **(D):** Die fulminante Lungenembolie führt zu einer akuten Dilatation der **rechten** Herzkammer. Durch die Obstruktion des Truncus pulmonalis oder dessen großer Äste kommt es zu einem plötzlichen Anstieg des Lungengefäßwiderstandes, den der rechte Herzventrikel nicht dauerhaft überwinden kann. Die rechtsventrikuläre Druckbelastung führt zu einer akuten Dilatation (= akutes Cor pulmonale).
Zu **(A):** Die Thrombembolie ist die häufigste Form des Gefäßverschlusses in der Lunge. (Eine andere Ursache kann z.B. auch eine Fruchtwasserembolie sein.)
Zu **(B):** In etwa **60%** der Fälle sitzt der so genannte **Quellthrombus** (als Ausgangspunkt der Embolie) im Bereich der **tiefen Beinvenen,** in 30% im Bereich der Beckenvenen.
Zu **(C):** Diese Aussage trifft zu. Insbesondere Thrombembolien kleinerer Lungenarterien führen nur dann zu einem hämorrhagischen Lungeninfarkt, wenn **zusätzlich** eine Linksherzinsuffizienz besteht.
Zu **(E):** Diese Aussage trifft zu. So genannte **Strickleitern,** Bindegewebsfäden im Lumen von Pulmonalarterien, entsprechen **Thrombenorganisaten.**

H91

Frage 5.14: Lösung D

Pulmonalarteriensklerose: stärkere Intimafibrose der A. pulmonalis aufgrund erhöhter *Druck- und Volumenbelastung.* (Die Bezeichnung Fibrose bzw. Sklerose kennzeichnet nur die unterschiedliche Stärke der bindegewebigen Vermehrung, die Übergänge sind fließend.)

Eine erhöhte Volumenbelastung des kleinen Kreislaufs kann zum einen durch einen **Links-Rechts-Shunt** (offener Ductus botalli (A), Ventrikelseptumdefekt (B) oder Vorhofseptumdefekte), zum anderen durch Mitralinsuffizienz (C) bedingt sein.
Eine Druckbelastung findet man bei Mitralstenose und Arteriensklerose.
Pulmonale Ursache einer Druckbelastung kann eine interstitielle Lungenfibrose (Umstrukturierung des Lungengerüsts mit teilweiser Zerstörung der Kapillaren) **(E)** sein.
Zu **(D): Fallot-Tetralogie:** Pulmonalarterienstenose → Hypertrophie der rechten Herzkammer; hoher Ventrikelseptumdefekt mit reitender Aorta (partielle Transposition der Aorta nach rechts). **Folgen:** verminderte Lungendurchblutung, Rechts-Links-Shunt.

F92

Frage 5.15: Lösung C

Eine Widerstandserhöhung im Pulmonalkreislauf mit der Folge einer pulmonalen Hypertonie wird durch Erkrankungen hervorgerufen, die die Lungenstrombahn einengen oder – wegen der Interpedenz von Ventilation und Durchblutung – die Gasaustauschfläche reduzieren.
Zu **(C):** Bei der reinen Anthrakose wird Kohlestaub im Lungengerüst abgelagert. Dieser ist inert, d.h. er ruft keine wesentliche Umgebungsreaktion hervor. Eine Anthrakose führt also nicht zum Lungenumbau mit Folgen für den Pulmonalwiderstand.
Zu **(A):** Vgl. Lerntext V.6.
Das chronische Lungenemphysem besteht in einer irreversiblen Dilatation von Alveolen und der Destruktion von Alveolarwänden. Hierdurch werden sowohl Gasaustauschflächen als auch gefäßführende Strukturen reduziert.
Zu **(B):** Vgl. Lerntext V.11.
Die Silikose beruht auf einer Ablagerung von Quarzstaub in der Lunge und gehört zu den Pneumokoniosen. Sie führt zu diffuser Lungenfibrose, Verschwielung und Narbenemphysem. Die Silikose führt mit direkt über die Verschwielung und indirekt über das Emphysem zur Widerstandserhöhung im kleinen Kreislauf.
Zu **(D):** Lungnembolien können naturgemäß zu einer massiven Verminderung der Lungenstrombahn führen.
Zu **(E):** Die Sarkoidose ist eine epitheloidzellige Granulomatose unklarer Ätiologie, die unter anderem auch die Lunge befallen kann. Die Granulome neigen zur Konfluenz und führen in der Folge zu einer fortschreitenden Fibrosierung, Verschwielung, Schrumpfung und zum wabigen Umbau des Lungengewebes mit dem möglichen Resultat einer Druckerhöhung im kleinen Kreislauf.

H98 H92 !

Frage 5.16: Lösung A

Die Abbildung zeigt einen Lungengewebsanschnitt mit einer ausgeprägten Sekretfülle der Alveolen. Während in Anteilen des Präparates die Alveolarmembran allenfalls leicht verbreitert erscheint, finden sich an mehreren Stellen homogen blaßrot gefärbte Auflagerungen im Alveolarlumen. Insbesondere die am linken Bildrand befindliche Veränderung dieser Art mit fast kompletten Ringschluss legt den Verdacht auf das Vorliegen eines „Alveolarausgusses" nahe. Derartige, die Alveolarinnenfläche bedeckenden Strukturen werden als pulmonale hyaline Membranen (A) bezeichnet. Sie stellen das wesentliche morphologische Korrelat für das Vorliegen schockbedingter Lungenveränderungen dar und erklären das funktionelle Äquivalent des ARDS (adult respiratory distress syndrome) mit massiver Störung des Gasaustausches und dem Bilde eines „Lungenversagens".
Zu **(B):** Tumorzellen sind im Präparat der Abbildung nicht auszumachen.
Zu **(C):** Im Falle einer Atelektase wären überwiegend kollabierte Alveolen zu erwarten.
Zu **(D):** In den Alveolen liegt kein zellreiches Infiltrat vor, sodass allein aufgrund dieses Kriteriums eine Lobärpneumonie im fortgeschrittenen Stadium ausgeschlossen werden kann.
Zu **(E):** Ein hämorrhagischer Lungeninfarkt geht mit einer massiven Einblutung in das Lungeninterstitium und in die Alveolen einher.

F98

Frage 5.17: Lösung A

Die Abbildung zeigt eine Detailaufnahme einer **mehrkernigen Riesenzelle,** deren Zellkerne **hufeisenartig** angeordnet sind. Aus der Befundlage lässt sich ableiten, dass eine **Langhans-Riesenzelle** dargestellt ist, in deren Zytoplasma eine sternförmige Struktur erkennbar ist. Es handelt sich hierbei um einen **Asteroidkörper** (A) (Sternkörper). Bei Asteroid-Körpern handelt es sich um degenerativ veränderte Spindelapparate. Sie finden sich sowohl bei der **Sarkoidose** als auch bei der **Tuberkulose.**
Zu **(B):** Bei der **akuten myeloischen Leukämie** (AML) finden sich im Blut und in leukämischen Infiltraten wenig differenzierte oder undifferenzierte Blasten, in deren Zytoplasma in 25% der Fälle Kristalle nachweisbar sind, deren Auftreten **spezifisch** für die AML ist. Sie werden nach dem Pharmakologen John A. Auer als **Auerstäbchen** bezeichnet.
Zu **(C):** Die in der Abbildung gezeigte Riesenzelle zählt zu den **geordneten** Riesenzellen. Bei einer **Fremdkörperriesenzelle** handelt es sich um eine **ungeordnete Riesenzelle** (die Zellkerne liegen im Zytoplasma ohne Ausrichtung verstreut).
Zu **(D):** Eine **atypisch verlaufende Tuberkulose** durch Mycobacterium avium intracellulare stellt ein Beispiel für eine **opportunistische Infektion bei AIDS** dar. Der normalerweise nur für Vögel pathogene Erreger kann bei herabgesetzter Abwehrlage zu einem schweren septischen Krankheitsbild führen.
Zu **(E):** Die für den Morbus Hodgkin pathognomonischen Zellelemente (Sternberg-Reed-Zelle und Hodgkin-Zelle) sind im gegebenen mikroskopischen Präparat nicht nachweisbar.

H00

Frage 5.18: Lösung D

Zu **(D):** Beim **Löfgren-Syndrom** handelt es sich um die akute Verlaufsform der **Sarkoidose.** Es tritt in 5% der Fälle auf. Die histologische Abklärung erbringt **epitheloidzellige Granulome.** die sich in der Lunge manifestieren können.
Zu **(A):** Eine **akute Verlaufsform der Tuberkulose** ist z.B. die Miliartuberkulose.
Zu **(B):** Beim Löfgren-Syndrom tritt an den Unterschenkeln ein **Erythema nodosum** auf. Weitere Symptome sind: Hiluslymphknotenvergrößerung, Fieber und Arthralgien.
Zu **(C):** Das Löfgren-Syndrom hat im Gegensatz zur chronischen Verlaufsform der Sarkoidose eine gute Prognose. Zumeist kommt es zur spontanen Ausheilung. Eine Lungenfunktionsstörung kommt nicht zustande.
Zu **(E):** Die Sarkoidose ist weder in der akuten noch in der chronischen Verlaufsvariante als Präkanzerose zu werten.

Lobärpneumonie **V.8**

Die Lobärpneumonien gehören zu den alveolären Pneumonien. Wie der Name sagt, ist ein ganzer Lappen (Lobus) gleichmäßig und gleichzeitig von der Pneumonie befallen. Der akute, explosionsartige Beginn lässt auf einen hyperergischen Mechanismus schließen. Die Lobärpneumonie wird meist von Pneumokokken hervorgerufen.

Durch den gleichzeitigen Befall eines ganzen Lappens kann man schon makroskopisch die verschiedenen **Entzündungsstadien** unterscheiden, die den prinzipiellen Ablauf jeder Entzündung wiedergeben:

- **Anschoppung:**
  Eiweißreiches Ödem (dort Pneumokokken nachweisbar), Kapillaren erweitert, Anstrom von Erythrozyten- und Leukozyten.
- **Rote Hepatisation:**
  Die rote Farbe kommt durch die immer noch vorherrschende Blutfülle der Kapillaren, teils auch durch Erythrodiapedese in die Alveolen

zustande. Hepatisation bedeutet, dass die Lunge eine leberähnliche Konsistenz annimmt, also verfestigt erscheint. Dies ist die Folge des nun rein fibrinösen Exsudates, das an die Stelle des serösen, eiweißreichen Ödems getreten ist. Fibrinöses Exsudat wird zusätzlich in den Pleuraspalt ausgeschieden.

- **Graue Hepatisation:**
  Geronnenes Fibrin füllt die Alveolarräume (graue Farbe). Die Erythrozyten in den Alveolen sind durch Leukozyten und Histiozyten abgebaut. Die Kapillaren sind blutleer.
- **Gelbe Hepatisation:**
  Leukozyten, Histiozyten und Alveolarepithelien verfetten durch die massive Phagozytose des anfallenden Zellschutts → gelbliche Farbe.
- **Lyse:**
  Das Fibrin wird enzymatisch durch die eingewanderten Leukozyten gelöst. Die Hauptmasse des Exsudats wird auf dem Lymphweg resorbiert, ein Teil wird über das Bronchialsystem ausgeschieden. Klinisch äußert sich das in einem trüben, schleimigen, graugelblichen Auswurf, der später auch rahmig-eiterähnlich sein kann.
  Nach der Resorption regeneriert das Alveolarepithel, das Lungengewebe wird wieder entfaltet und belüftet.

Komplikation:
Wenn keine Lyse erfolgt, kommt es zu einer **Karnifikation,** d.h. einem bindegewebigen Umbau des Lungengewebes.

F88

Frage 5.19: Lösung B

Makroskopisch erkennt man den Ausschnitt einer Lunge, deren Bronchien, soweit aus der Abbildung ersichtlich, gerötet und vereinzelt von einem gelblichen Sekret ausgefüllt sind. Im Parenchym sind diffus verteilt gelbliche Herde erkennbar. Dies erweckt bereits den Eindruck einer Herdpneumonie, d.h. **Bronchopneumonie**.
Histologisch sind Alveolen zu erkennen, die von Exsudat und zahlreichen Granulozyten ausgefüllt sind; es handelt sich also um eine eitrige, alveoläre Entzündung (im Gegensatz zur interstitiellen viralen lymphozytären Pneumonie).
Zu **(B):** Daraus ergibt sich die Diagnose einer **eitrigen Herdpneumonie**.
Zu **(A): Fibrinöse Pneumonie:** fibrinöses (rötliches) Exsudat in den Alveolen, vergleichsweise wenig Granulozyten (z.B. bei grauer Hepatisation einer Lobärpneumonie).
Zu **(C): Akutes Asthma bronchiale:** Die Bronchien sind von Schleim verstopft, die Alveolen überbläht, bei den Entzündungszellen herrschen *eosinophile* Granulozyten vor.
Zu **(D): Interstitielle Pneumonie:** lymphozytär betontes Infiltrat im Interstitium; Alveolen frei.
Zu **(E): Eosinophiles Lungeninfiltrat (Löffler):** flüchtige, herdförmige Pneumonie mit *fibrinreichem,* fast nur von *eosinophilen* Granulozyten durchsetztem Exsudat, u.U. Riesenzellen und Charcot-Leyden-Kristalle; Genese: entzündlich-allergisch (Askariden, Medikamente etc.).
Charcot-Leyden-Kristalle: spindelförmige, gelbliche Kristalle als Sekretions- oder Auskristallisationsprodukt eosinophiler Granulozyten in Blut, Sputum oder Stuhl (kommen z.B. auch bei Asthma bronchiale vor).

Tuberkulose V.9

Die Tuberkulose wird in den meisten Fällen von **Mycobacterium tuberculosis,** Typ humanus, hervorgerufen.
Die Eigenschaften dieses Erregers bedingen auch die spezifische Form der Entzündung.
Die Wand der Mykobakterien ist **resistent** gegen **Säure** und **lysosomale Enzyme,** sodass die Bakterien zum einen die Magen-Darm-Passage und zum anderen auch in Makrophagen und Geweben lange Zeit überleben können. (Die Säurefestigkeit der Bakterienwand macht man sich zum Erregernachweis in der **Ziehl-Neelsen-Färbung** zunutze). Die Wand ist sehr **lipidreich,** dies führt beim Zugrundegehen der Bakterien zu dem typischen Bild der **verkäsenden Nekrose** (= Sonderform der Koagulationsnekrose, bei der Zelleiweiß und Gewebsflüssigkeit gerinnen und die abgestorbenen Teile durch den hohen Lipidgehalt in körnige, käseartige Massen zerfallen).
Weiterhin stellen die Proteingruppen auf der Bakterienoberfläche hochwirksame **Antigene** dar, auf die fast alle Menschen mit einer typischen **T-zellvermittelten Hypersensitivitätsreaktion** (Typ IV) antworten.

Der **Ablauf der Entzündung** ist folgender:

- Die Mykobakterien werden meistens auf dem Luftweg inkorporiert, gelangen also zuerst in die Lunge (außer: tuberkulöse Enteritis, z.B. bei Aufnahme von kontaminierter Milch, Mycob. tub. bovis). In der Lunge rufen sie zunächst eine „normale" **Entzündung** hervor, mit einem entzündlichen Infiltrat aus Granulozyten, Lymphozyten und Makrophagen. Da die Mykobakterien weitgehend resistent gegen lysosomale Enzyme sind, führt diese Art der Entzündungsreaktion nicht zur Elimination der Erreger. Die Bakterien werden in den Makrophagen auf dem Lymphweg zu den regionalen Lymphknoten transportiert.

- *Nach ca. 3 Wochen* ist das zuvor noch nicht stimulierte Immunsystem soweit aktiviert, dass die typische **zellvermittelte Immunantwort** erfolgen kann: Die T-Zellen, die die Mykobakterienantigene mit ihren entsprechenden Rezeptoren erkennen, werden aktiviert, proliferieren und stimulieren ihrerseits Monozyten/Makrophagen, die sich unter dem T-Zell-Einfluss zu Epitheloidzellen und Riesenzellen umwandeln. Der Ort dieses **Primäraffektes** ist zumeist im 2. oder 3. Segment des Lungenoberlappens (= Obergeschoss) *und* im zugehörigen Lymphknoten lokalisiert.
- Bei guter Abwehrlage heilt der Primäraffekt (Herd in Lunge und Lymphknoten) unter Vernarbung und evtl. Verkalkung komplikationslos ab.
- Wenn die Mykobakterien jedoch nicht vollständig eliminiert werden, kann zu jeder Zeit (entweder noch während der Primärinfektion oder bei einer Exazerbation oder Reinfektion) eine **bronchogene, lymphogene oder hämatogene Streuung** erfolgen.

Die frühere Unterteilung in Primärinfektion, Generalisation und isolierte Organtuberkulose wird heute nicht mehr angewandt; man unterscheidet lediglich zwischen einer **Primärinfektion** und einer **postprimären Tuberkulose.** Die primäre Phase entspricht dem Stadium der Immunisierung und die postprimäre Tbc umfasst alle Formen, die nach erfolgter Aktivierung des Immunsystems mit einer sofortigen Typ-IV-Reaktion (= sofortige Epitheloidzellreaktion, nicht erst nach 3 Wochen) beantwortet werden. Eine postprimäre Tbc kann sich also entweder direkt an die Primärphase anschließen oder erst nach Jahren der Latenz bei einsetzender Immunabwehrschwäche auftreten.

Die Exazerbation einer Tbc entwickelt sich oft aus apikal gelegenen, alten Streuherden, die noch lebensfähige Mykobakterien enthalten (sog. Simon-Spitzenherd).

Die Form der Tuberkulose richtet sich nach der **Abwehrlage des Organismus:**
Bei guter Abwehrlage kleiner, begrenzter Herd, der unter Narbenbildung abheilt.
Produktiv-proliferative Form: Das Bakterienwachstum kann nicht vollständig begrenzt werden, es bilden sich in der Lunge mehrere Herde, die sofort von einer starken epitheloidzelligen, granulomatösen Reaktion umgeben werden **(Tuberkulome)** und anschließend vernarben. Diese Vernarbungsprozesse können sich bis zu einer Zirrhose der Lunge mit entsprechender klinischer Symptomatik ausdehnen.
Exsudative Form: Dabei „gewinnen" die Tuberkelbakterien das Wettrennen zwischen bakterieller Ausbreitung und zellulärer Entzündungsreaktion. Es resultieren ausgedehnte, käsige Nekrosen und Kavernen, deren Inhalt, wenn sie Anschluss an das Bronchialsystem gewinnen, abgehustet wird (offene Tbc), oder die bei Arrosion von Blutgefäßen zum sog. Blutsturz führen.
Miliartuberkulose: Die Entzündung kann nicht begrenzt werden, die Bakterien gelangen in den Blutkreislauf und streuen hämatogen, wobei sich in den betroffenen Organen zahlreiche kleine Tuberkelherde bilden.
Tuberkulosepsis: Bei Anergie, hämatogener Streuung unter dem Bild einer septischen Allgemeininfektion und Organbefall mit käsigen Nekrosen ohne granulomatöse Reaktion, verläuft perakut.

F96

Frage 5.20: Lösung A

Die Übersichtsvergrößerung ist schwierig zu interpretieren. Man erkennt mehr oder weniger stark eosinophil anfärbbares Material, zum Teil bandartig und geschichtet, offenbar nekrotischem Debris und Fibrin entsprechend. In der linken unteren Bildecke ist ein Teil der Kavernenwand mit **epithelisierter** Oberfläche abgebildet. Die Ausschnittsvergrößerung zeigt sehr schön eine der Vegetationsformen der **Aspergillen,** nämlich die typischen **Fruchtköpfe** (Konidienträger) mit strahlenartig angeordneten Sporen (Konidiosporen). Diese sind auch massenhaft in der Umgebung zu sehen. Aspergillen sind Schimmelpilze und besitzen septierte Hyphen.
Zu **(A):** Es handelt sich um eine **Aspergillose,** in dem hier beschriebenen Fall um die chronische und lokalisierte Form, dem so genannten **Aspergillom.** Bei diesem ist eine bronchusdrainierte Kaverne (meist nach einer Lungentuberkulose) durch Aspergillen besiedelt, die darin einen regelrechten Pilzball (Myzel) bilden. Das Aspergillom kann über Jahre hinweg bestehen. Weiter Manifestationsformen einer Aspergillose sind die invasive Aspergillose der Lunge, die fast ausschließlich bei immungeschwächten Patienten vorkommt und zu Thrombenbildung, Nekrosen und Blutungen führt sowie seltener eine **allergische** Reaktion auf Aspergillenantigene unter dem Bild eines Asthma bronchiale.
Zu **(B): Aktinomyzeten** sind grampositive, Faden bildende **Bakterien**. Sie gehören zur Mundflora. Bei einer Infektion (= Aktinomykose, zum Beispiel zervikofazial etwa lymphogen von einem kariösen Zahn ausgehend) resultiert eine abszedierende und Fistel bildende Entzündung. Histologisches Korrelat der Aktinomyzeten sind die pathognomonischen Bakterienhaufen **(Drusen)**.

Zu **(C): Candida albicans** ist ein Hefepilz und vermehrt sich durch **Sprossung** (Sprosspilz). Fruchtköpfe – wie hier zu sehen – werden dabei nicht ausgebildet.
Zu **(D):** Die **Histoplasmose** wird verursacht durch Histoplasma capsulatum (= primär pathogener Erreger). Sie kommt häufig auf dem amerikanischen Kontinent vor. Die Infektion erfolgt meist durch Inhalation der Sporen. Es resultiert unter Umständen eine systemische Mykose mit Ausbildung von **Granulomen.**
Zu **(E):** Das Bild einer **Aspirationspneumonie** (häufig in Form einer gangräneszierenden Entzündung) liegt in diesem Kontext nicht vor.

H97 **!!**

Frage 5.21: Lösung B

Abbildung Nr. 50 zeigt Lungengewebe nach Faserfärbung. In der linken oberen Bildecke sind einige Lungenalveolen erkennbar, in deren Wand dunkelbraun gefärbte elastische Fasern vorliegen. Kollagene Fasern erscheinen in dieser Färbung rot. In der rechten unteren Bildhälfte stellt sich ein **Einschmelzungsherd** dar, der dicht zellig infiltriert ist, in dem die originäre Gewebsstruktur der Lunge zerstört ist (Nekrose, keinerlei Fasern erkennbar) und der im Zentrum eine **charakteristische Anhäufung von Mikroorganismen** zeigt. In dem vergrößerten Ausschnitt aus diesem Herd (Abb. Nr. 51) erkennt man zahlreiche segmentkernige **Granulozyten** in der Umgebung eines im Zentrum amorphen Bakterienhaufens, aus dem in der Peripherie radiär PAS-positive **faden**förmige Ausläufer ragen.
Zu **(B):** Die Diagnose lautet **Aktinomykose** der Lunge. Aktinomyzeten sind fadenförmige Bakterien, die typischerweise in so genannten **Drusen** gelagert sind und die eine **eitrige abszedierende** Entzündungsreaktion hervorrufen.
Zu **(A):** Bei der **verkäsenden Lungentuberkulose** finden sich epitheloidzellreiche Granulome mit Riesenzellen. Die Mykobakterien liegen darin vereinzelt und sind nur in der Ziehl-Neelsen-Färbung darstellbar.
Zu **(C):** Bei der **Masernpneumonie** finden sich durch die Virusinfektion riesenzellig transformierte Alveolarepithelien sowie eine interstitielle lymphozytäre Entzündung (Riesenzellpneumonie)
Zu **(D):** Pilzelemente von Aspergillen sind hier nicht erkennbar. Das **Aspergillom** entspricht einer durch einen Pilzball ausgefüllten bronchusdrainierten Lungenkaverne (meist nach Tuberkulose).
Zu **(E):** Ein Tumor**embolus** müsste sich innerhalb eines **Blutgefäßes** darstellen.

H91 **!!**

Frage 5.22: Lösung D

Die Abbildungen zeigen in der Übersicht oben links noch erkennbares, alveolär untergliedertes Lungenparenchym, wobei die elastischen Fasern dunkelbraun gefärbt sind. Rechts unten hingegen sieht man einen Einschmelzungsherd mit einer zentralen drusenartigen Struktur. Das Lungenparenchym ist in diesem Bereich zerstört. Die starke Vergrößerung zeigt, dass der Einschmelzungsherd von neutrophilen Granulozyten eingenommen wird. Das drusenartige Gebilde besitzt zentral eine nicht näher auflösbare Binnenstruktur und im Randbereich radiär ausgerichtete, PAS-positive, fadenförmige Ausläufer.
Zu **(D): Aktinomyzeten** sind Fadenbakterien, die häufig in drusenförmigen Kolonien wachsen und oft inmitten von Einschmelzungsherden gefunden werden. Die primäre pulmonale Aktinomykose entsteht bronchogen. Sekundär kann es zu einem Befall der Lunge per continuitatem aus benachbarten Organen kommen.
Zu **(A): Pneumocystis carinii** ist ein Parasit aus der Gruppe der Protozoen. Die Pneumozystis-Pneumonie trat früher fast ausschließlich bei Säuglingen auf, wird in den letzten Jahren aber gehäuft bei immungeschwächten Erwachsenen, z. B. bei AIDS-Patienten, beobachtet. Histologisch findet man eine intraalveoläre Ansammlung blasser, in der Giemsa-Färbung gut darstellbarer Zysten, die dem Präparat in der Übersicht ein schaumiges Aussehen verleihen. Die Entzündungsreaktion ist nicht eitrig-destruierend, sondern interstitiell und plasmazellulär.
Zu **(B): Candida albicans** ist ein Sproßpilz, der als Hefe- und Fadenform vorkommt. Er zeigt eine positive Reaktion in der PAS-Färbung. Drusen werden jedoch nicht ausgebildet.
Zu **(C):** Zur Tuberkulose vgl. Lerntext V.9.
Die **Miliartuberkulose** ist Folge einer hämatogenen Streuung von Mycobacterium tuberculosis. In zahlreichen Organen, vor allem in der Lunge, tritt eine Vielzahl von kleinen Tuberkulomen auf. Diese bestehen typischerweise aus einer zentralen Verkäsung sowie einem Saum von Epitheloidzellen und Langhans-Riesenzellen. Säurefeste Stäbchen werden durch die Ziehl-Neelsen-Färbung nachgewiesen.
Zu **(E):** Zur Lobärpneumonie vgl. Lerntext V.8.
Die **Lobärpneumonie** wird zumeist durch Pneumokokken, also nicht durch fadenförmige Bakterien hervorgerufen. Abhängig vom Stadium zeigt das Infiltrat eine unterschiedliche zelluläre Zusammensetzung. In jedem Fall ist ein ganzer Lungenlappen gleichzeitig befallen und nicht nur ein kleiner Herd wie im vorliegenden Fall. Drusen werden nicht ausgebildet.

Riesenzellpneumonie **V.10**

Riesenzellen entstehen durch Aktivierungen und Weiterdifferenzierung aus **Monozyten/Histiozyten → Makrophagen → Epitheloidzellen → mehrkernige Riesenzellen** mit oder ohne **Einschlusskörperchen.** Auslösender Reiz sind Fremdkörper oder virale Entzündungen, vor allem Paramyxoviren, zu denen auch Masern- und Parainfluenzaviren zählen. Die Riesenzellpneumonie zählt zu den interstitiellen Pneumonien, d.h. lymphozytäres, riesenzellhaltiges Infiltrat im Interstitium.

H90

Frage 5.23: Lösung D

Die Abbildung zeigt alveoläres Lungengewebe in starker Vergrößerung. Intraalveolär findet man in gruppierter Lagerung schwärzliche, kugelige Gebilde, die ungefähr die Größe von Pneumozytenkernen haben. Somit handelt es sich um **Pneumocystis carinii,** ein versilberbares Protozoon, welches insbesondere bei abwehrgeschwächten Personen häufig eine Pneumonie hervorruft und histologisch typischerweise in der vorliegenden Form nachweisbar ist.
Zu **(A):** Das **Mycobacterium tuberculosis** ist ein schlankes Stäbchenbakterium, das sich in der Ziehl-Neelsen-Färbung rot anfärbt und sich durch Säure nicht mehr entfärben lässt.
Zu **(B): Aspergillus** gehört zur Gruppe der Schimmelpilze. Er bildet baumstammartig verzweigte Hyphen, die sich in der Versilberung deutlich von kugeligen Mikroorganismen unterscheiden.
Zu **(C): Candida albicans** ist ein Hefepilz. Er ist ebenfalls versilberbar, jedoch deutlich größer als Pneumocystis carinii und tritt in der Regel kombiniert in Sporen- und Fadenform auf.
Zu **(E): Klebsiellen** sind gramnegative Stäbchenbakterien.

F89

Frage 5.24: Lösung E

Hämorrhagische Pneumonien treten z.B. bei einer perakut verlaufenden Grippepneumonie (Orthomyxoviren A, B, C) auf, nicht aber bei einer Pneumocystis-carinii-Pneumonie.
Zu **(A):** Die befallenen Lungenareale sind *fest* (= Konsistenzvermehrung), blaßgraurot und blutarm. Die **Konsistenzvermehrung** ist durch das starke interstitielle entzündliche Infiltrat und durch den flüssigschaumigen, erregerhaltigen Alveolarinhalt bedingt.
Zu **(B):** Eine Infektion mit **Pneumocystis carinii** tritt bei Patienten mit AIDS, lymphatischen und hämatologischen Leiden, bei dystrophen Neugeborenen und bei Kortikoid- und Zytostatikatherapie auf, also bei stark **geschwächtem Immunsystem.**
Zu **(C)** und **(D):** Das histologische Bild zeigt ein massives **plasmazellreiches Infiltrat im Interstitium** und den Alveolen, mit einem zunächst flüssigen, später schaumigen Inhalt, in dem die Erreger als kleine (5–12 μm), **blasse Zysten mit 1–8 Innenkörperchen** in der Giemsa-Färbung und auch in der Versilberung nach Grocott darstellbar sind.

H90

Frage 5.25: Lösung B

In der Übersicht erkennt man einen mehrere Zentimeter großen Hohlraum mit einer Binnenstruktur. Mikroskopisch stellt sich eine PAS-positive, baumrindenartig geschichtete Hülle dar, in der sich mehrere, ebenfalls PAS-positive, rundliche Gebilde befinden, die ihrerseits kugelige Strukturen enthalten. Hierbei handelt es sich um Brutkapseln mit zahlreichen Köpfen des **Echinococcus granulosus** (Hundebandwurm). Die äußere Hülle ist die Chitinhülle. Die Echinokokken werden oral aufgenommen und gelangen auf dem Blutweg vorwiegend in die Leber, in bis zu 30% der Fälle aber auch in die Lungen.
Zu **(A): Kongenitale Lungenzysten** werden nicht von einer Chitinhülle begrenzt und enthalten keine Parasiten.
Zu **(C)** und **(E): Taenia solium** (Schweinebandwurm) und **Taenia saginata** (Rinderbandwurm) können auch die Lunge befallen und dort Blasen ausbilden. Diese werden jedoch nicht von einer Chitinhülle begrenzt.
Zu **(D):** Anteile einer **Bronchialwand** sind in der mikroskopischen Abbildung nicht enthalten.

Pneumokoniose **V.11**

Pneumokoniosen (konis = Staub): Gewöhnlich zur Fibrosierung führende Lungenerkrankungen, die durch in die Lunge gelangte, kleinste anorganische oder organische, partikuläre Fremdstoffe hervorgerufen werden. Gefährlich sind Staubpartikel $< 7\,\mu m$, da sie alveolargängig sind. Die Partikel werden dort von Makrophagen phagozytiert und gelangen ins Interstitium, wo sie sich vorwiegend peribronchial ansammeln. Wenn die Makrophagen zerfallen, werden die Staubpartikel wieder freigesetzt und lösen nun lokal eine entzündliche Reaktion aus, die am Ende zur Fibroblastenproliferation und Narbenbildung führt: → **diffuse Lungenfibrose,** Narbenemphysem. Nicht alle Stäube lösen diese entzündliche Reaktion aus. Kohlepigment ist z.B. eine inerte Substanz, die keine Pneumokoniosen hervorruft. Typische Pneumokoniosenbildner sind hingegen:

Anorganische Stäube:

- **Quarzstaub** (Silikose, prädisponiert zur Tuberkulose)
- **Asbest** (Asbestose, prädisponiert zum Pleuramesotheliom)

- **Beryllium** (Berylliose)
- **Talkum** (= hydriertes Magnesiumsilikat, führt zur Talkose)

Organische Stäube:
- **verschimmeltes Heu, Getreide** (Farmerlunge)
- **Baumwolle** (Byssinose)

H93

Frage 5.26: Lösung E

Das Bronchialkarzinom stellt keinen systemischen oder diffus die Lunge betreffenden Reiz dar, der in eine interstitielle Fibrose münden würde. Wohl kann es aufgrund lokaler Tumorausbreitung zu umschriebenen Kompressions- und Resorptionsatelektasen kommen.
Zu **(A):** Die Belastung mit organischen Stäuben führt zu obstruktiv-entzündlichen Atemwegsreaktionen und kann – ebenso wie bei der Belastung mit anorganischen Stäuben – in eine diffuse interstitielle Lungenfibrose münden.
Zu **(B)** und **(C):** Auch chemische und physikalische Reize können einen Proliferationsreiz darstellen, der zu einer Lungenfibrose führt.
Zu **(D):** Beim **Atemnotsyndrom** des Erwachsenen liegt in der Frühphase eine abnorme Durchlässigkeit der Kapillarwände mit der Folge der Entwicklung eines interstitiellen Ödems vor. In späteren Stadien kommt es zu einer Fibrinextravasation. Im Rahmen der Organisation mündet der Prozess in eine vornehmlich interstitielle Lungenfibrose.

H95

Frage 5.27: Lösung E

Sämtliche hier aufgeführten Erkrankungen sind so genannte **Pneumokoniosen** (= Staublungenerkrankungen) und entstehen durch Inhalation und Speicherung anorganischer oder organischer Stäube im Lungenparenchym, wobei der Effekt der Stäube auf das Lungengewebe abhängig ist von Partikelgröße, -form und chemischer Zusammensetzung. Kleine Partikel gelangen bis in die Alveolarräume und führen hier über eine Aktivierung von Makrophagen und Fibroblasten zu einer chronischen **proliferierenden** Entzündungsreaktion.
Zu **(E):** Eisenstaubablagerungen (Eisenoxidlungen**siderose**) induzieren keine fortschreitende Lungenfibrose (so genannte gutartige Pneumokoniose).
Zu **(A), (B), (C)** und **(D): Mineralische** Stäube, wie Quarz (Silikose) und Asbest (Asbestose), oder **Metallstäube,** wie Beryllium (Berylliose) und Aluminium, induzieren dagegen eine **fortschreitende** Lungenfibrose. Die Folgen sind eine respiratorische Insuffizienz und Rechtsherzbelastung. Siehe auch Lerntext V.11.

H97

Frage 5.28: Lösung E

Zu **(E):** Eine mögliche Reaktionsform der Lunge auf die Inhalation von Staub des Leichtmetalls **Beryllium** ist die Ausbildung von **Epitheloidzellgranulomen** (= knötchenförmige Ansammlungen von aktivierten Histiozyten), die gelegentlich auch zentrale Nekrosen aufweisen können (granulomatöse Berylliose).
Zu **(A):** Die **isolierte** (auch massive) Ablagerung von Kohlestäuben in Alveolarmakrophagen der Lunge (z.B. **Anthrakose** bei Stadtbewohnern) verursacht **keine** Staublungenerkrankung (Pneumokoniose). Kohlestäube sind apathogen.
Zu **(B):** Das Einatmen von **Quarz**staub führt in der Lunge zur Ausbildung charakteristischer **silikotischer Knötchen,** denen eine narbige **Fibrose** entspricht. Granulome bilden sich nicht.
Zu **(C): Asbest** kann zur Ausbildung einer Lungen**fibrose** sowie von so genannten **Pleuraplaques** führen und die Entstehung von **Pleuramesotheliomen** und Bronchialkarzinomen begünstigen.
Zu **(D):** Die **Kaolinpneumokoniose** (= Porzellanersilikose; sehr speziell!!) führt oft zu einer großschwieligen Induration der Lunge.

H96

Frage 5.29: Lösung B

Die beiden Abbildungen zeigen zwischen teils fädigem, schleimigen Sekret, in das reichlich segmentkernige Granulozyten eingelagert sind, kleine solide Zellverbände. In Abbildung Nr. 56 sind darin mittelgroße bis große Zellen in für Epithelien typischer **kohäsiver,** jedoch ungeordneter Lagerung erkennbar. Diese weisen deutlich unterschiedlich große, vielgestaltige (pleomorphe) Zellkerne auf (Vergleiche mit den Granulozyten!!). Die Kern-Plasma-Relation ist dabei zugunsten der Kerne verschoben. Es liegen also zelluläre und nukleäre **Atypien** vor! Einzelne dieser Zellen, deutlich in dem größten Komplex in der rechten Bildhälfte zu sehen, besitzen zytoplasmatische Vakuolen, die möglicherweise einer Muzinspeicherung entsprechen.
Zu **(B):** Es handelt sich um Zellverbände eines **Karzinoms,** einer malignen epithelialen Neoplasie.
Zu **(A): Makrophagen** zeigen keine Kohäsivität. Sie besitzen relativ kleine Zellkerne und ein großes Zytoplasma, in dem oft kleine Vakuolen und phagozytiertes Material erkennbar ist.
Zu **(C):** Zytomegalie-Virus-infizierte Zellen sind groß und zeigen als zytopathischen Effekt typischerweise **Kerninklusionen** (Eulenaugenzellen).
Zu **(D):** Die abgebildeten Karzinomzellen lassen Zellgrenzen erkennen. Die Riesenzellen bei der Masernpneumonie entstehen durch Fusion.
Zu **(E): Pneumocysten** sind in der gewöhnlichen HE-Färbung (die hier vorliegt) nicht sichtbar. Erst

nach PAS-Reaktion oder nach einer Versilberung würde man diese Pilze erkennen, deren Größe etwa der der Granulozyten entspricht.

H92

Frage 5.30: Lösung E

Zu **(1):** Die Asbestnadeln lösen in der Lunge eine Entzündung mit Fibroblastenproliferation und Narbenbildung aus. Bei entsprechend ausgedehntem Befall entsteht eine diffuse Lungenfibrose. Die daraus resultierende Einengung der Lungenstrombahn kann zur Rechtsherzbelastung und somit zum **Cor pulmonale** führen.
Zu **(2):** Durch Lungenschrumpfung und Vernarbung bildet sich ein **Emphysem,** das bis zur Wabenlunge fortschreiten kann.
Zu **(3)** und **(4):** Die klassische Tumorkomplikation der **Asbestose** ist das **Pleuramesotheliom. Bronchialkarzinome** treten aber ebenfalls bei immerhin etwa 20% der Asbestosekranken auf.

Bronchialkarzinom — **V.12**

Subklassifizierung der Bronchialkarzinome

1. Solche, bei denen die Ausgangszelle noch zu erkennen ist:
   - **Plattenepithelkarzinom:** von Bronchialepithelien ausgehend, meist nach vorheriger Plattenepithelmetaplasie
   - Adenokarzinom: von bronchialen Schleimdrüsen ausgehend, meist in der Lungenperipherie lokalisiert. (Subtypen: tubulär; papillär; azinär; solide; mit und ohne Schleimbildung; bronchioloalveolär)
2. Solche, bei denen die Ausgangszellen nicht zu erkennen sind:
   - **kleinzelliges Bronchialkarzinom** (Subtypen: Oat-Cell-Karzinom; intermediärer Typ: Die Zellen sind etwas zytoplasmareicher und polymorpher als die beim Oatcell-Typ)
   - **großzelliges Bronchialkarzinom**

Häufigkeit der Bronchialkarzinomtypen (Obduktionsstatistik):

- kleinzelliges Karzinom 40,4%
- Plattenepithelkarzinom 38,2%
- großzelliges Karzinom 14,3%
- Adenokarzinom 6,7%

F00

Frage 5.31: Lösung A

Zu **(A):** Als wesentlicher ätiopathogenetischer Faktor für die Entstehung des kleinzelligen wie der anderen Formen des Bronchialkarzinoms ist Tabakrauchen anzusehen.

Zu **(B):** Insbesondere im Falle des kleinzelligen Bronchialkarzinoms können sich paraneoplastisch unterschiedliche endokrine Überfunktionssyndrome z.B. in folgenden Formen manifestieren:

- Hyperkalzämie-Syndrom – Produktion einer parathormonähnlichen Substanz
- Cushing-Syndrom – Ausschüttung einer ACTH-ähnlichen Substanz
- Schwartz-Bartter-Syndrom – ungesteuerte ADH-Synthese

Zu **(C)**, **(D)** und **(E):** Das kleinzellige Bronchialkarzinom geht von neuroendokrinen Zellen der Bronchialschleimhaut aus (E). Bereits kleine Tumoren, die klinisch lokal noch keinerlei Symptome hervorrufen, können bereits mit einer Fernmetastasierung einhergehen (D). Dieser Umstand ist für die schlechte Prognose des kleinzelligen Bronchialkarzinoms verantwortlich (C).

H95

Frage 5.32: Lösung A

Zu **(1):** Das kleinzellige Bronchialkarzinom ist außerordentlich strahlen**sensibel.**
Zu **(2):** Die **Metastasierung** erfolgt **frühzeitig** lymphogen zunächst in die regionären pulmohilären Lymphknoten, aber auch hämatogen (Fernmetastasen). Das kleinzellige Bronchialkarzinom hat zum Zeitpunkt der Diagnosestellung meist (in 80%) schon metastasiert: So erklärt sich die **schlechteste Prognose** aller Formen von Lungenkrebs.
Zu **(3):** Histogenetisch leiten sich die kleinzelligen Bronchialkarzinome von **neuroendokrinen Zellen** der Bronchialschleimhaut ab (APUD-System).
Zu **(4):** Der **Merkel-Zell-Tumor** ist eine eigenständige Neoplasie, ausgehend von den Merkel-Zellen der Haut. Mit einer Hautmetastase eines kleinzelligen Bronchialkarzinoms hat dieser Tumor nichts zu tun. Auch Merkel-Zell-Tumoren besitzen neuroendokrine Eigenschaften.
Zu **(5):** Kleinzellige Bronchialkarzinome entstehen meist in **zentralen** Abschnitten der Bronchien, hilusnah.

H99

Frage 5.33: Lösung E

Bronchialkarzinome haben eine Neigung zur **ektopen Hormonbildung**. Am häufigsten kommt es dabei auf dem Boden einer ACTH-Produktion zur Entwicklung eines Cushing-Syndroms (2). Daneben kann es zur Ausschüttung von Parathormon (3), Serotonin, MSH, Kalzitonin oder ADH kommen.
Beim kleinzelligen Bronchialkarzinom kann sich paraneoplastisch ein **myasthenisches Syndrom** (Lambert-Eaton-Syndrom) entwickeln (1). Eine gestörte präsynaptische Freisetzung von Azetylcholin ist die Ursache für diese symptomatische Myasthenieform.

F99

Frage 5.34: Lösung D

Die makroskopische Abbildung zeigt die Aufsicht auf einen horizontalen Schnitt durch eine Lunge. Auffällig dabei ist, dass der gesamte „Lungenmantel" weiß-gelb verdickt ist und dass nur zentral noch Gewebe vorhanden ist, das makroskopisch an Lungenparenchym erinnert.
Vom Aspekt her muss demnach von einem sich auf der Lungenoberfläche ausbreitenden Tumor ausgegangen werden. Das histologische Präparat muss ausschließlich aus dem Tumorgewebe stammen, denn normales Lungengewebe ist nicht dargestellt. Vielmehr findet sich ein ausgesprochener Faserreichtum mit hier liegenden spindeligen Zellen neben Zellverbänden, die „epithelähnlich" aussehen. Insgesamt besteht ein unregelmäßiges Zellbild, das auf ein malignes Geschehen hinweist. Die gesamte Befundlage lässt die Diagnose eines malignen Pleuramesothelioms (D) zu. Da mesenchymale und epitheliale Tumorkomponenten nebeneinander vorliegen, kann die Zuordnung als biphasischer Typ vorgenommen werden.
Zu **(A):** Das kleinzellige Bronchialkarzinom besteht auf *lymphozytenähnlichen* Zellen und liegt bevorzugt hilusnah, nicht an der Pleura.
Zu **(B):** Das Plattenepithelkarzinom der Lunge besteht aus dicht gepackten Zellen mit rein epithelialem Charakter.
Zu **(C):** Drüsige Gewebselemente lassen sich im gegebenen histologischen Präparat nicht erkennen.
Zu **(E):** Pleuraplaques sind umschriebene Verdickungen der parietalen Pleura, die in der Abbildung nicht dargestellt ist.

H92

Frage 5.35: Lösung E

Zum **Karzinoid** vgl. Lerntext VIII.15.
Zu **(1):** Karzinoide sind Tumoren des APUD-Systems.
Zu **(2):** Karzinoide können Serotonin und eine Vielzahl anderer Hormone bilden.
Zu **(3):** Histologisch unterscheidet man je nach Zellanordnung folgende Typen: Typ A = lobulär-solid, Typ B = trabekulär-rippenartig, Typ C = tubulär, Typ D = wenig differenziert (medullär).
Zu **(4):** Karzinoide sind durch die **Isomorphie** (gleiches Aussehen) der Tumorzellen gekennzeichnet.

F92

Frage 5.36: Lösung D

Die Abbildung zeigt eine Ansammlung stark atypischer Zellen mit polymorphen, hyperchromatischen und ungleich großen Kernen.
Zu **(D):** Die hochgradigen Atypien passen zu einem malignen Tumor. Zum definitiven Beweis müssten noch destruierendes Wachstum oder Metastasierung nachgewiesen werden.
Zu **(A):** Ein Granulom, d.h. eine Knötchenbildung liegt nicht vor. Epitheloidzellen, d.h. histiogene Zellen mit länglichen, leicht eingebuchteten, „schuhsohlenförmigen" und nicht atypischen Kernen sind nicht enthalten, eine zentrale Verkäsung fehlt.
Zu **(B):** Quetschungsartefakte in Gestalt zusammengedrückter Zellen liegen nicht vor, ebenso wenig artefiziell verändertes, präexistentes Bronchialgewebe. Es handelt sich um eine stark atypische Neubildung.
Zu **(C):** Bei der Anthrakosilikose findet man zumeist knotenförmige Verschwielungen im Bereich von Ablagerungen von Kohlepigment und Quarzstaub.
Zu **(E):** Ein Granulom, Fremdkörper und Fremdkörperriesenzellen sind nicht enthalten.

F94

Frage 5.37: Lösung B

Die Abbildung enthält zahlreiche rundliche Zellen mit breitem, schaumigem Zytoplasmasaum und überwiegend randständigen Kernen. Hierbei handelt es sich um Makrophagen. Zusätzlich ist eine größere Zahl neutrophiler Granulozyten enthalten. Der Befund spricht für ein entzündlich-resorptives Geschehen.
Zu **(A):** Mehrkernige Riesenzellen vom Langhans-Fremdkörpertyp sind nicht enthalten.
Zu **(C):** Epitheloidzellen mit länglichen, schuhsohlenartig eingebuchteten Kernen liegen nicht vor.
Zu **(D):** Asbestkörperchen bestehen aus einer spießförmigen Asbestnadel mit umgebender Eiweißhülle.
Zu **(E):** Pilzsporen oder -hyphen sind nicht vorhanden.

H91

Frage 5.38: Lösung C

Die Abbildungen zeigen in der Übersicht die von hinten aufgeschnittene Trachea mit Epiglottis und der Verzweigung der Hauptbronchien. Der Ösophagus wurde seitlich abpräpariert. Kranial sieht man Zunge und Zungengrund. Die Lungen sind noch nicht präpariert, sodass man von dorsal auf die Pleura blickt. Auffällig ist hierbei besonders links basal eine Trübung der Pleura. Auf der vergrößerten Aufnahme entsprechen dieser Trübung gering zottige Beläge.
Zu **(C):** Es handelt sich um Fibrinniederschläge, d.h. ein nicht abwischbares Exsudat, dessen Eiweißreichtum auf eine entzündliche Genese hinweist. Die fibrinöse Pleuritis ist in der Regel Begleiterscheinung einer Pneumonie.
Zu **(A):** Die **idiopathische Lungenfibrose** (Hamman-Rich-Syndrom) führt über einen Verlust der Alveolarstrukturen zur sackförmigen Erweiterung

der Alveolargänge, die dann in der Aufsicht ein zysten- oder wabenartiges Bild enstehen lassen. Dies liegt hier nicht vor.

Zu **(B):** Ein **Lungeninfarkt** entsteht nur bei der Verlegung von Pulmonalarterienästen und gleichzeitiger Linksherzinsuffizienz. Bei dieser Konstellation läuft zwar noch Bronchialarterienblut in den betroffenen Lungenbezirk hinein, dieses reicht aber bei einem Pulmonalarterienverschluss nicht aus, um das Lungengewebe vital zu erhalten. Es entstehen daher in der Lungenperipherie keilförmige, durch Einblutung dunkelrote, avitale Lungenbezirke.

Zu **(D):** Abhängig von seiner Manifestationsform als lokalisiertes oder generalisiertes **Pleuramesotheliom** findet man grau-weiße, derbe Tumormassen entweder als Knoten oder als Schwarten. Im vorliegenden Fall handelt es sich aber um ein Exsudat, nicht um eine neoplastische Gewebsvermehrung.

Zu **(E):** Ein **Empyem** ist eine Eiteransammlung in einer präformierten Höhle. Da die Pleurahöhle bereits eröffnet und die Pleura parietalis bereits abpräpariert sind, wäre allenfalls noch eine eitrige Pleuritis zu erkennen. Die eitrigen Beläge wären dann weißlich-milchig.

6 Mediastinum

Thymus-Immundefektsyndrome — VI.1

Der Thymus besteht aus einer epithelialen und einer lymphatischen Komponente. Der epitheliale Teil entwickelt sich aus der 3. und 4. Schlundtasche. Lymphatischer Teil: Während der Embryonalzeit wandern Teile der Stammzellen (die sich schon zu T-Vorläufer-Zellen entwickelt haben) in den Thymus und differenzieren sich dort (antigenunabhängig) zu T-Zellen, die für die zellvermittelten Immunreaktionen zuständig sind. Die folgenden Zahlen in Klammern beziehen sich auf Abbildung 6.1.

Zu einer Aplasie oder Hypoplasie des Thymus kommt es bei Störungen der epithelialen (1) oder lymphatischen Entwicklung (2), (3) oder bei Reifungsstörungen des Thymus selbst (4), (5). Die Folge ist eine Abwehrschwäche der zellvermittelten Immunität.

Bei der retikulären Dysgenesie (Defekt auf Höhe der hämatopoetischen Stammzelle) und der Agammaglobulinämie vom Schweizer Typ (Störung der lymphopoetischen Stammzelle) kommt es zusätzlich zu einer Abwehrschwäche im B-Zell-System. Der Vollständigkeit halber ist hier noch die Bruton-Agammaglobulinämie erwähnt, die auf einer Störung rein des B-Zell-Systems beruht, aber nichts mit dem Thymussystem zu tun hat.

F98 !

Frage 6.1: Lösung E

Zu **(A):** **Teratome** sind seltene Geschwülste, die sich von primitiven, **omnipotenten Keimzellen** ableiten und die sich in Richtung aller drei Keimblätter entwickeln können. Demzufolge können Teratome Gewebsabkömmlinge unterschiedlicher Herkunft (ektodermal, entodermal, mesodermal) und Differenzierung beinhalten.

Am häufigsten kommen Teratome im Hoden (30 bis 50% aller Hodentumore) und im Ovar (5 bis 25% aller Ovarialtumoren) vor. Als seltene Entstehungsorte sind auch Retroperitoneum, **Mediastinum,** Mesenterialwurzel und Corpus pineale anzusehen.

Zu **(B):** Der **Morbus Hodgkin** ist eine maligne lymphatische Systemerkrankung. Männer sind etwas häufiger als Frauen betroffen. Vielfach tritt die Erkrankung bereits vor dem 20. Lebensjahr auf. Ein Ursprung des Tumors im T-Lymphozytensystem wird diskutiert.

Mikroskopisch unterscheidet man folgende Formen:

- lymphozytenreich – Häufigkeitsgipfel im 4. Lebensjahrzehnt
- nodulär-sklerosierend – 3. Lebensjahrzehnt
- Mischtyp – 6. bis 8. Lebensjahrzehnt
- lymphozytenarm – 7. bis 8. Lebensjahrzehnt

Beim Morbus Hodgkin beobachtet man primär eine Vergrößerung der Lymphknoten der zervikalen und **mediastinalen Region.** Später sind auch die paraaortalen oder abdominalen Lymphknoten befallen. Ferner können in der Folge auch andere Organe wie Milz, Leber und Knochenmark betroffen sein. Siehe auch Lerntext XVII.3.

Zu **(C):** Die wichtigsten Differenzialdiagnosen einer Raumforderung im **vorderen oberen Mediastinum** sind die retrosternal eintauchende Struma und das Thymom.

Zu **(D):** Das Seminom (häufigster Hodentumor) metastasiert lymphogen paraaortal und parakaval, wobei auf diesem Wege durchaus das Mediastinum erreicht werden kann.

Zu **(E):** Das Prostatakarzinom metastasiert vornehmlich in das Skelettsystem. Eine isolierte Weichteilabsiedlung im Mediastinum wäre ungewöhnlich und ist deswegen unter den angegebenen Lösungsmöglichkeiten „am wenigsten in Betracht zu ziehen".

F97

Frage 6.2: Lösung E

Zu **(E):** Die **Polycythaemia vera** hat als myeloproliferative Erkrankung des Knochenmarks keinerlei kausale oder syndromale Beziehung zu Thymomen.

Zu **(A)**, **(B)**, **(C)** und **(D):** **Thymome** werden nicht selten von **neuromuskulären** (Myasthenia gravis durch Autoantikörper gegen Acetylcholinrezeptoren

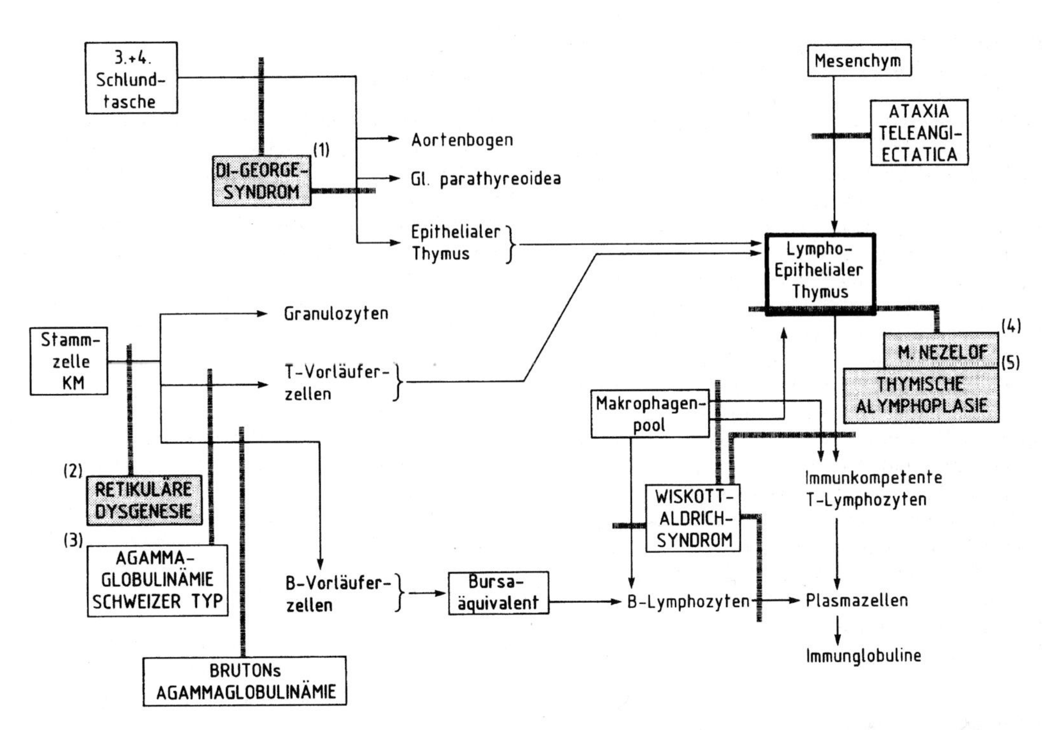

Abb. 6.**1** Schematische Darstellung der möglichen Pathogenese der verschiedenen Defektimmunopathien. Die schraffiert dargestellten Syndrome gehen mit einer Thymusdysplasie bzw. -hypoplasie einher. (Modifiziert und ergänzt nach Ambrus u. Ambrus.) Aus: Remmele 1984.

der muskulären Endplatte), **hämatologischen** (aplastische Anämien) und **immunologischen** (Hypogammaglobulinämie) Symptomen begleitet. Gelegentlich bilden die (epithelialen!) Tumorzellen Hormone und verursachen paraneoplastische Syndrome (ACTH, ADH).

F00

Frage 6.3: Lösung A

Der Thymus ist ein paarig angelegtes Organ des vorderen oberen Mediastinums. Er ist in der Kindheit besonders stark ausgebildet. Von der Pubertät an fällt das Organ einer physiologischen Involutionsatrophie anheim. Im Erwachsenenalter verbleibt häufig ausschließlich das retikuläre Bindegewebe des Organs mit Fettgewebseinlagerungen (E), die als Platzhalter für das originäre Thymusgewebe fungieren. Auch im Erwachsenenalter können jedoch Anteile voll ausgebildeten Thymusgewebes persistieren, die dann die typischen histologischen Merkmale dieses Organs aufweisen. Es lassen sich dann neben den dicht gepackten T-Lymphozyten, die hier typischerweise das Antigen CD1a exprimieren (C), glattmuskuläre (myoide) Zellen (B) und Hassall-Körperchen (D) nachweisen, die aus zwiebelschalenartig zusammengelagerten Zellen des Thymusstromas bestehen und deren Funktion nicht bekannt ist.

Zu **(A):** Das Auftreten von Sekundärfollikeln im Thymus ist pathognomonisch für eine chronische Thymitis, die mit einer Reihe von Erkrankungen wie z. B. der Myasthenia gravis u. a. assoziiert sein kann.

Tumoren des Mediastinums **VI.2**

	Vorne (67%)	Hinten (20%)
Oben (48%)	Schilddrüsentumoren Lymphome (*) Keimzelltumoren Thymome	Schilddrüsen-tumoren Neurogene Tumoren
Mitte (33%)	Keimzelltumoren Thymome	Neurogene Tumoren
Unten (19%)	Lipome Pleura- oder Perikard-zysten Thymome	Neurogene Tumoren

Im axialen Mediastinum (13%) zusätzlich noch bronchiogene Zysten.

* besonders Morbus Hodgkin nodulär-sklerosierend und im Kindesalter lymphoblastische T-Zell-Lymphome (in 90% Prothymozyten-Typ).

F92

Frage 6.4: Lösung A

Zu **(1):** Konnatale Perikardzysten sind Residuen des ventroparietalen Perikardrezessus und liegen zumeist rechtsseitig im Sinus phrenicocostalis. Sie sind extrem selten.
Zu **(2):** Bronchialzysten und Trachealzysten sind durch Abspaltung bzw. Verlagerung entstandene Flimmerepithelzysten, die paratracheal, im Mediastinum und intrapulmonal lokalisiert sein können.
Zu **(3):** Die Zystenlunge oder Wabenlunge ist eine Lungenerkrankung mit wabigem bis kleinzystischem Parenchymumbau, die bei Frühgeborenen in der Regel nach Beatmung auftritt. Es handelt sich demnach um einen intrapulmonalen, nicht um einen mediastinalen Prozess.
Zu **(4):** Unter einem Mediastinalemphysem versteht man das Eindringen von Luft in das Mediastinum, z. B. nach Verletzungen. Die Luft breitet sich diffus im Weichgewebe aus. Es liegt aber keine Zystenbildung vor, da Zysten definitionsgemäß von Epithel ausgekleidete Hohlräume sind.

H95

Frage 6.5: Lösung B

Zu **(1):** **Neurogene Tumoren** machen etwa 20% aller mediastinalen Raumforderungen aus, sie sind meistens paravertebral im hinteren oberen Mediastinum lokalisiert. 15% davon sind maligne.
Zu **(2):** Das Mediastinum ist der häufigste Sitz **extragonadaler Keimzelltumoren,** wie z. B. den **Teratomen.** Von allen Mediastinaltumoren machen die Keimzelltumoren nur etwa 2 bis 6% aus, bis zu 13% davon sind maligne. Grundsätzlich können alle Arten von Keimzelltumoren auch im Mediastinum vorkommen. 75% der mediastinalen Teratome sind benigne.
20% aller mediastinalen Raumforderungen sind **primäre Zysten,** die überwiegend Entwicklungsanomalien darstellen. Am häufigsten sind bronchogene Zysten (bis 50%), gefolgt von ösophagealen, gastroenterischen, thymischen und perikardialen Zysten sowie der Meningozele.
Zu **(3):** Auch **Thymome** stellen etwa 20% der mediastinalen Raumforderungen dar. Es sind die häufigsten Tumoren des vorderen und oberen Mediastinums. Das häufigste primär im Mediastinum lokalisierte maligne **Lymphom** im Erwachsenenalter ist der **Morbus Hodgkin** (in Thymus oder Lymphknoten). Alle anderen Arten maligner Lymphome können ebenfalls vorkommen.
Zu **(4)** und **(5):** Beide Tumoren entstehen in der Lunge, liegen also nicht primär im Mediastinum. Das **Alveolarzellkarzinom** (oder bronchoalveoläre Karzinom) ist ein Adenokarzinom der Lunge, welches tapetenartig die Wände präexistenter Alveolen auskleidet. Der so genannte **Pancoast-Tumor** ist ein peripheres Bronchialkarzinom, das im Bereich der Pleurakuppe lokalisiert ist und zu einer Schädigung der Nerven des Halssympathikus führt.

7 Herz und Gefäße

H98

Frage 7.1: Lösung E

Die Abbildung zeigt den eröffneten linken Ventrikel des Herzens. Subaortal findet sich ein fast kreisrunder Ventrikelseptumdefekt (3) mit einem Durchmesser von etwa 5 mm. Hierbei handelt es sich um das häufigste kongenitale Herzvitium (2), welches einen Anteil von ca. 20% aller angeborenen Herzfehler ausmacht und primär mit der Ausbildung eines Links-Rechts-Shunts (4) einhergeht. Durch die erhöhte Volumenarbeit des linken Ventrikels kommt es zu der dargestellten Myokardhypertrophie, mit der Gefahr der kardialen Dekompensation und dem Tod im „Herzversagen“.
Zu **(1):** Das Vorhofseptum lässt sich in der Abbildung nicht beurteilen.

H99

Frage 7.2: Lösung B

Zu **(B):** Nach der Geburt führt der erste Atemzug zur Entfaltung der Lungen und durch Absinken des Strömungswiderstandes im Pulmonalkreislauf zur vermehrten Lungendurchblutung. Hieraus resultiert folgende kardiovaskuläre Adaptation:

- Druckerhöhung im linken Vorhof durch vermehrten Zufluss aus den Lungen
- Erhöhung des peripheren Widerstandes
- Ansteigen des arteriellen Blutdruckes

Folge dieser Veränderung ist ein Stoppen des während der Fetalperiode physiologischen Rechts-Links-Shunts durch Foramen ovale und Ductus Botalli.
Die Druckerhöhung im linken Vorhof bedingt den sofortigen funktionellen Verschluss des aus einer Atrophie im Septum primum während der Embryonalzeit entstandenen Foramen ovale. Nach einiger Zeit kommt es auch zum definitiven Verwachsen der Ränder des Foramen ovale mit dem Septum secundum. In *25% der Fälle* bleibt der lediglich funktionelle Verschluss bestehen, sodass eine Sondierung des linken Vorhofs erfolgen kann. Dieses *schlitzförmig offene Foramen ovale* stellt klinisch nur einen Nebenbefund dar, der keinen Krankheitswert besitzt. Erst bei einer relativen Druckerhöhung des rechten im Vergleich zum linken Vorhof ist eine erneute Öffnung des Foramen möglich (man spricht

dann auch synonym vom sog. ventiloffenen Foramen ovale).
Zu **(A):** Das schlitzförmige Foramen ovale nimmt keinen Einfluss auf die intraatrialen Druckverhältnisse. Aufgrund der physiologischen Druckverhältnisse zwischen linkem und rechtem Vorhof bleibt es geschlossen und somit funktionell ohne Auswirkungen auf die Hämodynamik.
Zu **(C):** Eine der beiden Formen eines Vorhofseptumdefektes stellt der Ostium-primum-Defekt dar, bei dem der unmittelbar über der Klappenebene gelegene Anteil der atrialen Scheidewand fehlt. Das Foramen ovale, das neben einem Ostium-primum-Defekt normal ausgebildet vorliegen kann, entsteht *physiologischerweise* und unabhängig davon als Folge der Entwicklung der sich kulissenartig übereinanderschiebenden Anteile des späteren definitiven Vorhofsseptums.
Zu **(D):** Die Entwicklung des Foramen ovale stellt einen physiologischen embryologischen Vorgang dar, der für die Hämodynamik des pränatalen Kreislauf von herausragender Bedeutung ist. Eine Assoziation mit dem Auftreten kongenitaler Herzvitien als pathologischer Entwicklung existiert nicht.
Zu **(E):** Das schlitzförmige Foramen ovale hinterlässt keine funktionellen Folgen, die zu sekundären Organschäden Anlass geben könnten. Im Gegensatz hierzu stehen die Septumdefekte auf Vorhof- oder Ventrikelebene, die über den anhaltenden Links-Rechts-Shunt zu einer pulmonalen Hypertonie mit der Neigung zu rezidivierenden Infekten des Respirationstraktes führen können. Letztlich treten hierbei auch häufig bakterielle Endokarditiden auf.

F96

Frage 7.3: Lösung C

Der **Ventrikelseptumdefekt** ist (isoliert oder in Kombination mit anderen Vitien) der **häufigste** angeborene Herzfehler. Er macht bis zu **25%** (in manchen Statistiken bis zu 39%) der kongenitalen Herzvitien aus. Es können dabei der membranöse oder der muskuläre Septumabschnitt betroffen sein. Selten ist ein völliges Fehlen des Septums (Septumagenesie). Hämodynamisch resultiert ein Links-Rechts-Shunt.
Zu **(A):** Das **hypoplastische Linksherzsyndrom** liegt in etwa 6% der angeborenen Herzfehler vor. Neben einem sehr kleinen, hypoplastischen linken Ventrikel findet sich eine Atresie der Aortenklappe sowie eine Stenose oder Atresie der Mitralklappe. Der Blutfluss erfolgt auf Vorhofebene durch das offene Foramen ovale und durch den offenen Ductus arteriosus Botalli.
Zu **(B):** Etwa **6%** aller angeborenen Herzfehler entfallen auf die **Fallot-Tetralogie** (hoher Ventrikelseptumdefekt, reitende Aorta, Pulmonalstenose und Rechtsherzhypertrophie). Die Folge ist ein Rechts-links-Shunt mit Zyanose.
Zu **(D):** Die **Aortenisthmusstenose** trägt mit **7%** der Fälle zu den kongenitalen Vitien bei. Es liegt eine umschriebene Verengung des Aortenbogens im Bereich des Abgangs des Ductus arteriosus Botalli vor. Man unterscheidet den präduktalen (= juvenilen) Typ (25%) mit offenem Ductus Botalli und den postduktalen (= adulten) Typ (75%) meist mit verschlossenem Ductus Botalli.
Zu **(E):** Die **Transposition der großen Arterien** liegt in **4%** der angeborenen Herzfehler vor. Die Aorta entspringt aus dem rechten, der Truncus pulmonalis aus dem linken Herzventrikel. Lungen- und Körperkreislauf sind dabei vollständig getrennt. Ein Überleben ist nur bei zusätzlich vorhandenen Shuntverbindungen zwischen linkem und rechtem Herz möglich (Vorhof- oder Ventrikelseptumdefekt, offener Ductus Botalli).

H97

Frage 7.4: Lösung E

Zu **(E):** Bei der **unkorrigierten Transposition** der großen Gefäße entspringt die Aorta aus dem rechten und der Truncus pulmonalis aus dem linken Herzventrikel. Ohne zusätzliche funktionelle Verbindung (Shunt) zwischen beiden Kreisläufen (meist Ventrikelseptumdefekt, seltener Vorhofseptumdefekt oder offener Ductus arteriosus) ist das betroffene Kind nicht lebensfähig.
Zu **(D):** Bei der **korrigierten** Transposition der großen Gefäße haben zusätzlich auch die **Herzventrikel** die Seite getauscht (die rechtsverlagerte Aorta entspringt aus einem rechtsverlagerten linken Ventrikel; der linksverlagerte Truncus pulmonalis entspringt aus einem linksverlagerten rechten Ventrikel), der Kreislauf funktioniert hierbei regelhaft, großer und kleiner Kreislauf sind hintereinandergeschaltet.
Zu **(A)** und **(C):** Vitium cordis mit Rechts-Links-Shunt und Zyanose.
Zu **(B):** Vitium cordis mit Links-Rechts-Shunt.

F99

Frage 7.5: Lösung B

Grundsätzlich werden angeborene Herzfehler nach klinisch-funktionellen Gesichtspunkten folgendermaßen eingeteilt:

- Herzfehler *ohne Shunt*, z. B.
  - angeborene Pulmonalstenose
- Herzfehler *mit Links-Rechts-Shunt*, z. B.
  - Vorhofseptumdefekt
  - Ventrikelseptumdefekt (1)
  - persistierender Ductus arteriosus Botalli (3)
- Herzfehler *mit Rechts-Links-Shunt*, z. B.
  - Fallot'sche Tetralogie
  - Transposition der großen Gefäße

Zu **(1):** Der Ventrikelseptumdefekt geht mit einem Links-Rechts-Shunt einher. Die Druckverhältnisse

sind postnatal im linken Ventrikel höher als im rechten. Daraus ergibt sich die Richtung des Shuntflusses.
Zu **(2):** Bei der kompletten Transposition der großen Gefäße entspringt die Aorta aus dem rechten, die A. pulmonalis aus dem linken Ventrikel. Mit jedem Herzschlag gelangt Blut über einen offen gebliebenen Ductus arteriosus Botalli aus der rechts abgehenden Aorta in die links entspringende A. pulmonalis: *Rechts-Links-Shunt.*
Zu **(3):** Wenn über die Neugeborenenperiode hinaus die fetale Gefäßverbindung zwischen Aorta und linker A. pulmonalis offenbleibt, wird definitionsgemäß von einem persistierenden Ductus arteriosus Botalli gesprochen. Funktionell gelangt dabei mit jeder Systole das Blut aus dem großen Kreislauf in den kleinen Kreislauf aufgrund des bestehenden postnatalen Druckgradienten: Links-Rechts-Shunt.
Zu **(4):** Bei der Aortenisthmusstenose werden zwei Formen unterschieden:

- *präduktale Aortenisthmusstenose* (juveniler Typ): Hierbei besteht ein offener Ductus arteriosus Botalli. Die Aortenisthmusstenose wird durch einen *Rechts-Links-Shunt* zwischen A. pulmonalis und Aorta „umgangen". Folgen: Zyanose der unteren Körperhälfte, chronische Rechtsherzbelastung.
- *postduktale Aortenisthmusstenose* (adulter Typ): Hierbei ist der Ductus arteriosus Botalli in der Regel verschlossen. Es kann deshalb *kein Shunt* auftreten. Klassische Symptomkonstellation: Hypertonie der oberen Körperhälfte, Hypotonie der unteren Körperhälfte.

F98 !

Frage 7.6: Lösung D

Grundsätzlich führt jede Erkrankung, die mit der **Reduktion des Gesamtgefäßquerschnittes** des kleinen Kreislaufs einhergeht, zur chronischen **pulmonalen Hypertonie** (Blutdruck im kleinen Kreislauf größer als 30/15 mmHg). Als wesentliche pathogenetische Faktoren müssen angesprochen werden:

- **Rezidivierende (periphere) Lungenembolien**
- **Chronische Lungenstauung:** Chronischer Blutrückstau in die Pulmonalvenen („Venenverschlusskrankheit") führt sekundär nach jahrelangem Verlauf zur pulmonalen Hypertonie mit Entwicklung eines chronischen Cor pulmonale (B).
- **Lungenemphysem:** Die Folge der Destruktion der Interalveolarsepten ist die Rarefizierung des Kapillarbettes der Lunge. Es resultiert eine Widerstandserhöhung im kleinen Kreislauf: pulmonale Hypertonie (C).
- **Lungenfibrosen:** Die fortschreitende Destruktion chronischer interstitieller Entzündungsprozesse der Lunge führt zur progredienten Bindegewebsvermehrung (Fibrose) mit Zerstörung/Einengung des kapillären Gefäßbettes: pulmonale Hypertonie. Beispiele: **chronische Alveolitis** (E). Die Kombination aus einer massiven Anthrakose (Kohlenstaublunge) und einer Silikose wird als **Anthrakosilikose** (A) bezeichnet. Dabei ist die Destruktion des Lungengewebes gegenüber einer isoliert vorliegenden Silikose erheblich beschleunigt.

Zu **(D):** Eine fulminante Lungenembolie führt durch akutes Rechtsherzversagen (akutes Cor pulmonale) meist zum Tode.

H98

Frage 7.7: Lösung C

Eine Mitralstenose führt zu einer chronischen Druckbelastung des linken Vorhofs mit der Folge der zunächst eintretenden Wandhypertrophie und darauf folgender Dilatation (1). Der chronische Blutrückstau in den kleinen Kreislauf bewirkt die Entwicklung einer Stauungslunge (4). Die durch Mitralstenose hervorgerufene chronische Lungenstauung geht mit einer Hypoxie einher. Dies führt reflektorisch zur funktionellen Engstellung der Arteriolen und damit zunächst zu einem reversiblen Widerstandshochdruck im kleinen Kreislauf. Bei starker und länger anhaltender Lungenstauung kommt es zur „Fixierung" der Druckerhöhung im kleinen Kreislauf über die Entwicklung einer Atherosklerose der kleinen Arterien und der Arteriolen (Ausbildung der sog. „zweiten" Stenose). Dieser Zusammenhang führt letztlich zur Druckbelastung auch des rechten Herzens mit entsprechender Hypertrophie und Dilatation (5).
Zu **(2):** Bei einer Mitralstenose ist der linke Ventrikel nicht vermehrt belastet. Dementsprechend wird keine reaktive Anpassung der Muskelmasse beobachtet.
Zu **(3):** Eine Endokardfibrose (des rechten Herzens) kann im Zuge eines Karzinoid-Syndroms auftreten.

H98 !

Frage 7.8: Lösung E

Eine Aortenklappeninsuffizienz geht mit einer ausgeprägten Volumenbelastung des Herzens einher. Als direkte Folge entwickelt sich zunächst eine muskuläre Wandhypertrophie mit Dilatation der linken Kammer (exzentrische Muskelhypertrophie) (1). Der Dilatationseffekt kann so ausgeprägt sein, dass sich durch Überdehnung des Klappenansatzes eine relative Mitralinsuffizienz ausbildet (2). Diese wiederum kann durch Induktion einer chronischen Lungenstauung und der resultierenden latenten Hypoxie zur Vasokonstriktion im kleinen Kreislauf beitragen und auf diesem Wege zur Entstehung einer pulmonalen Hypertonie mit vermehrter Rechtsherzbelastung führen. Die eintretende rechtsventrikuläre Hypertrophie/Dilatation führt über denselben Mechanismus wie am linken Herzen zur relativen Trikuspidalinsuffizienz (3). Die funktionellen Auswirkungen schlagen sich letztlich als Rechtsherzinsuffizienz mit Blutrückstau in die Hohlvenen (4) nieder.

F98 !!

Frage 7.9: Lösung C

Die koronare Herzkrankheit ist der wesentliche pathogenetische Faktor für die Entstehung des Myokardinfarktes (1). Als Komplikation eines Herzinfarktes kann es zu externen und internen Zerreißungen des Myokards kommen. Neben der Entwicklung einer Ventrikelwandruptur mit Entstehung einer Herzbeuteltamponade ist u. a. ein Papillarmuskelabriss möglich (2).
Zu **(3):** Die Herzklappen sind gefäßfrei und erleiden keinen direkten Schaden nach einem Koronararterienverschluss. Sekundär kann es als Folge eines Papillarmuskelabrisses zum akuten Mitralklappen**prolaps** mit erheblichen hämodynamischen Auswirkungen kommen.

H92 H90

Frage 7.10: Lösung B

Die **Pericarditis constrictiva**, nicht zu verwechseln mit der Pericarditis epistenocardiaca nach einem Herzinfarkt, ist in der Regel Folge eines bakteriellen Infekts. Da sie mit einer massiven Bindgewebsvermehrung einhergeht, ist sie in jedem Fall Spätfolge der zugrunde liegenden Erkrankung und niemals ein akutes Geschehen.
Zu **(A):** Bei entsprechendem Umfang der Myokardnekrose kann es, bevor eine narbige Konsolidierung der Herzwand vollzogen ist, zu einer Herzmuskelruptur kommen, die sich im Falle ihres Eintretens in 50% der Fälle innerhalb der ersten sechs Tage ereignet. Zerreißt die Herzwand unter Einbeziehung sämtlicher Wandschichten, ist die Folge ein **Hämoperikard.**
Zu **(C):** Der **Papillarmuskelabriss** entspricht einer intraventrikulären Herzruptur.
Zu **(D):** In etwa 15% der Fälle kommt es nach einem Herzinfarkt durch Veränderungen auch des Endokards und der Blutströmung zur Bildung von Thromben, die abreißen und arteriell embolisieren können. Werden sie im Falle eines Linksherzinfarktes in das Gehirn verschleppt, entsteht ein Hirninfarkt in Form einer Kolliquationsnekrose, d. h. einer **Hirnerweichung**.
Zu **(E):** Embolisieren derart entstandene Thromben in die Extremitäten, so kann dort ebenfalls eine Nekrose in Form einer **Gangrän** entstehen.

Frage 7.11: Lösung E

Herzmuskelnekrosen sind Zelluntergänge einzelner oder mehrerer Herzmuskelfasern, die disseminiert oder lokal (in größerem Ausmaß: Infarkt) auftreten können. **Ursachen:** meist O_2-Mangel bei Minderdurchblutung, ferner Entzündung.
Zu **(1):** Abgang der **linken Kranzarterie aus der A. pulmonalis:** Bland-Garland-White-Syndrom. Es kommt zur O_2-Minderversorgung durch sauerstoffarmes Blut und niedrigen Perfusionsdruck → ausgedehnte Infarkte. U. U. Kollateralkreislauf über A. coronaria dextra mit Gefahr des Links-Rechts-Shunts (Aorta → A. coronaria dextra → A. coronaria sinistra → A. pulmonalis) mit Mangelversorgung von Herzmuskel und peripheren Organen.
Zu **(2): Diphtherie** (diphtheria = (Tier-)Haut, Membran): Das Exotoxin des Corynebacteriums diphtheriae ist hochgradig kardiotoxisch und bewirkt unter dem Bild der infektiös-toxischen Myokarditis ausgedehnte Nekrosen.
Zu **(3):** Bei einem **(protrahierten) Schock** kommt es durch Blutdruckabfall zu einer O_2-Mangelversorgung → meist disseminierte Herzmuskelnekrosen wie bei Angina pectoris, bei länger anhaltendem Schock durch DIC (**d**isseminierte **i**ntravasale **K**oagulopathie) zu Mikrothromben, Mikroinfarkten und Hämorrhagien.
Zu **(4): Thrombangiitis obliterans** (v. Winiwarter-Buerger): segmentale, multilokuläre Entzündung (Angiitis) von kleineren und mittleren Arterien und Venen, die mit Thrombenbildung und verschließender (obliterans) Intimasklerose einhergeht. **Lokalisation:** (untere) Extremitäten, selten Organe wie Herz, Lunge etc. **Ätiologie:** unbekannt, evtl. genetische Disposition. Prädisponierender Faktor: Rauchen.
Bei einer solchen Gefäß„verstopfung" kann es natürlich auch zu Muskelzelluntergängen kommen.
Zu **(5): Panarteriitis nodosa:** in ca. 80% der Fälle Befall der Koronararterien (epikardial und intramyokardial). **Makroskopisch:** knötchenförmige (nodosa) Verdickung der Koronararterien. **Histologisch:** Arteriitis mit Gefäßwandnekrosen. Sekundäre Thrombosen führen zu disseminierten Myokardnekrosen.

F00

Frage 7.12: Lösung A

Die Abbildung zeigt eine Detailansicht einer der Herzhöhlen. Eine exakte Zuordnung zur Vorhof- bzw. Ventrikelebene fällt schwer. Es findet sich im Zentrum des Bildes eine offensichtlich dem Endokard aufsitzende Erhabenheit, die bröckelig erscheint und eine geriffelte Oberfläche besitzt. Bei diesem Befund könnte es sich um einen Abscheidungsthrombus (A) handeln, wie er insbesondere beim Vorhofflimmern in den Herzohren entstehen

kann. Durch Ablösen von Thrombusteilen kann es zu embolischen Ereignissen in den Gefäßprovinzen des großen Kreislaufs kommen. – Leider sind der zu knappe Aufgabentext und die dargebotene Abbildungsqualität zu bemängeln.
Zu **(B):** Die Mitralklappe ist auf dem Bild nicht zu erkennen.
Zu **(C):** Eine reguläre Darstellung des Vorhofseptums liefert diese Abbildung nicht.
Zu **(D):** Das Vorhofseptum kann in der gegebenen Abbildung nicht inspiziert werden. Aus diesem Grunde ist auch eine Beurteilung eines etwaig vorhandenen Foramen ovale nicht möglich.
Zu **(E):** Eine sich intrakavitär im Herzen entwickelnde Metastase wäre eine noch größere Rarität als die ohnehin schon äußerst seltene Myokardfilialisierung eines malignen Tumors.

F97

Frage 7.13: Lösung D

Die **hypertrophe Kardiomyopathie** zählt zu den **primären** Kardiomyopathien unbekannter Ursache. Sie ist gekennzeichnet durch eine **Texturstörung** des linksventrikulären Myokards, die zu einer funktionellen Störung der Kontraktion mit Myokardhypertrophie führt.
Zu **(D):** Bei der **obstruktiven** Form der hypertrophen Kardiomyopathie ist das Myokard des **Ventrikelseptums** unterhalb der Aortenklappe von den oben genannten Veränderungen betroffen. Es liegt eine **asymmetrische** Septumhypertrophie vor, die zu einer Einengung der linksventrikulären Ausflussbahn führt (daher die frühere deskriptive Bezeichnung idiopathische hypertrophische Subaortenstenose).
Zu **(A):** Die Aortenklappe ist intakt.
Zu **(B):** Allenfalls ist das parietale Endokard im Bereich der linksventrikulären Ausflussbahn reaktiv fibrosiert und verdickt. Insgesamt ist das Endokard bei dieser Erkrankung allerdings nicht am stärksten betroffen.
Zu **(C)** und **(E):** Bei der häufigeren **nicht obstruktiven** Form der hypertrophischen Kardiomyopathie ist der gesamte linke Ventrikel, also auch der septumferne Anteil der linken Kammerwand einschließlich Herzspitze betroffen (**symmetrische** Hypertrophie). Der systolische Blutausfluss ist dadurch nicht behindert.

F92

Frage 7.14: Lösung D

Die Abbildung lässt neben dem aufgeschnittenen rechten Herzventrikel mit seinem Trabekelwerk am oberen Bildrand Teile der Pulmonalklappe und unten in der Mitte Teile der Trikuspidalklappe erkennen. Das Myokard zeigt subendokardial mehrere weißliche Stippchen mit einem roten Randsaum. Wesentliche Klappenveränderungen sind nicht zu sehen.
Zu **(D):** Die verruköse Endokarditis ist definitionsgemäß abakteriell und kann lediglich durch vorausgegangene Infektionen mittelbar ausgelöst werden. Abszesse kommen bei ihr also nicht vor. Wesentliche Klappenveränderungen sind nicht erkennbar.
Zu **(A)** bis **(C)** und **(E):** Es handelt sich um multiple Abszesse, die durch Streuung zustande gekommen sind. In Betracht kommen als Ursache somit alle infektiösen Prozesse, die den genannten Antwortalternativen zugrunde liegen.

F98 !

Frage 7.15: Lösung E

Zu **(E):** Bei der Diphtherie handelt es sich um eine bakterielle Infektion, die sich durch eine ausgeprägte fibrinöse Entzündung des oberen Respirationstraktes auszeichnet. Das Exotoxin von Corynebacterium diphtheriae hat nicht nur einen lokal destruierenden Einfluss auf die betreffenden Schleimhautareale mit Ausbildung einer pseudomembranös-nekrotisierenden Entzündung, sondern führt auch systemisch zu schwerwiegenden Organschäden insbesondere des Herzens. Hier kommt es zu herdförmigen Myokardnekrosen durch den Toxineinfluss.
Zu **(C)** und **(D):** 50% aller infektiösen Myokarditiden sind viral induziert. Diese sog. kardiotropen Viren rekrutieren sich sehr häufig aus der Gruppe der Picornaviridae (C) (v.a. Coxsackie-B-Viren). In der weit überwiegenden Mehrzahl der Fälle kommen Virusmyokarditiden auf dem Boden einer Kreuzantigenreaktion von viralen und myokardialen Strukturen zustande, wobei allerdings die Anwesenheit der Erreger im Zielorgan die Voraussetzung für die immunpathologischen Vorgänge ist.
Unter der Vielzahl der ansonsten potenziell eine Myokarditis hervorrufenden Viren ist in den Antwortmöglichkeiten das **Rötelnvirus** (D) erwähnt, das durch Tröpfcheninfektion übertragen wird. Komplikationen der Röteln: **Myokarditis**, Enzephalitis, Nephritis, Rötelnembryopathie.
Zu **(A)** und **(B):** Auch Protozoen wie Trypanosoma cruzi (Morbus Chagas in Südamerika) oder Toxoplasma gondii können eine infektiöse Myokarditis induzieren. Die direkte Myokardinvasion der Erreger bedingt die hochgradigen zunächst entzündlichen und später degenerativen Herzschäden.

Endokarditis — VII.1

Infektiöse Endokarditis

- **akute Verlaufsform** (Staphylococcus aureus): *Endocarditis ulcerosa*
- **subakute Verlaufsform** (Streptococcus viridans): *Endocarditis ulceropolyposa, Endocarditis lenta*

Nicht bakterielle Endokarditis

- **rheumatische Endokarditis** (Antigengemeinschaft mit Streptokokken der Gruppe A): *Endocarditis verrucosa* (Aschoff-Geipel-Knötchen)
- **Endocarditis Libman-Sacks** (Begleitendokarditis bei systemischem Lupus erythematodes), atypische *Endocarditis verrucosa* (verruca = Warze)

Nicht infektiöse thrombotische Endokarditis

Paraneoplastisch oder bei thrombembolischen Leiden; marantische (verruköse) Endokarditis: Thromben auf den Herzklappen bei DIC (disseminierte intravasale Koagulopathie).

Endocarditis parietalis fibroplastica (Löffler)

Obliterative Kardiomyopathie mit Blut- und Gewebseosinophilie und Endomyokardfibrose.
Ätiologie: idiopathisch, u.U. allergisch, bei malignen Lymphomen.

Infektiöse Endokarditis — VII.2

Die hypothetische Pathogenese der **infektiösen Endokarditis** kann folgendermaßen dargestellt werden:
Schematische Darstellung des z.T. noch hypothetischen Ablaufs einer infektiösen Endokarditis. (Aus: Remmele 1984)

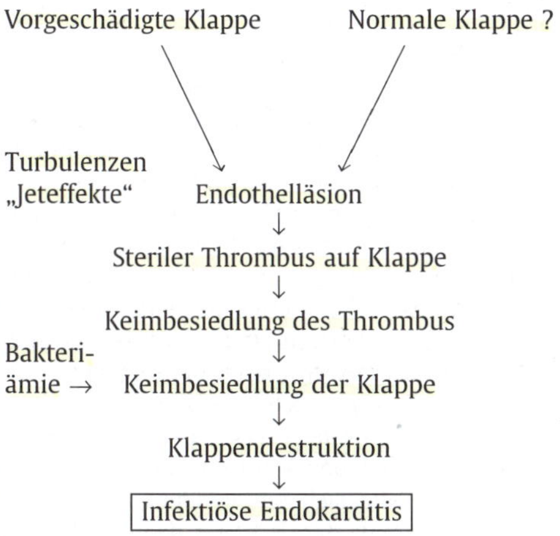

Vorgeschädigte Klappe   Normale Klappe ?
↘ ↙
Turbulenzen „Jeteffekte" → Endothelläsion
↓
Steriler Thrombus auf Klappe
↓
Keimbesiedlung des Thrombus
↓
Bakteriämie → Keimbesiedlung der Klappe
↓
Klappendestruktion
↓
Infektiöse Endokarditis

Es gibt also zwei Voraussetzungen:
1. Eine vorgeschädigte Klappe.
2. Eine Bakteriämie.

F93

Frage 7.16: Lösung C

Spätfolgen der Karditis beim rheumatischen Fieber sind vor allem Klappenfehler. Von der Endokarditis betroffen ist die Mitralklappe in 90% der Fälle, die Aortenklappe in 60% und die Trikuspidalklappe in 20% (es können auch mehrere Klappen betroffen sein!). Spätfolgen in anderer Lokalisation sind seltener.

H94

Frage 7.17: Lösung C

Das rheumatische Fieber befällt das ganze Herz mit Endo-, Myo- und Perikarditis **(Pankarditis)**. Während die Myokarditis dabei relativ selten Symptome macht, wird der **Verlauf** der Erkrankung **im Wesentlichen von der Endokarditis und den daraus resultierenden Klappenfehlern bestimmt.**
Die rheumatische Endokarditis tritt als Folge einer Infektion mit β-hämolysierenden Streptokokken der Gruppe A auf. Es bilden sich Wärzchen am Endokard: **Endocarditis verrucosa rheumatica** und Aschoff-Geipel-Knötchen am Myokard. Bevorzugte Stellen sind die Bindegewebszwickel zwischen Aorten- und Mitralklappe. **Auskultatorisch** findet sich ein Vorhofton bzw. 3 HT, im EKG Erregungsausbreitungs- und -rückbildungsstörungen bzw. Rhythmusstörungen bis hin zu Blockbildern. **Therapeutisch** werden Antibiotika (Penicillin G) und Kortikoide eingesetzt.
Die **rheumatische Endokarditis** spielt sich hauptsächlich am Klappenschließungsrand der **Mitralklappe** ab. Durch Gefäßeinsprossung und bindegewebige Vernarbung kommt es infolge horizontaler Schrumpfung zur Stenose, bei vertikaler Schrumpfung zur **Insuffizienz** der Klappensegel. Dabei überwiegt eine Schrumpfung der Klappen in Mittelstellung unter **Ausbildung eines kombinierten Mitralvitiums** (Insuffizienz und Stenose). In etwa **30%** der Fälle kommt es zum gleichzeitigen Befall von Aorten- und Mitralklappe. Wesentlich seltener sind kombinierte Aortenvitien und Vitien des Herzens.
Zu **(4):** Bei der **bakteriellen Endokarditis** können je nach Zustand der erkrankten Herzklappen kleinere arterielle Embolien bei etwa der Hälfte der Fälle durch abgelöste Thromben vom Klappenrand auftreten. Auch finden sich **bakterielle Mikroembolien (Osler Splits)** an Fingern, Zehen und an der Retina. Das Aussehen solcher Mikroembolien erlaubt Rückschlüsse auf den Erreger.

- **Blau-rote Splits:** Streptococcus viridans
- **Dunkelblaue Splits:** Enterokokken
- **Eiterbläschen:** Staphylokokken

F89

Frage 7.18: Lösung E

Am häufigsten sind die Klappen des linken Herzens befallen, also **Mitral- und Aortenklappen.**
Zu **(A):** Bei der **Endocarditis verrucosa simplex** handelt es sich um sterile, wärzchenförmige Vegetationen, die häufig multipel auftreten und reihenförmig am **Schließungsrand der Klappen** des linken Herzventrikels angeordnet sind.
Zu **(B):** Bakterien lassen sich definitionsgemäß nicht nachweisen, es handelt sich um **sterile, abakterielle Vegetationen.**
Zu **(C):** Die Veränderungen bestehen aus Fibrin, Blutplättchen und anderen Blutbestandteilen.
Zu **(D):** Die Pathogenese ist jedoch unklar, diskutiert wird die Entstehung im Zusammenhang mit einer *Verbrauchskoagulopathie.*
Die Endocarditis verrucosa simplex tritt auf
- als „paraneoplastisches Syndrom" bei **metastasierenden Tumorleiden und Leukämien,**
- aber auch im Terminalstadium anderer tödlich verlaufender Erkrankungen,
- bei thrombembolischen Leiden (Hyperkoagulabilität des Blutes),
- ferner auch bei Tuberkulose, Nierenerkrankungen mit Urämie, sogar bei Neu- und Frühgeborenen.

F93

Frage 7.19: Lösung E

Zu **(1):** Die **Endocarditis fibroplastica Löffler** ist eine Erkrankung unklarer, möglicherweise allergischer oder auch paraneoplastischer Genese. Sie geht mit einer Blut- und Gewebseosinophilie einher.
Zu **(2)** und **(3):** Die Erkrankung wird den primären Kardiomyopathien zugerechnet. Besonders betroffen sind das endokardnahe Drittel des Myokards und das parietale Endokard, nicht die Herzklappen.
Zu **(4):** Man unterscheidet 3 Stadien.
- Nekrosestadium mit eosinophiler Infiltration des Myokards, Herzmuskelfasernekrosen und Arteriolitis, wobei der Prozess im Verlauf immer mehr auf das Endokard übergreift.
- Thrombosestadium mit Auflagerung großer Thromben auf dem Endokard.
- Stadium der endokardialen und myokardialen Fibrose.

Zu **(5):** Ulzerationen sind demnach nicht zu erwarten.

H93

Frage 7.20: Lösung B

Die **Endocarditis ulcerosa** ist das morphologische Korrelat einer **bakteriell** bedingten Endokarditis.
Zu **(B):** Bei **intravenös Drogenabhängigen** kommt es leicht zur **venösen** Einschwemmung virulenter Erreger. Daher sind die Klappen des rechten Herzens primär gefährdet. Häufig manifestiert sich daher eine bakterielle Endokarditis im Bereich der Trikuspidalklappe.
Zu **(A)** und **(C):** Die Endocarditis ulcerosa kann die Aortenklappe isoliert betreffen, häufiger manifestiert sie sich jedoch an der Mitralklappe, auch eine Beteiligung beider Herzklappen kommt vor. Wegen der stärkeren Belastung durch hohe Drücke sind die Klappen des linken Herzens weitaus häufiger befallen.
Zu **(D):** Die Endocarditis ulcerosa tritt überwiegend als **Endocarditis valvularis** (= Herz**klappen**entzündung) auf.
Zu **(E):** Initial gefährdet ist der stark mechanisch beanspruchte Schließungsrand der Klappen. Die pathognomonischen Vegetationen (= Thrombenmaterial mit bakterieller Besiedelung) können überall auf der Klappenoberfläche lokalisiert sein.

H96

Frage 7.21: Lösung B

Abbildung Nr. 66 zeigt den bereits aufgeschnittenen **linken** Herzventrikel, dessen Vorderwand nach rechts oben umgeschlagen wurde und somit den Blick frei gibt auf die Hinterwand. Sehr gut beurteilbar ist dabei die Konfiguration des Ventrikels (leicht dilatiert mit abgerundeter Spitze) und die Wanddicke des Myokards, das in der linken Hälfte dem Septum interventriculare und in der rechten Hälfte der Hinter- und linken Seitenwand entspricht. Das Trabekelwerk erscheint regelhaft. Nach oben schließt sich eine **Taschenklappe** an mit drei halbmondförmigen Taschen, übergehend in eine große arterielle Ausflussbahn (grauweiß). Abbildung Nr. 67 lässt etwa am oberen Ansatz der rechten Tasche (im Bild linksseitig) eine kleine Öffnung erkennen, die dem Abgang der rechten Koronararterie entspricht und damit ist die Topographie eindeutig geklärt. Es handelt sich um die Aortenklappe und die Aorta. Diese rechte Klappe erscheint unregelmäßig verplumpt und retrahiert. Die daneben liegende mittlere Klappe (in situ = posterior) zeigt einen großen rötlichen Substanzdefekt (= Ulkus).
Zu **(1)** und **(3):** Es liegt eine rekurrierte (rezidivierte) ulzero-(polypöse) Aortenklappenendokarditis vor. Man kann sich gut vorstellen, dass diese Klappe am Beginn der Diastole nicht vollständig schließt und einen Blutreflex aus der Aorta zulässt.

Perikarditis VII.3

Die **Perikarditis** umfasst alle entzündlichen Veränderungen des Herzbeutels (im Allgemeinen einschließlich des viszeralen Herzbeutels, des Epikards): Es kann sich dabei sowohl um eine selbstständige (idiopathische) Perikarditis als auch um ein sekundäres Geschehen bei anderen Erkrankungen handeln.

Tab. 7.1 Morphologische Klassifikationen der Perikarditiden nach dem Exsudattyp. Aus: Remmele 1984.

Exsudattyp	Ursachen
seröse oder serofibrinöse Perikarditis	rheumatisches Fieber, Virusinfekte, Kollagenosen
fibrinöse Perikarditis	Urämie, rheumatisches Fieber, Myokardinfarkt
eitrige (purulente) Perikarditis	bakterielle Infekte, Pilze und Parasiten
hämorrhagische Perikarditis	Tumoren, Urämie
konstriktive Perikarditis	bakterielle Infekte und Tuberkulose

F99

Frage 7.22: Lösung E

Siehe auch Lerntext VII.3.
Eine Perikarditis kann unterschiedliche Ursachen haben:
- erregerbedingte Perikarditiden, z.B.
  - bakteriell als Folge einer Bakteriämie/Septikopyämie (3)
  - viral als Folge einer Virämie (4)
- nicht erregerbedingte Perikarditiden, z.B.
  - beim rheumatischen Fieber als Pericarditis rheumatica (1)
  - im Rahmen einer Urämie als Ausdruck der dann eintretenden Polyserositis (2)
  - als Folge eines Myokardinfarktes als Pericarditis epistenocardiaca

Arteriosklerose, Atherosklerose VII.4

Von einem **Atherom** (athere = Brei, Grützbeutel) spricht man, wenn sich in einer fibrösen Plaque eine graugelbe, bröckelig zerfallene Nekrose entwickelt hat. Die Nekrose entsteht wohl überwiegend durch Ischämie infolge der Fibrose.

Arteriosklerose:
(skleros = hart, dies bezieht sich auf eine Vermehrung hauptsächlich kollagener Fasern und nicht auf Kalkeinlagerungen = Kalzinose): Oberbegriff, der allgemein die erworbene, fibrotisch bedingte Verdickung der Arterienwand bezeichnet.

Bevorzugte **Lokalisation der Arteriosklerose** in abnehmender Reihenfolge:
- Bauchaorta
- Aa. iliacae
- Koronararterien
- Karotisgabelung
- Verzweigungsstellen anderer Arterien
- Hirngefäße

Bei Krümmung von Arterien ist eher die Innenkurve befallen.

Atherosklerose:
Arteriosklerose, bei der bereits Atherome aufgetreten sind, entspricht also einem fortgeschrittenen Stadium der Arteriosklerose.

WHO-Definition: Die Atherosklerose ist eine variable Kombination von Intimaveränderungen der Arterien (im Gegensatz zu Arteriolen), die aus einer fokalen Anhäufung von Lipiden, komplexen Kohlehydraten, Blut und Blutprodukten, fibrösem Gewebe und Kalkablagerungen besteht und mit Mediaveränderungen einhergeht.

Entwicklungshypothesen: Die postulierte chronische Endothelläsion ist histologisch nicht gesichert. Das im Allgemeinen zuerst zu sehende morphologische Substrat ist das **Intimaödem** (1), dann durch Lipidanreicherung der **Lipidfleck** (Lipoidose) (2), durch Proliferation glatter Muskelzellen und Bindegewebe die **fibröse Plaque** (Liposklerose) (3), durch (ischämische) Nekrose der Arterienwand, bedingt durch die fibröse Wandverdickung, das **Atherom** (4), das dann Ursache weiterer Komplikationen (dystrophe Verkalkung, Ulzerationen, Thrombosen, Aneurysmenbildung) sein kann.

Risikofaktoren 1. Ordnung (wirken *allein* atherogen):
- Hyper- bzw. Dyslipoproteinämien (bes. LDL-Erhöhung und Hpyercholesterinämie)
- Nikotinabusus
- Hypertonie

Risikofaktoren 2. Ordnung (wirken *nur in Zusammenhang mit anderen Faktoren* atherogen):
- Diabetes mellitus
- Adipositas
- Hyperurikämie

H95

Frage 7.23: Lösung C

Das Angiogramm lässt im Hintergrund die Halswirbelsäule erkennen, die dorsal gelegenen Dornfortsätze weisen nach links. Weitere erkennbare knöcherne Strukturen sind im oberen Bilddrittel Anteile der Schädelbasis sowie am rechten Bildrand etwa in der Mitte der Angulus mandibulae (mit Zähnen). Im

Angiogramm rechts von der Wirbelsäule, also ventralwärts, steigt vom unteren Bildrand die Arteria carotis communis auf, die sich in Höhe des zweiten von unten erkennbaren Wirbelkörpers (= vierter Halswirbel) gabelt. Die dorsalwärts gelegene Arteria carotis **interna** (fast senkrecht nach oben zur Schädelbasis verlaufend) zeigt im Angiogramm einen Füllungsdefekt, entsprechend einer Sehstörung des Lumens. (Das Angiogramm ist bei rechtsseitiger motorischer neurologischer Symptomatik von der linken Körperseite erstellt.)
Zu **(B):** Die Arteria carotis communis zeigt keinen Füllungsdefekt.
Zu **(D):** Die Arteria carotis **externa** verläuft nach der Karotisgabel zunächst ventral (im Bild rechts) von der A. carotis interna senkrecht nach oben und kreuzt letztere in Höhe des ersten Halswirbels. Ein Füllungsdefekt ist nicht erkennbar.
Zu **(A)** und **(E):** Beide Gefäße stellen sich nicht dar.

H95

Frage 7.24: Lösung B

Im Rahmen der **allgemeinen Arteriosklerose** ist die Karotisgabel sehr häufig betroffen. Die bei Gefäßgabelungen ungünstigen Strömungsverhältnisse des Blutes mit Wirbelbildung (turbulente Strömung) bedeuten eine stärkere **hämodynamische Druckbelastung** der Arterienwand, ganz besonders der Intima und begünstigen die Entstehung atherosklerotischer Gefäßwandveränderungen, zum Beispiel der **atheromatösen Plaque**, mit zunehmender Lumeneinengung. Typischerweise kommt es im Bereich solcher Gefäßwandveränderungen zur Thrombenbildung, die, wenn sie mit dem Blutstrom fortgerissen werden, zur Embolie führen. In diesem Kontext ist auch die in der vorhergehenden Frage angegebene klinische Symptomatik zu sehen.
Zu **(A), (C), (D)** und **(E):** Selbstverständlich sind auch die anderen aufgeführten Erkrankungen als morphologisches Korrelat für die Stenosierung einer Arteria carotis interna möglich, sie sind insgesamt hierfür allerdings sehr **viel seltener** die Ursache.

F98 !

Frage 7.25: Lösung A

Die Abbildung zeigt den rechten Unterschenkel mit Fuß in der Lateralansicht. Im Bereich des fibularen (= lateralen) Mittelfußes findet sich ein umschriebenes Ulkus, wie es typischerweise bei Diabetikern, z.B. als Folge einer Druckstelle bei schlecht angepasstem Schuhwerk, entstehen kann. Die diabetische Polyneuropathie ist dafür verantwortlich, dass der Patient die Läsion zunächst nicht bemerkt (Sensibilitätsverlust), die diabetische Mikroangiopathie trägt dazu bei, dass die Wundheilung sistiert und der Wundgrund nekrotisch wird.
Zu **(A):** Die in der Aufgabenstellung angegebenen Daten sind wegweisend. Es ist davon die Rede, dass bei dem Patienten die **Fußpulse tastbar** sind. Damit lässt sich eindeutig eine klinisch relevante **Makro**angiopathie ausschließen.
Zu **(C)** und **(D):** Bei dem Patienten ist das Vollbild eines diabetischen Spätsyndroms zu erwarten, das z.T. als Folge der generalisierten **diabetischen Mikroangiopathie** auftritt:

- **Diabetische Nierenveränderungen** (C): in den Vasa afferentia und efferentia manifestiert sich eine Arteriolosklerose, in den Mesangien der Glomerula bilden sich knotige PAS-positive Veränderungen aus **(noduläre Glomerulosklerose Kimmelstiel-Wilson).** Mit fortschreitender Krankheitsdauer veröden schließlich die Glomerula durch eine zunehmende mesangiale Sklerosierung. Eine Einschränkung der Nierenfunktion ist die Folge (diabetische Nephropathie).
- Die **diabetische Retinopathie** (D) ist durch einen fortschreitenden Visusverlust mit finaler Erblindung gekennzeichnet. Sie geht auf eine ausgeprägte diabetisch bedingte Arteriolosklerose zurück, auf deren Boden letztendlich **kapilläre Aneurysmen** mit der Gefahr rezidivierender **Netzhaut- und Glaskörpereinblutungen** entstehen.

Zu **(B)** und **(E):** Neben der peripheren entwickelt sich eine viszerale diabetische Polyneuropathie, die dafür verantwortlich sein kann, dass z.B. im Rahmen eines Herzinfarktes keine oder nur eine verminderte Schmerzwahrnehmung erfolgt (sog. stummer Infarkt).

Panarteriitis nodosa — **VII.5**

Die **Panarteriitis nodosa** (auch Poly- oder Periarteriitis nodosa) ist eine nekrotisierende, **oft segmentale** Entzündung der kleinen und mittleren Arterien aller Körperregionen mit Ausnahme der Pulmonalarterienäste.

Ätiologie:
Wahrscheinlich durch Ablagerung von Immunkomplexen initiiert (Arthus-Reaktion?).

Lokalisation:
Niere 85%, Herz 76%, Leber 62%, Gastrointestinaltrakt 51%, Muskulatur 39%, Pankreas 35%, Testes 33%, periphere Nerven 32%, ZNS 27%, Haut 20%. Meist an Gefäßaufzweigungen.

Klinik:
Symptomatik variiert, je nachdem welches Organ betroffen ist. Ferner allgemeine Entzündungszeichen (erhöhte BSG) und rheumatoide Beschwerden.

K

Todesursachen:
Kachexie, Nierenversagen, maligne Hypertonie.

Erkrankungsablauf in 4 Stadien (diese können alle in verschiedenen Segmenten nebeneinander vorkommen, da die Krankheit örtlich unterschiedlich schnell und in Schüben verläuft):

1. **Fibrinoide Nekrose** hauptsächlich der Media mit **Zerstörung der Elastica interna.**
2. **Akutes Entzündungsstadium:** Schwellung und beginnende Proliferation der Intimazellen, entzündliches Infiltrat in Adventitia und Media (Periarteriitis).
3. **Granulationsgewebe:** starke Proliferation von Intimazellen → obstruktive Endangiitis. Fibrozytenproliferation in Adventitia und Media. Vollkommene Zerstörung der Elastica externa.
4. **Vernarbung:** Faserreiche, hyaline Narbe.

Die benachbarten Venen sind nicht befallen.

Arteriitis temporalis Horton — VII.6

Systemische riesenzellige Arteriitis der mittleren und großen Arterien, besonders jedoch der A. temporalis und anderen kranialen Arterien

Ätiologie:
(Auto-)immunbedingt? Assoziation mit Polymyalgia rheumatica.

Klinik:
Schläfenkopfschmerzen, Visusverlust, ischämische Schäden von Kopfhaut oder Zunge, allgemeine Entzündungszeichen, stark erhöhte BSG.

Mikroskopie: (Ablauf in 3 Stadien):

1. Proliferierende Intimapolster und hyaline Wandverdickung. Kleinherdige Destruktion der Elastica, Degeneration von Muskelzellen.
2. **Florides Stadium:** Intensive lympho-histiozytäre Infiltrate, besonders der äußeren Media; Fragmentierung der Elastica interna; herdförmige Nekrosen der Media. Histiogene und myogene mehrkernige Riesenzellen, die Elasticafragmente enthalten können.
3. **Ausheilungsstadium:** Granulationsgewebe, Fibrose und Narbenbildung in der Intima (Unterscheidung von banaler Arteriosklerose oft nicht mehr möglich). Danach häufig Befall der Gegenseite.

F90

Frage 7.26: Lösung E

Zu **(1):** Ähnlich wie beim Lupus erythematodes soll es auch bei der **Panarteriitis nodosa** zur Bildung von Immunkomplexen (Antikörper gegen Intimabestandteile kleinerer arterieller Gefäße?) kommen, die in Gefäßwänden abgelagert werden.
Zu **(2):** Betroffen sind hauptsächlich mittelgroße Arterien der Extremitäten sowie kleinere Arterien und Arteriolen der Eingeweide (Nieren, Herz, Leber, Magen-Darm-Trakt, Mesenterium, Peritoneum).
Zu **(3):** Histologisches Kennzeichen ist die sektorbzw. knötchenförmige fibrinoide Verquellung aller Gefäßwandschichten mit Medianekrose und Intimaproliferation. Makroskopisch finden sich kleine weißliche, knötchenartige Verdickungen in perlschnurartiger Anordnung.
Zu **(4):** Eher selten finden sich nutrophile und eosinophile granulozytäre Infiltrate in der Adventitia der betroffenen Gefäße.

H93

Frage 7.27: Lösung C

Zu **(A):** Fibrinoide Gefäßwandnekrosen findet man u.a. bei der Panarteriitis nodosa. Im floriden Stadium der **Arteriitis temporalis** können herdförmige Medianekrosen auftreten, komplette fibrinoide Wandnekrosen sind aber nicht charakteristisch.
Zu **(B):** Angiodestruktive Infiltrate aus lymphoiden und plasmazytoiden Zellen findet man bei der **lymphomatoiden Granulomatose.**
Zu **(C):** Richtig. Vgl. Lerntext VII.6.
Zu **(D):** Epitheloidzellige Granulome treten u.a. bei der **Wegener-Granulomatose** auf, ebenfalls auch bei der **nekrotisierenden Sarkoid-Granulomatose.**
Zu **(E):** Die Fibrose von Media und Adventitia gehört zum chronischen Stadium der **Thrombangiitis obliterans** und wird z.B. auch bei der **Endophlebitis obliterans** beobachtet.

H94

Frage 7.28: Lösung E

Zahlreiche immunpathologische Reaktionen spielen sich primär im Bereich der Gefäße ab und gehen mit charakteristischen entzündlichen Gefäßwandveränderungen einher (= **Vaskulitis**, sind Arterien betroffen spricht man von einer Arteriitis), die dann zu thrombotischen Gefäßverschlüssen und ischämischen Nekrosen führen können.
Dem **primären Raynaud-Syndrom** (E) liegt eine **funktionelle Störung** der peripheren Vasomotorik zugrunde (= Angioneuropathie) mit Spasmen meistens der Fingerarterien und nachfolgender Kälte, Blässe und Zyanose der Finger. Kälte wirkt dabei häufig auslösend. Die Störung ist reversibel. Sekundär tritt das Raynaud-Phänomen zum Beispiel bei den so genannten Kollagenosen oder bei Kryoglobulinämie auf.
Zu **(A)** und **(B):** Beide Erkrankungen sind durch eine **nekrotisierende Vaskulitis** gekennzeichnet. Bei der **Panarteriitis nodosa** treten sektorförmig typische

fibrinoide Nekrosen der Intima und Media auf, die organisiert werden und vernarben. Bei der **Wegener-Granulomatose** geht die Gefäßwandentzündung mit der Bildung nekrotisierender Granulome einher.

Zu **(C):** Die **Arteriitis temporalis** zählt zu den Riesenzellarteriitiden. In der Gefäßwand (meistens der Arteria temporalis) tritt nach anfänglicher Myozytennekrose der Media häufig ein riesenzellhaltiges Granulationsgewebe auf.

Zu **(D):** Die **Thrombangiitis obliterans** ist eine **proliferierende Arteriitis** von der ausnahmslos junge Raucher männlichen Geschlechts betroffen sind. Nach anfänglicher Entzündung der Intima mit Thrombenbildung ist die Gefäßlichtung im Spätstadium durch Bindegewebsmassen verschlossen (Myofibroblastenproliferate). Diese Erkrankung spielt sich meistens an den Unterschenkel- und Unterarmarterien ab.

F99

Frage 7.29: Lösung B

Beim Aneurysma dissecans kommt es zur Spaltung der Gefäßwand zumeist im Bereich der Media unter Beibehaltung des normalen Gesamtdurchmessers. Der entstandene mit Blut gefüllte Spaltraum kann an anderer Stelle erneut Anschluss an das originäre Gefäßlumen gewinnen (E), wobei dann als Ergebnis zwei voneinander getrennte Blutströme innerhalb eines Gefäßes vorliegen.

Das Aneurysma dissecans kann auf pathogenetisch unterschiedlicher Grundlage entstehen:

- idiopathische Medianekrose Erdheim-Gsell
- angeborene Gefäßwand/-Bindegewebsschwäche, z. B. bei *Marfan-Syndrom* (A): Es liegt eine erblich bedingte Störung der Kollagenvernetzung vor. Dabei geht die Zugfestigkeit der betroffenen Organe verloren. Typisch für das Marfan-Syndrom ist die Trias Linsenektopie, *disseziierendes Aortenaneurysma* und Spinnenfingrigkeit.
- entzündliche Gefäßwandschädigung
- traumatische Gefäßwandschädigung

Zu **(B):** Das Aneurysma dissecans tritt in 90% der Fälle in der *Aorta thoracica* auf.

Zu **(C):** Im Falle der Ruptur des zweiten Gefäßlumens kann es beim Aneurysma dissecans zur Einblutung in den Herzbeutel mit der Folge der Herzbeuteltamponade kommen.

Zu **(D):** Eine Dissektion im Bereich von Gefäßabgängen kann eine Durchblutungsstörung im nachgeschalteten Stromgebiet nach sich ziehen:

- Dissektion im Bereich des Aortenbogens – Perfusionsstörung der oberen Extremitäten oder des Gehirns
- Dissektion im Bereich der Bauchaorta – Perfusionsstörung des Darmtraktes, der Nieren etc.

8 Verdauungstrakt

Leukoplakie — **VIII.1**

Leukoplakien (leukos = weiß; plax = Flecken, Platte): weiße, nicht abwischbare Flecken der Schleimhaut, die keiner anderen Krankheit zuzuordnen sind (im Gegensatz zu den bei Lichen ruber planus, Erythema multiforme, Pemphigus vulgaris, Lupus erythematodes discoides vorkommenden weißen Flecken).

Ätiologie:
erblich, idiopathisch, endogen-irritativ (Entzündungen), exogen-irritativ (Prothesen, Tabakabusus).

Histologie:
Verhornungsanomalie des Plattenepithels → Hyperkeratose mit unterschiedlichen Dysplasiegraden (Basalzellhyperplasie, Zellpolymorphie, Dyskeratosen, erhöhte Mitoserate) → Übergang in Carcinoma in situ. Leukoplakien mit Dysplasien zählen also zu den **Präkanzerosen.**

Alters- und Geschlechtsverteilung:
> 50 Jahre, M > W

Karzinom der Mundhöhle — **VIII.2**

Lokalisation:
Bevorzugt im unteren Teil der Mundhöhle. Unterlippe > Unterkiefer/Gingiva > Mundboden > Wangenschleimhaut > Gaumen > Oberlippe und Oberkiefer/Gingiva.

Alters- und Geschlechtsverteilung:
7. Dezennium, M : W = 3 : 1, bei Unterlippenkarzinom bis 50 : 1.

Risikofaktoren:
Pfeifenrauchen, Zigarettenrauchen, beim Zungenkarzinom Alkoholabusus!

Wachstumsformen:
diffus (Zungenkarzinom), exophytisch oder ulzerierend (Lippen- und Gaumenkarzinom).

Histologische Formen:
verhornendes/nicht verhornendes Plattenepithelkarzinom, undifferenziertes Karzinom.

Ausbreitung:
Per continuitatem, lymphogen (meist nur regionale Lymphknoten), selten hämatogen.

Prognose:
Um so schlechter, je weiter dorsal das Karzinom sitzt; beste Prognose hat das Lippenkarzinom, das auch am geringsten metastasiert.

F97

Frage 8.1: Lösung C

Zu **(2)** und **(5):** Siehe Lerntext VIII.2.
Zu **(1):** Eine besondere genetische Disposition ist für das Mundhöhlenkarzinom nicht bekannt.
Zu **(3):** Es gibt sehr wohl einen pathogenetischen Zusammenhang mit dem Alkoholabusus in diesem Kontext.
Zu **(4):** Mundhöhlenkarzinome sind **Plattenepithelkarzinome** und gehen von der plattenepithelialen Schleimhaut aus. Sie entstehen häufig multifokal.

Tumoren in Beziehung zum odontogenen Apparat — **VIII.3**

- **Ameloblastom** (Adamantinom)
  Gutartiger, lokal invasiver Tumor aus proliferierendem odontogenem Epithel und fibrösem Stroma.
- **Dentinom**
  Odontogenes Epithel und Bildung dysplastischen Dentins.
- **Odontom**
  Weist alle Bestandteile des Zahns auf.
- **Zementom**
  Weist zusätzlich zementähnliches Material auf.
- **Fibrom**
- **Myxom**
- **Maligne Tumoren**
  Odontogene Karzinome: malignes Ameloblastom und primäres intraossäres Karzinom.
  Odontogenes Sarkom: z.B. ameloblastisches Fibro- und Odontosarkom.

F98

Frage 8.2: Lösung C

Die Übersicht der Abbildung zeigt soweit erkennbar ein intaktes Mundhöhlenepithel (oberer rechter Bildquadrant). Submukös findet sich eine im Anschnitt kreisförmig imponierende Zellansammlung mit verstärkt angefärbten und weitestgehend **homogenen eosinophilen zentralen Anteilen,** die in der Vergrößerung dargestellt sind. Auffällig ist eine **fransigstrahlige Begrenzung** der offensichtlich zerstörten und damit als eingeschmolzen zu bezeichnenden zentralen Gewebsareale, in deren Umgebung eine ausgeprägte leukozytäre Infiltration zu erkennen ist. Sämtliche abgeleiteten Befunde sprechen für das Vorliegen einer **abszedierenden Entzündung,** wobei die breite Umgebungsreaktion und die Durchsetzung des Infiltrates mit rundzelligen (lymphozytären) Elementen für eine chronisch-eitrige (chronisch-purulente) Enzündung (C) spricht. In diesem Fall lässt sich auf allgemeiner Grundlage kombinieren, daß ein **chronischer Abszess** vorliegt. – Speziell kann die Diagnose einer *Aktinomykose der Mundhöhle* gestellt werden. Die **Bakterien** *(Mycobacterium actinomyces)* lagern sich in Form dicht gepackter Haufen *(Drusen)* mit strahligen Ausläufern im Zentrum der Abszesshöhle zusammen (Aktinomyzeten, wörtl.: „Strahlenpilz").
Zu **(A):** Die **dystrophische (degenerative) Verkalkung** beruht auf der Kalksalzbeladung von vorgeschädigtem bzw. nekrotischem Gewebe bei **normalem Calciumstoffwechsel.** So kann beispielsweise die Kapsel eines Tuberkels umgewandelt werden. Die Verkäsungszone erfährt zunächst eine Eindickung und Verhärtung, bevor schließlich eine Verkalkung als sog. „postspezifisches Residuum" resultiert. Mikroskopisch imponieren Verkalkungen als amorphe Masse.
Zu **(B): Metastatische Verkalkungen** findet man als Folge einer **Hyperkalzämie** beim Hyperparathyreoidismus. Die größte klinische Bedeutung kommt hierbei der Nephrokalzinose als Folge von Verkalkungen im Interstitium der Markkegel der Nieren zu. Auch die Entwicklung einer Nephrolithiasis wird begünstigt. Weitere Organe, die betroffen sein können sind Magen (Gastrokalzinose) und Lunge (Pneumokalzinose).
Zu **(D):** Als mikroskopischer Beweis für das Vorliegen einer Pilzinfektion gilt der *Nachweis der Pilzfäden (Hyphen),* die in den gegebenen Abbildungen nicht erkennbar sind. – Durchaus ist es jedoch möglich, dass eine Pilzinfektion in der Mundhöhle zu einer chronisch-eitrigen Entzündung führt (v.a. Aspergillus-Spezies).
Zu **(E):** In der Mundschleimhaut kommt kein Fettgewebe vor. Aus diesem Grunde ist diese Diagnose per se auszuschließen.

Kieferzysten — **VIII.4**

Zysten im Kiefer- und Gesichtsbereich werden unterschieden in Knochenkieferzysten und Weichteilzysten.
Die Weichteilzysten werden folgendermaßen untergliedert:

- **Nicht odontogene Weichteilzysten**
  Gehen von Epithelinseln aus, die nichts mit der Zahnanlage zu tun haben.
- **Odontogene Weichteilzysten**
  Ausgang von Strukturen der Zahnanlage (Reste der Zahnleisten bzw. Malassez-Epithelnester).
  Untergruppen:
  - **dysontogenetische Weichteilzysten**
    Primordial-, Gingiva- und follikuläre Zysten
  - **entzündliche (radikuläre) Weichteilzysten**
    Entzündungsreiz veranlasst Proliferation der im Desmodont liegenden Malassez-Epithelreste → Zerfall der zentral gelegenen Zellen → zystischer Hohlraum

H89

Frage 8.3: Lösung B

Unter dem Begriff **Epulis** werden *dem Zahnfleisch aufsitzende Knotenbildungen* zusammengefasst (epi = auf, ulis = Zahnfleisch).
Es gibt folgende Formen:
- **Schwangerschaftsepulis:** bilden sich wieder zurück. Histologisch: kapillarreiches Bindegewebe mit dichtem lymphoplasmazellulärem Infiltrat.
- **Epulis granulomatosa:** Zahnfleischpolyp, entzündlich-resorptive Überschussbildung häufig am Oberkiefer, Frauen dreimal häufiger befallen als Männer. Histologisch: unterschiedlich faserreiches Granulationsgewebe.
- **Epulis gigantocellularis:** Riesenzellepulis, zellreiche, gutartige Neubildung der Gingiva letztlich unklarer Genese mit expansivem und aggressivem Wachstum. Histologisch: vielkernige Riesenzellen und Blutgefäße, Fibroblastenproliferation, Hämosiderinablagerungen. Frauen sind doppelt so häufig wie Männer betroffen.

Zu **(A):** Die Ätiologie der Riesenzellepulis ist letztlich unklar, bei den beiden anderen Formen handelt es sich aber eindeutig um **reaktive Überschussbildungen,** die sich zum Teil auch wieder zurückbilden können, also nicht um Neoplasien.
Zu **(B):** Dies entspricht der Definition der Epulis.
Zu **(C):** Nur bei der Epulis gigantocellularis treten mehrkernige Riesenzellen (um Blutgefäße) auf, daneben besteht eine ausgeprägte fischzugartige Proliferation von Fibroblasten.
Zu **(D):** Die Natur der Riesenzellen bei der Epulis gigantocellularis ist unklar; die Riesenzellepulis wächst zwar aggressiv und kann auch in den Knochen eindringen, ist aber im Gegensatz zum Osteoklastom stets gutartig.
Zu **(E):** Die sog. Schwangerschaftsepulis tritt, wie der Name suggeriert, nur bei Schwangeren auf. Die beiden anderen Formen sind nicht auf Schwangere beschränkt, Frauen sind jedoch 2- bis 3-mal häufiger betroffen als Männer.

F89

Frage 8.4: Lösung D

Auf der Abbildung erkennt man eine, soweit beurteilbar, seröse Speicheldrüse, deren Gänge zahlreiche epitheliale Riesenzellen enthalten, die ein verbreitertes Zytoplasma und im Zellkern **Einschlusskörperchen** aufweisen, die den Zellen ein typisches **eulenaugenartiges Aussehen** verleiht.
Zu **(D):** Das morphologische Bild ist typisch für eine **Zytomegalievirusinfektion**. Eine CMV-Infektion der Glandula parotis ist eine relativ häufige Erkrankung des Kindesalters, sie kann bei 10% der Kindersektionen nachgewiesen werden, davon sind ca. 50% Frühgeborene. In letzter Zeit ist eine CMV-Infektion bei Erwachsenen im Rahmen einer AIDS-Erkrankung wieder häufiger geworden.
(Bei der Abbildung handelt es sich möglicherweise um eine Immunfärbung mit einem Antikörper gegen das Zytomegalie-Virus, da ansonsten die Einschlusskörperchen nicht als rote Partikel zur Darstellung kommen.)
Zu **(A): Parotitis epidemica** = Mumps, hervorgerufen durch Paramyxoviren. Das histologische Bild ist relativ unspezifisch, es besteht in regressiven Veränderungen und Nekrosen der Azinuszellen und einem lympho-plasmazellulären Infiltrat im Interstitium. Virushaltige Einschlusskörperchen sind nicht nachweisbar.
Zu **(B): Chronische Sialadenitis:** unspezifische Veränderungen vorwiegend um die Gänge mit lymphozytär betontem entzündlichen Infiltrat und Fibrosen, meist durch Speichelkonkremente hervorgerufen.
Zu **(C): Eitrige Parotitis:** Das entzündliche Infiltrat besteht überwiegend aus neutrophilen Granulozyten, kommt bei bakteriellen Infektionen und auch postoperativ (z. B. nach Laparotomien!) vor.
Zu **(E): Febris uveoparotidea (Heerfordt-Syndrom):** gemeinsames Auftreten von
- Fieber,
- Uveitis (Iridozyklitis) und
- Parotisschwellung.

Histologisch finden sich in den betroffenen Speicheldrüsen zahlreiche nicht verkäsende epitheloidzellige Granulome mit einzelnen Riesenzellen; das Heerfordt-Syndrom wird als Variante der Sarkoidose aufgefasst.

Sjögren-Syndrom — VIII.5

Das **Sjögren-Syndrom** gehört zum Formenkreis der Kollagenosen.

Klinik:
Gekennzeichnet durch **Xerostomie** (xeros = trocken; stoma = Mund), **Keratoconjunctivitis sicca** (auch Sicca-Syndrom genannt; siccus = trocken), **chronische Polyarthritis** und/oder andere Kollagenkrankheiten.
(Speichel- und Tränendrüsenvergrößerung zumindest im Anfangsstadium)

Histologie:
Drüsenatrophie bei fortgeschrittener Erkrankung, im Anfangsstadium eher Hypertrophie. Myoepitheliale Zellinseln, besonders in der Parotis. Lymphozyteninfiltration. Das Bild entspricht einer lymphoepithelialen Läsion.

Ätiologie:
autoimmunbedingt (?) (IgG-Vermehrung), Slow-Virus-Infektion (?)

Alters- und Geschlechtsverteilung:
5. bis 6. Lebensjahrzehnt, M : W = 2 : 3.

Prognose:
Abhängig vom Befall anderer Organe wie Niere, Lunge, Leber und Herz.

K

H95

Frage 8.5: Lösung C

Zu **(A):** Das **Sjögren-Syndrom** ist eine immunologische Erkrankung, gekennzeichnet durch eine fortschreitende Zerstörung exokrinen Drüsengewebes, ganz vordergründig der **Speichel- und Tränendrüsen**. Es resultiert das so genannte Sicca-Syndrom mit trockener Schleimhaut (trockener Mund, Xerostomie) bzw. Bindehaut **(Keratoconjunctivitis sicca)**.
Zu **(B):** Etwa 2/3 der Patienten mit einem Sjögren-Syndrom sind weiblich, die meisten über 50 Jahre alt.
Zu **(C)** und **(D):** Dichte Infiltrate durch Makrophagen sind **nicht** typisch für das Sjögren-Syndrom, diese wären in Form von Granulomen beispielsweise bei der Sarkoidose in betroffenen Speicheldrüsen zu finden. Für das Sjögren-Syndrom typisch sind **dichte lymphozytäre Infiltrate**, die betont periduktal liegen, so genannte lymphoepitheliale Läsionen, fokale Proliferationen von Myoepithelien und eine **Atrophie von Drüsenazini (myoepitheliale Sialadenitis)**. Die betroffene Speicheldrüse ist dabei **vergrößert.**
Zu **(E):** Das Sjögren-Syndrom ist sehr häufig mit anderen immunologisch bedingten Erkrankungen vergesellschaftet, in über 90% mit der **rheumatischen Arthritis,** seltener mit anderen Kollagenosen (Lupus erythematodes, Sklerodermie). In diesen Fällen spricht man von einem sekundären Sjögren-Syndrom.

Speicheldrüsentumoren — **VIII.6**

Hauptlokalisation: Parotis. Einteilung der epithelialen Parotistumoren:

a) **Adenome**
- **Pleomorphes Adenom:** häufigster Tumor der Parotis (65%).
  Histologie: Mischtumor aus verschiedenen Epithelformen (meist basalzellähnlich) und einem mukoiden, hyalinen, chondroiden, chondromyxomatösen oder fibrösen Stroma. Entartung ca. 5%, Rezidivquote ca. 10%.
  Alters- und Geschlechtsverteilung: 4. bis 5. Jahrzehnt, M : W = 1 : 3.
- **Monomorphe Adenome**
  - **(Zyst-)Adenolymphom (Warthin-Tumor):** 6–10% aller Parotistumoren.
    Histologie: Aufbau aus zweireihigem Epithel mit Zystenbildung und lymphoidem Stroma. Entartung extrem selten.
    Rezidivquote: ca. 10%.
    Alters- und Geschlechtsverteilung: 5. bis 6. Jahrzehnt, M : W = 5 : 1.
  - **Oxyphiles Adenom** („Onkozytom"): besteht aus großen, „geschwollen" aussehenden Zellen mit eosinophilem Zytoplasma.

b) **Mukoepidermoidtumoren**
Leiten sich aus Gangepithelien ab (teils Plattenepithelmetaplasie). Machen ungefähr 8% der Parotistumoren aus.
Histologie: drüsige Struktur und Schleimbildung; Plattenepithel.
Entartung: 10–20%. Rezidivquote: 15–75%.
Alters- und Geschlechtsverteilung: 5. bis 6. Jahrzehnt, M : W = 1 : 3.

c) **Azinuszelltumoren**
Sind sehr selten.
Histologie: azinäre und gangartige Lagerung der Zellen (granuläres PAS-positives Zytoplasma).
Rezidivquote: 50%, Metastasen!
Alters- und Geschlechtsverteilung: 5. bis 6. Jahrzehnt, M : W = 1 : 2

d) **Karzinome**
Sind sehr selten
- **Adenoidzystisches Karzinom (Zylindrom)**
  Alters- und Geschlechtsverteilung: 5. bis 6. Jahrzehnt, M : W = 1 : 1.
- **Adenokarzinom**
  Alters- und Geschlechtsverteilung: 2. bis 7. Jahrzehnt, M : W = 1 : 1.
- **Plattenepithelkarzinom**
- **Undifferenziertes Karzinom**
  Alters- und Geschlechtsverteilung: 7. bis 8. Jahrzehnt, M : W = 1 : 1
- **Karzinom in pleomorphem Adenom**

F00

Frage 8.6: Lösung A

Das pleomorphe Adenom der Speicheldrüse ist mit einem Anteil von 65% der häufigste Tumor der Glandula parotis. Der Mischtumor, der aus einem basalzellähnlichen Epithel mit unterschiedlich differenzierten mesenchymalen Anteilen (B) besteht, ist benigne mit einer Entartungsrate von nur etwa 5% (D). Der Tumor ist typischerweise von einer bindegewebigen Kapsel umgeben (C). Diese verleiht ihm die charakteristische derbe Konsistenz. Die chirurgische Therapie sollte in Kenntnis einer relativ hohen Rezidivneigung des pleomorphen Adenoms von ca. 10% lokal auf Radikalität mit vollständiger Entfernung des Tumors ausgelegt sein.
Zu **(A):** In den kleinen Speicheldrüsen entwickelt sich ausgesprochen selten das pleomorphe Adenom.

F96

Frage 8.7: Lösung E

Die Abbildung zeigt in starker Vergrößerung drüsige Epithelverbände (**adenom**artig) um engere und weitere (bei dieser Läsion typischerweise auch **zys-**

tisch erweiterte) Lichtungen. Die Epithelzellen sind dabei charakteristischerweise **zweireihig** angeordnet. Ihr Zytoplasma ist stark rosa (eosinophil oder oxyphil, es ist dichtgepackt mit Mitochondrien, man spricht auch von onkozytär abgewandelten Epithelien). Zwischen den Epithelverbänden erkennt man die tief dunkelblau angefärbten Zellkerne von dicht gelagerten **Lymphozyten**, die auch einen sekundären Lymphfollikel mit Keimzentrum ausbilden (im Zentrum der Abbildung).
Zu **(E):** Dieses histologische Bild ist ganz typisch für den **Warthin-Tumor** (bzw. das Zystadenolymphom), einen gutartigen Speicheldrüsentumor, der sich fast ausschließlich in der **Ohrspeicheldrüse** entwickelt.
Zu **(A):** Die **sklerosierende Sialadenitits** ist eine chronische Entzündung der Glandula **submandibularis** einer Seite. Die Drüse ist dabei stark fibrosiert und imponiert klinisch als derber Knoten (so genannter **Küttner-Tumor**).
Zu **(B):** Das **Heerfordt-Syndrom** als eine bestimmte Manifestationsform der Sarkoidose ist charakterisiert durch eine granulomatöse Entzündung der Ohrspeicheldrüse, chronische Uveitis und Fieber (= Febris uveoparotidea).
In der Parotis zeigen sich histologisch epitheloidzellige Granulome.
Zu **(C):** Die **Sialadenitis cytomegalica** ist eine virale interstitielle Speicheldrüsenentzündung. Hierbei weisen die infizierten Zellen einen charakteristischen zytopathischen Effekt auf (Eulenaugenzellen mit Kerneinschluss).
Zu **(D):** Beim **Sjögren-Syndrom,** das zu den autoimmunen Erkrankungen zählt, liegt deskriptiv eine so genannte **myoepitheliale Sialadenitis** vor. Histologisch findet man innerhalb des Drüsenparenchyms lymphoretikuläres Gewebe mit Ausbildung von Lymphfollikeln und charakteristischen **lymphoepithelialen Läsionen**.

H89

Frage 8.8: Lösung E

Siehe auch Lerntext VIII.6.
Typisches Bild eines **adenoid-zystischen Karzinoms:** kribriformer Aufbau, d.h. Zellhaufen, die siebartig durchlöchert erscheinen, relativ uniformes Zellbild, geringe Zellatypie und wenige Mitosen. In den „Löchern" PAS-positives hyalines Material (Basalmembranbestandteile). Die Tumorzellen haben zumeist wenig Zytoplasma und erinnern an Basalzellen.

H99

Frage 8.9: Lösung A

Zu **(A):** Die Falldarstellung beschreibt die typischen Veränderungen eines Barrett-Ösophagus. Darunter versteht man ein Zylinderepithelmetaplasie des distalen Ösophagus, die sich endoskopisch rot als Kontrast zu dem originären weißen Plattenepithelüberzug der Speiseröhre darstellt. Der **Barrett-Ösophagus** (syn.: Endobrachyösophagus) entsteht typischerweise als Folge eines lang andauernden gastro-ösophagealen Reflux bei insuffizientem ösophago-gastralem Verschlussmechanismus. Dazu passt die anamnestische Angabe des Sodbrennens als Leitsymptom der entstehenden Refluxösophagitis bei der betroffenen Patientin.
Zu **(B):** Der Barrett-Ösophagus stellt eine Präkanzerose für die Entstehung eines *Adenokarzinoms* der Speiseröhre dar.
Zu **(C):** Eine Candida-Ösophagitis (Soor) zeichnet sich endoskopisch durch fleckig-weißliche Beläge des originär erhaltenen Plattenepithels der Speiseröhre aus. Mikroskopisch gelingt die Darstellung der Pilzfäden mit Hilfe der PAS-Reaktion.
Zu **(D):** Die Achalasie ist durch das Fehlen von Ganglienzellen im Plexus myentericus gekennzeichnet. Typischerweise liegt ein spastischer Verschluss des distalen Ösophagus mit entsprechender Passagestörung vor. Veränderungen am Ösophagusepithel ergeben sich bei der Achalasie nicht.
Zu **(E):** Eine sekundäre ösophago-tracheale Fistel kann durch ein bereits manifestes und dann fortgeschrittenes Ösophaguskarzinom entstehen.

Ösophaguskarzinom — **VIII.7**

Bei 97–98% aller Tumoren des Ösophagus handelt es sich um ein Ösophaguskarzinom.

Alters- und Geschlechtsverteilung:
6. bis 7. Jahrzehnt, M : W = 2,4 : 1, regional unterschiedlich

Prädisponierende Faktoren:
- **Narbenstriktur** nach Verätzung
- **Barett-Ösophagus**
- **Plummer-Vinson-Syndrom:** (eisenmangelbedingte) Anämie, Dysphagie (mit Bindegewebsveränderungen und Schleimhautfaltenbildung im Ösophagus), Glossitis und „Löffelnägel"
(Koilonychie: koilos = hohl, onyx = Nagel)
- **chemische Noxen:** Alkohol, Betelnusskauen, übermässiger Tabakgenuss
- **thermische Schäden:** zu heiße Speisen oder Getränke

Lokalisation:
3 physiologische Engen: mittleres > unteres > oberes Drittel.

Wachstumsformen:
- polypös (60%)
- ulzerös (25%)
- diffus infiltrierend (15%)

Mikroskopie:
Plattenepithelkarzinom, seltener Adenokarzinom im unteren Drittel.

Ausbreitung:
Per continuitatem in Trachea, Bronchien, Mediastinum (N. recurrens, N. phrenicus), innerhalb der Ösophaguswand (submukös) nach oralwärts, oft makroskopisch nicht sichtbar.

Metastasierung:
Lymphogen. Bei Diagnosestellung sind bereits ungefähr die Hälfte der Karzinome in die regionären Lymphknoten metastasiert.

Prognose:
Schlecht. 39% noch operabel, 5-Jahres-Überlebensrate ca. 10%. Die mehr oralwärts gelegenen Tumoren haben eine schlechtere Prognose als die aboralen.

F99

Frage 8.10: Lösung E

Zu **(1):** Unter einem Barrett-Ösophagus (syn. Endobrachyösophagus) versteht man die metaplastische Umwandlung des Plattenepithels des distalen Ösophagus in Zylinderepithel. Diese Veränderung stellt eine Präkanzerose des Ösophaguskarzinoms dar und entsteht in erster Linie auf dem Boden einer chronischen Refluxösophagitis.
Zu **(2):** Tabakrauch ist – ebenso wie Alkoholabusus – im Zusammenhang mit dem Ösophagus als Karzinogen nachgewiesen.
Zu **(3):** Das Schlucken von Luft (Aerophagie) stellt keinen karzinogenen Faktor für das Ösophaguskarzinom dar.
Zu **(4):** Nach Verätzungen kann es auf dem Boden der chronisch fortschwelenden entzündlichen Umgebungsreaktion zur malignen Entartung des Ösophagusepithels kommen.

H00

Frage 8.11: Lösung C

Zu **(C):** Die Abbildung Nr. 75 zeigt eine Übersichtsdarstellung der entnommenen Biopsie. **Links oben und am rechten Bildrand** finden sich *konzentrisch geschichtete Areale,* die teilweise von *unregelmäßig geformten Zellkernen* umgeben sind. Die Detailvergrößerung der Abbildung Nr. 76 verdeutlicht diese Situation. Es stellt sich der typische Aspekt eines **hochdifferenzierten Plattenepithelkarzinoms** dar. Charakteristisch sind die von den Tumorzellen gebildeten Hornperlen, die sich im Schnittbild konzentrisch darstellen. Mit zunehmender Entdifferenzierung verlieren Plattenepithelkarzinome die Fähigkeit zur Hornbildung.
Zu **(A)** und **(B):** Regelrecht aufgebaute oder hyperplastisch veränderte Anteile des Ösophagusepithels sind in den gegebenen Abbildungen nicht auszumachen. Typisch für eine chronische Entzündung wären lympho-plasmazelluläre Infiltrate.
Zu **(D):** Epitheloidzellige Granulome sind nicht mit den Hornperlen zu verwechseln.
Zu **(E):** Eine Bindegewebsdurchsetzung, die für Narbengewebe spräche, findet sich nicht.

H96

Frage 8.12: Lösung E

Zu **(E):** Bei der seltenen **Paraösophagealgleithernie** ist die Funktion des unteren Ösophagussphinkters intakt. Ein gastroösophagealer Reflux entsteht nicht.
Zu **(A)**, **(B)**, **(C)** und **(D):** Diese Aussagen treffen zu und sprechen für sich selbst.

H99

Frage 8.13: Lösung E

Einteilung der chronischen Gastritis nach der Ätiologie
- **Typ A:** Gastritis der Korpusschleimhaut durch **a**utoaggressive Entzündung: Es kommt zur Antikörperbildung gegen **Belegzellen** und den von diesen gebildeten **Intrinsic-Factor** (perniziöse Anämie, M. Biermer).
- **Typ B:** Gastritis der Antrumschleimhaut durch **b**akterielle Entzündung. Das gramnegative Bakterium **Helicobacter pylori** ist in der Lage, sich in den Krypten der Antrumschleimhaut unter dem Schutz des Magenschleims anzusiedeln. Helicobacter pylori wird nach neuesten Erkenntnissen die *zentrale ätiologische Rolle* des **Ulcus pepticum** ventriculi/duodeni eingeräumt.
- **Typ C:** Gastritis der Antrumschleimhaut durch **c**hemische Entzündung: Gallesäurereflux in den Magen führt zur chemischen Reizung der Mukosa.

Zu **(A):** Die Typ-A-Gastritis betrifft überwiegend das Corpus ventriculi.
Zu **(B):** Die Typ-B-Gastritis ist die häufigste Form der chronischen Gastritiden.
Zu **(C):** Die Typ-B-Gastritis ist Helicobacter-assoziiert.
Zu **(D):** Bei der Typ-A-Gastritis herrscht ein *lymphozytäres* Infiltrat der Mucosa vor.
Zu **(E):** Bei der Typ-A-Gastritis werden die HCl-produzierenden Belegzellen weitgehend zerstört. Die resultierende Hypazidität führt reaktiv zu einer Hypergastrinämie. Diese hat einen proliferativen Einfluss auf die enterochromaffinen Zellen der Magenschleimhaut (auch: enterochromaffin-like = ECL-Zellen). Dadurch kann es zur Entwicklung von multiplen Karzinoiden der Magenschleimhaut kommen.

Zollinger-Ellison-Syndrom VIII.8

Das **Zollinger-Ellison-Syndrom** besteht aus der Trias:

- **fulminante peptische Geschwürbildung,** meist im Duodenum und Jejunum
- Hypersekretion
- Hypergastrinämie

Ursachen:
Typ I: Hyperplasie der antralen G-Zellen (gastrinsezernierende Zellen)
Typ II: Endokrinaktiver Inselzelltumor des Pankreas (Gastrinom)

Makroskopie:
Es können (wie beim Morbus Ménétrier) Riesenfalten auftreten.

Mikroskopie:
Glanduläre Hyperplasie (im Gegensatz zur foveolären Hyperplasie beim Morbus Ménétrier), d.h. Vergrößerung und Vermehrung der Belegzellen der Hauptdrüsen in Korpus- und Fundusschleimhaut sowie starke Verkürzung der Foveolen.

Helicobacter pylori VIII.9

Helicobacter pylori (vorher Campylobacter pylori) ist ein mikroaerobes, grampositives, stäbchenförmiges und gekrümmtes Bakterium, dessen Rolle bei der Entstehung der Gastritis erst in den letzten Jahren erkannt wurde. Nach erfolgter fäkal-oraler oder **oral-oraler** Übertragung von Mensch zu Mensch besiedelt es die **Schleimschicht** der Foveolen des Magens (durch sein Enzym **Urease** wandelt es Harnstoff in Ammoniak um, was den sauren pH-Wert in seiner Umgebung neutralisiert und ein Überleben in diesem Milieu ermöglicht) und verursacht eine **chronische** (lymphoplasmazelluläres Infiltrat) oder **chronische aktive** (zusätzlich granulozytäres Infiltrat) Entzündung der Magenschleimhaut (**Typ-B-Gastritis**), oft mit **Erosionen.** Die Bakterien sind histologisch in Biopsaten aus der Magenschleimhaut leicht zu erkennen (HE-Färbung, Versilberung oder spezifisch immunhistologisch). Als so genannte **Eradikationstherapie** wird eine Kombination aus Antibiotika und Protonenpumpenhemmer eingesetzt. Persistiert die Helicobacter-Infektion über längere Zeit, ist das Risiko für die Entstehung eines Magenkarzinoms, besonders aber das Risiko eines **MALT-Lymphoms** des Magens, erhöht (Helicobacter induziert die Bildung von **Lymphfollikeln** in der Magenschleimhaut, welche normalerweise hier nicht vorkommen; Rückbildung des Maltoms nach Eradikationstherapie?)!

Magenulkus VIII.10

Substanzdefekt der Magenwand, der die M. mucosae überschreitet, also bis in die Submukosa reicht. (Auf die Schleimhaut beschränkter Gewebsdefekt = Erosion.)

Ätiologie (hypothetische Kausalkette):
Übergeordnete funktionelle Störung der Magensekretion und -motorik (Stress?)
→ ischämische Wandschädigung unter Einbeziehung der Schleimhaut
→ Zusammenbruch der Mukosabarriere
→ Zerstörung der Mukosa durch Überwiegen aggressiver Faktoren
→ Erosion
→ Ulkus

Mikroskopisch:
Man sieht eine typische Schichtung (von innen nach außen):

- **Exsudatschicht:** Belag des Ulkusgrundes mit Fibrin, Granulozyten, Erythrozyten und Zelldetritus
- **fibrinoide Nekrosezone:** Ausfällung von Eiweißen der Submukosa und des Blutplasmas durch Magen-HCl
- **Granulationsgewebsschicht:** beginnende Organisation der fibrinoiden Nekrose (Zone der Reparation)
- **Narbenzone:** Endprodukt der granulierenden Entzündung

Die **angrenzende Mukosa** zeigt neben Epithelregeneration eine mehr oder weniger ausgeprägte Gastritis, oft eine intestinale Metaplasie und u.U. dysplastische Epithelveränderungen.

H98 **!**

Frage 8.14: Lösung C

Beim **Zollinger-Ellison-Syndrom** liegt eine massive Stimulation der Belegzellen von Magenkorpus und -fundus bei einem gastrinproduzierenden Tumor vor. Es kommt zum Bild der **diffusen glandulären Hyperplasie** der Magenschleimhaut, die aufgrund der Dauerstimulation einen stark hyperaziden Magensaft produziert (C). Siehe auch Lerntext VIII.8.
Zu **(A)** und **(D):** Unter einer Becherzellmetaplasie versteht man einen Ersatz des foveolären Epithels durch normalerweise in der Darmschleimhaut vorkommende Becherzellen. Es handelt sich um eine Fehldifferenzierung, wie sie häufig bei einer chronisch-atrophischen Gastritis vorkommt: intestinale Metaplasie.
Zu **(B):** Die foveoläre Hyperplasie, die ihren Ausgang von den Magengrübchen nimmt, wird häufig bei der chronischen Gastritis beobachtet und ist Bestandteil zumindest des floriden Stadiums des Morbus Ménétrier (Riesenfaltenmagen).

Zu **(E):** Adenome der Magenschleimhaut sind selten. Sie entstehen autonom und ohne einen abhängigen Steuermechanismus.

Intestinale Metaplasien — VIII.11

Intestinale Metaplasien (IM): entzündliche Geschehnisse mit nachfolgenden Umbauvorgängen in der Mukosa, z. B. bei einer chronischen Gastritis.
(Meta: meist im Sinne von Veränderung, Übergang. Wörtlich: nach, hinter oder mitten, zwischen; plasien = bilden. Metaplasie: Umwandlung einer Gewebsart in eine nahverwandte andere durch degenerative Prozesse oder durch Differenzierung.)
Nach der Schleimqualität unterscheidet man:

- **IM vom Dünndarmtyp** (enteraler Typ): bildet gemischten, d. h. sauren und neutralen Schleim. Enthält Enterozyten, Paneth-Zellen, wenig Becherzellen, z. T: Zottenbildung.
- **IM vom Dickdarmtyp** (enterokolischer Typ): bildet saure sulfatierte Glykoproteine. Enthält zahlreiche Schleim bildende Becherzellen.

H93

Frage 8.15: Lösung E

Zu **(1)**, **(3)** und **(4):** Die foveoläre Epithelhyperplasie, die von den Magengrübchen ihren Ausgang nimmt, wird häufig bei der chronischen Gastritis beobachtet und ist Bestandteil zumindest des floriden Stadiums des **Morbus Ménétrier,** der auch als Riesenfalten-Gastropathie bezeichnet wird. Der foveolären Hyperplasie liegt eine numerische Hyperplasie der Schleim produzierenden Zellen zugrunde.
Zu **(2):** Im Gegensatz zur foveolären Hyperplasie liegt beim **Zollinger-Ellison-Syndrom** eine glanduläre Hyperplasie und eine Vermehrung der Belegzellen in Korpus und Fundus vor. Beim Zollinger-Ellison-Syndrom sind die Foveolen stark verkürzt.

F93

Frage 8.16: Lösung C

Der Begriff „Polyp" beinhaltet keine Diagnose, sondern ist nur eine Beschreibung mit der Bedeutung einer umschriebenen, gestielten Raumforderung. Sie kann durch eine Neoplasie, eine Hyperplasie, durch Retention von Sekret oder durch Druck von außen entstehen. Somit ist klar, dass ein Adenom oder eine Hyperplasie der Magenschleimhaut, aber auch Drüsenzysten und in den tieferen Wandschichten lokalisierte Magentumoren Ursache einer polypösen Vorwölbung der Magenoberfläche sein können.

Zu **(C):** Das akute Ulkus ist ein Oberflächendefekt, d. h. ein Substanzverlust und somit das Gegenteil einer polypösen Raumforderung.

F00

Frage 8.17: Lösung C

Neoplasien des mukosa-assoziierten lymphatischen Gewebes des Gastro-Intestinaltraktes werden als MALT-Lymphome bezeichnet (T steht für tissue). Sie werden systematisch den T-Zell-Lymphomen zugeordnet.
MALT-Lymphome des Magens können sich auf dem Boden einer chronischen Gastritis (A), in Assoziation mit einer Helicobacter-pylori-Infektion (B), entwickeln. Die Tumoren manifestieren sich primär in der Mucosa des Magens und können zur Läsion der Schleimhaut mit ulzerösem Wachstum imponieren (E). Sekundär können auch die perigastrischen Lymphknoten betroffen sein (D).
Zu **(C):** MALT-Lymphome sind als niedrig maligne einzustufen.

H97 **!**

Frage 8.18: Lösung B

Abbildung Nr. 77 lässt in der Aufsicht die Magenschleimhaut erkennen. Offenbar im Bereich der kleinen Kurvatur (die Orientierung ist nicht sicher möglich) stellt sich ein scharf begrenzter **Schleimhautdefekt** (Ulcus) dar. Abbildung Nr. 78 zeigt im Bereich von glatter Muskulatur (!) (entsprechend der Muscularis propria des Magens) **atypische Epithelverbände,** die unregelmäßig konturierte **drüsige Strukturen** ausbilden, einzeln und in dichter Lagerung. Die Zellkerne dieser Tumorepithelien sind (soweit hier beurteilbar) weitgehend basalständig gelegen und nur mäßig pleomorph. Die PAS-Reaktion stellt rotgefärbten Schleim (= **Muzin**) dar, offenbar auch extrazellulär.
Zu **(B):** Es liegt ein **Schleim bildendes Adenokarzinom** vor, welches die Muscularis propria des Magens infiltriert.
Zu **(A):** Das so genannte **Frühkarzinom** des Magens infiltriert die Schleimhaut oder maximal die Submukosa, jedoch nicht tiefere Wandschichten.
Zu **(C):** Die drüsigen Strukturen, die geringe Kernpleomorphie und die starke Schleimbildung der Karzinomzellen sprechen hier für ein gut bis mäßig differenziertes Adenokarzinom. Undifferenzierte Karzinome würden ein solides Wachstumsmuster aufweisen, eine starke Kernpleomorphie und eine verminderte oder fehlende Muzinbildung (fehlende Ähnlichkeit mit dem Muttergewebe!).
Zu **(D):** Plattenepithelkarzinome kommen im Magen nicht vor.

Zu **(E):** Non-Hodgkin-Lymphome zeigen histologisch rasenartig dicht gelegene monotone lymphoide Tumorzellen.

H95

Frage 8.19: Lösung E

Die Abbildung lässt zahlreiche, **diffus** im Gewebe verteilte, teils in Haufen und auch einzeln gelagerte, rot gefärbte Zellen erkennen. Hierbei handelt es sich um so genannte **Siegelringzellen,** die in ihrem Zytoplasma exzessiv **Schleim** gespeichert haben, der sich in der PAS-Reaktion intensiv rot färbt. Der Zellkern ist an die Peripherie der Zelle verlagert. In der linken unteren Bildecke zeigen sich wenige originäre Drüsen der Magenschleimhaut. Die Siegelringzellen als neoplastische epitheliale Zellen infiltrieren das Schleimhautstroma. Reaktiv finden sich zahlreiche kleine Lymphozyten und Granulozyten.
Zu **(E):** Es handelt sich hierbei um ein niedrig differenziertes **Adenokarzinom** des Magens und zwar **vom diffusen Typ.**
Zu **(A):** Das **Tuberkulom** ist das **spezifische** Entzündungsprodukt einer Infektion mit dem Mycobacterium tuberculosis. Es besteht aus einer charakteristischen knötchenförmigen Ansammlung von Makrophagen und deren aktivierten Formen, den Epitheloidzellen und den Riesenzellen vom Langhanstyp (**Granulom**) mit einer typischen zentralen käsigen Nekrose. Siegelringzellen oder PAS-positiver Schleim finden sich darin nicht.
Zu **(B):** Eine Infektion mit für den Menschen pathogenen Darmamöben (einzig **Entamoeba histolytica**) manifestiert sich nur im **Dickdarm** und führt hier zu einer ulzerösen Entzündung (Amöbenkolitis). Auch die Trophozoiten besitzen nur einen Zellkern und färben sich in der PAS-Reaktion kräftig rot an, häufig phagozytieren sie Erythrozyten.
Zu **(C):** Magenkarzinome sind **Adenokarzinome** (gr. Adenos = Drüse). Plattenepithelkarzinome dieser Lokalisation entstehen primär im Ösophagus und greifen auf den Magen über. Das Plattenepithelkarzinom zeigt ein **kohäsives** Wachstumsmuster. Die Tumorzellen liegen im Verband und nicht einzeln diffus verteilt, häufig lassen sie eine Verhornung erkennen.
Zu **(D):** Bei einer **unspezifischen** Entzündung der Magenschleimhaut (Gastritis) finden sich im Schleimhautstroma neutrophile Granulozyten (= aktive Entzündung) oder **Lymphozyten** und **Plasmazellen** (= chronische Entzündung), die je nach Schweregrad der Entzündung auf die Schleimhautdrüsen übergreifen können. Die Ursachen der unspezifischen Gastritis sind vielseitig (Helicobacter-pylori-Infektion, autoimmun, chemisch-toxisch).

F97

Frage 8.20: Lösung E

In Abbildung Nr. 81 lässt der Blick auf die bereits erheblich autolytisch veränderte Schleimhaut des eröffneten Magens einen großen, runden, wie ausgestanzt wirkenden **Substanzdefekt** mit wallartig aufgeworfenem Rand erkennen, dessen Grund zum Teil mit gräulichem Material **(Fibrin)** belegt ist und an dem mit Phantasie ein kurz herausragender kräftiger **Gefäßstumpf** auszumachen ist (in diesem steckt die Sonde).
Abbildung Nr. 82 zeigt die Histologie aus dem Randbereich dieser Läsion. In der linken Bildhälfte sieht man die Magenschleimhaut mit oberflächlichen Schleimhautblutungen, die den Rand des Substanzdefekts lippenartig überragt. An der Oberfläche des Defektes ist das Gewebe nekrotisch, darunter liegt ein kapillarreiches Granulationsgewebe (beides nur unscharf erkennbar). In der Tiefe schließt sich ein fibrosiertes Areal an, das herdförmig dichte, dunkelblau erscheinende lymphozytäre Infiltrate aufweist.
Zu **(E):** Es liegt ein penetriertes **Ulcus** (= Substanzdefekt an einer Oberfläche) **ventriculi** vor mit mutmaßlich starker arterieller Arrosionsblutung.
Zu **(A):** Die **Helicobacter-pylori-**Infektion führt zu einer chronischen und floriden Entzündung der Magenschleimhaut, dabei können auch Erosionen auftreten. Die medikamentöse Eradikationstherapie führt meistens zur Heilung.
Zu **(B):** Das **Magenkarzinom vom diffusen Typ** führt makroskopisch wesentlich häufiger zu einer diffusen Verbreiterung der Magenwand mit plumpen starren Schleimhautfalten und zeigt histologisch oft eine Infiltration aller Wandschichten durch so genannte Siegelringzellen.
Zu **(C):** Das **Malt-Lymphom** (in der Regel ein niedrig malignes B-Non-Hodgkin-Lymphom, extranodales Marginalzonenlymphom) imponiert häufig als polyplöser Tumor.
Zu **(D):** Das Ulcus **duodeni** betrifft den Zwölffingerdarm und nicht den Magen.

F98 !

Frage 8.21: Lösung C

Das Ulcus duodeni entsteht auf dem Boden eines Helicobacter-pylori-Infektes (1) **mit** einer gleichzeitig bestehenden Hyperazidität des Magensaftes (2). Der primäre Aufenthaltsort von Helicobacter pylori ist die Magenschleimhaut. Gelingt es dem Bakterium, auch das Duodenum zu besiedeln (sog. Kolonisation), so ist damit die Voraussetzung für die Entstehung eines Ulcus duodeni geschaffen.
Zu **(3):** Das Ulcus duodeni neigt nicht zur malignen Entartung. Das Ulcus ventriculi in ca. 3% der Fälle.

F90

Frage 8.22: Lösung B

Neben der bereits in der Fragestellung aufgeführten braun-roten Verfärbung des Dünndarms sind zusätzlich die fibrinösen Beläge der Serosa erwähnenswert. Solche **hämorrhagischen Infarzierungen** finden sich bei akuten Durchblutungsstörungen des Darms. Chronische Durchblutungsstörungen imponieren durch kleine segmentale Nekrosen, die zumeist nur Schleimhaut und Submukosa betreffen, also mikroskopisch nachweisbar sind (sog. ischämische Enteropathie).
Somit kommen (D) und (E) nicht in Betracht.
Da der Dünndarm von der **A. mesenterica superior** versorgt wird, ist Lösung (B) richtig.

Morbus Crohn und Colitis ulcerosa — VIII.12

Enteritis regionalis (Synonym **Morbus Crohn**, Ileitis terminalis) und **Colitis ulcerosa** sind beide entzündliche Darmerkrankungen, deren Verlauf durch Remissionen und Exazerbationen gekennzeichnet ist, die innerhalb der gleichen Familie gehäuft auftreten und deren Ätiologie immer noch nicht geklärt ist.

Morbus Crohn

- primär Dünndarmbefall
- segmentaler Befall
- transmurale Entzündungen → Fistelbildung
- längs verlaufende Fissuren (pflastersteinartiges Bild)
- segmental fibröse Strikturen
- Epitheloidzellgranulome in Schleimhaut und regionären LK
- fokale Lymphozytenansammlung

Colitis ulcerosa

- primär Rektum/Kolonbefall
- kontinuierliche Ausbreitung
- Ulzera auf Mukosa/Submukosa beschränkt
- Pseudopolypen
- Kryptenabszesse
- verminderte Becherzellanzahl
- erhöhte Anzahl von Paneth-Zellen
- **Komplikationen:** Spontanperforation bei toxischem Megakolon, Kolonkarzinom

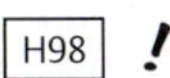

!

Frage 8.23: Lösung B

Der **Morbus Crohn** kann – ;im Gegensatz zur Colitis ulcerosa, die ausschließlich den Kolonrahmen befällt – im **gesamten** Gastrointestinaltrakt – so auch im Ösophagus (A) – lokalisiert sein. Der häufigste Manifestationsbereich ist der ileo-zökale Übergang (Ileitis terminalis). Ein isolierter Kolonbefall ist als Variante ebenso möglich (E). Die Ätiologie des Morbus Crohn ist nicht bekannt. Diskutiert werden infektiöse oder (auto-)immunogene Ursachen. Im Einzelfall kann ein Morbus Crohn des Dickdarms von einer Colitis ulcerosa anhand von Schleimhautbiopsien nicht immer eindeutig differenziert werden. Letztendlich muss dann die histologische Differenzialdiagnose offen bleiben (sog. „Colitis indeterminata"). Wegweisend für die Differenzierung von Morbus Crohn und Colitis ulcerosa ist am Darmresektat die Beurteilung der regionären Lymphknoten, in denen sich beim Morbus Crohn als charakteristisches Merkmal häufig **epitheloidzellhaltige Granulome** finden (D).
Zu **(B)** und **(C):** Charakteristischerweise entstehen beim Morbus Crohn in der Schleimhaut des betroffenen Darmabschnittes tiefe, längsgerichtete (**fissurale**) Ulzerationen. Die Entzündung neigt aber dabei dazu, *alle Darmwandschichten* zu durchsetzen.
Komplikationen:

- Penetration
- Perforation mit Fistel- (C) oder Abszessbildung
- Stenosierung.

F98

Frage 8.24: Lösung C

Die Abbildung zeigt ein ca. 13 cm langes Segmentresektat des Ileums. In der oberen Bildhälfte ist die Aufsicht auf das Präparat von der Peritonealseite her dargestellt. Hier ist eine deutlich prominente **glatte** Vorwölbung der Darmwand unter **Erhalt des peritonealen Überzugs** zu erkennen. Die untere Bildhälfte stellt die Schleimhautansicht des Resektates dar. Es findet sich an korrespondierender Stelle zum o.g. Befund eine die Schleimhaut **ausspannende (verdrängende)** Tumorbildung mit **glatter, kugeliger Begrenzung**. Alle makroskopischen Befunddaten sprechen für das Vorliegen eines **benignen intramuralen Tumors des Ileums** (C). Die Diagnose eines (Leio-)Myoms des Ileums ist hochwahrscheinlich. Das verdrängende Tumorwachstum führt zu einem Ausspannen und zu sekundären Durchblutungsstörungen der Darmschleimhaut. Dadurch entstehen ischämisch induzierte Erosionen oder Ulzerationen können als gravierende Komplikationen Darmblutungen hervorrufen.
Zu **(A)** und **(B):** Im abgebildeten Präparat handelt es sich nicht um primäre, sondern um sekundäre Schleimhautveränderungen. Ein maligne entarteter adenomatöser Polyp entspricht einem polypösen Karzinom. Dünndarmkarzinome sind extrem selten.
Zu **(D):** Ein Rhabdomyosarkom ist ein maligner Tumor der **quergestreiften** Muskulatur.
Zu **(E):** Gegen das Vorliegen eines malignen mesenchymalen Tumors (Sarkom) spricht generell, dass nach dem makroskopischen Befund direkt benachbarte Strukturen wie Peritoneum und Ileumschleimhaut respektiert und **nicht infiltriert** werden.

Typhus abdominalis — VIII.13

Übertragung: Infektion durch **Salmonella typhi** in kontaminierten Speisen. Die Erreger penetrieren durch die Darmschleimhaut, gelangen mit der Lymphe in die Peyer-Plaques, von dort in die regionalen Lymphknoten und durch den Ductus thoracicus in die Blutbahn → **Sepsis** (nach 10–20 Tagen): Roseolen, Schüttelfrost, Fieber, Splenomegalie, rel. Bradykardie, erbsbreiartige Durchfälle und Leukopenie.
Gegen **Ende der ersten Krankheitswoche:** Antikörperbildung. Widal-Reaktion wird positiv. In Lymphknoten kommt es bei zellständigen Antikörpern zu Ulzerationen und Nekrosen.

Stadien:
1. Krankheitswoche:
„Markige Schwellung" der Solitärfollikel und Peyer-Plaques. Schwellung der mesenterialen Lymphknoten. Auftreten von „Typhuszellen" (große Makrophagen, die im lymphatischen Gewebe des Darms und im Lymphknoten der Granulome = „Typhusknötchen" bilden). Das entzündliche Infiltrat besteht aus Lymphozyten, Plasmazellen und wenigen Granulozyten (klinisch: Granulozytopenie).
2. Woche:
Nekrose der Follikel und Peyer-Plaques sowie Nekrosen in den regionalen Lymphknoten
3. Woche:
Ulzeration der nekrotischen Solitärfollikel und Peyer-Plaques (in Längsrichtung des Darms, im Gegensatz zur Tuberkulose mit quer gestellten Ulzera)
2.–4. Monat:
Reepithelisation (Restitutio)

Hauptlokalisation: Ileum terminalis.

Zöliakie — VIII.14

Die **Zöliakie** (einheimische, nicht tropische **Sprue**) ist eine gluteninduzierte Enteropathie, die angeboren ist, sich allerdings häufig erst im 3. Jahrzehnt manifestiert. Durch das in der Nahrung enthaltene **Gluten** kommt es zur chronischen Verdauungsinsuffizienz, die auf entzündlichen Veränderungen und **Zottenatrophie** im Dünndarm beruht. (Gluten ist eine alkohollösliche, wasserunlösliche Fraktion des Klebereiweißes, die als Gliadin im Weizen- und Roggenmehl, als Hordein im Gersten- und als Avenin im Hafermehl vorkommt.)

Ätiologie:
immunologisch/genetisch

Klinik:
- Durchfälle, Steatorrhoe
- voluminöse Stühle
- Malabsorption

Morphologie:
- subtotale oder totale Zottenatrophie
- Verlängerung der Krypten (als Kompensationsversuch)
- erhöhte Mitoserate
- Lymphoplasmazelluläres Infiltrat in der Mukosa (Lymphozyten in der Oberflächenepithelschicht)

Lokalisation:
Duodenum, oberes Jejunum (Schweregrad nach distal abnehmend)

Komplikationen:
- Osteomalazie, Osteoporose (durch Malabsorption bedingt)
- Assoziation mit malignen Tumoren (maligne Lymphome, Dünndarmkarzinom, Karzinoid)
- Es besteht eine Beziehung zur Dermatitis herpetiformis Duhring.

F00 !

Frage 8.25: Lösung C

Die Abbildung zeigt in starker Vergrößerung einen Ausschnitt aus der Dünndarmschleimhaut. Auffällig ist zunächst die unregelmäßige Gestaltung der Schleimhautzotten. Lediglich eine regelhaft und schlanke Zotte stellt sich neben sonst teils verkürzten und erheblich verbreiterten und verplumptem Zotten dar. Die PAS-Färbung (Perjod-Schiff-Reaktion) lässt innerhalb des Oberflächenepithels, sowie auch im Kryptenepithel zahlreiche Becherzellen erkennen (Anfärbung der Glykoproteine). Der Becherzellgehalt der großen plumpen, kolbig aufgetriebenen Zotte in der linken Bildhälfte ist vermindert. Hier findet sich im Zottenstroma eine dichte Ansammlung von Zellen mit unscharf begrenztem, PAS-positivem und schaumigem Zytoplasma. Dies entspricht offenbar Makrophagen. Weiterhin erkennt man in den tieferen Stromaabschnitten und insbesondere im Bereich der Zotte am rechten Bildrand größere, optisch leere Räume.
Dieses histologische Bild lässt sich mit der Diagnose Morbus Whipple vereinbaren. Dabei handelt es sich um eine bakterielle Infektionserkrankung des Dünndarms (Erreger: Tropheryma whippelii), die zu anhaltenden Abdominalschmerzen und einem Malabsorptionssyndrom mit hartnäckiger Diarrhoe und Steatorrhoe führt (Folge des durch die bakterielle Infektion induzierten Funktionsverlustes der Dünndarmschleimhaut). Auch extraintestinale Symptome können vorkommen. Die Therapie der Wahl besteht in einer langfristigen Antibiotikabehandlung (C).
Zu **(A)**, **(B)** und **(E)**: Die angegebenen Therapieansätze entbehren eines rationalen Therapieansatzes im Zusammenhang mit dem Morbus Whipple.

Zu **(D):** Eine glutenfreie Ernährung ist als Therapie der einheimischen Sprue anzusehen. Die auch als Zöliakie bezeichnete Erkrankung entsteht auf dem Boden einer Unverträglichkeit gegenüber der Gliadinfraktion des Glutens, einem Getreideprotein. Zielorgan ist der Dünndarmtrakt. Es sind genetisch disponierte Personen betroffen. Glutenfreie Ernährung führt entsprechend zur Regredienz der Symptomatik. Histologisch zeichnet sich die Zöliakie durch tiefgreifende Veränderungen der Dünndarmschleimhaut aus. Neben lympho-plasmazellulären Entzündungsinfiltraten der Mucosa findet sich eine sog. „kryptenhyperplastische Zottenatrophie". Dabei kommt es zur starken Verkürzung der Zotten. Die Krypten weisen bei gesteigerter mitotischer Aktivität eine Verlängerung auf. Es ergibt sich damit im Vergleich zum Morbus Whipple ein gänzlich unterschiedliches histologisches Bild der Dünndarmschleimhaut.

H98

Frage 8.26: Lösung C

Beim Morbus Whipple handelt es sich um eine bakterielle Infektionskrankheit des Dünndarmtraktes (Erreger: Tropheryma whippelii). Die Erkrankung beginnt häufig mit extraintestinalen Symptomen i.S. einer Polyarthritis (B), Fieber und Lymphknotenschwellungen. Die Betroffenen entwickeln anschließend ein Malabsorptionssyndrom, das schwerste Ausmaße annehmen kann. Aus diesem Grunde ist der Morbus Whipple bei nicht rechtzeitig eingeleiteter Antibiotika-Therapie mit einer hohen Letalität belastet (D). Die Diagnosesicherung erfolgt durch Entnahme von Dünndarmbiopsien (E). Dabei zeigt sich histologisch eine Durchsetzung der Dünndarmmukosa mit Makrophagen, die Bakterien oder Bakterientrümmer enthalten (A).
Zu **(C):** Eine erhöhe Karzinominzidenz bei Patienten, die an einem Morbus Whipple erkrankt sind, wird nicht beobachtet.

Metastasierendes Karzinoid — **VIII.15**

Vom **APUD-Zellsystem** (amine and amine precursor uptake and decarboxylation) ausgehender Tumor, der hauptsächlich im **Dünndarm** (ca. 80%, Ileum > Jejunum > Duodenum), seltener kolorektal oder anderswo lokalisiert ist.

Klinik:
In 10–40% **Karzinoid-Syndrom**, meist durch Serotoninproduktion hervorgerufen: Flush, rechtsventrikuläre Endokardfibrose, Hyperperistaltik und Diarrhoe. Das Karzinoid-Syndrom tritt erst nach Leber- und Lungenmetastasierung auf, wenn größere Mengen Serotonin in den Kreislauf gelangen, die sonst vorher abgebaut würden. Weiterhin Produktion von Kallikrein, Histamin, Substanz P, Prostaglandinen, Noradrenalin, Dopamin.

Eine **Metastasierung** erfolgt erst ab einer Tumorgröße von durchschnittlich 2,5 cm: lymphogen und hämatogen in Leber und Ovarien, seltener in Knochenmark, Pleura und Lunge.
Prognose: 5-Jahres-Überlebensrate nach OP 25–64%, abhängig von Tumorgröße und Metastasierungsgrad.

H00

Frage 8.27: Lösung C

Karzinoide sind *maligne Tumoren des diffusen neuroendokrinen Zellsystems.* Sie wachsen langsam und lokal destruierend. Karzinoide können im gesamten Gastrointestinal-Trakt und im Bronchialsystem vorkommen und sind imstande, sowohl in regionäre Lymphknoten als auch hämatogen zu metastasieren.
Zu **(C):** Die **Appendix vermiformis** ist mit 45% der weitaus häufigste Ausgangsort für Karzinoide.
Zu **(A): Bronchuskarzinoide** sind mit einer Häufigkeit von 1% relativ selten.
Zu **(B):** Das **Duodenalkarzinoid** tritt in 5% der Fälle auf. Unter diesen entsteht eine Gruppe in enger Assoziation mit der Papilla Vateri. Diese Tumoren zeichnen sich durch Somatostatinproduktion aus.
Zu **(D):** Im Gegensatz zum (terminalen) **Ileum** (25%) treten Karzinoide im **Jejunum** nur extrem selten auf.
Zu **(E):** Im **Kolon und Rektum** treten Karzinoide mit einer Häufigkeit von 16% auf.

F98 **!**

Frage 8.28: Lösung E

Karzinoide sind maligne Tumoren des diffusen neuroendokrinen Zellsystems (1). Sie wachsen langsam und lokal destruierend. Karzinoide können im gesamten Gastrointestinal-Trakt und im Bronchialsystem (3) vorkommen und sind imstande, sowohl in regionäre Lymphknoten als auch hämatogen zu metastasieren.
Zu **(2):** Im Gegensatz zum Appendixkarzinoid (45% der Fälle) haben beispielsweise das Ileum- oder Duodenalkarzinoid bei der Diagnosestellung bereits häufig Metastasen gesetzt. Insofern ist die Prognose des Karzinoids von Lokalisation zu Lokalisation unterschiedlich.

H97 **!**

Frage 8.29: Lösung E

Abbildung Nr. 86 zeigt ein längs eröffnetes Dickdarmsegment (Sigma) mit anhängendem Fettgewebe (= Mesosigma). Auffallend sind muliple, dunkel verfärbte, sackförmige Ausstülpungen der Dickdarmwand, teils bis in das Fettgewebe reichend.
Zu **(1):** Es handelt sich um **Pseudodivertikel** der Dickdarmschleimhaut, so genannte **Graser-Diverti-**

kel. Die Ausstülpungen betreffen lediglich die inneren Wandschichten (Mucosa und Submucosa) durch Gefäßlücken der Muscularis propria hindurch. Bei multiplem Auftreten spricht man von Divertikulose.
Zu **(2):** Etwa bei einem Kotstau im Divertikellumen kann es zu einer Entzündungreaktion kommen (**Divertikulitis**), wobei als Komplikation eine Divertikel**perforation** möglich ist.
Zu **(3):** Im Rahmen einer Divertikulitis kann sich ein **entzündlich-stenosierender Pseudotumor** ausbilden, der zu einem Passagehindernis führt (Darmverschluss, **Ileus**).

F94

Frage 8.30: Lösung E

Zu **(B):** In der Regel handelt es sich um bei Druckerhöhung im Darmlumen erworbene Ausstülpungen lediglich der inneren Wandschichten (Mucosa und Submukosa) durch Gefäßlücken der Muscularis propria hindurch. Sie können bis in das parakolische Fettgewebe reichen. Sie treten häufig multipel auf (Divertikulose). Im Gegensatz dazu sind seltene **echte** Divertikel Ausstülpungen der **gesamten** Darmwand meist als Folge einer kongenitalen Fehlbildung.
Zu **(D):** In etwa 30% der Fälle kommt es zu entzündlichen Komplikationen (floride oder chronische **Divertikulitis**). Weitere Komplikationen können sein: Perforation, Peritonitis, Darmstenosen und Fistelung.
Zu **(E):** Gewebs**heterotopien** (= Gewebe an einer Stelle, wo es normalerweise nicht vorkommt) finden sich häufig in einem **Meckel-Divertikel.** Dieses ist ein echtes Divertikel im Dünndarm etwa 70 mm proximal der Ileozoekalklappe gelegen und Rest des Ductus omphaloentericus.

Melanosis coli — **VIII.16**

Braunfärbung der kolorektalen Schleimhaut, im wesentlichen durch Laxanzienabusus (Anthrachinonderivate) verursacht. Das Pigment ist nicht mit dem Melanin der Haut identisch, sondern nimmt eine Mittelstellung zwischen Lipofuszin und Melanin ein und ist meist in Makrophagen lokalisiert. Die Lokalisation im Dickdarm erklärt sich dadurch, dass die wirksamen Bestandteile, die Anthranole, erst dort durch Zuckerabspaltung und Reduktion entstehen.

Verlauf:

Gutartig, nach Absetzen der Laxanzien reversibel.

Morphologie:

Hellbraune bis tiefschwarze, unregelmäßige, „tigerfellartige" Verfärbung der glatten Schleimhaut.

H90

Frage 8.31: Lösung C

Die Abbildungen zeigen eine granulozytär, d. h. akut entzündlich infiltrierte Darmschleimhaut, mit Auflagerung bzw. Einlagerung blass eosinophiler, PAS-positiver rundlicher Strukturen, die einen Kern besitzen und eine gekörnelte Binnenstruktur aufweisen. Hierbei handelt es sich um Protozoen vom Typ **Entamoeba histolytica,** die bevorzugt im Dickdarm in verschiedenen Formen, jedoch stets als rundliche Gebilde mit Kern auftreten. Die **Amöbenruhr** ist häufig mit auch endoskopisch sichtbaren Ulzerationen verbunden und klinisch mit häufigen Durchfällen unter Beimengung von Blut und Schleim assoziiert.
Zu **(A):** Die **Bilharziose** wird hervorgerufen durch Schistosomen, also Bandwürmer. Bei Darmbefall findet man in der Schleimhaut spindelförmige Wurmeier mit End- oder Seitenstachel bzw. elliptische Eier ohne Stachel. Sie sind außerdem deutlich größer als Amöben und bilden typischerweise Granulome aus.
Zu **(B): Oxyuren** sind Fadenwürmer, die sich vorwiegend in der Darmlichtung aufhalten und vielfach mit Juckreiz verbunden sind.
Zu **(D): Shigellen** sind gramnegative Stäbchenbakterien. Die Klinik einer Shigellenruhr besteht in Fieber, Bauchschmerzen und Brechdurchfällen.
Zu **(E):** Die **Askariasis** ist eine Spulwurmerkrankung mit Beteiligung des Darmes. Die Würmer befallen vorwiegend den Dünndarm und andere innere Organe und führen im Darmtrakt typischerweise zu mechanischen Komplikationen.

H98

Frage 8.32: Lösung B

Der einleitende Aufgabentext gibt insofern einen wichtigen Hinweis, als die PAS-Reaktion Erwähnung findet. – Der Nachweis von Pilzen und Parasiten gelingt über die **Perjod-Schiff-Reaktion** (PAS). Dabei reagiert das Schiffsche Reagens mit Aminoalkoholen der Wand der Mikroorganismen und führt zur **purpurroten Färbung.**
Die Übersichtsabbildung lässt nur in der oberen Bildhälfte reguläre hepatische Strukturen erkennen. Der gesamte untere Teil der Abbildung besteht aus einem zellulären Infiltrat. Rechts der Mittellinie ist ein Areal abgebildet, in dem nach der PAS-Färbung eine Rotfärbung eingetreten ist. Aus diesem Bereich stammt die Detailvergrößerung. Hier können die PAS-positiven Strukturen beurteilt werden. Es handelt sich um rund-ovale Zellen, in denen randständig Vakuolen erkennbar sind. Damit ist der Nachweis eines Parasiten in der Leber gelungen. Es liegt eine Invasion mit Entamoeba histolytica vor. Die Amöben dringen aktiv in die Darmwand ein und

gelangen auf dem Blutweg in die Leber, wo sie aufgrund ihrer aggressiven, gewebsaufweichenden Aktivität zu ausgedehnten Nekrosezonen führen, die im weiteren Verlauf eitrig „einschmelzen": **Amöbenabszess** (B). Das histologische Bild wird dementsprechend von massenhaft auftretenden Granulozyten beherrscht.
Zu **(A):** Ein Leberabszess kann im Rahmen eines lithogenen Verschlussikterus als Folge der eintretenden sekundären Cholangitis entstehen. Histologisch wären in diesem Falle allerdings die Zeichen der intrahepatischen Cholestase (z. B. Gallezylinder in den Gallekapillaren) abzuleiten, die sich in den gegebenen Abbildungen nicht finden.
Zu **(C):** Im Rahmen einer Bilharziose kann es zur parasitären Eieinschwemmung in die Leber kommen, da sich die Schistosomen als Erreger in den Mesenterialvenen aufhalten können. In der Umgebung eines in der Leber befindlichen Eies entwickelt sich ein Fremdkörpergranulom, das sog. *Bilharziagranulom.*
Zu **(D):** Hinweiszeichen für das Vorliegen drüsiger Gewebsstrukturen als Hinweis auf eine Metastase eines Malignoms aus dem Verdauungstrakt ergeben sich nicht.
Zu **(E):** Virale Entzündungen induzieren keine abszedierende Entzündung. – Für die Zytomegalie ist die Bildung von Riesenzellen (Eulenaugenzellen), die intranukleär und intrazytoplasmatisch Einschlusskörperchen enthalten und in Körpersekreten sowie multiplen Organen nachweisbar sind, charakteristisch.

F93

Frage 8.33: Lösung E

Zu **(A)** bis **(D):** Die **Amöbenruhr** wird durch Protozoen vom Typ Entamoeba histolytica verursacht. Andere im Darm vorkommende Amöben sind demgegenüber apathogen. Die Übertragung erfolgt von Mensch zu Mensch oder durch verunreinigte Nahrungsmittel bzw. Trinkwasser. Die Amöbenruhr ist die intestinale Form der invasiven Amöbiasis, extraintestinale Formen gehen z. B. mit Leberabszessen einher. Hauptsächlich ist das Kolon, selten auch das Ileum betroffen. Ulzera mit unterminierenden Rändern gehören zu den vielgestaltigen Folgeerscheinungen der Amöbenruhr.
Zu **(E):** Bei Entamoeba histolytica unterscheidet man eine Magnaform, eine Minutaform und aus der Minutaform gebildete kugelförmige Zysten. Entamoeba histolytica besitzt **keine Geißeln.**

H96

Frage 8.34: Lösung E

Abbildung Nr. 91 lässt die Schleimhautoberfläche des längs aufgeschnittenen Dünndarmsegmentes erkennen. Das **Schleimhautrelief** ist **pflastersteinartig** umgewandelt, normale Kerckring-Falten sind nicht mehr erkennbar.
Abbildung Nr. 92 zeigt einen histologischen Ausschnitt der Dünndarmwand. Am linken Rand ist die Schleimhaut gelegen. Auffallend ist eine bis tief in die Muscularis propria reichende entzündliche **Fissur** (spaltförmiger Defekt), die gesäumt ist von kapillarreichem Granulationsgewebe (darin neutrophile Granulozyten) sowie zahlreichen Lymphozyten in der Peripherie.
Abbildung Nr. 93 stellt in starker Vergrößerung eine kleinherdige Ansammlung von Epitheloidzellen dar (= aktivierte Makrophagen mit länglichen Zellkernen, hellem Zytoplasma, unscharfen Zellgrenzen) umgeben von Lymphozyten. Es handelt sich also um ein **Granulom.**
Zu **(1)**, **(2)** und **(3):** Diese Befundkombination ist klassisch. Es liegt ein so genannter **Morbus Crohn** vor. Diese chronische, entzündliche Darmerkrankung kann sich im gesamten Verdauungstrakt manifestieren (Mundhöhle (selten) bis Analkanal).

H97 !

Frage 8.35: Lösung D

Das Biopsat aus der Dickdarmschleimhaut zeigt in der Übersicht ein herdförmig stärker akzentuiertes entzündliches Infiltrat im Schleimhautstroma, wodurch die Krypten auseinandergedrängt sind. Die Kryptenarchitektur und auch der Becherzellgehalt des Epithels erscheinen regelhaft. Im basalen Abschnitt der Schleimhaut stellen sich zwei rosafarbene Knötchen dar, umgeben von Lymphozyten. Die Vergrößerung zeigt, dass diese Knötchen eine Ansammlung so genannter Epitheloidzellen zugrunde liegt (diese entstehen aus aktivierten Makrophagen; längliche Zellen mit zungenförmigem Kern, hellem Zytoplasma und unscharfer Zellgrenze), definitionsgemäß handelt es sich um **Granulome.** Die Veränderungen passen zu einem **Morbus Crohn.**
Zu **(D):** Der Morbus Crohn kann sich im gesamten Verdauungstrakt manifestieren, von der Mundhöhle bis zum Anus, auch das Rektum kann betroffen sein. Initial ist allerdings meistens das terminale Ileum betroffen (Ileitis terminalis).
Zu **(A)**, **(B)**, **(C)** und **(E):** Diese Aussagen charakterisieren den Morbus Crohn und sollten auch geläufig sein.

H99

Frage 8.36: Lösung B

Zu **(B):** Nicht die primäre Hämochromatose, sondern die *primär-sklerosierende Cholangitis* tritt gehäuft in Kombination mit einer Colitis ulcerosa auf. Bei dieser extrem seltenen Erkrankung sind Männer doppelt so häufig betroffen wie Frauen. Durch Autoantikörper wird das intra- *und extrahepatische* Gallenwegssystem zerstört.
Zu **(A):** Die Colitis ulcerosa prädisponiert zur Entstehung eines Kolonkarzinoms (sog. Kolitis-Karzinom).
Zu **(C):** Das toxische Megakolon stellt eine perakute Verlaufskomplikation der Colitits ulcerosa dar. Dabei kommt es im Rahmen eines Colitis-Schubes zur massiven Überblähung des Kolonrahmens („Megakolon") mit der Gefahr der Perforation.
Zu **(D):** Das charakteristische Leitsymptom der Colitis ulcerosa sind blutig-schleimige Durchfälle. Der chronische Blutverlust führt zur Anämie.
Zu **(E):** Die Colitis ulcerosa kann eine Reihe von extraintestinalen Symptome hervorrufen. So kann an der Haut ein Erythema nodosum auftreten.

F97

Frage 8.37: Lösung A

Zu **(1)**, **(2)** und **(3):** Epitheloidzellige Granulome, Darmfisteln sowie der Beginn des Krankheitsprozesses im terminalen Ileum sind sehr charakteristisch für eine andere chronische entzündliche Darmerkrankung, nämlich den so genannten **Morbus Crohn** (Enteritis regionalis) und keinesfalls für die Colitis ulcerosa (die ausschließlich den Dickdarm betrifft, wobei immer das Rektum beteiligt ist!).
Zu **(4):** Die Ursache der Colitis ulcerosa ist nach wie vor unbekannt. (Sie zählt auch zu den klassischen psychosomatischen Erkrankungen.) **Clostridium difficile** kann als Komplikation nach Antibiotikatherapie zu einer **pseudomembranösen Enterokolitis** führen.

F96

Frage 8.38: Lösung C

Zu **(A): Streptokokken,** insbesondere die so genannten **Enterokokken** (Gruppe D), sind normale Darmsaprophyten und gehören zur aeroben Dünndarmflora. Sie verursachen keine Darmerkrankungen, können jedoch außerhalb des Darmes pathogen sein (Harnweginfekt, Endokarditis). Unter den **Bakterien** als Ursache einer Durchfallerkrankung bei **AIDS** spielen opportunistische Erreger, insbesondere **atypische** Mykobakterien, eine Rolle, daneben auch solche, die gleichermaßen nicht immungeschwächte Patienten infizieren wie Salmonella typhimurium, Shigellen, Campylobacter und Clostridien.

Zu **(B)** und **(E):** Beide **Pilzarten** können bei AIDS-Patienten im Rahmen einer generalisierten Infektion auch den Gastrointestinaltrakt einschließlich Dickdarm befallen, was insgesamt jedoch nur **selten** vorkommt. Laut Autopsiestatistiken kann der Magen-Darmtrakt dieser Patienten bei disseminierter **Kryptokokkose** in bis zu 35% der Fälle mit betroffen sein. **Pneumocystis carinii** verursacht in erster Linie eine charakteristische Pneumonie (PcP), eine extrapulmonale Manifestation ist selten.
Zu **(C):** Unter den Protozoen sind **Kryptosporidien** mittlerweile die häufigsten Verursacher einer HIV-assoziierten Durchfallerkrankung. Sie sind primär für den Gastrointestinaltrakt pathogen. Nach dem Dünndarm ist am häufigsten der Dickdarm infiziert.
Zu **(D): Entamoeba histolytica** ist der Erreger der Amöbenkolitis (Amöbenruhr), die zu schweren Darmblutungen führt. Eine wichtige Rolle spielt diese Darmamöbe bei AIDS-Patienten nicht.

Dickdarmpolypen (epitheliale Tumoren) — **VIII.17**

Benigne Dickdarmpolypen
1. **Neoplastische Polypen**
   - **Adenome** (aufgeführt nach abnehmendem Entartungsrisiko; Entartungsrisiko nimmt zu bei Tumorgröße > 1 cm und breitbasigem Sitz):
     - villös
     - tubulovillös
     - tubulös
   - **Adenomatose** (familiäre adenomatöse Polyposis coli): autosomal-dominant vererbte Krankheit; multiples Auftreten von Adenomen (ca. 1000) im Darm mit hohem Entartungsrisiko
     - **Gardner-Syndrom:** familiäre Polyposis coli plus extrakolische Veränderungen (Osteome, Fibrome, Epidermisstörungen, Dentitionsstörungen; Krankheiten besitzen wahrscheinlich die gleiche genetische Grundlage mit unterschiedlicher Penetranz eines abnormen Genotyps).
     - Turcot-Syndrom: familiäre Adenomatosis coli plus maligne ZNS-Tumoren.
2. **Nicht neoplastische Polypen:**
   - **Peutz-Jeghers-Syndrom** (kombiniert mit Kolonkarzinom, Polypen entarten aber nicht).
   - **Juveniler Polyp** (meist zystisch gestielt, entartet nicht).
     Multiple juvenile Polypen (< 100), entarten auch nicht (DD zur Adenomatosis coli).
   - **Metaplastischer Polyp** = hyperplastischer Polyp (häufigster kolorektaler Polyp, gestörter Reifungsprozess, entartet nicht).

H00

Frage 8.39: Lösung A

Zu **(A):** Bei der familiären Adenomatosis coli ist die **Karzinomentstehung** typisch. Die Entstehung von enterokutanen Fisteln ist charakteristisch für den Morbus Crohn.
Zu **(B)** bis **(D):** Die **familiäre Adenomatosis coli** ist eine obligate Präkanzerose (B) und wird autosomal dominant (D) vererbt. Dabei ist das defekte Gen (adenomatöses Polyposis-coli-Gen = APC-Gen) auf dem Chromosom 5q21 lokalisiert. Die Mutation bzw. das Fehlen des APC-Gens führt zur erhöhten Proliferationsaktivität des Kolonepithels (C).
Zu **(E):** Als **Gardner-Syndrom** bezeichnet man das Auftreten einer familiären Adenomatosis coli in Kombination mit multiplen Osteomen, intraabdominellen Desmoiden und Hautveränderungen wie z. B. Fibromen.

H93

Frage 8.40: Lösung B

Die Präparate enthalten eine polypoide Raumforderung der Dickdarmschleimhaut, deren Äquivalent eine überschießende Epithelproliferation ist. Im Zentrum des Exzidates sind die Krypten deutlich verlängert, durch intraluminale Papillenbildung kommt es zu einem sägeblattartigen Kryptenrelief. Die stärkere Vergrößerung zeigt, dass die Epithelien einen breiten Zytoplasmasaum und eine nur mäßig reduzierte Schleimbildung besitzen; die Kerne sind stiftförmig und polar angeordnet. Zelluläre Atypien fehlen.
Zu **(A):** Die Diagnose eines Adenokarzinoms der Dickdarmschleimhaut erfordert den Nachweis einer tumorösen Infiltration zumindest der Submukosa. Wie die Übersicht zeigt, ist die Raumforderung jedoch auf die Schleimhaut beschränkt. Ein Karzinom liegt somit nicht vor.
Zu **(B):** Das sägeblattartige Kryptenrelief ist typisch für den **hyperplastischen Polypen**. In der dreidimensionalen Rekonstruktion kommt dieses Relief durch lediglich aus Epithel ohne Basalmembran bestehende schräge Falten zustande. Der hyperplastische Polyp ist Folge einer Reifungsstörung mit überschießender Epithelregeneration bei erhaltener Differenzierung.
Zu **(C)** und **(E):** Das **Dickdarmadenom** ist eine echte Neoplasie des Kryptenepithels, wobei allerdings Übergänge zwischen hyperplastischen Polypen und Adenomen beschrieben sind. In Adenomen ist die intraepitheliale Schleimbildung typischerweise stärker reduziert, ein sägeblattartiges Relief ist weder für tubuläre noch für villöse Adenome typisch.
Zu **(D): Karzinoide** nehmen ihren Ausgang von neuroendokrin differenzierten Zellen des APUD-Systems (amine und amine precursor uptake und decarboxylation) und nicht vom Schleim bildenden Kryptenepithel. Bei bestimmten Subtypen des Karzinoids kann es zwar auch zur Schleimbildung kommen. Es handelt sich aber um infiltrierend oder verdrängend wachsende Tumoren, während im vorliegenden Fall lediglich eine Hyperplasie präexistenter Krypten zu konstatieren ist.

F98

Frage 8.41: Lösung E

Der Querschnitt des Rektums weist einen **zirkulär wachsenden, stenosierenden Tumor** auf. Der Tumorrandwall ist unregelmäßig beschaffen. Eine Exulzeration scheint oben rechts vorzuliegen. Die schwache Vergrößerung des histologischen Tumorpräparates lässt **atypische Drüsenstrukturen** erkennen mit weit auseinandergedrängten Drüsenbäuchen. Die stärkere Vergrößerung zeigt im Detail eine der atypischen Drüsenformationen. Es finden sich unregelmäßig ausgebildete Zellen mit überwiegend blasig aufgetriebenem Zytoplasma. An mehreren Stellen kann eine periphere Zellkernverlagerung beobachtet werden (**Siegelringzellen**). Sämtliche Befunde sprechen für das Vorliegen eines **Adenokarzinoms des Rektums**, wobei die Weite der atypischen Drüsen und das Auftreten von Siegelringzellen typisch für eine ausgeprägte **Schleimbildung** sind (E).
Zu **(A)** und **(D): Maligne epitheliale Neubildungen des Anus** lassen sich wie folgt unterteilen:

- **Plattenepithelkarzinom** des Anal**kanals** und des Anal**randes** (perianaler Übergang)
- **kloakogenes Karzinom:** Entstehung zwischen Anoderm und Rektumschleimhaut, *Variante des Plattenepithelkarzinoms.*

In den gegebenen mikroskopischen Abbildungen lassen sich ausschließlich Strukturen eines Adenokarzinoms nachweisen.
Zu **(C):** 1% aller malignen Melanome sind im oder angrenzend an den Analkanal lokalisiert. Ein malignes Melanom entwickelt keine drüsigen Strukturen, sondern ist vielmehr aus dicht gepackten Tumorzellen solide aufgebaut.
Zu **(B):** Der makroskopische Befund (**zirkulär wachsender, stenosierender und exulzerierter Tumor**) lässt die Diagnose eines **gestielten** tubulären Adenoms eindeutig ausschließen.

F91

Frage 8.42: Lösung B

Die Abbildungen zeigen eine sich polypoid in das Darmlumen vorwölbende, epitheliale Neubildung mit tubulärer Textur. Die Drüsen liegen weit auseinander und zeigen keine wesentlichen Atypien. Das Stroma ist ödematös aufgelockert und von einem

Entzündungsinfiltrat durchsetzt. Die Oberfläche weist granulozytär belegte Defekte auf.
Zu **(A):** Ein villöses = fingerförmiges Proliferationsmuster ist nicht erkennbar.
Zu **(B):** Die genannten Veränderungen führen zu dieser Diagnose.
Zu **(C):** Für infiltratives Wachstum ergibt sich kein Anhalt.
Zu **(D):** Hyperplasiogene Polypen zeigen ein sägeblattartig gezähneltes Schleimhautrelief mit einer großen Zahl von Becherzellen.
Zu **(E):** Unter Pseudopolypen versteht man zwischen Ulzera stehen gebliebene Schleimhautinseln, die sich somit nur scheinbar als in das Darmlumen vorgewölbte Überschussbildungen darstellen. Im vorliegenden Fall handelt es sich um eine echte epitheliale Neubildung, nicht um normale Dickdarmschleimhaut in der Umgebung von Ulzera.

Präkanzerosen des Kolons — VIII.18

- **Adenome** (Adenom-Karzinom-Sequenz nach durchschnittlich 10 Jahren)
- **familiäre Adenomatosis coli**
- **Colitis ulcerosa**
- **Morbus Crohn** (geringes Entartungsrisiko)
- **Strahlenkolitis**
- **Schistosomiasis**
- **Ureterosigmoideostomie**
- **Rektumstumpf** nach Kolektomie
- **Peutz-Jeghers-Syndrom:** mukokutane Pigmentflecken (Lippenrot, Wangenschleimhaut) und gastrointestinale Polypose. Hereditäres Auftreten. Entartung der Polypen extrem selten, aber stark erhöhtes Risiko für ein „zusätzliches" Kolonkarzinom

H00

Frage 8.43: Lösung B

Zu **(B):** Die **Beweglichkeit des Primärtumors** als Teil der klinischen Beschreibung des Palpationsbefundes lässt zwar Rückschlüsse zur lokalen Tumorausbreitung zu, ein prognostischer Faktor lässt sich jedoch mit dem Befund nicht ableiten.
Zu **(A):** Mithilfe des **Grading** (G1, G2, G3) kann der Pathologe in Kurzform verschlüsseln, welcher Grad der Differenzierung (und damit der Malignität) vorliegt.
Zu **(C)** bis **(E):** Die **TNM-Klassifikation** eines malignen Tumorleidens (so auch des Kolonkarzinoms) gibt in verschlüsselter Kurzform wesentliche Informationen über die **Infiltrationstiefe** (**T** = Tumorausbreitung (C)), den **regionären Lymphknotenbefall** (**N** = **n**odale Beteiligung (E)) und über eine **Fernmetastasierung** (**M** = **M**etastasierung (D)), die in der Regel hämatogen zustande kommt. Entsprechend stellt die TNM-Eingruppierung die zentrale Information für die Prognose des Tumorleidens dar.

H00

Frage 8.44: Lösung B

Zu **(A)** bis **(D):** Die **Residualtumor-Klassifikation** lässt sich in folgender Tabelle zusammenfassen:

R0	• makroskopisch: Tumorentfernung mitsamt regionärer Lymphknoten im Gesunden • mikroskopisch: tumorfreie Resektionsränder = radikale Operation
R1	• makroskopisch: Tumorentfernung im Gesunden • mikroskopisch: Nachweis tumorinfiltrierter Resektionsränder
R2	• makroskopisch: Tumorentfernung nicht im Gesunden • mikroskopisch: Nachweis tumorinfiltrierter Resektionsränder
RX	nicht definitiv beurteilbare Situation hinsichtlich des Residualtumors

Zu **(E):** Mithilfe des **Grading** (G1 –G3) kann verschlüsselt werden, welcher **Grad der Differenzierung** eines bösartigen Tumors vorliegt. Dabei bedeutet **G1** leichter und **G3** schwerer Differenzierungsverlust. **G2** (mittelhoch differenziert) nimmt eine Zwischenstellung ein. Das Grading setzt eine mikroskopische Untersuchung des Tumors voraus.

F95

Frage 8.45: Lösung D

Das Makrophoto (Abbildung Nr. 103) lässt erkennen, dass die Lichtung der Appendix im Spitzenbereich mit einem glasigen, gallertartigen Schleim angefüllt ist.
Abbildung Nr. 104 zeigt einen stark vergrößerten Ausschnitt aus dem Kryptenbereich der Dickdarmschleimhaut mit reichlich Schleim (= Muzin) produzierenden Epithelien.
Zu **(D):** Es liegt eine **Mukozele** der Appendix vor (Mukozele = Schleimansammlung in einer Höhle). Meist infolge einer vernarbenden Appendizitis mit Verlegung der Lichtung kann es zur **Schleimretention** im Spitzenbereich der Appendix kommen. Im Extremfall kann die Wandung papierartig ausdünnen und platzen. Weitere Ursachen für eine Mukozele der Appendix sind selten schleimbildende Karzinome oder die Mukoviszidose.
Zu **(A):** **Karzinoide** sind Tumoren des diffusen neuroendokrinen Zellsystems. Sie sind die häufigsten Tumoren der Appendix und bestehen meist aus Nestern oder Ballen gleichförmiger Zellen mit einem gut entwickelten Stroma. Sie produzieren

keinen Schleim wie die Adenokarzinome, sondern oft Serotonin. (Potenziell könnte natürlich auch ein Karzinoid die Appendixlichtung verlegen und eine Mukozele verursachen).
Zu **(B):** Bei einer **akuten Appendizitis** entsteht infolge einer Entleerungsbehinderung meist durch Kotstau und bakterieller Besiedelung eine eitrige Entzündung der Wandung. Im Lumen kann sich dabei ein granulozytenreiches Exsudat finden.
Zu **(C):** Dem **Morbus Hirschsprung** liegt eine Innervationsstörung des **distalen** Dickdarms zugrunde. In einem kürzeren oder längeren Kolonsegment sind keine Ganglienzellen angelegt, der Plexus submucosus und myentericus fehlt (Aganglionose). Das betreffende Kolonsegment ist enggestellt, der proximale Druck ist stark erweitert **(Megacolon congenitum).** Die Appendix ist von dieser Erkrankung nicht betroffen.
Zu **(E):** Ein **Kotstau** (Koprostase) lässt sich auf der Abbildung nicht erkennen, kann aber zu einer Mukozele der Appendix führen.

F94

Frage 8.46: Lösung A

Die Abbildungen zeigen Drüsen, die von einem nicht atypischen prismatischen Epithel ausgekleidet werden. Kranzförmig um die Drüsen ist ein Stroma erkennbar, welches Ähnlichkeiten mit dem endometriellen Stroma besitzt.
Zu **(A):** Es handelt sich demnach um versprengte oder ektop entstandene endometrielle Schleimhautinseln, d.h. um eine **Endometriose.** Man unterscheidet die Endometriosis genitalis interna uteri et tubae, die Endometriosis genitalis externa und die Endometriosis extragenitalis. Korrekterweise wäre im vorliegenden Fall somit von einer Endometriosis extragenitalis zu sprechen.
Zu **(B):** Divertikel werden von Becherzellen, wie sie im Bereich der normalen Appendixschleimhaut oben rechts in der Übersichtsvergrößerung zu erkennen sind, ausgekleidet und werden nicht von einem endometriumartigen Stroma umgeben. Das Bild gruppiert gelagerter Drüsen dürfte auch anschnittbedingt bei einer Divertikulose nicht zu erzielen sein.
Zu **(C):** Residuen einer narbig abgeheilten Appendixperforation sind in den übrigen, regelhaft texturierten Wandschichten des Wurmformsatzes nicht vorhanden, sodass sich hierfür keinerlei Anhalt ergibt. Für derartige Schleimhautinseln gilt ansonsten das zu (B) Gesagte.
Zu **(D):** Atypisches Epithel liegt nicht vor. Außerdem werden Karzinominfiltrate niemals von einem endometrioiden Stroma begleitet, was für diese durchaus wichtige Differenzialdiagnose von großer Bedeutung ist.

Zu **(E):** Typisch für die Masernappendizitis ist das Auftreten von mehrkernigen Riesenzellen vom Warthin-Finkeldey-Typ in der Schleimhaut des Wurmfortsatzes.

H90

Frage 8.47: Lösung C

In der Übersicht erkennt man Krypten und somit Dickdarmschleimhaut mit einigen Sekundärfollikeln. Man erahnt in der Übersicht und erkennt in der Ausschnittsvergrößerung zum Teil in den Keimzentren gelegene, vielkernige Riesenzellen, die kaum ein wahrnehmbares Zytoplasma besitzen.
Zu **(C):** Bei den dargestellten Riesenzellen handelt es sich um **Warthin-Finkeldey-Riesenzellen**. Diese sind typischerweise in die B-Zellregion des lymphatischen Gewebes eingelagert und sind praktisch beweisend für eine **Masern-Infektion**. Sie können außerdem bei malignen B-Zell-Lymphomen auftreten, die differenzialdiagnostisch ausgeschlossen werden müssen.
Zu **(A):** Das typische histologische Korrelat der **Tuberkulose** ist die von Epitheloidzellen und Langhans-Riesenzellen demarkierte verkäsungsartige Nekrose. Riesenzellen vom Langhans-Typ besitzen perlschnurartig am Zellrand aufgereihte Kerne.
Zu **(B):** Vgl. Lerntext VIII.15.
Das Durchschnittsalter der Patienten beträgt bei der Diagnose des in der Appendix relativ häufigen **Karzinoids** 40 Jahre. Die Karzinoide gehen in der Regel von der Submukosa aus und infiltrieren von dort in soliden Formationen oder Nestern die tieferen Wandschichten. Die Tumorzellen sind klein bis mittelgroß und mononukleär.
Zu **(D):** Das **Burkitt-Lymphom** ist ein hochmalignes lymphoblastisches Lymphom vom B-Zell-Typ. Charakteristisch ist die Einlagerung einer großen Zahl hellzelliger Makrophagen, die in der Übersicht ein „sternhimmelartiges" Bild ergeben und daher Sternhimmelmakrophagen genannt werden.
Zu **(E):** Es liegen keine **Riesenzellen vom Fremdkörpertyp** vor. Phagozytierte Fremdkörper sind nicht erkennbar.

Mukoviszidose — **VIII.19**

Mukoviszidose (zystische Pankreasfibrose): autosomal-rezessiv vererbte, angeborene Stoffwechselkrankheit, die sich im Kindes-, Jugend- und Erwachsenenalter manifestieren kann und durch eine abnorme Zusammensetzung (Konzentration, Viskosität) des Sekrets zahlreicher exokriner Drüsen mit sekundärer Rückwirkung auf die Organstruktur gekennzeichnet ist: Durch Sekretstau erfolgt eine Erweiterung der Gänge (Zysten) und eine chronische Entzündungsreaktion (→ Fibrose, Malabsorption).

F91

Frage 8.48: Lösung C

Zu **(A)**, **(B)**, **(D)** und **(E)**: Zur **Mukoviszidose** vgl. Lerntext VIII.19.
Die beschriebenen Erkrankungen können alle als Folge eines Sekretstaus aufgrund der bei der Mukoviszidose erhöhten Schleimviskosität auftreten. Sie stellen alle Erweiterungen vom Gangsystemen aufgrund der Sekretabflussbehinderung dar und können dann mit Tertiärveränderungen wie Entzündungen einhergehen, da sich im gestauten Sekret Erreger leichter vermehren können.
Zu **(C)**: Ein **Megakolon** kann durch eine Innervationsstörung, eine muskuläre Störung oder durch ein Passagehindernis hervorgerufen werden. Die typische Darmkomplikation der Muksoviszidose ist der Mekoniumileus, d.h. der Aufstau von Darminhalt im terminalen Ileum, nicht am Ende der gesamten Darmpassage im Endabschnitt des Dickdarms.

F95

Frage 8.49: Lösung A

Die **akute Pankreasnekrose** ist (insbesondere bei einer Totalnekrose des Organs) die schwerste (häufig letale) Verlaufsform der akuten **Pankreatitis.**
Zu **(1)**: Infolge der Freisetzung und vorzeitigen Aktivierung in erster Linie des Eiweiß spaltenden Trypsins und der die Zellmembran schädigenden Phospholipase A kommt es zu einer Selbstverdauung **(Autodigestion)** des Pankreasgewebes sowie zur Freisetzung und Aktivierung zahlreicher weiterer Pankreasenzyme (z.B. Chymotrypsin, Elastase). Es resultieren umfangreiche tryptische Nekrosen des Parenchyms (Kolliquationsnekrose), Blutungen sowie lipolytische Nekrosen des peripankreatischen Fettgewebes (Lipase).
Zu **(2)**: Über eine Aktivierung der proteolytischen Kallikreine kommt es zur Bildung **vasoaktiver Kinine** (= Bradykinin und Kallidin) aus deren inaktiven Vorstufen (Kininogene). Über eine Vasodilatation und Erhöhung der Gefäßpermeabilität können die Kinine einen Blutdruckabfall und Schock bewirken.
Zu **(3)**: Eher selten wird eine akute Pankreatitis durch eine virale Entzündung verursacht (z.B. Mumps-Virus, Coxsackie-Virus). **Häufigste** Ursachen der akuten Pankreatitis und damit der akuten Pankreasnekrose sind in 40 bis 50% der Fälle **Erkrankungen der Gallenwege** (z.B. Choledochussteine, Papillenstenose) sowie der **Alkoholabusus** (etwa 40%). In etwa 10% der Fälle ist keine Ursache erkennbar (idiopathisch). Auch Stoffwechselstörungen können ursächlich sein (Hyperkalzämie, Hypertriglyzeridämie).
Zu **(4)**: Die **α-Amylase** wird bei der akuten Pankreatitis zwar auch freigesetzt, sie ist aber nicht in der Lage, eigenes Gewebe zu zerstören, im Gegensatz zu den unter (1) aufgeführten Enzymen. Auch physiologischerweise wird die α-Amylase mit dem Pankreassaft in ihrer aktiven Form freigesetzt.

F95

Frage 8.50: Lösung B

Abbildung Nr. 109 lässt an der Schnittfläche des Pankreas umfangreiche weißliche, **narbige Fibrosen** erkennen, die normale Läppchenarchitektur des Drüsenparenchyms lässt sich nur noch angedeutet im Kopfbereich erahnen (unterhalb der längsgeschnittenen Dünndarmwand, die am oberen und rechten Rand des Präparates sichtbar ist). Im Parenchym liegt eine große zystische Struktur mit glatter, glänzender innerer Oberfläche. Links davon eine weitere kleinere Zyste mit Blutung.
Abbildung Nr. 110 zeigt rechts zystisch erweiterte, unregelmäßig begrenzte Hohlräume, die durch einen gleichmäßigen einreihigen Epithelsaum ausgekleidet sind und erweiterten Anteilen des Pankreasgangs entsprechen. Daneben liegen, dunkel erscheinend, einige noch intakte Drüsenläppchen mit Azini, die von reichlichem Gefäß führenden Bindegewebe separiert sind. Einzelne Läppchen sind atrophiert, kleine Ausführungsgänge sind erweitert.
Zu **(B)**: Insgesamt liegt das Bild einer **chronischen Zysten bildenden Pankreatitis** vor.
Zu **(A)**: Ein **Adenokarzinom** des Pankreas würde zu einer Infiltration und Destruktion des Parenchyms führen. Es können hierbei auch unregelmäßige zystische Tumorzellformationen auftreten, allerdings ist das Tumorepithel dabei atypisch und weist Kernunregelmäßigkeiten auf.
Zu **(C)**: Bei der **akuten Pankreatitis** würde man **Fettgewebsnekrosen** im peripankreatischen Fettgewebe sowie ein Ödem im perivaskulären und periduktalen Bindegewebe erwarten (sogenanntes Speichelödem). Das Pankreas ist geschwollen, die Läppchenstruktur verwaschen.
Zu **(D)**: Bei der **Lipomatosis pancreatis** liegt eine Vermehrung des Fettgewebes im Interstitium vor. Das exokrine Pankreasgewebe kann dabei atrophieren.
Zu **(E)**: Bei der **akuten Pankreasnekrose** als der schwersten Verlaufsform der akuten Pankreatitis entsteht eine **tryptische Parenchymnekrose** (Kolliquationsnekrose) mit ausgedehnten Blutungen. Das Organ ist erweicht und im Extremfall in eine amorphe blutige Masse umgewandelt.

F00

Frage 8.51: Lösung B

Das duktale Karzinom der Bauchspeicheldrüse ist in 70% der Fälle im Pankreaskopf lokalisiert. Es geht von den exokrinen drüsigen Strukturen des Organs aus. Histologisch kennzeichnend sind zum einen ein bindegewebsreiches Stroma (desmoplastische Stromareaktion) (C) und zum anderen eine charakteristische Nervenscheideninvasion, die in 90% der Fälle nachweisbar ist (E). Das duktale Pankreaskarzinom tritt gehäuft zwischen dem 40. und 60. Lebensjahr auf (D).
Zu **(B):** Tumoren mit neuroendokrinem Gewebsursprung können im Pankreas vorkommen und werden dann nach funktionellen Gesichtspunkten benannt. Beispiel: Insulinom = Insulin produzierender Tumor, Gastrinom = Gastrin produzierender Tumor etc. – Das duktale Pankreaskarzinom dagegen geht vom Gangepithel der exokrinen Drüsen aus.

H95

Frage 8.52: Lösung A

Die Abbildung Nr. 111 zeigt im oberen Bilddrittel die Schnittfläche der Duodenalwand, deren regelhafte Wandschichtung am rechten und linken Bildrand noch klar erkennbar ist. Unmittelbar darunter gelegen Pankreasgewebe, dessen normalerweise makroskopisch gut erkennbare Läppchengliederung weitgehend aufgehoben ist (besonders in der rechten Hälfte). Statt dessen liegt ein solides, weißgraues, unscharf begrenztes Gewebe vor, das sich in die Dünndarmwand fortsetzt und die Dünndarmschleimhaut grob aufwirft (die Schichtung der Darmwand ist im Zentrum der Abbildung vollständig aufgehoben).
Die Abbildung Nr. 112 zeigt die Histologie dieses weißgrauen Gewebes: zahlreiche unregelmäßig konturierte, unterschiedlich weite, drüsige, epitheliale Formationen, zum Teil „Rücken an Rücken" gelagert. Die atypischen Epithelzellen sind kubisch bis hochprismatisch und weisen deutlich pleomorphe Kerne auf. In der größten Drüse am linken Bildrand zeigt sich bei etwa 11 Uhr eine Mitosefigur. Im Stroma und auch innerhalb der Drüsen Entzündungszellen.
Zu **(A):** Es liegt eine **maligne** epitheliale Neoplasie vor, ein **Adenokarzinom** des Pankreas, welches **infiltrierend** und **destruierend** mit Kontinuitätsausdehnung in die Duodenalwand wächst.
Zu **(B)**, **(C)**, **(D)** und **(E):** Diese aufgeführten Veränderungen des Pankreas sind sämtlich nicht neoplastischer Art und mit den Abbildungen nicht kompatibel. Bei der **chronischen Pankreatitis** ist das Organ meist fibrosiert und atrophiert, makroskopisch kann die Läppchenstruktur verwaschen sein. Die akute Pankreatitis führt zu einer ödematösen Schwellung und im Extremfall zu umfangreichen Blutungen und einer Kolliquationsnekrose der gesamten Drüse, makroskopisch ist das Pankreas düsterrot. Bei der **zystischen Pankreasfibrose** im Rahmen der Mukoviszidose führt der Sekretstau zu einer starken Erweiterung der Azini mit Atrophie des Epithels und Fibrose des Interstitiums. Bei der **Lipomatosis pancreatitis** ist das interstitielle Fettgewebe vermehrt.

Stauungsleber — **VIII.20**

Ursachen:
Rechtsherzinsuffizienz, Budd-Chiari-Syndrom (allgemein Abflussbehinderung im Cava-System)

- **Akute Stauungsleber** (massive läppchenzentrale Hyperämie) (→ u. U. Hämorrhagie)
  Verlauf:
  - Leberzellnekrosen (zentral)
  - vorübergehende Läppchenschrumpfung
  - Phagozytose von nekrotischen Leberepithelien und Erythrozyten durch Kupffer-Sternzellen
  - Regeneration
- **Chronische Stauungsleber** (Blutgehalt der Leber normal ca. 50%, bei chronischer Blutstauung bis 70% des Gesamtgewichtes)
  - Abrundung der Leberränder
  - durch Druck und relative Hypoxie bedingte zentrale Leberzellverfettung
  - Verfestigung des Organs durch zentrolobuläre Fibrose
  - Bälkchenatrophie
  - Stauungsstraßen/zentrale Stauungsseen
  - „Muskatnussleber"
  - Sklerose und Ektasie der Pfortader
  - Milzstauung

Leberzellverfettung — **VIII.21**

Man unterscheidet:

- eher **zentrale Verfettungen** (bedingt durch Hypoxie, Stauung)
- eher **periphere Verfettungen** (Intoxikation: Phosphorvergiftung, Pilzvergiftung)
- eher **diffuse Verfettungen** (systemisch: Ernährung, Stoffwechselkrankheiten, Morbus Cushing, Diabetes mellitus)

Toxische Ursachen:

- Alkohol (häufigste Ursache)
- Phosphorvergiftung
- Pilzvergiftung
- Tetrachlorkohlenstoffvergiftung
- fakultativ hepatotoxische Therapeutika:
  - Antiarrhythmika
  - Antidepressiva
  - Tetrazykline
  - kombinierte Tuberkulostatika
  - Zytostatika

- Narkosen mit Kohlenwasserstoffpräparaten
- Corticoide
- Vitamin-A-Überdosierung
- (evtl. Zytomegalie-Hepatitis: toxisch-entzündliche Parenchymverfettung)

Systemische Ursachen
- chronischer Proteinmangel (Kwaschiorkor)
- Überernährung
- essenzielle Hyperlipidämie
- Diabetes mellitus
- Morbus Cushing
- Schwangerschaftsleber
- Reye-Syndrom: akutes, meist tödlich verlaufendes hepatozerebrales Syndrom mit peripherer Leberverfettung, Nekrosen (weiße Leber) und Hirnödem im späten Säuglings- und Kleinkindalter unklarer Ätiologie (gehäuft nach resp. Infekten und Einnahme von ASS)

H94

Frage 8.53: Lösung E

Eine **Blutstauung** der Leber kann auftreten bei **intrahepatischen Kreislaufstörungen** oder bedingt durch eine ungenügende Pumpleistung des rechten Herzens (= Rechtsherzinsuffizienz, **Rechtsherzüberlastung**).
Zu **(E):** Die **Pfortaderthrombose** ist zwar auch eine intrahepatische Kreislaufstörung. Das Strömungshindernis ist hierbei jedoch vor den Lebersinusoiden gelegen (= **präsinusoidaler Block,** Zuflussstörung). Die Folge ist eine Blutstauung und Druckerhöhung im Portalkreislauf mit Blutstauung und Vergrößerung der Milz (Splenomegalie). Die Leber ist nicht blutgestaut.
Zu **(A):** In Folge einer (meistens fibrinösen) Entzündung des Herzbeutels (= **Perikarditis**), kann es zu umfangreichen bindegewebigen (narbigen) Verwachsungen der serösen Häute der Perikardhöhle (= Epikard und Perikard) kommen. Zusätzlich können starke Kalkeinlagerungen in dieses Narbengewebe mit Ausbildung von Kalkspangen erfolgen. Der Raum, der für die Herzaktion zur Verfügung steht, schrumpft. Die Folge ist eine Druckerhöhung in der Perikardhöhle, wodurch die diastolische Füllung zuerst des rechten Vorhofs und Ventrikels beeinträchtigt wird (**Pericarditis constrictiva**). Das Blut staut sich in das venöse System des großen Kreislaufs zurück. Von dieser Blutstauung betroffen ist neben anderen Organen besonders die Leber. Durch den Blutreichtum ist die Leber vergrößert.
Zu **(B):** Das **Herzversagen** (Herzinsuffizienz) ist definiert als das Unvermögen des Herzens, bei genügendem venösen Blutangebot das vom Organismus benötigte Schlagvolumen zu fördern. Die Pumpschwäche des Herzens führt dabei zu einem verminderten Blutauswurf in die Arterien (**Vorwärtsversagen**) und zu einer Rückstauung des Blutes in die Venen (**Rückwärtsversagen**). Die Ursachen sind vielfältig (mechanisch: arterielle Hypertonie, Myokardinfarkt, Pericarditis constrictiva, Lungenembolie, biochemisch: Elektrolytstörungen oder entzündlich: Myokarditis). Beim Rechtsherzversagen kommt es zum Blutstau im venösen System des großen Kreislaufs (siehe oben).
Zu **(C)** und **(D):** Beide Erkrankungen führen zu einer Störung des intrahepatischen Kreislaufs mit Ausbildung einer ausgeprägten Blutstauung. **Intrahepatischen Kreislaufstörungen** liegen Strömungshindernisse innerhalb der Leber zugrunde. Wenn das Strömungshindernis hinter der Einmündung der Lebersinusoide in die Lebervenen lokalisiert ist (= **postsinusoidaler Block**, Abflussstörung), resultiert eine Blutstauung der Leber sowie eine Erhöhung des Blutdrucks im vorgeschalteten Portalkreislauf (= portale Hypertension). Beim **Budd-Chiari-Syndrom** sind die großen Lebervenen (meist thrombotisch) verschlossen. Ursächlich dafür können entzündliche, neoplastische, traumatische und hämatologische Prozesse sein. Die **Endophlebitis hepatica obliterans** ist gekennzeichnet durch einen bindegewebigen Verschluss (= Obliteration) kleiner und mittelgroßer Lebervenen. Sie kommt endemisch zum Beispiel in Jamaica vor und wird offenbar durch Pflanzengifte hervorgerufen, die mit dem Tee aufgenommen werden.

F92

Frage 8.54: Lösung C

Die Abbildungen zeigen eine massiv gestaute, blutreiche Leber. Das aufgeschnittene Blutgefäß in Abbildung 114 ist die V. cava inferior. Ein in die V. cava einmündender Venenast, also ein Ast der V. hepatica, ist durch einen Thrombus verschlossen.
Zu **(A):** Unter einer Eklampsie versteht man das Auftreten von Krampfanfällen. Das morphologische Korrelat an der Leber besteht in subkapsulären Blutungsherden und Nekrosen.
Zu **(B):** Die Leberdystrophie geht mit massiven Parenchymnekrosen einher und führt im Falle der gelben Leberdystrophie infolge von Fibrinausfällungen in den Sinusoiden zu einer Gelbverfärbung des Organs. Die Leber ist dann weich, während im vorliegenden Fall die scharfen und glatten Schnittkanten eher auf eine Konsistenzvermehrung hindeuten.
Zu **(C):** Das Budd-Chiari-Syndrom beruht auf einer Obstruktion der großen Lebervenen vor dem Eintritt in die V. cava. Es kommt zu Abdominalschmerz, auch können Aszites und Ikterus auftreten. Die Ursachen sind vielfältig, zu ihnen gehört u. a. die meist mit gesteigerter Blutgerinnung einhergehende Polyzythämie.

Zu **(D):** Die Pfortader mündet in den Leberhilus und ist hier gar nicht zu sehen. Bei einer Pfortaderthrombose läge auch keine Stauungsleber vor.
Zu **(E):** Bei der Peliosis hepatis handelt es sich um einen Epithelschwund, der zur Ausbildung diffus erweiterter, zystenartiger und blutgefüllter Hohlräume führt.

H98

Frage 8.55: Lösung E

Im Rahmen der alkoholischen Hepatopathie kommt es zunächst zur Ausbildung einer Fettleber, wobei hierbei die Leberläppchen *diffus* betroffen sind (1). Bei fortwährendem Einwirken der Noxe degenerieren vorwiegend läppchenzentral Hepatozyten (Nachweis von Mallory-Bodies) (3). Dieser Degenerationsvorgang, der zunehmend zu Leberzellnekrosen führt, hat die Aktivierung eines Entzündungsprozesses zur Folge. Histologisch finden sich in diesem Stadium Infiltrate von Granulozyten (5) und *Sternzellproliferate.* Läppchenzentral kommt es dann zur zunehmenden, maschendrahtartigen Fibrose (4), die letztlich in eine Leberzirrhose einmünden kann (sog. Fettzirrhose). Das mikroskopische Bild der ausgeprägten zellulären entzündlichen Infiltration in Nachbarschaft zu den verfetteten Leberzellen hat zur Namengebung **Alkoholhepatitis** geführt.
Zu **(1):** Bei der Alkoholhepatitis wird eine diffuse, das gesamte Leberläppchen betreffende Verfettung beobachtet.
Zu **(2):** Lymphozyten sind – im Gegensatz zu Granulozyten und Monozyten – nicht in der Lage, Zelldedritus abzuräumen.

Eisenablagerungen — **VIII.22**

Eisenablagerungen in Leber und anderen Organen treten auf bei:
- Hämolyse (hämolytische Anämie, resorbierte Blutungen)
- exogene parenterale Eisenzufuhr (Medikation, Transfusion)
- Zerstörung der epithelial-intestinalen „Eisenresorptionsschranke" (Alkohol)
- Hämochromatose (angeborenes Fehlen der epithelial-intestinalen „Eisenschranke")

F00 **!**

Frage 8.56: Lösung E

Eine der beiden Abbildungen zeigt ein histologisches Übersichtsbild einer Leberbiopsie. Wegweisend für die Diagnose ist die Tatsache, dass sich in der Ausschnittsvergrößerung nach Berliner-Blau-Färbung im Zytoplasma der Leberzellen ein blaues Pigment selektiv darstellt. Damit ist der Beweis einer hepatozellulären Eisenablagerung erbracht, die in dem gegebenen Ausmaß für die primäre Hämochromatose charakteristisch ist.
Die primäre Hämochromatose (Siderophilie) ist eine erbliche Störung des Eisenstoffwechsels, welcher ein Defekt des Mukosablocks in der Dünndarmschleimhaut zugrunde liegt.
Physiologisch erfolgt durch diesen Block eine Begrenzung der Eisenresorption auf 1 mg täglich. Die Störung des Mechanismus führt zu einer vermehrten Aufnahme von Eisen. Da dieser Eisenüberschuss vom Körper nicht genutzt werden kann, kommt es zur Organeinlagerung von Siderin. Hiervon sind vor allem betroffen: Leber, Pankreas, Haut, Milz und Myokard. Folge ist eine Schädigung der Parenchymstrukturen, welche erst nach Jahren zum Ausdruck kommen kann.
Zu **(A)**, **(C)** und **(D):** Diabetes mellitus, Herzinsuffizienz und Leberzirrhose können Folgeerscheinungen der primären Hämochromatose sein.
Zu **(B):** Eine ausgeprägte Überladung der Leber mit Hämosiderin, der Speicherform des Eisens intrazellulär, kann zur Leberzirrhose (Pigmentzirrhose) führen mit nachfolgender erheblicher Funktionseinschränkung des Leberparenchyms. Eine mögliche Konsequenz kann der mangelnde Östrogenabbau beim Mann sein mit entsprechenden Störungen der Sexualfunktion, die hier vom IMPP unter dem Begriff der Potenzstörungen subsumiert werden.
Zu **(E):** Die in der Abbildung gezeigten histologischen Veränderungen stellen das Resultat eines Eisenüberschusses und nicht eines Eisenmangels dar.

H96

Frage 8.57: Lösung A

Zu **(A):** Das bei der hereditären Hämochromatose im Dünndarm übermäßig resorbierte Eisen lagert sich in der Leber primär in den **Hepatozyten** (also in den **Parenchym**zellen! und nicht primär in den Kupffer-Sternzellen, den Makrophagen, wie bei sekundären Siderosen) ab.
Zu **(B):** Fibroblasten nehmen kein Eisen auf.
Zu **(C):** Die **Itozellen** der Leber sind für die Fibrogenese (also die Bildung von Kollagenfasern) in der Leber verantwortlich und spielen eine wichtige Rolle bei der Pathogenese der **Leberzirrhose** (die allerdings auch eine häufige Komplikation der Hämochromatose ist!).
Zu **(D):** Bei der Hämochromatose können im Verlauf auch **Gallengangsepithelien** Eisen speichern.
Zu **(E):** Stromazellen? Welche sind denn hier gemeint?

H95

Frage 8.58: Lösung B

Die Abbildung lässt, stark vergrößert, ein schmales **Portalfeld** der Leber erkennen (von links unten nach rechts oben verlaufend) und beiderseits angrenzend etwas Leberparenchym. Innerhalb des Portalfeldes liegen mehrere Anschnitte von unterschiedlich weiten **Gallengängen**, gesäumt von einem einreihigen kubischen Epithel. Im Interstitium zeigt sich ein entzündliches Zellinfiltrat überwiegend aus segmentkernigen **Granulozyten**, die fokal auf das Gallengangsepithel übergreifen.

Zu **(B):** Es liegt eine (eitrige) Entzündung der Gallengänge vor (= **Cholangitis**), wie sie häufig bei einem Verschluss der abführenden Gallenwege (etwa im Bereich der Papilla Vateri) auftritt. Wegen des Gallestaus kommt es zu einer Erweiterung, daneben aber auch zu einer Vermehrung der kleinen Gallengänge (**Gallengangsproliferate**). Daneben wird eine **Keimaszension** aus dem Darmlumen begünstigt, mit nachfolgender eitriger Entzündung.

Zu **(A):** Echinokokkus-Zysten sind die **makroskopisch** erkennbaren Hydatiden (= flüssigkeitsgefüllte Blasen), oft in der Leber, bei Infektion mit dem **Hundebandwurm** (Echinococcus granulosus). Sie verdrängen das umliegende Gewebe und führen zur reaktiven Bildung einer Bindegewebskapsel. Das entzündliche Infiltrat ist gering.

Zu **(C):** Bei der floriden Tuberkulose der Leber finden sich im Parenchym als (für diese Erkrankung) spezifisches Entzündungsprodukt epithelolidzellige **Granulome** mit zentraler käsiger Nekrose.

Zu **(D):** Bei der chronischen aktiven Hepatitis sind die verbreiterten und fibrosierten Portalfelder ganz überwiegend durch **Lymphozyten** infiltriert (Virusinfektion!), die fokal auf das umliegende Leberparenchym übergreifen und zu einer Zerstörung der Grenzlamelle führen (so genannte **Mottenfraßnekrosen**).

Zu **(E):** Das **normale Portalfeld** beinhaltet einen Gallengang, einen Ast der Leberarterie (beide etwa gleich großen Kalibers) und einen Portalvenenast (größeres Kaliber). Im lockeren Bindegewebe liegen wenige Lymphozyten, Makrophagen und Mastzellen aber **keine** Granulozyten und Plasmazellen.

F96

Frage 8.59: Lösung E

Der **Icterus juvenilis intermittens** (Meulengracht-Gilbert) gehört zu der Gruppe der **familiären Hyperbilirubinämien**. Ursache ist eine gestörte Aufnahme des Bilirubins in die Leberzelle sowie eine Verminderung der UDP-Glukuronyltransferaseaktivität mit Erhöhung des **indirekten** (unkonjugierten) **Bilirubins** im Blut. Diese Erkrankung (oder besser Störung) wird meist um das 20. Lebensjahr manifestiert, sie ist völlig harmlos und bedarf keiner Therapie. Die Symptome sind bis auf einen leichten Ikterus uncharakteristisch (Übelkeit, Kopfschmerzen, Müdigkeit).

Zu **(E):** Das Lebergewebe zeigt bei einem Icterus juvenilis intermittens **lichtmikroskopisch keinerlei** wesentliche bzw. charakteristische pathologische Befunde. Zur Diagnosefindung (Ausschluss anderer Ursachen für eine Hyperbilirubinämie) ist eine Leberpunktion allerdings nicht immer notwendig!

Zu **(A):** **Gallenzylinder** sind Ausdruck einer Stagnation von Galle (Cholestase) und finden sich in den **Gallencanaliculi** häufig bei einer Schädigung der Leber, z. B. durch Toxine, Alkohol, Medikamente oder bei Stoffwechselstörungen.

Zu **(B):** Eine charakteristische, ausgeprägte Ablagerung eines **schwarzbraunen Pigmentes innerhalb der Leberzellen** findet sich bei dem sehr seltenen **Dubin-Johnson-Syndrom**, welches ebenso zu den familiären Hyperbilirubinämien zählt. Ihm liegt eine Störung der Ausscheidung unter anderem des Bilirubins aus der Leberzelle in die Gallencanaliculi zugrunde mit Erhöhung des **direkten, konjugierten Bilirubins** im Blut. Das Pigment ist melaninartig und liegt in den Lysosomen vor.

Zu **(C):** **„Zeichen einer subakuten Cholangiolitis“**, also der Schädigung kleiner Gallengänge in Portalfeldern (= Cholangiolen oder Ductulus) sowie auch Gallengangsproliferate, lassen sich beispielsweise vermittelt durch Lymphozyten im Rahmen einer Graft-versus-Host-Reaktion nach erfolgter allogener Knochenmarkstransplantation erkennen. Aber auch bei der chronischen, nicht eitrigen, destruierenden Cholangitis sind solche Zeichen zu erwarten.

Zu **(D):** Eine deutliche Ablagerung von **Eisenpigment** in den Kupffer-Sternzellen (**Sternzellsiderose**) ist Folge eines Überangebotes an Eisen z. B. nach Bluttransfusionen, vermehrter parenteraler Eisenzufuhr oder Hämolyse.

H00 !

Frage 8.60: Lösung D

Zu **(D):** Die Hepatitis B manifestiert sich auch bei ungestörter Immunkompetenz.

Zu **(A):** Die **chronische Hepatitis B** stellt einen wesentlichen Risikofaktor für die Entwicklung einer Leberzirrhose und damit für die Entwicklung eines hepatozellulären Karzinoms dar.

Zu **(B):** Die massive Vermehrung des glatten endoplasmatischen Retikulums der Leberzellen führt zur Ballonierung des Zytoplasmas mit blasser Transparenz, man spricht von **Milchglashepatozyten.** Diese finden sich sowohl bei einer Hepatitis-B-Infektion, als auch unter dem Einfluss von Pharmaka mit dem Effekt der Enzyminduktion.

Zu **(C):** Bei der **Hepatitis D** (Erreger: Delta-Virus, HDV) wird eine virale Koinfektion benötigt. Die Vermehrung des HDV ist an das Vorhandensein des Hepatitis-B-Virus gekoppelt.
Zu **(E):** Die häufigsten Infektionswege der Hepatitis B sind sexuell (50%) und parenteral, z. B. durch kontaminierte Blutprodukte und Instrumente (z. B. auch Spritzenbesteck des Drogenabhängigen).

H99

Frage 8.61: Lösung C

Die Hepatitis C (Erreger: Hepatitis-C-Virus, HCV) kommt weltweit vor und wird parenteral übertragen (weit überwiegend durch Blut- und Blutprodukte, sowie durch intravenösen Drogenmissbrauch).
Zu **(B)** und **(C):** Die Hepatitis C neigt in der Mehrzahl der Fälle zu *chronischen* Verläufen, die eine ungünstige Prognose haben. Neben der Ausbildung einer Leberzirrhose besteht ein erhöhtes Risiko zur Entstehung eines Leberzellkarzinoms.
Zu **(A):** Die *Hepatitis A* wird typischerweise fäkal-oral übertragen.
Zu **(D):** Im Gegensatz zur Hepatitis D (Erreger: Delta-Virus, HDV) wird bei der Hepatitis C keine virale Koinfektion benötigt. Die Vermehrung des HDV ist an das Vorhandensein des Hepatitis-B-Virus gekoppelt.
Zu **(E):** Die massive Vermehrung des glatten endoplasmatischen Retikulums der Leberzellen führt zur Ballonierung des Zytoplasmas mit blasser Transparenz. Man spricht von Milchglashepatozyten. Diese finden sich sowohl bei einer Hepatitis-B-Infektion, als auch unter dem Einfluss von Pharmaka mit dem Effekt der Enzyminduktion.

F00

Frage 8.62: Lösung E

Die Abbildung zeigt ein histologisches Präparat einer mittleren Vergrößerung. Ein Leberläppchen ist in einem breiten Segment mit erhaltener Architektur dargestellt. Am linken Bildrand erkennt man ein komplett von Rundzellelementen durchsetztes Periportalfeld. Am rechten Bildrand ist eine Zentralvene mit weniger dichter Zellansammlung auszumachen. Im Bereich der Leberzellbalken finden sich vereinzelt homogen rot verfärbte Hepatozyten. Es liegt ein Entzündungsgeschehen in der Leber mit überwiegend lymphozytären Zellansammlungen vor, wobei die Grenze zwischen Periportalfeld und benachbarten Leberzellen unscharf imponiert. Dieser Befund lässt zusammen mit dem Nachweis von disseminierten Leberzellnekrosen (homogen eosinophile Zellen – Councilman-Bodies) die Diagnose einer ablaufenden Virushepatitis ableiten (E).

Zu **(A):** Die Alkoholhepatitis (syn. Fettleberhepatitis) geht mit der folgenden histologischen Befund-Trias einher:

- ausgeprägte Verfettung der Hepatozyten
- Mallory-Bodies (intrazelluläre Hyalinansammlungen)
- granulozytäre Entzündungsreaktion

Zu **(B):** Zeichen für einen zirrhotischen Umbau des Leberparenchyms finden sich in dem abgebildeten Leberparenchymanteil nicht. Die Läppchenarchitektur ist erhalten. Es liegt keine vermehrte Bindegewebsbildung vor.
Zu **(C):** Beim Rotor-Syndrom liegt eine hepatozelluläre Bilirubinausscheidungsstörung vor. Im Gegensatz etwa zum Dubin-Johnson-Syndrom findet sich histologisch keinerlei intrazelluläre Pigmentspeicherung. Dementsprechend ist diese Erkrankung auf morphologischer Basis (Leberbiopsie) nicht diagnostizierbar.
Zu **(D):** Als granulomatöse Hepatitis bezeichnet man eine so genannte Begleithepatitis bei verschiedenen Grunderkrankungen. Es kommt zur Ausbildung von Granulomen im Periportalfeld. Veränderungen dieser Art sind in der gegebenen Abbildung nicht erkennbar.

H00

Frage 8.63: Lösung A

Beim **M. Wilson** handelt es sich um eine autosomal-rezessiv vererbte Erkrankung (B), bei der das Kupfertransportprotein im Serum (Coeruloplasmin) in ungenügender Menge gebildet wird. Damit ist die biliäre Kupferausscheidung entscheidend gestört. Somit entstehen primär in der Leber und sekundär in den Stammganglien durch Kupferüberladung erhebliche Schäden. Klinisch resultiert das Syndrom der sog. **hepato-lentikulären Degeneration.** Dabei stehen klinisch die Folgen einer postnekrotischen Leberzirrhose (C) und schwere extrapyramidal-motorische Symptome im Vordergrund. Als äußerlich erkennbares Pigment treten Kupfereinlagerungen als **Kayser-Fleischer-Cornealring** (D) beim M. Wilson auf. Die Therapie wird mit kupferarmer Diät und dem Einsatz des Komplexbildners D-Penicillamin geführt (E).
Zu **(A):** Dem M. Wilson liegt nicht ein Kupfermangel, sondern ein Kupferüberschuss zugrunde.

Biliäre Zirrhose — **VIII.23**

Biliäre Zirrhosen sind solche, bei denen die Ursache in einer Gallenwegserkrankung besteht. Man unterscheidet die **sekundäre biliäre Zirrhose,** bei der die Gallenwegserkrankung Folge z. B. eines Steinleidens mit Gallestau und aszendierender (eitriger) Cholangitis ist, von der **primären Form,** bei der die Gallengangsepithelien ohne Vorerkrankung durch entzündliche, nichteitrige (autoimmune?) Prozesse destruiert werden.

Morphologie: Bei der **sekundären biliären Zirrhose** tritt häufig eine *eitrige* (Granulozyten!) Cholangitis und Pericholangitis auf, welche teilweise bis in die anliegenden Periportalfelder reichen, begleitet von Bindegewebswucherungen und regeneratorischen Gallengangsproliferationen.
Die **primäre Form** ist durch ein portales Infiltrat aus Lymphozyten, Plasmazellen und Monozyten gekennzeichnet, das verschwindet, wenn die Gallengänge vollständig zerstört und nur noch breite Bindegewebszüge übrig sind. Im Gegensatz zur sekundären biliären Zirrhose sind nur wenige Gallengangsproliferate zu sehen.
In beiden Fällen ist eine starke Cholestase mit Gallezylindern und Erweiterung der Canaliculi zu sehen. Der zirrhotische Umbau erfolgt durch die Bindegewebswucherung.

Leberzirrhose — **VIII.24**

Bei der **Leberzirrhose** handelt es sich um den bindegewebigen Umbau der Leber mit Aufhebung der Läppchenstruktur, d.h. es ergibt sich ein wechselndes Bild von narbigen, bindegewebigen Faserzügen und hyperplastischen Regenerationsknötchen des Leberparenchyms.

Ätiologie:
- vaskulär
- toxisch
- infektiös-entzündlich
- biliär
- durch Speicherprodukte bedingte Zirrhose

Pigmentzirrhose — **VIII.25**

Pathogenese der Pigmentzirrhose (bei Hämochromatose): Dreiwertiges Eisen gelangt über die V. portae in die Leberzellen → Fe^{3+} + Apoferritin → Ferritin → Zusammenlagerung mehrerer Ferritinmoleküle zu lichtmikroskopisch sichtbaren, körnigen Konglomeraten, die in Lysosomen lokalisiert sind (Siderin → Siderose). Überschreitet die Eisenkonzentration die Apoferritinkapazität, so gelangt Eisen aus den Lysosomen ins Zytoplasma
→ Leberzellschädigung
→ Parenchymnekrosen
→ bindegewebiger Ersatz
→ Zirrhose

F97

Frage 8.64: Lösung B

Das **Budd-Chiari-Syndrom** (Verschluss, meist Thrombose, der großen Lebervenen mit Blutstauung der Leber und portaler Hypertonie) tritt in der Regel nicht im Verlauf (etwa als Komplikation) einer Leberzirrhose auf, sondern **führt** im Gegenteil zu einer Leberveränderung, die der so genannten kardialen Leberzirrhose ähnelt.
Zu **(A): Magenulzera** können auch im Verlauf einer Leberzirrhose auftreten, sind aber keine typische Komplikation.
Zu **(C):** Insbesondere bei der **primären biliären Zirrhose** ist der Ikterus ein typisches Symptom.
Zu **(D)** und **(E):** Folge des bindegewebigen Umbaus der Leber im Rahmen der Leberzirrhose ist eine erhebliche intrahepatische Zirkulationsstörung, die zu einer Erhöhung des Druckes im Portalgefäßsystem führt (**portale Hypertonie**). Folglich bilden sich Kollateralkreisläufe zwischen dem portalen und kavalen Venensystem aus. Hierzu zählen auch die submukösen Venen des Magenfundus und insbesondere des distalen Ösophagus, die sich zu Varizen erweitern und rupturieren können. Die **Ösophagusvarizenblutung** ist eine lebensbedrohliche Komplikation.

H97 **!**

Frage 8.65: Lösung E

Die Abbildung zeigt eine autoptisch entnommene Leber sowie ein Organpaket aus Ösophagus, Magen, Pankreas und Milz. Die insgesamt deutlich verkleinerte Leber weist einen knotigen Umbau auf, entsprechend einer Leberzirrhose. Die vergrößerte Milz lässt eine weißliche und verdickte Organkapsel erkennen (= Kapselhyalinose) sowie eine scharfe Schnittkante als Ausdruck einer Parenchymverfestigung (Fibrose). Der Ösophagus (im Bild links unten) zeigt bei genauer Betrachtung eine in Längsrichtung faltenförmig aufgeworfene Schleimhaut (offenbar hervorgerufen durch Ösophagusvarizen). Die Magenschleimhaut weist rötliche Blutungen auf. Das Pankreas ist hier nicht gut beurteilbar.
Diese Befundkombination ist erklärbar mit einer **portalen Hypertonie bei Leberzirrhose.**
Zu **(1)** und **(2):** Als Ausdruck von portosystemischen Kollateralkreisläufen bei portaler Hypertonie kann sich (sehr selten) ein **Caput medusae** ausbilden (Varizen der Bauchdeckenvenen in der Umgebung des Nabels), viel häufiger jedoch entwickeln sich **Ösophagusvarizen.**
Zu **(3):** Infolge einer Strömungsverlangsamung des Blutes bei portaler Hypertension kann es zum Beispiel in der Milzvene (die ja in die Pfortader mündet) zur Thrombenbildung kommen.

Zu **(4)**: Reaktiv auf den erhöhten hydrostatischen Druck entwickelt sich eine Sklerose (Verdickung und Verhärtung der Pfortaderwand durch Fibrose).

H00

Frage 8.66: Lösung E

Zu **(A)**, **(B)** und **(E)**: Bei der **fokal-nodulären Hyperplasie** (FNH) handelt es sich um eine *tumorartige Veränderung der Leber*, die durch ihren Bindegewebsreichtum charakterisiert ist. Frauen sind doppelt so häufig betroffen als Männer. Die mikroskopische Erscheinungsform erinnert an eine Leberzirrhose. Die Bindegewebsvermehrung führt zu einer typischen *zentralen sternförmigen Narbenbildung* (E). Die Tumoren sind gut abgegrenzt und zeigen *keine* maligne Entartungstendenz (A). Aus diesem Grunde ist eine Resektionsbehandlung nur dann indiziert, wenn Symptome wie Schmerzen oder Nachbarschaftszeichen wie z. B. eine Pfortaderkompression bestehen (B).
Zu **(C)**: Das **α-Fetoprotein** ist bei der FNH im Gegensatz zum hepatozellulären Karzinom nicht erhöht.
Zu **(D)**: Als **interventionelle Drainage** bezeichnet man die Sekretentlastung einer Körperregion ohne chirurgischen Eingriff (z. B. CT-gesteuerte perkutane transhepatische Gallenwegsdrainage bei einem tumorbedingten Verschlussikterus). Eine Drainage eines soliden Prozesses wie z. B. der FNH ist grundsätzlich nicht sinnvoll.

H00

Frage 8.67: Lösung D

Ein wesentlicher Risikofaktor für die Entstehung eines **hepatozellulären Karzinoms**, das in Asien und Afrika häufiger auftritt als in Europa (E), ist die Leberzirrhose (A). Häufig wird α-Fetoprotein (als Tumormarker) exprimiert (B). Das hepatozelluläre Karzinom metastasiert über die Lebervenen und die V. cava inferior in den Lungenkreislauf (C).
Zu **(D)**: Die **Therapie der Wahl** beim hepatozellulären Karzinom ist die Resektion.

H00

Frage 8.68: Lösung B

Zu **(B)**: Die Abbildung zeigt **links der Mittellinie** eine *Riesenzelle* mit sieben randständig geordneten, *hufeisenförmig gruppierten Zellkernen.* Um diese mehrkernige Zelle finden sich eine Reihe *länglicher Zellkerne,* die wiederum von *histiozytären Zellelementen* gesäumt werden. Der Aufbau aus **Langhans-Riesenzelle, Epitheloidzellen** (länglicher, katzenzungenähnlicher Zellkern) und **Histiozyten** spricht für das Vorliegen eines **Granuloms vom Sarkoidosetyp**.
Zu **(A)**: Der M. Hodgkin ist durch die **Sternberg-Reed-Riesenzelle** charakterisiert, deren Kerne sich im Zentrum des Zytoplasmas überlappen.
Zu **(C)**: Die chronische persistierende Hepatitis ist histologisch durch lympho-plasmazelluläre Infiltrate der Periportalfelder gekennzeichnet.
Zu **(D)**: Beim Osteosarkom handelt es sich um einen hochmalignen Knochentumor. Charakteristisch für diesen Tumor ist die Knochen-, Osteoid- und Knorpelbildung.
Zu **(E)**: Eine abszedierende Entzündung wäre durch die massenhafte Ansammlung gelappkerniger Leukozyten (neutrophile Granulozyten) gekennzeichnet.

H98

Frage 8.69: Lösung E

Die Übersichtsabbildung zeigt in der linken Bildhälfte reguläres Lebergewebe. Die rechte Bildhälfte erinnert zwar entfernt an die Struktur des Leberparenchyms, ist aber insgesamt unruhiger aufgebaut. Die Detailansicht weist im Zentrum des Bildes große, mehrkernige Zellen auf, die ein gelb-braunes Pigment (Gallensekret) einschließen. Es besteht eine ausgesprochene Zellkernpolymorphie mit blasenartig hellen Nukleolen. Der Befund der Detailaufnahme spricht für das Vorliegen eines malignen Tumors. Die Tatsache, dass die Tumorzellen Gallensekret bilden, spricht für das Vorliegen eines hepatozellulären Karzinoms (E).
Zu **(A)**: Bei einer akuten Leberdystrophie finden sich histologisch neben einer massiven Leberverfettung ausgedehnte Leberzellnekrosen.
Zu **(B)**: Undifferenzierte Plattenepithelkarzinome zeigen ein ausgesprochen polymorphes Zellmuster. Bei verlorener Fähigkeit zur Hornbildung zeichnen sich die dicht an dicht stehenden Tumorzellen durch ein durch das Zytoskelett strukturiertes Zytoplasma aus.
Zu **(C)**: Das Chorionkarzinom besteht aus atypischen Zyto- und Synzytiotrophoblasten.
Zu **(D)**: Bei einem α_1-Antitrypsinmangel kann es zu Leberzellfusionierung kommen. Es entsteht histologisch das Bild einer riesenzelldurchsetzten Leber mit begleitenden Entzündungszeichen: Riesenzellhepatitis.

Leberkarzinom **VIII.26**

Bei den **Leberkarzinomen** unterscheidet man das **hepatozelluläre Karzinom,** das von Leberepithelien ausgeht, von dem **cholangiozellulären Karzinom**, das sich von Gallengangsepithelien ableitet. Das hepatozelluläre Karzinom kommt regional in sehr unterschiedlicher Häufigkeit vor (Südafrika 60–70% aller Karzinome, in Europa ca. 3%). Leberkarzinome produzieren häufig α-Fetoprotein.

Prädisponierende Faktoren:

- Zirrhose (besonders Pigmentzirrhose)
- Thorotrast
- Aflatoxin B aus Schimmelpilz Aspergillus flavus

Ausbreitung:

Per continuitatem und lymphogen, aber auch hämatogen, z.B. in die Lunge.

H94

Frage 8.70: Lösung C

Die Abbildungen zeigen, von dem regelhaften Leberparenchym scharf abgegrenzt, zahlreiche irregulär verteilte und erweiterte, blutgefüllte Räume, ausgekleidet durch flache Endothelzellen. Die Histomorphologie dieser Neoplasie ist typisch für ein **kavernöses Hämangiom** und schließt alle anderen aufgeführten Läsionen aus. Das kavernöse Hämangiom ist der häufigste gutartige Tumor der Leber vaskulärer Histogenese.

Zu **(A):** Die Metastase eines malignen **Melanoms** lässt solide Verbände polygonaler, epitheloider oder spindelig konfigurierter Tumorzellen häufig mit charakteristischer dunkel zytoplasmatischer Pigmentierung (Melanin) erkennen, die das Leberparenchym infiltrieren und destruieren.

Zu **(B):** Ein **Hämatom** (Bluterguss) ist eine ausgedehnte, umschriebene Blutung in das Gewebe, die häufig eine tumorartige Gewebsschwellung bedingt und meistens durch eine traumatische Gefäßzerreißung bedingt ist. Bei einem subkapsulären Hämatom der Leber ist histologisch die Leberkapsel durch Massen amorphen, geronnenen Blutes vom Parenchym abgehoben.

Zu **(D):** Das **Cholangiom** als gutartiger epithelialer Tumor, ausgehend vom Gallengangsepithel, bildet makroskopisch kleine weiße, oft subkapsulär lokalisierte Knötchen. Histologisch zeigen sich zahlreiche kleine Gangstrukturen, ausgekleidet durch hochprismatische Epithelien.

Zu **(E):** Das **hepatozelluläre** Karzinom wächst häufig multilokulär und entwickelt sich meistens auf dem Boden einer zirrhotisch umgebauten Leber. Histologisch sind die oft polygonalen Tumorzellen in soliden, unregelmäßigen und mehrere Zellagen breiten Trabekeln angeordnet, die endothelausgekleidete Sinus umgeben. Häufig lässt sich eine intrazelluläre Galleproduktion nachweisen.

H87

Frage 8.71: Lösung A

Auf der Übersichtsabbildung erkennt man Lebergewebe, das herdförmig ein dichtes kleinzelliges Infiltrat aufweist, das das Lebergewebe an diesen Stellen destruiert. Bei stärkerer Vergrößerung sind diese Zellen durch ihren schmalen Zytoplasmasaum und den fehlenden Zellzusammenhang als lymphatische Zellen erkennbar. Das Zellbild ist einheitlich, die Zellkerne sind unregelmäßig, teilweise gebuchtet mit unregelmäßiger Kernchromatinstruktur, was gegen ein reaktives Infiltrat und für eine Neoplasie spricht.

Zu **(A):** Alter, Zellbild und Infiltrationstyp sind charakteristisch für eine **chronische lymphatische Leukämie**. Auch die klinische Angabe der Splenomegalie deutet darauf hin, daß es sich um eine systemische Erkrankung handelt.

Zu **(B): Akute Virushepatitis:** gekennzeichnet durch zahlreiche Einzelzelluntergänge (**„Councilman bodies"**) und kleinherdige Nekrosen, läppchenzentral beginnend, sowie Ballonierung von Zellkernen. Im Leberläppchen ist ein herd- und streifenförmiges, gemischtzelliges, lymphozytär betontes Infiltrat zu finden. Die akute Virushepatitis ist eine lobuläre Entzündung im Gegensatz zu den chronischen Hepatitiden, die sich hauptsächlich portal und periportal abspielen.

Zu **(C): Alkoholische Fettleberhepatitis:** läppchenzentrale Nekrosen, die teilweise von einem gemischtzelligen entzündlichen Infiltrat umgeben sind. Zusammen mit einer Leberverfettung, die in diesen Abbildungen nicht zu sehen ist, und **Mallory-Körpern**.

Zu **(D): Chronisch-persistierende Hepatitis:** lymphozytär betontes Infiltrat, das auf die Portalfeder beschränkt ist; im Leberparenchym einzelne Kupffer-Zell-Proliferate.

Zu **(E): Chronische Cholangitis:** gemischtzelliges, lymphozytär betontes Infiltrat um Gallengänge.

H94

Frage 8.72: Lösung C

Die Abbildung zeigt einen stark vergrößerten Ausschnitt der Gallenblasenschleimhaut. An der Oberfläche liegt ein einreihiges, hochprismatisches Epithel mit länglichen, basalständigen Kernen. Das Schleimhautstroma darunter ist vollständig eingenommen von dicht liegenden großen rundlichen Zellen mit einem weißlichen und schaumigen Zytoplasma. Die Zellkerne sind gleichmäßig, klein und

überwiegend zentral lokalisiert. Dazwischen erkennbar zwei kleine Kapillaren.
Zu **(C)**: Der **Cholesteatose** liegt eine vermehrte Speicherung von Lipiden (vornehmlich Cholesterin) in Makrophagen des Schleimhautstromas der Gallenblase zugrunde. Es resultieren die oben beschriebenen **schaumzelligen Makrophagen**. Die Cholesteatose entsteht bei erhöhter Cholesterinkonzentration der Galle, Lymphabflussstörung der Gallenblasenwand oder intravesikaler Gallestauung mit vermehrter Galleresorption durch das Epithel, zum Beispiel bedingt durch ein Konkrement im Ductus cysticus.
Zu **(A)**: Das **maligne (fibröse) Histiozytom** ist ein maligner mesenchymaler Tumor, der histologisch ausgesprochen ungleichmäßige Zell- und Kernformen aufweist. Häufig finden sich auch atypische Mitosen. In der Gallenblasenwand kommt es nur extrem selten vor.
Zu **(B)**: **Fibröse Hyperplasie** bedeutet eine Zunahme des faserreichen kollagenen Bindegewebes in einem Gewebe (= Fibrose). Der vorherrschende Zelltyp sind die länglichen Fibrozyten mit spindelförmigem Zellkern.
Zu **(D)**: Ein **malignes Lymphom** manifestiert sich durch ein gleichförmiges, dichtes Infiltrat lymphoider Tumorzellen. Bei niedrigmalignen Lymphomen sind die Tumorzellen klein bis mittelgroß mit dichten, heterochromatinreichen Kernen und spärlichem Zytoplasma (= „Zyten"). Bei hochmalignen Lymphomen finden sich große Tumorzellen mit hellen, euchromatinreichen Kernen (= „Blasten"), die charakteristisch verteilte Nukleolen aufweisen. Mitosen sind häufig. Das Zytoplasma ist basophil.
Zu **(E)**: Das **Lipom** ist eine gutartige Neoplasie der Fettzellen. Das Zytoplasma der Tumorzellen enthält Lipide, meistens in Form einer einzelnen großen Vakuole, die den Zellkern an den Rand der Zelle verdrängt (= siegelringförmige Zellen). Das Zytoplasma erscheint klar (und nicht schaumig, wie bei Lipid speichernden Makrophagen).

H96

Frage 8.73: Lösung A

Die bereits längs aufgeschnittene Gallenblase mit Ductus cysticus (linksseitig, offenbar mit vergrößertem Umfang) gibt den Blick auf die Schleimhautoberfläche frei. Auffallend ist eine herdförmige und teils leistenförmige Gelbfärbung der Schleimhaut.
Zu **(A)**: Dies ist das ganz typische Bild einer **Cholesteatose** der Gallenblasenschleimhaut. Hierbei finden sich im Schleimhautstroma zahlreiche **schaumzellige Makrophagen,** die Lipide und Cholesterin gespeichert haben.

Gallensteine — VIII.27

80–90%: Gemischte Gallensteine bestehend aus Cholesterin, Pigment und Kalk in unterschiedlicher Zusammensetzung. Sie kommen meist **multipel** vor, die Farbe ist wechselnd weiß → gelb → braun → schwarz geschichtet (Ausnahme: Tonnenstein = solitär), die Form ist variabel.

5–10%: Reine Gallensteine
- **Cholesterinstein:** *solitär*, rund bis oval, gelb
- **Pigmentstein** (Bilirubin): multipel, klein, braun bis schwarz
- **Kalkstein** (Calciumkarbonat): wechselnd in Größe und Form, grauweiß, bröckelig

5–10%: Kombinationssteine: solitär, rundlich-oval, höckerig, im Gegensatz zu den gemischten Gallensteinen kann man einen Kern (Cholesterin) und eine Schale (Kalk, Pigment) unterscheiden.

Cholezystitis — VIII.28

Cholezystitiden unterteilt man in akute und chronische Formen:
Die **akute Cholezystitis** ist meist bakteriell bedingt, wobei als zusätzliches Agens noch eine Galleabflussstörung hinzukommt (Infektionskreislauf: Darm → V. portae/Lymphe → Galle → Gallenblase). Bei der akuten Cholezystitis, besonders beim Gallenblasenempyem, kann die Wand sehr dünn sein.
Die **chronische Cholezystitis** ist abakteriell einerseits Folge einer nicht ausgeheilten, protrahierten, akuten Cholezystitis, andererseits kommt sie auch primär, z.B. bei Motilitätsstörungen der Gallenblase und bei chronischem Steinleiden vor. Die Gallenblasenwand ist meistens verdickt als Zeichen der chronischen entzündlichen Aktivität: vermehrte Fibroblastenaktivität mit Bindegewebsvermehrung. Oftmals ist die Gallenblase verkleinert (Schrumpfgallenblase). Die Schleimhaut ist meist abgeflacht (durch vernarbte Ulzera).

F99

Frage 8.74: Lösung E

Die *primär-sklerosierende Cholangitis* ist eine extrem seltene Erkrankung des Erwachsenenalters, bei der Männer doppelt so häufig als Frauen betroffen sind. Die Ätiologie ist nicht vollständig aufgeklärt. Auffällig ist ein kombiniertes Auftreten mit der Colitis ulcerosa in der Hälfte der Fälle. Eine autoaggressive Genese wird zudem diskutiert. Die primär-sklerosierende Cholangitis manifestiert sich an den *intra- und extrahepatischen* Gallenwegen, die durch den ablaufenden fibrosierenden Entzündungsprozess ausgeprägte Kaliberschwankungen aufweisen. Histologisch wird das mikroskopische Bild von charakteristischen Bindegewebsproliferaten in der Umgebung der Gallengänge geprägt, die *zwiebelschalenartig* geschichtet imponieren (E).

Zu **(A):** Die *primäre biliäre Zirrhose* bietet das Bild einer *chronischen destruktiven, nicht eitrigen Cholangitis*, die auf dem Boden einer Autoimmunerkrankung mit Nachweis antimitochondrialer Antikörper im Serum entsteht. Es sind die *intrahepatischen* Gallengänge betroffen. Nach Übergreifen der Entzündung auf das Leberparenchym kommt es zum diffusen Untergang von Hepatozyten mit der Folge des zirrhotischen Organumbaus. In diesem fortgeschrittenen Stadium der Erkrankung kann die mangelnde Ausscheidungsfunktion der Leber histologisch durch eine massive *Cholestase* und *hepatozelluläre Kupfereinlagerungen* abgelesen werden. Es sind zumeist *Frauen im mittleren Lebensalter* betroffen.

Zu **(B):** Die primär-sklerosierende Cholangitis ist eine Erkrankung des *Erwachsenenalters.*

Zu **(C):**Bei der primär-sklerosierenden Cholangitis sind *Männer häufiger als Frauen* betroffen.

Zu **(D):** Bei der primär-sklerosierenden Cholangitis kommt es nicht zur Proliferation von Gallengängen, sondern zur fibrotisch bedingten *Einengung.*

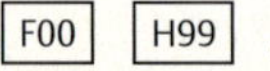

Frage 8.75: Lösung B

Bei der **nicht eitrigen destruierenden Cholangitis** handelt es sich um eine mit einer Cholestase einhergehenden, autoimmunogen induzierten Erkrankung der Leber mit Zerstörung der intrahepatischen Gallenwege. Es gelingt häufig der Nachweis zirkulierender antimitochondrialer Antikörper (C).

Histologisch sind vier Stadien abgrenzbar:

Stadium I

- Infiltration der Periportalfelder durch Lymphozyten (es handelt sich nicht um Granulozyten – daher die Bezeichnung nicht eitrig);
- Übergreifen der Entzündung auf das Gallengangsepithel mit Zerstörung der Gallengänge (daher die Bezeichnung destruierend);
- Auftreten von epitheloidzelligen Granulomen in der Nachbarschaft der Gallengänge (D)

Stadium II

- Unregelmäßige Proliferation kleiner Gallengänge

Stadium III

- Portalfeldfibrose

Stadium IV

- Zirrhotischer Leberumbau = **primäre biliäre Zirrhose**

Zu **(A):** Bei der primären biliären Zirrhose sind zumeist Frauen im mittleren Lebensalter betroffen.

Zu **(B):** Die eitrige (bakteriell induzierte) Cholangitis führt nach jahrelangem Verlauf zur sekundären biliären Zirrhose.

Zu **(E):** Im fortgeschrittenen Stadium der Erkrankung kann die mangelnde Ausscheidungsfunktion der Leber histologisch durch eine massive Cholestase und hepatozelluläre Kupfereinlagerungen abgelesen werden.

F98 F94 !

Frage 8.76: Lösung D

Zu **(A):** Nierensteine weisen keine grüngelbe Pigmentierung auf.

Zu **(B):** Unter Pneumolithen versteht man disseminiert im Lungeninterstitium vorkommende kristalline Knötchen, z.B. im Gefolge einer chronischen Lungentuberkulose.

Zu **(C):** Prostatasteine entstehen innerhalb der Vorsteherdrüse als Folge von Sekreteindickungen.

Zu **(D):** Die in der Schnittfläche des Steines zu erkennende grün-gelbe Färbung spricht für die Inkorporation des **Pigmentes** Bilirubin. Damit ist die Zuordnung als Gallenstein gegeben. Die Tatsache, dass die **Bruchfläche** des abgebildeten Steines **radiärstrahlig** ist, lässt die Zuordnung als **Cholesterin-Pigmentstein** zu. Die dargestellte Form des Konkrementes begründet die Bezeichnung als **Tonnenstein,** der zumeist solitär auftritt.

Zu **(E):** Ein Phlebolith stellt ein Residuum eines verkalkten Thrombus (z.B. nach Phlebothrombose) dar.

Gallenblasenkarzinome — **VIII.29**

Epidemiologie:

Männer : Frauen = 1 : 4
Alter 60 – 70 Jahre
ca. 2,5 Fälle/100 000 Einwohner, ca. 2% aller malignen Tumoren;
ca. 0,3% in der Sektionsstatistik

Prädisponierende Faktoren:

- Gallensteine: > 70% der Karzinompatienten haben Steine; allerdings entwickeln nur 1 – 2% der Steinträger Karzinome
- chronische Entzündungen
- chemische Noxen (Benzidin, Toluol, Diamin u.a.)

Morphologie:

Makroskopisch: diffus infiltrierend oder polypoid.

Mikroskopisch: 90% Adenokarzinome mit drüsigen Strukturen, häufig nur mäßig oder niedrig differenziert, seltener papilläre oder muzinöse Adenokarzinome. Schleimbildung kann vorhanden sein, der Schleim wird dann in die Drüsenlumina abgegeben, es kommt fast nie zu einer intrazellulären Schleimretention mit Ausbildung von Siegelringzellen. Gallenblasenkarzinome sind meistens CEA-positiv.

Tumorausbreitung:
Lymphogen und per continuitatem in das benachbarte Lebergewebe. (Bei kleinen und gut differenzierten Karzinomen ist bei einer wegen Cholezystitis durchgeführten Ektomie der Befall des Lymphknotens am Gallenblasenhals oft der erste Hinweis auf ein Karzinom.)

H99

Frage 8.77: Lösung C

Beim **M. Wilson** handelt es sich um eine autosomal-rezessiv (A) vererbte Kupferspeicherkrankheit, bei der es vorwiegend zur schweren Schädigung der Leber mit Entwicklung einer Leberzirrhose (D) und der Stammganglien (B) kommt. Aus diesem Grunde wird die Erkrankung als **hepatolentikuläre Degeneration** bezeichnet. Die Therapie wird mit kupferarmer Diät und dem Einsatz des Komplexbildners D-Penicillamin geführt (E).
Zu **(C):** Beim M. Wilson kommt es zur *Kupfer*einlagerung in die *Hepatozyten*.

9 Peritoneum

H87

Frage 9.1: Lösung D

Die **chronisch-aggressive Hepatitis** stellt eine persistierende Entzündungsreaktion auf virusbefallene Hepatozyten bei Unfähigkeit des Organismus zur vollständigen Eliminierung des Virus dar. Gekennzeichnet ist diese Hepatitisform durch vereinzelte Zelluntergänge in Leberläppchen und einem überwiegend lymphozytär betonten entzündlichen Infiltrat, das, im Gegensatz zur chronisch-persistierenden Hepatitis, die Grenzlamelle zwischen Portalfeld und Läppchenepithel oft überschreitet und so zu dem Bild der **Mottenfraßnekrosen** führt. Die Entzündung ist jedoch auf das Lebergewebe beschränkt, die Kapsel wird nicht überschritten, es resultiert keine Peritonitis (D).
Zu **(A): Phlegmonöse Cholezystitis**
Phlegmone: eitrige Entzündung, die sich diffus im Gewebe ausbreitet. Wenn sich bei einer eitrigen Cholezystitis die phlegmonöse Entzündung durch alle Wandschichten in die Serosa (Peritoneum) ausbreitet, kann eine diffuse Peritonitis resultieren.
Zu **(B): Akute Pankreatitis**. Das Pankreas liegt retroperitoneal, die ventrale Seite ist von Peritoneum bedeckt, also kann eine akute Entzündung des Pankreas auch auf das Peritoneum übergreifen.
Zu **(C): Ileus,** „Darmverschluss“, kann unterschiedliche Ursachen haben: mechanisch, vaskulär-paralytisch. Dabei kommt es zu einem Sistieren des Kottransportes mit der Möglichkeit einer lokalen Bakterienvermehrung, die die Darmwand durchwandern und somit eine Peritonitis hervorrufen können. Bei ischämischer Darmschädigung ist die äußere Wandschicht u.U. schon selbst von der Nekrose betroffen, was eine direkte entzündliche Reaktion in Form einer lokalen (primär nicht eitrigen) Peritonitis zur Folge hat. Zu beachten ist, dass ein Ileus auch reaktiv als *Folge* einer Peritonitis anderer Ursache entstehen kann.
Zu **(E):** Zentral nekrotisches, tief ulzeriertes **Dickdarmkarzinom:** Kolonkarzinome sind meist ulzeriert und nekrotisch und neigen dazu, in ihrer Umgebung eine eitrige, teilweise auch abszedierende oder phlegmonöse Entzündung hervorzurufen, die sich bis auf das Peritoneum ausdehnen kann (→ Peritonitis); dies ist natürlich auch bei direkter Infiltration der Serosa durch den Tumor möglich.

Frage 9.2: Lösung B

Zu **(1)** und **(4):** Unter einem **Pseudomyxoma peritonei** versteht man ein Krankheitsbild, bei dem es aufgrund des Ergießens großer Schleimmengen in die Bauchhöhle – manchmal auch mit Implantation Schleim bildender Zellen – zu ausgedehnten intraperitonealen Verwachsungen kommt. Voraussetzung für dieses Krankheitsbild ist demnach eine starke Schleimansammlung in einem intraperitonealen Organ, wobei allerdings im Falle einer Ruptur des Organs kein allzu foudroyanter Krankheitsverlauf einsetzen darf, der vor der Ausbildung von Verwachsungen letal endet. Die muzinösen Ovarialtumoren sind aus dem Oberflächenepithel des Ovars abgeleitete Tumoren; die **muzinösen Zystadenome** bestehen aus großen, schleimgefüllten Zysten und werden von einem Schleim bildenden Epithel ausgekleidet, welches dem endozervikalen Epithel ähnelt. Die Ruptur der Zyste(n) mit der Folge der Entstehung eines Pseudomyxoma peritonei tritt in ca. 5% der Fälle auf. Da der größte Teil der Ovarien intraperitoneal liegt, sind die oben genannten Voraussetzungen für die Entstehung des Krankheitsbildes erfüllt. Ähnliches gilt für die **Mukozele der Appendix**, also eine ausgeprägte Schleimansammlung im Wurmfortsatz. Die Mukozele kann als Folge einer narbig abgeheilten Appendizitis mit Obliteration entstehen; in der Folge kann der Schleim nicht mehr ins Zäkum abfließen, andererseits kann aber auch kein Kot in die Appendix gelangen: Deshalb kommt es bei einer Ruptur nicht zu einer sterkoralen (kotigen) Peritonitis!
Zu **(2)** und **(3):** Rupturierte **Karzinome des Magens** oder des Dickdarms führen zur perakuten Massenblutung oder zur kotigen Peritonitis und erlauben keinesfalls die allenfalls subakute Entwicklung

eines Pseudomyxoms, auch wenn der Darm große Schleimmengen enthält.
Zu **(5)**: Bei der **Mukoviszidose** oder zystischen Fibrose kommt es aufgrund einer erblichen Stoffwechselanomalie zu einer hohen Viskosität des Sekrets muköser Drüsen. Dies kann zu Maldigestion oder Malabsorption und infolge Sekretverlegung zu zystischen Erweiterungen mit anschließender Fibrose im Pankreas und zu einer Reihe von Komplikationen in anderen Organen führen. Diese Erkrankung hat nichts mit einer Ansammlung von Schleimmassen in einem intraperitonealen Organ zu tun und imponiert stattdessen durch internistische Symptome.

H94

Frage 9.3: Lösung C

Im Retroperitoneum können potenziell nur Tumoren aus dort ortsständigem Gewebe (z. B. Nieren, Nebennieren, Fettgewebe, Bindegewebe, Nervengewebe) entstehen.
Zu **(A)**: Das **Phäochromozytom** ist eine meistens gutartige Neoplasie chromaffiner Zellen des neuroendokrinen Systems und geht vor allem vom Nebennierenmark (80%) sowie vom extraadrenalen paraganglionären System entlang des paravertebral lokalisierten sympathischen Grenzstranges (15%) aus. Es ist somit ein typischer Tumor des Retroperitoneums.
Zu **(B)**: Auch zahlreiche **Paraganglien** finden sich im Retroperitoneum in enger Beziehung zum sympathischen Grenzstrang. Sie leiten sich von dem selben Zellsystem her wie die Zellen des Nebennierenmarks. Tumoren der Paraganglien heißen **Paragangliome**.
Zu **(C)**: **Sertoli-Leydigzell-Tumoren** sind sehr seltene Neoplasien des gonadalen Stromas des Hodens (etwa 1–2% aller Hodentumoren) oder noch seltener des Ovars.
Zu **(D)**: Das Retroperitoneum ist eine der zwei häufigsten Lokalisationen des **Liposarkoms** (etwa 42%). Ähnlich oft tritt es an der unteren Extremität (z. B. am Oberschenkel) auf. Das Liposarkom ist einer der häufigsten malignen Weichgewebstumoren des Erwachsenen.
Zu **(E)**: Das **maligne fibröse Histiozytom** ist der häufigste Weichgewebstumor des Erwachsenen bisher unklarer Histogenese. Nach den Extremitäten ist das Retroperitoneum die häufigste Lokalisation. Der inflammatorische Subtyp des malignen fibrösen Histiozytoms kommt besonders oft im Retroperitoneum vor.

10 Endokrine Organe

H90

Frage 10.1: Lösung B

Die Abbildung zeigt knotig untergliedertes, follikulär aufgebautes Schilddrüsengewebe mit kolloidgefüllten Follikeln unterschiedlicher Größe. Die einzelnen Knoten sind nicht durch eine Bindegewebskapsel voneinander abgegrenzt. Dieser Aufbau entspricht einer **Struma nodosa colloides**. Sie stellt eine Organvergrößerung aufgrund von Jodmangel oder einer Jodverwertungsstörung dar.
Zu **(A)**: Die **normale Schilddrüse** kann im Erwachsenenalter unterschiedlich große Follikel aufweisen, sie ist jedoch läppchenformig und nicht knotig untergliedert.
Zu **(C)**: Vgl. Lerntext X.2.
Zur Diagnose eines **follikulären Schilddrüsenkarzinoms** ist zwingend der Nachweis eines Kapseldurchbruchs oder der Tumorinfiltration eines Blutgefäßes mit klar erkennbarer Media erforderlich.
Zu **(D)** und **(E)**: Neben der hier vorliegenden Struma nodosa colloides unterscheidet man die Struma diffusa colloides und die **diffuse oder knotige Struma parenchymatosa**. Liegt bei der Struma parenchymatosa zusätzlich eine Hyperthyreose vor, spricht man bei der diffusen Form vom Morbus Basedow, bei der knotigen Form von der Struma basedowificata. Kennzeichnend ist eine Parenchymhyperplasie mit mittelgroßen, sternförmigen Follikeln, die von einem primatischen Epithel ausgekleidet sind und als Ausdruck der endokrinen Aktivität Resorptionsvakuolen enthalten.

H99

Frage 10.2: Lösung D

Zu **(D)**: Der blanden bzw. *endemischen Struma* liegt ein Jodmangel zugrunde. Um eine normale Konzentration des Schilddrüsenhormons im Serum (euthyreote Stoffwechsellage) aufrechterhalten zu können, ist eine kompensatorische Anpassungshyperplasie des Drüsenparenchyms erforderlich, die von einem epidermalen Wachstumsfaktor (D) entscheidend mitbeeinflusst zu werden scheint. Die Follikel sind erweitert und völlig von Kolloid ausgefüllt. Folge ist die Ausbildung eines häufig knotigen, *euthyreoten Kropfes*, welcher endemisch in Regionen mit Jodmangel angetroffen wird. In der Bundesrepublik sind dies v. a. die Gebirgslandschaften in Oberbayern, Allgäu, Schwarzwald und Eifel.
Zu **(A)**: Die Jodmangelstruma geht gewöhnlich mit einer euthyreoten Stoffwechsellage einher.
Zu **(B)**: Küstennahe Regionen zeichnen sich nicht durch einen alimentären Jodmangel aus. Aus die-

sem Grunde sind Jodmangelstrumen hier sehr selten.

Zu **(C):** Das Schilddrüsengewebe unterliegt häufig bei Jodmangel typischen regressiven Veränderungen wie Vernarbung, Einblutung oder Verkalkung. Diese degenerativen Vorgänge führen zum Funktionsverlust des betreffenden Schilddrüsengewebes. Dementsprechend findet auch keine Hormonbildung mehr in diesen Organanteilen statt. Szintigraphisch imponiert ein solches Areal nicht als „heißer", sondern als *„kalter Knoten"*.

Zu **(E):** Der Stoffwechsel der Nebenschilddrüsen bleibt bei Jodmangel völlig unberührt.

Thyreoiditis — **X.1**

Einteilung der Thyreoiditiden:

I. **Akute eitrige Thyreoiditis**
hämatogen (septiko-pyämisch): Staphylokokken, Streptokokken, Pneumokokken, Typhus

II. **Subakute** (nicht eitrige) **Thyreoiditis (de Quervain)**, auch **granulomatöse Thyreoiditis, Riesenzellthyreoiditis,** diffus oder fokal verschiedene Viren, autoimmun? (HLA-B 35 positiv)
Morphologie: (multi)fokale granulomatöse Entzündungen; Zellnekrosen, pleomorphe Riesenzellen, Histiozyten, Lymphozyten, eosinophile Mastzellen, spärlich Kolloid

III. **Chronische lymphozytäre Thyreoiditis** (mit oder ohne Struma), Synonyme: **Thyreoiditis Hashimoto, Struma lymphomatosa, Autoimmunthyreoiditis**
autoimmun: Antikörper gegen Thyreoglobulin, Mikrosomen, Oberflächenantigene, kolloid
Morphologie: lymphoplasmazelluläres Infiltrat, teils oxyphile Epithelmetaplasie; im Endstadium fibrös-atrophisch

IV. **Chronische perithyreoidale** (*invasiv* fibröse) **Thyreoiditis (Thyreoiditis Riedel)**
selten, idiopathisch, Frauen > 40 Jahre, oft mit retroperitonealer Fibrose oder Takayashu-Krankheit kombiniert
Klinik: einseitige holzartige Schwellung der Schilddrüse mit Einbeziehung von Schilddrüsenkapsel und umgrenzenden Halsweichteilen (Muskulatur, Trachea)
Morphologie: destruierende, fibrosierende Entzündung, spärlich Lymphozyten und Histiozyten; Beteiligung von Arterien und Venen

V. **Chronische, spezifische** (nicht eitrige) **Thyreoiditis**
bei Tuberkulose, Lues, Sarkoide, „Sarcoid-like-lesions", Brucellose

F90

Frage 10.3: Lösung A

Subakute nichteitrige Thyreoiditis = **Thyreoiditis de Quervain**, auch als Riesenzellthyreoiditis bezeichnet (histologisch: Follikeldestruktion mit Entwicklung von **riesenzellhaltigen Granulomen**).

Zu **(B):** Diese kommen bei einer **eitrigen Thyreoiditis** vor.

Zu **(C):** Typisch für die **Hashimoto-Thyreoiditis**.

Zu **(D):** Ausgedehnte Fibrosen, die zu einem brettharten Tastbefund führen und tief in das umgebende Gewebe hineinreichen, sind bei einer **Riedel-Struma** zu finden.

Zu **(E):** Nekrosen kommen in der Schilddrüse im Rahmen degenerativer Veränderungen bei Strumen oder auch als Tumornekrosen vor.

H92

Frage 10.4: Lösung B

Die Abbildungen zeigen follikuläres Schilddrüsenparenchym mit unregelmäßigen lymphozytären Entzündungsinfiltraten. In der starken Vergrößerung erkennt man multiple Riesenzellen.

Zu **(A)** und **(B):** Zur Morphologie der Thyreoiditis siehe Lerntext X.1. Der Riesenzellgehalt des Gewebes spricht für eine **Thyreoiditis de Quervain**.

Zu **(C):** Unter morphologischen Gesichtspunkten unterscheidet man eine Struma nodosa und eine Struma parenchymatosa, unter funktionellen Gesichtspunkten die hyperthyreote, die euthyreote und die hypothyreote Struma. Der **Morbus Basedow** entspricht einer diffusen hyperthyreoten Struma parenchymatosa. Mikroskopisch liegt eine Parenchymhyperplasie mit papillenartigen Epithelknospen und hierdurch häufig sternförmigem Relief der Follikel vor. Ein granulomatöses Entzündungsinfiltrat mit Histiozyten und Riesenzellen ist nicht typisch.

Zu **(D):** Das **follikuläre Schilddrüsenkarzinom** wird durch den Nachweis eines Kapseldurchbruchs oder eines Tumoreinbruchs in Blutgefäße nachgewiesen. Beides fehlt hier.

Zu **(E):** Bei den papillären Epithelproliferaten in der Schilddrüse unterscheidet man zwischen dem **papillären Karzinom,** Makropapillen und papillären Epithelproliferaten hyperplastischer Strumen. Beim Karzinom findet man ein feinverzweigtes papilläres Proliferationsmuster und so genannte Milchglaskerne. Bei den Makropapillen liegen Mikrozysten und breite, wenig verzweigte Papillen vor, die Thyreozytenkerne sind klein und chromatindicht. Demnach kommen im Übersichtsbild oben rechts einige Makropapillen vor, Anhaltspunkte für ein papilläres Karzinom ergeben sich aber nicht.

H93

Frage 10.5: Lösung A

Die Abbildung zeigt follikulär aufgebautes Schilddrüsenparenchym mit dichten interstitiellen lymphoiden Zellinfiltraten unter Einschluss zahlreicher Sekundärfollikel. Im unteren rechten Viertel des Bildes lässt sich eine oxyphile Epithelmetaplasie erahnen.
Zu **(A):** Die **Struma lymphomatosa Hashimoto** oder die Hashimoto-Thyreoiditis ist typischerweise durch dichte lymphoplasmazelluläre Infiltrate, häufig mit Ausbildung von Sekundärfollikeln, sowie eine oxyphile Epithelmetaplasie gekennzeichnet.
Zu **(B):** Die **Thyreoiditis de Quervain** zeichnet sich durch eine granulomatöse Entzündung mit pleomorphen Riesenzellen und Histiozyten aus. Letztgenannte Zellelemente sind in diesem Fall nicht zu erkennen, hierzu ist die vorliegende schwache Vergrößerung auch grundsätzlich ungeeignet. Die zahlreichen Sekundärfollikel sprechen demgegenüber für eine Hashimoto-Thyreoiditis.
Zu **(C):** Das Schilddrüsenparenchym ist follikulär aufgebaut, anaplastische Epithelien sind nicht erkennbar.
Zu **(D):** Voraussetzung für die Diagnose eines follikulären Schilddrüsenkarzinoms ist der Nachweis eines Kapseldurchbruchs oder eine Gefäßinvasion. Beides fehlt hier.
Zu **(E):** Papilläre Thyreozytenproliferate sind nicht nachweisbar

Klassifikation der Schilddrüsenkarzinome (aus: Remmele, 1984) X.2

Klassifikation der Schilddrüsenkarzinome

- **Follikelzell-Ursprung**
  - differenzierte Karzinome (70–80%)
    - papillär (30–80%)
      - intrathyreoidal (60–80%, gute Prognose)
      - okkult-sklerosierend (15–35%, normale Lebenserwartung)
      - extrathyreoidal (10–20%, schlechte Prognose)
    - follikulär (10–50%)
      - gekapselt (30–40%, gute Prognose)
      - grob-invasiv (50–60%, 5-Jahres-Überlebensrate 50%, schlechte Prognose)
  - undifferenzierte-anaplastische Karzinome (10–20%)
  - Plattenepithelkarzinom (< 1%)
- **C-Zell-Ursprung**
  - C-Zell-(medulläres) Karzinom (5–10%)

Papilläre Karzinome metastasieren hauptsächlich lymphogen in regionäre Lymphknoten (Hals), follikuläre hämatogen in Lunge, Skelettsystem und Gehirn.

H90

Frage 10.6: Lösung D

Zu **(D):** Bei endokrinen Tumoren sind Fehlen oder Vorhandensein zellulärer Atypien unverlässliche Kriterien für die Dignitätseinschätzung. Zur Diagnose eines follikulären Schilddrüsenkarzinoms ist zwingend der Nachweis eines Kapseldurchbruchs oder der **Tumorinfiltration eines Blutgefäßes** mit klar erkennbarer Media erforderlich.
Zu **(A):** Follikuläre Schilddrüsenkarzinome metastasieren im Unterschied zu den papillären Karzinomen eher **hämatogen**, woraus sich die schlechtere Prognose erklärt.
Zu **(B)** und **(E):** Die medullären Schilddrüsenkarzinome werden von den **C-Zellen** abgeleitet. Das produzierte Calcitonin wird häufig als **Amyloid** abgelagert.
Zu **(C):** Falsch, umgekehrt.

H98

Frage 10.7: Lösung E

Papilläre Schilddrüsenkarzinome weisen folgende histologische Charakteristika auf:

- Bildung von differenzierten papillären Drüsenstrukturen
- Tumorzellen mit blassem Zellkern (Milchglaskerne)
- Psammomkörper: Diese stellen einen möglichen histomorphologischen Befund einer **dystrophischen Verkalkung** dar. Darunter versteht man lokalisierte Calciumablagerungen in geschädigtem Gewebe. Die im Senium auf degenerativer Grundlage eintretende Verkalkung des Plexus choroideus ist durch Bildung von Psammomkörpern gekennzeichnet. Darüber hinaus werden Psammomkörper typischerweise im papillären Schilddrüsenkarzinom (E) und in anderen Tumoren (Ovar, Mamma, Meningeom) angetroffen

Zu **(A):** Papilläre Schilddrüsenkarzinome kommen gehäuft bei jungen Frauen vor.
Zu **(B):** Das papilläre Schilddrüsenkarzinom ist die häufigste Variante des Schilddrüsenkarzinoms.
Zu **(C):** Die papillären Schilddrüsenkarzinome sind als prognostisch günstig unter den Schilddrüsentumoren einzustufen.

Zu **(D):** Das papilläre Schilddrüsenkarzinom metastasiert bevorzugt lymphogen.

F89

Frage 10.8: Lösung D

Auf der Abbildung sind im unteren Bildteil Reste eines Lymphknotens mit bindegewebiger Kapsel und angrenzendem Fettgewebe zu erkennen. Große Anteile des Lymphknotens werden jedoch durchsetzt von einem epithelialen Tumor, der deutlich erkennbare papilläre Strukturen ausbildet.

Zu **(D):** Es handelt sich also um die **Metastase eines papillären Karzinoms** (Karzinom = *maligner epithelialer* Tumor, Sarkom = maligner mesenchymaler Tumor). Anamnese und Lokalisation sprechen in erster Linie für die Metastase eines papillären Schilddrüsenkarzinoms. (Der Primärtumor ist oft sehr klein, sodass die erste klinische Manifestation in einer Lymphknotenmetastase bestehen kann.)

F92

Frage 10.9: Lösung A

Im Unterschied zu den follikulären Schilddrüsenkarzinomen metastasieren die papillären Schilddrüsenkarzinome vorwiegend lymphogen. Blutgefäßeinbrüche sind selten.

Zu **(B)** bis **(E):** Chorionepitheliome (Chorionkarzinome), Neuroblastome und Nierenzellkarzinome metastasieren vorwiegend hämatogen oder zumindest nicht bevorzugt lymphogen. Medulloblastome breiten sich vorwiegend über den Liquorraum aus.

F93

Frage 10.10: Lösung E

Die HE-Färbung zeigt am linken Bildrand follikulär aufgebautes Schilddrüsenparenchym. Die rechte Bildhälfte wird von einer soliden Epithelproliferation eingenommen, in der immunhistochemischen Reaktion ist ein kräftig rotes Reaktionsprodukt nachzuweisen.

Zu **(E):** Das **medulläre Schilddrüsenkarzinom** leitet sich von den C-Zellen der Schilddrüse ab und ist somit neuroektodermaler Herkunft. Es kann verschiedene Hormone bilden und produziert am häufigsten Calcitonin. Es wächst meist solide und besteht aus weitgehend monomorphen Zellen.

Zu **(A):** Entzündliche Veränderungen liegen nicht vor. Die **Thyreoiditis de Quervain** ist durch eine granulomatöse Entzündung mit pleomorphen Riesenzellen und Histiozyten gekennzeichnet (vgl. Lerntext X.1.).

Zu **(B):** Bei der **Struma lymphomatosa** findet man typischerweise lympho-plasmazelluläre Infiltrate, häufig mit Ausbildung von Sekundärfollikeln, sowie eine oxyphile Epithelmetaplasie (vgl. Lerntext X.1).

Zu **(C):** Die **Basedow-Struma** ist eine diffuse hyperthyreote Struma mit knospenförmigen Epithelproliferaten und hierdurch häufig sternförmig gestalteten Follikellumina als Ausdruck der Aktivitätssteigerung. Oft liegen fokale lympho-plasmazelluläre Infiltrate vor.

Zu **(D):** Ein Kapseldurchbruch oder eine Gefäßinvasion durch eine follikuläre Neoplasie der Schilddrüse ist nicht erkennbar.

Vgl. Lerntext X.2.

F92

Frage 10.11: Lösung C

Der **primäre Hyperparathyreoidismus** (pHPT) beruht auf einer Rückkopplungsstörung zwischen dem Calciumspiegel im Blut und der Sekretion von Parathormon (PTH) durch die Nebenschilddrüse. Die aufgrund der Entkopplung erhöhten PTH-Werte führen zu Hyperkalzämie, Hypophosphatämie und zur Erhöhung der Konzentration der alkalischen Phosphate.

Zu **(C):** Zu den Folgeveränderungen des pHPT gehört neben dem Knochenabbau die vermehrte Einlagerung von Calcium in parenchymatöse Organe. In 5–10% der Fälle von HPT kommt es zu einer akuten oder chronischen **Pankreatitis**, deren Pathogenese nicht aufgeklärt ist, die wahrscheinlich aber mit dem pathologischen Calciumstoffwechsel zusammenhängt.

Zu **(A):** Der pHPT geht mit einer Fibroosteoklasie einher, d.h. mit einem Knochenabbau und einer Endostfibrose. Die **Ostitis deformans Paget** ist eine ätiologisch hiervon verschiedene, wahrscheinlich virusindizierte entzündliche Knochenerkrankung, die mit verstärktem Knochenumbau, d.h. sowohl Knochenabbau, als auch im Unterschied zu dem dem pHPT zugrunde liegenden Mechanismus mit Knochenanbau einhergeht. Es kommt dadurch zu einer typischen Mosaikstruktur des Knochens.

Zu **(B):** Der pHPT beruht in der Regel auf einem Nebenschilddrüsenadenom. Ursache können seltener auch eine Hyperplasie einzelner Zellkomponenten oder ein Nebenschilddrüsenkarzinom sein. Das morphologische Korrelat ist eine Proliferation der entsprechenden Zellpopulation. der pHPT ist nicht gehäuft mit entzündlichen Veränderungen der Nebenschilddrüsen assoziiert.

Zu **(D):** Die **Adrenalitis**, also die Nebennierenrinden-Entzündung tritt als unspezifische lymphozytäre Entzündung unklarer Ursache, als infektiöse Adrenalitis und als Autoimmunadrenalitis auf. In letzterem Fall ist sie relativ häufig mit einer Hypothyreose, aber nicht mit einem HPT assoziiert.

Zu **(E):** Vgl. Lerntext X.1.
Die **Thyreoiditis de Quervain** ist eine möglicherweise autoimmunologisch bedingte Schilddrüsenentzündung, die nicht mit einem HPT assoziiert ist.

H94

Frage 10.12: Lösung B

Das **Waterhouse-Friderichsen-Syndrom** ist klinisch gekennzeichnet durch einen sich rapide entwickelnden Ausfall der Nebennierenrindenfunktion (**Nebennierenrindeninsuffizienz**) und nachfolgenden **Kreislaufschock** mit **disseminierter intravasaler Blutgerinnung.** Betroffen sind häufig kleine Kinder. Die Ursache ist eine Sepsis meist mit Meningokokken (gramnegative Bakterien). Eine Sepsis ist eine Allgemeininfektion, wobei Erreger, meistens Bakterien, von einem Herd ausgehend in die Blutbahn eingeschwemmt (= Septikämie) und so in viele Organe gestreut werden. Die Lipopolysaccharide (LPS) aus der Zellwand der Meningokokken (= Endotoxine) führen zu einer Schädigung der Wand kleiner Gefäße. Es kommt typischerweise zu einer massiven Blutung in beide Nebennieren mit Zerstörung des Gewebes (= **hämorrhagische Nekrose**). Außerdem lösen die LPS über eine Aktivierung von Gerinngungsfaktoren einen Kreislaufschock aus.
Zu **(A):** Dies ist falsch. **Adenome** der Nebennierenrinde sind gutartige Neoplasien. Makroskopisch imponieren sie als gelbliche abgekapselte Knoten. Häufig bilden sie vermehrt Nebennierenrindenhormone (z. B. Kortisol oder Aldosteron), was sich klinisch als Überfunktion der Nebennierenrinde bemerkbar macht.
Zu **(C):** Im Rahmen der disseminierten intravasalen Gerinnung kommt es auch beim Waterhouse-Friderichsen-Syndrom zur Thrombenbildung, allerdings nur im Bereich der kleinen Gefäße und Kapillaren. Arterielle Thromben sind nicht typisch. Diese finden sich häufig bei primären Erkrankung der Arterien wie der Arteriosklerose.
Zu **(E):** Im Verlauf der disseminierten intravasalen Gerinnung kommt es zu einem Verbrauch der Gerinngungsfaktoren, letztlich resultiert eine allgemeine Blutungsneigung (= hämorrhagische Diathese). Zu **flohstichartigen Blutungen** kommt es dabei charakteristischerweise in der **Haut** und nicht in der Nebenniere.

H91

Frage 10.13: Lösung A

Unter einem **Conn-Syndrom** versteht man einen **primären Aldosteronismus** aufgrund eines Adenoms der Nebennierenrinde, also gerade nicht aufgrund außerhalb der Nebenniere gelegener Ursachen. Ein Hypophysenadenom kann daher definitionsgemäß nicht Ursache des Conn-Syndroms, jedoch in seltenen Fällen Ursache des sekundären Aldosteronismus sein.
Zu **(B):** Da das Aldosteron in der Zona glomerulosa der Nebennierenrinde produziert wird, ist das Adenom beim Conn-Syndrom dort lokalisiert. In der Praxis ist die histologische Zuordnung eines Nebennierenrindenadenoms zu einer bestimmten Zone jedoch kaum möglich.
Zu **(C)** bis **(E):** Entsprechend den aus der Physiologie bekannten Mechanismen bewirkt Aldosteron eine Rücksorption von Natrium und eine vermehrte Ausscheidung von Kalium und Wasserstoffionen durch die Niere. Der Hyperaldosteronismus führt demnach zu entsprechenden Elektrolytverschiebungen und zur Alkalose.

H96

Frage 10.14: Lösung A

Zu **(1)** und **(3):** Nebennierenrindentumoren (meistens Adenome, seltener Karzinome) können zu einem **Cushing-Syndrom** führen, wenn es zu einer vermehrten Ausschüttung von Glucocorticoiden **(Kortisol)** kommt, oder zu einem Conn-Syndrom mit Überproduktion von Mineralocorticoiden **(Aldosteron).**
Zu **(4):** Zum **Sheehan-Syndrom** kommt es durch schockbedingte Mikrozirkulationsstörungen in der **Adenohypophyse** mit Ausbildung anämischer Nekrosen (häufig postpartal). Es resultiert klinisch eine Hypophysenvorderlappeninsuffizienz.
Zu **(5):** Das **Schwartz-Bartter-Syndrom** hat seine Ursache in einer Überproduktion von antidiuretischem Hormon im Hypothalamus (Nucleus supraopticus und paraventricularis). Als Folge dieser **unangemessenen ADH-Sekretion** resultiert eine Hypernatriämie und hypotone Hyperhydration. Auslöser können z. B. Hirntumoren sein.

Cushing-Syndrom — **X.3**

Sammelbegriff für die **Symptomatik**, die durch einen **Hyperkortisolismus** hervorgerufen wird. Die **Ursachen** für das Überangebot an Corticosteroiden sind vielfältig:
- **hypophysär** (meist Hypophysenadenom, entspricht dem eigentlichen Morbus Cushing)
- **adrenal** (Nebennierenadenom, -karzinom)
- **paraneoplastisch** (Bronchialkarzinom, Thymus-, Inselzelltumoren, medulläre Schilddrüsenkarzinome)
- **Karzinoide**
- lang dauernde ACTH- oder Kortisontherapie
- seltener auch Phäochromozytome (können auch ACTH bilden)

Auswirkungen auf den Gesamtorganismus (entsprechend der Kortisonwirkung):
- **Knochen:** Osteoporose
- **Muskulatur:** Atrophie
- **Körpergewicht:** (geringfügig) erhöht, Stammfettsucht
- **Haut:** dünn, Striae rubrae
- **Herz:** Zeichen des arteriellen Hypertonus (Linksherzhypertrophie)
- **lymphatisches System:** Atrophie
- **myelopoetisches System:** Verminderung der eosinophilen Graulozyten, erhöhtes Infektrisiko, hämorrhagische Diathese
- gehäuftes Auftreten von **Pankreatitiden** und **Diabetes mellitus**

F00

Frage 10.15: Lösung B

Das Phäochromozytom geht vom Nebennierenmark aus und wird aus diesem Grund der Gruppe der neuroendokrinen Tumoren (A) zugeordnet. Extraadrenale (D) und beidseitige Lokalisationsformen (C) sind möglich. Histologisch imponieren Phäochromozytome u.a. durch ihre Kernpolymorphie (E). Zumeist weisen Phäochromozytome ein benignes Verhalten auf.
Zu **(B):** Nur in 10% der Fälle entwickelt sich eine maligne Variante des Phäochromozytoms. Die Dignitätszuordnung in diesem Sinne kann nur durch den Nachweis von Metastasen erfolgen, da auch benigne Formen eine Kernpolymorphie und sogar Gefäß- und Kapselinfiltration aufweisen können.

F99

Frage 10.16: Lösung B

Unter einer Gynäkomastie versteht man die Vergrößerung der männlichen Brustdrüse, die ein- oder doppelseitig (D) auftreten kann. Die Gynäkomastie stellt in der weit überwiegenden Zahl der Fälle ein Symptom für eine zugrunde liegende Erkrankung dar. V.a. einen Östrogenüberschuss kann für die Entstehung verantwortlich sein:
- Leberzirrhose (A) – Östrogenabbaustörung bei Organinsuffizienz
- antiandrogene Therapie beim Prostatakarzinom (C)
- östrogenbildender Nebennierenrindentumor (E)
- Hypogonadismus
- Hormon bildende Hodentumoren

Zu **(B):** Histologisch ist die Gynäkomastie durch eine Hyperplasie sowohl der mesenchymalen *als auch* der epithelialen Anteile der Brustdrüse gekennzeichnet. Eine einseitige Erhöhung der Anzahl der Drüsenläppchen und damit die reine Zunahme der epithelialen Zellzahl liegt nicht vor.

11 Nieren

Zystennieren — **XI.1**

Einteilung nach Potter:

- **Typ I**
  Bilaterale polyzystische Nieren, *infantiler Typ* („Schwammnieren"): autosomal-*rezessiv*, **Sammelrohrhyperplasie**
  Morphologie: symmetrische Vergrößerung beider Nieren, 1–2 mm große Zysten, die durch einen Gigantismus der Sammelrohre entstehen. Stets vergesellschaftet mit **Leberzysten** (u.U. auch Zysten in Pankreas und Lunge). Kinder werden tot geboren oder sterben wenige Minuten bis Stunden nach der Geburt.
- **Typ II**
  Hypoplastische oder degenerative Zystennieren (multizystisch oder polyzystisch). Fehlerhafte Entwicklung der **Ureterknospe** mit Deformation von Ureter (und Blase) und Fehlen normaler Nephronanteile. Zysten dickwandig, kubisches Epithel, aus unzureichend verzweigten Sammelrohren.
  Beide Nieren, nur eine oder nur ein Teil der Niere betroffen. Organ vergrößert (wenn polyzystisch) oder verkleinert (wenn hypoplastische oder dysgenetische, zystische Nieren). Bei vollständigem Befall beider Nieren Tod kurz nach der Geburt. Bei einseitigem oder partiellem Befall hohes Lebensalter möglich.
- **Typ III**
  Bilaterale polyzystische Nieren des *Erwachsenen*, autosomal-*dominant*. Umschriebene Proliferation der Tubulusepithelien aus ungeklärter Ursache → zystische Kanälchenektasie. Nieren stark vergrößert (bis 10 kg zusammen). Diffuses Auftreten von bis zu hühnereigroßen Zysten. In 30% kombiniert mit Leberzysten, vereinzelt mit Pankreaszysten (Hirnbasisarterienaneurysmen in bis zu 20% der Fälle). Dekompensation in 5.–6. Lebensdekade: 50–60% tödliche Urämie bei Niereninsuffizienz; 50–70% Hypertonie.
- **Typ IV**
  Polyzystische Nieren infolge eines Urethraverschlusses durch Schleimhautfalten auf dem Colliculus seminalis in der Endphase der Nierenentwicklung. Zysten vorwiegend unter der Nierenkapsel, in terminalen Sammelrohren, einigen Henle-Schleifen und Bowman-Kapselräumen. Bei massiver Ausbildung Tod im frühen Kindesalter.

Markschwammniere
Multiple Sammelrohrzysten, von Platten-, Zylinder- oder Übergangsepithel ausgekleidet. Selten familiär.
Komplikationen: Pyelonephritis, Nephrolithiasis, sekundärer Hyperparathyreoidismus, Konzentrationsschwäche.

Familiäre juvenile Nephronophthise
(phthisis = Schrumpfung), „salt losing nephritis": rezessiv vererbt, Schrumpfniere und Zysten in Sammelrohren und Mittelstücken. In 17% zusätzlich Retinadysplasie.

F91

Frage 11.1: Lösung D

Auf der Abbildung erkennt man eine Nierenvergrößerung mit multiplen, wenige Millimeter großen, glasig erscheinenden Zysten.
Zu **(D):** Es handelt sich um **polyzystische Nieren**, Typ I nach Potter, so genannte Schwammnieren. Diese beruhen auf einer Hyperplasie der Sammelrohre mit zystischer Erweiterung derselben. Die Schwammnieren sind autosomal-rezessiv vererbt. Die Kinder sterben häufig kurz nach der Geburt an unklarer Ursache.
Zu **(A):** Das **Alport-Syndrom** besteht aus einer hereditären Nephritis, die auf einer vererbten Basalmembranaufbaustörung beruht. Im Frühstadium sind die Nieren normal groß oder vergrößert, jedoch nicht zystisch verändert.
Zu **(B):** Der **Mekoniumileus** beruht auf einer Verlegung der Darmlichtung durch zähschleimiges Mekonium als Folge einer zystischen Pankreasfibrose. Äußerlich sichtbare Komplikationen sind eine Darmperforation, eine Peritonitis oder ein Volvulus.
Zu **(C):** Ein **Volvulus** ist eine Darmverschlingung durch Achsendrehung des Darmes. Im vorliegenden Fall ist der Darm lediglich an der Mesenterialwurzel aus dem Situs herausgehoben, um den Blick auf das Retroperitoneum freizugeben. Eindeutig pathologisch verändert sind hingegen die Nieren, die normalerweise keine Zysten beinhalten.
Zu **(E):** Eine **Hepatomegalie** liegt nicht vor.

F96

Frage 11.2: Lösung D

Zu **(2)**, **(3)** und **(5)**: **Polyzystische Nieren** vom adulten Typ werden autosomal dominant vererbt. Es findet sich dabei häufig eine Mutation auf Chromosom 16. Die Erkrankung führt erst im 3. bis 4. Lebensjahrzehnt zur chronischen Niereninsuffizienz. Bei etwa 50% der betroffenen Patienten liegen gleichzeitig Zysten in anderen Organen (**Leber**, Pankreas, Lunge etc.) vor. Auch Gefäßanomalien wie Aneurysmen der Hirnbasisarterien oder der Koronararterien kommen hiermit vergesellschaftet vor. Harnwegsinfekte mit **Infektion der Zysten** sind sehr häufig. Als Komplikation einer Pyelonephritis können sich auch Nieren- und paranephritische Abszesse entwickeln.
Zu **(1):** Ein anämischer Niereninfarkt ist die Folge des Verschlusses eines Nierenarterienastes, meistens durch einen Thrombus bei starker Arteriosklerose. Praktisch kann ein solcher Infarkt auch bei polyzystischen Nieren vorkommen, allerdings nicht gehäuft.
Zu **(4):** Nierenzellkarzinome sind auch in Kombination mit Zystennieren beschrieben, treten dabei allerdings nicht gehäuft auf.

H92

Frage 11.3: Lösung C

Die abgebildete Niere zeigt eine feingranulierte Oberfläche sowie eine kleine, geplatzte Rindenzyste.
Zu **(C):** Vaskuläre Nierenrindennarben sind trichterförmig gestaltet. Ein solches Bild entsteht aber erst, wenn größere Arterienäste betroffen sind. Bei der **Arteriolosklerose** sind die Narben klein, sodass das Bild der feingranulierten Oberfläche entsteht.
Zu **(A):** Die Niere des Erwachsenen hat eine Länge von ca. 10 cm. Eine **Schrumpfniere** liegt also nicht vor. **Pyelonephritische Narben** sind flache, landkartenartige Einziehungen, die ebenfalls hier nicht vorliegen.
Zu **(B):** Niereninfarkte sind anämisch, da die Nierenarterien anatomische Endarterien sind. Ein hämorrhagischer Infarkt würde sich als keilförmige Nekrose von dunkelroter Farbe darstellen.
Zu **(D):** Bei der **Eklampsie** sind die Nieren vergrößert und ödematös geschwollen.
Zu **(E):** Bei der **Miliartuberkulose** ist die Niere von hirsekorngroßen, weißlichen Knötchen mit rotem Randsaum durchsetzt.

F97

Frage 11.4: Lösung E

Zu **(1):** Die **sekundäre maligne Nephrosklerose** entwickelt sich im Rahmen einer so genannten malignen (arteriellen) Hypertonie mit diastolischen Blutdruckwerten von über 120 bis 130 mmHg und systolischen Werten über 230 mmHg. (Primär maligne Nephrosklerose = Nephrosklerose bei dem so genannten hämolytisch-urämischen Syndrom.)
Zu **(2)** und **(3):** Histologisches Korrelat ist u.a. eine fibrinoide Wandnekrose der Nierenarteriolen **(Arteriolonekrose)**, wobei auch Kapillarschlingen der Glomerula nekrotisch werden können.

F94

Frage 11.5: Lösung A

Die Abbildung zeigt eine tiefe, angedeutet trichterförmige und relativ scharfkantige Einziehung der Nierenoberfläche mit korrespondierender Abblassung.
Zu **(A):** Es handelt sich um eine **Infarktnarbe**. Sie stellt einen bindegewebig abgeheilten Substanzdefekt dar, aufgrund der anatomischen Gefäßverzweigung ist sie typischerweise trichterförmig und blass, weil die Nierenarterien anatomisch Endarterien und Niereninfarkte somit anämische Infarkte sind.
Zu **(B):** Makroskopisch wären in der Nierenrinde zahlreiche kleine, punktförmige weiße Stippchen als Ausdruck der hämatogenen Streuung zu erwarten.
Zu **(C):** Eine Karzinommetastase ist eine zumeist rundliche Raumforderung, im vorliegenden Fall handelt es sich im Gegenteil aber um einen Substanzdefekt.
Zu **(D):** Auch Nierenrindenadenome sind meist kugelig vorgewölbte Raumforderungen.

H91

Frage 11.6: Lösung D

Die Abbildung zeigt leuchtend rote Fibrinpräzipitate in den Glomerulumkapillaren, sonst keinen pathologischen Befund.
Zu **(D):** Das **Shwartzman-Sanarelli-Phänomen** besteht in einer disseminierten intravasalen Gerinnung aufgrund eines Schocks oder einer Sepsis. Vor allem in den Glomerulumkapillaren finden sich Mikrothromben aus Fibrin und Thrombozyten. Es kann zu ischämischen Nierenrindennekrosen kommen.
Zu **(A):** Im unteren rechten Bildabschnitt ist eine kleine Nierenarterie zu sehen. Diese enthält einige Erythrozyten, jedoch keinen Thrombus.
Zu **(B):** Das hämolytisch-urämische Syndrom des Kindesalters wird ätiologisch mit Virusinfektionen in Verbindung gebracht. Die histologisch erkennbaren Gefäßveränderungen bestehen in einem Intimaödem, fibrinoiden Gefäßwandnekrosen, einer Proliferation der Glomerulumdeckzellen und im Spätstadium einer obliterierenden Endarteriitis. Zusätzlich kommt es zu Nekrosen von Glomerula und Tubuli sowie zu Erythrozytenaustritten in die Bowman-Kapsel. Hyaline Thromben können in den Vasa afferentia gefunden werden.
Zu **(C):** Unter **Polyglobulie** versteht man eine Vermehrung der Erythrozytenmasse, z.B. als Reaktion auf Sauerstoffmangel, mit Erhöhung der Erythrozytenkonzentration im Blut. Es kann dadurch zu Nierenarterienverschlüssen kommen. Fibrinpräzipitate in den Glomerulumschlingen gehören nicht zum Krankheitsbild.
Zu **(E):** Amyloid, häufig aus leichten Immunglobulinketten bestehend, lagert sich in den Glomerulumschlingen, in den Vasa afferentia und in den Arterien des Nierenmarks ab. Der färberische Nachweis erfolgt über eine Kongorot-Färbung, welche eine orangerote, im polarisierten Licht grün doppelbrechende Reaktion ergibt. Betroffen sind zumeist erwachsene Personen.

H93 H92

Frage 11.7: Lösung C

Zu **(1)**, **(3)** und **(4):** Der **Schockniere** entspricht das funktionelle Bild des akuten Nierenversagens. Charakteristische morphologische Zeichen der Schockniere sind weite Hauptstücklichtungen, Schwellung von Tubulusepithelien und Tubulusepithelnekrosen, interstitielles Ödem (das teilweise allerdings auch infolge Autolyse, also postmortal entsteht), interstitielle Infiltrate an der Mark-Rinden-Grenze und unreife Blutzellen in den Markkapillaren.
Zu **(2):** Fibrinoide Gefäßwandnekrosen gehören somit nicht zum Bild der Schockniere. Sie werden demgegenüber bei entzündlichen Gefäßerkrankungen der Niere, z.B. bei der **Polyarteriitis nodosa** gefunden.

H97

Frage 11.8: Lösung D

Die Abbildung lässt ein lichtmikroskopisch weitgehend regelhaft erscheinendes Glomerulum erkennen, die Zellularität ist normal, allenfalls ist die mesangiale Matrix gering vermehrt. Die umgebenden Tubuli zeigen ein unauffälliges Epithel.
Zu **(D):** Die minimalen glomerulären Veränderungen entsprechen am ehesten der so genannten **minimal-change-Nephrose**. (Erst elektronenmikroskopisch erkennt man die hierfür charakteristische Verschmelzung der Podozytenfortsätze zu breiten Platten.)
Zu **(A)** und **(E):** Diese Formen der **Glomerulonephritis** gehen ebenfalls häufig mit einem nephrotischen Syndrom einher, lassen aber deutliche histomorphologische Veränderungen an den Glomeruli erkennen. Die Glomerulonephritis bei systemischen Lupus erythematodes **(Lupusnephritis)** zeigt histologisch eine mesangiale oder diffus proliferative Glomerulonephritis. Eine **noduläre Sklerose** ist an dem abgebildeten Glomerulum nicht erkennbar.
Zu **(B)** und **(C):** Auch diese beiden nicht entzündlichen **Glomerulopathien** führen zu einem nephrotischen Syndrom und zeigen deutliche, lichtmikroskopisch erkennbare Veränderungen der Glomerula.

Glomerulonephritiden (GN) XI.2

Allgemein: GN sind **immunologische Geschehnisse**. Wenn der Körper ausreichend Antikörper produziert, sind die Immun(Ag–Ak-)-Komplexe so groß, dass sie von den Zellen des Makrophagen- und retikulo-histiozytären Systems phagozytiert werden. Ist die Abwehrlage schwächer, erfolgt keine ausreichende Antikörperproduktion und die Antigen-Antikörper-Komplexe sind kleiner und werden in der Niere (Komplementrezeptoren) abgefangen. Kleine Immunkomplexe (IK) diffundieren durch die Basalmembran und lagern sich dort ab → Membranveränderung → Proteinurie (nephrotisches Syndrom), größere werden ins Mesangium transportiert → Entzündungsreaktion.

Tab. 11.1 Glomerulonephritiden

	GN-Typ	Glomerulumveränderungen	Sonstiges	Klinik
kleine Immunkomplexe	**membranöse GN** – rein membranös	Basalmembran (Kapillarwände) verdickt mit „Spikes"	PAS-positives Material in Kapillarwänden	Nephrotisches Syndrom: Proteinurie!
	– membranoproliferativ	zusätzlich Mesangiumproliferation		Nephrotisches Syndrom: Proteinurie!
große Immunkomplexe	– **mesangioproliferative GN** (intrakapillär)	Mesangium- u. Endothelproliferation	(*post*infektiös) *Streptokokken*infekt, Scharlach, Angina tonsillaris	Nephritisches Syndrom: Hämaturie!
	– **exsudative GN**	andere, mehr akute Reaktionsweise: *Granulozyten*, Exsudat (nicht so starke Zellproliferation)	Immunkomplexe subepithelial (*granulär)* und im Mesangium ≙ elmi*: sog. „humps" zwischen Basalmembran und Podozyten	exsudative GN: Spontanheilung oder Übergang in chronische mesangioproliferative GN
Autoantikörper gegen Basalmembran	**rapid-progressive GN** (intra- und *ex-tra*kapillär) (Masugi-Typ)	Proliferation des parietalen Kapselblatts → *Halbmondbildung* (v. a. bei *Goodpasture*) und Endothel- und Mesangiumproliferation. Zusätzliche Nekrosen (v. a. bei Wegener-Granulomatose)	Immunglobulinanordnung *linear* entlang der Basalmembran	Hämaturie, Proteinurie, Leukozyturie, erhöhter Blutdruck (schlechte Prognose)
	minimal change GN	minimale Mesangiumproliferation	„genuine" *Lipoid*nephrose	mit oder ohne nephrotisches Syndrom (ohne nephrotisches Syndrom: Spontanheilung möglich)
	fokale, segmentale GN	einzelne Glomerula oder nur einzelne Schlingen im Glomerulum betroffen; Mesangiumproliferation und/oder -sklerose	im Rahmen bestehender Grundkrankheiten: Purpura Schoenlein-Henoch, LE (mit *„wire loops")*, z. T. Goodpasture; idiopathisch; z. T. Löhlein-Herdnephritis bei Endocarditis lenta	

(* Abkürzung: elmi = elektronenmikroskopisch)

(Die Tabelle erhebt keinen Anspruch auf Vollständigkeit, sie soll nur ein grobes Lernschema sein, um die Fragen des IMPP besser beantworten zu können.)

Die **Schlagwörter,** die man sich zu den einzelnen GN's merken sollte:

- **membranöse GN:** PAS-positive Verdickung der Kapillarwände
- **mesangio-proliferative GN:** Poststreptokokkennephritis, Mesangiumzellproliferation und Granulozyten. Elektronenmikroskopisch (elmi): „humps": granuläre IK-Ablagerung in der Glomerulumkapillarwand
- **rapid-progressive GN:** Goodpasture-Syndrom. Extrakapilläre Kapselproliferation. Halbmondbildung, Immunkomplexablagerung linear an Basalmembran
- **GN bei systemischem Lupus erythematodes** (SLE): fokale, segmentale GN mit „wire loops"

Goodpasture-Syndrom — XI.3

Definition: Glomerulonephritis vom rapidprogressiven Typ mit **Lungenblutungen** und **Antiglomerulumbasalmembran-Antikörper**-Bildung.

Epidemiologie: 0,15% aller Nierenbiopsien, $^2/_3$ der Fälle sind Männer > 30 Jahre, die meisten erkrankten Frauen sind jedoch älter als 50 Jahre.
Ätiologie, Pathogenese: Antibasalmembran-Antikörper-Bildung: Die Ursache der antigenen Wirkung renaler und pulmonaler Basalmembranen ist nicht geklärt. Hypothesen: Virusinfekte, Kreuzreaktion mit Streptokokkenmembrankomponenten, toxische Änderungen der Basalmembran z.B. durch Kohlenwasserstoffe (häufige Erkrankung bei Malern, Klempnern und Tankstellenarbeitern).
Morphologie:
Makroskopisch: subkapsuläre Petechien und Blutungen ins Nierenbecken.
Mikroskopisch: Glomerulonephritis mit ausgeprägter Ausbildung von Halbmonden, oft mit mehrkernigen Riesenzellen im Bereich von Schlingennekrosen.
Immunhistologisch: an den glomerulären Kapillarwänden lineare IgG-Ablagerungen (ebenfalls lineare IgG-Ablagerungen an den Wänden der alveolaren Kapillaren der Lunge).
Verlauf: Meist gehen die Lungenveränderungen den Nierenveränderungen in unterschiedlichem Ausmaß voraus (kleine Blutspuren im Sputum bis zur massiven Hämoptyse). Unbehandelt entwickeln 80% innerhalb eines Jahres eine irreversible Niereninsuffizienz.
Differenzialdiagnose: Lungenblutung und Nierenerkrankung bei systemischem Lupus erythematodes, Hypersensitivitätsangiitis, Wegener-Granulomatose, Purpura Schoenlein-Henoch, gemischter IgG/IgM-Kryoglobulinämie, Nierenvenenthrombose mit Lungenembolie, Herzinsuffizienz bei Urämie, Legionärskrankheit.

Hypersensitivitätsreaktionen (Immunreaktionen) — XI.4

- **Typ I (anaphylaktisch)** Antigen verbindet sich mit **IgE** → Immunkomplex wird an Mastzellen gebunden und bewirkt eine Freisetzung von Histamin und anderen Mediatoren → (lokalisiertes) Ödem, Kontraktion der glatten Muskulatur.
  Beispiele: Penizillinallergie, Insektenstiche.
- **Typ II (zytotoxisch)**
  Der Antikörper (überwiegend **IgG**, auch IgM oder IgA) verbindet sich mit einem (festhaftenden) **Gewebsantigen** → Immunkomplex bewirkt eine Aktivierung des Komplementsystems → Zytolyse, Freisetzung von anaphylaktischen und chemotaktischen Stoffen → (polymorphkernige) Leukozytenaggregation (→ u.U. Nekrose durch lysosomale Enzyme).
  Beispiele: systemischer Lupus erythematodes, Poststreptokokken-GN, rheumatisches Fieber, Goodpasture-Syndrom.
- **Typ III (Arthus-Typ)**
  Im Prinzip wie Typ II, nur ist das Antigen nicht gewebshaftend, sondern liegt im Blut oder in Gewebsflüssigkeiten **„frei beweglich"** vor, sodass sich bei Antikörperkontakt (**IgG**, IgM, IgA) lokal (Arthus-Reaktion) oder generalisiert (Serumkrankheit) Immunkomplexe bilden, die das Komplementsystem aktivieren und in der Niere (Komplementrezeptoren!) abgefangen werden (→ Glomerulonephritis).
- **Typ IV (zellvermittelt)**
  Spezifische sensitive **T-Lymphozyten** verbinden sich mit einem größeren Antigen (Zelle oder größeres Protein) → Freisetzung von MAF (**M**onozyten/**M**akrophagen **a**ktivierender **F**aktor) und MIF (Makrophagen**m**igration **i**nhibierender **F**aktor: die Makrophagen sollen da bleiben, wo die T-Zellen sind) u.a. → monozytäre, epitheloidzellige Entzündung (u.U. auch direktes „killing" durch Killer-T-Zellen möglich).
  Beispiele: Transplantatabstoßung, Tuberkulose.

H98

Frage 11.9: Lösung C

Bei der exsudativ-proliferativen Glomerulonephritis handelt es sich um eine *Poststreptokokkennephritis*, auftretend nach Infekten mit β-hämolysierenden Streptokokken der Gruppe A, wie z.B. einer Angina tonsillaris. Mikroskopisch findet man neutrophile Granulozyten in den Kapillaren, Mesangien und der Bowman-Kapsel (Exsudatio) sowie angeschwollene Zellen und Proliferation der Mesangiumzellen und Endothelien (C). Klinisch zeigen sich ein vermindertes Glomerulumfiltrat, Mikro- oder Makrohämaturie, Proteinurie, Ödeme und eine Hypertonie. Mittels Immunfluoreszenz lassen sich Immunkomplexe an der *epithelialen* Außenseite der glomerulären Basalmembran (d.h. zwischen Basalmembran und Podozyten) nachweisen (elektronenmikroskopisch als „humps“ zu sehen).

Zu **(A):** Bei einer fokalen Glomerulonephritis sind nur einzelne Glomerula betroffen.

Zu **(B):** Bei einer segmentalen Glomerulonephritis sind nicht alle Kapillarschlingen des Glomerulums betroffen.

Zu **(D):** Die Glomerulonephritis, die im Rahmen des Lupus erythematodes entsteht, wird durch antinukleäre Antikörper und als Folge einer Immunkomplexvaskulitis hervorgerufen.

Zu **(E):** Die diabetische Glomerulosklerose (Kimmelstiel-Wilson) ist Ausdruck einer ausgeprägten Arteriolosklerose und ist nicht mit einer originären Glomerulonephritis zu verwechseln.

H97

Frage 11.10: Lösung B

Zu **(B):** Die anamnestischen und morphologischen Angaben lassen eine **membranöse Glomerulonephritis** diagnostizieren. Es handelt sich dabei um eine **Immunkomplex**-Glomerulonephritis, welche die häufigste Ursache eines nephrotischen Syndroms (Proteinurie!) bei Erwachsenen ist. Die beteiligten Antigene sind häufig noch nicht bekannt. Als Ursache kommen allerdings auch Infektionskrankheiten in Betracht, darunter die **Virushepatitis B**.

Zu **(A):** Die **endokapilläre** (oder exsudative-proliferative) **Glomerulonephritis**, zum Beispiel nach Streptokokkeninfektion, zeigt histologisch glomeruläre Granulozyteninfiltrate sowie eine Schwellung und Proliferation von Endothelien und Mesangiumzellen. Die Kapillarlichtungen sind stark eingeengt. Auch hierbei liegt pathogenetisch eine Immunkomplexablagerung zugrunde. In der Immunfluoreszenz finden sich jedoch **große** subepitheliale Immunkomplexablagerungen (**humps**).

Zu **(C):** Bei der **extrakapillären** Glomerulonephritis kommt es zur Ausbildung so genannter **Halbmonde** in den Glomerula (Zellproliferation mit Obliteration der Bowman-Kapsel). Pathogenetisch handelt es sich um eine GN vom **anti-Basalmembran-Typ** (z.B.: Goodpasture-Syndrom, rapid-progressiver Verlauf). Die Immunfluoreszenz offenbart ein **lineares** Verteilungsmuster der Autoantikörper.

Zu **(D)** und **(E):** Auch bei der diabetischen Glomerulosklerose und bei der Amyloidose der Niere kann es zu einer Proteinurie kommen. Hierbei wirkt kein immunologischer Pathomechanismus!

F99

Frage 11.11: Lösung C

Das nephrotische Syndrom ist ein klinischer Symptomkomplex, bestehend aus

- einer obligatorischen *Proteinurie* (E) von mehr als 3 g/die (B) mit den Folgen einer *Hypo-* und *Dysproteinämie,*
- einer Hypoalbuminämie (E)
- sowie der Ausbildung von *Ödemen* (E).

Zu **(A):** In der *Niere* lagert sich das Amyloid zunächst in den Glomerula, im späteren Verlauf in den Kapillarschlingen ab, sodass sich durch diese Permeabilitätsstörung ein nephrotisches Syndrom, die **Amyloidnephrose** entwickeln kann.

Zu **(C):** Im Rahmen eines nephrotischen Syndroms entwickelt sich eine *Hyper*cholesterinämie.

Zu **(D):** Die häufigste Ursache eines nephrotischen Syndroms im Kindesalter ist die minimal-change-Glomerulonephritis, die mit einer guten Prognose einhergeht.

H00

Frage 11.12: Lösung D

Zu **(D):** Die Ursache einer **membranösen Glomerulonephritis** (GN) (auch: peri- oder epimembranöse GN) ist wahrscheinlich eine *Immunkomplexnephritis.* Auffallend ist das Fehlen einer entzündlichen Exsudation und Proliferation. Die Immunkomplexe befinden sich auf der äußeren, den Podozyten zugewandten Seite der Basalmembran.

Immunfluoreszenzmikroskopisch finden sich körnige Ablagerungen auf der verdickten Basalmembran, die als stachelartige Ausläufer („spikes“) imponieren. Der Krankheitsverlauf erstreckt sich bei schlechter Prognose über Jahrzehnte, eine Heilung im Sinne einer Spontanremission erfolgt nur in 25% der Fälle. Unter allen Glomerulonephritiden manifestiert sich die membranöse Form und am häufigsten mit einem **nephrotischen Syndrom**, bestehend aus Proteinurie, Hypo- und Dysproteinämie, Hyperlipidämie, Lipidurie und Ödemen.

Zu **(A):** Die **Poststreptokokken-Glomerulonephritis** (endokapilläre proliferierende GN) tritt nach Infekten mit β-hämolysierenden Streptokokken der Gruppe A (z.B. nach einer Angina tonsillaris) auf. Der klinische Verlauf wird bestimmt durch eine Hämaturie und eine zumeist milde Proteinurie, die nicht zum Vollbild des nephrotischen Syndroms führt.

Zu **(B):** Beim **Goodpasture-Syndrom** treten durch **kreuzreagierende Autoantikörper**, die gegen die Basalmembranen von Alveolen *und* Glomerula gerichtet sind, parallel Lungenblutungen *und* eine rasch progressive Glomerulonephritis auf. Der klinische Verlauf wird durch das rasche Auftreten einer Niereninsuffizienz bestimmt (**rapid-progressiver Verlauf**).

Zu **(C):** Bei der **Urocystitis cystica** entwickeln sich im Urothel der Harnblase intraepitheliale Zysten. Durch die in das Harnblasenlumen hineinragenden Epithelerhabenheiten kann es in seltenen Fällen zu Harnabflussstörungen kommen.
Zu **(E):** Im Vordergrund der **Wegener-Granulomatose** steht eine sich zunächst im *Nasen-Rachen-Raum* manifestierende **Vaskulitis**. Diese tritt im – stets ungünstigen – weiteren Krankheitsverlauf generalisiert unter Beteiligung der Gefäße von Milz, Lunge und *Nieren* auf. Das Leitsymptom der renalen Beteiligung ist wie beim Goodpasture-Syndrom die rasch einsetzende Niereninsuffizienz. Die Ätiologie der Wegener-Granulomatose ist nach wie vor unklar. Es ist jedoch der Nachweis gelungen, dass das progrediente Entzündungsgeschehen durch **a**nti**c**y**to**plasmatische **A**ntikörper (**ACPA**, syn. **c-ANCA**) initiiert und unterhalten wird.

F92

Frage 11.13: Lösung E

Die HE-Färbung zeigt ein relativ blutleeres Glomerulum mit einer erhöhten Zahl von Granulozyten in den Kapillaren und einer beginnenden, jedoch nicht sehr weit fortgeschrittenen Endothelproliferation. Die Immunfluoreszenzuntersuchung lässt eine ungleichmäßige Ablagerung von Immunkomplexen an den Kapillarwänden erkennen.
Zu **(E):** Die akute exsudative Glomerulonephritis ist typischerweise eine Poststreptokokkeninfektions-Glomerulonephritis und geht häufig mit Proteinurie und Ödemen einher. In den Kapillarschlingen der Glomerula findet man vermehrt Granulozyten, während Endothel- und Mesangiumproliferate am Anfang nicht so sehr im Vordergrund stehen. Die fluoreszenzmikroskopischen Befunde sind variabel, die ungleichmäßige Ablagerung von Immunkomplexen an den Kapillarwänden ist jedoch typisch.
Zu **(A):** Die minimal-change-Glomerulopathie zeigt ein nahezu normales lichtoptisches Bild der Glomerula mit minimaler Vermehrung der Zellen im Mesangium.
Zu **(B):** Bei dieser Entzündungsform sind die glomerulären Kapillarwände homogen verdickt.
Zu **(C):** Typisch sind hierbei halbmondförmige Zellproliferationen innerhalb des Glomerulums.
Zu **(D):** Hierbei handelt es sich nicht um eine immunologisch bedingte Glomerulonephritis, sondern um eine hämatogene Streuung von Bakterien, die häufig in den Glomerulumschlingen hängen bleiben und eine eitrig-abszedierende Entzündung auslösen, die hier fehlt.
Zur Glomerulonephritis vgl. Lerntext XI.2.
Eine Bildfrage mit denselben Antwortalternativen wurde im Examen H89 bereits gestellt, damals handelte es sich aber um eine rapid progressive Glomerulonephritis.

F93

Frage 11.14: Lösung E

Das makroskopische Präparat zeigt eine stark blutüberfüllte Lunge mit flächiger Ansammlung von grau-blauem Pigment. Im histologischen Präparat erkennt man nur schattenhaft das alveoläre Lungengerüst. Intraalveolär sind von der Mitte massenhaft Erythrozyten als Ausdruck einer frischen Blutung sowie in Gruppen gelagerte hämosiderinspeichernde Makrophagen als Hinweis auf eine nicht mehr frische Blutung nachweisbar. Das Hämosiderin ist durch die positive Berliner-Blau-Reaktion verifiziert.
Zu **(1)** bis **(4):** Vgl. auch Lerntexte XI.2 und XI.3.
Es liegen rezidivierende intraalveoläre Blutungen vor. Bei der Kombination derartiger Blutungen mit einer rapid progressiven Glomerulonephritis spricht man vom **Goodpasture-Syndrom**. Es handelt sich um eine Autoimmunerkrankung mit Bildung von Antikörpern gegen die Basalmembran der Glomerula, der Alveolen und der Kapillaren. Es kommt zur Proliferation des parietalen Blattes der Bowmanschen Kapsel und in der Folge zur Ausbildung von Halbmonden. In den glomerulären Kapillarwänden lagert sich IgG, seltener IgA ab.

Analgetikanephropathie — **XI.5**

Entstehung:
Bei **chronischem Phenacetinabusus**. Auftreten nach 1 g Phenacetin/d oder 1 kg Gesamtdosis. Ebenfalls durch Paracetamol und Paraminophenol (Derivat von Phenacetin und Paracetamol).

Folgen:
- **primär:** Gefäßveränderungen, Papillennekrosen
- **sekundär:** Rindenatrophie, Sklerose

Makroskopisch:
höckerige Oberfläche, Nekrosen der Papillen, u. U. bräunlich verfärbt, die sequestriert oder geschrumpft sind.

Histologisch:
Frühstadium: azelluläre **Verbreiterung des Interstitiums**, auffällige **reaktionslose Papillennekrosen**, teils mit Verkalkungen.
In späteren Stadien: atrophische Harnkanälchen in der Rinde, bindegewebig verbreitertes Interstitium, Kapillarsklerose (PAS-positiv) in Mark und Nierenbecken.

F90

Frage 11.15: Lösung E

Die Nieren sind geschrumpft, zum Nierenhilus hin ist das fehlende Parenchym durch Fettgewebe ersetzt (Vakatfett). Auffällig sind schwärzliche Herde, die in den Markpapillen lokalisiert sind; hierbei handelt es sich um Papillennekrosen. Einige Papillen sind auch zystisch degeneriert.
Histologisch ist das Nierenparenchym fast vollständig zerstört. Die Glomerula sind sklerosiert und nur noch als rötliche, zellarme Herde zu erkennen. Das Interstitium ist von einem unterschiedlich dichten, lymphozytären (also nicht eitrigen), entzündlichen Infiltrat durchsetzt.
Zu **(E)**: Es handelt sich also um eine chronische diffuse, sklerosierende, interstitielle Nephritis mit (aseptischen) Papillennekrosen, die häufig nach langjährigem **Phenacetinabusus** auftritt.
Zu **(A)**: Makroskopisch sind keine verkäsenden Nekrosen (weiß-gelb, krümelig, schmierig) zu sehen. Bei den rosafarbenen Knötchen im histologischen Bild handelt es sich um sklerosierte Glomerula und nicht um Granulome.
Zu **(B)**: Es ist kein Tumor zu erkennen. Bei dem histologisch sichtbaren zellulären Infiltrat handelt es sich um Lymphozyten (reaktives Infiltrat).
Zu **(C)**: Die Nierenbecken sind nicht erweitert. Das geschrumpfte Nierenparenchym ist durch Fettgewebe ersetzt.
Zu **(D)**: Das entzündliche Infiltrat besteht aus Lymphozyten. Granulozyten sind nicht nachweisbar; demzufolge handelt es sich nicht um eine eitrige Entzündung.

F00 **!**

Frage 11.16: Lösung E

Über einen direkten toxischen Effekt analgetischer Mischpräparate vor allem des Phenacetinmetaboliten Acetaminophen auf Tubulusepithelien und Endothelzellen, sowie über eine Ischämie kommt es zu Nekrosen des bereits physiologischerweise im Vergleich zur Nierenrinde schlechter durchbluteten Nierenmarks. In besonderem Maße sind die Papillen betroffen: hier finden sich Kapillarsklerosen (A) und Papillen(-spitzen-)nekrosen (B). In der Nierenrinde resultieren unspezifische Veränderungen mit einer chronischen interstitiellen Nephritis (C), Tubulusatrophie und interstitieller Fibrose. So entwickelt sich das Vollbild der Analgetika-Nephropathie, die zudem mit einem erhöhten Risiko zur Entstehung von Urothelkarzinomen des Nierenbeckens verknüpft ist (D). Die beschriebenen Folgeerscheinungen treten nach regelmäßiger und hochdosierter Einnahme phenacetinhaltiger Analgetika ein (Gesamtdosis zur Induktion der Analgetika-Nephropathie: 2–3 kg Phenacetin in 3 Jahren).
Zu **(E)**: Die noduläre Glomerulosklerose Kimmelstiel-Wilson stellt die typische Folgeveränderung der diabetischen Mikroangiopathie an der Niere dar. Ein Zusammenhang zum Phenacetin-Abusus besteht nicht.

H94

Frage 11.17: Lösung C

Das **Alport-Syndrom** ist eine erbliche (autosomaldominante oder X-gebundene) Erkrankung, gekennzeichnet durch die Symptomentrias Nephritis, Innenohrschwerhörigkeit und Fehlbildungen des Auges. Die Nieren sind meist in Form einer mesangioproliferativen Glomerulonephritis betroffen, wobei möglicherweise eine defekte Glykoproteinsynthese der glomerulären und tubulären Basalmembran zugrunde liegt. Ein immunologischer Pathomechanismus ist nicht bekannt.
Zu **(A)**: Beim **Goodpasture-Syndrom** finden sich im Serum zirkulierende komplementbindende Autoantikörper vom Typ IgG, die gegen Glykoproteine der glomerulären Basalmembran gerichtet sind und über eine **zytotoxische Überempfindlichkeitsreaktion (Typ II)** zu einer akuten Glomerulonephritis führen. Zusätzlich kommt es über eine Kreuzreaktion dieser Antikörper mit den Basalmembranstrukturen in der Lunge zu umfangreichen pulmonalen Blutungen.
Zu **(B)**: Der systemische **Lupus erythematodes** ist eine immunologisch bedingte Systemerkrankung mit Bildung von Autoantikörpern (charakteristischerweise antinukleäre Antikörper gegen doppelsträngige DNS). Der Pathomechanismus der Gewebsschädigung beruht hauptsächlich auf einer Ablagerung **zirkulierender Immunkomplexe** im Gewebe, insbesondere in Gefäßwänden (Typ III der Überempfindlichkeitsreaktionen). In der Niere kommt es zur so genannten Lupus-Nephritis (= Glomerulonephritis bei Lupus erythematodes) mit Ablagerung der Immunkomplexe vornehmlich im Mesangium.
Zu **(D)**: Die **Wegener-Granulomatose** ist eine zum autoimmunen Formenkreis zählende systemische Erkrankung letztlich unklarer Ätiologie, einhergehend mit einer nekrotisierenden Vaskulitis kleiner Gefäße sowie mit der Ausbildung von Granulomen. Im Serum lassen sich typischerweise so genannte antineutrophile zytoplasmatische Antikörper (ANCA) nachweisen. Die Erkrankung manifestiert sich charakteristischerweise im oberen Respirationstrakt, in der Lunge sowie in der Niere, hier unter dem Bild einer nekrotisierenden Glomerulonephritis mit Halbmondbildung.
Zu **(E)**: Die **membranöse Glomerulonephritis** kennzeichnet eine diffuse Verdickung der glomerulären Basalmembran durch eine Ablagerung zirkulierender Immunkomplexe. Induziert werden kann

sie durch eine Vielzahl endogener oder exogener zirkulierender Antigene (z. B. durch eine persistierende Hepatitis B, eine Epstein-Barr-Virus-Infektion, durch Tumorantigene oder Medikamente wie Gold und Penicillamin).

H94

Frage 11.18: Lösung A

Amyloid spielt in der Pathogenese der Analgetikanephropathie keine Rolle. Die **Analgetikanephropathie** ist eine chronische Erkrankung der Niere verursacht durch eine langfristige Einnahme meist phenacetinhaltiger Analgetikamischpräparate (mindestens 2 – 3 kg Phenacetin über 3 Jahre).
Über einen direkten toxischen Effekt auf Tubuluszellen und Endothelien sowie über eine Ischämie kommt es dabei typischerweise zu Nekrosen der Papillenspitzen und zu einer chronischen interstitiellen Nephritis. Klinisch kann die Analgetikanephropathie zur fortschreitenden Niereninsuffizienz führen, zusätzlich ist das Risiko für die Entstehung eines Urothelkarzinoms, besonders des Nierenbeckens erhöht.
Zu **(B)**, **(C)**, **(D)** und **(E)**: Bei der **Amyloidose** kommt es zur extrazellulären Ablagerung unlöslicher fibrillärer Proteine mit unphysiologischer β-Faltblatt-Struktur im Extrazellulärraum zahlreicher Organe, wobei die Nieren häufig betroffen sind. Amyloid kann z. B. im Verlauf **chronischer entzündlicher Erkrankungen** (chronische Polyarthritis, Bronchiektasen, familiäres Mittelmeerfieber) oder bei lymphoproliferativen Erkrankungen mit **monoklonaler Gammopathie** (multiples Myelom) entstehen, wobei die Amyloidproteine je nach Ursache unterschiedlicher Natur sind (z. B. Akute-Phase-Proteine oder Immunglobulinfragmente). In der Niere führen die Amyloidablagerungen in Glomeruli, Tubuli, im Interstitium sowie in Gefäßwänden zu einer Atrophie und interstitieller Fibrose. Beim **familiären Mittelmeerfieber** (familiäre paroxysmale Polyserositis) ist die Nierenamyloidose die häufigste Todesursache.

F00

Frage 11.19: Lösung A

Zu **(A)**: Plasmozytome, die in ausgeprägter Form mit einer Paraproteinämie einhergehen, können zu Nierenveränderungen führen, die unter dem Begriff der **Plasmozytomniere** zusammengefasst werden. Die Paraproteine (= Leichtketten(-fragmente)) fallen in den distalen Tubulusabschnitten aus. Der Abräumversuch des Organismus wird durch Riesenzellen vorgenommen. Histologisch ergibt sich dabei das Bild einer **Fremdkörperreaktion**. Klinisch kann eine Niereninsuffizienz resultieren.
Zu **(B)**: Antibasalmembranantikörper finden sich zum Beispiel beim Goodpasture-Syndrom. Es resultiert u. a. eine Glomerulonephritis (GN) (Antibasalmembran-Glomerulonephritis = Typ I der rapid-progressiven Glomerulonephritis).
Zu **(C)**: Der Nachweis antineutrophiler cytoplasmatischer Antikörper mit perinukleärem Fluoreszenzmuster (p-ANCA) gelingt bei der renalen Verlaufsform der Panarteriitis nodosa (Typ III der rapid-progressiven Glomerulonephritis). Die Lösung (C) stellt absolutes Spezialwissen in den Raum!
Zu **(D)** und **(E)**: Im Rahmen einer Immunkomplexnephritis (= Poststreptokokken-Glomerulonephritis) kommt es zur Aktivierung des Komplementsystems und sekundär zum Freisetzen von Lysozym mit entsprechender glomerulärer Schädigung.

F89

Frage 11.20: Lösung C

In der makroskopischen Darstellung sieht man eine angeschnittene Niere mit zahlreichen, überwiegend scharf abgegrenzten, gelben Herden in Mark, Rinde, Nierenbecken und Ureter. Das Zentrum der Herde ist zum Teil verflüssigt, zum Teil etwas bröckelig.
Im histologischen Bild ist eine typische (bröckelige, käsige) Nekrose erkennbar, die von länglichen Zellen mit „zungenförmigen" Kernen wallartig umgeben ist; daran anschließend ein geringes lymphozytäres und fibroblastenhaltiges, entzündliches Infiltrat. Es handelt sich also um ein **zentral verkäsendes Epitheloidzellgranulom**.
Zu **(C)**: Das entspricht dem Bild einer exsudativen, käsigkavernösen **Nierentuberkulose**. (Die Mykobakterien gelangen im Rahmen einer hämatogenen Generalisation einer Lungen- (seltener Darm-)tuberkulose in die Nieren; bei 26% der Patienten sind während der aktiven Phase einer unbehandelten Lungentuberkulose Tuberkelbakterien in den Glomerula und Harnkanälchen nachweisbar.)

H95

Frage 11.21: Lösung C

Typisch für die hier vorliegende Urogenital-Tuberkulose ist der Befall der jeweils oberen Kelchgruppen, die deformiert bzw. destruiert erscheinen.
Zu **(A)**: Bei der polyzystischen Nierendegeneration würde man einen vergrößerten Nierenschatten erwarten. Die Kelchhälse wären ausgezogen und durch die zahlreichen Zysten bogig verlagert bzw. auseinandergedrängt.
Zu **(B)**: Ein bilaterales Nierenzellkarzinom würde sich urographisch am ehesten ebenfalls in einer Vergrößerung oder Vorbuckelung des Nierenschattens zeigen.
Zu **(D)**: Eine renale Chlamydieninfektion zeigt typischerweise keine urographischen Veränderungen.

Zu **(E):** Harnsäurekonkrementablagerungen in den Nierenkelchen sind aufgrund ihres fehlenden Kalkgehaltes nicht röntgendicht. Sie werden statt dessen als Kontrastmittelaussparungen in den Nierenkelchen bzw. im Nierenhohlsystem erkennbar.

Nephrokalzinose — **XI.6**

Ablagerung von Calciumsalzen in der Niere (Harnkanälchen). Man unterscheidet zwischen **dystrophischen** und **metabolischen** (metastatischen) Verkalkungen.

Dystrophische Nephrokalzinose: in Gewebe mit alkalischem pH, z.B. in kleineren Nekrosen oder im Randgebiet größerer Infarkte.

Ursachen für metabolische Nephrokalzinosen (Hyperkalzämien):

Tab. 11.**2** Ursachen der Hyperkalzurie (nach Remmele 1984)

Hyperkalzurie bei Hyperkalzämie	Hyperkalzurie bei Normokalzämie
primärer Hyperparathyreoidismus	renale Tubulusazidose
maligne Tumoren	Fanconi-Syndrom
– osteogene Tumoren,	interstitielle Nephritis
– Skelettmetastasen nicht osteogener Tumoren	Pyelonephritis
Plasmozytom	Morbus Cushing
Hyperthyreose	Kortison-Therapie
Vitamin D-Vergiftung	Osteoporose (akuter Anfall)
Sarkoidose	Diuretika (Furosemid, Etacrynsäure)
Morbus Paget des Knochens	idiopathische Hyperkalzurie
Immobilisation	primäre Oxalose
Frakturen	Magnesium-Mangel
fortschreitende Osteoporose	
idiopathische Hyperkalzämie des Kindes	
Milch-Alkali-Syndrom	

Frage 11.22: Lösung D

Siehe Lerntext XI.6.

Zu **(D):** Die **Sklerodermie** ist eine chronische entzündliche Bindegewebs- und Gefäßerkrankung unbekannter Ätiologie (autoimmun?), die zu Sklerosierung und Hautatrophie führt, gehört also in den Formenkreis der Kollagenosen. Sie hat aber nichts mit Verkalkung oder Ca^{2+}-Stoffwechselstörungen zu tun. Bei systemischem (renalem) Befall kommt es durch entzündungsbedingte Bindegewebsproliferationen der Gefäßwände zur Arteriolosklerose der Nierengefäße.

Nierenzellkarzinom — **XI.7**

Ca. **85% Adenokarzinome** (> 2 cm, Adenome: < 2 cm)

Ca. **12% Nephroblastome** (Wilms-Tumor, Kindesalter)

Ca. **2,5% Sarkome**

Adenokarzinome meist 3 – 8 cm. Am häufigsten ist der klarzellige Typ (histologisch: pflanzenzellartig strukturierte Tumorzellen bedingt durch hohen Lipid- und Glykogengehalt).

Makroskopisch: überwiegend gebliche Schnittfläche, die durch Blutungen, Nekrosen, Fibrosen, gelantinös umgewandelte Areale oder Verkalkungen ein buntes Bild bietet.

Metastasierung: hämatogen und lymphogen in Lunge, Leber, Knochen (vor allem Wirbelsäule in Nierenhöhe), kontralaterale Niere und Hirn, in absteigender Häufigkeit. Auch ungewöhnliche Lokalisation wie Schilddrüse, Mamma, Auge und Zunge möglich.

F99

Frage 11.23: Lösung D

Die makroskopische Abbildung zeigt eine Niere des vierjährigen Kindes, die durch monströses Tumorwachstum pathologisch verändert ist. Die Schnittfläche der Geschwulst ist durch Einblutungen inhomogen beschaffen. Der Tumor erscheint (pseudo?-)kapselartig umgrenzt. Der histologische Schnitt demonstriert in der rechten Bildhälfte solide, dicht gepackte Zellmassen. Die linke Bildhälfte lässt angedeutet „Hohlräume", die entfernt an drüsige Strukturen erinnern, erkennen. Die Kombination aus der Altersangabe des Patienten und dem histologischen Mischbild der makroskopisch maligne imponierenden Geschwulst lässt die Diagnose eines *Wilms-Tumors* zu (D). Hierbei handelt es sich um eine Mischgeschwulst mit einem sarkomartigen Stroma und drüsen- bzw. glomerulusartigen Strukturen, die darin eingebettet sind. – Das Nephroblastom (Wilms-Tumor) zählt zur Gruppe der *embryonalen Tumoren*, die sich aus primitiven ortsständigen Geweben entwickeln und grundsätzlich *maligne* sind. Der Wilms-Tumor hat seinen Ursprung in einer Fehlbildung des Nierenblastems.

Zu **(A):** Das embryonale Rhabdomyosarkom zeichnet sich durch eine ausgesprochene Zellpolymorphie aus. Die histologisch beweisenden Tumorzellen haben einen eingezogenen Zellkern und besitzen ein hyperchromatisches Zytoplasma.

Zu **(B):** Das klarzellige Nierenkarzinom tritt typischerweise im *Erwachsenenalter* auf. Es besteht aus pflanzenartigen, wasserklaren Zellen, die dicht gepackt liegen.
Zu **(C):** Ein embryonales Karzinom entspricht einem undifferenzierten malignen Teratom. Histologisch finden sich hierbei ausdifferenzierte Drüsenverbände neben anaplastischen Zellen.
Zu **(E):** Das Neuroblastom ist eine hochmaligne, zu den häufigsten Tumoren des Kindesalters gehörende Geschwulst, die in den meisten Fällen vom Sympathikus (Grenzstrang) ausgehen. Neuroblastome treten bevorzugt im Nebennierenmark (35%), in abdominellen (20%) und thorakalen (15%) Ganglien auf. Histologisch ist das Neuroblastom durch unregelmäßig geformte Bindegewebssepten, die die eigentlichen Tumorzellen „separieren", gekennzeichnet.

H99

Frage 11.24: Lösung C

Das Nephroblastom (Wilms-Tumor) zählt zur Gruppe der **embryonalen Tumoren** (D), die sich aus primären ortsständigen Geweben entwickeln und grundsätzlich **maligne** sind. Der Wilms-Tumor hat seinen Ursprung in einer Fehlbildung des Nierenblastems. Er tritt zumeist zwischen dem zweiten und dritten Lebensjahr auf (E).
Zu **(A):** Das Nephroblastom kann bilateral auftreten.
Zu **(B):** Charakteristisch für den Wilms-Tumor ist eine immense Größenzunahme, die sich klinisch als abdominelle Raumforderung bemerkbar macht.
Zu **(C):** Der Wilms-Tumor metastasiert *häufig* in die Lungen und die Leber.

H94

Frage 11.25: Lösung B

Das **Onkozytom** ist ein in der Regel benigner epithelialer Tumor der Niere, dessen Zellen charakteristischerweise ein kräftig eosinophiles, granulär strukturiertes Zytoplasma aufweisen, welches ultrastrukturell massenhaft dichtgepackte Mitochondrien aufweist. Nach kompletter chirurgischer Entfernung treten nur sehr selten Rezidive oder Metastasen auf. Die Prognose ist sehr gut.
Zu **(A)** und **(C): Nierenzellkarzinome** sind **maligne** epitheliale Neoplasien, ausgehend von Tubulusepithelien. Je nach Morphologie können verschiedene Typen unterschieden werden: **Klarzellige** Nierenzellkarzinome weisen konventionellhistologisch ein optisch leeres (lipidreiches) Zytoplasma auf. **Chromophile** Nierenzellkarzinome sind entweder **eosinophil** (mit intensiv rötlichem, feingranulärem Zytoplasma) oder **basophil** (kleine zytoplasmaarme Zellen, hyperchromatische Kerne). Das **chromophobe** Nierenzellkarzinom zeigt zytoplasmatisch reichlich kolloidales Eisen. Die Prognose ist insgesamt für Nierenzellkarzinome ungünstig, die Letalitätsrate für alle Nierenzellkarzinome beträgt nach 5 Jahren 33% und nach 10 Jahren 45%. Die Prognose verschlechtert sich rapide in Abhängigkeit von der Tumorausdehnung (staging) und dem abnehmendem Differenzierungsgrad (grading).
Zu **(D):** Das **Urothelkarzinom** der Niere ist ein **maligner** epithelialer Tumor, der vom Übergangsepithel des Nierenbeckens ausgeht und häufig ein papilläres Wachstumsmuster aufweist. Die Prognose ist abhängig vom Differenzierungsgrad und dem Wachstumsmuster: (5-Jahresüberlebensrate für papilläre, hochdifferenzierte Karzinome = 90 – 100%, für tiefinvasive, niedriger differenzierte Karzinome = 50 – 60%).
Zu **(E):** Der **Wilms-Tumor** ist ein maligner Tumor des Kindesalters. Er entwickelt sich in der Niere von Resten embryonalen Nierengewebes ausgehend (= renales Blastom, Synonym für Wilms-Tumor = **Nephroblastom**) und besteht aus primitiven epithelialen Strukturen (Tubuli), kleinen dichtgelagerten, undifferenzierten Zellen (Blastem) und mesenchymalen Gewebsanteilen. Die Prognose richtet sich nach dem Grading und dem Tumorstadium. Kinder unter zwei Jahren haben offenbar eine günstigere Prognose. Durch eine Chemotherapie und Bestrahlung kann eine Heilung erzielt werden.

F97

Frage 11.26: Lösung C

Zu **(C):** Der **Wilms-Tumor** (Nephroblastom) ist ein **maligner** (= bösartiger) Tumor des Kindesalters.
Zu **(A)** und **(D):** Sowohl das **Angiomyolipom** als auch das **medulläre Fibrom** der Niere sind gutartige mesenchymale Tumoren.
Zu **(B)** und **(E):** Das **Onkozytom** sowie auch das **Adenom** der Niere sind gutartige epitheliale Tumoren.

H95

Frage 11.27: Lösung C

Mit dem Begriff **Tuberöse-Sklerose-Komplex** sind hier offenbar die **neurokutanen Syndrome** (oder Phakomatosen) gemeint: genetisch bedingte Syndrome mit multiplen Tumoren und tumorartigen Fehlbildungen im zentralen und peripheren Nervensystem, der Haut und inneren Organen. Hierzu zählen neben der Neurofibromatose auch die tuberöse Sklerose und im Kontext dieser Frage besonders das autosomal-dominant (Chromosom 3) vererbte **von-Hippel-Lindau-Syndrom,** wobei bis zu 55% der Betroffenen ein **Nierenzellkarzinom** entwickeln (oft beidseitig). Für die tuberöse Sklerose selbst sind Nierentumoren nicht typisch.

Zu **(A):** Beim MEN-IIA-Syndrom (= Sipple-Syndrom) liegt die Kombination eines medullären Schilddrüsenkarzinoms mit einem Phäochromozytom vor. MEN = multiple endokrine Neoplasie.
Zu **(B):** Die **Neurofibromatose Typ 1** ist die so genannte **periphere** Form der Neurofibromatose von Recklinghausen. Neben den typischen Café-au-lait-Flecken der Haut gehören die multipel auftretenden **Neurofibrome** zu den Kernsymptomen, auch **Optikusgliome** sind typisch. Ursache ist eine Mutation in dem Neurofibromatose-Gen (NF1-Gen) auf dem langen Arm des Chromosoms 17.
Zu **(D):** **Xeroderma-pigmentosum**-Patienten weisen einen rezessiv vererbbaren Defekt eines DNA-Reparaturenzyms (DNA-Endonuklease) auf, wodurch im Zellkern der Keratinozyten der Haut UV-lichtbedingte Schäden der Nukleinsäuren nicht mehr korrigiert werden können und sich anhäufen, die Folge sind **Plattenepithelkarzinome** der Haut.
Zu **(E):** Beim **Marfan-Syndrom** (autosomal-dominant vererbter Kollagendefekt) treten Neoplasien nicht gehäuft auf.

12 Ableitende Harnwege

H92

Frage 12.1: Lösung B

Die Abbildung zeigt parasitenartige Strukturen, die granulomartig von einer vorwiegend lymphoplasmazellulären Entzündung mit einigen eosinophilen Granulozyten umgeben sind.
Zu **(B):** Es handelt sich um Wurmeier von **Schistosoma haematobium**, die von einem typischen zellulären Infiltrat umgeben sind. Demnach liegt eine **Urozystitis bei Bilharziose** vor.
Zu **(A):** Das morphologische Korrelat der **Tuberkulose** ist das Granulom mit einer von Epitheloidzellen und Langhans-Riesenzellen demarkierten zentralen Nekrose.
Zu **(C):** Hodgkin- oder Sternberg-Reed-Zellen sind nicht enthalten.
Zu **(D):** Fremdkörpergranulome enthalten neben den Fremdkörpern, die natürlich auch tierischen Ursprungs sein können, typische Riesenzellen mit zahlreichen, unregelmäßig im Zytoplasma verteilten Kernen.
Zu **(E):** Bei der **Lymphangiosis carcinomatosa** erwartet man atypische Tumorzellen in dünnwandigen Gefäßspalten.

F93

Frage 12.2: Lösung C

Das Präparat stammt aus der Harnblase und lässt zahlreiche in die Tiefe verlagerte Urothelnester erkennen, die teils solide sind, teils eine zentrale Zystenbildung aufweisen. Die Zysten enthalten eingedicktes Sekret. In der Umgebung findet man ein schütteres entzündliches Infiltrat.
Zu **(C):** Genauer handelt es sich um eine **Urocystitis cystica.** Man nimmt an, dass die Urothelnester im Rahmen eines entzündlichen Prozesses in die Submukosa eingesprosst sind. Die Urothelnester können zystisch oder drüsig umgewandelt werden. Gleichartige Veränderungen gibt es in der Schleimhaut des Ureters und des Nierenbeckens.
Zu **(A):** Die **Urocystitis emphysematosa** ist eine Entzündung der Harnblasenschleimhaut mit Ausbildung großer Gasblasen. Im vorliegenden Fall handelt es sich um von eingedicktem Sekret ausgefüllte Zysten, nicht um Gasblasen.
Zu **(B):** Die **Urocystitis follicularis** geht mit der Ausbildung von Lymphfollikeln einher.
Zu **(D):** Verkäsende Granulome mit Langhans-Riesenzellen liegen nicht vor.
Zu **(E):** Die **Bilharziose** ist eine parasitäre Erkrankung infolge einer Infektion mit Schistosoma haematobium. Mikroskopisch findet man ein ödematöses Granulationsgewebe mit Granulomen und zahlreichen Wurmeiern, die verkalken können.

Häufigkeit der Blasentumoren	**XII.1**
• Übergangszellkarzinom	88,4%
– mit Plattenepithelmetaplasie	5,5%
– mit drüsiger Metaplasie	1,4%
– mit Plattenepithel- und drüsiger Metaplasie	0,7%
• Plattenepithelkarzinom	1,6%
• Adenokarzinom	1,1%
• undifferenziertes Karzinom	0,8%
• nicht klassifiziert	0,4%

H96

Frage 12.3: Lösung C

Zu **(C):** Das **Transitionalzell-** (oder Urothel-) **karzinom** ist mit über 90% der häufigste maligne Tumor der Harnblase.
Zu **(A):** **Adenokarzinome** der Harnblase sind sehr selten und entstehen oft im Bereich des Blasendachs (Urachusrest).
Zu **(B):** Auch das **Plattenepithelkarzinom** der Harnblase ist (zumindest in Europa) selten und entsteht gehäuft bei einer Bilharziose-Infektion der Harnblase.
Zu **(D):** Das **embryonale Rhabdomyosarkom** ist insgesamt ein sehr seltener Tumor, tritt bei kleinen

Kindern (bis 5 Jahren) jedoch oft im Urogenitalbereich (auch Harnblase) auf.
Zu **(E)**: **Leiomyosarkome** sind sehr selten und können potenziell auch von der glatten Muskulatur der Harnblasenwand ausgehen.

Frage 12.4: Lösung A

Das häufigste Harnblasenkarzinom ist das papilläre Übergangszellkarzinom (ca. 90% aller Harnblasen-Karzinome). **Prädisponierende Faktoren:** Anilin(-farben), Nikotin, Blasensteine, Bilharziose.

F91

Frage 12.5: Lösung B

Die Abbildung zeigt ein an der Oberfläche verbreitertes, schichtungsgestörtes und stark atypisches Übergangsepithel ohne Nachweis infiltrativen Wachstums.
Zu **(B)**: Die genannten Veränderungen gehören zu einer **schweren Dysplasie**. Ein Karzinom kann wegen fehlenden infiltrativen Wachstums noch nicht diagnostiziert werden.
Zu **(A)**: Ein Ersatz des Urothels durch ein normal konfiguriertes **Plattenepithel** liegt nicht vor.
Zu **(C)**: Der Befund zeigt weder eine plattenepitheliale Differenzierung noch infiltratives Wachstum.
Zu **(D)**: Bei einer **chronischen** unspezifischen **Urozystitis** findet man eine lymphozytäre Infiltration des Schleimhautstromas bei normalem Übergangsepithel an der Schleimhautoberfläche.
Zu **(E)**: Kernvergrößerungen, Kerngrößenvarianz, Hyperchromasie von Zellkernen sowie unregelmäßige Epithelschichtung sind mit einem normalen Urothel nicht vereinbar.

H00

Frage 12.6: Lösung E

Das **Ureteronephrektomie-Präparat** der Abbildung Nr. 157 demonstriert als wesentlichen pathologischen Befund ein *langstreckig erheblich erweitertes ableitendes Harnwegssystem*. Die Ektasie des Nierenbeckens (C) ist an den *deutlich dilatierten Kelchen* zu erkennen. Der Ureter selbst ist langstreckig aufgestaut (B). Am Absetzungsrand des Ureters wird der Harnleiter von einem unregelmäßig beschaffenen Gewebe ausgefüllt. Dies hat wohl über eine Obstruktion zur Hydronephrose und zum Hydroureter geführt. Aus diesem **Tumorgewebe** stammen die Präparatanteile der **mikroskopischen Abbildung** Nr. 158. Hier sind mehrere Anschnitte von *zapfen- bzw. fingerartigen Gewebsabschnitten* zu erkennen, die zentral ein *spärliches Stroma* aufweisen und von einem *unregelmäßig beschaffenen Epithel* überzogen sind. Dieser Befund lässt in Kombination mit dem makroskopischen Aspekt der Abbildung Nr. 157 die Diagnose eines **papillär wachsenden Urothelkarzinoms des Ureters** (A) zu. **Nebenbefundlich** zeigt sich eine gelbliche Färbung des Nierenhilus. Dies spricht für eine *Fettgewebsdurchsetzung*, wie sie unabhängig vom Tumorgeschehen im Rahmen einer einsetzenden Altersatrophie vorkommen kann: **Vakatfettwucherung** (D).
Zu **(E)**: Der typische makroskopische Befund einer **chronischen Nierentuberkulose** ist die sog. **Kittniere**. Dabei ist das Nierenparenchym mitsamt dem Nierenbeckenkelchsystem durch grau-weiße käsige Nekrosen komplett destruiert.

H99

Frage 12.7: Lösung D

Für die Ableitung der korrekten Diagnose ist das makroskopische Präparat maßgebend. Hier finden sich die Harnblase und ein anhängender Ureter in aufgeschnittenem Zustand mit ausgedehnten in das Lumen vorragenden (papillären) Tumormassen, die so unregelmäßig beschaffen sind, dass angenommen werden muss, dass es sich um maligne Neoplasien handelt. Dementsprechend liegen ein Urothelkarzinom des distalen dargestellten Ureters (C) und der Harnblase (B) vor. Als weitere Befunde lassen sich eine Verbreiterung der Harnblasenwand entsprechend einer muskulären Hypertrophie (E), sowie eine glatt begrenzte, stark vergrößerte Prostata mit sog. Pseudomittellappenbildung, die typisch für die Prostatahyperplasie (A) ist, ableiten. Die mikroskopischen Präparate zeigen zunächst eine Übersicht der makroskopisch beschriebenen Tumormassen. Die Abbildung mit der stärkeren Vergrößerung demonstriert eine Detailaufnahme des pathologisch veränderten Urothels. Beide Abbildungen sind für die Herleitung der korrekten Diagnose nur von untergeordneter Bedeutung, da die wesentlichen Informationen aus der Abbildung des Zystoprostatektomie-Präparates bezogen werden können.
Zu **(D)**: Anteile des Rektums sind in der makroskopischen Abbildung nicht erkennbar. Auch die mikroskopischen Präparate lassen keine Strukturen eines Adenokarzinoms erkennen. Ein organüberschreitendes Rektumkarzinom als Diagnose kann demnach ausgeschlossen werden.

H91

Frage 12.8: Lösung D

Die Abbildungen zeigen einen das Bindegewebe infiltrierenden epithelialen Tumor aus mittelgroßen bis großen Zellen. In der Übersicht sind einige Mitosen zu erkennen. Das Zytoplasma ist teils hell, teils schwach eosinophil. Die Kerne weisen erhebliche Atypien in Form von Anisokaryose und Kernvergrößerung auf.

Zu **(D):** Eine Differenzierung in Richtung auf ein spezielles Epithel wird nicht deutlich.
Zu **(A): Papilläre Formationen** sind nicht erkennbar. Das hochdifferenzierte papilläre Urothelkarzinom unterscheidet sich darüber hinaus vom normalen Urothel nur durch eine Vermehrung der Zelllagen und durch geringe zelluläre Atypien.
Zu **(B): Verhornung** liegt nicht vor.
Zu **(C):** Für **Schleimbildung** ergibt sich kein Anhalt, tubuläre Formationen sind nicht vorhanden.
Zu **(E): Adenokarzinome vom intestinalen Typ** bilden Drüsen aus. Diese fehlen hier.

F95

Frage 12.9: Lösung D

Grundsätzlich sind **Karzinome** histogenetisch **epitheliale Tumoren** und zwar **maligne** epitheliale Tumoren. Das spezialisierte Epithel, welches Nierenbecken und Harnleiter (sowie auch die Harnblase und Urethra) auskleidet, ist das Übergangsepithel oder **Urothel**. In etwa 95% der Fälle sind Karzinome, die im Nierenbecken oder Harnleiter (und auch der Harnblase) entstehen, **Urothelkarzinome**, die sehr häufig ein **papilläres** Wachstumsmuster aufweisen in Form finger- oder knospenartiger Tumorzellproliferate (mehr als 7 Zelllagen dick) um einen bindegewebigen Grundstock. Seltener bilden Urothelkarzinome solide und dann oft ulzerierte Tumorknoten.
Zu **(A)** und **(B):** Primäre **Adenokarzinome** und **Plattenepithelkarzinome** des Nierenbeckens oder des Harnleiters kommen sehr selten vor. Sie können im Rahmen einer chronischen Entzündung (z.B. Steinleiden) auf dem Boden einer glandulären (= drüsigen) oder Plattenepithelmetaplasie des Urothels entstehen. Plattenepithelkarzinome dieser Lokalisation entstehen allerdings deutlich häufiger bei der Bilharziose (= Infektion mit Schistosoma haematobium).
Zu **(C):** Karzinome sind keine mesenchymalen, sondern **epitheliale** Tumoren. Potenziell können im Nierenbecken und Ureter natürlich auch gut- und bösartige Tumoren aus dort vorhandenen mesenchymalen Gewebselementen entstehen, zum Beispiel ausgehend von der glatten Muskulatur, vom Bindegewebe oder von Gefäßen.

H97 !!

Frage 12.10: Lösung B

Bei der Erstdiagnose werden Karzinome aller möglichen Lokalisationen gemäß dem TNM-**System** der Union International Contre le Cancer (UICC) klassifiziert (**staging**). Das T-**Stadium** (**T**umor) beschreibt das Ausmaß der lokalen Ausbreitung des Primärtumors, das **N-Stadium** (**N**odus lymphaticus) Ausmaß und Anzahl vorhandener Lymphknotenmetastasen und das **M-Stadium** (**M**etastasen) das Vorhandensein oder die Abwesenheit von Fernmetastasen. Die definierten Kriterien für die Klassifizierung unterscheiden sich von Organ zu Organ. Erfolgt die definitive TNM-Klassifizierung nach Maßgabe der Histologie durch den Pathologen, wird dies durch den Buchstaben **p** angezeigt. Der histologische Differenzierungsgrad eines Tumors wird durch den Buchstaben **G** angegeben (**grading**).
Zu **(1)**, **(2)** und **(5): pTa** bedeutet für das **papilläre** Urothelkarzinom, dass es nicht invasiv wächst, also die darunter liegende Basalmembran intakt ist. Ein hochdifferenziertes Urothelkarzinom entspricht einem Grad **G1** (mehr als 7 Zelllagen breit, geringe Kernatypien).
Zu **(3):** Da (noch) kein invasives Wachstum vorliegt, können auch keine Metastasen entstehen.
Zu **(4):** In diesem Fall liegt bereits ein Stadium **pT1** vor.

13 Männliche Geschlechtsorgane

F00

Frage 13.1: Lösung D

Das Peniskarzinom entspricht einem Karzinom der Haut und ist dementsprechend in der Mehrzahl der Fälle als verhornendes Plattenepithelkarzinom anzutreffen (C). Es ist nachgewiesen, dass die Anreicherung von Smegma das Erkrankungsrisiko erhöht. Demgemäß wirkt sich eine in der Kindheit durchgeführte Zirkumzision (Vorhautumschneidung) zur Verringerung des Risikos der Entstehung eines Peniskarzinoms (B) günstig aus. Als Beispiel für eine Präkanzerose für das Peniskarzinom ist die Erythroplasie de Queyrat (A) anzuführen. Als promovierender Faktor muss die Infektion mit Papillomaviren angesehen werden. Das Peniskarzinom metastasiert bevorzugt lymphogen inguinal (E).
Zu **(D):** Das häufigste Karzinom der Genitalorgane bei Männern über 80 Jahren ist das Prostatakarzinom.

F96

Frage 13.2: Lösung E

Granulome sind knötchenförmige Ansammlungen von aktivierten Makrophagen (Epitheloidzellen und mehrkernige Riesenzellen), denen weitere Entzündungszellen beigemischt sein können. Granulome (also auch die granulomatöse Prostatitis) sind nur **histologisch** zu diagnostizieren. Je nach Ursache haben sie eine charakteristische zelluläre Zusammensetzung und einen typischen Aufbau.

Verschiedene Erreger, häufig Bakterien, die eine Phagozytose überleben können, sind in der Lage eine granulomatöse Entzündungsreaktion auszulösen.
Zu **(E)**: Der **bakteriologische** (z. B. kulturelle) Nachweis eines Erregers lässt keinerlei Aussagen zur Form der Entzündungsreaktion des infizierten Wirtes zu.
Zu **(A)**: **Mycobacterium tuberculosis** kann Ursache einer granulomatösen Prostatitis sein. Die resultierenden Granulome vom Tuberkulosetyp weisen typischerweise eine zentrale verkäsende Nekrose auf. Dabei können die Mykobakterien auch am histologischen Schnitt mit Hilfe der Ziehl-Neelsen-Färbung als säurefeste Stäbchen nachgewiesen werden, was allerdings seltener gelingt. Auch der bakteriologische Nachweis ist keinesfalls leicht.
Zu **(B)**: **Mycobacterium avium intracellulare** zählt zu den atypischen Mykobakterien und spielt als Krankheitserreger bei immungeschwächten Patienten eine Rolle. Diese Mykobakterien liegen massenhaft in Makrophagen vor, die im Gewebe diffus verteilt sind und gelegentlich auch Granulome formieren, allerdings ohne zentrale Nekrose (mykobakterielle Histiozytose).
Zu **(C)**: **Treponema pallidum** ist der Erreger der Lues und kann im Tertiärstadium der Erkrankung zur Bildung typischer Granulome mit zentraler Nekrose (**Gumma**) führen. Alle Organe können davon betroffen sein.
Zu **(D)**: **Mykoplasmen** rufen keine granulomatöse Entzündungsreaktion hervor. Sie verursachen so genannte atypische Pneumonien und sexuell übertragbare Genitalinfektionen. Der bakteriologische Nachweis ist kompliziert.

F97

Frage 13.3: Lösung C

Die **noduläre Hyperplasie** (oder auch **b**enigne **P**rostata**h**yperplasie = **BPH**) ist **keine** Präkanzerose der Prostata. (Eine Präkanzerose in diesem Organ stellt die so genannte **p**rostatische **i**ntraepitheliale **N**eoplasie, **PIN** dar, analog der Dysplasie und dem Carcinoma in situ etwa der Cervix uteri)
Zu **(A)**: Diese Aussage ist zutreffend. Ab dem 70. Lebensjahr dürfte dann praktisch jeder Mann eine Prostatahyperplasie aufweisen, die je nach Ausprägung natürlich nicht immer Symptome verursachen muss.
Zu **(B)**: Im Rahmen der Prostatahyperplasie bildet sich häufig in Höhe des Harnröhrenostiums ein in das Lumen vorspringender Knoten aus, der als Pseudomittellappen oder nach seinem Erstbeschreiber als Home-Mittellappen bezeichnet wird (Evenard Home, 1756–1832, Chirurg, London).
Zu **(D)**: Durch die prallelastischen Knoten können Kreislaufstörungen verursacht werden, wie z. B. **Prostatainfarkte** (= vaskulär bedingte Nekrosen).
Zu **(E)**: Bei einer **Obstruktion** des Harnblasenauslasses durch die vergrößerte Prostata muss die Harnblase zur Überwindung dieses Hindernisses einen höheren Druck aufwenden, um eine Miktion in Gang zu bringen. Dies wird durch eine kompensatorische **Hypertrophie der glatten Wandmuskulatur** erreicht, als deren Ausdruck die Harnblasenschleimhaut balkenartig vorgewölbt wird (so genannte **Balkenblase**).

F99

Frage 13.4: Lösung C

Die makroskopische Abbildung demonstriert ein aufgeschnittenes Prostatektomie-Präparat. Das Organ weist eine komplette Durchsetzung mit einem fast homogen imponierenden weißlichen Gewebe auf. Die histologische Präparatansicht zeigt in der oberen Bildhälfte regulär aufgebautes Prostatagewebe mit mehreren angeschnittenen Drüsenlumen. In der unteren Bildhälfte findet sich diese Strukturierung aufgehoben. Es liegt eine Ansammlung dicht gepackter Zellkerne vor, die unregelmäßig aufgebaut sind. Insbesondere dieser Befund spricht für das Vorliegen eines *Adenokarzinoms der Prostata* (C).
Zu **(A)**: Histologisch verwertbare Zeichen für das Vorliegen einer granulomatösen Entzündung lassen sich nicht ausmachen.
Zu **(B)**: Rhabdomyosarkome sind hochmaligne Tumoren der quer gestreiften Muskulatur, die primär in der Prostata nicht vorkommen. Sie sind charakterisiert durch spindelförmige, polymorphe Zellen.
Zu **(D)**: Das histologische Präparat der Prostata zeigt keine Infiltration gelapptkerniger Zellelemente, wie dies für eine eitrige Entzündung typisch wäre (neutrophile Granulozyten).
Zu **(E)**: Eine Metastase eines Lungenkarzinoms in der Prostata wäre aufgrund des extrem ungewöhnlichen Metastasierungsweges eine hochgradige Rarität.

F90

Frage 13.5: Lösung B

Karzinome sind maligne, epitheliale Neoplasien. Die Art des Karzinoms richtet sich nach dem Ursprungsgewebe, von dem es seinen Ausgang nimmt. In Organen oder Gewebsstrukturen, die von Plattenepithel bedeckt oder ausgekleidet sind, entstehen deshalb in der Regel **Plattenepithelkarzinome.** Zu diesen Strukturen zählen die epitheliale Bedeckung der Tonsillen (A), die Lippenhaut (B) und

die Stimmbänder (D). Weiterhin können Plattenepithelkarzinome auch in anderen Geweben auf dem Boden einer Plattenepithelmetaplasie entstehen; Beispiele dafür sind Bronchialkarzinome und Zervixkarzinome.
Zu **(B)**: Die Prostata besteht aus fibromuskulärem Gewebe, in dem reichhaltig spezifische Prostatadrüsen mit ihren Ausführungsgängen eingebettet sind. Das häufigste Karzinom der **Prostata** ist dementsprechend ein **Adenokarzinom**.
Zu **(E)**: Als Komplikation einer **chronischen Osteomyelitits** kommt es häufig zur Ausbildung eines **Fistelganges** zur Hautoberfläche. Dieser wird in der Regel mit Plattenepithel ausgekleidet, und hier können Plattenepithelkarzinome entstehen.

H00

Frage 13.6: Lösung A

Im Gegensatz zur **Prostatahyperplasie**, welche ihren Ursprung in den *paraurethralen inneren Drüsenabschnitten* nimmt, gehen **Prostatakarzinome** von den *dorsalen Anteilen der Außendrüse* (= periphere Prostatazone (B)) aus, wodurch sie bei einer rektalen Untersuchung unter Umständen palpiert werden können.

F95

Frage 13.7: Lösung A

Auf der ersten Abbildung sieht man Anteile zweier durch ein schmales bindegewebiges Septum getrennte Lobuli testis sowie am linken oberen Bildrand einen Teil der Tunica albuginea als äußere Kapsel des Hodengewebes. Das Hodenparenchym lässt schmale, durch reichlich lockeres interstitielles Bindegewebe isolierte Tubuli contorti mit verkleinertem Durchmesser erkennen. In der Vergrößerung zeigen die Tubuli eine zellarme Lichtung mit Reduktion der Keimzellen und verminderter Spermiogenese. Im fibrosierten Interstitium lassen sich (allerdings nur schwach!) herdförmig gelagert stärker eosinophil gefärbte Zellen erkennen, die Leydig-Zwischenzellen entsprechen dürften. Insgesamt ist die Histoarchitektur intakt.
Zu **(A)**: Insgesamt liegt das Bild einer **Hodenatrophie** vor, wie sie als Folge eines **Kryptorchismus** entstehen kann, also eines unvollständigen Deszensus des Hodens, wobei dieser ein- oder beidseitig im Abdomen verbleibt oder im Leistenkanal steckt und nicht bis in den Hodensack gelangt. Wird dieser Zustand nicht frühzeitig (bis zum 2. Lebensjahr) operativ korrigiert, droht die Hodenatrophie mit Verlust der Keimzellen und schlimmstenfalls die Infertilität. Das Risiko für die Entwicklung eines Hodentumors ist erhöht.
Zu **(B)**: Bei der **akuten**, häufig eitrigen **Orchitis** liegt ein granulozytäres Entzündungsinfiltrat im Interstitium sowie auch in den Tubuli vor, wobei es auch zu einer Gewebseinschmelzung (= abszedierende Entzündung) kommen kann. Der Hoden ist oft ödematös geschwollen, das entzündliche Infiltrat kann auf die Tunica albuginea sowie die Hodenhüllen übergreifen.
Zu **(C)**: Mit der Bezeichnung **intrakanalikuläres Seminom** (oder besser testikuläre intraepitheliale Neoplasie (TIN)) ist das Vorliegen **atypischer Spermatogonien** innerhalb von Hodentubuli gemeint, welche im Fall von Seminomen in über 90% der Fälle in der Umgebung des Tumors zu finden sind und die als Vorläuferzellen von Seminomen (aber auch von anderen nichtseminomatösen Keimzelltumoren) angesehen werden. Diese atypischen Spermatogonien finden sich nicht nur im tumorbefallenen Hoden, sondern häufig auch im Hoden der Gegenseite und sind durch eine Hodenbiopsie leicht zu entdecken.
Zu **(D)**: Das **embryonale Karzinom** ist ein hochmaligner nicht seminomatöser Keimzelltumor des Hodens. Histologisch zeigt es drüsige, papilläre und solide Formationen stark pleomorpher Epithelien. Das präexistente Hodenparenchym wird durch das Tumorwachstum zerstört. Häufig finden sich im Bereich des Tumors Blutungen und Nekrosen.
Zu **(E)**: Das **reife Teratom** ist ein seltener Tumor des Hodens, der aus gut differenzierten, organoid aufgebauten Gewebselementen aller drei Keimblätter besteht und meist gegenüber dem gesunden Hodenparenchym gut abgegrenzt ist. Häufig sind Zysten ausgebildet.

H93

Frage 13.8: Lösung D

Unter einer **Begleitorchitis** versteht man eine Hodenbeteiligung im Rahmen bakterieller oder viraler Infektionskrankheiten. Die bekannteste Begleitorchitis ist die **Mumpsorchitis**. Das Mumps-Virus gehört zu den Paramyxoviren. Die Orchitis verläuft unterschiedlich schwer und kann im schlimmsten Fall bei beidseitiger Hodenbeteiligung zur Sterilität führen.
Zu **(A)**: Die **Influenza** wird durch Myxoviren hervorgerufen und geht typischerweise nicht mit einer Begleitorchitis einher.
Zu **(B)**: Die **Masern-Infektion** gehört zu den Krankheiten, die mit einer Begleitorchitis einhergehen können. Die Masern-Begleitorchitis ist aber eben nicht die bekannteste. Weitere Erkrankungen, die mit einer Begleitorchitis assoziiert sein können, sind die infektiöse Mononukleose und die Varizellen (beide durch Viren der Herpes-Gruppe), der Typhus (durch Bakterien) sowie Erkrankungen mit ECHO- und Cocksackie-Viren.
Zu **(C)** und **(E)**: Die beiden Erreger bzw. Erregergruppen gehören nicht in das o.g. Spektrum.

H95

Frage 13.9: Lösung C

Am rechten Bildrand der ersten Abbildung sind zwei Lichtungen – wahrscheinlich Anschnitte des Nebenhodenganges – erkennbar. Abgesehen davon sind weitere originäre Gewebsstrukturen nicht auszumachen, insbesondere ist kein normales Hodenparenchym in Form von Hodentubuli mehr vorhanden. Statt dessen sieht man mehrere herdförmige Strukturen, die – wie in der zweiten Abbildung stärker hervorgehoben – Ansammlungen von Makrophagen und den davon abgeleiteten mehrkernigen Riesenzellen entsprechen, so genannte **Granulome**. Dazwischen und in deren Umgebung liegt ein dichtes lymphozytäres und granulozytäres Entzündungsinfiltrat, welches auch auf den Nebenhodengang übergreift.

Zu **(C):** Es liegt eine **granulomatöse Orchitis** (= Hodenentzündung) vor, von der vorwiegend Männer im Alter zwischen 50 und 60 Jahren betroffen sind. Die Ursache ist unbekannt, möglicherweise spielt ein autoimmuner Prozess eine Rolle.

Zu **(A):** Das **Seminom** betrifft meist Männer im Alter zwischen 30 und 40 Jahren. Histologisch zeigen sich solide gelagert große, monomorphe Tumorzellen mit hellem Zytoplasma und zentral gelegenen großen Kernen. Charakteristisch sind auch interstitielle lymphoplasmazelluläre Infiltrate.

Zu **(B):** Das **embryonale Karzinom** tritt gehäuft bei jungen Männern zwischen 20 und 35 Jahren auf. Es finden sich solide drüsige oder papilläre Tumorformationen, oft mit Nekrosen.

Zu **(D):** Die **Orchitis purulenta** (eitrige Hodenentzündung) ist gekennzeichnet durch massenhaft neutrophile Granulozyten im Hodenparenchym, teils mit Gewebseinschmelzung. Sie entsteht meist aszendierend, ausgehend von Infektionen im Urogenitaltrakt.

Zu **(E):** Das **Chorionkarzinom** hat seinen Altersgipfel zwischen 25 und 35 Jahren. Histologisch imponieren Zellelemente, die ähnlich den synzytiotrophoblastären Riesenzellen und den Trophoblasten der Plazenta gestaltet sind und immunhistologisch nachweisbar humanes Choriogonadotropin (β-hCG) enthalten. Typisch sind umfangreiche Blutungen im Tumorgewebe.

Hodentumoren — **XIII.1**

Einteilung der **Hodentumoren** (kompliziert durch Vielfalt der Morphologie und Unklarheit hinsichtlich der Ätiologie):

- **Seminom**
  Häufigster Hodentumor. Wahrscheinlich von atypischen Spermatogonien ausgehend.
  Altersverteilung: 30–50 Jahre
  Metastasen: lymphogen in paraaortale Lymphknoten. Strahlensensibel.
- **Teratom**
  Häufigster Hodentumor des Kindesalters, zumindest das differenzierte Teratom (TD). Leitet sich von Keimzellen (omnipotent) ab.
  Einteilung:
  - **differenziertes Teratom** (TD)
  - **malignes Teratom,** intermediär (MTI)
undifferenziert (MTU)
trophoblastisch (MTT)
darunter auch embryonales Karzinom und Dottersacktumor
- **Kombinationstumoren**
  Seminom und Teratom
- **Stromazelltumoren**
  Leydigzell-, Sertolizell-, Granulosazelltumoren
- **verschiedene Tumoren**
  maligne Lymphome, Mischtumoren, Metastasen, nicht klassifizierte Tumoren

H88 F84

Frage 13.10: Lösung C

Auf der ersten Abbildung ist ein **malignes Teratom** dargestellt: Man sieht einige wenige solide Tumoranteile (weißliches Areal), die Hauptmasse ist zystisch umgewandelt. Die zystischen Areale entsprechen den differenzierten Tumorabschnitten, die soliden grau-weißen Bezirke den undifferenzierten Tumoranteilen. Das mikroskopische Bild zeigt drüsige Zellformationen, die soweit auf diesem Bild überhaupt erkennbar, einem mäßig differenzierten Adenokarzinom entsprechen könnten, was bei einem malignen, undifferenzierten Teratom häufig vorkommt.

Zu **(A): Seminom:** grauweißlich, homogene Schnittfläche. **Mikroskopisch:** solide Zellkomplexe, keine drüsigen Strukturen, Rundzellinfiltrate in den Bindegewebssepten.

Zu **(B): Reifes Teratom:** zystenreicher; mehr ausgereifte Strukturen aller drei Keimblätter wie Hornlamellen, Zahnanlagen, Hirngewebe, Darm etc.

Zu **(D): Leydig-Zelltumor:** scharf begrenzter, solider, teils septierter Tumor von gelbbrauner-rotbrauner Farbe. Histologisch: trabekuläre Anordnung po-

lygonaler Tumorzellen (keine Drüsen) mit eosinophilem Zytoplasma, Reinecke-Kristalle.
Zu **(E): Chorionkarzinom** (malignes trophoblastisches Teratom). **Makroskopisch:** ausgedehnte *Nekrosen* und periphere Blutungen, ansonsten solider Tumor. Mikroskopisch: pseudopapilläre Strukturen von Synzytio- und Zytotrophoblasten.

F00

Frage 13.11: Lösung C

Das **Seminom** ist der **häufigste Hodentumor**.
Zu **(C):** Die hämatogene Metastasierung ist beim Seminom selten. Der Tumor metastasiert primär **bevorzugt lymphogen** paraaortal und paracaval.
Zu **(A):** Das Seminom kann als **Kombinationstumor** entdifferenzierte Anteile (z.B. embryonales Karzinom) enthalten.
Zu **(B)** und **(D):** Es wird zur Gruppe der **Keimzelltumoren** gezählt (D) und zeichnet sich durch eine **intensive Strahlensensibilität** aus (B).
Zu **(E):** In sehr seltenen Fällen können Seminome auch **extragonadal** auftreten. Mögliche Lokalisationen sind z.B. das Mediastinum oder das Retroperitoneum.

F00

Frage 13.12: Lösung C

Die Einteilung der Hodentumoren wird wie folgt vorgenommen (vereinfachte Zusammenfassung):

Seminom	häufigster Hodentumor des Erwachsenenalters wahrscheinlich von atypischen Spermatogonien ausgehend
Teratom	häufigster Hodentumor des Kindesalters (reife Form) ausgehend von den omnipotenten Keimzellen Einteilung in differenzierte (reife) und maligne (unreife) Formen)
Kombinationstumoren (C)	Kombinationsbild von Seminom und Teratom
Stromazelltumoren	Leydigzell-, Sertolizell- und Granulosazelltumor
verschiedene Tumoren	maligne Lymphome, Metastasen, nicht klassifizierte Tumoren

Zu **(A):** Keimzelltumoren zählen zur Gruppe der **dysontogenetischen Tumoren**. Unter diesem Oberbegriff werden Geschwülste zusammengefasst, die aufgrund einer gestörten Embryogenese entstehen. Man unterscheidet **Hamartome** (gutartige geschwulstartige Neubildungen), **Teratome** (gut- und bösartig) und **embryonale Tumoren** (immer maligne). Teratome werden als Keimzelltumoren bezeichnet, da sie sich von primitiven, omnipotenten Keimzellen ableiten. Es werden reife und unreife (entdifferenzierte) Teratome unterschieden. Für die unreifen Teratomformen existieren unterschiedliche Nomenklaturen: **Embryonales Karzinom** (WHO-Klassifikation) oder **undifferenziertes malignes Teratom** (Klassifizierung nach Pugh und Cameron). Ein Teratom an sich stellt keinen Kombinationstumor im o.g. Sinne dar.
Zu **(B):** Das zeitgleiche Auftreten eines Seminoms mit einem Karzinom der Skrotalhaut ist nicht gesondert bezeichnet oder klassifiziert, sondern muss als Zufallsentwicklung bewertet werden.
Zu **(C):** Ein maligner Kombinationstumor des Hodens enthält Differenzierungslinien eines Teratoms und eines Seminoms.
Zu **(D):** Das zeitgleiche Auftreten eines malignen Hodentumors mit einem Peniskarzinom muss als Zufallsentwicklung gewertet werden und wird nicht gesondert bezeichnet.
Zu **(E):** Ein maligner Keimzelltumor repräsentiert eine isoliert entdifferenzierte Zelllinie und ist deswegen von einem Kombinationstumor abzugrenzen.

F99

Frage 13.13: Lösung D

Siehe auch Lerntext XIII.1.
Zu **(D):** Definitionsgemäß versteht man unter einem *Krukenberg-Tumor* eine *doppelseitige Metastase* eines Schleim bildenden Adenokarzinoms in den *Ovarien.* Häufigster Primärtumor ist das Magenkarzinom, gefolgt von Kolon- und Mammakarzinom. Histologisch finden sich Siegelringzellen als Ausdruck der Schleimproduktion des Tumors. Die Zuordnung zum Begriff Krukenberg-Tumor ist eindeutig und lässt die anderen Lösungsmöglichkeiten abgrenzen.

F96

Frage 13.14: Lösung B

Die erste Abbildung zeigt die Schnittfläche einer grau-gelblichen, zum Teil soliden Läsion mit zahlreichen unterschiedlich großen Zysten und herdförmigen dunkelroten Blutungen. Normales **Hodenparenchym** ist nicht zu erkennen. Das mikroskopische Bild lässt bei schwacher Vergrößerung primitive epitheliale Zellverbände erkennen, mit Ausbildung drüsiger und zystischer Strukturen. Dazwischen liegt ein grundsubstanzreiches lockeres Stroma. Insbesondere die histologische Abbildung ist für den Ungeübten sicher nicht leicht zu interpretieren!
Zu **(B):** Es liegt ein **maligner nicht seminomatöser Keimzelltumor** vor. Die gezeigte Histologie ist jedoch einer bestimmten Tumorentität nicht sicher

zuzuordnen. Möglich wären in erster Linie der seltene **Dottersacktumor** oder aber ein **unreifes** Teratom. Beide Tumoren sind maligne.
Zu **(A):** Das histologische Bild passt nicht zu einem **reifen (!)** Teratom. Die Epithelien lassen keinerlei Ausdifferenzierung erkennen (z. B. reifes Plattenepithel oder respiratorisches Epithel), ebensowenig das Stroma (z. B. reifes Knorpelgewebe etc.).
Zu **(C):** Ein **Seminom** ist ausgeschlossen. Dieses würde makroskopisch als solider gutbegrenzter Tumor mit grauweißer Schnittfläche imponieren. Histologisch würde man Nester gleichmäßiger Tumorzellen mit hellem Zytoplasma und großen Zellkernen erkennen sowie im Stroma ein charakteristisches lymphozytäres Infiltrat.
Zu **(D):** Bei einer **granulomatösen** Orchitis liegt ein gemischtes entzündliches Infiltrat vor, teils mit Ausbildung granulomartiger Strukturen einschließlich Riesenzellen mit Zerstörung von Tubuli seminiferi.
Zu **(E):** Ein **malignes Lymphom** des Hodens würde histologisch rasenartig dicht gelagerte atypische lymphoide Tumorzellen erkennen lassen. Sie stellen bei älteren Männern (über 50 Jahre) nach dem Seminom den häufigsten Hodentumor dar.

F94

Frage 13.15: Lösung D

Der **Adenomatoidtumor** ist der häufigste Tumor des **Nebenhodens.** Makroskopisch imponiert er als derber, grauer Knoten meistens am unteren Pol des Organs lokalisiert. Histogenetisch leitet er sich vom **Mesothel** ab. Histologisch zeigen sich unregelmäßige drüsenartige Strukturen, die von mesothelähnlichen Zellen ausgekleidet sind. Im Stroma liegen glatte Muskelfasern sowie Lymphozytenaggregate. Der Adenomatoidtumor ist **gutartig.** Er kommt auch selten im Uterus sowie in der Tuba uterina vor.

14 Weibliche Geschlechtsorgane

H99

Frage 14.1: Lösung C

Primäre Ovarialtumoren leiten sich entweder vom Keimepithel ((A), (D)), vom endokrin aktiven Stroma (B), den Keimzellen (E) oder vom mesenchymalen Gerüst des Organs ab. Sekundäre Ovarialtumoren sind Metastasen.
Zu **(C):** Definitionsgemäß versteht man unter einem **Krukenberg-Tumor** eine **doppelseitige Metastase** eines Schleim bildenden Adenokarzinoms in den **Ovarien**. Häufigster Primärtumor ist das Magenkarzinom, gefolgt von Kolon- und Mammakarzinom.
Zu **(E):** Die sog. Struma ovarii ist ein reifes Teratom des Ovars, das aus differenziertem Schilddrüsengewebe besteht. Es handelt sich wie bei allen Teratomen um einen Keimzelltumor.

F00

Frage 14.2: Lösung A

Die Abbildung zeigt einen Schnitt durch ein Ovarektomiepräparat. Auffallend ist die Unruhe der Schnittfläche mit dem Nachweis von Haaren und wohl Talgmassen insbesondere im Bereich des unteren Bilddrittels. Damit lässt sich die Diagnose eines **reifen Teratoms** bereits vom makroskopischen Aspekt her ableiten. Teratome sind seltene Geschwülste, die sich von primitiven, omnipotenten Keimzellen ableiten und die sich in Richtung aller drei Keimblätter entwickeln können. Man unterscheidet reife (benigne) und unreife (entdifferenzierte) Teratomformen. Am häufigsten kommen Teratome im Hoden und im Ovar vor. Reife (koätane oder adulte) Teratome (A) wie die Dermoidzyste enthalten differenzierte Strukturen aller Art wie z. B. Haare, Zähne, Drüsengewebe (endokrine Aktivität möglich). Das mikroskopische Bild zeigt dementsprechend mehrere ausdifferenzierte Gewebsformen nebeneinander.
Zu **(B):** Das serös-papilläre Kystadenom (syn. Zystadenom) ist ein benigner Tumor des Ovars, der eine erhebliche Größe entwickeln kann. Zystische Strukturen, wie sie typisch für diesen Tumor wären, fehlen im gezeigten Präparat gänzlich.
Zu **(C):** Brenner-Tumoren (sog. Oophorom) sind seltene kleinzystische Ovarialtumoren, deren zelluläre Herkunft letztlich nicht geklärt ist. Histologisch handelt es sich um einen Mischtumor mit Epithelnestern und einem kollagenfaserreichen Stroma.
Zu **(D):** Ähnlich wie das seröse Kystadenom ist auch die muzinöse Variante ein groß-zystischer Tumor des Ovars. Die unterschiedliche Bezeichnung leitet sich von der Konsistenz des Zysteninhaltes ab.
Zu **(E):** Maligne Teratome weisen histologisch wenig differenzierte Zellen aller drei Keimblätter auf. Der Tumor kann solide oder kleinzystisch imponieren.

Ovarialzysten XIV.1

Meistens Retentionszysten, vom Follikel ausgehend. Die Zystenbildung ist in jedem Reifungs- und Rückbildungsstadium möglich. Man unterscheidet die **Follikelzyste**, die **Corpus-luteum-Zyste**, die **Thekaluteinzyste** und die **Corpus-albicans-Zyste** (siehe Abbildungen).

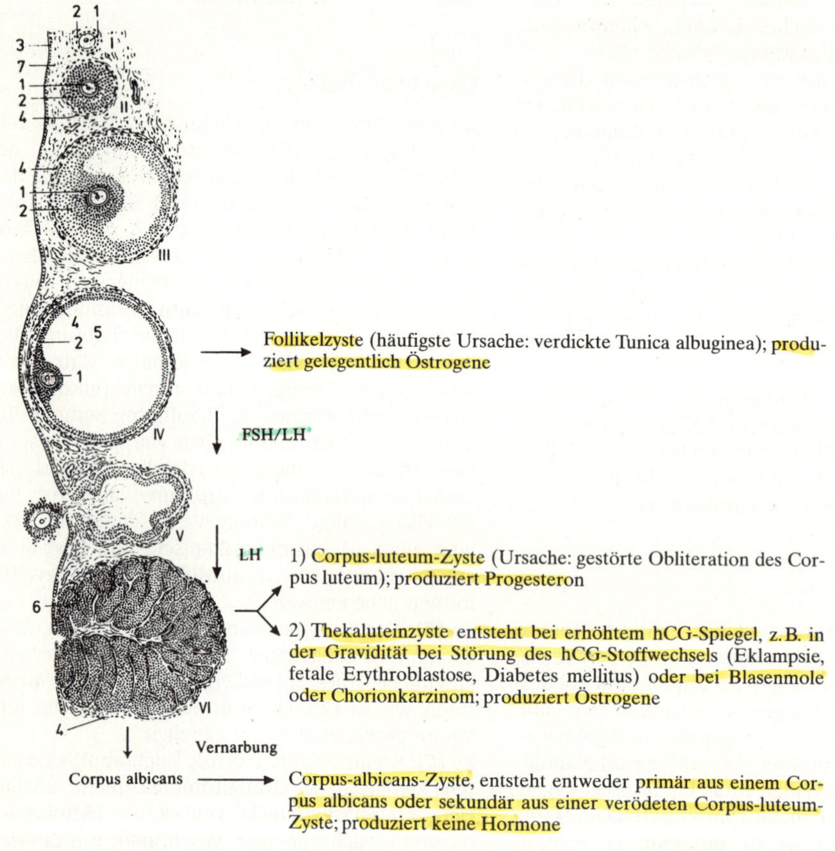

Abb. 14.1 Follikelreifung, Follikelsprung und Gelbkörper. Stadien: **I** = Primärfollikel, **II** = Sekundärfollikel, **III** = Tertiärfollikel, **IV** = sprungreifer Graaf-Follikel, **V** = Ovulation, **VI** = Corpus luteum, **1** = Eizelle, **2** = Follikelepithel, **3** = Peritonealepithel, **4** = Theca interna, **5** = Liquor folliculus, **6** = Corpus luteum, **7** = Tunica albuginea. Nach Leonhardt 1985.

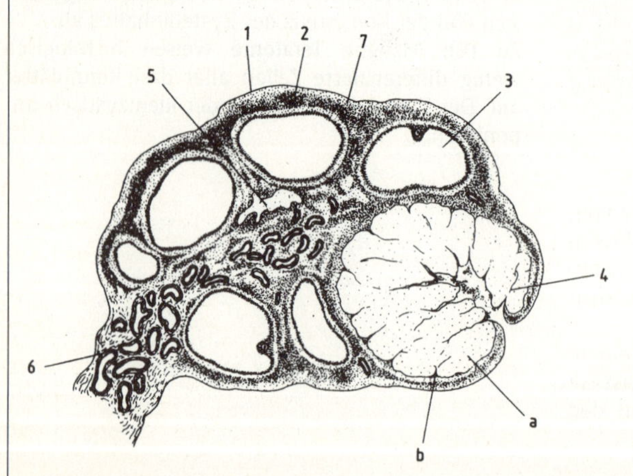

Abb. 14.2 Ovar, Mensch, Querschnitt. Überblick. **1** = „Keimepithel" (Peritonealepithel), **2** = Primärfollikel, **3** = Tertiärfollikel, **4** = Corpus luteum mit **a** = Granulosaluteinzelle, **b** = Thekazellen, **5** = Corpus albicans, **6** = Mesovar mit Blutgefäßen und Resten des Rete ovarii. Vergrößerung etwa 3fach (Lupe), **7** = Tunica albuginea. Nach Leonhardt 1985.

Ovarielle Tumoren, Ovar XIV.2

Tab. 14.1 Ovarialtumoren

vom Deckepithel ausgehend	seröses Zystadenom Zystadenofibrom Adenomatoidtumor	Borderline	seröses Zystadenokarzinom sehr selten maligne Formen
von fehldifferenziertem – (heterotopem) Müller-Epithel ausgehend	muzinöses Zystadenom – – Brenner-Tumor (urothelähnlich) –	Borderline	muzinöses Zystadenokarzinom endometrioides Karzinom klarzelliges Karzinom (nierenzellähnlich) selten maligne Form maligne mesodermale Mischtumoren (Karzinosarkome)
von Keimleiste und endokrin aktivem Stroma ausgehend	*Granulosazelltumor* *Thekazelltumor* Fibrom *Androblastom* (= Sertoli-Leydig-Zell-tumor) Gynandroblastom (sehr selten)	*(Östrogen)* *(Östrogen)* *(Androgene)*	in 30 % maligne selten maligne etwa 20 % maligne –
von Keimzellen ausgehend – mit embryonaler Differenzierung – mit extraembryonaler (trophoblastärer) Differenzierung	– reifes Teratom (Dermoidzyste, Struma ovarii) – –	(Karzinoid)	Dysgerminom (entspr. Seminom) unreifes Teratom Dottersack-Tumor (= endodermaler Sinustumor) *Chorionkarzinom (β-hCG)*
mesenchymale Tumoren	Fibrom Leiomyom (Hämangiom)Lymphome	 (B-Zellen)	sehr selten maligne Formen (Sarkome)
Metastasen	– –		Krukenberg-Tumor (in 90 % von Magenkarzinomen) Endometriumkarzinom u. a.

(Hormon produzierende Tumoren sind *kursiv* gedruckt)

F97

Frage 14.3: Lösung A

Zu **(A):** Das **seröse Zystadenom des Ovars** findet sich in einem Teil der Fälle bilateral.
Zu **(B):** Ein **Pseudomyxoma peritonei** kann als Komplikation der Ruptur eines **muzinösen** Zystadenoms des Ovars auftreten.
Zu **(C):** Als **Krukenbergtumor** bezeichnet man **metastatisch** entstandene (in der Regel bilaterale) Ovarialtumoren (also Karzinommetastasen in den Ovarien), die meist von einem primären **Magen**karzinom ausgehen und die Morphologie eines **Siegelringzell**karzinoms haben.
Zu **(D):** Das seröse Zystadenom ist eine **benigne** (gutartige) epitheliale Neoplasie des Ovars, die definitionsgemäß **nicht** metastasiert. (Die maligne Variante, das seröse Zystadenokarzinom metastasiert bevorzugt peritoneal!!)
Zu **(E):** Es sind nicht die epithelialen Ovarialtumoren, sondern die **Stromatumoren** der Ovarien, die endokrin aktiv sein können und Steroidhormone produzieren. Der **Granulosazelltumor** ist der häufigste Östrogen produzierende Tumor in dieser Gruppe.

H91

Frage 14.4: Lösung D

Die Abbildungen zeigen einen papillär wachsenden epithelialen Tumor vom serösen Zelltyp. Die zellulären Atypien sind gering. Die Drüsen liegen sehr dicht und teilweise Rücken an Rücken.
Zu **(1):** Es handelt sich um ein **seröses Ovarialkarzinom**. Die außerordentlich dichte Lagerung der Tumorzellkomplexe ist mit einer gutartigen Neubildung nicht vereinbar und ist Ausdruck infiltrativ-destruierenden Wachstums.

Zu **(3):** Die **peritoneale Aussaat** ist der bevorzugte Metastasierungsweg. Zusätzlich kommen lymphogene und hämatogene Metastasierungen vor.
Zu **(4):** Es handelt sich um einen drüsig-papillären und somit um einen epithelialen, nicht um einen mesenchymalen Tumor.

F91

Frage 14.5: Lösung B

Zu **(1):** Vgl. Lerntext XIV.2.
Die **Granulosazelltumoren** gehören zu den Keimstrang/Stroma-Tumoren der Gonade. Sie produzieren häufig Östrogen, aber kein β-hCG.
Zu **(2):** Die **Blasenmole** ist eine trophoblastäre Neubildung und produziert deshalb β-hCG wie der Trophoblast selbst auch.
Zu **(3)** und **(4): Gewöhnliche Ovarialkarzinome** sind hormonell inaktiv.
Zu **(5):** Wie der Name des Tumors bereits besagt, enthält der Tumor **trophoblastäre Zellelemente,** die β-hCG produzieren.

H99

Frage 14.6: Lösung B

Die Übersichtsaufnahme zeigt einen Ausschnitt der Ovarial-PE mit einer zentral im Bild gelegenen fast kreisrunden Formation, die eine mittige Aufhellung zeigt, die von einem Gewebsraum umgeben ist, der – wie die Detailaufnahme zeigt – regelmäßig aufgebaut ist. Die Abbildungen zeigen einen wachsenden Follikel (B) mit bereits mehrschichtigem Follikelepithel und der zentral gelegenen Zona pellucida.
Zu **(A):** Der Primärfollikel wird aus der Eizelle und einem einschichtigen Kranz eines kubischen Follikelepithels gebildet.
Zu **(C):** Der Graaf-Follikel (Tertiärfollikel) hat den Liquor ausgebildet, der sich in der Anfangsphase in Lücken des Follikelepithels einlagert.
Zu **(D):** Ein Corpus albicans stellt die narbige Umwandlung eines Corpus luteum menstruationis dar. Ein Corpus albicans graviditatis existiert im Gegensatz zu einem Corpus *luteum* graviditatis nicht.
Zu **(E):** Brenner-Tumoren sind relativ seltene Mischgeschwülste, die aus Epithelnestern und einem faserreichen Tumorstroma bestehen. Das biologische Verhalten ist zumeist benigne.

F91

Frage 14.7: Lösung C

Die Abbildungen zeigen wirbelig texturiertes Stroma des ovariellen Kortex mit Einlagerung einiger hellzelliger, übergangsepithelähnlicher Zellnester.
Zu **(C):** Der **Brenner-Tumor** besteht aus soliden Zellnestern oder Zysten, die aus einem übergangsepithelähnlichen Epithel aufgebaut sind. Die Hauptmasse der Läsion wird eingenommen von wirbelig texturiertem Ovarialstroma. Die Histiogenese ist nicht geklärt. Die Tumoren können gut- und bösartig sein, wobei sich im vorliegenden Fall keine Anhaltspunkte für Malignität ergeben. Die Tumoren treten am häufigsten um das 50. Lebensjahr auf.
Zu **(A):** Die Einzelzellen des **Granulosazelltumors** besitzen in der Regel wenig Zytoplasma und sind schlecht voneinander abgrenzbar. Die Zellkerne sind meist ovalär und besitzen kaffeebohnenartige Einbuchtungen. Eine Ausbreitung in kleinen Nestern ist ungewöhnlich.
Zu **(B):** Die ovarielle **Stromahyperplasie** tritt typischerweise bei peri- und postmenopausalen Frauen auf. Die proliferierenden Zellen ähneln normalen Stromazellen. Es entsteht in der Regel im Unterschied zum vorliegenden Befund ein knotiges Proliferationsmuster. Epitheliale Einschlüsse gehören nicht zum Krankheitsbild.
Zu **(D):** Bei einer **Endometriose** findet man endometriumartige Drüsen, die von einem endometriumartigen Stroma umgeben werden. Beides liegt hier nicht vor.
Zu **(E):** Die Stromakomponente des Brenner-Tumors proliferiert häufig nach Art eines **Ovarialfibroms,** letzteres beinhaltet aber keine Epithelkomplexe.

F94

Frage 14.8: Lösung C

Die Häufigkeit maligner Ovarialtumoren ist anzugeben für das seröse Zystadenokarzinom mit 40%, das endometrioide Adenokarzinom mit 20%, Keimzelltumoren (Dysgerminom und malignes Teratom) mit 15% und das muzinöse Zystadenokarzinom mit 10%.

H95

Frage 14.9: Lösung D

Teratome können **endo-, meso- und ektodermale Gewebselemente** unterschiedlicher Differenzierung aufweisen. Häufig findet sich ein reifes Teratom vom Typ der Dermoidzyste ausgekleidet von einem verhornenden Plattenepithel und Hautanhangsgebilden. In soliden Anteilen finden sich oft Zähne, Knochen oder Nervengewebe (Kopfhöcker).
Zu **(A):** Ovarialteratome, besonders die gutartigen Teratome, treten **häufig bei Kindern und im geschlechtsreifen Alter,** nach der Menopause jedoch eher selten auf.
Zu **(B):** Ovarialteratome können prinzipiell gutartig (benigne) oder bösartig (maligne) sein, je nach dem ob sie nur aus **reifen** Gewebselementen bestehen oder aber **unreife** Gewebselemente aufweisen. Teratome machen etwa 15% aller Ovarialtumoren aus. Unreife Teratome (Teratokarzinome) sind im Ovar (im Gegensatz zum Hoden!) selten.

Zu **(C):** Teratome gehören zu den **Keimzelltumoren** des Ovars, leiten sich also histogenetisch von den Keimzellen und nicht vom Keimstrang/Stroma ab. 95% aller Keimzelltumoren des Ovars sind reife Teratome.

Zu **(E): Brenner-Tumoren** gehören zu den **epithelialen Tumoren** des Ovars, die sich histogenetisch vom Oberflächenepithel des Organs herleiten (der vom Zölomepithel abstammenden Serosa des Ovars). Sie haben einen charakteristischen Aufbau und bestehen überwiegend aus einem dichten, faserreichen Stroma mit darin eingelagerten Nestern eines Übergangsepithels. Sie sind ganz überwiegend gutartig.

F96

Frage 14.10: Lösung D

Teratome gehören zur Gruppe der Keimzelltumoren des Ovars. Sie bestehen histologisch in der Regel aus unterschiedlichen Gewebsanteilen **aller drei Keimblätter**. In der Mehrzahl liegen sie in Form eines zystischen adulten Ovarialteratoms (oder auch Dermoidzyste) vor. Der Begriff **„adult"** ist hierbei gleichzusetzen mit dem Begriff **„reif"** und meint, dass die im Teratom vorliegenden Gewebselemente ausgereift bzw. ausdifferenziert sind. Reife Teratome sind **gutartig**.

Zu **(D):** Finden sich in einem Teratom atypische, undifferenzierte, blastomatöse Epithelverbände, liegt ein **unreifes Teratom** vor, dieses ist **bösartig**.

Zu **(A)**, **(B)**, **(C)** und **(E):** In einem reifen Teratom können alle hier aufgeführten Gewebe vorkommen. Gelegentlich findet sich **Schilddrüsengewebe** (selten sogar als alleiniges Gewebselement eines Teratoms = Struma ovarii), welches potenziell sämtliche Veränderungen der orthotopen Schilddrüse aufweisen kann, z.B. eine knotige Hyperplasie (= **Struma nodosa**).

Frage 14.11: Lösung D

Das **Dysgerminom** besteht aus unreifen, Keimzellen-ähnlichen Zellelementen und ist insofern von seinem männlichen Analogon, dem Seminom, histologisch nicht unterscheidbar. Es ist ebenfalls strahlensensibel und hat daher eine relativ günstige Prognose.

Zu **(A):** Die **Dermoidzyste** besteht aus Produkten der drei Keimblätter in abgewandelter bzw. verkümmerter Form. Das Dermoid ist meist zystisch, wobei besonders die in der Zyste enthaltenen Hautbestandteile – Talg und Haare – imponieren, woher das Dermoid seinen Namen hat. Eine maligne Entartung ist sehr selten, es entstehen dann meist Plattenepithelkarzinome, selten Sarkome, jedoch entsprechend der Histogenese der Dermoide keine unreifen Keimzellgeschwülste.

Zu **(B): Androgenbildung** durch Ovarialtumoren kann beobachtet werden bei **Androblastomen** (d.h. Sertoli-Leydig-Zelltumoren), die als gering maligne eingestuft werden, sowie selten bei **Thekomen** und **Granulosazelltumoren,** wobei diese meist gutartig sind. Es handelt sich um Tumoren, die meist aus dem Oberflächenepithel des Ovars oder aus mesenchymalen Elementen, nicht jedoch aus unreifen Keimzellen abgeleitet werden.

Zu **(C):** Zu den mit unterschiedlicher Häufigkeit **Östrogen bildenden Ovarialtumoren** zählen die unter (B) genannten Tumoren.

Zu **(E):** Das **maligne Teratom** kann sowohl im Ovar als auch im Hoden entstehen, wobei morphologische Unterschiede nicht feststellbar sind. Es handelt sich aber nicht um einen Tumor aus unreifen Keimzellen, sondern um einen Tumor, der embryonale Strukturen der verschiedenen Keimblätter enthält.

H99 **!**

Frage 14.12: Lösung D

Zu **(A):** Beim Portiokarzinom muss ein multifaktorielles Ursachenspektrum angesprochen werden. Als prädisponierende Faktoren sind früher und häufiger Geschlechtsverkehr, mangelnde Hygiene, sowie lang anhaltende, rezidivierende Entzündungen zu nennen, die z.T. durch Verschiebungen des hormonellen Gleichgewichtes begünstigt werden. In diesem Zusammenhang nehmen offensichtlich virale Infektionen in der Pathogenese des Zervixkarzinoms eine zentrale Stellung ein. Dabei sind insbesondere das humane Papilloma- (Typen 16, 18, 32) und das Herpes-simplex-Virus (Typ 2) von Bedeutung.

Zu **(B)** und **(E):** Ein Carcinoma in situ der Portio ist auf den Epithelüberzug begrenzt und hat die Basalmembran noch nicht durchbrochen. Es kann durch eine Konisation geheilt werden.

Zu **(C):** Durch organüberschreitendes Wachstum kann es beim Portiokarzinom zur Infiltration beider Ureteren kommen mit der Folge der Urämie.

Zu **(D):** Typisch für das Portiokarzinom ist die primäre und *frühzeitige lymphogene* Metastasierung vornehmlich parailiakal.

H98 **!**

Frage 14.13: Lösung C

Das Portiokarzinom (syn. Zervixkarzinom) ist das zweithäufigste Karzinom der Frau. Es kann bereits im 3. Lebensjahrzehnt auftreten.

Risikofaktoren sind:

- Geschlechtsverkehr – Nonnen erkranken sehr selten; frühe Aufnahme des Geschlechtsverkehrs und loser Partnerwechsel (Prostituierte erkranken häufiger) scheinen einen Einfluss zu haben

- hohe Zahl an vorausgegangenen Geburten
- virale Infektionen: *humane Papillomaviren* (HPV 16, 18 und 31) und *Herpes-simplex-Virus Typ 2*.

Das Portiokarzinom ist in der weit überwiegenden Zahl der Fälle ein *Plattenepithelkarzinom* (D), das an jeder Stelle der Portio entstehen kann. Am häufigsten geschieht dies in der *Übergangszone* (transitional zone) (A) zwischen dem Plattenepithel der Portio und dem Zylinderepithel des Zervixkanals. Das invasive Portiokarzinom kann zu folgenden Komplikationen führen:

- durch Nekrose und Ulzeration können Blutungen (Frühsymptom), Infektionen und Gangräne entstehen
- Fistelbildung zur Harnblase und zum Rektum
- Obstruktion der Ureteren mit der Folge einer Harnstauung, Hydronephrose, Pyelonephritis und Urämie (B).

Zur Erkennung der Frühstadien des Portiokarzinoms wird die Vorsorge mit Abstrich und zytologischer Untersuchung durchgeführt. Die weitere Differenzierung erfolgt nach der Einteilung nach Papanicolaou (PAP I bis V). Der PAP-V-Befund beweist das invasive Karzinom (E).

Zu **(C)**: Virale Infektionen nehmen in der Pathogenese des Zervixkarzinoms eine zentrale Stellung ein. Dabei sind insbesondere das Papilloma- und Herpes-simplex-Virus (Typ 2) von Bedeutung. Das Zytomegalie-Virus spielt in diesem Zusammenhang keine Rolle.

F98 !

Frage 14.14: Lösung A

Beim **Zervixkarzinom (syn. Portiokarzinom)** muss ein multifaktorielles Ursachenspektrum für die Pathogenese angesprochen werden. Als prädisponierende Faktoren sind früher und häufiger Geschlechtsverkehr, mangelhafte Hygiene, sowie lang anhaltende, rezidivierende Entzündungen (chronische Zervizitis) zu nennen, die z.T. durch Verschiebungen des hormonellen Gleichgewichtes begünstigt werden. In diesem Zusammenhang nehmen virale Infektionen in der Pathogenese des Zervixkarzinoms eine zentrale Stellung ein. Dabei sind insbesondere das **h**umane **P**apilloma-**V**irus (HPV Typen 16, 18 und 31) (3) und das **H**erpes-**s**implex-**V**irus (HSV Typ 2) von Bedeutung.

Zu **(1)** und **(2)**: **90%** aller Zervixkarzinome entsprechen dem Typ eines **Plattenepithelkarzinoms.**

Zu **(4)**: Klassifikation der Veränderungen im Portioabstrich nach **Papanicolaou:**

- Pap I normale Zellen
- Pap II degenerativ oder regenerativ (reaktiv z.B. nach Entzündung) veränderte Zellen
- **Pap III** **abnorme Zellen** (weitere Kontrollen des Abstriches unbedingt erforderlich)
- Pap IV einzelne atypische Zellen (Tumorverdacht)
- Pap V zahlreiche Tumorzellen, Beweis des Karzinoms

Zu **(5)**: Pathologische TNM-Klassifikation des Zervixkarzinoms:

- **pT1** Tumor auf Uterus begrenzt
- **pT2** Tumorausbreitung jenseits des Uterus (Beckenwand, unteres Vaginaldrittel tumorfrei)
- **pT3** Tumorausdehnung jenseits T2
- **pT4** Infiltration umliegender Organe (Harnblase, Rektum etc.)

Ein Zervixkarzinom im Stadium pT3 ist keinesfalls durch eine Konisation radikal bzw. „ausreichend" zu behandeln. Die Konisation eignet sich in der Tumorchirurgie des Uterus **zur definitiven histologischen Diagnosestellung** eines **mikroinvasiven Karzinoms** der Portio. Darunter versteht man ein Zervixkarzinom im Stadium **pT1**, das eine **maximale Infiltrationstiefe von 0,5 cm** nicht überschreitet (= pT1 a2).

F97

Frage 14.15: Lösung D

Abbildung Nr. 182 zeigt im unteren Bilddrittel die längs eröffnete, nach oben konisch zulaufende und aufgeschlagene **Vagina**. An diese schließt sich der **Uterus** an, der durch einen Schnitt in der Frontalebene in Richtung auf den Fundus nahezu in zwei Hälften geteilt wurde, die im Fundusbereich noch zusammenhängen. Die vordere Hälfte des Uterus wurde nach oben umgeklappt. Die gesamte **Zervix uteri** ist durch einen grauweißlichen Tumor zerstört, der auch die Portio aufgebraucht hat und sich im Bild linksseitig offenbar bis in das Parametrium ausbreitet.

Abbildung Nr. 183 zeigt die Histologie aus diesem Bereich. Man erkennt vier größere **solide** Areale, mit **kohäsiven** Zellverbänden, die eine gewisse Schichtung erkennen lassen, variabel große Zellkerne (Kernpleomorphie) besitzen und betont im Zentrum der Herde auch vermehrt **eosinophiles Zytoplasma** (hier Keratin) aufweisen. Die Peripherie dieser Areale scheint sich zum Teil unregelmäßig in die Umgebung vorzuschieben.

Zu **(D)**: Bei diesem lokal invasiven und destruierenden Prozess handelt es sich um ein invasives **Plattenepithelkarzinom der Zervix uteri**. Histologisch ist eine Ähnlichkeit des Karzinomgewebes mit dem Ursprungsgewebe (Plattenepithel) nachvollziehbar.

Zu **(A)**: Makroskopisch ist hier im Wesentlichen die Zervix uteri betroffen. Ein hochdifferenziertes Adenokarzinom des Corpus uteri würde histologisch ein **drüsiges** Wachstumsmuster zeigen (und kein solides!).

Zu **(B):** Das Carcinoma in situ der Portio ist eine intraepitheliale Neoplasie. Die unterliegende Basalmembran ist **intakt**. Es liegt (noch) kein infiltrierendes Tumorwachstum vor.
Zu **(C):** Hier liegt eine maligne Neoplasie der Zervix vor. Ein **Karzinosarkom** besteht aus einer malignen epithelialen und mesenchymalen Komponente.
Zu **(E):** **Makroskopisch** ist die ulzerös-nekrotisierende Entzündung der Cervix uteri (mit gummiartigem Eiter und möglichen Substanzdefekten) im Stadium III der Lues hier eine Differenzialdiagnose, histologisch allerdings nicht.

H99

Frage 14.16: Lösung C

Zu **(C):** Bei einer unphysiologischen Östrogen-Dauerstimulation wie z.B. im Falle einer Follikelpersistenz oder hoch dosierter exogener Hormonzufuhr wird ein hyperplasiogener Reiz auf das Endometrium ausgeübt. Dabei wurden je nach Stärke und Dauer des Einflusses einerseits glanduläre und glandulär-zystsiche, andererseits die **adenomatöse Hyperplasie** in fließendem Übergang unterschieden, die für sich genommen als Präkanzerose für das Corpus-Karzinom angesehen werden muss. Das endometriale Adenokarzinom (Endometriumkarzinom) zeichnet sich durch die Ausbildung einer drüsigen Differenzierung aus. Der Übergang von der adenomatösen Hyperplasie des Endometriums zum Karzinom ist fließend.
Zu **(A):** Ein fibröser Endometriumpolyp zeigt keine Tendenz zur malignen Entartung.
Zu **(B):** Unter einer Adenomyose versteht man die Verlagerung von Endometrium in das Myometrium. Die vom IMPP verwendete Bezeichnung ist missverständlich, weil es korrekt nur Adenomyosis uteri = Endometriosis uteri interna heißen sollte. Die Adenomyose des Uterus stellt keine Präkanzerose des Endometriumkarzinoms dar.
Zu **(D):** Die (pseudo-)deziduale Stromatransformation tritt physiologischerweise in der Sekretionsphase des Sexualzyklus auf. Sie stellt keinen prädisponierenden Faktor für die Entstehung eines Endometriumkarzinoms dar.
Zu **(E):** Die Arias-Stella-Transformation beschreibt eine sternförmige Umwandlung der aus unregelmäßig geformten Zellen aufgebauten Endometriumdrüsen. Diese Veränderung tritt z.B. bei hohen Progesteronspiegeln auf. Auch regressive Veränderungen weisen dabei nicht auf die Tendenz zur Malignomentstehung hin.

H98

Frage 14.17: Lösung A

Das Übersichtsbild zeigt das per Abrasio gewonnene Endometrium, das dahingehend auffällig ist, als dass eine intensive Durchsetzung von unterschiedlich großen überwiegend quer angeschnittenen Drüsenlumen („Durchlöcherungseffekt") besteht. Die Detailaufnahme zeigt eine angeschnittene endometriale Drüse mit einem regelhaften Aufbau und einem frei entfalteten Drüsenlumen. Der Befund lässt die Diagnose der glandulär-zystischen Hyperplasie (A) zu. Bei einer unphysiologischen Östrogen-Dauerstimulation wie z.B. im Falle einer Follikelpersistenz oder hochdosierter exogener Hormonzufuhr wird ein hyperplasiogener Reiz auf das Endometrium ausgeübt. Dabei werden je nach Stärke und Dauer des **Hyperöstronismus** einerseits glanduläre und glandulär-zystische, andererseits die adenomatöse Hyperplasie in fließendem Übergang unterschieden, die für sich genommen als Präkanzerose für das Corpus-uteri-Karzinom angesehen werden muss.
Zu **(B):** Schleimretentionszysten im Bereich der Zervix uteri entstehen auf dem Boden rezidivierend auftretender Zervizitiden. Im feingeweblichen Bild findet sich zumeist eine Entzündungskomponente neben den Schleimeinschlüssen, die als Ovula Nabothii bezeichnet werden.
Zu **(C):** Bei der adenomatösen Hyperplasie des Endometriums sind die Drüsenlumina eingeengt. Das Bild wird von „Rücken-an-Rücken" liegenden Drüsen (sog. dos-à-dos-Stellung) beherrscht. Die adenomatöse Hyperplasie ist als Präkanzerose für das Endometriumkarzinom anzusehen.
Zu **(D):** Das endometriale Adenokarzinom (Endometriumkarzinom) zeichnet sich durch die Ausbildung einer drüsigen Differenzierung aus. Der Übergang von der adenomatösen Hyperplasie des Endometriums zum Karzinom ist fließend.
Zu **(E):** Die Dezidua stellt den mütterlichen Teil der Plazenta dar. Deziduazellen sind durch deutlich abgrenzbare Zellgrenzen charakterisiert. Sie weisen reichlich Zytoplasma und einen runden zentralen Zellkern auf.

H96

Frage 14.18: Lösung D

Abbildung Nr. 186 lässt eine charakteristisch veränderte, verbreiterte Schleimhaut des Corpus uteri erkennen. Auffallend sind vermehrte, unterschiedlich weite (partiell kleinzystische) und unregelmäßig konfigurierte **Drüsen**, ausgekleidet von einem hier meist einreihigen, hochprismatischen, **gleichmäßigen** Epithel. Die Drüsen liegen teils weit auseinander und sind eingebettet in reichlich so genanntes **zytogenes Stroma** mit kleinen Zellelementen.

Zu **(D):** Es liegt eine **glandulär-zystische Hyperplasie** des **Korpusendometriums** vor. Diese Veränderung entsteht bei vermehrter Einwirkung von Östrogenen, was häufig in der Perimenopause der Fall ist, wenn gehäuft anovulatorische Zyklen mit Follikelpersistenz im Ovar vorkommen.
Zu **(A):** Beim **Adenokarzinom** des Korpusendometriums liegen die **neoplastischen** Drüsen dicht an dicht (Rücken an Rücken) und zeigen zelluläre und nukleäre **Atypien**. Ein zytogenes Stroma fehlt, dafür ist ein spärliches fibrosiertes tumoreigenes Stroma ausgebildet.
Zu **(B):** Pathognomonisch für die Endometritis tuberculosa sind Granulome mit Epitheloidzellen, Langhans-Riesenzellen und zentraler käsiger Nekrose.
Zu **(C):** Die **Blasenmole** (gutartiger Trophoblasttumor) ist charakterisiert durch dermatös aufgetriebene, gefäßlose Zotten einer Plazenta.
Zu **(E):** Das Plattenepithelkarzinom zeigt ein **solides** Wachstumsmuster.

H90

Frage 14.19: Lösung A

Man erkennt unregelmäßig proliferierte Drüsen, teils mit Ausbildung von Papillen, die in ein endometriumartiges Stroma eingebettet sind. In der Vergrößerung sieht man hochprismatische, mehrreihig angeordnete Epithelien mit Kernatypien, wobei die papillären Epithelkomplexe zum Teil Rücken an Rücken liegen.
Zu **(A):** Es handelt sich somit um ein **papilläres Adenokarzinom** des Endometriums. Die adenomatösen Hyperplasien, die als Präkanzerosen gelten, bilden demgegenüber kein Rücken-an-Rücken-Phänomen aus. Endometriumkarzinome machen sich häufig durch Blutungsanomalien bemerkbar.
Zu **(B):** Ein **Abort** wird durch das Vorhandensein von Plazentazotten, Chorionwandzellen oder embryonalen bzw. fetalen Organteilen nachgewiesen. Derartige Strukturen sind nicht erkennbar.
Zu **(C):** Das **Chorionkarzinom** ist eine maligne Trophoblastgeschwulst. Es besteht aus synzytio- und zytotrophoblastären Riesenzellen und wächst nicht drüsig-papillär.
Zu **(D):** Die **glandulär-zystische Hyperplasie** des Endometriums beruht auf einer erhöhten Östrogenstimulation. Sie zeigt kein Rücken-an-Rücken-Phänomen und geht nicht mit zellulären Atypien einher.
Zu **(E):** Es handelt sich um ein drüsig differenziertes Adenokarzinom.

H87

Frage 14.20: Lösung D

Die Abbildung zeigt einen Anschnitt des Corpus uteri (Zervix und Portio sind nicht erkennbar). Im oberen Teil des Bildes das senkrecht stehende schlitzförmige Cavum uteri mit umgebendem Endometrium und Myometrium. Im unteren Teil ist die Uteruswand fast vollständig eingenommen von einem scharf abgegrenzten rundlichen Tumor mit angedeutet wirbeliger, faseriger Textur des überwiegend weißlichen Gewebes. Vereinzelt kleine Blutungen (regressive Veränderungen). Der Tumor wächst verdrängend, an keiner Stelle ist Infiltration oder Destruktion erkennbar.
Zu **(2):** Es handelt sich also um einen gutartigen mesenchymalen Tumor im Myometrium des Corpus uteri, um ein **Leiomyom**.
Zu **(4): Regressive Veränderungen** in Form von Blutungen, Verkalkungen und seltener auch kleine Zysten sind typisch.
Zu **(1)**, **(3)** und **(5):** Malignitätszeichen sind nicht zu finden, somit ist auch die Möglichkeit der Metastasierung quasi ausgeschlossen. Die Struktur des Tumors spricht für eine mesenchymale Neubildung.

H91

Frage 14.21: Lösung A

Gemäß dem Wachstumsverhalten können die **Mammakarzinome** in **invasive** und **nicht invasive** Karzinome eingeteilt werden, gemäß dem Entstehungsort in **duktale** und **lobuläre** Karzinome. Das **Komedokarzinom** gehört zu den **duktalen Karzinomem** mit prädominierender intraduktaler Komponente und hat einen Anteil von 4–6% an allen Mammakarzinomen. Der Altersgipfel liegt bei 48 Jahren. Der Tumor ist gekennzeichnet durch das Hervortreten großer Milchgänge mit Nekrose- und Sekretzylindern. Diese Zylinder sind leicht ausdrückbar, verhalten sich also wie Komedonen, woher der Tumor auch seinen Namen hat.
Zu **(B):** Schleimbildung in den Tumorzellen, aber auch stärkere Schleimabgabe in den Extrazellulärraum sind besonders charakteristisch für das **muzinöse Mammakarzinom,** welches zu den invasiven Mammakarzinomen mit besonderer Differenzierung zählt.
Zu **(C):** Plattenepithel existiert physiologisch in der Mamma nur im Mündungstrichter der Mamille. Plattenepithelmetastasen werden nach Östrogentherapie oder im Cystosarcoma phylloides beobachtet, einem sehr seltenen Mammatumor, der zum Teil aus Fibroadenomen hervorgeht und sich von diesen durch ein zellreiches hyperplastisches Stroma unterscheidet.
Zu **(D):** Eine Ausfüllung der Azini mit Tumorzellen beobachtet man vor allem beim nicht invasiven lobulären Karzinom, d.h. beim **Carcinoma lobulare in situ (CLIS)**.

Zu **(E):** Zu den invasiven Mammakarzinomen mit besonderer Differenzierung zählt das **medulläre Karzinom mit lymphoidem Stroma,** wobei das Karzinom sich durch kapsulär begrenzte Tumormanifestationen auszeichnet, die von einem zelldichten lymphozytären und plasmazellulären Infiltrat umgeben und teilweise durchsetzt sind. Die Tumorzellen sind großleibig und pleomorph. Trotzdem hat die reine Form des medullären Karzinoms (ohne „normale" invasive duktale Anteile) eine vergleichsweise gute Prognose.

H00

Frage 14.22: Lösung C

Zu **(C):** Die Bezeichnung **inflammatorisches Mammakarzinom** leitet sich vom typischen Inspektionsbefund ab: Die betroffene Mamma ist breitflächig („flammend") rot verändert. Dieser Zustand entwickelt sich durch die rasche Ausbreitung eines *schnell wachsenden Karzinoms in den Lymphbahnen der Haut,* die durch die Tumorinfiltration wie entzündet imponiert. Typischerweise führen die *undifferenzierten Mammakarzinome* zum beschriebenen Bild, die lokal vermehrt aggressiv und rasch proliferieren.
Zu **(A):** Beim **Paget-Karzinom** breitet sich der Tumor vom Milchgang ausgehend in die Epidermis der Mamille aus. Es kommt zu einer Rötung und *ekzemartigen* Veränderungen (Paget's disease of the nipple).
Zu **(B):** Maligne mesenchymale Tumoren werden als **Sarkome** bezeichnet. Grundsätzlich können auch Sarkome der Mamma entstehen. Eine Gleichsetzung mit einem Karzinom ist nicht möglich.
Zu **(D):** Das **medulläre Mammakarzinom** ist ein weicher, relativ umschriebener Tumor mit Neigung zu Nekrose und Blutung. Häufig findet man eine auffällige lymphoidzellige Stromareaktion. Ein charakteristischer inspektorischer Befund lässt sich bei dieser histologischen Variante des Mammakarzinoms nicht beschreiben.
Zu **(E): Duktale Mammakarzinome** können zu einem Sekretstau in der Brustdrüse führen. Ein typisches Symptom hierfür ist der ziehende Schmerz. Denkbar ist darüber hinaus, dass es durch Keimbesiedlung sekundär zur Entstehung einer Mastitis im aufgestauten Anteil des Gangsystems kommen kann.

F96

Frage 14.23: Lösung B

Die Abbildung lässt in der Übersicht eine gegenüber der Umgebung scharfrandig und polyzyklisch begrenzte Läsion erkennen, die ihrerseits knotig gegliedert erscheint. Man erkennt darin unterschiedlich weite Gangstrukturen, am linken Rand der Läsion auch einen zystisch erweiterten, sternförmig gestalteten Gang mit wenig rosafarbenem Sekret. Der Großteil der Gangstrukturen ist allerdings durch ein knotiges, lockeres (myxoides), bläulich gefärbtes, mäßig zellreiches Bindegewebe eingedellt, sodass sie als **hirschgeweihartig** verästelte dünne Spalträume erkennbar sind. Diese Läsion hat insgesamt einen **organoiden** Aufbau.
Zu **(B):** Es liegt die **intrakanalikuläre** Form eines **Fibroadenoms** der Brustdrüse vor. Es handelt sich um einen gutartigen Misch**tumor** aus epithelialen und mesenchymalen Anteilen, wobei sowohl die Azinusepithelien als auch das umgebende Bindegewebe (Mantelgewebe) proliferieren. (Eine weitere Variante wäre das perikanalikuläre Fibroadenom mit **rundlichen** Drüsen, klinisch hat diese Unterscheidung keinerlei Bedeutung.) Das Fibroadenom ist der häufigste gutartige Tumor der Brustdrüse, betroffen sind in der Regel junge Frauen, oft schon vor dem 30. Lebensjahr.
Zu **(A):** Die **fibröse Mastopathie** ist nicht eine lokalisierte Läsion der Brustdrüse, sondern betrifft mehr oder weniger das gesamte Organ, meist beiderseits. Neben zystisch erweiterten Gängen ohne oder mit Epithelhyperplasie (eventuell mit Epitheldysplasie) ist das Gewebe kräftig knotig fibrosiert.
Zu **(C):** Im Rahmen einer fibrösen Mastopathie können auch die **Azini** proliferieren mit unregelmäßiger Vermehrung von Epithelien und Myoepithelien (= Adenose). Kommt eine stärkere Fibrose des Mantelgewebes dazu, liegt eine **sklerosierende Adenose** vor. Diese Läsion ist gutartig, kann aber histologisch einem invasiven Mammakarzinom ähneln!
Zu **(D):** Bei einem **invasiven duktalen Mammakarzinom** finden sich histologisch unregelmäßige drüsige oder solide, atypische Epithelverbände, die das umgebende Gewebe infiltrieren und destruieren.
Zu **(E):** Das **Milchgangpapillom** entwickelt sich innerhalb eines größeren, mamillennahen Gangs (= intraduktale Papillom). Es ist ein gutartiger epithelialer Tumor, histologisch erkennt man als Papillen ein zweischichtiges Epithel über einem bindegewebigen Grundstock. Klinisches Zeichen ist häufig eine blutende Mamille.

H00

Frage 14.24: Lösung C

Zu **(C):** Die Detailaufnahme der Abbildung Nr. 193 demonstriert quasi *aufgereihte Zellverbände.* Zwischen diesen jeweils *zytokeratin-positiven* Zellreihen findet sich ein breites Stroma mit *spindeligen Zellen.* Der zytochemische Nachweis der Expression von Zytokeratin beweist das Vorliegen eines **epithelialen Tumors.** Diese Tatsache und die typische *gänsemarschartige Zellformation* lassen die Diagnose eines **invasiven lobulären Karzinoms** zu.
Zu **(A):** Das **medulläre Mammakarzinom** ist zellreich und stromaarm.
Zu **(B):** Das duktale Mammakarzinom kann als sog. Komedokarzinom imponieren. Die Tumormasse im Zentrum der Milchgänge zerfällt regelmäßig nekro-

tisch. Diese Tumornekrosen können auf der Schnittfläche wie Mitesser (Komedonen) herausgedrückt werden.
Zu **(D):** Das **lobuläre Carcinom in situ** zeichnet sich durch *nicht* infiltrierende Tumorzellmassen in den Drüsenazini aus, die von gleichförmigen Zellen ausgefüllt sind.
Zu **(E):** Bei **Non-Hodgkin-Lymphomen** kann eine Zytokeratin-Expression nicht nachgewiesen werden.

F92

Frage 14.25: Lösung C

Die Abbildungen zeigen Brustdrüsengewebe mit dilatierten Gängen, die von mittelgroßen bis großen Epithelien mit einem recht starren Proliferationsmuster, vermehrten Mitosen und zentralen Nekrosen ausgefüllt werden.
Zu **(C):** Der Befund führt zu der Diagnose: „intraduktales Karzinom".
Zu **(A):** Die Mastopathie ist eine Erkrankung mit zystischer Erweiterung von Gängen und Fibrose. Bei der Mastopathie Grad II liegt eine intraluminale, meist papilläre Epithelproliferation ohne Atypien und zentrale Nekrosen vor.
Zu **(B):** Eine sklerosierende Adenose ist eine von den Drüsenläppchen ausgehende Proliferation des Epithels und des Myothels ohne Atypien und ohne atypische intraduktale Epithelproliferate.
Zu **(D):** Das Fibroadenom ist eine gutartige Neubildung der Brustdrüse, die primär auf einer Hyperplasie des Mantelgewebes der Drüsenläppchen beruht. Das Mantelgewebe proliferiert unter Ausbildung eines, in der Regel scharf abgegrenzten Knotens und schließt spaltenförmig zusammengedrückte Drüsenproliferate ein. Intraduktale Proliferate atypischer Zellen kommen nicht vor.
Zu **(E):** Der Phylloidestumor, von dem es eine benigne und eine maligne Form gibt, hat dieselbe Grundstruktur wie das Fibroadenom. Er unterscheidet sich von diesem durch ein zellreicheres Stroma und weite Spaltbildungen.

15 Pathologie der Schwangerschaft

F90

Frage 15.1: Lösung A

Das makroskopische Bild zeigt ein Gewebsstück, das an normales Plazentagewebe erinnert, bei dem die Zotten jedoch blasig aufgetrieben sind. Dieser Eindruck wird im histologischen Bild bestätigt, das eine solche Zotte zeigt, deren Stroma stark hydropisch geschwollen (= aufgequollen) ist. Weiterhin ist eine etwas vermehrte Proliferation des Zottenepithels zu erkennen (abgelöste Zellverbände neben der Zotte).
Zu **(A):** Dies ist das typische Bild einer **Blasenmole**. Ursächlich liegt möglicherweise eine Chromosomenanomalie des Embryos zugrunde.
Zu **(B):** Eine **Windmole** besteht aus einer weitgehend normal entwickelten Fruchthöhle und Plazenta, in der jedoch kein Embryo entwickelt ist.
Zu **(C):** Bei normalem Plazentagewebe sind die Zotten nicht so stark aufgequollen.
Zu **(D):** Regressive Veränderungen der Plazenta bestehen hauptsächlich in einer Fibrosierung der Zotten.
Zu **(E):** Das **Chorionkarzinom** ist eine Neoplasie des Chorionepithels (beide Differenzierungsformen, sowohl Zytotrophoblasten als auch Synzytiotrophoblasten können vorhanden sein); histologisch findet man eine rein epitheliale, destruierende Zellproliferation und keine Zotten.

F98

Frage 15.2: Lösung D

Die Abbildung zeigt die Plazenta von der fetalen Seite her mit einem **regelrechten Nabelschnuransatz** als **Insertio centralis** (E). Die retroplazentaren Anteile können nicht eingesehen werden, sodass die Diagnosestellung eines retroplazentaren Hämatoms (A) primär nicht in die Überlegungen zur Differenzialdiagnose einfließen dürfen. Auch kann an dem isolierten Präparat der Plazenta keine topografische Zuordnung zum Sitz in utero abgeleitet werden. Daraus ergibt sich, dass mithilfe der Abbildung auch eine Plazenta praevia nicht diagnostiziert werden darf (A).
Das gegebene Präparat der Plazenta zeigt in den Randpartien eine deutliche **Grünverfärbung** der Eihäute. Dieser zentrale makroskopische Befund lässt die Verdachtsdiagnose einer akuten Entzündung der Plazenta zu. Das mikroskopische Bild der Abbildung weist eine dichte **leukozytäre Infiltration der Eihäute** nach, sodass die Diagnose einer **eitrigen Entzündung** (D) abgeleitet werden kann. Die **Chorionamnionitis** erklärt die Tendenz zur Frühgeburt und die damit verknüpfte Unreife des Kindes, die als fördernder Faktor für die Entstehung einer perinatalen Asphyxie durch ein sich aufpropfendes Atemnotsyndrom zu werten ist.
Zu **(B):** Ein Chorangiom entspricht einem Hämangiom der Plazenta. Mikroskopisch zeichnet sich der benigne Tumor durch dichte Kapillarproliferation aus.
Zu **(C):** Eine durch multiple Infarkte geschädigte Plazenta geht mit einem deutlich reduzierten Gewicht einher. Als Faustregel gilt: **Plazentagewicht = $^1/_6$ des fetalen Körpergewichtes.** Die im

Aufgabentext gegebenen Daten entsprechen exakt diesem Verhältnis. Es muss also davon ausgegangen werden, dass die Plazenta bis zum Zeitpunkt der eitrigen Entzündung eine normale Entwicklung durchgemacht hat.
Zu **(E):** Bei der Insertio velamentosa laufen zahlreiche Gefäße über die Eihäute, bevor sie sich zur Nabelschnur vereinigen (mit 1% seltenste Variante der Nabelschnurinsertionen).

F92

Frage 15.3: Lösung B

Zur Morphologie der verschiedenen Molenformen vgl. Lerntext XV.1.
Zu **(A)**, **(B)** und **(C):** Die Blasenmole ist eine autonome **Proliferation des Trophoblastepithels** und geht mit einer Degeneration des Zottenstromas einher. Ausdruck dieser Degeneration ist ein **Stromaödem**. Die Kapillarproliferation ist hingegen ein Differenzierungsprozess, der gerade nicht stattfindet!
Zu **(D):** Das Trophoblastepithel weist bei der Blasenmole häufig Kernatypien unterschiedlichen Ausmaßes auf.
Zu **(E):** In 10–15% der Fälle entwickelt sich aus einer einfachen Blasenmole eine invasive Mole, in 2–5% der Fälle ein Chorionkarzinom.
Eine ähnliche Frage wurde in einem früheren Examen bereits gestellt. Gegenstand jener Frage war zusätzlich, dass es nicht zu einer Proliferation des Zottenstromas und nicht zur Ausbildung solider Trophoblastverbände, sondern zur Ausbildung hydropisch bzw. kleinblasig veränderter Strukturen kommt.

H94

Frage 15.4: Lösung D

Das **Chorionkarzinom** der Plazenta ist ein selten vorkommender maligner Tumor des Trophoblasten, der sich auch noch Jahre nach einer vorausgegangenen Schwangerschaft entwickeln kann. Es ist interessanterweise der einzige Tumor des Menschen, der nicht von körpereigenen Zellen, sondern von Zellen eines fremden (= allogenen) Individuums (nämlich des Feten) ausgeht.
Zu **(D):** Das Chorionkarzinom besteht ausschließlich aus Trophoblastepithelien, die von mehrkernigen Synzytiothrophoblasten umgeben sind. Organoid aufgebaute Zotten mit einem vaskularisierten Zottenstroma **finden sich nie** und schließen die Diagnose Chorionkarzinom aus.
Zu **(A):** Etwa **50%** aller Chorionkarzinome entwickeln sich auf dem Boden einer **Blasenmole** (die selbst ein – allerdings gutartiger – Trophoblasttumor ist), 30% kommen nach einem Abort (= Fehlgeburt) vor und 20% nach einer normalen Schwangerschaft.
Zu **(B)**, **(C)** und **(E):** Das Chorionkarzinom ist eine **reine epitheliale Neoplasie** und verfügt über kein eigenes gefäßführendes Stroma. Wegen der kritischen Blutversorgung kommt es im Zentrum des Tumors häufig zu Nekrosen sowie zu einem frühzeitigen Einbruch in Blutgefäße mit nachfolgender hämatogener Metastasierung am häufigsten in die Lungen (80%), seltener auch in das Gehirn (10%).

H90

Frage 15.5: Lösung A

Da es sich beim **Chorionkarzinom** um eine Wucherung des Zyto- und des Synzytiotrophoblasten handelt, kommt es notwendigerweise zur Ausbildung zahlreicher mehrkerniger Tumorriesenzellen, in denen sich immunhistologisch β-hCG nachweisen lässt.
Zu **(B):** Zur Systematik der Ovarialtumoren vgl. Lerntext XIV.2.
Ebenso wie das Chorionkarzinom gehört der **Dottersacktumor** (= endodermaler Sinustumor) zu den Keimzelltumoren mit extraembryonaler Differenzierung. Er kommt im Ovar und im Hoden vor. Bei variablem, histologischem Erscheinungsmuster findet man typischerweise girlandenförmige Proliferate relativ undifferenzierter, atypischer Zellen, die häufig hyaline Tropfen enthalten, welche chemisch α-Fetoprotein entsprechen.
Zu **(C):** Zum Seminom vgl. Lerntext XIII.1.
Das **Seminom** des Hodens entspricht dem Dysgerminom des Ovars und gehört zu den Keimzelltumoren mit embryonaler Differenzierung. Im Seminom können synzytiotrophoblastäre Riesenzellen vorkommen, was jedoch eher selten der Fall und keineswegs obligat ist. Die typische Tumorzelle des Seminoms ist mononukleär.
Zu **(D):** Das **embryonale Karzinom** ist ein Keimzelltumor mit embryonaler Differenzierung. Es kommt in Ovar und Hoden vor und weist im Vergleich zum Seminom eine stärkere Kohärenz der Tumorzellen auf. Synzytiotrophoblastäre Riesenzellen kommen gelegentlich vor, sind jedoch nicht obligat.
Zu **(E):** Die **Leydig-Zelltumoren** gehören zu den Keimstrang/Stromatumoren des Hodens und des Ovars. Wie bei den normalen Leydig-Zellen des Hodens besitzen die Tumorzellen einen rundlichen Kern und einen breiten eosinophilen Zytoplasmasaum. Niedrig differenzierte Leydig-Zelltumoren können zahlreiche multinukleäre Tumorzellen enthalten, was jedoch ebenfalls nicht obligat ist.

Plazentabildungsstörungen (nach Remmele 1984) XV.1

Tab. 15.1 Plazentabildungsstörungen

Struktur	Abortivei i.e.S.	Windmole	Embryonal-mole	Partialmole	Blasenmole	Chorangiosis placentae
Zottenentwicklungsstadium	Sekundärzotten	Sekundär-/Tertiärzotten	Tertiärzotten	Sekundär-/Tertiärzotten	Sekundär-/Tertiärzotten	Tertiärzotten
Zottendurchmesser	plump	überwiegend plump	ungleich, überwiegend plump	ungleich, zum Teil sehr plump	plump, bläschenförmig	plump
Chorionepithel	regellos einschichtig, teils kernfreier Trophoblastmantel *(Epithelhypoplasie)*	ein- und zweischichtig, einige inter- und intravillöse Epithelknospen/oder wie bei Embryonalmole *(Epithelhypo- oder -dysplasie)*	ein- und zweischichtig, häufig inter- und intravillöse Epithelknospen, intravillöse Epithelinvaginate, intervillöse Trophoblastinseln *(Epitheldysplasie)*	ein- und zweischichtig und unregelmäßige girlandenartige Synzytiumproliferation. Reichlich Epithelknospen, endovillöser Trophoblast *(Epithelhyperplasie)*	synzytiale und zytotrophoblastäre Proliferation mit polymorphen Kernen, Vakuolen im Synzytium *(Epithelhyper- und -anaplasie)*	überwiegend zweischichtiges Epithel
Stroma	grobmaschig, retikulär, teils hydropisch, teils mukoid degeneriert	überwiegend embryonal retikulär, teils hydropisch, teils mukoid, teils fibrös verändert	überwiegend retikulär, teils mukoid oder hydropisch degeneriert, häufiger fibrös verändert	grobmaschig retikulär, häufig hydropische und molige Degeneration	zentrovillös zystische Hohlräume: molige Stromadegeneration, schmale subepitheliale Bindegewebsräume	embryonal retikulär oder mäßig zellreich
Zottengefäße	fehlen	fehlen/selten Endothelschläuche	wenige Kapillaren	fehlen/in wenigen Zotten einzelne Kapillaren	gelegentlich Kapillaren subepithelial	überreiche Gefäßausstattung *(Gefäßhyperplasie)*

F00 **!**

Frage 15.6: Lösung C

Alle aufgeführten Folgen der Rötelninfektion während der Schwangerschaft sind möglich. Ein Frühabort (A) kann sich dabei ereignen. Das Exanthem (B) tritt bei der Mutter nach dem Prodromalstadium in Form von 2 bis 5 mm großen, nicht konfluierenden, rosaroten Flecken zuerst im Gesicht auf. Durch das Röteln-Virus können sowohl Embryonal-, als auch Fetalperiode empfindlich gestört werden. Die Rötelnembryopathie (D) kann zu Augenschäden, Taubheit, Herzmissbildungen und zur Schädigung des Gehirns führen. Auch Fetopathien (E) können durch Röteln induziert werden. So können Wachstums- oder Funktionsstörungen resultieren. Auch sind entzündliche Affektionen verschiedener Organsysteme möglich, wie z.B. eine Röteln-Hepatitis.

Zu **(A):** Ein habitueller Abort liegt dann vor, wenn mindestens drei Schwangerschaften unabhängig von einer definierten Ursache mit einer Fehlgeburt enden. Die Möglichkeit einer Röteln-Infektion während der Schwangerschaft besteht jedoch nur einmal.

H93

Frage 15.7: Lösung C

Zu **(1):** Der angegebene Zeitraum entspricht der **Embryonalperiode**. Erkrankungen, die in dieser Zeit auftreten, bezeichnet man als **Embryopathien**.
Zu **(2):** Besonders in der **Spätphase** der Fetalentwicklung spielen **Infektionen** als Ursachen von Fe-

topathien eine große Rolle. Sie führen bereits zu **entzündlichen Gewebsreaktionen,** die denen der Postnatalperiode ähnlich sind. Wichtige intrauterine Infektionen in diesem Zusammenhang sind die Toxoplasmose, Listeriose, Lues, Röteln-Virus-Infektion sowie die Zytomegalie-Virus-Infektion.
Zu **(3):** Beispielsweise führt die Toxoplasmose zu fokalen Nekrosen und Verkalkungen des Gehirns sowie zur Ausbildung eines Hydrozephalus. Bei der Zytomegalie-Infektion kann eine Mikrozephalie entstehen. Die Röteln-Infektion kann mit Taubheit und Mikrophthalmie einhergehen.
Zu **(4):** Potenziell können auch Fetopathien zum intrauterinen Absterben der Frucht führen. Wesentlich häufiger ist ein Abort jedoch bei Embryopathien (z. B. bei Chromosomendefekten als Letalfaktoren). Fetopathien bedingen überwiegend eine Schädigung des Wachstums und der Differenzierung einzelner Organe oder aber entzündliche Reaktionen.

F99

Frage 15.8: Lösung D

Unter einer Blastopathie versteht man eine Schädigung der Leibesfrucht, die sich innerhalb der Zeit von der Befruchtung bis zum 17. Tag der Entwicklung auswirkt (Zeitraum der Blastogenese) (A).
Zu **(B):** Die Ausbildung einer Doppelmissbildung, die symmetrisch oder asymmetrisch erfolgen kann, hat ihren Ursprung in der Blastogenese und wird deshalb als *Blastopathie* bezeichnet. Störungen können in dieser Phase dadurch entstehen, dass sich die ersten Tochterzellen der Zygote im Rahmen früher Furchungsprozesse voneinander trennen. Einerseits kann dabei die Bildung eineiiger Zwillinge, andererseits – im Falle der unvollständigen Trennung – die *Pagus*bildung resultieren. Unter einer asymmetrischen Pagusbildung versteht man, dass einer der beiden Partner normal, der andere rudimentär entwickelt ist. Im Falle der symmetrischen Doppelmissbildung haben beide Partner den gleichen Entwicklungsstatus.
Zu **(C):** Während der Blastogenese ist der Keim schutzlos äußeren Einflüssen ausgesetzt. Dementsprechend kann es zum Absterben in jedem Abschnitt dieser Entwicklungsphase kommen.
Zu **(D):** Nicht die Blasto-, sondern die *Embryo*pathie ist durch das Auftreten von möglichen Einzelfehlbildungen gekennzeichnet. Darunter versteht man, dass im Falle einer Fehlentwicklung während der Embryogenese nur noch ein einzelnes Individuum betroffen ist.
Zu **(E):** Pagusbildungen können symmetrisch oder asymmetrisch entstehen. Im Falle der Asymmetrie wird der größere „Partner" als Autosit, der kleinere als Parasit bezeichnet.

F99

Frage 15.9: Lösung E

Zu den zahlreichen Symptomen der **Alkoholembryopathie** zählen neben Mikrozephalus (2), intrauterinem Minderwuchs (3) und Mandibulahypoplasie (= kraniofaziale Dysmorphie (4)) auch noch geistige und körperliche Retardierung, muskuläre Hypotonie, Herzfehler, hoher Gaumen, schmales Lippenrot und fehlendes Philtrum. Richtiger wäre es, von einer Alkoholembryo*feto*pathie zu sprechen, da sich die beschriebenen Veränderungen auch noch nach Ablauf des dritten Schwangerschaftsmonats entwickeln. Ethanol ist der bedeutendste fetotoxische Stoff, das embryofetale Alkoholsyndrom wird in Deutschland bei 2 von 1000 lebend geborenen Kindern beobachtet.
Zu **(1):** Blindheit wird nicht als Bestandteil der Alkoholembryopathie beschrieben.

F96

Frage 15.10: Lösung D

Teratome gehören zu den so genannten embryonalen oder dysontogenetischen Tumoren und bestehend aus reifen (seltener unreifen und dann bösartigen) Gewebsanteilen meist aller drei Keimblätter. Sie entstehen ganz überwiegend primär in den Keimdrüsen (= gonadal). Extragonadale Teratome sind selten. Neben der **Steißbein**region kommen sie auch retroperitoneal und im Mediastinum vor. Steißbeinteratome sind bereits bei der Geburt vorhanden und imponieren als große Tumoren.
Zu **(D):** Das Steißbeinteratom kann als eine Form der asymmetrischen **Doppelfehlbildung** angesehen werden. Es liegt eine Schädigung der Blastozyste vor (= **Blastopathie,** Entstehung bis zum 17. Tag nach der Befruchtung), bei der es zu einer unvollständigen Trennung von Zellgruppen der Blastozyste kommt (quasi Zwillingsbild). Der eine Gewebsteil entwickelt sich regelhaft, der andere bleibt in der Entwicklung stark zurück und ist nach der Geburt als **parasitäres** Anhängsel an der Steißbeinregion erkennbar.
Zu **(A):** Die **Myelomeningozele** ist eine Einzelfehlbildung. Es liegt eine dorsale Spaltbildung (Dysraphie) im Sinne eines **Neuralrohrdefektes** vor. Im Bereich der unvollkommen geschlossenen Wirbelbögen, oft im lumbo**sakralen** Bereich, wölben sich quasi tumorartig als Bruch die Hirnhaut und Anteile des Rückenmarks vor.
Zu **(B): Gametopathien** sind intrauterine Entwicklungsstörungen, die auf eine Schädigung der Gameten zurückzuführen sind. Ihnen liegt eine **Chromosomenaberration** zugrunde. Sind dabei die Geschlechtschromosomen betroffen, spricht man von einer **heterosomalen** (geläufiger gonosomalen) Gametopathie.

Zu **(C): Fetopathien** sind intrauterine Erkrankungen während der Fetalperiode (ab der 12. Entwicklungswoche), häufig infektionsbedingt (z.B. Toxoplasmose, Listeriose, Zytomegalievirusinfektion). Die Folgen sind Störungen des Wachstums, der Reifung oder der Funktion von Organen.

H00

Frage 15.11: Lösung E

Zu **(E):** Die anamnestischen Daten des Aufgabentextes mit Erwähnung einer im dritten Trimenon verstorbenen Schwangeren sind wegweisend für die Diagnose. Die Abbildungen 200 und 201 zeigen neben normalen *Hepatozyten* solche, *deren Zellkerne bei homogenem Zytosplasma nicht erkennbar* sind. Außerdem lassen sich überwiegend die *Lebersinusoide nicht erkennen.* Die Befundlage spricht für das Vorliegen **ausgedehnter Leberzellnekrosen.** In Kombination mit der Anamnese muss die Diagnose **Eklampsie** (E) gestellt werden. Darunter versteht man einen Zustand, bei dem insbesondere in der Spätschwangerschaft eine disseminierte intravasale Gerinnung induziert wird. Als auslösender Faktor wird Gewebsthrombokinase angenommen, die im Rahmen einer Plazentaablösung frei werden kann. Typischerweise kommt es zur Ausfällung von Fibrin in den Lebersinusoiden, was letztlich zur ausgedehnten Nekrotisierung des Parenchyms führt.
Zu **(A):** Bei einer Lebermetastasierung kann das geschwulstfreie Lebergewebe herdförmig durch eine Hyperämie dunkel erscheinen. Solche Bezirke werden als **Zahn-Infarkte** bezeichnet.
Zu **(B):** Eine für die **Leberzirrhose** typische Bindegewebsvermehrung ist in den Abbildungen Nr. 200 und Nr. 201 nicht auszumachen.
Zu **(C):** Anhand der gegebenen Präparate lassen sich keine granulomatösen Gewebsreaktionen ableiten.
Zu **(D):** Hinweise auf eine Infiltration der Periportalfelder mit gelapptkernigen Leukozyten, wie sie für eine **eitrig-abszedierende Cholangitis** typisch wären, finden sich nicht.

16 Knochenmark

H00

Frage 16.1: Lösung E

Das Symptom der **Panzytopenie** ist definiert als eine Veränderung des peripheren Blutes mit Absenkung der Zahl der Erythrozyten (Anämie), sowie Auftreten einer Granulo- und Thrombozytopenie. Sie kann allgemein als **Bilanzstörung der Hämatopoese** aufgefasst werden. Die schwersten Ausprägungen einer Panzytopenie werden als Kardinalsymptom bereits frühzeitig im Krankheitsverlauf bei schweren Knochenmarkschädigungen beobachtet. In diesen Fällen kommt es auf dem Boden des Untergangs der pluripotenten Knochenmarkstammzellen zur fundamentalen Störung der Blutbildung. Es resultiert histologisch das Bild des „leeren Knochenmarkes". Im klinischen Sprachgebrauch wird auch die Bezeichnung „aplastische Anämie" benutzt.
Zu **(B)**, **(C)** und **(D):** Die zur Panzytopenie führende Bilanzstörung der Hämatopoese kann jedoch auch subakut oder chronisch durch Schädigung/Verdrängung des Knochenmarks entstehen. Als Beispiele hierfür sind u. a. anzuführen:

- **Vitamin-B_{12}-Mangel** (u. a. bei der perniziösen Anämie): durch schwerwiegende Störung der endgültigen Zelldifferenzierung kommt es zur Hemmung der Hämatopoese
- **Sämtliche Formen der Leukämie** können über eine diffuse Knochenmarkinfiltration mit Verdrängung/Zerstörung der Hämatopoese zur Panzytopenie führen.

Zu **(A):** Eine **Splenomegalie** kann zur Panzytopenie führen. Dabei liegt keine Knochenmarkschädigung, sondern eine verstärkte Blutzellmauserung/-speicherung durch die vergrößerte Milz vor.
Zu **(E):** Die **essenzielle Thrombozythämie** wird in die Gruppe der myeloproliferativen Erkrankungen eingereiht. Es kommt zu einer *autonomen Proliferation der Thrombozytopoese.* Charakteristisch ist eine ausgeprägte Thrombozytose (>1 Million/mm^3). Die Patienten sind vornehmlich durch thrombo-embolische Komplikationen gefährdet. Die Entwicklung einer Panzytopenie im Rahmen einer essenziellen Thrombozythämie ist nicht zu erwarten.

H00

Frage 16.2: Lösung C

Zu **(C):** Das gleichzeitige Auftreten einer Anämie mit einer Granulo- und Thrombozytopenie wird unter dem Begriff **Panzytopenie** zusammengefasst. Dieses Symptom kann grundsätzlich Ausdruck einer ganzen Reihe unterschiedlicher Differenzialdiagnosen sein. Die zentrale Maßnahme zur weiteren Abklärung einer Panzytopenie ist die histologische Begutachtung einer **Knochenmarkbiopsie** (Entnahme eines Gewebszylinders, z.B. Beckenkammbiopsie). Typischerweise liegt als Ursache für eine Panzytopenie eine **Schädigung der pluripotenten Stammzellen im Knochenmark** vor. Im Gegensatz zum *normalen Knochenmark*, das *zelldicht* und in seiner Zusammensetzung – entsprechend der unterschiedlichen Zelllinien der Erythro-, Granulozyto- und Thrombopoese – bunt ist, stellt sich dabei das Knochenmark „leer" dar. Es dominiert Fettgewebe. Die Zellen der Hämatopoese sind bis auf schmale Inseln weitgehend reduziert. Neben angeborenen und idiopathischen Varianten existieren sekundäre For-

men für eine solche Knochenmarksaplasie, die durch unterschiedliche **Ursachen** ausgelöst werden können (Auswahl): **medikamentös** (Chloramphenicol, Zytostatika), **chemisch** (Benzol), **infektiös** (Viren), **aktinisch** (Radioisotope).
Eine **Panzytopenie** kann jedoch in selteneren Fällen auch **ohne eine Knochenmarkaplasie** auftreten. Neben dem Hypersplenismus, bei dem Erythro-, Granulo- und Thrombozyten in einer vergrößerten Milz „gepoolt" werden (bei gleichzeitig regenerativ hyperplastischen Knochenmark) können weitere Beispiele aufgelistet werden:
Zu **(A)** und **(E):** Eine **Vitamin-B_{12}-Mangelanämie** kann in fortgeschrittenen Stadien mit dem Bild der Panzytopenie einhergehen, da die Reifung und Ausschwemmung aller drei Blutzellreihen gestört ist. Darüber hinaus kann es durch intramedulläre Hämolyse zur **Serum-LDH-Erhöhung** kommen. Die Knochenmarkbiopsie zeigt eine gestörte Relation zwischen Granulo- und Erythropoese u.a. jeweils erheblich vergrößerten Zelldurchmessern.
Zu **(B):** Eine Panzytopenie kann auch durch Verdrängung des normalen Knochenmarkes durch Tumorinfiltration hervorgerufen werden. Im Ausnahmefall kann hierbei für die nähere Differenzierung auch eine **Chromosomen-Analyse** nützlich sein. Beispiel: Nachweis des Philadelphia-Chromosoms bei der chronisch-myeloischen Leukämie.
Zu **(D):** Die **alkalische Leukozytenphosphatase** ist bei der **Osteomyelofibrose** erhöht. Sie zeichnet sich durch die typische Trias aus: ausgeprägte **Fibrose** des Knochenmarkes, **extramedulläre Blutbildung** und **Splenomegalie.** In fortgeschrittenen Stadien kann es auch bei der Osteomyelofibrose zum Auftreten einer Panzytopenie kommen.

H98

Frage 16.3: Lösung E

Eine Retikulozytenvermehrung wird immer dann beobachtet, wenn kompensatorisch die Erythropoese stimuliert ist. Ursachen dafür können ebenso akute (A) oder chronische Blutverluste sein wie sämtliche Formen der hämolytischen Anämien, z.B.:

- immunhämolytische Anämie (B)
- hämolytische Anämie bei genetischen Enzymdefekten (C)
- Sphärozytose (D).

Zu **(E):** Eine perniziöse Anämie entsteht als Folge einer Autoantikörperbildung gegen die Parietalzellen der Magenschleimhaut und gegen Intrinsic-Faktor. Der resultierende Vitamin-B_{12}-Mangel bildet die Grundlage dafür, daß eine verzögerte und gestörte Reifung der Erythrozyten *und ihrer Vorstufen* (auch der Retrikulozyten) resultiert.

F96

Frage 16.4: Lösung D

Die erste Teilaussage ist falsch. Die zweite Teilaussage ist (meiner Ansicht nach nur bedingt) richtig. Die **Polyglobulie** ist eine **Vermehrung der Erythrozyten im Blut.** Eine absolute Vermehrung der Erythrozyten ist in der überwiegenden Zahl der Fälle das Ergebnis einer **reaktiven** (also kontrollierten) Hyperplasie der Erythropoese im Knochenmark bei exogenem oder endogenem **Sauerstoffmangel** (seltener auch Folge z.B. einer paraneoplastischen Stimulierung der Erythropoese). Die absolute Vermehrung von Erythrozyten ist relativ selten durch eine **neoplastische** Knochenmarkerkrankung bedingt, nämlich der **Polycythaemia rubra vera.** Diese gehört zu den so genannten myeloproliferativen Erkrankungen mit Defekt einer mulitpotenten myeloischen Stammzelle. Es kommt zu einer **autonomen** Proliferation ganz überwiegend der Erythropoese, aber auch der beiden anderen Zellreihen.
(Streng genommen geht eine Polyglobulie **nicht stets,** wie in Aussage 2 formuliert, mit einer Zunahme der absoluten Erythrozytenzahl einher. Es ist auch eine **relative** Polyglobulie möglich, mit absolut normaler Erythrozytenzahl, jedoch vermindertem Plasmavolumen!)

H96

Frage 16.5: Lösung D

Zu **(D):** Der **Kugelzellanämie** (= Sphärozytose) liegt ein primärer, das heißt angeborener, autosomal dominant vererbter Schaden der Erythrozyenmembran zugrunde (= **Membranopathie** mit vermindertem Spectrin- und Lipidgehalt der Plasmamembran und vermehrtem Influx von Kationen und Wasser), der eine verminderte osmotische Resistenz der Erythrozyten bedingt. Es resultiert eine **Hämolyse** und normochrome **Anämie.** Die kleinen Kugelzellen werden frühzeitig in der Milz durch Makrophagen abgebaut.
Zu **(A):** Hierbei liegt eine **angeborene** (X-chromosomal rezessiv vererbte) **Enzymopathie** der Erythrozyten vor. Durch den **G-6-PD-Mangel** steht den Erythrozyten reduziertes Glutathion nicht in ausreichender Menge zur Verfügung, welches vor oxidierenden Substanzen (Peroxide) schützt. Durch bestimmte Auslöser (z.B. Medikamente oder Saubohnen (= Favismus)) können hämolytische Krisen verursacht werden.
Zu **(B):** Eine **megaloblastäre Anämie** entsteht durch einen (**erworbenen!**) Mangel an Vitamin B_{12} und/oder Folsäure, wodurch die DNA-Synthese unter anderem in den Zellen der frühen Erythropoese im Knochenmark gestört ist (Bildungs-/Reifungsstörung der Erythrozyten, gesteigerte ineffektive Erythropoese). Es resultiert eine hyperchrome, makrozytäre Anämie.

Zu **(C):** Zu **einer Eisenmangelanämie** (= häufigste Anämieform, ebenfalls **erworben!**) kommt es meistens durch einen Eisenverlust im Rahmen chronischer **Blutungen** (im Bereich des Gastrointestinaltraktes, bei Frauen auch durch genitale Blutungen). Die Folge ist eine hypochrome und mikrozytäre Anämie.
Zu **(E):** Auch die **Thalassämie** ist eine angeborene hämolytische Anämie. Ursache ist hierbei eine **Hämoglobinopathie** der Erythrozyten. Es liegt eine quantitative Störung des Hämoglobins mit verminderter Synthese der α- oder β-Kette vor mit Ausbildung einer hypochromen, mikrozytären Anämie.

H95

Frage 16.6: Lösung B

Die klinischen Angaben und die Blutwerte lassen eine **Anämie** mit Verminderung des Hämoglobins und der Erythrozyten erkennen. Die Leukozyten sind etwas vermindert.
Die Abbildung zeigt abnorm große Vorstufen der Erythropoese (etwa halbmondförmig gelagert) mit feingranulärem Kernchromatin und basophilem, bläulichem Zytoplasma teils mit perinukleärer heller Zone. Benachbart gelagert ebenfalls abnorm vergrößerte Zellen der Granulopoese mit hier hell erscheinendem Zytoplasma. Diese Riesenformen der beiden Zellreihen werden als **Megaloblasten** bezeichnet.
Zu **(B):** Von den aufgeführten Anämieformen ist nur die **perniziöse** (lat. perniciosus = verderblich) **Anämie** eine megaloblastäre Anämie. Sie entsteht durch Vitamin-B_{12}-Mangel bei **autoimmuner** Gastritis (chronischer atrophischer Entzündung der Korpusschleimhaut) mit Destruktion der Belegzellen und des Intrinsic factors. Das fehlende Vitamin B_{12} führt zu einer Störung der DNA-Synthese, von der primär Gewebe mit hohem Zellumsatz betroffen sind (Hämopoese!). Die Megaloblasten im Knochenmark sind Folgen einer Reifungsdissoziation zwischen Kern und Zytoplasma.
Zu **(A):** Der chronische Eisenmangel führt zu einer **mikrozytären** Anämie. Die Granulopoese ist nicht beeinträchtigt.
Zu **(C):** Bei einer **Panmyelopathie** findet sich ein weitgehender Schwund der Hämopoese im Knochenmark mit Vermehrung des Fettmarks. Ursache ist eine Schädigung der pluripotenten **Stammzellen.** Im peripheren Blut resultiert eine Panzytopenie (Anämie, Granulozytopenie und Thrombozytopenie).
Zu **(D):** Zirkulierende Antikörper gegen körpereigene Erythrozyten (Typ **IgG** = Wärmeautoantikörper, Typ **IgM** = Kälteautoantikörper) führen zur Destruktion (Hämolyse) der roten Blutkörperchen.
Zu **(E): Sideroblastische Anämien** liegt eine **Eisenverwertungsstörung** zugrunde. Das Knochenmark ist hyperplastisch und weist Ringsideroblasten auf (= Erythroblasten mit um den Zellkern gruppierten eisenhaltigen Mitochondrien).

H94

Frage 16.7: Lösung A
Die Abbildung zeigt die für die **Thalassämien** pathognomonische **Schießscheibenform** der Erythrozyten (= **target cells**). Die Erythrozyten sind hypochrom und mikrozytär. Im Zusammenhang damit sprechen auch die angebebenen hämatologischen Parameter (erniedrigte Erythrozytenzahl, vermindertes Hämoglobin sowie die erhöhte Laktatdehydrogenase-Aktivität als Ausdruck einer gesteigerten Hämolyse) für die Diagnose Thalassämie. Die Thalassämien gehören zu den korpuskulären hämolytischen Anämien. Sie werden autosomal dominant vererbt. Ihnen liegt eine quantitative **Hämoglobinopathie** mit verminderter oder fehlender Synthese der α- oder β-Kette zugrunde. Thalassämien wurden ursprünglich bei Patienten aus dem Mittelmeerraum gefunden (gr. thalassa = Meer). Als Folge der Anämie ist die Erythropoese im Knochenmark reaktiv stark gesteigert (= hyperplastisch). Auch die in der Milz vorkommenden hämopoetischen Stammzellen nehmen an dieser Hyperplasie teil, es kommt zur so genannten extramedullären Blutbildung, die Milz ist vergrößert (= Splenomegalie).
Zu **(B):** Bei der **Malaria tropica**, die durch Plasmodium falciparum verursacht wird, lassen sich im Blutausstrich die Parasiten innerhalb der Erythrozyten erkennen. Nach einer etwa 14-tägigen Inkubationszeit kommt es in Abhängigkeit des parasitären Lebenszyklus zu einer Hämolyse begleitet von einer charakteristischen Fieberattacke.
Zu **(C):** Bei der **Kugelzellanämie** finden sich im Blutausstrich so genannte **Sphärozyten**, die typischerweise eine verminderte osmotische Resistenz und eine verkürzte Lebensdauer aufweisen (vorzeitiger Abbau in der Milz). Auch die hereditäre Sphärozytose ist eine korpuskuläre hämolytische Anämie, verursacht durch einen Membrandefekt der Erythrozyten (= **Membranopathie**).
Zu **(D):** Der **Mangel an Glukose-6-Phosphat-Dehydrogenase (= Enzymopathie)** führt zu einem Mangel an NADPH in den Erythrozyten, sodass ein oxidativer Stress (z.B. nach Einnahme oxidierender Medikamente oder nach Genuss von Saubohnen) nicht mehr über die NADPH-abhängige Glutathionreduktase ausgeglichen werden kann und zur Präzipitation des Hämoglobins führt. Diese Präzipitate lassen sich am Blutausstrich färberisch als **Heinz-Innenkörper** darstellen.
Zu **(E):** Bei der **perniziösen Anämie** kommt es durch einen Vitamin-B_{12}-Mangel zu einer Beeinträchtigung der DNS-Synthese mit einer Reifungsstörung der Erythrozyten (und auch der Granulozyten) im Knochenmark. Es resultiert eine makrozytäre, hyperchrome Anämie.

H95

Frage 16.8: Lösung D

Die **hereditäre Sphärozytose** (Kugelzellanämie) ist die häufigste erbliche Anämie in Nordeuropa und folgt einem autosomal dominanten Erbgang. Sie gehört zu den **korpuskulären hämolytischen** Anämien und ist gekennzeichnet durch einen Membrandefekt mit verminderter osmotischer Resistenz und verkürzter Lebenszeit der Erythrozyten.
Zu **(D):** Eine chronische atrophische Gastritits gehört **nicht** (weder ursächlich noch sonst irgendwie) zum typischen Bild der Sphärozytose. Als Folge der **chronischen atrophischen (Korpus-)gastritis** mit autoantikörperbedingter Destruktion von Belegzellen und des Intrinsic factors resultiert als Folge der fehlenden Vitamin-B_{12}-Resorption (Instrinsic-factor-Mangel) eine **megalozytäre Anämie** (perniziöse Anämie).
Zu **(A): Kompensatorisch** führt jede **chronische** Hämolyse bedingt durch den resultierenden Sauerstoffmangel über eine Stimulierung der Erythropoetinproduktion zu einer **Hyperplasie** der Erythropoese (vermehrte Bildung von Erythrozyten) im Knochenmark.
Zu **(B):** Wegen des vorzeitigen Abbaus der Sphärozyten in der Milz (extravaskuläre Hämolyse) begünstigt das dabei vermehrt freigesetzte **Bilirubin** die Bildung von so genannten Pigmentsteinen (Bilirubinsteinen) in der Gallenblase (**Cholezystolithiasis**).
Zu **(C):** Der Durchmesser der Sphärozyten ist gebenüber dem normalen Erythrozyten vermindert, es liegt eine **mikrozytäre Anämie** vor.
Zu **(E):** Wie oben bereits erwähnt, kommt es im Rahmen der extravaskulären Hämolyse bei der Sphärozytose zu einem vorzeitigen Abbau der Erythrozyten in den Makrophagen insbesondere der **Milz**, da die Sphärozyten wegen ihres Membrandefekts rigider und weniger leicht verformbar sind als normale Erythrozyten und deshalb die Mikrozirkulation der Milz erschwert passieren. Das Organ vergrößert sich (**Splenomegalie**). Therapeutisch wird deswegen in vielen Fällen die Milz entfernt (Splenektomie).

H87

Frage 16.9: Lösung E

Zu **(2)** und **(3): Auer-Stäbchen** sind kristalline, azurophile intrazelluläre **Abbauprodukte lysosomaler Herkunft** im Zytoplasma von Promyelozyten und Myeloblasten. Sie sind *beweisend* für eine **akute myeloische Leukämie**. Weitere Kennzeichen der AML ist der so genannte **Hiatus leucaemicus**, eine Überschwemmung des Blutes mit unreifen Blasten, daneben im Blutbild reife Leukozyten ohne Zwischenstufen.
Zu **(1):** Auer-Stäbchen haben nichts mit stäbchenförmigen Bakterien (E. coli, Mykobakterien etc.) zu tun.
Zu **(4): Saprophyten** (sapros = verfault, phytos = Gewächs): Bakterien, die sich von zugrunde gegangener organischer Substanz („verfault") ernähren, und diese in niedermolekulare Stoffe überführen. Sie brauchen für den Wirt nicht schädigend zu sein (Aktinomyzeten im Oropharynx), teilweise sind sie auch förderlich (symbiontische Bakterien im Dickdarm).
Zu **(5):** Auer-Stäbchen sind ebenfalls keine Spezialformen von Stäbchen oder Zapfen der Netzhaut.

H96

Frage 16.10: Lösung D

Zu **(D):** Bei der **akuten Promyelozytenleukämie** (= Typ M3 nach der FAB-Klassifikation) kommt es sehr häufig zu einer **Verbrauchskoagulopathie**. Möglicherweise lösen Zerfallsprodukte der Leukämiezellen eine disseminierte intravaskuläre Gerinnung (DIC) mit Thrombenbildung in der Mikrozirkulation aus, die zu einem Verbrauch von plasmatischen Gerinnungsfaktoren und Thrombozyten sowie sekundärer Hyperfibrinolyse führt und dann in eine hämorrhagische Diathese (= allgemeine Blutungsneigung) mündet.
Zu **(A)**, **(B)**, **(C)** und **(E):** Potenziell kann es im Verlauf aller Leukämien zu Blutungen kommen, insbesondere bei den akuten Leukämien, wobei die normale Hämatopoese im Knochenmark durch die expandierenden Leukämiezellen verdrängt wird und komplizierend (oft lokalisiert) Blutungen als Folge einer **Thrombozytopenie** auftreten (z.B. Haut, ZNS).

H00

Frage 16.11: Lösung D

Zu **(D):** Die **chronische lymphatische Leukämie** (CLL) zählt zu den Non-Hodgkin-Lymphomen von niedrigem Malignitätsgrad. Die CLL geht mit einer Leukozytose von 20.000 bis 100.000/mm^3 einher, wobei das Differenzialblutbild zu 70–95% von ausdifferenzierten Lymphozyten bestimmt wird. Charakteristisch für die CLL ist ein **Antikörper-Mangelsyndrom,** da die neoplastischen B-Lymphozyten defekte Immunglobuline synthetisieren. Dieser Umstand und die Tatsache, dass durch Knochenmarkinfiltration eine **Granulozytopenie** induziert werden kann, erklären, warum in mehr als der Hälfte der Fälle die Patienten an nicht beherrschbaren **Infektionen** versterben.
Zu **(A)** und **(B):** Nur gelegentlich kann es bei der CLL zu einem Übergang in ein Zweitmalignom oder einem Transfer in Richtung eines höheren Malignitätsgrades kommen.

Zu **(C):** Akute Blutungskomplikationen können zwar grundsätzlich bei der CLL durch Induktion einer Thrombopenie auftreten, sind aber insgesamt selten.
Zu **(E):** In 10% der Fälle kann es im Rahmen einer CLL zur Ausbildung einer autoimmunhämolytischen Anämie kommen. Die daraus resultierende Transfusionspflicht kann zu einer sekundären Siderose führen. Als mögliche Todesursache wird man aber die Eisenüberladung des Organismus nicht anführen können, da die Latenzzeit bis zum Auftreten vital bedrohlicher Organkomplikationen weitaus länger ist als die Lebenserwartung des Patienten. Diese kann je nach Stadium der CLL im ungünstigsten Falle nur zwei Jahre betragen.

F99

Frage 16.12: Lösung B

Die **chronische myeloische Leukämie** (CML) weist folgende Merkmale auf:
- Assoziation mit dem **Philadelphia-Chromosom** (B)
- Der Index der alkalischen Leukozyten-Phosphatase ist *erniedrigt.*
- Die enzymhistochemische (Naphthyl-Chlorazetat-)Esterase-Reaktion ist positiv.
- Ausgeprägte Infiltration des Knochenmarks (graurote Farbe) durch *alle* Entwicklungsstufen der *Granulopoese (syn.: Myelopoese).*
- Hepatomegalie durch Infiltration der Lebersinusoide.
- Ausgeprägte Splenomegalie mit Gewichten von bis zu 2 kg.

Zu **(A):** Die CML ist eine Erkrankung des *Erwachsenenalters* (Altersgipfel: mittleres Lebensalter).
Zu **(C):** Der Index der alkalischen Leukozytenphosphatase ist bei der CML *erniedrigt.*
Zu **(D):** Die CML hat unter der Voraussetzung, dass alle therapeutischen Möglichkeiten ausgeschöpft werden, eine Fünf-Jahres-Überlebensrate von ca. 60%.
Zu **(E):** Bei der CML findet sich ein *zellreiches* Knochenmark mit einer *Hyperplasie* der Myelopoese.

F98

Frage 16.13: Lösung C

Die Abbildung zeigt ein histologisches Präparat des Knochenmarks mit Übersichtsdarstellung (rechts) und Detailaufnahme (links). Im Gegensatz zum **normalen Knochenmark**, das **zelldicht** und in seiner Zusammensetzung – entsprechend der unterschiedlichen Zellinien der Erythro-, Granulozyto- und Thrombopoese – bunt ist, repräsentiert der abgebildete Befund ein bioptisch **„leeres Knochenmark"** mit Überwiegen von Fettzellen. Die Zellen der Hämatopoese sind bis auf schmale Inseln weitgehend reduziert. Der dargestellte Befund spricht für das Vorliegen einer **Knochenmarkaplasie**, die klinisch mit dem Auftreten einer **aplastischen Anämie** verknüpft ist. Neben angeborenen Varianten dieser Erkrankungen existieren sekundäre Formen, die durch unterschiedliche Ursachen ausgelöst werden können (Auswahl):
- Einfluss von **Medikamenten:** V. a. **Chloramphenicol** kann dosisabhängig zu schweren Knochenmarkschädigungen führen. Eine Reihe von weiteren Pharmaka können eine aplastische Anämie induzieren. Aus diesem Grunde sollte eine ausführliche Medikamentenanamnese bei betroffenen Patienten erhoben werden (B).
- Exposition gegenüber **ionisierenden Strahlen:** Im Falle einer hochgradigen strahlenbedingten Knochenmarksschädigung kommt es zu einer Depletion **sämtlicher** Anteile des hämatopoetischen Systems (A).
- Andere Ursachen sind virale Infekte, Toxineinfluss (Benzol) etc.

Zu **(C)** und **(D):** Das Vollbild einer aplastischen Anämie geht mit einer **Panzytopenie** einher:
- Granulozytopenie
- Thrombozytopenie
- Anämie mit Retikulozytopenie (D)

Die Lymphopoese wird bei einer hochgradigen Knochemarkschädigung nicht in Mitleidenschaft gezogen. Dementsprechend ist eine aplastische Anämie nicht mit einem Immundefekt-Syndrom assoziiert.
Zu **(E):** Die kausale Therapie der aplastischen Anämie besteht in der Durchführung einer allogenen histo-kompatiblen Stammzell- oder Knochenmarkstransplantation.

Myeloproliferative Erkrankungen — XVI.1

Unter dem Begriff **myeloproliferative Erkrankungen** hat Dameshek folgende vier Krankheiten des Knochenmarks zusammengefasst: die **chronische myeloische Leukämie** (CML), die **Osteomyelosklerose** (OMS), die **essenzielle Thrombozytämie** (ET) sowie die **Polycythaemia rubra vera** (P. v.). Es handelt sich dabei jeweils um eine autonome klonale Proliferation ausgehend von einer neoplastisch transformierten **multipotenten** Stammzelle des Knochenmarks mit Vermehrung von Zellen **aller drei** myeloischen Reihen. Meist proliferiert eine Zellinie des neoplastischen Klons exzessiv, gelangt in das periphere Blut und bestimmt initial die klinische Manifestation der Erkrankung. Sie haben sämtlich einen **chronischen progressiven Verlauf** und können im Endstadium in eine akute Leukämie übergehen (**Transformation**, Blastenkrise). Typische Zeichen sind eine mehr oder weniger starke **Fibrose des Knochenmarks** (Retikulinfasern) mit Verdrängung der normalen Hämopoese und die **Splenomegalie** mit **extramedullärer Hämopoese.**

Kennzeichen der verschiedenen Leukämien XVI.2

- **CML** (chronisch myeloische Leukämie): erniedrigte alkalische Phosphatase, Philadelphia-Chromosom
- **CLL** (chronische lymphatische Leukämie): Gumprecht-Kernschatten (Leukozytentrümmer)
- **AML** (akute myeloische Leukämie): in Granulozyten Auer-Stäbchen mit nachweisbarer Peroxidase, bei monozytärer AML zusätzliche Esterase, Hiatus leucaemicus
- **ALL** (akute lymphatische Leukämie): PAS-positiv

F94

Frage 16.14: Lösung A

Die **Polycythaemia rubra vera** zählt zu den myeloprolifererativen Erkrankungen mit Vermehrung der Erythrozytenmasse und des Gesamtblutvolumens. Die Erythrozyten sind meist normozytär und normochrom. Da das Erythropoetin die Erythrozytenproduktion stimuliert, ist es bei einer Verminderung der Erythrozytenmasse vermehrt. Bei einer autonomen Erythrozytenproliferation ist demgegenüber nicht mit einer Erhöhung, sondern mit einer Verminderung des Erythropoetinspiegels zu rechnen.
Zu **(B)**, **(C)** und **(E)**: In der Regel sind alle drei Reihen der Blutbildung sowohl im Knochenmark als auch im Blut vermehrt.
Zu **(D)**: Die alkalische Leukozytenphosphatase ist in 80% der Fälle erhöht.

F00 **!**

Frage 16.15: Lösung D

Bei der primären Osteomyelosklerose (syn. Osteomyelofibrose) kommt es zu einer fortschreitenden Markraumfibrose mit Verdrängung der ortsständigen Hämatopoese, was eine Anämie (E) zur Folge hat. Das Ausschwemmen von frühen Zellformen der Erythropoese in das periphere Blut ist typisch und führt zu einem leukoerythrozytoplastischen Blutbild (B). Kompensatorisch etabliert sich häufig in der Leber eine extramedulläre Blutbildung (A). Das Anfluten der unreifen Zellen in der Milz führt zumeist zu einer ausgeprägten Splenomegalie (C).
Zu **(D)**: Osteolysen sind osteoklastenvermittelte, meist umschriebene Auflösungen von Knochengewebe (z.B. bei Knochenmetastasen). Sie sind nicht typisch für die Osteomyelosklerose.

H00

Frage 16.16: Lösung A

Beim **Plasmozytom** findet man eine neoplastische Vermehrung *eines* Plasmazelltyps (Plasmazellklon) mit übermäßiger Synthese eines einzigen Immunglobulins (**monoklonale Gammopathie** = **Paraproteinämie** (E)). In der Mehrzahl der Fälle (ca. 60%) werden von den entarteten Plasmazellen Immunglobuline vom IgG-Typ (E) synthetisiert (zum Vergleich: IgA 20%, IgD 1%, IgE extrem selten). Relativ häufig kommt es zur überwiegenden Vermehrung von Leichtketten (L-Ketten), die qualitativ als **Bence-Jones-Proteine** im Urin nachgewiesen werden können (D). Am weitaus häufigsten kommt das Plasmozytom im Knochenmark vor und führt hier zum einen zur Verdrängung der normalen Hämatopoese mit Entwicklung einer Anämie (fortschreitende Proliferation der malignen Plasmazellen) und zum anderen zu einer Hyperkalzämie (B) durch ausgedehnte Osteolysen (C).
Zu **(A)**: Das Plasmozytom geht aus **einem** Plasmazell**klon** hervor. Die gebildeten Immunglobuline werden dementsprechend **monoklonal** synthetisiert.

Monoklonale Gammopathien XVI.3

Erkrankungen, die durch Synthese von einheitlichen Immunglobulinen oder Immunglobulinfragmenten charakterisiert sind. Ursache sind **Neoplasien** von Ig-produzierenden Zellen, also von (lymphozytischen/lymphoplasmozytoiden) Immunozyten oder Plasmazellen:

- **Immunozytom:** häufig IgM-Produktion (= **Morbus Waldenström**), bei Produktion abnormer Immunglobuline (unvollständige schwere Ketten) → **Schwerkettenkrankheit.**
- **Plasmozytom:** häufig IgG- oder IgA-Produktion. Def.: Lymphom, das ausschließlich aus differenzierten Plasmazellen besteht (exzentrischer Kern, Radspeichenstruktur = Plasmazellen vom Marschalkó-Typ).

Im Urin können u.U. die leichten Ketten dieser Immunglobuline als Bence-Jones-Proteine oder im Falle einer Schwerkettenkrankheit als abnorme H-Kettenproteine (sog. Paraproteine) nachgewiesen werden.

H00

Frage 16.17: Lösung C

Zu **(C):** Die Falldarstellung ist mit zwei markanten Angaben bereits wegweisend für die korrekte Diagnose. Zum einen wird eine **stark beschleunigte Blutsenkungsgeschwindigkeit** erwähnt, zum anderen wird auf **monoklonale Immunglobuline** Bezug genommen. Unter den angegebenen Lösungsmöglichkeiten erfüllt das **Plasmozytom** typischerweise beide Parameter. Die Abbildung Nr. 205 zeigt eine reine **Detailansicht eines Knochenmarkbiopsates**. Es finden sich über das gesamte Gesichtsfeld verteilt *Zellen mit großen, randständigen Zellkernen*, es handelt sich hierbei um *atypische Plasmazellen*. Sie bestimmen das histologische Bild. Mit diesem Befund lässt sich die Diagnose Plasmozytom sichern.
Zu **(A):** Das Zellbild einer **Knochenmarkmetastase eines Karzinoms** würde sich unregelmäßiger und solider darstellen.
Zu **(B):** Unter dem Begriff **myelodysplastisches Syndrom** wird eine Gruppe von Erkrankungen zusammengefasst, die mit unterschiedlichen Knochenmarkveränderungen einhergehen und in ein Malignom übergehen können. Histologisch sind vor allem morphologische Veränderungen sämtlicher Differenzierungslinien der Hämatopoese zu beobachten.
Zu **(D):** Bei einer **akuten lymphatischen Leukämie** finden sich im Knochenmark nur wenig differenzierte Blasten, die typischerweise einen schmalen basophilen Zytoplasmasaum aufweisen.
Zu **(E):** Bei der **chronischen lymphatischen Leukämie** ist das Knochenmark mit ausgereiften Lymphozyten infiltriert.

H94

Frage 16.18: Lösung C

Antithrombin III ist ein physiologisch im Serum vorkommendes Polypeptid, welches (beschleunigt durch Heparin) komplex an Thrombin und andere, als Serin-Protease wirkende Gerinnungsfaktoren (Faktor IXa, Xa, XIa und XIIa) bindet, diese blockiert und somit das plasmatische Gerinnungssystem hemmt.
Zu **(C):** Antithrombin III wird in den **Leberzellen** gebildet. Diese synthetisieren weiterhin die Vitamin-K-abhängigen Gerinnungsfaktoren V, VII, und X.
Zu **(A): Endothelzellen** können zu einem geringen Teil auch Antithrombin III bilden (was allerdings vom IMPP als Antwort nicht vorgesehen ist). Zusätzlich bilden sie den von Willebrand-Faktor (= Faktor VIII WF).
Zu **(B):** Das **Knochenmark** bringt die **zellulären** Elemente der Blutgerinnung hervor (Megakaryoblasten, Megakaryozyten und schließlich die gerinnungsaktiven Thrombozyten). Dieser Entwicklungsprozess heißt Thrombopoese.
Zu **(D):** Außer der in allen Geweben vorhandenen **Gewebsthrombokinase** bringt die Lunge keinen spezifischen die Gerinnung beeinflussenden Faktor hervor.

17 Lymphknoten

Lymphknoten und deren Erkrankungen — **XVII.1**

Lymphknoten (allgemein)
B-Zellen finden sich sowohl in den **Follikeln des Kortex**, dort hauptsächlich Zentrozyten und bei Aktivierung Zentroblasten, als auch in den **Marksträngen** (bei Aktivität: Plasmazellen).
T-Zellen finden sich in der **parakortikalen Zone.** Die **Sinus** sind normalerweise **fast zellfrei**. Nur bei unspezifischen Entzündungen finden sich dort gehäuft sog. Histiozyten (aktivierte Sinuszellen?), bei eitrigen Entzündungen vermehrt Granulozyten, bei lymphogener Metastasierung Karzinomzellen. Die wichtigsten Krankheiten sind **Entzündungen** und **Tumoren.**

Entzündungen

- **Unspezifische Funktionssteigerung**
  Meist Kombination aus Sinushistiozytose und follikulärer Aktivierung (Antikörper-Produktion, B-Zellstimulierung → Plasmazellen in den Marksträngen).
- **Spezifische Entzündung**
  Meist T-zellvermittelt. Unter Einfluss von T-Zellen können sich Monozyten über Makrophagen zu Epitheloidzellen umwandeln,
  - z. B. kleinherdige Epitheloidzellreaktion Piringer-Kuchinka bei Toxoplasmose-Infektion oder
  - verkäsende Nekrosen umgeben von Epitheloidzellen bei Tuberkulose.
- **Abszedierende Entzündungen**
  Spezialfall: Retikulär-abszedierende Entzündung bei Infektion mit Yersinia pseudotuberculosis: Abszess (zerfallene Granulozyten), umgeben von retikuloendothelialen Zellen und aus dem Blut angeschwemmten Monozyten. Diese können sich zu Epitheloidzellen umwandeln und dem Gesamtbild ein tuberkuloseartiges Aussehen verleihen.
- **Sarkoidose**
  Keine erregerbedingte Entzündung, aber Epitheloidzellansammlung ohne Verkäsung.

Tumoren

Maligne Lymphome (m. L.) sind primäre Neoplasien der Zellen des lymphatischen Gewebes. Sie machen etwa **3–5%** aller bösartigen Tumoren aus und umfassen eine ganze Reihe mittlerweile immunphänotypisch und genotypisch gut charakterisierter und voneinander abgrenzbarer Entitäten mit mehr oder weniger typischer Klinik sowie unterschiedlicher Prognose und therapeutischer Konsequenz. Sie entstehen entweder in einem Lymphknoten (**nodal**, bis zu 70%) zum Teil mit leukämischem Verfall oder **extranodal**. Maligne Lymphome werden herkömmlicherweise in zwei große Gruppen eingeteilt, den **Morbus Hodgkin** einerseits (etwa 40% aller m. L.) und die so genannten **Non-Hodgkin-Lymphome** (NHL, etwa 60% aller m. L.) andererseits. Bisher wurden maligne Lymphome in Amerika und Europa unterschiedlich klassifiziert. Neuerdings etabliert sich eine neue, im Konsens von amerikanischen und europäischen Lymphomexperten erarbeitete Einteilung, die sogenannte **REAL-Klassifikation** (Revised European American Lymphoma Classification) mit dem Konzept, **biologische** Krankheitsentitäten zu unterscheiden (s.o.). Für das Verständnis der malignen Lymphome muss man die Entwicklung und die **Differenzierungswege** der Zellen des lymphatischen Systems kennen. Ein malignes Lymphom kann auf jeder Stufe dieser Entwicklungsreihe entstehen und weist Merkmale derjenigen Zellen auf, von der es seinen Ausgang nimmt (Vorläufer B- und T-Zell-Neoplasien, periphere B- und T-Zell-Neoplasien). Die meisten **Non-Hodgkin-Lymphome** gehen von **B-Lymphozyten aus**, wesentlich weniger von den **T-Lymphozyten**. Für diejenigen malignen Lymphome allerdings, die unter dem Begriff **Morbus Hodgkin** subsumiert werden, ist die Ursprungszelle immer noch nicht sicher identifiziert. Die eigentlichen Tumorzellen dabei sind die **Sternberg-Reed-Riesenzellen** und die Hodgkinzellen.

Die REAL-Klassifikation unterscheidet bei den NHL (nach zytologischen Kriterien und unter Berücksichtigung der Wachstumsfraktion der Tumorzellen) **drei Malignitätsgrade**. Niedrig maligne NHL haben einen langsamen Verlauf und sind therapeutisch nicht wesentlich beeinflussbar, hochmaligne (aggressive und hochaggressive) NHL haben zwar einen raschen Verlauf, die Lebenserwartung kann durch eine Polychemotherapie jedoch deutlich verlängert werden.

Nachfolgend wesentliche Entitäten der **Non-Hodgkin-Lymphome** der **REAL**-Klassifikation (nicht vollständig):

B-Zell-Neoplasien

I. **Vorläufer B-Zell-Neoplasien**
   Vorläufer-B-lymphoblastische(s) Lymphom/Leukämie

II. **Periphere B-Zell-Neoplasien**
   chronische lymphatische Leukämie (B-CLL)/lymphozytisches Lymphom
   immunozytisches Lymphom
   Mantelzell-Lymphom
   Follikelzentrumslymphom
   Marginalzonenlymphom (extranodal = Malt-Typ)
   Haarzell-Leukämie
   plasmotisches Lymphom (Plasmozytom)
   diffuses großzelliges B-Zell-Lymphom
   Burkitt-Lymphom

T-Zell-Neoplasien

I. **Vorläufer T-Zell-Neoplasien**
   Vorläufer-T-lymphoblastische(s) Lymphom/Leukämie

II. **Periphere T-Zell-Neoplasien**
   chronische lymphatische Leukämie (T-CLL)
   Mycosis fungoides/Sézary-Syndrom
   angioimmunoblastisches Lymphom
   angiozentrisches Lymphom
   intestinales T-Zell-Lymphom (+/– Enteropathie)
   adultes T-Zell-Lymphom/Leukämie
   anaplastisches großzelliges Lymphom

Morbus Hodgkin

Klassische Formen:
nodulär-sklerosierend
Mischtyp
lymphozytenarme Form
lymphozytenreiche Form
zusätzlich:
noduläre lymphozytenprädominante Form
diffuse lymphozytenprädominante Form

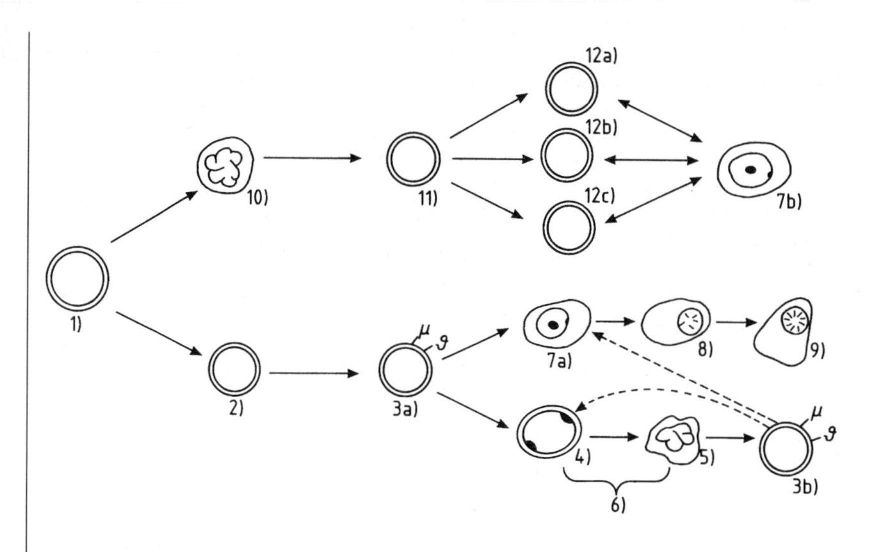

Abb. 17.**1**

1) pluripotente Stammzelle → O-ALL
2) B-Vorläufer-Zelle → B-ALL
3 a) B1-Zelle (mit oberflächl. IgM u. IgD) → B-CLL
3 b) B2-Zelle (memory-cell, mit oberfl. IGM u. IgD) → B-CLL
4) Zentroblast → Zentroblastom
5) Zentrozyt → Zentrozytom
6) → zentroblast.-zentrozyt. Non-Hodgkin-Lymphom

7 a) B-Immunoblast → Immunoblastom
7 b) T-Immunoblast → Immunoblastom (selten)
8) Immunozyt → Immunozytom
9) Plasmazelle → Plasmazytom
10) Thymozyt-Vorläufer → T-ALL
11) Thymozyt → T-ALL vom reifen Typ
12 a) T-Helfer-Zelle
12 b) T-Suppressor-Zelle
12 c) T-Killer-Zelle

} → T-Cell Mycosis fungoides, Sézary-Syndrom, T-Zonen-Lymphom

Frage 17.1: Lösung B

Humorale Antikörper werden von Plasmazellen gebildet, die am Ende der B-Zell-Entwicklung stehen.
Zu **(1):** T-Zell-Aktivierung.
Zu **(2):** Entwicklung von Primärfollikeln zu Sekundärfollikeln als Zeichen der vermehrten B-Zellproliferation, die sich dann zu Plasmazellen weiterdifferenzieren.
Zu **(3):** Plasmazellen sind die eigentlichen Effektorzellen des B-Zell-Systems und bilden Antikörper.
Zu **(4): Epitheloidzellen** entwickeln sich von Monozyten über Makrophagen unter Einwirkung von immunkompetenten T-Zellen. Epitheloidzellreaktionen sieht man deswegen hauptsächlich in spezifischen T-Zell-vermittelten Immunantworten (z.B. Tuberkulose). Die kleinherdige Epitheloidzellreaktion ist typisch für eine **Toxoplasmeninfektion.**

F93

Frage 17.2: Lösung C

Bei einer Reihe von Hyperimmunreaktionen kommt es zur **bunten Pulpahyperplasie** des Lymphknotens. Hierbei handelt es sich um eine sowohl die T-Knötchen als auch die parakortikale Pulpa einbeziehende Hyperplasie, bei der eine Durchmischung von kleinen Lymphozyten und aktivierten Zellen, besonders Immunoblasten und Plasmoblasten vorliegt. Eine bunte Pulpahyperplasie wird als typische Reaktionsform vor allem, aber nicht ausschließlich, bei einer Reihe von viralen Lymphadenitiden gefunden. Prototyp ist hierbei die **infektiöse Mononukleose**, die auf einer Infektion mit dem **Epstein-Barr-Virus** beruht. Bei einer besonders stark ausgeprägten bunten Pulpahyperplasie kann es differenzialdiagnostische Schwierigkeiten in der Abgrenzung von Hodgkin-Lymphom und vom immunoblastischen Lymphom geben. Die bunte Pulpahyperplasie wird durch die letztgenannten Lymphome jedoch nicht induziert, sondern kann lediglich mit ihnen verwechselt werden.
Zu **(A):** Die **chronische lymphatische Leukämie** entspricht dem lymphozytischen Lymphom mit hämatogener Aussaat. Befallene Lymphknoten weisen einen (partiellen) Ersatz der originären Architektur und Zellelemente durch kleine, monomorphe Lymphozyten auf. Die bunte Pulpahyperplasie ist hingegen eine Reaktionsform des Lymphknotens, die nicht durch ein Lymphom ausgelöst wird.

Zu **(B):** Bei einer eitrigen Entzündung im tributären Bereich kann es zu einer Mitreaktion der Lymphknoten in Form einer **eitrigen Lymphadenitis** kommen. Hierbei findet man eine Ansammlung von Granulozyten in den Sinus und eine granulozytäre Infiltration der parakortikalen Lymphknotenregion, unter Umständen mit abszeßartiger Einschmelzung. Auch hier kann sich eine follikuläre Lymphknotenhyperplasie entwickeln. Die bunte Pulpahyperplasie gehört nicht zum Bild der eitrigen Lymphadenitis.
Zu **(D):** Die **HIV-Infektion** führt abhängig vom Stadium zu einer follikulären lymphatischen Hyperplasie, einer follikulären Involution und einer lymphozytären Depletion.
Zu **(E):** Der **Morbus Boeck** ist durch das Auftreten nichtverkäsender epitheloidzelliger Granulome gekennzeichnet.

H96

Frage 17.3: Lösung D

Zu **(1)**, **(2)** und **(3):** Die **follikuläre lymphatische Hyperplasie** ist eine unspezifische B-Zell-Reaktion auf antigene Stimulierung. Hierbei sind in den betroffenen Lymphknoten vermehrt und vergrößerte Sekundärfollikel ausgebildet, mit intakter Zonierung. Der Begriff **bunte Pulpahyperplasie** beschreibt eine Reaktion der parakortikalen T-Zone des Lymphknotens mit Auftreten von T-Immunoblasten und Plasmazellen. Bei der **Sinushistozytose** sind die Lymphknotensinus verbreitert und prall gefüllt mit Zellen des Monozyten-Phagozyten (Makrophagen)-Systems. Diese unspezifische Reaktion findet man zum Beispiel im Drainagegebiet maligner Tumoren.
Zu **(4): Epitheloidzellgranulome** (knötchenförmige Anhäufungen aktivierter Makrophagen mit sekretorischem Stoffwechsel) bilden sich bei ganz bestimmten, meist entzündlichen Erkrankungen aus und lassen aufgrund ihrer Form oft Rückschlüsse auf die jeweilige Ursache zu (sog. spezifisches Entzündungsprodukt). So findet sich zum Beispiel bei der Toxoplasmose eine kleinherdige Epitheloidzellreaktion, größere Epitheloidzellgranulome liegen bei der Sarkoidose vor etc.

F94

Frage 17.4: Lösung B

Die Abbildungen zeigen Teile eines Lymphknotens, dessen Sinus auffällig erweitert sind. Diese enthalten eine größere Zahl von Zellen mit relativ hellen Kernen und gelegentlich erkennbaren Nukleolen, die hinsichtlich ihrer Zytomorphologie dem Histiozyten-Makrophagensystem zuzuordnen sind.
Zu **(B):** Es handelt sich um eine **Sinushistiozytose**. Diese stellt eine unspezifische Veränderung dar, die als Ausdruck einer vermehrten Resorptionsleistung in der Umgebung von chronisch-entzündlichen und degenerativen Prozessen, aber auch im Abflussgebiet von malignen Tumoren auftritt.
Zu **(A):** Eine Zerstörung der Lymphknotenarchitektur durch neoplastische kleine Lymphozyten liegt nicht vor.
Zu **(C):** Granulome, d.h. knötchenförmige Infiltrate, sind nicht zu sehen.
Zu **(D)** und **(E):** Atypische Zellen, insbesondere mit Keimzell- oder plattenepithelialer Differenzierung, sind nicht vorhanden. Für ein Seminom, ein Plattenepithelkarzinom oder die Metastase eines anderen malignen Tumors ergibt sich kein Anhalt.

F98 !

Frage 17.5: Lösung E

Bei einer Reihe von Infektionserkrankungen bilden sich in entzündlich reagierenden Lymphknoten Granulome aus Histiozyten und Epitheloidzellen, die wallartig eine zentrale Zone zerfallener Granulozyten umschließen. Man spricht kurz von einer **retikulo-histiozytären abszedierenden Lymphadenitis** und bezeichnet die histologischen Veränderungen summarisch als **Granulome vom Typ der Pseudotuberkulose.** Die Namensgebung **Pseudo**tuberkulose wurde eingeführt, weil die zentrale Nekrosezone histologisch der käsigen Nekrose bei der Tuberkulose gleicht.
Bei folgenden Erkrankungen finden sich Granulome vom Typ der Pseudotuberkulose:

- Yersiniose (Erreger: Yersinia pseudotuberculosis) (A)
- Lymphogranuloma venereum (Erreger: Chlamydien) (B)
- Katzenkratzkrankheit (Erreger: Chlamydien) (C)
- Tularämie (Erreger: Fancisella tularensis) (D)
- Bilharziose u.a.

Zu **(E):** Ein Furunkel ist eine abszedierende Entzündung der Haut, die sich histologisch durch die massenhafte Ansammlung gelapptkerniger Leukozyten auszeichnet (typische Erreger; Staphylokokken). Eine granulomatöse Entzündungsreaktion wird nicht beobachtet. Unter einer Furunkulose versteht man das wiederholte Auftreten von Furunkeln.

F87

Frage 17.6: Lösung D

Das histologische Präparat besteht ausschließlich aus inkohärent zusammenliegenden Zellen, die keine architekturelle Struktur (z.B. Papillen, Drüsen oder Bindegewebszüge) aufweisen, es handelt sich also am ehesten um lymphatische Zellen. Die meisten der Zellen haben einen kleinen, dunklen, runden oder leicht gekerbten Zellkern, diese stellen „normale" reaktive Lymphozyten dar. Weiterhin er-

kennt man jedoch z. B. bei 11 Uhr oder mehr zentral bei 9 Uhr große Zellen mit breitem Zytoplasma, unregelmäßig konfiguriertem Kern mit deutlich erkennbarem Nukleolus, die **Hodgkin-Zellen** entsprechen. Bei 4 Uhr eine Tumorriesenzelle mit typischen, einander gegenüberliegenden, eingebuchteten Zellkernen und prominenten Nukleolen, eine sogenannte **Sternberg-Reed-Zelle**. Das Zytoplasma dieser Tumorzellen ist unscharf gegenüber den anderen Zellen abgegrenzt.
Zu **(D)**: Diese beiden Zelltypen sind für einen **Morbus Hodgkin** beweisend (s. Lerntexte XVII.1–XVII.3).
Zu **(A)**: **Metastase:** hochgradig atypische Zellen, die meist in solidem Zellverband ohne dazwischenliegende reaktive Lymphozyten wachsen.
Zu **(B)**: **Unspezifische Lymphadenitis:** Es kommen keine Sternberg-Reed-Zellen oder Hodgkin-Zellen vor.
Zu **(C)**: **Granulomatöse Lymphknotentuberkulose:** bei den Sternberg-Reed-Zellen und Hodgkin-Zellen handelt es sich *nicht* um Epitheloidzellen, weiterhin fehlen beim Morbus Hodgkin die für die Tuberkulose typischen Nekrosen (die ältere Bezeichnung des Morbus Hodgkin, *Lymphogranulomatose*, bezieht sich nicht auf eine mikroskopische Granulombildung, sondern auf den makroskopischen Aspekt der Knotenbildung des Tumors ; granulum = Korn).
Zu **(E)**: Siehe Kommentar zu (A); **Siegelringzellen:** intrazelluläre Schleimbildung. Der Zellkern ist an die Peripherie gedrängt, nicht vergrößert. Allerdings können auch Siegelringzellen eine diffuse Ausbreitung zeigen und nicht in komplexen Zellverbänden vorliegen.

Ann-Arbor-Klassifikation des Morbus Hodgkin — **XVII.2**

- **Stadium I**
  Eine Lymphknotenregion **(I)** oder **eine** extralymphatische Manifestation **(I_E)**
- **Stadium II**
  Ein oder mehrere LK auf der gleichen diaphragmatischen Seite ohne **(II)** oder mit Befall **eines** extralymphatischen Organs der gleichen Seite **(II_E)**
- **Stadium III**
  Befall von LK auf beiden Seiten des Zwerchfells **(III)**, mit Milzbefall **(III_S)**, extralymphatisch lokalisierter Manifestation **(III_E)** oder beidem **(III_{SE})**
  - **III_1:** oberes Abdomen (LK)
  - **III_2:** unteres Abdomen (LK)
- **Stadium IV**
  Diffuser Organ-, Gewebs- und LK-Befall

Kurzfassung der Ann-Arbor-Klassifikation
- **I:** *Eine Lymphknotengruppe.*
- **II:** Mehrere LK-Gruppen auf *einer* Zwerchfellseite.
- **III:** Mehrere LK-Gruppen auf *beiden* Zwerchfellseiten.
- **IV:** Diffuser extralymphatischer Organ- oder Gewebsbefall (obligatorisch); fakultativer LK-Befall.

- **Index E:** extralymphatische Manifestation
- **Index S:** Milz (splen)-Befall
- **A:** Fehlen von Allgemeinsymptomen
- **B:** **Allgemeinsymptome:** Nachtschweiß, Fieber, Gewichtsverlust

Morbus Hodgkin — **XVII.3**

Epidemiologie:
Der Morbus Hodgkin macht ca. die Hälfte aller malignen Lymphome aus.
Altersverteilung:
< 30 Lebensjahre (nodulär-sklerosierend), vorwiegend Frauen.
< 40 Lebensjahre (lymphozytenreiche Form), vorwiegend Männer.
50–70 Jahre (Mischtyp), vorwiegend Männer.

F00

Frage 17.7: Lösung A

Der **Morbus Hodgkin** ist eine maligne lymphatische Systemerkrankung. Männer sind etwas häufiger als Frauen betroffen. Vielfach tritt die Erkrankung bereits vor dem 20. Lebensjahr auf. Ein Ursprung des Tumors im T-Lymphozytensystem wird diskutiert.
Mikroskopisch unterscheidet man folgende Formen:
- lymphozytenreich – Häufigkeitsgipfel im 4. Lebensjahrzehnt
- nodulär-sklerosierend – 3. Lebensjahrzehnt (E)
- Mischtyp – 6. bis 8. Lebensjahrzehnt
- lymphozytenarm – 7. bis 8. Lebensjahrzehnt

Beim Morbus Hodgkin beobachtet man häufig primär eine Vergrößerung der Lymphknoten (D) der zervikalen und mediastinalen Region. Später sind auch die paraaortalen oder abdominalen Lymphknoten befallen. Ferner können in der Folge auch andere Organe wie Milz, Leber und Knochenmark betroffen sein.
Zu **(A)**: Erst in fortgeschrittenen Stadien kann es beim Morbus Hodgkin zur Infiltration des Knochenmarkes kommen.
Zu **(B)**: Die lymphozytenarme Form des Morbus Hodgkin hat die schlechteste Prognose unter den o. g. Subtypen der Erkrankung.
Zu **(C)**: Für den Morbus Hodgkin pathognomonisch ist der Nachweis der mehrkernigen Sternberg-Reed-Zelle.

F94

Frage 17.8: Lösung B

Von den hier aufgeführten malignen Lymphomen geht die **nodulär-sklerosierende Form der Lymphogranulomatose** (Morbus Hodgkin) überwiegend vom Mediastinum aus.
Zu **(A):** Das in tropischen Ländern, besonders in Afrika endemische und Epstein-Barr-Virus-assoziierte **Burkitt-Lymphom** manifestiert sich häufig im Kieferbereich und anderen extranodalen Lokalisationen. Das sporadisch auftretende, nicht EBV-assoziierte Burkitt-Lymphom tritt häufiger in Lymphknoten, Gastrointestinaltrakt und Knochenmark auf.
Zu **(C):** Insgesamt entstehen etwa 15% aller Fälle von Morbus Hodgkin im Mediastinum, 70% im Kopf- und Hals-Gebiet und 15% im Bereich des Abdomens.
Zu **(D):** Die **Mycosis fungoides** ist ein so genanntes kutanes T-Zell-Lymphom und manifestiert sich in der **Haut**.
Zu **(E):** Für das lymphoplasmozytoide Lymphom liegen keine Daten einer Bevorzugung eines Primärentstehungsortes vor.

H94

Frage 17.9: Lösung B

In der Übersicht zeigt sich ein durch unterschiedlich breite bindegewebige Septen knotig gegliedertes Gewebe. Die Vergrößerung aus einem solchen zellreichen Knoten lässt ein Gemisch überwiegend aus kleinen regelhaften Lymphknoten mit dunklen Kernen sowie helleren Histiozyten erkennen. Dazwischen liegt (in der Nähe des rechten Bildrandes und nicht ganz einfach erkennbar) eine mehrkernige Riesenzelle mit großen, unregelmäßigen, hellen Zellkernen, darin prominente eosinophile Nukleolen. Die Kernmembran ist gut erkennbar. An anderer Stelle einzelne größere, einkernige Zellen mit ähnlicher Kernmorphologie. Insgesamt ist die normale Lymphknotenstruktur völlig zerstört.
Zu **(B):** Beweisend für die Diagnose eines **Morbus Hodgkin** sind die pathognomonischen **Sternberg-Reed-Riesenzellen** mit der oben beschriebenen Morphologie. Sie allein sind die eigentlichen Tumorzellen. Die übrigen Zellformen in der Umgebung sind regelhaft und werden als reaktives Infiltrat aufgefasst, welches durch die Sternberg-Reed-Riesenzellen, vermittelt durch Zytokine, induziert wird. Die beschriebenen einkernigen großen (blastären Zellen) heißen **Hodgkin-Zellen**, auch sie sind typisch für diese Erkrankung. Der Morbus Hodgkin kann histologisch unterschiedliche Formen aufweisen, allen gemeinsam ist jedoch das Auftreten der Sternberg-Reed-Zellen. Bei der hier gezeigten Form kommt es zu einer regressiven knotigen **(nodulären)** Abwandlung des Tumorgewebes durch bindegewebige Vernarbung (**Sklerose**). Weiterhin gibt es den lymphozytenreichen, den lymphozytenarmen sowie den gemischtzelligen Typ des Morbus Hodgkin.
Zu **(A):** Bei der **chronischen lymphatischen Leukämie** zeigen die Lymphknoten ein dichtes Infiltrat aus gleichförmigen kleinen lymphozytären Tumorzellen. Die Lymphknotenarchitektur ist zerstört.
Zu **(C):** Beim **zentroblastischen Non-Hodgkin-Lymphom** liegt in den Lymphknoten ein diffuses Infiltrat gleichmäßiger, großer, lymphozytärer Tumorzellen mit einem runden Zellkern und typischerweise 2–5 an der Kernmembran gelegenen Nukleolen. Die Lymphknotenarchitektur ist zerstört.
Zu **(D):** Die Zellen des **lymphoblastischen Non-Hodgkin-Lymphoms** sind nur gering größer als normale Lymphozyten mit rundem bis ovalem Zellkern und 1–3 Nukleolen. Die Tumorzellen infiltrieren die Lymphknotensinus (folgen also dem physiologischen Weg eines Lymphozyten bei der Passage durch einen Lymphknoten), die normale Histoarchitektur des Lymphknotens bleibt dabei gewahrt.
Zu **(E):** **Karzinommetastasen** sind zusammenhängende **(kohäsive)** epitheliale Tumorzellverbände mit deutlicher Zell- und Kernpleomorphie (das heißt unregelmäßiger Zell- und Kernform). In den Lymphknoten finden sich Karzinommetastasen häufig zuerst in den Randsinus, wo sie beim Antransport mit der Lymphe liegen bleiben.

H89

Frage 17.10: Lösung A

Zu **(1):** Das mittlere Erkrankungsalter liegt bei 55 Jahren, Frauen sind etwas häufiger betroffen.
Zu **(2):** Das zentroblastisch-zentrozytische Lymphom ahmt die Struktur eines **Keimzentrums** nach (noduläre Form = Brill-Symmers-Lymphom). Die Tumorzellpopulation ähnelt Zentrozyten, unter die in wechselnder Frequenz Zentroblasten gemischt sind.
Zu **(3):** Die häufigste Lokalisation sind die zervikalen und **inguinalen Lymphknoten**. Daneben ist ein häufiger (20–50%) **Milzbefall** erwähnenswert, allerdings ein Thymusbefall.
Die Frage ist sehr gemein gestellt, vielleicht meint das IMPP, dass es sich auch bei einem Milzbefall zum Zeitpunkt der Erstdiagnose nicht um einen Primärtumor handelt, weil fast immer ein Lymphknotenbefall gleichzeitig vorhanden ist.
Zu **(4):** Das cb-cc NHL hat von allen Non-Hodgkin-Lymphomen die **beste Prognose (5-Jahres-Überlebensrate 55%)**, gehört also zu den Lymphomen von niedriger Malignität.

F89

Frage 17.11: Lösung C

Man erkennt einen Lymphknoten, der fast vollständig von soliden Zellverbänden durchsetzt ist, die aus großen Zellen mit breitem eosinophilen Zytoplasma bestehen, die kohärent wachsen und mittelgradige zelluläre Atypien (Pleomorphie, erhöhte Kern-Plasma-Relation, Nukleolen) sowie mehrere Mitosen aufweisen. Zum Teil ist eine angedeutete Verhornung der Zellen erkennbar. Die Lymphknotenarchitektur wird durch die Zellkomplexe zerstört.

Zu **(C):** Aufgrund der Kohärenz der Zellverbände muss ein **epithelialer Tumor**, aufgrund der zellulären Atypien und der Lokalation in einem Lymphknoten ein **maligner Tumor**, also ein **Karzinom** diagnostiziert werden. Die Morphologie mit der angedeuteten Verhornung spricht für die Metastae eines **Plattenepithelkarzinoms.**

Zu **(A)**, **(B)** und **(D):** Es handelt sich eindeutig um einen epithelialen Tumor (ohne Pigmentierung). Melanome sind keine epithelialen Tumoren.

Zu **(E):** Es sind solide, plattenförmige Zellverbände zu erkennen, keine drüsigen (tubulären) oder papillären Strukturen.

H91

Frage 17.12: Lösung A

Zur Systematik der malignen Lymphome vgl. Lerntext XVII.1.

Die chronische lymphatische Leukämie (CLL) entspricht einem lymphozytischen Lymphom mit Auswanderung der Tumorzellen in das Blut und gegebenenfalls daraus resultierenden zusätzlichen Organmanifestationen.

Zu **(1):** Die Tumorzellen der CLL sind kleine Lymphozyten, wobei die aus B-Lymphozyten bestehenden Lymphome überwiegen.

Zu **(2):** Im Unterschied zu den großzelligen Lymphomen hat die CLL mit einer 5-Jahres-Überlebenswahrscheinlichkeit von über 50% eine relativ gute Prognose.

Zu **(3):** Ein Befall von Milz, Leber und Knochenmark ist zum Zeitpunkt der Diagnosestellung bereits häufig erfolgt.

Zu **(4):** Es werden zwar membranständige Proteine gebildet, diese werden in der Regel jedoch nicht sezerniert. Eine Paraproteinämie kann prinzipiell vorkommen, ist jedoch nicht typisch.

Zu **(5):** Die CLL tritt in der Regel erst nach dem 35. Lebensjahr auf und erreicht ihren Altersgipfel zwischem dem 50. und 70. Lebensjahr.

H91

Frage 17.13: Lösung D

Das **Burkitt-Lymphom** ist ein lymphoblastisches B-Zell-Lymphom aus mittelgroßen lymphoiden Zellen. Nicht pathognomonisch, aber hochcharakteristisch ist das Auftreten zahlreicher histiozytärer Makrophagen, die Kern- und Zytoplasmaanteile der Tumorzellen einschließen. Sie besitzen im Vergleich zu den Tumorzellen reichliches und helles Zytoplasma, sodass sich in der kleinen Vergrößerung am histologischen Schnittpräparat ein so genanntes **Sternhimmelbild** der hellen Makrophagen vor dunklem Hintergrund ergibt.

Zu **(A):** Das **lymphoblastische Lymphom** vom convoluted cell type ist ein von frühen Vorläuferzellen ausgehendes T-Zell-Lymphom, dessen Tumorzellen eingebuchtete („convoluted") Kerne besitzen. Sternhimmelmakrophagen gehören nicht zum typischen Krankheitsbild.

Zu **(B):** Das **zentroblastisch-zentrozytische Lymphom** gehört zu den Keimzentrumslymphomen und besteht aus den namengebenden Zellen. Sternhimmelmakrophagen sind nicht charakteristisch.

Zu **(D):** Lymphome vom Typ der chronischen lymphatischen Leukämie bestehen aus kleinen, recht monomorphen Lymphozyten.

Zu **(E):** Die **Mycosis fungoides** ist ein kutanes T-Zell-Lymphom. Sternhimmelmakrophagen treten nicht auf.

F92

Frage 17.14: Lösung B

Zu **(1):** Das mittlere Erkrankungsalter liegt bei 55 Jahren.

Zu **(2):** Das zentrozytisch-zentroblastische Lymphom beginnt in der Regel schleichend. Es handelt sich aber um eine echte Neoplasie, der eine reaktive Lymphknotenhyperplasie normalerweise nicht vorausgeht.

Zu **(3):** In 45% der Fälle ist eine Knochenmarksbeteiligung bereits initial vorhanden.

Zu **(4):** Der Malignitätsgrad ist intermediär.

Zu **(5):** Es handelt sich um die häufigste Neoplasie der Keimzentrumszellen und daher um ein **B-Zellen-Lymphom.**

F96

Frage 17.15: Lösung D

Zu **(2)** und **(4):** Sowohl das zentroblastisch-**zentrozytische Lymphom** (aktueller: Follikelzentrumslymphom nach der REAL-Klassifikation) als auch das lympho**zytische Lymphom** (wie die chronisch lymphatische Leukämie) gehört zu den Non-Hodgkin-Lymphomen primär **niedrigen** Malignitätsgrades. Bei beiden Lymphomentitäten sind die Tumor-

zellen überwiegend klein. Die ebenso kleinen Zellkerne weisen ein dichtes Chromatin auf. Die **Wachstumsfraktion** (= Anteil der Tumorzellen im aktiven Zellzyklus im Verhältnis zur Gesamttumorzellzahl) ist niedrig, nicht größer als 20%.
Zu **(1)** und **(3):** Das immuno**blastische** und zentro**blastische** Lymphom (beide entsprechen diffusen großzelligen B-Zell-Lymphomen der REAL-Klassifikation) sind **hochmaligne** Non-Hodgkin-Lymphome. Tumorzellen und Tumorzellkerne sind groß, das Kernchromatin locker, Nukleolen sind prominent und die Wachstumsfrakion ist sehr hoch. Achtung: Alle niedrig-malignen Non-Hodgkin-Lymphome können potenziell in hoch maligne Tumorformen übergehen (= Transformation)!

F99

Frage 17.16: Lösung B

Die Haarzellenleukämie zählt zur Gruppe der niedrig malignen Non-Hodgkin-Lymphome (E) (B-Zell-Lymphom). Es finden sich generalisierte Infiltrate der Lymphomzellen mit Schwerpunkt in Lymphknoten und Milz sowie Leber und Knochenmark. Dementsprechend findet sich regelmäßig eine Splenomegalie (A). Das Knochenmark weist eine Fibrose (C) mit ausgesprochener Zellarmut für Erythro-, Myelo- und Thrombopoese auf.
Zu **(B):** Bei der Haarzellenleukämie sind zwar generalisiert die Lymphknoten befallen, es kommt jedoch *nicht* zu einer massiven Lymphknotenvergrößerung.
Zu **(D):** Enzymhistochemisch zeichnen sich die maligne entarteten Lymphomzellen bei der Haarzellenleukämie durch den positiven Nachweis der tartratresistenten sauren Phosphatase aus.

H93

Frage 17.17: Lösung B

Zur histogenetischen Differenzierung der Lymphozyten vgl. Lerntext XVII.1.
Zu **(B):** Die **Mycosis fungoides** ist ein T-Zell-Lymphom der Haut. Die leukämische Variante ist das Sézary-Syndrom. Der Tumor besteht aus kleinen, polymorphen lymphoiden Zellen mit vielfach eingebuchteten Kernen, den so genannten Lutzner-Zellen, und breitet sich sekundär auf andere Organe, z.B. auf die Milz aus. Die Mycosis fungoides geht mit Hauteffloreszenzen einher, die jedoch nichts mit einer Pilzinfektion zu tun haben.
Zu **(A)**, **(C)** und **(E):** Entsprechend dem aus dem Lerntext XVII.1 ersichtlichen Schema sind Zentrozyten, Immunoblasten und Plasmazellen und deren Tumoren Differenzierungsformen der B-Zell-Reihe.
Zu **(D):** Das **Burkitt-Lymphom** ist ein hochmaliges, lymphoblastisches B-Zell-Lymphom, bei dem neben den Tumorzellen charakteristischerweise eine große Zahl so genannter Sternhimmelmakrophagen gefunden wird.

H90

Frage 17.18: Lösung D

Neben kleinen Lymphozyten erkennt man größere Zellen mit reichlich hellem Zytoplasma und häufig sichelförmig an den Rand verdrängten Kernen. Es handelt sich somit um **Siegelringzellen**, hier als Lymphknotenmetastasen eines Adenokarzinoms.
Zu **(A)**, **(B)**, **(C)** und **(E):** Siegelringzellen sind nicht Bestandteil der genannten Läsionen, Follikuläre Strukturen sind nicht ausgebildet.

H91

Frage 17.19: Lösung B

Die Bildausschnitte zeigen die Manifestation eines äußerst polymorphen, großzelligen Tumors mit nur mäßig oder gering ausgeprägter Zellkohärenz. Die Tumorzellen habe ein teilweise recht bizarres Aussehen, sind häufig mehrkernig und besitzen prominente Nukleolen. Sie haben einen breiten Zytoplasmasaum. Einige Tumorzellen enthalten ein schwarz-bräunliches Pigment.
Zu **(B):** Starke Polymorphie, breites Zytoplasma und Pigmentspeicherung sind typisch für ein **malignes Melanom**. Bei dem Pigment dürfte es sich um Melaninpigment handeln. Letzteres würde man allerdings durch eine Fontana-Masson-Färbung absichern, in der das Melaninpigment schwarz gefärbt wird, und durch eine Berliner Blau-Färbung zum Ausschluss von Hämosiderin. Die Diagnose amelanotischer Melanome ist in der modernen Diagnostik durch immunhistologische Untersuchungen erleichtert.
Zu **(A):** Ein **Plasmozytom** ist ein Tumor aus relativ monomorphen Plasmazellen mit exzentrisch gelegenen Kernen, deren Chromatin eine Radspeichenstruktur ausbildet. Die Plasmazellen können Immunglobuline speichern, sie speichern jedoch kein Pigment (vgl. Abb. 205 im Bildanhang).
Zu **(C): Siegelringzellkarzinome** sind Adenokarzinome vom diffusen Typ. Durch intrazytoplasmatische Schleimbildung wird der Zellkern siegelringartig an den Rand gedrängt. Das Zytoplasma ist in der HE-Färbung hell und enthält kein Pigment (vgl. Abb. 212).
Zu **(D): Liposarkome** können sehr vielgestaltig sein. Hochdifferenzierte Formen unterscheiden sich nur gering von normalem Fettgewebe. Niedrig differenzierte Liposarkome können sehr bizarr sein und sind gelegentlich nur durch den Fettnachweis am Gefrierschnitt zu verifizieren. Dunkles Pigment ist in den Tumorzellen jedoch nicht vorhanden.
Zu **(E):** Ein Hämatom in Organisation enthält ebenfalls bräunliches Pigment, das auch phagozytiert sein kann. Es handelt sich hierbei um Hämosiderin,

das durch die Berliner Blau-Färbung nachgewiesen wird. Die Organisation des Hämatoms erfolgt durch Einsprossen von Kapillaren und Proliferation von Fibroblasten. Dieses Granulationsgewebe fehlt hier. Die Kernatypien der hier abgebildeten Zellen sind für Makrophagen viel zu ausgeprägt.

18 Milz

Ursachen extremer Splenomegalie — XVIII.1

Einer **extremen Splenomegalie** (Milz > 1000 g bzw. > 5 cm unterhalb des Rippenbogens) können folgende Ursachen zugrunde liegen:

- **Hämatologische Erkrankungen**
  - CML
  - Osteomyelosklerose
  - Prolymphozytenleukämie (B-Zell-NHL)
  - Haarzellenleukämie (B-Zell-NHL)
  - Immunozytom (nur splenomegaler Typ)
  - Morbus Hodgkin
  - maligne Histiozytose
- **Speicherkrankheiten**
  - Morbus Gaucher
  - Morbus Niemann-Pick
- **Infektionen**
  - Malaria
  - Leishmaniose (Kala-Azar)
- **Gefäßneubildung**
  - Hämangiomatose
  - Hämangiosarkom
  - Lymphangiomatose
- **Milzvenenthrombose**

Ursachen einer „mittleren" Splenomegalie — XVIII.2

Einer **„mittleren" Splenomegalie** (500 – 1000 g) können folgende Ursachen zugrunde liegen:

- **Hämatologische Erkrankungen**
  - Hämolysen
    hereditäre Sphärozytose (Kugelzellanämie)
    Thalassaemia major
    enzymopenische hämolytische Anämien
    immunhämolytische Anämien
  - Polycythaemia rubra vera
  - NHL (Non-Hodgkin-Lymphome) (incl. CLL = chronisch lymphatische Leukämie)
- **Zeroidspeicherung**
- **Infektionen**
  - infektiöse Mononukleose (Rupturgefahr!)
  - Trypanosomiasis
  - Echinokokkuszysten
  - Brucellose (allg. bei Sepsis 250 – 300 g)
- Kollagenosen
  - Morbus Felty: PcP und Milztumor, Leukopenie, Anämie, bräunl. Pigmentierung
- Portale Stauungsmilz (kardiale Stauungsmilz < < 500 g)
- Milzzysten

Hypersplenismus — XVIII.3

Als Hypersplenismus bezeichnet man die Konstellation von **Splenomegalie, Zytopenie** eines oder mehrerer Blutzellsysteme, **Knochenmarkhyperplasie**. Das hängt folgendermaßen zusammen: Eine Splenomegalie (egal welcher Ursache, z. B. portale Stauung) hält in einer ebenfalls hyperplastischen roten Pulpa durch das vergrößerte Volumen und der dadurch verlangsamten Blutströmung Blutzellen fest. Dies reicht bis zu Werten von 40% der Erythrozyten, 90% (!) der Thrombozyten und größeren Mengen von Granulozyten → Zytopenie. Diesen Verlust versucht das Knochenmark kompensatorisch auszugleichen → Knochenmarkhyperplasie. Nach **Splenektomie** gehen dann verständlicherweise Hämatozytopenie und Knochenmarkhyperplasie zurück.

H98

Frage 18.1: Lösung E

Bei der Panarteriitis nodosa (E) handelt es sich wahrscheinlich um eine immunkomplexvermittelte Überempfindlichkeitsreaktion (Typ III), bei der es sekretförmig zu einer fibrinoiden Nekrose der Media kleiner und mittelgroßer Arterien kommt. Als Folge kann es zu Gefäßverschlüssen mit Ausbildung *kleiner fleckenförmiger Nekrosen* (= Infarkte) kommen. In der Reihenfolge der Häufigkeit sind dabei Nieren, Herz, Leber und Milz betroffen. Die multipel in der Milz auftretenden Infarkte haben zur Bezeichnung „Fleckmilz" geführt.
Zu **(A)**: Die pernizöse Anämie führt nicht zu charakteristischen Milzveränderungen.
Zu **(B)**: Die Haarzellenleukämie (niedrigmalignes Non-Hodgkin-Lymphom) geht mit einer Splenomegalie und einem dadurch induzierten Hypersplenismus mit Panzytopenie einher.
Zu **(C)**: Die Kugelzellanämie (hereditäre Sphärozytose) geht mit einer erheblichen Splenomegalie einher. Die kugelartig deformierten Erythrozyten werden in der roten Pulpa der Milz vermehrt abgebaut.
Zu **(D)**: Beim Fleckfieber (Rickettsiose) bildet sich eine systemische Vaskulitis aus, die zu knotenartigen Veränderungen an betroffenen Organen führen kann (Fleckfieberknötchen). Hauptsächlich sind das Gehirn (Medulla oblongata), die Nieren (interstitielle Nephritis) und das Herz (Myokarditis) betrof-

fen. Ein gesonderter Milzbefall ist für das Fleckfieber nicht charakteristisch.

H90

Frage 18.2: Lösung B

Die **Sichelzellanämie** beruht auf einer genetisch bedingten Globinsynthesestörung, die mit der Bildung von HbS einhergeht. Es erkranken nur Träger eines homozygoten Gendefekts. Durch intrazelluläre Polymerisation des HbS kommt es zur sichelförmigen Deformierung der Erythrozyten, die aufgrund ihrer Starre einerseits gegenüber Hämolyse empfindlich sind, andererseits den Blutfluss behindern und zusätzlich durch Pfropfbildung zu Gefäßverschlüssen führen.
Während die Milz im Kindesalter zunächst vergrößert ist, kommt es im weiteren Verlauf infolge der Gefäßverschlüsse typischerweise zu **zahlreichen Milzinfarkten mit narbiger Schrumpfung** des Organs. Zusätzlich treten in der Milz Gandy-Gamna-Körperchen, d.h. Kalkeiseninkrustationen auf.
Zu **(A):** Die **Amyloidose** besteht in der interstitiellen Ablagerung von Amyloid, d.h. einer rot-organge anfärbbaren, polarisationsoptisch lichtbrechenden Substanz, die chemisch einem Glykoproteid entspricht. Der Proteinanteil besteht aus leichten Immunglobulinketten, sodass die Amyloidose bei Prozessen beobachtet wird, die eine Stimulierung des Immunsystems bedingen. Die betroffenen Organe erhalten eine wachsartige Beschaffenheit. Abhängig vom Ablagerungsmuster des Amyloids bildet sich eine sog. **Sagomilz** oder **Schinkenmilz** aus. Die Milz ist in der Größe entweder unverändert oder vergrößert.
Zu **(C):** Der **Sphärozytose** oder Kugelzellanämie liegt ein Membrandefekt der Erythrozyten zugrunde. Diese bleiben vermehrt in der Milz hängen und werden hier hämolysiert. Das Milzgewicht beträgt zwischen 500 und 2000 g, d.h. die Milz ist deutlich vergrößert.
Zu **(D):** Die entweder portal oder kardial bedingte **Stauungsfibrose** führt in der Regel zu einer Vergrößerung der Milz mit einer Gewichtszunahme, unter Umständen auf über 500 g. Bei chronischer Stauung kommt es zur Vermehrung kollagener Fasern, wobei nun eine Atrophie des lymphatischen Gewebes hinzutreten kann. Narbenbildung gehört demgegenüber nicht zu den Erscheinungsformen der Stauungsmilz.
Zu **(E):** Die **Leberzirrhose** führt zur portalen Stauungsmilz und damit zu den unter (D) beschriebenen Veränderungen.

F99

Frage 18.3: Lösung D

Die häufigsten Ursachen der **Stauungsmilz** sind chronische Rechtsherzinsuffizienz und portale Hypertension.
Zu **(A):** Eine Pulmonalklappenstenose führt letztlich durch die fortwährende Druckbelastung des rechten Herzens zur chronischen Rechtsherzinsuffizienz. Dabei kommt es zum Blutrückstau in den großen Kreislauf. Als Ausdruck dieser hämodynamischen Situation tritt u.a. eine chronische Leberstauung auf. In ausgeprägten Fällen kommt es dadurch sekundär zur Behinderung des Pfortaderabstroms mit einer zusätzlich auftretenden Stauungsmilz.
Zu **(B):** Eine extrahepatische Pfortaderthrombose führt zur portalen Hypertension mit ausgeprägtem Blutrückstau in die Milz.
Zu **(C):** Eine Leberzirrhose führt zur intrahepatischen Zirkulationsstörung mit der Folge des Pfortaderhochdrucks mit Entwicklung einer Stauungsmilz.
Zu **(D):** Bei einem *reinen* Linksherzversagen kommt es zum Rückstau des Blutes in den *kleinen* Kreislauf. Folgen sind entweder die akute oder chronische Lungenstauung oder das Lungenödem.
Zu **(E):** Im Rahmen eines ausgeprägten Blutrückstaus in die Milz kann es zu fokalen Einblutungen in die Pulpa kommen. Nach dem nachfolgenden Erythrozytenabbau verbleiben hier mit Hämosiderin beladene Narbenareale, die als *Gandy-Gamna-Knötchen* schon makroskopisch nachweisbar sind.

H96

Frage 18.4: Lösung B

Zu **(B):** Die Kugelzellanämie ist eine **mikro**zytäre (also nichtmegaloblastäre) Anämie. Die wenig verformbaren Sphärozyten werden im Filter der roten Milzpulpa festgehalten und durch Makrophagen bereits frühzeitig abgebaut. Es resultiert eine deutliche **Splenomegalie**. Therapeutisch wird die Milz entfernt (Splenektomie), wonach sich die Überlebenszeit der Kugelzelle normalisiert.
Zu **(A):** Die **Eisenmangelanämie** ist zwar auch eine nicht megaloblastäre Anämie, hierbei kommt es jedoch zu einer verminderten Hämoglobinsynthese im Verlauf der Erythropoese im Knochenmark. Die resultierenden Erythrozyten im peripheren Blut sind mikrozytär. Die Milz spielt bei dieser Anämieform keine Rolle.
Zu **(C):** Die **pernizöse Anämie** ist eine **megaloblastäre** Anämie, deren Ursache die fehlende Resorption von Vitamin B_{12} (= extrinsic factor) im Ileum ist, da das hierfür notwendige Glycoproteid (= intrinsic factor) aus den Belegzellen der Magenschleimhaut fehlt, nachdem diese im Rahmen

einer autoimmunen Gastritis zerstört wurden. Die Milz spielt keine Rolle.
Zu **(D):** Ein **akuter Blutverlust** führt, wenn er umfangreich genug ist, zu einem Kreislaufschock. Zunächst ist dabei die Blutzsammensetzung unverändert. Einen Grund für eine Splenomegalie gibt es eigentlich nicht (es sei denn, es kommt z. B. traumatisch zu einer Blutung in die Milz).
Zu **(E):** **Chronische Blutungen** führen zu einer Eisenmangelanämie. Siehe oben.

F96

Frage 18.5: Lösung C

Von den hier aufgeführten Erkrankungen führen in aller Regel nur die chronische myeloische Leukämie (3) und die Osteomyelosklerose (4) zu einer **hochgradigen** Vergrößerung der Milz über 1000 g. Beide Krankheiten gehören zum **myeloproliferativen** Formenkreis. Die Splenomegalie kommt jeweils durch eine massive Infiltration des Organs durch die Tumorzellen zustande im Kontext einer **extramedullären Hämopoese** als Folge der Verdrängung der regulären Hämopoese im Knochenmark durch die Tumorzellen.
Zu **(1):** Insbesondere bei generalisierter **Amyloidose** ist auch die Milz betroffen. Das Organ kann dabei normal groß oder aber mäßig vergrößert sein. Eine massive Splenomegalie findet sich allerdings nicht.
Zu **(2):** Eine **chronische Rechtsherzinsuffizienz** kann aufgrund der venösen Blutstauung zu einer mäßigen Splenomegalie führen, ein Organgewicht von 500 g wird dabei kaum erreicht. (Bei einer portalen Hypertension ist eine Splenomegalie auch über 500 g nicht selten, 1000 g werden auch hier nicht erreicht.)

F97

Frage 18.6: Lösung D

Zu **(D):** Ein (wenn überhaupt, dann sehr seltenes) Milz**arterien**aneurysma ist sicherlich keine unmittelbare Ursache für eine Splenomegalie.
Zu **(A):** Bei der **Polycythaemia vera** als myeloproliferativer Erkrankung kommt es häufig zu einer **extramedullären Hämopoese** in der Milz mit Splenomegalie.
Zu **(B):** Auch bei der **infektiösen Mononukleose** (Epstein-Barr-Virus-Infektion) kann es zu einer Mitreaktion der Milz und Splenomegalie kommen. Hierbei besteht sogar eine Tendenz zur Milzruptur.
Zu **(C):** Die **Leberzirrhose** führt über einen **Pfortaderhochdruck** zu einer Blutstauung der Milz und Splenomegalie (so genannte portale Stauungsmilz).
Zu **(E):** Eine erhebliche Splenomegalie findet sich auch bei der **chronischen myeloischen Leukämie** wegen der **extramedullären Hämopoese.**

H88

Frage 18.7: Lösung D

Die fast in allen Fällen durchgeführte Splenektomie verhindert bzw. therapiert den Hypersplenismus, aber nicht die zugrundel iegende Neoplasie der B-Zellen.
Zu **(A):** Die Tumorzellen der **Haarzellleukämie** sind in Ausstrichpräparaten durch haar- oder fransenartige Zytoplasmaausläufer und zytochemisch durch eine **tartratresistente Aktivität der sauren Phosphatase** gekennzeichnet. Sie werden den B-Zell-Leukämien zugeordnet. (NHL von niedrigem Malignitätsgrad, ca. 2–3% aller Leukämien).
(Synonyme: leukämische Retikuloendotheliose, lymphoide Markfibrose)
Zu **(B)** und **(C):** Die Milz ist fast immer betroffen (massive Infiltration der Pulpastränge durch die Tumorzellen), es resultieren **Splenomegalie** und Panhämozytopenie (vorwiegend als Folge des **Hypersplenismus)**, die Infektionsneigung ist erhöht. Im Laufe der Erkrankung werden auch zunehmend Leber und Knochenmark infiltriert. Periphere Lymphknoten sind sehr selten und dann sehr spät betroffen, etwas häufiger als der Befall von retroperitonealen und abdominalen Lymphknoten.

F95

Frage 18.8: Lösung C

Die Abbildung lässt makroskopisch mehrere überwiegend subkapsulär lokalisierte, scharf begrenzte und schwarz verfärbte, rundliche Herde erkennen, die am wahrscheinlichsten Metastasen eines **malignen Melanoms** sind. Die schwarze Färbung ist dabei verursacht durch eine starke Melaninspeicherung der Tumorzellen. Die Größe der Milz ist durch die Metastasen nicht verändert.
Zu **(A):** Im Rahmen der **Miliartuberkulose** ist die Milz regelmäßig betroffen, hierbei finden sich im Milzparenchym disseminiert kleine (1–2 mm große) grauweiße Knötchen.
Zu **(B)** und **(E):** Insgesamt sind **Metastasen** maligner Tumoren in der Milz **sehr selten**. Nach Literaturangaben findet man sie in bis zu 7% der autopsierten Patienten, wobei Mammakarzinome, Lungenkarzinome und maligne Melanome die häufigsten Primärtumoren sein sollen. Die Ursache für dieses Phänomen ist unklar.
Zu **(D):** Im Gegensatz zu den Karzinomen ist die Milz im Rahmen **hämatologischer Systemerkrankungen** (akute und chronische Leukämien) und **maligner Lymphome** (wie zum Beispiel dem Morbus Hodgkin) regelmäßig mitbetroffen, was dann oft zu einer starken Vergrößerung des Organs führt (**Splenomegalie**). Die Milz kann beim Morbus Hodgkin von unterschiedlich großen, grauweißen Knoten durchsetzt sein (Bauernwurstmilz).

19 Skelettmuskulatur

F00

Frage 19.1: Lösung D

Eine neurogene Muskelatrophie ist dadurch gekennzeichnet, dass eine Schädigung einer motorischen Nervenzelle sekundär zum Untergang der abhängigen Muskelfasern führt. Je nach Ort der Läsion unterscheidet man *spinale, radikuläre* oder *axonale* Formen der neurogenen Muskelatrophie, denen sämtlich gemeinsam ist, dass sich eine felderförmige Atrophie von Muskelfasern ergibt.
Nach enzymhistochemischen Kriterien können Muskelfasern vom Typ I und Typ II unterschieden werden. Physiologischerweise liegen die unterschiedlichen Fasertypen im Muskel nach einem regelhaften Muster verteilt nebeneinander vor. Kommt es zu einer Nervenzellschädigung, so werden die jeweils abhängigen Muskelfasern atrophisch. Hält dieser Zustand chronisch an, so übernimmt die benachbarte Nervenzelle quasi kompensatorisch die Innervation der denervierten Muskelfasern, was regelhaft zur „Gleichschaltung" ihres Fasertypus führt. Mikroskopisch ist dieses Phänomen daran ablesbar, dass sich nunmehr gleichartige Fasertypen in großen Feldern gruppiert finden. Man spricht im Fachjargon kurz vom Phänomen der Fasertypengruppierung (D).
Zu **(A):** Disseminierte Typ-I- *und* Typ-II-Faseratrophien sind das typische Erstreaktionsmuster nach einer Nervenzellschädigung.
Zu **(B):** Selektive Typ-II-Faseratrophien können z. B. im Rahmen einer Inaktivierungsatrophie vorkommen.
Zu **(C):** Bei der neurogenen Muskelatrophie wird keine kompensatorische Muskelfaserhypertrophie beobachtet.
Zu **(E):** Die Aktivitätsminderung mitochondrialer Enzyme der Muskulatur charakterisiert eine Störung des Muskelstoffwechsels. Daraus leiten sich verschiedene Formen von primären Muskelerkrankungen, die *Myopathien,* ab, die streng von der neurogenen Muskelatrophie zu trennen sind.

F99

Frage 19.2: Lösung A

Die *Myasthenia gravis pseudoparalytica* ist eine Autoimmunerkrankung, bei der es zur Bildung von Antikörpern gegen Acetylcholinrezeptoren (E) der neuromuskulären Endplatte kommt. Klinisch äußert sich die Erkrankung durch eine rasche Ermüdbarkeit der quer gestreiften Muskulatur. Besonders intensiv macht sich die Myasthenie an Muskeln mit einer hohen Dichte von Acetylcholin-Rezeptoren bemerkbar. Dies ist der Grund dafür, warum die Augenlider und die äußeren Augenmuskeln häufig eine Funktionsstörung aufweisen (D). Klinisch finden sich demnach eine Ptose (Lidheberschwäche) und Doppelbilder.
Zu **(A):** Es existieren unterschiedliche Formen der Myasthenia gravis pseudoparalytica, die in Abhängigkeit von ihrem Altersgipfel eine unterschiedliche Geschlechtsbevorzugung zeigen. *Insgesamt* jedoch sind Frauen häufiger als Männer von einer Myasthenia gravis betroffen.
Zu **(B):** Thymome oder Thymushyperplasien können mit einer Myasthenia gravis pseudoparalytica einhergehen.
Zu **(C):** Die Myasthenia gravis kommt in Verbindung mit bestimmten, definierten HLA-assoziierten Autoimmunerkrankungen vor.

H87

Frage 19.3: Lösung D

Wie bereits in der Frage beschrieben, erkennt man neben normaler Skelettmuskulatur meist in Grüppchen liegende, stark atrophierte (eng beieinanderliegende Zellkerne) Muskelfasern, die jedoch alle *randständige* Kerne aufweisen.
Zu **(B)**, **(C)** und **(E):** Es sind *keine* entzündlichen Infiltrate erkennbar, insbesondere keine Verkalkung oder Verknöcherung (E).
Zu **(D):** Es handelt sich also um eine **neurogene Muskelatrophie**.
Zu **(A): Progressive Muskeldystrophie:** Es sind ebenfalls keine myopathischen Komponenten erkennbar (zentralständige Kerne, Nebeneinander von hypertrophierten und atrophierten Muskelfasern, Kaliberschwankungen und fibrolipomatöse Umwandlungen des interstitiellen Bindegewebes).

H99

Frage 19.4: Lösung E

Bei einer **Muskeldystrophie** liegt im Unterschied zur neurogenen Myopathie eine funktionelle Störung in den Muskelzellen selbst vor. Die *Muskeldystrophie Erb-Duchenne,* ist die häufigste erbliche Muskelerkrankung, der ein X-chromosomaler Erbgang mit einer Stoffwechselstörung (Mangel des Proteins Dystrophin) zugrunde liegt. Die ausschließlich betroffenen Jungen sind wegen des von den unteren Extremitäten aufsteigenden Muskelschwundes etwa ab dem 10. Lebensjahr auf den Rollstuhl angewiesen. Die Lebenserwartung ist niedrig, da es auch zu dystrophischen Veränderungen des Myokards kommt.
Das typische Muster der Gewebsschädigung bei allen Formen der Muskeldystrophie ist allgemein gekennzeichnet durch:

- Kaliberschwankungen der Muskelfasern und Abrundung einzelner Fasern (= Zeichen eines Strukturdefektes (2)),
- Kernzentralisierung (1),
- Fibrose, des interstitiellen Bindegewebes,
- Muskelfasernekrosen (3) und -regenerate (4) und
- Pseudohypertrophie durch fibrolipomatöse Umwandlung des interstitiellen Fettgewebes (5)

Diese Veränderungen sind im Gegensatz zur neurogenen Muskelatrophie nicht felderförmig begrenzt, da die vom Muskel ausgehende Dystrophie unabhängig von der Innervation der einzelnen Segmente erfolgt.

F90

Frage 19.5: Lösung B

Polyneuropathien fehlt das entzündliche Infiltrat, da es sich um vaskulär, metabolisch oder toxisch bedingte degenerativ-atrophische Prozesse handelt.
Zu **(A):** Entzündliche muskuläre Infiltrate (meist Granulozyten) sind bei einer **Sepsis** recht selten, da der Muskel unter Normalbedingungen sehr resistent gegen bakterielle Infektionen ist, sie können aber vorkommen.
Zu **(C): Dermatomyositis (Polymyositis):** entzündliche Myopathie unbekannter Ätiologie, vermutlich aber auf zellvermittelten Mechanismen beruhend.
Mikroskopisch: ausgeprägte perivaskuläre und endomysiale (Bindegewebe zwischen den einzelnen Muskelbündeln) **mononukleäre Zellinfiltrate** mit Schädigung oder Atrophie einzelner benachbarter Muskelfasern.
Zu **(D): Myasthenia gravis** (pseudoparalytica) (mys = Muskel; asthenia = die Schwäche; gravis = schwer; pseudein = betrügen, täuschen; paralysis = Lähmung): spezifische Muskelkrankheit, die durch eine abnorme Muskelschwäche in willkürlich innervierten Muskeln nach wiederholter Aktivierung und längerer Anspannung gekennzeichnet ist, und die durch Cholinesterasehemmer (Prostigmin) aufhebbar ist.
Histologisch: herdförmig massive lymphozytäre Infiltrate (**Lymphorrhagien,** wahrscheinlich Kennzeichen für einen Immunprozess).
Elektronenmikroskopisch: spärliches oder gar kein Vorkommen von sekundären synaptischen Spalten.
Zu **(E): Panarteriitis nodosa:** entzündlicher Befall der gesamten Arterienwand, der herdförmig auftritt und so durch lokale Auftreibungen ein knötchenförmiges Aussehen vermittelt. In der Muskulatur **interstitielle Myositis:** mononukleäre (Lymphozyten, Monozyten, Plasmazellen) perivaskuläre Infiltrate, nur vereinzelt auch zwischen den Muskelfasern.

F91

Frage 19.6: Lösung B

Die Abbildung zeigt larven- oder wurmartige Gebilde in der Skelettmuskulatur mit partieller Phagozytose durch Riesenzellen vom Fremdkörpertyp.
Zu **(B):** Die **Trichinen** gelangen über die Nahrung in den Darm und entwickeln sich dort bis zur Geschlechtsreife. Die begatteten Trichinen dringen sodann in die Darmwand ein, von wo aus die Larven über den Blutstrom bevorzugt in die Muskulatur gelangen. Dort werden Kapseln ausgebildet, die verkalken können. Auch werden vereinzelt Fremdkörperriesenzellen beobachtet.
Zu **(A):** Die **Myositis** beim Morbus Boeck manifestiert sich in Gestalt von knötchen- oder plaqueförmigen Herden in der Muskulatur. Die typische Manifestationsform ist das epitheloidzellige Granulom ohne zentrale Verkäsung. Ein solches liegt hier nicht vor.
Zu **(C):** Die **Myositis ossificans** führt – ihrem Namen entsprechend – zu einer Verknöcherung der Muskulatur.
Zu **(D):** Die **Dermatomyositis** manifestiert sich in Gestalt interstitieller, perivaskulärer und mononukleärer Zellinfiltrate, die nicht auf die Muskulatur übergreifen.
Zu **(E):** Bei der **progressiven spinalen Muskelatrophie** tritt eine Atrophie von Muskelbündeln auf, jedoch keine Einlagerung von Fremdsubstanzen.

F94

Frage 19.7: Lösung D

Zu **(1):** Bei der **Panarteriitis nodosa** findet man häufig eine interstitielle Myositis mit lymphozytären, monozytären und plasmazellulären Infiltraten vorwiegend perivaskulär, vereinzelt auch zwischen den Muskelfasern.
Zu **(2):** Bei der **Dermatomyositis** kommen perivaskuläre und zwischen den einzelnen Muskelbündeln gelegene mononukleäre, d.h. auch lymphozytäre Infiltrate vor.
Zu **(3):** Die Skelettmuskulatur kann von einer sekundären Amyloidose betroffen sein. Das Amyloid wird diffus oder fleckförmig im Bindegewebe des Muskels sowie in Gefäßwänden abgelagert. Lymphozytäre Infiltrate sind nicht charakteristisch.
Zu **(4):** Bei der **Myasthenia gravis** beobachtet man eine massive lymphozytäre Infiltration der Muskulatur.

Duchenne-Muskeldystrophie — XIX.1

Häufigkeit: 1 Fall auf 4000 männliche Lebendgeborene, X-chromosomal rezessiv vererbt.

Pathogenese (Hypothese): neuraler/metabolischer/Plasmamembrandefekt mit einzelnen Destruktionsherden an der Oberfläche der Muskelfasern mit nachfolgender Nekrose.

Lokalisation: Beckengürtel, Rumpf, Schultergürtel, später generalisiert; das Herz ist in 50–80% mitbefallen.

Morphologie: Kaliberschwankungen mit fokalen Arealen degenerierender und regenerierender Fasern, abgerundete opake Fasern und Fasern mit zentralständigen Kernen („myoballs"); Deltaläsionen: keilförmig unter dem defekten Sarkolemm gelegene myofibrilläre Destruktionsherde; relative Prädominanz der Typ-I-Fasern; Differenzierungsverlust bei ATPase-Reaktion bei pH 9.4. Später Ersatz durch Bindegewebe und Fettgewebe.

Prognose: Invalidität mit 9–11 Jahren; mittlere Lebenserwartung 20 Jahre.

H94

Frage 19.8: Lösung B

Unter **Rhabdomyolyse** versteht man Zelluntergänge der quer gestreiften Muskulatur (Skelett- oder Herzmuskulatur) infolge einer Degeneration, Nekrose oder traumatischen Zerstörung. Dabei kommt es zur Freisetzung des Myoglobins. Das Myoglobin gelangt in das Blut und wird im Harn ausgeschieden **(Myoglobinurie),** woraus die typische **rotbraune** Farbe des Urins resultiert. Ursachen einer Rhabdomyolyse können sein: Intoxikationen (z. B. Alkohol, Narkotika, Heroin), entzündliche Muskelerkrankungen (= Myositis) oder Elektrolytstörungen (Hypokaliämie). Als Komplikation kann es zu einem akuten Nierenversagen mit Kreislaufschock kommen.
Zu **(C):** Im Rahmen der **paroxysmalen nächtlichen Hämoglobinurie** weist der Morgenurin typischerweise eine tiefdunkle Farbe auf. Aufgrund eines erworbenen Defektes (fehlende Glycosyl-Phosphatidylinositol-Bildung) sind die betroffenen Erythrozyten anfälliger für eine komplementvermittelte Zerstörung. Es resultiert eine intravasale Hämolyse.

20 Bindegewebskrankheiten (früher Kollagenosen)

F94

Frage 20.1: Lösung D

Die Abbildung lässt eine **Cutis hyperelastica** erkennen, wie sie typisch ist für das **Ehlers-Danlos-Syndrom**, einer Gruppe erblicher Defekte der Kollagenbiosynthese und der elastischen Fasern. Es resultiert eine Bindegewebsschwäche. Weitere Symptome sind leichte Verletzbarkeit und Wundheilungsstörungen der Haut, Überstreckbarkeit der Gelenke, eine vaskuläre hämorrhagische Diathese, seltener eine Aortenruptur.
Zu **(A):** Das **Marfan-Syndrom** ist eine autosomal dominant vererbte generalisierte Bindegewebskrankheit, die zu einem charakteristischen Körperbau (Hochwuchs, Langgliedrigkeit, Arachnodaktylie etc.) führt.
Außerdem bestehen kardiovaskuläre Veränderungen (z. B. dissezierendes Aortenaneurysma) sowie Augensymptome (z. B. Linsensubluxation).
Zu **(B):** Die **progressive Systemsklerose** (Sklerodermie) ist eine zum Formenkreis der so genannten Kollagenosen gehörende, möglicherweise autoimmun bedingte Systemerkrankung des Bindegewebes mit übermäßiger Kollagenbiosynthese. Die Erkrankung spielt sich in der Haut sowie im Gefäß führenden Bindegewebe der inneren Organe ab. Typische Symptome sind z. B. Mikrostomie, Motilitätsstörung des Ösophagus, Lungenfibrose, Herzinsuffizienz.
Zu **(C):** Dem **Waterhouse-Friderichsen-Syndrom** liegt eine Verbrauchskoagulopathie mit hämorrhagischen Nekrosen der Nebennierenrinden bei Meningokokkensepsis zugrunde. In der Haut finden sich flohstichartige (petechiale) Blutungen.
Zu **(E):** Das **Ullrich-Turner-Syndrom** entsteht durch eine Chromosomenaberration (gonosomale Monosomie 45,X0). Am Hals findet sich charakteristischerweise ein **Pterygium** (Flügelfell) der Haut.

F96

Frage 20.2: Lösung B

Das Makrofoto zeigt eine auf der Schnittfläche solide, gelbliche, andeutungsweise knotig gegliederte Raumforderung, die von der Umgebung polyzyklisch abgegrenzt scheint. In der Peripherie des Knotens ist rechtsseitig braunfarbene Skelettmuskulatur anhängend. Der histologische Schnitt aus dieser Läsion lässt in der HE-Färbung unregelmäßig angeordnete Zellen erkennen, deren Zellkerne eine deutliche Größen- und Formvarianz aufweisen. Das Zytoplasma erscheint zum Teil optisch leer, zum Teil sind mehrere helle Vakuolen erkennbar, von denen der eine oder andere Zellkern eingedellt ist. Die Sudanrot-Färbung gibt Aufschluss über die chemische Natur der Vakuolen im Zytoplasma, es handelt sich um **Fette**. Die beschriebenen Zellen stellen somit unreife Fettzellen, so genannte **Lipoblasten** dar. Dazwischen liegen reichlich Kapillaren mit Erythrozyten.

Zu **(B):** Die anamnestischen Angaben (Alter des Patienten), die Lokalisation, der makroskopische und die histologischen Befunde sprechen deutlich für ein **Liposarkom**. (Wäre auf dem histologischen Bild der Tumorrand erfasst, könnte man dort sicherlich eine Infiltration der Skelettmuskulatur beobachten, eine Kapsel besitzen Liposarkome nicht.) Es handelt sich dabei um den häufigsten bösartigen Weichgewebstumor im Erwachsenenalter.

Zu **(A):** Das **reife Lipom** ist ein gutartiger Tumor des Fettgewebes. Sie besitzen gewöhnlich eine dünne bindegewebige Kapsel. Histologisch zeigen sich reife univakuoläre Fettzellen mit gleichmäßigen, an den Rand gedrängten Zellkernen.

Zu **(C): Rhabdomyosarkome** (maligne Tumoren der Skelettmuskulatur) entwickeln sich sehr häufig bei Kindern und jungen Erwachsenen im Kopf- und Halsbereich. Makroskopisch zeigen sie eine grauweiße bis bräunliche Farbe. Histologisch wegweisend für die Diagnose sind die **Rhabdomyoblasten** mit einer charakteristischen **Querstreifung** des Zytoplasmas. Sie enthalten kein Fett.

Zu **(D): Fibrome** sind gutartige Proliferate meist spindelförmiger Fibroblasten mit Kollagenfaserbildung. Makroskopisch sind sie grauweiß und derb.

Zu **(E): Neurofibrome** bestehen aus spindelförmigen proliferierenden Schwann-Zellen, Fibroblasten sowie gelegentlich auch Axonen und entstehen im Bereich von peripheren Nerven. Sie sind meistens gutartig.

H97 F95 **!**

Frage 20.3: Lösung C

Das **Rhabdomyosarkom** (= maligne Neoplasie der **quer gestreiften** Skelettmuskulatur) ist das **häufigste Weichteilsarkom der Kinder unter 15 Jahren** und eines der häufigsten Weichteilsarkome der Jugendlichen und jungen Erwachsenen.

Zu **(A)** und **(B):** Das **maligne fibröse Histiozytom** und das **Liposarkom** sind die beiden häufigsten malignen Weichgewebstumoren des **Erwachsenen.**

Zu **(D):** Das **neurogene Sarkom** (gemeint sein dürfte in diesem Zusammenhang das **Neurofibrosarkom**) ist eine sehr selten, meistens im Rahmen der generalisierten Neurofibromatose (von Recklinghausen) auftretende bösartige Variante des Neurofibroms (= Neoplasie bestehend aus Schwann-Zellen und Fibroblasten).

Zu **(E): Leiomyosarkome** (= maligne Neoplasien der glatten Muskulatur) sind insgesamt sehr selten und treten meistens bei Erwachsenen auf. Sie können ihren Ausgang von der glatten Muskulatur der viszeralen Organe oder aber auch der Gefäßwandmuskulatur nehmen.

F98 **!**

Frage 20.4: Lösung D

In der im Aufgabentext gegebenen Fallbeschreibung sind entscheidende Hinweise für die richtige Diagnose gegeben. Zum einen werden pathologische Veränderungen der Nasenschleimhaut mit einer granulomatösen Entzündung (= **„Granulomatose"**) beschrieben. Zum zweiten wird auf die **autoaggressive Genese** der Erkrankung hingewiesen. Damit liegt die Diagnose der **Wegener-Granulomatose** (syn. Morbus Wegener) (D) nahe. Im Vordergrund der Erkrankung steht eine sich zunächst im Nasen-Rachen-Raum manifestierende Vaskulitis, die im stets ungünstigen weiteren Krankheitsverlauf generalisiert und mit Beteiligung der Gefäße von Milz, **Lunge** und Nieren abläuft. Die Ätiologie der Wegener-Granulomatose ist nach wie vor unklar, jedoch ist der Nachweis gelungen, dass das progrediente Entzündungsgeschehen durch **a**nti**z**yto**p**lasmatische **A**ntikörper (ACPA, syn. c-ANCA) initiiert und unterhalten wird.

Zu **(A):** Beim **s**ystemischen **L**upus **e**rythematodes **(SLE)** treten generalisiert schwerwiegende Entzündungsschübe des Gefäßsystems und des Gefäßbindegewebes auf. Typisch für den SLE ist das Auftreten von **a**nti**n**ukleären **A**ntikörpern (ANA) im Serum (95% der Fälle). Histologisch lassen sich in den betroffenen Organen (v.a. Herz, Lunge, Nieren, Gelenke, Skelettmuskulatur) eine Vaskulitis mit Bindegewebsnekrose (fibrinoide Nekrose) nachweisen. Zu granulomatösen Entzündungsmustern kommt es nicht.

Zu **(B):** Die **Panarteriitis nodosa** ist eine Form einer systemischen nekrotisierenden Arteriitis. Sämtlichen entzündlichen Erkrankungen dieses Typs ist gemeinsam, dass **Immunkomplexe** die Gefäßwandschädigung induzieren. Typischerweise manifestiert sich die Panarteriitis nodosa in **kleinen bis mittelgroßen Arterien**. Es kommt zur sektorförmigen fibrinoiden Nekrose von Intima **und** Media, was zur so weitgehenden mechanischen Schwächung führt, dass es zur Ausbildung von **Aneurysmen** kommt. In 75% der Fälle sind die Nieren im Verlauf der Erkrankung betroffen (65% Herz, 60% Leber).

Zu **(C):** Beim **Goodpasture-Syndrom** treten parallel durch kreuzreagierende Autoantikörper, die gegen die Basalmembran der Glomerula **und** der Alveolen gerichtet sind, Lungenblutungen **und** eine rasch progressive Glomerulonephritis auf.

Zu **(E):** Eine Miliartuberkulose der Lunge entwickelt sich durch hämatogene Aussaat der Tuberkelbakterien.

F98 !

Frage 20.5: Lösung A

Lupus wird im medizinischen Sprachgebrauch übersetzt mit „fressende Flechte". Ursprünglich wurde der Begriff für jeden verstümmelnden Prozess des Mittelgesichts benutzt. Heutzutage kommt der Begriff Lupus nur im Zusammenhang mit der **Hauttuberkulose (Lupus vulgaris)**, der Sarkoidose (syn. Morbus Boeck, Lupus pernio) und den beiden Formen des Lupus erythematodes vor.
Zu **(B)**, **(C)**, **(D)** und **(E)**: Der **L**upus **e**rythematodes **(LE)** tritt in zwei unterschiedlichen Manifestationsformen auf:

- Lupus erythematodes discoides: kutane Manifestation
- Lupus erythematodes disseminatus (**s**ystemischer LE = **S**LE): Systemerkrankung der Haut **und** des Gefäßbindegewebes mit unterschiedlichen viszeralen Organmanifestationen.

Bei beiden LE-Formen können eine Reihe von zirkulierenden Autoantikörpern im Serum nachgewiesen werden (in bis zu 95% der Fälle z.B. **a**nti**n**ukleäre **A**ntikörper (ANA)). Typisch ist des Weiteren, dass Immunkomplexablagerungen am Ort des chronisch-progredienten Entzündungsgeschehens nachgewiesen werden können. Es gilt damit als erwiesen, dass dem Lupus erythematodes eine zytotoxische Immunreaktion (Typ II der Überempfindlichkeitsreaktionen) zugrunde liegt (LE als Immunkomplexkrankheit).
Der SLE manifestiert sich hauptsächlich mit kardialer, pulmonaler, renaler und neurologischer Komponente.

- Herz: Perikarditis, Endokarditis (beim SLE = **Libman-Sacks-Endokarditis**) (E), Myokarditis
- Lunge: Pleuritis, interstitielle Entzündung
- Nieren: **Glomerulonephritis** (GN) mit unterschiedlicher histologischer Ausprägung (beobachtet werden die membranöse (B), diffuse proliferative (C) und die mesangiale (D) GN)
- Nervensystem: weitreichende neurologisch-psychiatrische Veränderungen

F97

Frage 20.6: Lösung A

Zu **(A)**: Ein **Desmoid** (oder Desmoidtumor) ist typischerweise in der **Bauchwandfaszie** (Aponeurose des **M. rectus abdominis**, besonders bei jungen Frauen) lokalisiert. Es handelt sich dabei um die abdominelle Form der so genannten Fibromatosen, einer Gruppe von tumorartigen (Myo)fibroblastenproliferationen unterschiedlicher Lokalisation. Das Desmoid breitet sich lokal invasiv aus und neigt nach unvollständiger Resektion zu Rezidiven.

21 Knochen und Knorpel

F99

Frage 21.1: Lösung C

Die **Ochronose** ist ein Symptom. Man versteht darunter die braun-schwarze Verfärbung von Bindegewebe und Knorpel (C), sowie anderen bradytrophen Geweben. Die Ochronose tritt im Zuge der **Alkaptonurie** auf. Es handelt sich dabei um eine autosomal-rezessiv vererbte Abbaustörung der *Homogentisinsäure*, die über die Nieren ausgeschieden wird und an der Luft zu einem braun-schwarzen Stoff oxydiert („Schwarzwasserkrankheit").
Zu **(A)**: Bei der *Retinopathia pigmentosa* kommt es auf dem Boden eines Rezeptordefektes zu pathologischen Pigmentablagerungen in der Netzhaut.
Zu **(B)**: Chronische Obstipationszustände und die damit verbundene Einnahme von pflanzlichen Abführmitteln werden für die Entstehung der *Melanosis coli*, bei der keine Entartungstendenz besteht, verantwortlich gemacht. Es kommt dabei zur Ablagerung von Pigmenten in der Dickdarmschleimhaut.
Zu **(D)**: Beim *Chloasma* kommt es zu einer perioralen Pigmentierung.
Zu **(E)**: Eine ausgesprochene Pigmentierung (Braunfärbung) der Leber kommt bei Hämosiderinbeladung (primäre Hämochromatose, *Pigmentzirrhose)* vor.

F96

Frage 21.2: Lösung D

Unter **Osteoporose** versteht man die quantitative Verminderung der Knochenmasse bei regelhafter Mineralisation des Knochens, begleitet von einem Struktur- und Funktionsverlust. Sie kann generalisiert oder lokalisiert auftreten. Man unterscheidet primäre Formen (z.B. postmenopausal, senil) und sekundäre Formen (z.B. endokrin).
Zu **(D)**: **Hypophysenadenome**, insbesondere solche mit einer vermehrten Sekretion des adrenokortikotropen Hormons **(ACTH)** können über eine übermäßige Stimulierung der Nebennierenrinde zu einem **Hyperkortisolismus** führen (Cushing-Syndrom) mit Ausbildung einer so genannten **Steroidosteoporose** (katabole Wirkung des Kortisols).
Zu **(A)**: Das **Osteoidosteom** ist ein kleiner, gutartiger Knochen**tumor**, meistens lokalisiert in der Kortikalis der langen Röhrenknochen überwiegend bei Kindern und jungen Erwachsenen mit charakteristischem Aufbau (zentrale unreife Knochenneubildung – röntgenologisch zentrale Osteolyse oder „Nidus" –, peripher reifer Lamellenknochen – röntgenologisch ringförmige Sklerose).

Zu **(B):** Der **Granulosazelltumor** ist ein seltener Ovarialtumor aus der Gruppe der Keimstrang-Keimdrüsenstromatumoren, der sehr häufig Östrogene produziert. Bei erwachsenen Frauen führen diese Östrogene über eine unphysiologische Stimulierung der Uterusschleimhaut zu Zyklusstörungen oder postmenopausalen Blutungen. (Ein Östrogen**mangel** spielt mutmaßlich bei der postmenopausalen Osteroporose eine Rolle!)
Zu **(C):** Das **Inselzelladenom** ist ein funktioneller (hormonaktiver) neuroendokriner Tumor des Pankreas mit vermehrter Bildung und Freisetzung von Insulin **(Insulinom)**. Es resultiert eine Hyperinsulinämie mit Hypoglykämiesyndrom. Eine Osteoporose entsteht dabei nicht. (Es ist gerade der gegenteilige Zustand des Diabetes mellitus mit einem Insulin**mangel**, der über einen noch ungeklärten Mechanismus zur Osteoporose führen kann!)

H88

Frage 21.3: Lösung D

Zu **(A)** und **(D):** Morphologische Charakteristika sind breite Trabekel mit nicht mineralisiertem vermehrten Osteoid **(Osteoidose)**, zum Teil mit Zeichen eines gesteigerten Knochenanbaus, allerdings ohne Mineralisation. Fibroosteoklastischer Abbau kommt z. B. beim Hyperparathyreoidismus vor.
Zu **(B)** und **(C):** Die „Osteomalazie des Kindesalters" ist die Rachitis. Die Osteomalazie des Erwachsenen wird durch einen Vitamin-D-Mangel bzw. eine Vitamin-D-Stoffwechselstörung nach Abschluss des Längenwachstums hervorgerufen → Hypokalzämie, Kalksalzminderung des Skeletts, Umbauzonen, Osteoidose. Ursachen können Mangelernährung, Maldigestion oder Malabsorption sein, ferner Leber- und Nierenerkrankungen und Antiepileptikatherapie mit Phenylhydantoin.
Zu **(E):** An der Wirbelsäule führt die Osteoporose zu Fischwirbelbildung mit Kompressionsfrakturen (Keilwirbelbildung). An den Rippen, den Schambeinästen des Beckens sowie im Schenkelhals treten sog. Loser-Umbau-Zonen auf.

H94

Frage 21.4: Lösung A

Das **Vitamin D** bewirkt über eine **Steigerung der intestinalen Calciumresorption** sowie eine **Mobilisierung von Calcium aus dem Knochengewebe** (durch Aktivierung der Osteoklasten) einen Anstieg des Serum-Calciumspiegels. Daneben fördert Vitamin D über einen unklaren Mechanismus die Mineralisation neu gebildeter organischer Knochenmatrix (= Osteoid).
Zu **(A):** Bei einem **Vitamin-D-Mangel** kommt es zu einer ungenügenden oder **fehlenden Mineralisation** des von den Osteoblasten gebildeten und saumartig an der Oberfläche von Knochenbälkchen abgelagerten **Osteoids**. Die Knochen werden zunehmend weicher (Malazie = Erweichung, hier **Osteomalazie**), besonders in den stärker belasteten Abschnitten. Die Folgen sind Mikrofrakturen und eine gestörte Knochenheilung. Bei Kindern führt der Vitamin-D-Mangel zur **Rachitis**. Die desmale und enchondrale Ossifikation ist gestört. Besonders im Bereich der Epiphysenfugen resultiert ein Wachstumsstopp mit Verkürzung und Verbiegung der Röhrenknochen.
Zu **(B):** Eine **Fibroosteoklasie** findet sich charakteristischerweise als Folge einer Vermehrung des in der Nebenschilddrüse gebildeten Parathormons (= **Hyperparathyreoidismus).** Es resultiert eine typische Form der osteoklastären Knochenresorption (= Osteoklasie). Die Knochenbälkchen werden durch große Resorptionslakunen (siehe unten) aufgespalten (disseziert) und die Markräume durch ein zellreiches Faserstroma (fibra = Faser) ersetzt: dissezierende Fibroosteoklasie.
Zu **(C):** Die **Osteoporose** ist gekennzeichnet durch eine quantitative Verminderung des Knochengewebes (sowohl des organischen als auch des anorganischen Anteils) bei erhaltener Knochenstruktur. Histologisch sieht man verschmälerte und in ihrer Anzahl verminderte Knochenbälkchen. Häufig sind Frauen im Klimakterium betroffen, wenn postmenopausal der Östrogenspiegel kontinuierlich absinkt.
Zu **(D):** Ein **mosaikförmiges Kittlinienmuster** ist charakteristisch für die **Ostitis deformans** (Morbus Paget des Knochens). Dieser Erkrankung liegt eine Störung des Knochenumbaus (= remodelling) zugrunde mit pathologisch gesteigertem Knochenabbau und -anbau. Histologisch findet sich eine Vermehrung von Osteoklasten und Osteoblasten sowie von Osteoid und neugebildetem Geflechtknochen. Die Knochenstruktur ist regellos, die sogenannten **Kittlinien** (als Grenzfläche zwischen nacheinander gebildeten Osteoidsäumen) verlaufen mosaikartig. Makroskopisch sind die Knochen verdickt und verbiegen leicht. Typisch sind Knochenschmerzen. Ursache ist möglicherweise eine Virusinfektion der Osteoklasten.
Zu **(E): Howship-Lakunen** sind physiologischerweise durch osteoklastäre Knochenresorption entstandene grubenartige Einsenkungen an der Oberfläche der Knochenbälkchen, in denen die Osteoklasten liegen. Sie spiegeln lediglich eine Osteoklastenaktivität wieder und lassen per se keine Rückschlüsse auf die Ursache dieser Aktivität zu. Howship-Lakunen kommen natürlich auch bei einem Vitamin-D-Mangel vor, weisen aber nicht unmittelbar auf diese Erkrankung hin.

F00

Frage 21.5: Lösung D

Das makroskopische Bild zeigt die Schädelkalotte. Die Diploe ist ausgeprägt verbreitert. Das mikroskopische Bild zeigt die Compacta der Schädelkalotte, die an mehreren Stellen von unregelmäßig begrenzten Arealen, an deren Rändern mehrkernige Zellen liegen, durchsetzt ist. Die Befundkonstellation mit der Kombination des makroskopischen Aspektes der Knochenverbreiterung und der histologischen Beobachtung des offensichtlich vorliegenden Compacta-Abbaus spricht für das Vorliegen der Ostitis deformans Paget (syn. Morbus Paget des Knochens) (D).
Die Ursache dieser Erkrankung ist nicht geklärt. Der Morbus Paget führt zu einem ungeordneten Ab- und Aufbau von Knochengewebe. Beim Befall des Schädels kann es zur Umfangszunahme des Kopfes kommen, weil sich (wie in der makroskopischen Abbildung gezeigt) eine Verbreiterung der Diploe ergibt. Histologisch zeigt sich der überstürzte Knochenabbau in Form multipler Riesenosteoklasten, die auch im mikroskopischen Bild am Rande der großen Knochenresorptionszonen zu erkennen sind. Klinisch resultiert neben dem „Skelett-Plus" eine mangelnde Stabilität des Knochens mit Deformierungen (daher die Bezeichnung Ostitis deformans).
Zu **(A):** Die Neurofibromatose von Recklinghausen (Morbus von Recklinghausen) weist einen autosomal-dominanten Erbgang auf. Gekennzeichnet ist die auch allgemein zu den Phakomatosen zählende Erkrankung durch Pigmentflecken der Haut und das Auftreten multipler Neurofibrome, die teilweise Entartungstendenz zeigen und in Haut, inneren Organen und Knochen auftreten können. Außerdem können intrakranielle Geschwülste, wie z.B. Meningeome, vorkommen.
Zu **(B):** Beim Osteosarkom handelt es sich um einen hochmalignen Knochentumor. Charakteristisch für die osteoplastische Variante dieses Tumors ist die Knochen-, Osteoid- und Knorpelbildung.
Zu **(C):** Maligne Non-Hodgkin-Lymphome können schwere Läsionen des Skelettsystems verursachen. In der gegebenen Abbildung des histologischen Präparates lassen sich allerdings keine Tumorzellen nachweisen.
Zu **(E):** Es kann auf dem Boden des Morbus Paget des Knochens zur Sarkomentwicklung in etwa 1% der Fälle kommen. In der histologischen Abbildung können keine sarkomtypischen Strukturen abgeleitet werden.

H00

Frage 21.6: Lösung B

Zu **(B):** Das **eosinophile Granulom des Knochens** ist eine lokale osteolytische Veränderung mit benignem Verhalten. Charakteristisch ist histologisch ein dichtes Infiltrat aus eosinophilen Granulozyten und spezifischen Histiozyten (Makrophagen), die mit den **Langerhans-Zellen der Haut** verwandt sind. Aus diesem Grunde wird das eosinophile Knochengranulom zu den Langerhanszell-Histiozytosen gezählt. Langerhans-Zellen sind spezialisierte Makrophagen der Haut. Sie sind durch einen eingekerbten (dudelsackartigen) Kern und spezielle Granula (Birbeck-Granula, syn. X-Körperchen) morphologisch charakterisiert. Langerhanszell-Histiozytosen werden auch unter dem Begriff der **Histiozytosis X** zusammengefasst (X steht für die o.g. X-Körperchen). Dazu zählen:

- **Lymphknotenhistiozytose X**
- **Eosinophiles Knochengranulom**
- **Morbus Hand-Schüller-Christian**
- **Morbus Letterer-Siwe**

Zu **(A):** In **tuberkulösen Granulomen** kommen Langerhans-**Riesenzellen** vor.
Zu **(C):** Die Histiozytosis X, für deren verschiedene Formen die Infiltrate von eosinophilen Granulozyten typisch sind, ist von einer **Eosinophilie** zu unterscheiden, bei der eine Vermehrung der eosinophilen Granulozyten im peripheren Blut vorliegt. Als Ursache für eine Eosinophilie können parasitäre Erkrankungen, Allergien u.a. fungieren. Lässt sich für eine Eosinophilie keine Ursache diagnostizieren, spricht man von einer **Hypereosinophilie**.
Zu **(D):** Unter einer **Helminthiasis** versteht man eine Wurmerkrankung. Eosinophile Granulozyten spielen in der Abwehr einer Helminthen-Erkrankung eine entscheidende Rolle. Sie führen die Zerstörung der Wurmlarven herbei. Eine gesonderte Bezeichnung hierfür existiert nicht.
Zu **(E):** Beim **ossären Riesenzelltumor** handelt es sich um eine Proliferation von Fibroblasten mit einer zusätzlichen histiozytären Reaktion.

F00

Frage 21.7: Lösung D

Zu **(A):** Die fibröse Dysplasie ist eine benigne Texturstörung des Knochens (Geflechtknochenbildung), die vorzugsweise an den langen Röhrenknochen der unteren Extremität und im Gesicht auftreten kann. Das Auftreten von pathologischen Frakturen ist typisch.
Zu **(B):** Ein fibröser (bindegewebiger) Kortikalisdefekt kann z.B. bei der juvenilen Knochenzyste auftreten.

Zu **(C):** Ein Riesenzelltumor des Knochens besteht aus mehrkernigen Riesenzellen, die nicht mit den Langerhans-Riesenzellen in Verbindung stehen.
Zu **(D):** Das eosinophile Granulom ist Ausdruck der Knochenmanifestation der Histiozytosis X. Histologisch dominieren eosinophile Granulozyten das Bild. Langerhans-Riesenzellen sind ebenfalls – wenn auch nur vereinzelt – nachweisbar.
Zu **(E):** Das maligne fibröse Histiozytom des Knochens ist maligne. Es enthält sowohl histiozytäre, als auch fibroplastische Zellelemente.

Frage 21.8: Lösung A

Morbus Bechterew Synonyme: Morbus Strümpell-Bechterew-Marie, Spondylitis ankylosans (spondylos = (runder) Wirbelknochen; ankylos = gekrümmt; Ankylose = knöcherne oder bindegewebige Versteifung eines *Gelenks): **entzündliche*** Erkrankung der **Gelenke**, insbesondere der Wirbelsäule und des Iliosakralgelenks: Synovitis → pannöse Knorpeldestruktion → knöcherne Ankylose.
Zu **(1)** und **(2):** Spondylitis ankylosans: Erkrankung der Gelenke und nicht der Wirbelkörper.
Zu **(3):** Erstens ist nicht die Brustwirbelsäule besonders befallen, sondern das Iliosakralgelenk. Zweitens verknöchert auch der Anulus fibrosus der Bandscheibe, es kommt somit zu keinem Prolaps.
Zu **(4):** M:W = 3 – 10 : 1, Männer sind also deutlich häufiger betroffen. Weitere Disposition: HLA-B 27 (in 95% positiv).

F92 **!**

Frage 21.9: Lösung A

Das **Ewing-Sarkom** ist ein rundzelliger Knochentumor des Markraumgewebes. Die Histogenese ist unklar, als Ursprungszellen kommen Zellen des retikulohistiozytären Systems oder der Hämatopoese in Betracht.
Zu **(A):** Ewing-Sarkome sind hauptsächlich in den Diaphysen der Extremitätenknochen lokalisiert.
Zu **(B):** Das umliegende Knochen- und Weichgewebe wird durch den Tumor ausgedehnt destruiert.
Zu **(C)** und **(E):** Knochen und Lunge sind bevorzugte Metastasierungsorte.
Zu **(D):** Bei langsamem Wachstum kommt es zu einer zwiebelschalenartigen Verdickung der Kortikalis.

H98 **!**

Frage 21.10: Lösung E

Das **Osteosarkom** ist ein hochmaligner Tumor aus osteoblastenartigen Zellen. Der Tumor tritt vornehmlich im Kindes- und Jugendalter (B) auf. Neben dem Plasmozytom ist das Osteosarkom der häufigste maligne Knochentumor (C). Neben einer angenommenen genetisch determinierten Anlage kommen als Ursachen für ein Osteosarkom Strahlenbelastung und der Morbus Paget (D) in Betracht.

- **Hauptlokalisation:** Metaphysen der langen Röhrenknochen (A)
- **Histologische Merkmale:** *osteoplastisches Osteosarkom* mit Tumorknochen, Tumorosteoid, Tumorknorpel; *osteolytisches Osteosarkom* mit kernarmen Riesenzellen, polymorphen spindeligen Zellen und pathologischen Gefäßen
- **Radiologische Merkmale:** Beim osteoplastischen Osteosarkom Röntgendichte, periostale Verdrängung mit strahlenförmigen Sklerosierungen (Spiculae) als für diesen Tumor charakteristischem Röntgenbefund.

Zu **(E):** Das Osteosarkom neigt zur frühzeitigen hämatogenen Metastasierung mit bevorzugter Absiedlung in die Lunge. Die Prognose ist aus diesem Grunde als schlecht einzustufen.

F90

Frage 21.11: Lösung B

Das **nicht ossifizierende Fibrom** kommt röntgenologisch als zystisch erscheinende (solitäre oder traubenartige) Aufhellung mit Randsklerose zur Darstellung. Hauptlokalisation sind die Metaphysen langer Röhrenknochen. Histologisch besteht es aus Spindelzellen und Kollagenfasern, zum Teil mit Riesenzellen.
Zu **(A):** Im Röntgenbild treten erst nach einiger Zeit sichtbare Veränderungen wie Osteoporose, reaktive Knochenverdichtungen, periostale Reaktionen, Gewebsdestruktionen und Sequester auf.
Histologisch ist die (akute, eitrige) **Osteomyelitis** durch ein granulozytäres Infiltrat im Markraum gekennzeichnet; später Übergang in ein mononukleär fibroblastenreiches. Im Spätstadium entstehen Fibrosen.
Zu **(C):** Im Röntgenbild zunächst streifige und gesprenkelte Maserungen durch osteolytische und sklerotische Veränderungen („Mottenfraß", DD: Osteomyelitis). Erst später Zwiebelschalenformation durch periostale Knochenneubildung.
Histologisch besteht das **Ewing-Sarkom** aus Zellnestern oder -strängen mit kleinen, undifferenzierten Zellen mit schmalem (PAS-positivem) Zytoplasmasaum.
Zu **(D):** Im Röntgenbild metaphysär gelegene Knochendestruktion mit „angenagten" Konturen, Wolken-, Tropfen- und Fransenformationen und Spiculae. In der Arteriographie ist das begleitende atypische Gefäßnetz darstellbar.
Histologisch zeigt das **Osteosarkom** ein sehr buntes Bild mit atypischen (sarkomatösen) osteoblastenähnlichen Zellen, unrelgemäßiger Osteoidbildung und auch Knorpelgewebe. Daneben findet man Knochenabbau durch Osteoklasten.

Zu **(E):** Im Röntgenbild: Raumforderung von knorpelähnlicher, wabig-blasiger Transparenz, u. U. auch mit verkalkten Arealen.
Histologisch: atypische proliferierende Chondrozyten mit unterschiedlich ausgeprägter Zell- und Kernpleomorphie (bei hochdifferenzierten Formen ist die Abgrenzung zu benignen Chondromen oft schwer möglich). Daneben kommen Areale mit Verkalkung und Knochenbildung vor.

H91

Frage 21.12: Lösung C

Das **Osteoidosteom** ist ein gutartiger osteoblastärer Tumor des Jugendalters, der durch eine zentrale Aufhellungszone (Nidus) und eine ausgeprägte perifokale Sklerose gekennzeichnet ist. Es können vorwiegend nachts heftige Schmerzen auftreten, die gut auf Acetylsalicylsäure ansprechen. Bevorzugt betrifft die Erkrankung die Röhrenknochen, andere Knochen können jedoch auch befallen sein.
Zu **(A):** Eine **Gicht** manifestiert sich in der Regel nicht vor dem 30. Lebensjahr, mit einem Altersgipfel von knapp 50 Jahren. Prädilektionsort ist das Großzehengrundgelenk, in bis zu 20% der Fälle allerdings auch das Sprunggelenk. Röntgenbefund: Gelenknahe Knochendestruktion mit Randsklerose. Klinik: Rötung und Erwärmung des periartikulären Gewebes.
Zu **(B):** Die rheumatoide Arthritis tritt besonders nach dem 45. Lebensjahr auf, kann aber prinzipiell in jedem Lebensalter vorkommen. Bevorzugt sind die Fingergelenke, in ca. 10% der Fälle aber auch die Sprunggelenke. Klinik: Rötung und Schwellung des periartikulären Weichgewebes. Von der rheumatoiden Arthritis des Erwachsenen unterscheidet man die juvenile rheumatoide Arthritis, die vor dem 16. Lebensjahr auftritt. **Rheumaknoten** sind eine fakultative Begleiterscheinung. Sie sind nicht intraossär, sondern subkutan lokalisiert.
Zu **(D):** Das **Ewing-Sarkom** ist ein hochmaligner Knochentumor des Kindes- und Jugendalters, der bevorzugt in den langen Röhrenknochen auftritt, sich jedoch auch in anderen Knochen manifestieren kann. Lokale Knochenschmerzen können vorkommen. Der Röntgenbefund lässt mehrere Differenzialdiagnosen offen; häufig sind mottenfraßartige Spongiosaaufhellungen.
Zu **(E):** Ein **Schmorl-Knötchen** kommt durch die Impression des Nucleus pulposus in einen benachbarten Wirbelkörper zustande.

H92

Frage 21.13: Lösung C

Der Gipfel der Altersverteilung liegt im 3. Lebensjahrzehnt. Im Kindesalter treten Riesenzelltumoren nicht auf.
Zu **(A):** Der **Riesenzelltumor** des Knochens ist häufig in der Kniegelenksregion lokalisiert und stellt sich radiologisch als meist exzentrisch gelegene Aufhellung ohne Randsklerose dar.
Zu **(B):** Der Tumor besteht aus mononukleären Zellen und aus Riesenzellen. Die Dignitätseinschätzung richtet sich nach der Morphologie der mononukleären Komponente.
Zu **(D):** Die Rezidivhäufigkeit beträgt bis zu 60%.
Zu **(E):** Die Riesenzellen des Tumors sind osteoklastenartige Zellen. Der Tumor kann entarten und in ein **Osteosarkom** übergehen.

F93

Frage 21.14: Lösung E

Zu **(1)**, **(2)**, **(3)** und **(5):** Das **Osteosarkom** ist der häufigste maligne Knochentumor. Er ist gekennzeichnet durch die Bildung von Osteoid, mineralisiertem Knochengewebe, Bindegewebe und chondroider Grundsubstanz. 45% der „zentralen Osteosarkome" sind im Kniegelenksbereich lokalisiert und 80% entstehen in der Metaphyse der langen Röhrenknochen. Sie treten meist in der 1. bis 3. Lebensdekade auf.
Zu **(4): Das Paget-Sarkom** ist eine Komplikation der **Osteodystrophia deformans Paget** und darf als solches nur bezeichnet werden, wenn es aus dieser hervorgeht. Das Paget-Sarkom tritt im höheren Lebensalter auf und ist nicht zwangsläufig, aber häufig ein Osteosarkom.

F00

Frage 21.15: Lösung B

Das **Osteochondrom** ist ein benigner Tumor, der aus Knorpelzellen entsteht und verdrängend von der Knochenoberfläche aus wächst. Die Entwicklung findet hauptsächlich bei Jugendlichen in den Metaphysen (B) der langen Röhrenknochen statt. Man bezeichnet das Osteochondrom auch als **kartilaginäre Exostose.** Histologisch besteht der Tumor aus Gruppen und Reihen ausdifferenzierten Knorpelgewebes.
Zu **(A)**, **(C)**, **(D)** und **(E):** Der Lokalisationsschwerpunkt des Osteochondroms ist eindeutig.

F99

Frage 21.16: Lösung C

Das Chondroblastom ist ein benigner Tumor, der vornehmlich in der Epiphyse langer Röhrenknochen vorkommt (C).
Zu **(A)**, **(B)** und **(D):** Enchondrome sind benigne Tumoren des Knochens, die aus ausdifferenziertem Knorpelgewebe bestehen. Enchondrome treten in kurzen und langen Röhrenknochen, in den Rippen und im Bereich des Beckens auf.

Zu **(E):** Primär vom Knorpelgewebe der Trachea oder des Bronchialsystems ausgehende Tumoren sind in der Literatur nicht beschrieben.

H99

Frage 21.17: Lösung A

Das klassische **Chondrosarkom** entsteht aus dem Knorpelgewebe des Skeletts. Es kann sich auch aus einem benignen Knorpeltumor entwickeln (C). Der Altersgipfel dieser hochmalignen Neoplasie liegt zwischen dem 5. und 7. Lebensjahrzehnt (E).

- **Hauptlokalisation:** Schultergürtel und Becken, stammnahe Röhrenknochen (D)
- **Histologische Merkmale:** vielfältige Zellatypien mit mehrkernigen Knorpel- und Riesenzellen, *Knorpelgrundgewebe ist kennzeichnend*, Verknöcherungen und Verkalkungen sind möglich.
- **Radiologische Merkmale:** mottenfraßähnliche Osteolysen

Zu **(B):** Das Chondrosarkom neigt spät zur Metastasierung. Aus diesem Grunde stellt die radikale Resektionsbehandlung die Therapie der Wahl unter onkologischen Gesichtspunkten dar.

Zu **(A):** Osteoidbildung ist histologisch *kennzeichnend* für das osteoplastische Osteosarkom.

F98 !

Frage 21.18: Lösung B

Die makroskopische Abbildung zeigt einen im Bereich der gesamten Femurdiaphyse sich ausbreitenden Tumor, der sich medialseitig unter Abdrängen des Periosts entwickelt hat. Wegweisend für die Differenzierung dieser als Knochentumor anzusprechenden Veränderung ist die Röntgenaufnahme der Femurdiaphyse. Hier zeigen sich **strahlenartige subperiostale Verdichtungen**, die als **Spiculae** bezeichnet werden. Besonders charakteristisch sind diese Sklerosierungserscheinungen beim Osteosarkom, der originären malignen Geschwulst des Knochens. Auch das Ewing-Sarkom kann Spikulabildungen bewirken, sodass sich die differenzialdiagnostischen Überlegungen auf die beiden genannten Malignome konzentrieren müssen.

Das histologische Präparat gibt in diesem Zusammenhang entscheidende Hinweise. Es finden sich in großen Anteilen des Präparateausschnittes homogene Einlagerungen, die Knochengrundsubstanz (Osteoid) entsprechen dürfen. Daneben besteht eine unregelmäßige Durchsetzung mit polymorphen Zellen. Die Bildung von Tumorosteoid, Tumorknochen und Knorpelgewebe ist typisch für das osteoplastische **Osteosarkom** (B), das hier vorliegt.

Zu **(A):** Das **Osteoklastom** ist ein lokal destruierend wachsender primärer Knochentumor. Er geht mit einer ausgeprägten Osteoklastenaktivierung einher, weswegen synonym die Bezeichnung **Riesenzelltumor** geführt wird:

- **Hauptlokalisation:** Epiphysen der langen Röhrenknochen, Ausbreitung in den Metaphysen
- **histologische Merkmale:** zellreiches Stroma, zahlreiche Riesenzellen, keine Knochenbildung
- **radiologische Merkmale:** Aufhellung der epiphysären Knochenstruktur, selten periostale Sklerosierung

Zu **(B):** Das **Osteosarkom** ist ein hochmaligner Tumor aus osteoblastenartigen Zellen. Der Tumor tritt vornehmlich im Kindes- und Jugendalter auf.

- **Hauptlokalisation:** Metaphysen der langen Röhrenknochen
- **histologische Merkmale: osteoplastisches Osteosarkom** mit Tumorknochen, Tumorosteoid, Tumorknorpel; **osteolytisches Osteosarkom** mit kernarmen Riesenzellen, polymorphen spindeligen Zellen und pathologischen Gefäßen
- **radiologische Merkmale:** beim osteoplastischen Osteosarkom röntgendichte, periostale Verdrängung mit strahlenförmigen Sklerosierungen (Spiculae) als für diesen Tumor charakteristischen Röntgenbefund

Zu **(C):** Das **Chondrosarkom** entsteht aus dem Knorpelgewebe des Skeletts. Der Altersgipfel dieser hochmalignen Neoplasie liegt zwischen dem 5. und 7. Lebensjahrzehnt.

- **Hauptlokalisation:** Schultergürtel und Becken
- **histologische Merkmale:** vielfältige Zellatypien mit mehrkernigen Knorpel- und Riesenzellen, Knorpelgrundgewebe, Verknöcherungen und Verkalkungen sind möglich
- **radiologische Merkmale:** mottenfraßähnliche Osteolysen

Zu **(D):** Das **benigne Osteochondrom** entsteht aus Knorpelzellen der Epiphyse und wächst verdrängend von der Knochenoberfläche aus. Man bezeichnet das Osteochondrom auch als **kartilaginäre Exostose**. Histologisch besteht der Tumor aus Gruppen und Reihen **ausdifferenzierten Knorpelgewebes.**

Zu **(E):** Das **Ewing-Sarkom** ist hochmaligne und geht von unreifen Retikulumzellen aus. Häufig sind Kinder und Jugendliche betroffen.

- **Hauptlokalisation:** Metaphysen der Röhrenknochen der unteren Extremitäten
- **histologische Merkmale:** zellreiches Tumorgewebe **ohne charakteristische Strukturen** (deswegen diffizile histologische Diagnosestellung), Nekrosen
- **radiologische Merkmale:** Osteolysen und osteoplastische Herde, Periostreaktionen mit Spikulabildung und in 20% der Fälle lamellenartige periostale Knochenneubildung (zwiebelschalenartig).

H96

Frage 21.19: Lösung A

Zu **(A):** Das **Osteosarkom** metastasiert (wie Sarkome allgemein) **hämatogen** und zwar häufig frühzeitig über die Hohlvene **(Kavatyp)** in die **Lunge.**
Zu **(B):** Generell metastasieren Karzinome zumindest initial **lymphogen.**
Zu **(C):** Peritoneal metastasieren zum Beispiel Ovarialkarzinome oder Magenkarzinome.
Zu **(E):** Gilt in erster Linie für Tumoren des Darmes.

H95

Frage 21.20: Lösung D

Das **Chondrosarkom** tritt bei Erwachsenen im mittleren und höheren Lebensalter auf.
Zu **(A):** Altersgipfel des **Ewing-Sarkoms:** zweites bis drittes Lebensjahrzehnt.
Zu **(B)** und **(C):** Der **Riesenzelltumor** und das **Osteosarkom** kommen überwiegend bei Jugendlichen im späten Wachstumsalter und bei jungen Erwachsenen vor.

22 Gelenke

H92 H84

Frage 22.1: Lösung E

Arthrosis deformans: degenerative Veränderung (primär oder sekundär z.B. nach Traumen, Entzündungen), die zu einem langsam fortschreitenden Knorpelschwund führt.
Zu **(1)** und **(2):** Initial: **Veränderung der Knorpelgrundsubstanz:** Oberflächliche Fibrillation des an Proteoglykanen verarmten Knorpels (**Demaskierung der kollagenen Fasern**).
Zu **(3):** Nachfolgend Bildung von **Usuren** bzw. tiefen Fissuren, die das Strukturgefüge zerstören, u.U. Herauslösen von Knorpelfragmenten („Gelenkmäuse"). **Spätstadium:** Freilegung der knöchernen Deckplatte, Pseudozystenbildung bei Einbrüchen der Deckplatten.
Zu **(4):** Weitere Knochenveränderungen: subkartilaginäre **Hyperostosen, Randexostosen** (Knochenumbau). Ferner Gelenkergüsse und Synovitiden.
Zu **(5): Granulomatöse Synovialitis:** nur bei spezifischen, granulombildenden Entzündungen wie Tuberkulose, Lepra, Syphilis, Morbus Crohn, rheumatischer Arthritis.

F94

Frage 22.2: Lösung A

Das akute **rheumatische Fieber** tritt mit einer Latenz von 10 bis 20 Tagen als Zweitkrankheit nach einer Infektion des Oropharynx durch β-hämolysierende Streptokokken der Gruppe A auf. Neben Allgemeinsymptomen wie **Fieber** und Kopfschmerzen entstehen Gelenkbeschwerden (wandernde **Polyarthritis**), Herzbeschwerden (Endo-, Myo- und Perikarditis = **Pankarditis**), Hauterscheinungen (**subkutane Knötchen, Erythema marginatum**) sowie möglicherweise später die **Chorea minor.** Ursache ist eine **Kreuzreaktion** von Antikörpern gegen Streptokokkenantigene mit beispielsweise endo- und myokardialen Strukturen, daneben spielen auch **Immunkomplexe** eine Rolle.
Zu **(1)** und **(2):** Häufiger sind die **großen Gelenke** betroffen (Knie, Ellenbogen, Sprunggelenk). Symptome sind starke Schmerzen, Schwellung, Überwärmung. In der Regel kommt es zur Restitutio ad integrum.
Zu **(3):** Im Serum lassen sich Antikörper gegen Streptokokken-Antigene nachweisen (Anti-Streptolysin O, Anti-Streptokinase, Antistreptozym etc.).
Zu **(4):** Die Gelenkveränderungen beim rheumatischen Fieber sind nicht unmittelbar durch die Streptokokken hervorgerufen (also keine infektiöse Arthritis) sondern **reaktiv** (kreuzreagierende Antikörper).

H97

Frage 22.3: Lösung C

Meniskopathien sind primär oder sekundär degenerative und traumatische Veränderungen der Menisci. Sie sind abgesehen von plötzlichen Traumata Folge einer Stoffwechselstörung (**Degeneration**), in deren Verlauf es zu einer Veränderung der Grundsubstanz kommt.
Zu **(1), (2)** und **(3):** Die Grundsubstanz zeigt eine **mukoide** (schleimartige) Verquellung mit Vermehrung saurer Glykosaminoglykane sowie eine **Fettablagerung**. Durch die Vermehrung der Grundsubstanz werden die Kollagenfasern auseinandergedrängt, durch Konfluenz hierbei entstandener Hohlräume können Pseudozysten entstehen (= Meniskus**ganglien**).
Zu **(4):** Amyloid spielt in diesem Kontext keine Rolle.

Klassifikation der Hyperurikämie und der Gicht — XXII.1

Tab. 22.1 Klassifikation der Hyperurikämie

Typ	Metabolische Störung
A) *primär*	
1.) idiopathisch normale Harnsäureausscheidung (75–80%)	Überproduktion von Harnsäure und/oder reduzierte Harnsäureausscheidung
gesteigerte Harnsäureausscheidung (20–25%)	Überproduktion von Harnsäure
2.) assoziiert mit Enzymdefekten	
a) Glukose-6-Phosphatase-Mangel	Typ I – Glukogenose (von Gierke), Überproduktion von Harnsäure und reduzierte renale Ausscheidung
b) Hypoxanthin-Guanin-Phosphoribosyltransferase-Mangel (Lesch-Nyhan-Syndrom)	Überproduktion von Harnsäure (Störung der Harnsäureutilisation)
c) gesteigerte Aktivität der Phosphoribosylpyrophosphatase-Synthetase	Überproduktion von Harnsäure
d) gesteigerte Aktivität der Glutathionreduktase	Überproduktion von Harnsäure (?)
B) *sekundär*	
1.) assoziiert mit gesteigertem Nukleinsäureumsatz (z. B. myeloproliferative und lymphoproliferative Krankheit)	Überproduktion von Harnsäure
2.) reduzierte Nierenclearance der Harnsäure a) Erkrankungen der Niere (z. B. chronische Niereninsuffizienz) b) funktionelle Störung des tubulären Harnsäuretransportes (z. B. Medikamente)	reduzierte Harnsäureausscheidung

(aus: Remmele, „Pathologie“ Bd. 3)

H87

Frage 22.4: Lösung E

Siehe Kommentar zu Frage 22.5.

H87

Frage 22.5: Lösung C

Zu **(A): Hydroxylapatitkristalle:** Bestandteil der Mineralsubstanz des Knochens, des Knorpels und der Zahnhartsubstanz. Bei allen Formen der Gelenkzerstörung können Calciumhydroxylapatitkristalle im Gelenkkapselgewebe abgelagert werden.
Zu **(B): Cholesterinkristalle:** Cholesterin ist im menschlichen Organismus ubiquitär als Zellmembranbestandteil vorhanden und wird bei Zelluntergängen und degenerativen Veränderungen leicht als nadelförmige Kristallite ausgefällt und im Gewebe abgelagert (häufigstes Beispiel Atherombildung bei Arteriosklerose). Cholesterinablagerung ist somit ein unspezifisches Phänomen.
Zu **(C): Calciumpyrophosphatdihydratkristalle** bei **Chondrocalcinose** (chondros = Knorpel; calcinose = Verkalkung, also Ablagerung von Calciumsalzen als degenerativer Prozess; Pyrophosphat ist das Salz der Diphosphorsäure, die als Energieträger fast ubiquitär, z. B. in ATP vorkommt). Das Krankheitsbild entspricht einem Gichtanfall, da die Ursache jedoch nicht auf der Ablagerung von Uratsalzen beruht, spricht man von einem **Pseudogichtanfall.** Beide Kristalle sind durch ihr unterschiedliches Brechungsverhalten voneinander zu unterscheiden.
Zu **(D): Antinukleäre Faktoren,** besonders Antikörper gegen native doppelsträngige DNA, sind fast pathognomonisch für einen systemischen Lupus erythematodes.
Zu **(E): Natriumuratkristalle.** Die **Gicht** ist eine entzündliche Gelenkerkrankung, bedingt durch Ablagerung von Uratkristallen bei **Hyperurikämie.** Diese tritt primär oder sekundär bei Überproduktion von Harnsäure oder Reduzierung der Harnsäureausscheidung auf (s. Tab. 22.1 „Klassifikation der Hyperurikämie“). Ein Gichtanfall wird häufig durch ernährungsbedingte Faktoren (Nahrung mit hohem Puringehalt – Fleisch etc.) ausgelöst.

F97

Frage 22.6: Lösung B

Calciumpyrophosphatkristalle (polarisationsoptisch positiv doppelbrechend) können innerhalb des hyalinen Gelenkknorpels meist großer Gelenke, aber auch im Faserknorpel von Bandscheiben und Menisci sowie der Synovialis abgelagert werden und zur so genannten **Chondrokalzinose-Arthropathie** führen. Gelangen Pyrophosphatkristalle in die Gelenkflüssigkeit, resultieren starke Schmerzattacken (**Pseudogicht**, kristallinduzierte Arthritis). In der Folge kann sich eine sekundäre Arthrosis deformans entwickeln.
Eine Vermehrung des Calciumpyrophosphates findet sich im Alter, kann erblich bedingt sein oder vergesellschaftet mit zahlreichen Stoffwechselstö-

rungen (z.B. Hyperparathyreoidismus, Hypothyreose, Ochronose).
Zu **(A):** Beim **Diabetes mellitus** kann es im Rahmen der diabetischen Neuropathie mit Verlust der schützenden Schmerzempfindung sowie der Tiefensensibilität durch mechanische Gelenkschädigungen zu einer starken Arthropathie häufig der Gelenke der unteren Extremität kommen (**neuropathische Arthropathie**). Kristalline Ablagerungen spielen hierbei keine Rolle.
Zu **(C): Homogentisinsäure** ist ein Zwischenprodukt im Abbau der Aminosäure Tyrosin. Bei einem angeborenen Stoffwechseldefekt (Homogentisinsäure-Oxidase-Defekt) kumuliert das polymerisierte Oxidationsprodukt der Homogentisinsäure und lagert sich als braunes Pigment im Knorpel ab. Kristalle bilden sich nicht. Es resultiert die **Ochronose** mit Knorpeldegeneration.
Zu **(D):** Es gibt verschiedene Formen der **Zystindiathese** (= genetisch bedingte Transportstörungen für die Aminosäure Zystin). Bei der **Zystinurie** kann es infolge Auskristallisation zur Bildung von Nieren- und Harnblasensteinen kommen. Bei der **Zystinose** (= Zystinspeicherkrankheit, alle Organe sind betroffen) ist das Skelettsystem im Rahmen einer renal bedingten Vitamin-D-resistenten Rachitis betroffen.

H90

Frage 22.7: Lösung A

Zu **(1)** und **(2):** Die Menisci bestehen aus Faserknorpel und können einer **fettigen** sowie einer **schleimigen (mukoiden) Degeneration** unterliegen. Die schleimige Degeneration wird als Folge von Meniskuseinrissen mit Eindringen von Synovialflüssigkeit angesehen. In der weiteren Folge kann es dann zu einer kleinzystischen Abwandlung des Meniskus kommen.
Zu **(3):** Die **Waller-Degeneration** ist eine Degeneration peripherer Nerven nach Kontinuitätsunterbrechung oder aufgrund von Druck bzw. anderer schädlicher Einflüsse. Das Perikaryon schwillt an, mit der Folge einer beträchtlichen Erhöhung des Nervenzellvolumens.
Zu **(4):** Das Substrat der **fibrinoiden Degeneration** oder der fibrinoiden Nekrose ist die Verquellung kollagener Fasern mit Einlagerung eines eiweißreichen Ödems, sodass lichtmikroskopisch ein fibrinähnliches Erscheinungsbild entsteht. Dieses wird bei der Meniskusdegeneration nicht beobachtet.
Zu **(5):** Beim Gewebsuntergang kommt es zur intrazytoplasmatischen Anreicherung basischer und einem Verlust saurer Substanzen, was zu einer verstärkten Anfärbbarkeit mit sauren Farbstoffen, d.h. zur Eosinophilie oder **Azidophilie** führt. Dies fällt insbesondere an zellreichen Organen, z.B. dem Herzmuskel auf und ist kein Degenerationzeichen am Meniskus.

23 Sehnen, Sehnenscheiden, Schleimbeutel und Faszien

Frage 23.1: Lösung E

Die **Tendovaginitis chronica stenosans** (de Quervain) ist häufig Folge einer Überanstrengung. Es handelt sich um eine Sehnenscheidenentzündung im Bereich des ersten Strecksehnenfachs des Daumens. Wegen einer bindegewebigen Stenose (= Verengung) der Sehnenscheide kommt es zum Symptom des **„schnellenden Fingers“.**
Zu **(B):** Eine Tendovaginitis stenosans kann durchaus auch Begleiterscheinung einer rheumatoiden Arthritis sein, jedoch sicherlich seltener in dieser typischen Lokalisation.
Zu **(A)**, **(C)** und **(D):** Die Tendovaginitis de Quervain ist keine Autoimmunerkrankung oder Kollagenose.

F88 H84

Frage 23.2: Lösung C

Eine **Fibromatose** ist eine tumorähnliche, aggressiv wachsende Proliferation von Myofibroblasten, die meistens von Faszien oder Aponeurosen ausgeht, jedoch auch in anderen bindegewebigen Strukturen (sogar intraabdominell und retroperitoneal) auftreten kann.
Von Aponeurosen ausgehende Fibromatosen sind
Morbus Dupuytren (Palmaraponeurose) und
Morbus Ledderhose (Plantaraponeurose).
Von Faszien ausgehend sind
Fasciitis nodulans (pseudosarkomatöse Fibromatose mit entzündlicher Komponente) und **Desmoide** (besonders bei jungen Frauen auftretende Fibromatose der hinteren Rektusscheide).
Weitere Fibromatose: **Morbus Peyronie** (Induratio penis plastica).
Zu **(3): Mastopathia fibrosa** (fibröse Mastopathie): herdförmige Vermehrung von Bindegewebsfasern im Brustdrüsengewebe ohne drüsige Proliferation oder Zystenbildung.
(Diese ist zu unterscheiden von einer Fibromatose der Mamma, die von der Faszie des M. pectoralis ausgeht.)
Zu **(2): Fibröse Dysplasie:** Knochenentwicklungsstörung, bei der es herdförmig zu einem Ersatz von Knochensubstanz durch zellarmen, faserreichen, unreifen Faserknochen kommt.

F95

Frage 23.3: Lösung A

Die **noduläre Fasziitis** ist klinisch eine rasch (oft binnen ein bis zwei Wochen) **wachsende** tumorartige Veränderung, die im subkutanen Fettgewebe häufig am Unterarm lokalisiert ist und meistens bei jungen Erwachsenen vorkommt.
Zu **(C):** Die noduläre Fasziitis ist keine Neoplasie des Bindegewebes, sondern wird als **reaktive** Proliferation von Fibroblasten aufgefasst. Die Fibroblasten sind in unregelmäßigen Faszikeln und Wirbeln angeordnet und liegen in einem myxoiden Stroma. In etwa 10% der Fälle infiltriert diese Läsion die Skelettmuskulatur der Umgebung entlang dem Epi- und Perimysium. Deswegen spricht man auch von einer **pseudo-sarkomatösen Überschussbildung**. Ein echtes Sarkom (maligne mesenchymale Neoplasie mit destruierendem Wachstum und Metastasenbildung) liegt nicht vor. Manchmal bildet sich die Läsion sogar spontan zurück.
Zu **(D):** Hiermit ist offenbar eine tuberkulöse Entzündung mit Granulombildung gemeint.

H99

Frage 23.4: Lösung B

Die makroskopische Abbildung zeigt einen unregelmäßig begrenzten Tumor mit heller, teils eingebluteter Schnittfläche. Der Tumor breitet sich innerhalb des Gelenkes aus und hat einen Gelenk bildenden Knochen breit infiltriert. Die mikroskopische Abbildung lässt einen Tumoraufbau mit wachsendem Zellmuster erkennen. Es finden sich Straßen spindeliger (mesenchymaler) neben Gruppen epithelartiger Zellen. Ein solches Tumorwachstum wird als biphasisch bezeichnet. Auf diese Weise kann aus der Lokalisation des Tumors und dem histologischen Aufbau auf das Vorliegen eines Synovialsarkoms (biphasischer Typ) (B) geschlossen werden.
Synovialkarzinome treten bevorzugt bei jungen Männern im periartikulären und peritendinösen Weichteilgewebe auf.
Zu **(A):** Das kleinzellige Bronchialkarzinom imponiert histologisch mit dicht gelagerten lymphozytenähnlichen Tumorzellen.
Zu **(C):** Das Rhabdomyosarkom zeigt makroskopisch eine rötlich-graue Schnittfläche. Mikroskopisch sind die Tumorzellen spindelig aufgebaut.
Zu **(D):** Die histologischen Merkmale des Osteosarkoms sind je nach Typ:

- *osteoplastisches Osteosarkom* mit Tumorknochen, Tumorosteoid, Tumorknorpel;
- *osteolytisches Osteosarkom* mit kernarmen Riesenzellen, polymorphen spindeligen Zellen und pathologischen Gefäßen.

Zu **(E):** Im gegebenen mikroskopischen Bild lassen sich keine von Lymphozyten abgeleitete Tumorzellen nachweisen.

Examen Frühjahr 2001

24 Fragen Examen Frühjahr 2001

Kapitel 1

F01

24.1 Für welche der nachfolgend genannten Erkrankungen ist die in Abbildung Nr. 231 des Bildanhangs gezeigte Befundkonstellation typisch?

(A) M. Parkinson
(B) M. Alzheimer
(C) Wernicke-Enzephalopathie
(D) Little-Syndrom
(E) M. Huntington

F01

24.2 Der autoptische Befund scharf demarkierter münzgroßer grauer derber Bezirke im periventrikulären Mark der Großhirnhemisphären einer im Alter von 55 Jahren verstorbenen Frau spricht am ehesten für:

(A) Hirnmetastasen eines kleinzelligen Bronchialkarzinoms
(B) frühkindliche Hirnschädigung
(C) Toxoplasmose des Gehirns
(D) Encephalomyelitis disseminata (Multiple Sklerose)
(E) Creutzfeldt-Jakob-Erkrankung

F01

24.3 Das Glioblastoma multiforme tritt am häufigsten in folgender der genannten Lokalisationen auf:

(A) Großhirnhemisphären
(B) Wand der Seitenventrikel
(C) Basalganglien
(D) Kleinhirnhemisphären
(E) Brücke

F01

24.4 Bei einem Patienten, der im fortgeschrittenen Stadium einer erworbenen Immunschwächekrankheit (AIDS) zwei Wochen nach Auftreten von Kopfschmerzen und Eintrübung starb, findet man bei der Gehirnobduktion weißlich-gelatinös verdickte Leptomeningen über den basalen Hirnregionen. Mikroskopisch besteht hier eine Ansammlung von verkäsenden Epitheloidzellgranulomen.

Für die Erhärtung der hier wahrscheinlichsten histopathologischen Diagnose hat folgende Spezialmethode die größte Aussagekraft:

(A) Berliner-Blau-Reaktion
(B) Kongorot-Färbung
(C) Elastica-van-Gieson-Färbung
(D) Ziehl-Neelsen-Färbung
(E) Chloracetat-Esterase-Reaktion

Kapitel 2

F01

24.5 Welches Schädigungsmuster des peripheren Nerven ist für die Polyradikuloneuritis (Guillain-Barré) typisch?

(A) vakuoläre Zytoplasmadegeneration
(B) interfaszikuläre Thrombophlebitis
(C) segmentale Demyelinisierung
(D) hämorrhagische Neuritis
(E) endoneurale Amyloidablagerung

Kapitel 3

F01 !

24.6 Folgende pathologische Augenveränderung ist als Komplikation des Diabetes mellitus **am wenigsten** zu erwarten:

(A) Rubeosis iridis
(B) retinale Mikroaneurysmen
(C) Katarakt
(D) Phthisis bulbi
(E) proliferative Retinopathie

24.1 (E) 24.2 (D) 24.3 (A) 24.4 (D) 24.5 (C) 24.6 (D)

Kapitel 4

F01

24.7 Die Mycosis fungoides ist

(A) ein kutanes T-Zellen-Lymphom
(B) ein kutanes B-Zellen-Lymphom
(C) eine lymphoidzellige Reaktion auf Insektenstiche
(D) eine Pilzsepsis bei Immundefizienz
(E) Ausdruck einer Graft-versus-host-Reaktion

F01

24.8 Welche Aussage über das Basalzellkarzinom (Basaliom) trifft **nicht** zu?

(A) Es wächst lokal destruierend.
(B) Es metastasiert extrem selten.
(C) Es kann oberflächlich ulzerieren.
(D) Am häufigsten tritt es im Gesichtsbereich auf.
(E) Es kommt meist bei jüngeren Personen vor.

Kapitel 5

F01

24.9 Welche Aussage trifft für die Lobärpneumonie **nicht** zu?

(A) Sie ist in der Regel durch Mykobakterien bedingt.
(B) Sie befällt besonders Menschen mit geschwächter Immunabwehr.
(C) Sie läuft unbehandelt in charakteristischen Stadien ab.
(D) Es findet sich ein fibrinöses Exsudat.
(E) Komplikation kann eine chronische karnifizierende Pneumonie sein.

F01

24.10 Welche Aussage über Adenokarzinome der Nasenhaupt- und Nasennebenhöhlen trifft zu?

(A) Sie treten gehäuft bei chronischer (beruflicher) Exposition mit bestimmten Holzstäuben auf.
(B) Sie sind meist mit einer Epstein-Barr-Virus-Infektion assoziiert.
(C) Sie sind die häufigsten malignen Tumoren in dieser Lokalisation.
(D) Sie weisen eine starke granulomatöse Reaktion auf.
(E) Sie entstehen oft auf dem Boden von invertierten Papillomen.

F01

24.11 Abbildung Nr. 232 des Bildanhangs zeigt den makroskopischen Aspekt der Schnittfläche, Abbildung Nr. 233 des Bildanhangs den histologischen Befund in der HE-gefärbten Übersicht einer transplantierten Lunge eines 36-jährigen Patienten mit vorbestehender idiopathischer Lungenfibrose.

Welche der folgenden Diagnosen der Transplantatlunge ist am wahrscheinlichsten?

(A) bronchioloalveoläres Karzinom
(B) malignes Lymphom
(C) akute Abstoßungsreaktion
(D) Bronchiolitis obliterans mit organisierender Pneumonie
(E) Pneumocystis-carinii-Pneumonie

Kapitel 7

F01

24.12 Abbildung Nr. 234 des Bildanhangs zeigt den Einblick in ein eröffnetes Hohlorgan, das bei einer Sektion entnommen worden ist. Auf Abbildung Nr. 235 des Bildanhangs sieht man einen histologischen Schnitt aus der Wand desselben Präparates in HE-Färbung.

Welche Diagnose trifft am ehesten zu?

(A) Septikopyämie
(B) Miliartuberkulose
(C) Infiltrate bei einer CLL
(D) Infiltrate eines M. Hodgkin
(E) Karzinommetastasen

24.7 (A) 24.8 (E) 24.9 (A) 24.10 (A) 24.11 (D) 24.12 (A)

Kapitel 8

F01

24.13 Welche Aussage über das Barrett-Syndrom trifft **nicht** zu?

(A) Es entsteht durch einen gastroösophagealen Reflux.
(B) Es geht mit einer chronischen Ösophagitis einher.
(C) Histologisch ist es durch den metaplastischen Ersatz der magentypischen Kardiaschleimhaut durch Plattenepithel charakterisiert.
(D) Es geht mit einem erhöhten Karzinomrisiko einher.
(E) Makroskopisch kann es sich als zungenförmige, rote Schleimhautausläufer proximal der sog. Z-Linie manifestieren.

F01

24.14 Welche Aussage zum alkoholischen Leberschaden trifft **nicht** zu?

(A) Er ist abhängig von der Alkoholdosis.
(B) Er geht oft mit einer Steatosis hepatis einher.
(C) Charakteristisch sind sog. Mallory-Körper.
(D) Die alkoholische Hepatitis ist im Allgemeinen auch bei Alkoholkarenz irreversibel.
(E) Bei kontinuierlichem Alkoholabusus geht die alkoholische Hepatitis häufig in eine Zirrhose über.

F01

24.15 Abbildung Nr. 236 des Bildanhangs zeigt die Schnittfläche der Leber eines 56 Jahre alt gewordenen Patienten, Abbildung Nr. 237 des Bildanhangs die histologische Übersicht in der Berliner-Blau-Reaktion.

Welche der folgenden Diagnosen ist am wahrscheinlichsten?

(A) Leberzellkarzinom bei chronischem Alkoholabusus
(B) vollständige Leberzirrhose bei primärer Hämochromatose
(C) fokale noduläre Hyperplasie der Leber mit Blutungsresiduen
(D) Metastasen eines malignen Melanoms
(E) Budd-Chiari-Syndrom

F01

24.16 **Nicht** zum Bild einer chronischen nichteitrigen destruierenden Cholangitis (primären biliären Zirrhose) gehört:

(A) allgemeiner Ikterus
(B) Ansammlung vieler neutrophiler Granulozyten in intrahepatischen Gallengängen
(C) Nachweis antimitochondrialer Antikörper
(D) Bevorzugung des weiblichen Geschlechts
(E) lymphozytäre Infiltration und Destruktion von Gallengangsepithelien

F01

24.17 Welche Tumorklasse sezerniert typischerweise Serotonin?

(A) Ileumkarzinoid
(B) mikrozystisches Adenom des Pankreas
(C) muzinöses Zystadenom des Pankreas
(D) papilläres seröses Zystadenom des Ovars
(E) muzinöses Zystadenom des Ovars

F01

24.18 In welchem Abschnitt des Gastrointestinaltraktes sind erworbene Divertikel am häufigsten?

(A) Kardia
(B) Pylorus
(C) Übergang von Jejunum zum Ileum
(D) Colon transversum
(E) Colon sigmoideum

F01

24.19 Welcher Befund zählt **am wenigsten** zum typischen Spektrum einer Leberschädigung durch steroidale Kontrazeptiva?

(A) Cholestase
(B) Zwerchfell-/Zahn-Furchen
(C) Leberzelladenom
(D) Peliose
(E) Lebervenenverschlusskrankheit

24.13 (C) 24.14 (D) 24.15 (B) 24.16 (B) 24.17 (A) 24.18 (E) 24.19 (B)

Kapitel 11

F01 !

24.20 Klinische Mitteilung: 30-jährige Frau. HBsAg-positive chronische aktive Hepatitis B seit 3 Jahren bekannt. Vor 3 Monaten entdeckte Proteinurie.

Übersandtes Untersuchungsgut: Nierenbiopsie-Zylinder von 1,2 cm Länge und 1 mm Durchmesser.

Mikroskopisches Bild: Glomerula mit entfalteten Kapillarschlingen. Mesangium mäßig diffus verbreitert, geringe mesangiale Zellproliferation. Schlingenbasalmembran in HE-Färbung gleichmäßig leicht verbreitert. In der Versilberung Spike-Bildung der Basalmembran erkennbar.

Immunfluoreszenzmikroskopie: fein-granuläre perlschnurartige Positivität an der Außenseite der Kapillarschlingen für IgG und Komplement C_3.

Welche Diagnose trifft zu?

(A) endokapilläre Glomerulonephritis
(B) membranöse Glomerulonephritis
(C) extrakapilläre Glomerulonephritis
(D) diabetische Glomerulosklerose
(E) Amyloidose

Kapitel 13

F01

24.21 Welche der genannten Tumorarten wird **nicht** zur Gruppe der Keimzelltumoren gerechnet?

(A) Seminom
(B) reifes Teratom
(C) Teratokarzinom
(D) Leydig-Zell-Tumor
(E) intrakranielles Germinom

Kapitel 14

F01

24.22 Welche Aussage über das Mammakarzinom trifft **nicht** zu?

(A) Es kann familiär gehäuft auftreten.
(B) Der tubuläre Subtyp hat eine bessere Prognose als das duktale invasive Mammakarzinom.
(C) Es kann Östrogen- und Progesteronrezeptoren exprimieren.
(D) Auf dem Boden eines Fibroadenoms entsteht es hauptsächlich als invasives duktales Karzinom.
(E) Es kommt auch beim Mann vor.

F01

24.23 Welche Aussage über das muzinöse Zystadenom des Ovars trifft **nicht** zu?

(A) Es kommt ein- und doppelseitig vor.
(B) Komplikation einer Ruptur ist ein Pseudomyxoma peritonei.
(C) Maligne Entartung führt zu einem muzinösen Zystadenokarzinom.
(D) Es wurden bereits Größendurchmesser von über 20 cm beobachtet.
(E) Es gehört zur Gruppe der Keimzelltumoren.

F01

24.24 Was ist eine Struma ovarii?

(A) ovarielle Metastase eines hochdifferenzierten follikulären Schilddrüsenkarzinoms
(B) Schilddrüsenfollikeln ähnliche Transformation alternder Primärfollikel
(C) vorwiegend thyreoidal differenzierte Anteile eines ovariellen Teratoms
(D) diffuse Stromareaktion des Ovars bei M. Basedow
(E) obsoletes Syndrom eines mikrozystischen Cystoma mucinosum

24.20 (B) 24.21 (D) 24.22 (D) 24.23 (E) 24.24 (C)

Kapitel 15

F01

24.25 Bei einem termingerecht geborenen, untergewichtigen Neugeborenen werden eine Hypoplasie des Mittelgesichts, eine Mikrozephalie mit Hydrozephalus und ein Ventrikelseptumdefekt des Herzens festgestellt.

Welche Ursache ist am wahrscheinlichsten?

(A) Trisomie 21
(B) mütterliche Infektion mit Treponema pallidum während der Frühgravidität
(C) diaplazentare Infektion des Kindes mit Toxoplasma gondii
(D) Alkoholabusus der Mutter während der Frühschwangerschaft
(E) Oligohydramnie

Kapitel 16

F01

24.26 Welche Aussage über die perniziöse Anämie trifft am ehesten zu?

(A) Es handelt sich um die typische Folge einer chronisch aktiven Gastritis (sog. B-Gastritis).
(B) Das Knochenmark zeigt eine isolierte Atrophie der Erythropoese.
(C) Das Knochenmark zeigt eine massive Hyperplasie der Erythropoese.
(D) Die perniziöse Anämie resultiert aus einer neoplastischen Transformation der Erythropoese (sog. maligne Erythrämie).
(E) Die Einzelerythrozyten zeigen einen stark verminderten Hämoglobingehalt.

Kapitel 17

F01 !!

24.27 Für welche der folgenden Infektionen ist eine retikulo-[histio]-zytär abszedierende Lymphadenitis **nicht** charakteristisch?

(A) Yersiniose
(B) Lymphogranuloma venereum
(C) Katzenkratzkrankheit
(D) Tularämie
(E) Furunkulose

Kapitel 19

F01

24.28 Welche Diagnose lässt sich anhand des HE-gefärbten histologischen Muskelpräparates der Abbildung Nr. 238 des Bildanhangs stellen?

(A) Kardiomyopathie
(B) interstitielle Fibrose
(C) frischer Muskelinfarkt
(D) mitochondriale Myopathie
(E) neurogene Muskelatrophie

Kapitel 20

F01

24.29 Abbildung Nr. 239 des Bildanhangs zeigt ein T2-gewichtetes MRT-Bild des 3 kg schweren Oberschenkeltumors eines 58 Jahre alten Patienten, Abbildung Nr. 240 des Bildanhangs den makroskopischen und Abbildung Nr. 241 des Bildanhangs den histologischen Befund als HE-gefärbten repräsentativen Ausschnitt.

Welche der folgenden Diagnosen ist richtig?

(A) Fibrosarkom
(B) hochdifferenziertes Liposarkom
(C) Fettgewebsnekrose
(D) Rhabdomyosarkom
(E) malignes fibröses Histiozytom

Kapitel 21

F01

24.30 Welche Aussage über Chondrosarkome trifft **nicht** zu?

Sie

(A) treten in fast jedem Lebensalter auf
(B) werden primär vorzugsweise chemotherapiert
(C) müssen in jedem Fall histologisch gesichert werden
(D) entstehen meist im zentralen Achsenskelett, Becken und den stammnahen Röhrenknochen
(E) können sekundär auch in Osteochondromen und bei generalisierten Osteochondromatosen auftreten

24.25 (D) 24.26 (C) 24.27 (E) 24.28 (E) 24.29 (B) 24.30 (B)

24 Kommentare Examen Frühjahr 2001

Kapitel 1

F01

Frage 24.1: Lösung E

Der Hirnquerschnitt in der Abbildung ist im wesentlichen auffällig wegen einer ausgeprägten *Verplumpung der Seitenventrikel.* Außerdem liegt ein relativ dünnes Corpus callosum vor. Diese makroskopisch ableitbaren Phänomene sind mit der Diagnose eines **M. Huntington** (Chorea major Huntington) vereinbar. Dabei handelt es sich um eine zerebrale Systemdegeneration, die durch eine ausgeprägte Bewegungsunruhe (Hyperkinesie) gekennzeichnet ist. Die Erkrankung wird autosomal-dominant vererbt und geht aufgrund der Atrophie des Nucleus caudatus und des Untergangs von Neuronen in den Basalganglien mit einer Erweiterung der Seitenventrikel einher. Darüber hinaus ist in fortgeschrittenen Fällen ebenso eine Vergesellschaftung mit einer diffusen Rindenatrophie wie mit einer Verdünnung des Corpus callosum möglich.
Zu **(A)**: Beim Morbus Parkinson kommt es zur Depigmentierung der Substantia nigra, die Teil einer hier nicht dargestellten Region des Hirnstammes ist.
Zu **(B)**: Der Morbus Alzheimer ist makroskopisch durch eine Hirnatrophie gekennzeichnet. Mikroskopisch sind Alzheimer-Fibrillen und senile Drusen nachzuweisen.
Zu **(C)**: Die alkoholische Enzephalopathie (Wernicke-Enzephalopathie) ist durch Proliferation von kleinen Blutgefäßen und Astrozyten vor allem in den Corpora mammilaria charakterisiert.
Zu **(D)**: Der M. Little ist die Folge vor allem durch perinatale Asphyxie entstandener Hirnschäden, wobei neurologisch führend doppelseitige spastische Paresen auftreten, die zur synonymen Namensgebung der infantilen Zerebralparese (sog. Little-Syndrom) geführt haben. Das noch im Wachstum befindliche kindliche Gehirn zeichnet sich bei einer noch nicht voll ausdifferenzierten Blut-Hirn-Schranke durch eine besondere Empfindlichkeit gegenüber schädigenden Einflüssen (z.B. pränatale Kreislaufstörungen, Geburtstrauma oder Infektionen) aus. Morphologisch kommt es zur Verflüssigung geschädigten Hirngewebes mit nachfolgender Resorption. Wenn dabei keine gliöse Narbe entsteht, entwickelt sich als mögliche Folgeveränderung eine Porenzephalie. Darunter versteht man eine Hohlraumbildung des Gehirns, die entweder mit dem inneren und/oder äußeren Liquorsystem in Verbindung steht.

F01

Frage 24.2: Lösung D

Zu **(D)**: Die **Encephalomyelitis disseminata** (Multiple Sklerose, MS) stellt eine in Schüben verlaufende Erkrankung dar, die das Großhirn und das Rückenmark betrifft. Die Ursache der MS ist noch nicht ausreichend geklärt. Diskutiert wird eine virale Genese. Morphologisch finden sich Entmarkungsherde, die bevorzugt periventrikulär auftreten und ein grau-glasiges Aussehen haben. Histologisch folgt auf eine lymphoplasmazelluläre Infiltration in den betroffenen Arealen eine Gliafaservermehrung (sog. astrozytäre Faser*sklerose*), die zur Namensgebung geführt hat.
Zu **(A)**: Vom makroskopischen Aspekt einer herdförmigen Veränderung auf eine definitive Diagnose zu schließen, ist nicht möglich, erst recht dann nicht, wenn es sich – wie hier – um eine reine Befundbeschreibung handelt.
Zu **(B)**: Als Folge frühkindlicher Hirnschäden kann es zu Substanzdefekten des Gehirns kommen, die als Porenzepahlie angesprochen werden. Darunter versteht man eine Hohlraumbildung des Gehirns, die entweder mit dem inneren und/oder äußeren Liquorsystem in Verbindung steht. Als weitere Folgeerscheinung perinataler Gehirnschädigungen ist die Ulegyrie anzusehen, bei der es sich um eine gliösnarbige Rindenschrumpfung handelt. Bei Miteinbeziehung der weißen Substanz kann durch Schrumpfungsprozesse eine Hemisphärenatrophie resultieren. Wenn im Rahmen einer derartig beschriebenen atypischen gliösen Markscheidenbildung nicht nur Axone, sondern auch Gliazellen selbst „bemarkt“ werden, spricht man vom Status marmoratus.
Zu **(C)**: Bei der zerebralen Toxoplasmose treten verkalkte Rindennekrosen auf.
Zu **(E)**: Bei der Creutzfeldt-Jakob-Krankheit kommt es klinisch zu Krampfanfällen, einer extrapyramidalen Symptomatik und zur fortschreitenden Demenz. Betroffen ist die kortikale und die subkortikale graue Substanz. Morphologisch findet man bei *fehlender* entzündlicher Infiltration eine Verminderung der Nervenzellen, spongiöse Auflockerungen und eine astrozytäre Gliaproliferation. Nach neuesten Erkenntnissen ergibt sich ein Zusammenhang zwischen der bovinen spongiösen Enzephalopathie (BSE) und der Creutzfeldt-Jakob-Erkrankung.

F01

Frage 24.3: Lösung A

Zu **(A)**: Das **Glioblastoma multiforme** ist ein hochmaligner Tumor des ZNS (Grad IV) mit einem Prädilektionsalter zwischen 45 und 65 Jahren. Die Prognose ist schlecht. Meistens erfolgt eine schmetterlingsförmige Ausbreitung über beide **Großhirnhemisphären**. Typisch ist das *bunte Bild* auf der frischen Schnittfläche, welches durch die graurosa Farbe, die gelbgrünen Nekrosen, die grünen Gallertzysten und die Blutungen aus den zahlreichen pathologischen Gefäßen hervorgerufen wird. Die Tumorzellen sind bei mikroskopischer Betrachtung oval und spindelig (fusiformes Glioblastom) oder polymorph.

F01

Frage 24.4: Lösung D

Die im einleitenden Aufgabentext gegebene Falldarstellung spricht für das Vorliegen einer **Leptomeningitis tuberculosa**, die sich als Komplikation der tuberkulösen Primärinfektionsperiode ausbilden kann. Typisch für diese Form der Meningitis sind die sich nach einiger Zeit im Liquorpunktat durch Fibrinausfällung ausbildenden *Spinngewebsgerinnsel*. Außerdem findet sich eine massive Pleozytose (Lymphozyten, neutrophile Granulozyten, Monozyten) und eine hierdurch bedingte relative Erniedrigung des Liquorzuckers. Die mikroskopischen Veränderungen entsprechen denen in anderen tuberkulös infizierten Organen, z.B. der Lunge (Granulome, Verkäsung, Langhans-Zellen). Oftmals befinden sich in den entzündlichen Infiltraten auch Plasmazellen und neutrophile Granulozyten. Bevorzugt treten die Infiltrate im Bereich der meningealen Anteile der **Hirnbasis**, der Brückenzisterne und der Schläfenlappen auf. Auch die Ausbildung einer Meningoenzephalitis durch Übergreifen des Prozesses auf das Hirngewebe (z.B. an der Basis) ist möglich. Sofern auch die Wände der basalen Gefäße in die Entzündung miteinbezogen werden, kann es zu Durchblutungsstörungen mit der Folge von Hypothalamusnekrosen kommen. Schwere Verlaufsformen werden bei Immundefektsyndromen beobachtet (z.B. AIDS).

Zu **(A)**: Mit der Berliner-Blau-Reaktion können (Hämo-)Siderinablagerungen nachgewiesen werden. Diese intrazellulären Eisen-III-Protein-Komplexe stellen sich im histologischen Schnittpräparat nach der entsprechenden Behandlung blau dar.

Zu **(B)**: Amyloid ist mit Kongorot anffärbbar und im polarisierten Licht doppelbrechend.

Zu **(C)**: Die Elastica-van-Gieson-Färbung wird zur Darstellung elastischer Fasern (schwarz) eingesetzt.

Zu **(D)**: Die Ziehl-Neelsen-Färbung wird für den Nachweis von säurefesten Stäbchenbakterien (Mykobakterien) angewendet, deren Wand sich rot färbt.

Zu **(E)**: Die Chloracetat-Esterase-Reaktion dient als histochemische Untersuchungstechnik zur Differenzierung verschiedener Leukämieformen.

Kapitel 2

F01

Frage 24.5: Lösung C

Die Schädigung eines peripheren Nervens wird als Neuropathie bezeichnet. Unter Polyneuropathien versteht man symmetrische Erkrankungen peripherer Nerven, die zu unterschiedlichsten Störungen führen können. Je nach der Ursache werden verschiedene Formen der Polyneuropathien unterscheiden:

- **neuronale Polyneuropathie** – Hierbei wird primär das Perikaryon der Nervenzelle geschädigt. Es kommt danach zu einem langsamen Fortschreiten der Schädigung nach distal (sog. „dying forward"). Auslösend können Gifte (Adriamycin, Vincristin, Quecksilber u.v.a.m.) sein.
- **axonale Polyneuropathie** – Hierbei wird zunächst das Axon geschädigt. Die darauf folgenden Degenerationsschritte schreiten retrograd fort (sog. „dying backward"). Auslösend können metabolische Störungen wie Diabetes mellitus, Alkohol, Urämie u.a. sein.
- **demyelinisierende Polyneuropathie** – Hierbei kommt es primär zur Schädigung der Schwann'schen Zellen. Ursachen können metabolische Störungen (z.B. Lipidspeicherkrankheiten, Diabetes mellitus u.a.), entzündliche Affektionen im Rahmen von Überempfindlichkeitsreaktionen (z.B. **Guillain-Barré-Syndrom**) oder toxische Einflüsse (z.B. Bleivergiftung) sein.
- **Interstitielle Polyneuropathie** – Hierbei kommt es auf vaskulärer Grundlage (z.B. diabetische Mikroangiopathie, Amyloidose u.a.) zur Nervendegeneration.

Zu **(A)**: Eine vakuoläre Zytoplasmadegeneration findet sich bei der neuronalen und axonalen Polyneuropathie.

Zu **(B)** und **(D)**: Die interfaszikuläre Thrombophlebitis kann Ursache für eine interstitielle (vaskulär bedingte) Polyneuropathie sein. Venöse Abflussstörungen können dabei zu einer hämorrhagischen Neuritis führen.

Zu **(C)**: Das Guillain-Barré-Syndrom ist eine demyelinisierende Entzündung der Nervenwurzel. Es bildet sich eine Polyradikulitis aus.

Zu **(E)**: Durch endoneuronale Amyloidablagerungen kommt es sekundär zum Bild der interstitiellen Polyneuropathie.

Kapitel 3

F01 !

Frage 24.6: Lösung D

Zu **(D)**: Unter einer Phthisis bulbi versteht man den allmählichen Schwund des Augapfels durch Atrophie des Ziliarkörpers (Versiegen der Kammerwasserproduktion). Typischerweise kann eine Phthisis bulbi als Folge einer Iritis oder Iridozyklitis auftreten.
Beim Diabetes mellitus können weitreichende Augenveränderungen entstehen:

- Die **diabetische Retinopathie** ist durch einen fortschreitenden Visusverlust mit finaler Erblindung gekennzeichnet. Sie geht zum einen auf eine ausgeprägte diabetisch bedingte Arteriolosklerose zurück, auf deren Boden letztendlich **kapilläre Aneurysmen** (B) mit der Gefahr rezidivierender **Netzhaut- und Glaskörpereinblutungen** entstehen. Außerdem kommt es zu pathologischen Gefäßregeneraten. Als Komplikation dieser proliferierenden Retinopathie (E) kann es zu Gefäßneubildungen in der Iris kommen (= Rubeosis iridis) (A). Durch eine dadurch hervorgerufene Behinderung des Kammerwasserabflusses kann sich ein sekundäres Glaukom entwickeln.
- Die diabetische Katarakt („grauer Star") zählt zu den erworbenen (sekundären) Kataraktformen. Vollständig ist die Pathogenese nicht geklärt. Man diskutiert als Ursache die Glykosidierung der in einem definierten Quellungszustand befindlichen Bindegewebsfasern der Augenlinse und eine dadurch hervorgerufene Konfigurationsänderung, die zur Linsentrübung führt *(Quellungskatarakt)* (C).

Kapitel 4

F01

Frage 24.7: Lösung A

Zu **(A)**: Bei der **Mycosis fungoides** handelt es sich ein kutanes niedrig-malignes T-Zell-Lymphom (Non-Hodgkin-Lymphom). Es können neoplastische Lymphozyten in dichter Infiltration in der Haut nachgewiesen werden.

F01

Frage 24.8: Lösung E

Basaliome (syn. Basalzellkarzinome) sind semimaligne Tumoren, welche vor allem an lichtexponierten Stellen der Haut (Gesichtsbereich) (D) mit zunehmendem Alter (E) auftreten. Sie gehen von den Basalzellen der Epidermis aus und äußern sich in kleinen Knötchen auf der Haut, welche zentral exulzerieren können. Mikroskopisch finden sich im Korium solide Zellhaufen, die charakteristischerweise nach außen durch Zellen mit länglichen Kernen begrenzt sind, die eine palisadenförmige Anordnung haben. Obwohl das Wachstum infiltrierend und lokal destruierend (A) und ulzerierend (C) sein kann, kommt es *extrem selten* (B) zur Metastasenbildung!
Zu **(E)**: Das Basaliom ist eine Erkrankung des älteren Menschen.

Kapitel 5

F01

Frage 24.9: Lösung A

Die Lobärpneumonie ist eine überwiegend durch Pneumokokken hervorgerufene, lobär begrenzte, fibrinöse (D) Lungenentzündung, bei der das entzündliche Exsudat im Gegensatz zur Bronchopneumonie gleichmäßig über den gesamten Lungenlappen verteilt ist. Typisch für den stadienhaften Ablauf (C) ist neben dem klinisch akuten, hochfieberhaften Erkrankungsbeginn auch ein regelhafter histologisch nachweisbarer mehrphasiger Entzündungsablauf: Anschoppung, rote und graue (graugelbe) Hepatisation, Lyse. Bleibt das Lysestadium aus, so wird das intraalveoläre Exsudat nicht verflüssigt, sondern bindegewebig organisiert (Karnifikation) (E). Durch Schrumpfung kann sich in der Umgebung der karnifizierten Lungenareale ein Narbenemphysem ausbilden.
Zu **(A)**: Die Lobärpneumonie wird typischerweise von **Pneumokokken** hervorgerufen.
Zu **(B)**: Patienten mit herabgesetztem Immunstatus sind besonders gefährdet, eine Lobärpneumonie zu entwickeln.

F01

Frage 24.10: Lösung A

Karzinome der Nasenhaupt- und Nasennebenhöhlen machen ca. 1–2% aller malignen Tumoren aus.
Zu **(A)**: Nasenschleimhauttumoren treten gehäuft nach Exposition mit Nickel- und Holzstäuben auf.
Zu **(B)**: Das in Afrika endemische und mit dem Epstein-Barr-Virus (EBV) assoziierte Burkitt-Lymphom manifestiert sich häufig im Kieferbereich und anderen extranodalen Lokalisationen. Das sporadisch auftretende, nicht EBV-assoziierte Burkitt-Lymphom tritt häufiger in Lymphknoten, Gastronintestinaltrakt und Knochenmark auf.

Zu **(C)**: Adenokarzinome der Nasenhaupt- und Nasennebenhöhle sind selten. Im Nasen-/Nasennebenhöhlenbereich kommen Plattenepithelkarzinome am häufigsten vor.
Zu **(D)**: Gemeint ist wohl das letale Mittelliniengranulom, das einer T-Zell-Neoplasie entspricht.
Zu **(E)**: Invertierende Papillome der Nasenschleimhaut können in eine gesonderte Tumorentität der Nasenhaupt- und -nebenhöhlen übergehen: Übergangszellkarzinom der Nase.

F01

Frage 24.11: Lösung D

Die makroskopische Abbildung zeigt die Aufsicht auf die Pleura visceralis der transplantierten Lunge des Patienten. Es handelt sich demnach um das dem Patienten implantierte Spenderorgan, das erst sekundär eine schwerwiegende Schädigung erfahren haben muss. Aus dem Makropräparat lassen sich keine weiteren wegweisenden Befunde ableiten, bis auf die Tatsache, dass eine insgesamt gelblich und fleckig-rötliche Verfärbung bei spiegelnder Pleura eingetreten ist. Am Bildoberrand ist links der Mittellinie eine Fibrinauflagerung zu sehen, die ebenfalls keinen pathognomonischen Befund ergibt. Demgegenüber allerdings lässt das mikroskopische Präparat eine eindeutigere Aussage zu. Hier sind die Alveolarsepten nur noch schemenhaft bandartig zu erkennen. Alveolen und kleine Bronchien sind von einem faserreichen Gewebe ausgefüllt. Diese histologische Befundlage ist charakteristisch für eine Bronchiolitis obliterans, die sich bis in die Alveolen hinein erstreckt. Man spricht auch zusammenfassend von einer **Bronchiolitis obliterans mit organisierender Pneumonie** (D) oder vom **BOOP-Syndrom**. Als auslösende Ursache werden virale Infekte diskutiert, wie sie bei immunsupprimierten Patienten (z.B. nach einer Transplantation) foudroyant auftreten können.
Zu **(A)**: Die Übersichtsvergrößerung lässt keine gesicherten Aussagen zum etwaigen Vorliegen von Karzinomzellen zu.
Zu **(B)**: Lymphozytäre Zellen im Lungeninterstitium lassen sich nicht nachweisen.
Zu **(C)**: Bei der akuten Abstoßung eines Lungentransplantates finden sich gefäßnah lymphozytäre Infiltrationen des Lungeninterstitiums. Die originäre alveoläre Struktur ist zunächst noch erhalten.
Zu **(E)**: Eine Pneumocystis-carinii-Pneumonie entwickelt sich interstitiell mit typischen plasmazellulären Infiltraten. Sie ist mit einem Anteil von 85% die häufigste opportunistische Infektion bei AIDS-Patienten.

Kapitel 7

F01

Frage 24.12: Lösung A

Die makroskopische Abbildung zeigt die Aufsicht auf das Endokard. Am oberen Bildrand ist ein Papillarmuskel mit anhängendem Sehnenfaden erkennbar. Das Endokard ist herd- oder punktförmig gerötet. Daneben sind gelbe Stippchen subendokardial auszumachen. In der histologischen Abbildung wird eine Myokardbiopsie dargestellt. Im Zentrum des Bildes findet sich eine dichte Ansammlung gelapptkerniger Leukozyten. Hier liegt der typische Befund eines **Mikroabszesses** vor. Damit kann die Diagnose einer **Septikopyämie** als Ursache für eine **eitrige Myokarditis** abgeleitet werden (A). Allgemein kommt es im Rahmen einer Pyämie ausgehend von einem primären Eiterherd zur hämatogenen Ausschwemmung von Bakterien (z.B. Staphylococcus aureus). Es entstehen metastatische Streuherde, die sich in Form von Mikroabszessen manifestieren. Kommt es gleichzeitig zu septischen Allgemeinreaktionen des Organismus (z.B. Fieber und Schüttelfrost), liegt definitionsgemäß eine Septikopyämie vor.
Zu **(B)**: Eine granulomatöse Entzündung, wie sie für die Miliartuberkulose typisch wäre, liegt nach dem histologischen Präparat nicht vor.
Zu **(C)**: Die Übersichtsvergrößerung zeigt granulozytäre Zellen, die das Myokard herdförmig durchsetzen. Infiltrate von Lymphozyten wie bei der CLL lassen sich nicht ausmachen.
Zu **(D)**: Eine Beteiligung des Herzmuskels beim M. Hodgkin wäre eine ausgesprochene Rarität. Hinweiszeichen für das Vorliegen von Hodgkin- oder Sternberg-Reed-Zellen können aus der gegebenen mikroskopischen Abbildung nicht abgeleitet werden.
Zu **(E)**: Tumorzellen im Myokard sind im histologischen Bild nicht zu finden.

Kapitel 8

F01

Frage 24.13: Lösung C

Die Zylinderepithelmetaplasie des distalen Ösophagus wird als **Barrett-Syndrom** (synonym: Endobrachyösophagus) bezeichnet. Es ist erwiesen, dass die Refluxösophagitis ((A) und (B)) die Ursache für die metaplastische Umwandlung des originären Plattenepithels des Ösophagus darstellt, wobei ein Epithel vom Typ der Magenschleimhaut histologisch vorgefunden werden kann. Der Barrett-Ösophagus geht mit einem erhöhten Karzinomrisiko einher (C).

Zu **(C)**: Das Plattenepithel des distalen Ösophagus wird durch Zylinderepithel (= magentypische Kardiaschleimhaut) ersetzt.
Zu **(E)**: Der makroskopische Aspekt des Barrett-Ösophagus lässt sich endoskopisch als Verlagerung der Z-Linie (Grenze des ösophago-cardialen Überganges) nach oral beschreiben. Dabei sind rote, teils zungenförmige, teils flächige Schleimhautausläufer zu beobachten.

F01

Frage 24.14: Lösung D

Die **Alkoholhepatitis** (syn. Fettleberhepatitis) geht mit der folgenden histologischen Befund-Trias einher:

- ausgeprägte Verfettung der Hepatozyten (Steatosis hepatis) (B)
- Mallory-Bodies (intrazelluläre Hyalinansammlungen) (C)
- granulozytäre Entzündungsreaktion

Zu **(A)**: Die histologisch fassbaren Veränderungen der Leber sind abhängig von der Alkoholdosis:

- mehr als 60 g Alkohol pro Tag: Fettleber
- mehr als 120 g Alkohol pro Tag: Alkoholhepatitis

Zu **(D)**: Die Alkoholhepatitis ist unter Alkoholkarenz grundsätzlich reversibel.
Zu **(E)**: Bei kontinuierlichem Alkoholabusus mündet die Alkoholhepatitis über eine fortschreitende Fibrose in eine Leberzirrhose ein.

F01

Frage 24.15: Lösung B

Für die korrekte Diagnosestellung ist der Verweis auf die Berliner-Blau-Reaktion im Aufgabentext wegweisend. Die Berliner-Blau-Reaktion (Eisenfärbung) kann selektiv dreiwertiges Eisen nachweisen. Das Schnittbild zeigt eine mit multiplen Knoten durchsetzte Leber mit unruhiger höckeriger Oberfläche des Organs. Das mikroskopische Präparat demonstriert breite zellarme Streifen zwischen nach der Eisenfärbung sich blau darstellenden Leberparenchymbezirken. Damit lässt sich ableiten, dass eine Leberzirrhose bei Eisenüberladung des Organs vorliegt. Es liegt eine **hämochromatotische Leberzirrhose** vor (syn. Pigmentzirrhose) (B).
Zu **(A)**: Das Leberkarzinom (hepatozelluläres Karzinom) entsteht zu 95% auf dem Boden einer Leberzirrhose. Es kann größere Knoten bilden oder aus zahlreichen kleinen Anteilen bestehen, die entweder aus einer multizentrischen Entstehung oder aus einer intrahepatischen Metastasierung resultieren. Typischerweise erscheint das Leberkarzinom durch Blutungen, Nekrosen, Verfettung und lokale Gallefarbstoffeinlagerung im Schnittbild inhomogen und unterschiedlich gefärbt.

Zu **(C)**: Bei der fokal-nodulären Hyperplasie (FNH) handelt es sich um eine isolierte tumorartige Veränderung der Leber, die durch ihren Bindegewebsreichtum charakterisiert ist. Frauen sind doppelt so häufig betroffen wie Männer. Die mikroskopische Erscheinungsform erinnert an eine Leberzirrhose. Die Bindegewebsvermehrung führt zu einer typischen zentralen sternförmigen Narbenbildung. Die Tumoren sind gut abgegrenzt und zeigen *keine* maligne Entartungstendenz.
Zu **(D)**: Histologische Zeichen eines malignen Melanoms sind nicht auszumachen.
Zu **(E)**: Beim Budd-Chiari-Syndrom liegt eine Lebervenenthrombose vor.

F01

Frage 24.16: Lösung B

Die primäre biliäre Zirrhose bietet das Bild einer chronischen destruktiven, *nicht eitrigen* Cholangitis, die auf dem Boden einer Autoimmunerkrankung mit Nachweis antimitochondrialer Antikörper (C) im Serum entsteht. Es sind die intrahepatischen Gallengänge mit einer lymphozytären Infiltration und Zerstörung der Epithelien (E) betroffen. Nach Übergreifen der Entzündung auf das Leberparenchym kommt es zum diffusen Untergang von Hepatozyten mit der Folge des zirrhotischen Organumbaus. In diesem fortgeschrittenen Stadium der Erkrankung kann die mangelnde Ausscheidungsfunktion der Leber mit einem Ikterus (A) histologisch durch eine massive Cholestase und hepatozelluläre Kupfereinlagerungen abgelesen werden. Es sind zumeist Frauen im mittleren Lebensalter betroffen (D).
Zu **(B)**: Die *eitrige oder sekundäre Cholangitis* ist durch die dichte Ansammlung *gelapptkerniger Leukozyten* (Granulozyten) in Periportalfeldern und intrahepatischen Gallengängen charakterisiert. Sie ist Folge einer bakteriellen Besiedlung des Gallenwegssystems, z. B. auf den Boden einer Choledocholithiasis.

F01

Frage 24.17: Lösung A

Zu **(A)**: Karzinoide sind maligne Tumoren des diffusen neuroendokrinen Zellsystems. Sie wachsen langsam und lokal destruierend. Karzinoide können im gesamten Gastrointestinaltrakt und im Bronchialsystem vorkommen. Sie sind imstande, Serotonin zu bilden. Klinisch macht sich die Serotonin-Inkretion nach erfolgter Lebermetastasierung mit einer Flush-Symptomatik bemerkbar.
Zu **(B)** und **(C)**: Die aufgelisteten benignen Tumoren des exokrinen Pankreas bilden Drüsensekrete, die sich in von der Geschwulst gebildeten Hohlräumen ansammeln. Eine endokrine Aktivität wird bei diesen Tumoren nicht beobachtet.

Zu **(D)** und **(E)**: Die aufgelisteten benignen Tumoren des Ovars sezernieren teilweise große Mengen serösen oder schleimigen Sekretes, das sich in von der Geschwulst gebildeten Hohlräumen ansammelt. Eine hormonelle Aktivität existiert für diese Tumoren nicht.

F01

Frage 24.18: Lösung E

Zu **(E)**: Im Gastrointestinaltrakt kommen erworbene Divertikel am häufigsten im Bereich des linken Kolonschenkels vor. Schwerpunktmäßig ist das Colon sigmoideum betroffen. Hier entstehen im Bereich der Gefäßeintrittsstellen in die Kolonwand Pseudodivertikel (Graser'sche Divertikel), die durch chronisch-rezidiverende oder akute Entzündungen kompliziert werden können.
Zu **(A)**, **(B)** und **(C)**: An den genannten Lokalisationen können grundsätzlich Divertikel als angeborene Variante vorhanden sein.
Zu **(D)**: Grundsätzlich, aber selten kann eine Kolondivertikulose auch das Colon transversum und den rechten Kolonschenkel miteinbeziehen.

F01

Frage 24.19: Lösung B

Zu **(B)**: Vermehrte Atemarbeit (wie z.B. bei einer chronisch-obstruktiven Lungenerkrankung, COPD) bedingt eine ausgeprägte Hypertrophie der Atemmuskulatur, so auch des Zwerchfells. Die entstehenden breiten Muskelzüge der Zwerchfellkuppel üben einen konstanten Druck auf die Facies diaphragmatica der Leber aus. An den Stellen des höchsten mechanischen Einflusses reagiert das Lebergewebe mit einer Druckatrophie, die sich in Form der Zwerchfellfurchen makroskopisch an der Leberoberfläche nachweisen lässt. Ein Zusammenhang zwischen dem Auftreten einer COPD und der Einnahme von oralen Kontrazeptiva existiert nicht.
Zu **(A)**: Östrogenpräparate als Antikonzeptiva können eine hepatozelluläre Exkretionshemmung induzieren. Es kann eine Cholestase resultieren.
Zu **(C)**: Das Leberzelladenom ist ein benigner Tumor, der aus normal konfigurierten Hepatozyten aufgebaut ist. Die Geschwulst ist selten und tritt vornehmlich bei Frauen im gebärfähigen Alter und nach Einnahme steroidaler Kontrazeptiva auf.
Zu **(D)**: Unter einer Peliosis hepatis versteht man bis zu 1 cm große Blutzysten in der Leber, die u.a. unter der Einnahme von Kontrazeptiva auftreten können.
Zu **(E)**: Die Lebervenenverschlusskrankheit wird als Budd-Chiari-Syndrom bezeichnet. Dabei kommt es zur Thrombose der Lebervenen. Neben anderen Faktoren können auch steroidale Kontrazeptiva für die Entstehung einer Lebervenenthrombose verantwortlich sein.

Kapitel 11

F01 !

Frage 24.20: Lösung B

Die anamnestischen und morphologischen Angaben lassen eine **membranöse Glomerulonephritis** diagnostizieren. Es handelt sich dabei um eine Immunkomplex-Glomerulonephritis, welche die häufigste Ursache eines nephrotischen Syndroms (Proteinurie) bei Erwachsenen ist. Die beteiligten Antigene sind häufig noch nicht bekannt. Als Ursache kommen allerdings auch Infektionserkrankungen in Betracht, darunter die Virushepatitis B.
Zu **(A)**: Die endokapilläre (oder exsudative-proliferative) Glomerulonephritis, zum Beispiel nach Streptokokkeninfektion, zeigt histologisch glomeruläre Granulozyteninfiltrate sowie eine Schwellung und Proliferation von Epithelien und Mesangiumzellen. Die Kapillarlichtungen sind stark eingeengt. Auch hierbei liegt pathogenetisch eine Immunkomplexablagerung zugrunde. In der Immunfluoreszenz finden sich jedoch große subepitheliale Immunkomplexablagerungen (humps).
Zu **(C)**: Bei der extrakapillären Glomerulonephritis kommt es zur Ausbildung sogenannter Halbmonde in den Glomerula (Zellproliferation mit Obliteration der Bowman-Kapsel). Pathogenetisch handelt es sich um eine GN vom Anti-Basalmembran-Typ (z.B. Goodpasture-Syndrom, rapid-progressiver Verlauf). Die Immunfluoreszenz offenbart ein lineares Verteilungsmuster der Autoantikörper.
Zu **(D)** und **(E)**: Auch bei der diabetischen Glomerulosklerose und bei der Amyloidose der Niere kann es zu einer Proteinurie kommen. Hierbei wirkt kein immunologischer Pathomechanismus.

Kapitel 13

F01

Frage 24.21: Lösung D

Keimzelltumoren zählen zur Gruppe der dysontogenetischen Tumoren. Unter diesem Oberbegriff werden Geschwülste zusammengefasst, die aufgrund einer gestörten Embryogenese entstehen. Man unterscheidet Hamartome (gutartige geschwulstartige Neubildungen), Teratome (gut- und bösartig) und embryonale Tumoren (immer maligne).

Zu **(D)**: Leydig-Zell-Tumoren gehen aus dem Stroma der Gonaden hervor und gehören daher nicht zu den Keimzelltumoren.
Zu **(A)**: Das Seminom ist der häufigste Hodentumor. Es wird zur Gruppe der Keimzelltumoren gezählt. Der Tumor metastasiert primär bevorzugt lymphogen, paraaortal und paracaval. Er zeichnet sich durch eine intensive Strahlensensibilität aus. Das Seminom kann als Kombinationstumor entdifferenzierte Anteile (z.B. embryonales Karzinom) enthalten.
Zu **(B)** und **(C)**: Teratome werden als Keimzelltumoren bezeichnet, da sie sich von primitiven, omnipotenten Keimzellen ableiten. Es werden reife und unreife (entdifferenzierte) Teratome unterschieden. Für die unreifen Teratomformen existieren unterschiedliche Nomenklaturen: Embryonales Karzinom (WHO-Klassifikation) oder undifferenziertes malignes Teratom (Klassifizierung nach Pugh und Cameron). Auch wird der Begriff des Teratokarzinoms zur Bezeichnung eines unreifen Teratoms verwendet.
Zu **(E)**: Germinome sind Keimzelltumoren, die im Bereich der Zirbeldrüse auftreten. Sie sind histologisch ähnlich wie Seminome aufgebaut.

Kapitel 14

F01

Frage 24.22: Lösung D

Zu **(D)**: **Fibroadenome** der Mamma sind benigne Mischgeschwülste mit einem ausdifferenzierten bindegewebigen und epithelialen Anteil. Sie zeigen kein infiltratives Wachstum und sind gegen die Umgebung durch eine Bindegewebskapsel abgegrenzt. Eine Tendenz zur malignen Entartung besteht nicht.
Zu **(A)**: Das Mammakarzinom ist das häufigste Karzinom der Frau. Der Altersgipfel liegt im 5. bis 6. Lebensjahrzehnt. Eine Reihe von pathogenetischen Faktoren wird für die Entstehung des Mammakarzinoms verantwortlich gemacht. Insbesondere neuere molekularbiologische Erkenntnisse zeigen, dass die Disposition zur karzinomatösen Entartung genetisch fixiert sein kann. In diesem Zusammenhang kommt dem breast-cancer-gen (BRCA-1-Gen) besondere Bedeutung zu.
Zu **(B)**: Die weitaus häufigsten histologischen Varianten des Mammakarzinoms gehen entweder von den Milchgängen (duktaler Typ) oder von den Drüsenendstücken (lobulärer Typ) aus. Die jeweiligen invasiven Formen haben eine relativ schlechte Prognose gegenüber anderen histologischen Differenzierungen des Mammakarzinoms, zu denen der tubuläre oder der papilläre Subtyp gehören.
Zu **(C)**: Mammakarzinome sind in der Lage, Progesteron- und/oder Östrogenrezeptoren zu exprimieren. Der positive Rezeptorennachweis kann therapeutisch ausgenutzt werden.
Zu **(E)**: Das Mammakarzinom kann sehr selten auch beim Mann auftreten.

F01

Frage 24.23: Lösung E

Das **muzinöse Zystadenom des Ovars** ist ein benigner Tumor, der ein- oder beidseitig (A) auftreten kann. Die Tumoren, die beträchtliche Durchmesser (über 20 cm) erreichen können (D), können entarten und werden dann als muzinöse Zystadenokarzinome (C) bezeichnet. Intermediärstufen werden als Borderline-Tumoren eingruppiert.
Zu **(B)**: Als Komplikation der Ruptur eines muzinösen Zystadenoms des Ovars kann ein Pseudomyxoma peritonei entstehen. Darunter versteht man die Entleerung der gallertigen Masse des zystischen Tumors in die freie Bauchhöhle, was als Langzeitfolge erhebliche Adhäsionen (Verwachsungen) initiieren kann.
Zu **(E)**: Zystadenome des Ovars gehen vom Deckepithel des Organes aus. Keimzelltumoren hingegen gehen aus den omnipotenten Stammzellen hervor.

F01

Frage 24.24: Lösung C

Zu **(C)**: Die sog. **Struma ovarii** ist ein reifes Teratom des Ovars, das aus differenziertem Schilddrüsengewebe besteht. Es handelt sich wie bei alle Teratomen um einen Keimzelltumor.

Kapitel 15

F01

Frage 24.25: Lösung D

Zu **(D)**: Zu den zahlreichen Symptomen der **Alkoholembryopathie** zählen neben Mikrozephalus, intrauterinem Minderwuchs und Mandibulahypoplasie (Mittelgesichtshypoplasie) auch noch geistige und körperliche Retardierung, muskuläre Hypotonie, Herzfehler (u.a. Ventrikelseptumdefekt möglich), hoher Gaumen, schmales Lippenrot und fehlendes Philtrum. Richtiger wäre es, von einer Alkoholembryo*feto*pathie zu sprechen, da sich die beschriebenen Veränderungen auch noch nach Ablauf des dritten Schwangerschaftsmonats entwickeln. Ethanol ist der bedeutendste fetotoxische Stoff, das embryofetale Alkoholsyndrom wird in Deutschland bei 2 von 1000 lebend geborenen Kindern beobachtet.

Zu **(A)**: Beim Down-Syndrom (Trisomie 21) kann es in 40% der Fälle zu einem Vorhofseptumdefekt oder zu einem Ventrikelseptumdefekt kommen. Weitere Symptome sind: Rundschädel, Makroglossie, Epikanthus (Lidfalte) u. a.
Zu **(B)**: Bei der Lues connata sind vornehmlich Hauteffloreszenzen (syphilitisches Pemphigoid) zu beobachten.
Zu **(C)**: Die konnatale Toxoplasmose führt in 75% der Fälle zu Symptomen wie Hydrocephalus internus, intrakraniellen Verkalkungen, Hepatosplenomegalie, Chorioretinitis, Anämie, Thrombozytopenie.
Zu **(E)**: Die Oligohydramnie kann die Folge einer Plazentainsuffizienz oder einer renalen Minderfunktion des Feten sein.

Kapitel 16

F01

Frage 24.26: Lösung C

Zu **(A)**, **(B)** und **(C)**: Die **perniziöse Anämie** (M. Biermer) entsteht auf dem Boden einer chronischen Gastritis vom Typ A (A). Dabei kommt es durch Antikörperbildung gegen Belegzellen und den von diesen gebildeten Intrinsic-Faktor zum Vitamin-B_{12}-Mangel. Folgen dieses Mangels an Vitamin B_{12} sind eine verzögerte und gestörte Reifung der Erythrozyten, welche bei einem hohen Gehalt an Hämoglobin ungewöhnlich groß sind (Megalozyten) und durch vermehrte Hämolyse nur eine kurze Lebenszeit besitzen. Die verminderte Erythrozytenkonzentration führt zu dem Versuch einer Kompensation durch Hyperplasie der Erythropoese (C).
Zu **(D)**: Zu einer neoplastischen Transformation der Erythropoese kommt es u. a. bei der Polycythaemia vera.
Zu **(E)**: Die Einzelerythrozyten zeigen bei der perniziösen Anämie einen erhöhten Hämoglobingehalt: Sie sind hyperchrom. Sie weisen aus diesem Grunde ein vergrößertes Volumen auf: Man spricht von Megalozyten im peripheren Blut oder von Megaloblasten im Knochenmark. Aus der Kombination der Begriffe ergibt sich die Namensgebung als hyperchrome oder megaloblastäre Anämie.

Kapitel 17

F01 !!

Frage 24.27: Lösung E

Bei einer Reihe von Infektionserkrankungen bilden sich in entzündlich reagierenden Lymphknoten Granulome aus Histiozyten und Epitheloidzellen, die wallartig eine zentrale Zone zerfallener Granulozyten umschließen. Man spricht kurz von einer *retikulo-histiozytären abszedierenden Lymphadenitis* und bezeichnet die histologischen Veränderungen summarisch als **Granulome vom Typ der Pseudotuberkulose**. Die Namensgebung *Pseudo*tuberkulose wurde eingeführt, weil die zentrale Nekrosezone histologisch der käsigen Nekrose bei der Tuberkulose gleicht.
Bei folgenden Erkrankungen finden sich Granulome vom Typ der Pseudotuberkulose:

- Yersiniose (Erreger: Yersinia pseudotuberculosis) (A)
- Lymphogranuloma venereum (Erreger: Chlamydien) (B)
- Katzenkratzkrankheit (Erreger: Chlamydien) (C)
- Tularämie (Erreger: Fancisella tularensis) (D)
- Bilharziose u. a.

Zu **(E)**: Ein Furunkel ist eine abszedierende Entzündung der Haut, die sich histologisch durch die massenhafte Ansammlung gelapptkerniger Leukozyten auszeichnet (typische Erreger: Staphylokokken). Eine granulomatöse Entzündungsreaktion wird nicht beobachtet. Unter einer Furunkulose versteht man das wiederholte Auftreten von Furunkeln.

Kapitel 19

F01

Frage 24.28: Lösung E

Zu **(E)**: Das vorliegende mikroskopische Präparat zeigt im Querschnitt getroffene Muskelfasern. Am rechten Bildrand und im Bereich der linken zentralen Bildhälfte erkennt man in Gruppen angeordnete schmale Muskelfasern mit randständigen Zellkernen. Eine Entzündungsreaktion ist nicht nachweisbar. Die sonstigen dargestellten Muskelfasern zeigen reguläre Querschnitte. Nach der gegebenen Befundlage handelt es sich um das histologische Bild einer **neurogenen Muskelatrophie** (E). Diese ist dadurch gekennzeichnet, dass eine Schädigung einer motorischen Nervenzelle sekundär zum Untergang der abhängigen Muskelfasern führt. Je nach Ort der Läsion unterscheidet man *spinale, radikuläre* oder *axonale* Formen der neurogenen Muskelatrophie, denen sämtlich gemeinsam ist, dass

sich eine felderförmige Atrophie von Muskelfasern ergibt.
Zu **(A)**: Eine Myokard-PE stellt sich histologisch anders dar als die gegebene Biopsie aus einem Skelettmuskel. In diesem Falle lässt also die Organzuordnung eine myokardiale Affektion ausschließen.
Zu **(B)**: Das interstitielle Gewebe im dargestellten Muskelpräparat stellt sich zart und normal ausgebildet dar.
Zu **(C)**: Bei Muskelzellnekrosen dürften keine Zellkerne mehr erkennbar sein.
Zu **(D)**: Myopathien zeigen grundsätzlich irreguläre Muskelfaseruntergänge. Eine Gruppierungstendenz ist bei diesen Erkrankungen nicht anzutreffen.

Kapitel 20

F01

Frage 24.29: Lösung B

Das kernspintomografische Bild zeigt den Umfang des betreffenden Oberschenkels erheblich vermehrt. Der Tumor, der sich hier weiß darstellt, umgibt zu mehr als der Hälfte der Zirkumferenz den Femurschaft. Soweit dies beurteilbar ist, ist der Tumor scharf umrandet. Das makroskopische Präparat zeigt die Schnittfläche des exstirpierten Tumors, die fischfleischähnlich aussieht und von weißlichen Gewebssträngen durchzogen ist. Das histologische Präparat zeigt regulär aufgebaute Fettzellen neben unregelmäßig geformten Zellkernen. Ob links unten eine Mitose erkennbar ist, kann nicht sicher beurteilt werden. Unter den angegebenen Lösungsmöglichkeiten – es sind bis auf eine Ausnahme Weichteiltumoren aufgeführt – kommt aufgrund des Fettzellgehaltes des Tumors das **hochdifferenzierte Liposarkom** als Diagnose in Betracht (B). Insgesamt gleicht dieser Tumor einem Lipom. Er hat einen niedrigen Malignitätsgrad.
Zu **(A)**: Bei einem Fibrosarkom handelt es sich um maligne Fibroblastenproliferate. Die Tumoren sind faserreich und relativ zellarm.
Zu **(C)**: Fettgewebsnekrosen können je nach Ätiologie in zwei Formen eingeteilt werden:

- **Traumatische Fettgewebsnekrose:** Diese ist zu finden bei einer traumatischen Einwirkung auf das Fettgewebe. Als Antwort des Organismus bildet sich im Rahmen der Abräumvorgänge eine Fremdkörperreaktion aus, die histologisch als Fremdkörpergranulom imponiert. Für diese Sonderform der granulomatösen Entzündung wird der Begriff des **Lipogranuloms** (syn. Lipophagengranulom) verwendet.
- **Enzymatische Fettgewebsnekrose:** Sie wird durch den Austritt hydrolytischer Enzyme aus Drüsen und Ausführungsgängen des Pankreas, die das Pankreasgewebe und das retroperitoneale Fettgewebe zerstören, bei einer **Pankreatitis** verursacht (syn. lipolytische Nekrose).

Zu **(D)**: Das Rhabdomyosarkom zeigt makroskopisch eine rötlich-graue Schnittfläche. Mikroskopisch sind die Tumorzellen spindelig aufgebaut.
Zu **(E)**: Maligne fibröse Histiozytome sind Tumoren, die aus Bindegewebszellen (Histiozyten) aufgebaut sind. Kennzeichen sind hohe Malignität und geringe Strahlenempfindlichkeit.

Kapitel 21

F01

Frage 24.30: Lösung B

Das klassische **Chondrosarkom** entsteht aus dem Knorpelgewebe des Skeletts. Es kann sich auch aus einem benignen Knorpeltumor entwickeln (E). Der Altersgipfel dieser hochmalignen Neoplasie liegt zwischen dem 5. und 7. Lebensjahrzehnt, grundsätzlich können jedoch auch jüngere Altersgruppen betroffen sein (A).

- **Hauptlokalisation:** Schultergürtel und Becken, stammnahe Röhrenknochen, Becken (D)
- **Histologische Merkmale:** vielfältige Zellatypien mit mehrkernigen Knorpel- und Riesenzellen, *Knorpelgrundgewebe ist kennzeichnend*, Verknöcherungen und Verkalkungen sind möglich.
- **Radiologische Merkmale:** mottenfraßähnliche Osteolysen

Zu **(B)**: Das Chondrosarkom neigt spät zur Metastasierung. Aus diesem Grunde stellt die radikale Resektionsbehandlung die Therapie der Wahl unter onkologischen Gesichtspunkten dar.
Zu **(C)**: Grundsätzlich sollte die histologische Abklärung eines Tumors vor Einleiten der definitiven Therapie angestrebt werden.

Abbildungsverzeichnis

Abbildungsverzeichnis

Abb.-nummer	Diagnose
1	Porenzephalie
2	Hydrozephalus internus occlusus
3	Hirnventrikeleinblutung bei Asphyxie
4	Frontalhirnatrophie: Morbus Pick
5	Alkoholenzephalopathie
6	Gehirn: Gliaknötchen
7	Multiinfarktenzephalopathie
8	Rindennekrose/Ammonshorn
9	Hirnabszess
10	Gehirn: metastatische Herdenzephalitis
11	Gehirn: chronisch subdurales Hämatom
12	Gehirn: Oligodendrogliom
13	Gehirn: Astrozytom
14	Neurinom
15	Astrozytom
16	Gehirn: Angioblastom
17, 18	Defektheilung nach offenem Schädel-Hirn-Trauma
19	Peripherer Nerv: Neurinom
20, 21	Kongenitales Retinoblastom
22, 23	Verruca vulgaris
24	Verruca seborrhoica
25, 26	Molluscum contagiosum
27	Hyperkeratotische Plattenepithelhyperplasie
28	Aktinische Keratose
29, 30	Basaliom
31, 32, 33	Kaposi-Sarkom (Haut)
34, 35	Nävuszellnävus
36, 37	Blauer Nävus
38, 39	Junktionsnävus
40	Stimmbandpapillom
41	Asthma bronchiale: Charcot-Leyden-Kristalle
42, 43	Interstitielles Lungenemphysem
44	Lunge: pulmonale hyaline Membranen
45	Lunge: Sarkoidose – Asteroidkörper
46, 47	Eitrige Herdpneumonie
48, 49	Aspergillose der Lunge
50, 51	Aktinomykose der Lunge
52	Pneumocystis-Pneumonie
53, 54	Echinokokkuszyste der Lunge
55, 56	Karzinomzellen im Sputum
57, 58	Malignes Pleuramesotheliom
59	Maligner Lungentumor
60	Makrophagen im Sputum
61, 62	Fibrinöse Pleuritis
63	Hoher Ventrikelseptumdefekt
64	Vorhofthrombus
65	Subendokardiale Abszesse
66, 67	Endocarditis ulcero-polyposa
68	Angiografie: Stenose der A. carotis interna
69	Extremitätengangrän
70, 71	Mundhöhle: Chronische purulente Entzündung
72	Parotis: Zytomegalie
73	Parotis: Warthin-Tumor
74	Parotis: adenoid-zystisches Karzinom
75, 76	Ösophagus: Plattenepithelkarzinom
77, 78, 79	Adenokarzinom des Magens
80	Magen: Siegelringzellkarzinom
81, 82	Penetrierendes Ulcus ventriculi
83	Hämorrhagischer Darminfarkt
84	Intramuraler Dünndarmtumor (Leiomyom)
85	Dünndarmbiopsie: Morbus Whipple
86	Sigmadivertikulose
87, 88	Amöbenbefall des Kolons
89, 90	Amöbenabszess der Leber
91, 92, 93	Morbus Crohn (Kolon)
94, 95	Morbus Crohn
96, 97	Hyperplastischer Polyp des Kolons
98, 99, 100	Rektumkarzinom
101, 102	Kolon: Tubuläres Adenom
103, 104	Mukozele der Appendix
105, 106	Extragenitale Endometriose
107, 108	Appendizitis bei Masern
109, 110	Chronische Pankreatitis: Pankreaspseudozyste
111, 112	Pankreaskarzinom
113, 114	Lebervenenthrombose (Budd-Chiari-Syndrom)
115, 116	Leber: Hämochromatose
117	Leber: eitrige Cholangitis
118	Leber: Virushepatitis

119	Synopsis: portale Hypertension bei Leberzirrhose
120	Leber: Sarkoidose
121, 122	Leber: hepatozelluläres Karzinom
123, 124	Leber: Hämangiom
125, 126	Leber: Infiltrate bei chronisch-lymphatischer Leukämie
127	Gallenblase: Cholesteatose
128	Cholesteatose makroskopisch
129, 130	Cholezystolithiasis: Cholesterin-Pigmentstein
131	Struma nodosa colloides
132, 133	Thyreoiditis de Quervain
134	Hashimoto-Thyreoiditis
135	Lymphknotenmetastase eines papillären Schilddrüsenkarzinoms
136, 137	Medulläres Schilddrüsenkarzinom
138	Zystenniere, hier: polyzystische Niere („Schwammniere")
139	Vaskuläre Schrumpfniere
140	Niereninfarkt: Narbenstadium
141	Niere: Shwartzman-Sanarelli-Syndrom
142	Niere: minimal-change-Glomerulonephritis
143, 144	Niere: akute exsudative Glomerulonephritis
145, 146	Synopsis: Goodpasture-Syndrom
147, 148	Schrumpfniere bei interstitieller Nephritis
149, 150	Nierentuberkulose
151	i. v.-Pyelogramm: Nierentuberkulose
152, 153	Wilms-Tumor
154	Harnblase: Bilharziose
155	Harnblase: Cystitis cystica
156	Harnblase: schwere Dysplasie des Urothels
157, 158	Papilläres Urothelkarzinom/Ureter
159, 160, 161	Urothelkarzinom des Ureters
162, 163	Harnblase: undifferenziertes Harnblasenkarzinom
164, 165	Prostatakarzinom
166, 167	Hodenatrophie
168, 169	Granulomatöse Orchitis
170, 171	Malignes Teratom des Hodens
172, 173	Maligner Keimzelltumor des Hodens
174, 175	Ovar: reifes (adultes) Teratom
176, 177	Seröses Ovarialkarzinom
178, 179	Wachsender Follikel
180, 181	Ovar: Brenner-Tumor
182, 183	Zervixkarzinom
184, 185	Endometrium: glandulär-zystische Hyperplasie
186	Endometrium: glandulär-zystische Hyperplasie
187, 188	Endometrium: papilläres Adenokarzinom
189	Uterusmyom
190, 191	Mamma: Fibroadenom
192, 193	Mamma: invasiv-lobuläres Mammakarzinom
194, 195	Mamma: intraduktales Karzinom
196, 197	Blasenmole
198, 199	Chorionamnionitis
200, 201	Leber: Leberzellnekrosen bei Eklampsie
202	Knochemarksausstrich: perniziöse Anämie
203	Blutausstrich: Thalassämie (Target-Zellen)
204	Knochenmark: aplastische Anämie
205	Knochenmark: Plasmozytom
206, 207	Lymphknoten: Sinushistiozytose
208	Lymphknoten: Morbus Hodgkin
209, 210	Lymphknoten: Morbus Hodgkin
211	Lymphknoten: Metastase eines Plattenepithelkarzinoms
212	Lymphknoten: Metastase eines Siegelringzellkarzinoms
213, 214	Lymphknoten: Metastase eines malignen Melanoms
215	Milz: Melanommetastasen
216	Skelettmuskulatur: neurogene Muskelatrophie
217	Skelettmuskulatur: Trichinose
218	Ehlers-Danlos-Syndrom
219, 220, 221	Liposarkom
222, 223	Morbus Paget des Knochens
224, 225	Knochenfibrom
226, 227, 228	Osteosarkom
229, 230	Biphasisches Synovialkarzinom
231	Chorea Huntington
232, 233	Bronchiolitis obliterans mit organisierender Pneumonie
234, 235	Mikroabszesse bei eitriger Myokarditis
236, 237	Leberzirrhose bei Hämochromatose
239, 240, 241	Liposarkom

Bildanhang

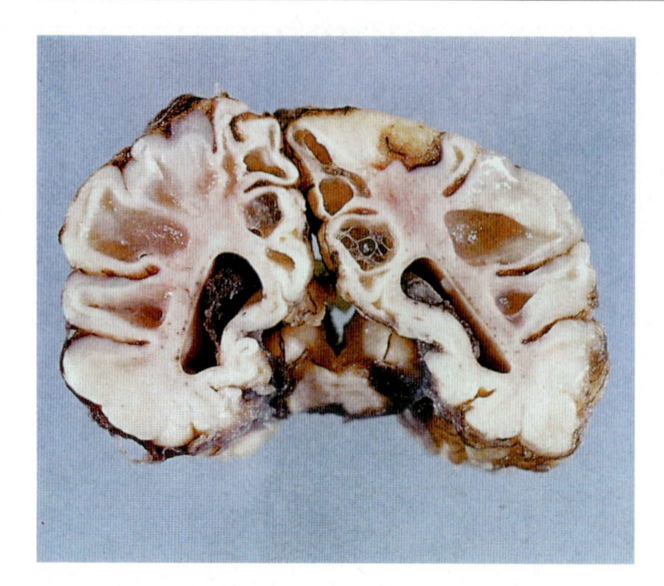

Abb. 1 zu Frage 1.1

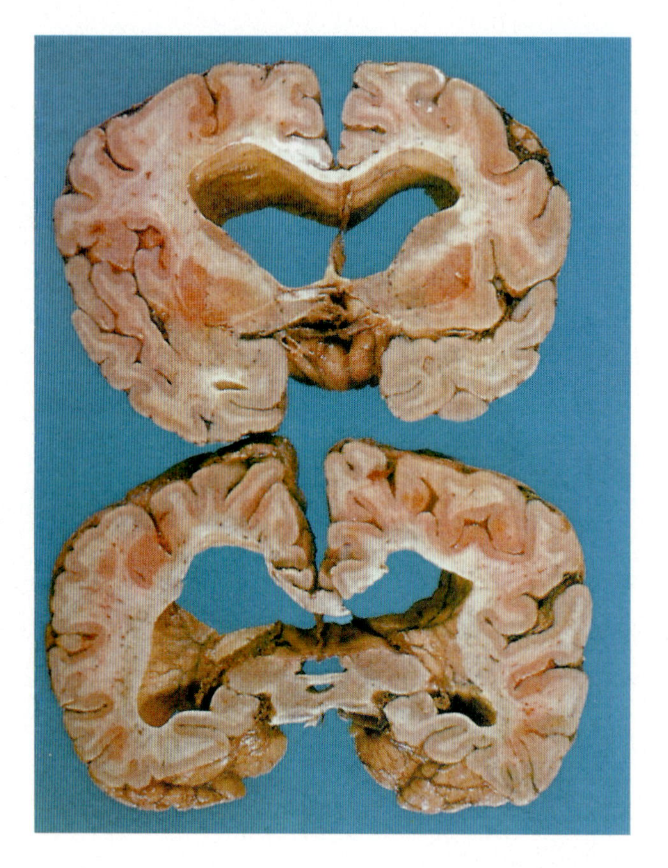

Abb. 2 zu Frage 1.2

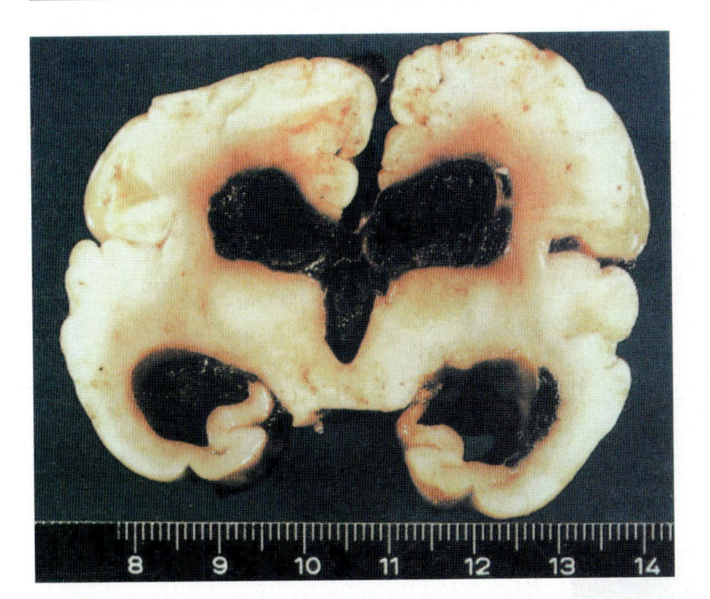

Abb. 3 zu Frage 1.3

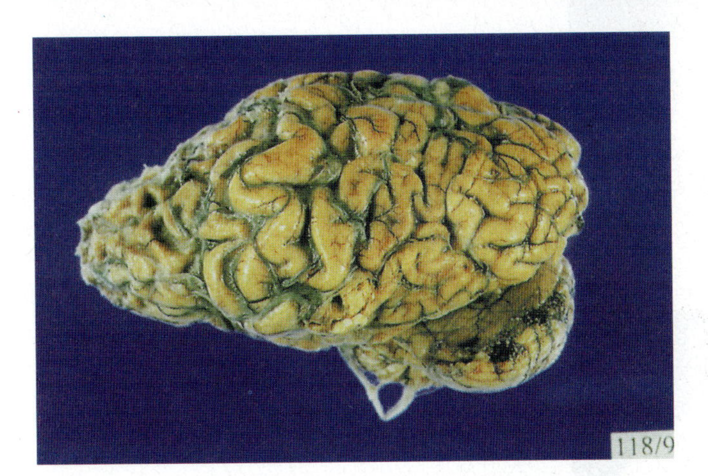

Abb. 4 zu Frage 1.10

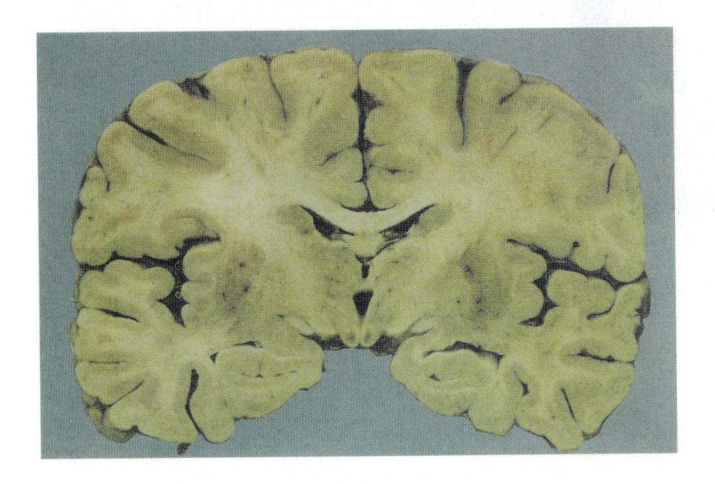

Abb. 5 zu Frage 1.17

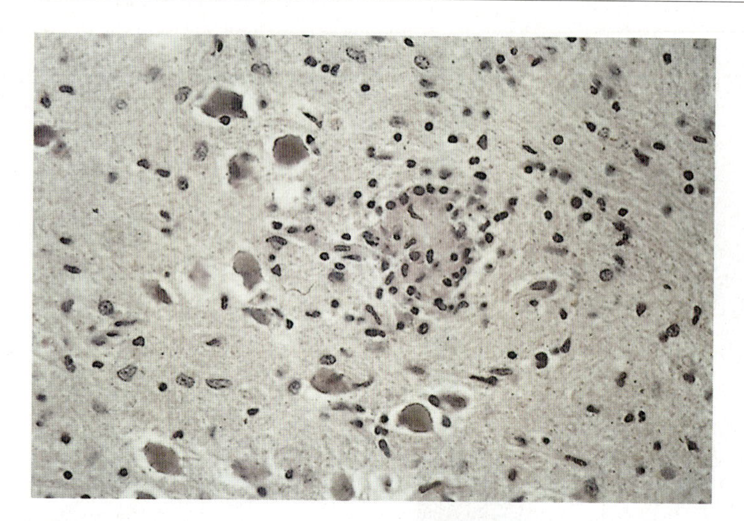

Abb. 6 zu Frage 1.20

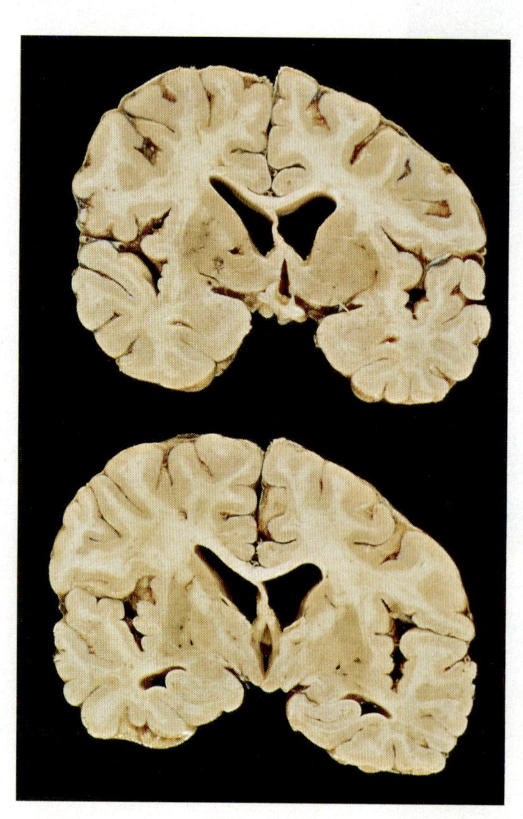

Abb. 7 zu Frage 1.21

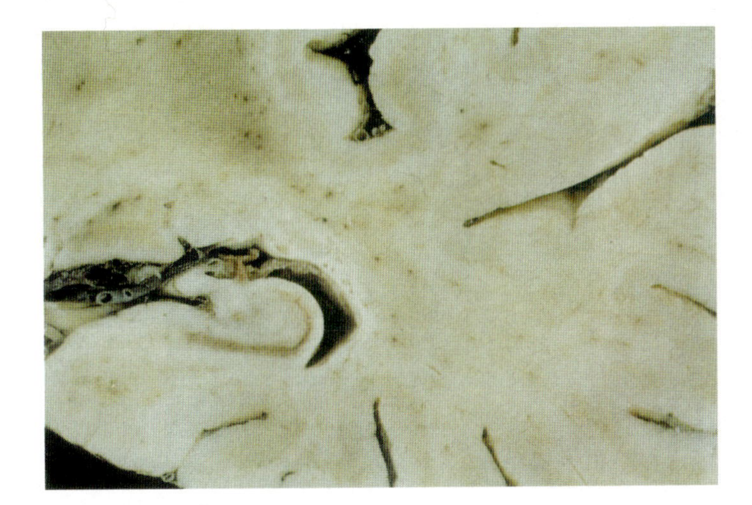

Abb. 8 zu Frage 1.28

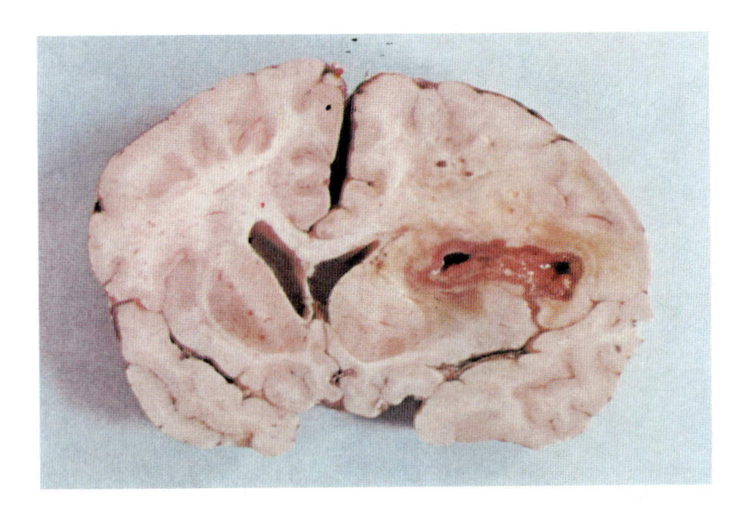

Abb. 9 zu Frage 1.32

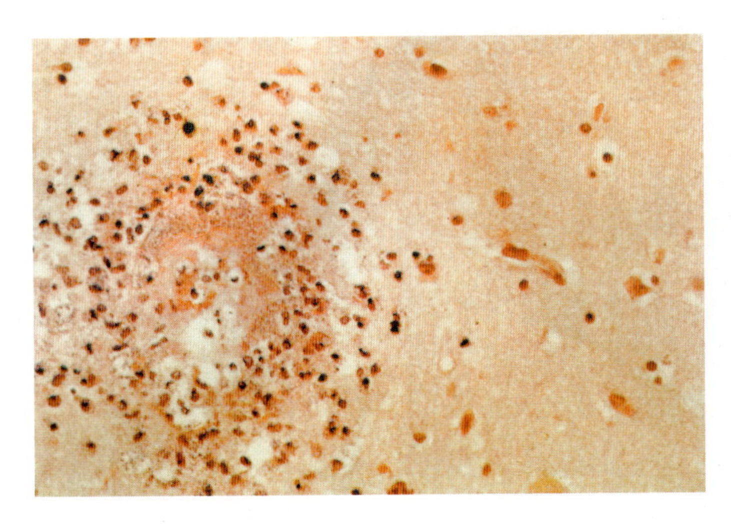

Abb. 10 zu Frage 1.35

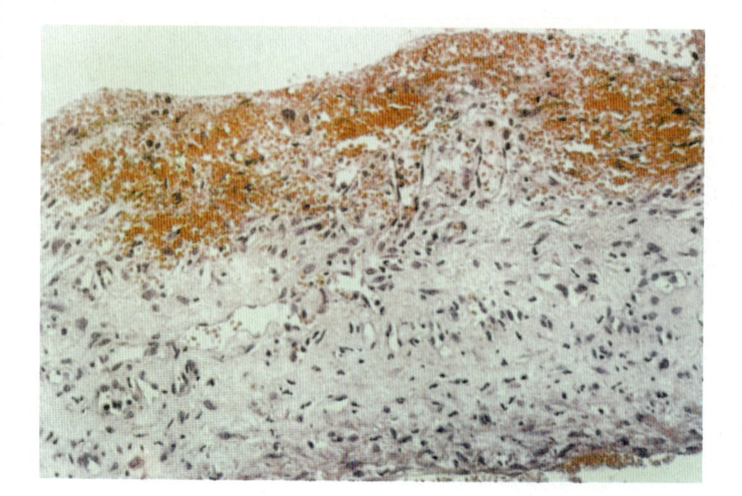

Abb. 11 zu Frage 1.41

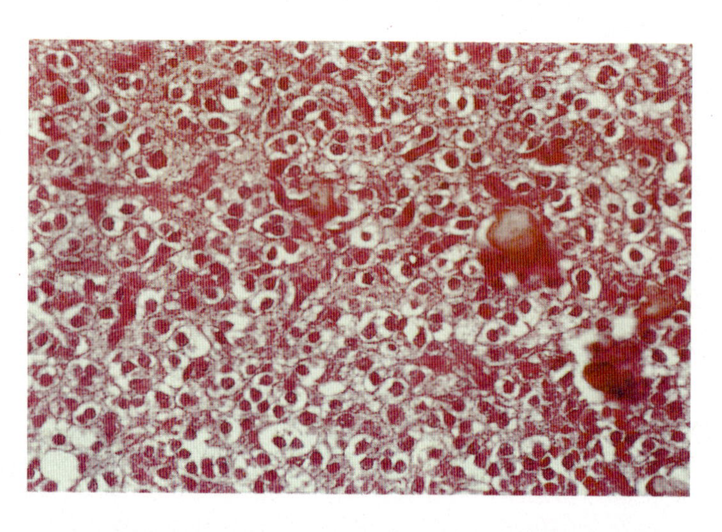

Abb. 12 zu Frage 1.46

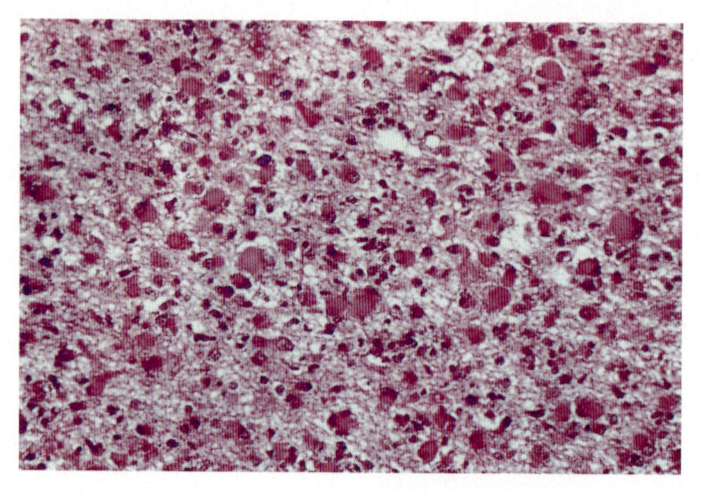

Abb. 13 zu Frage 1.48

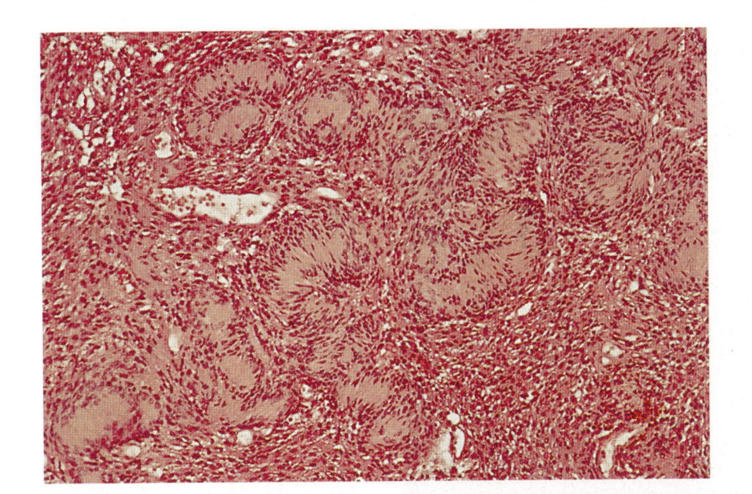

Abb. 14 zu Frage 1.51

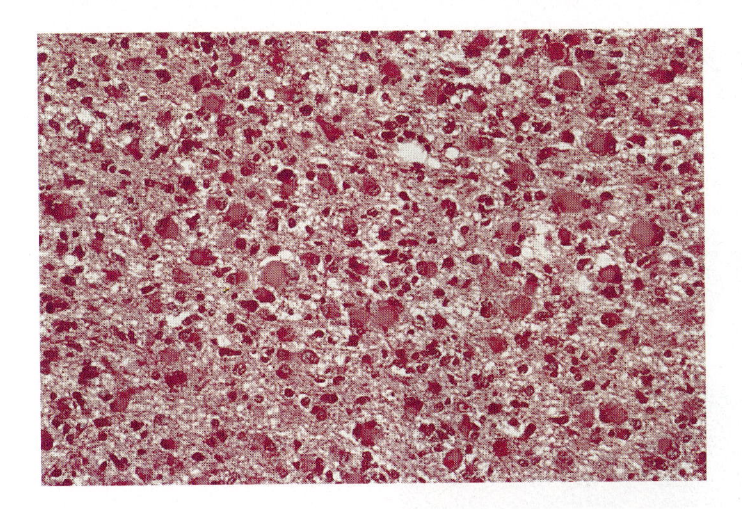

Abb. 15 zu Frage 1.52

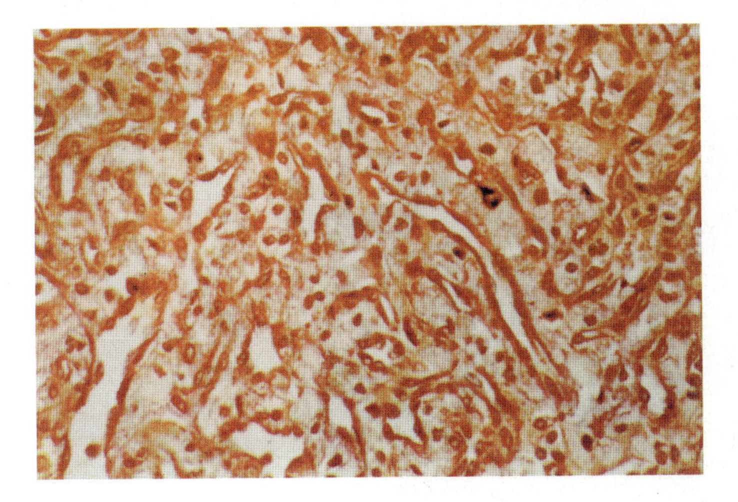

Abb. 16 zu Frage 1.53

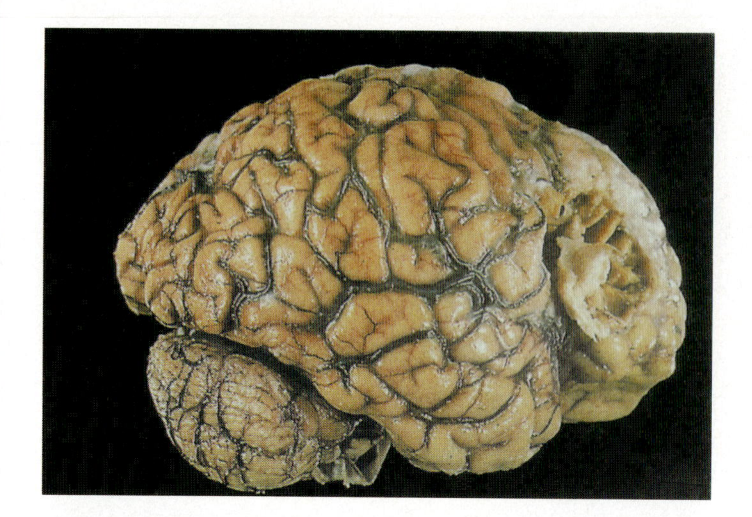

Abb. 17 zu Frage 1.58

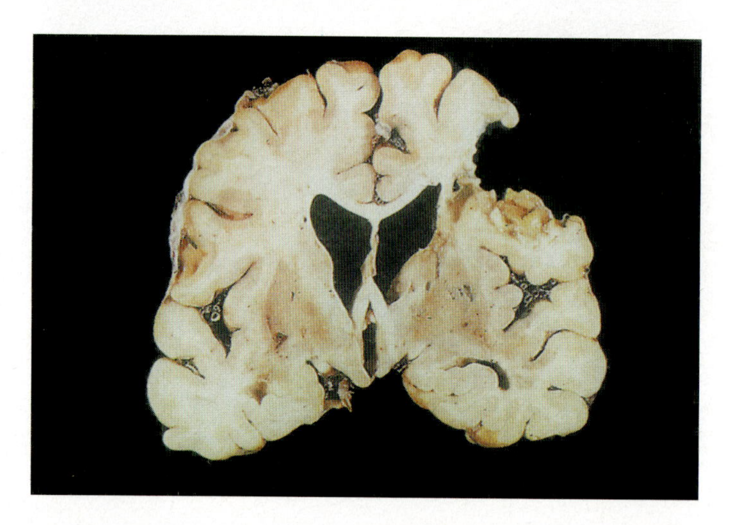

Abb. 18 zu Frage 1.58

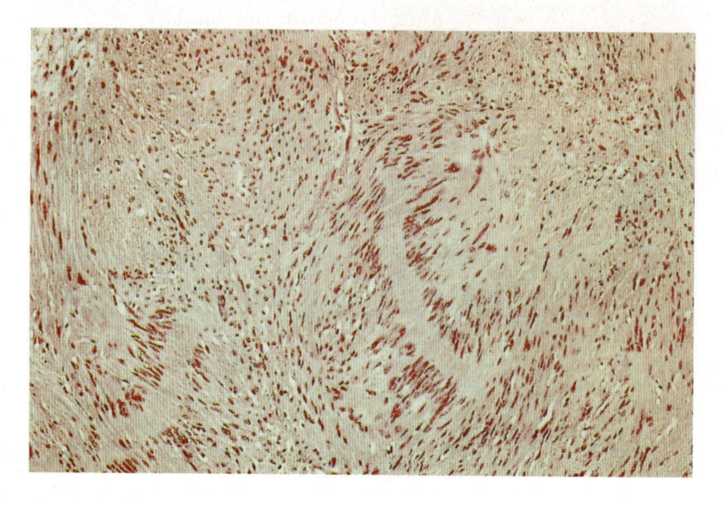

Abb. 19 zu Frage 2.2

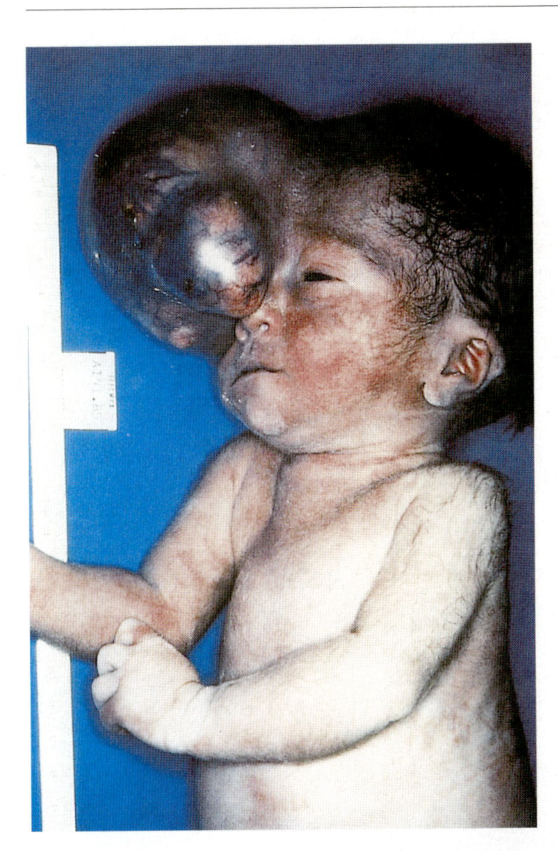

Abb. 20 zu Frage 3.6

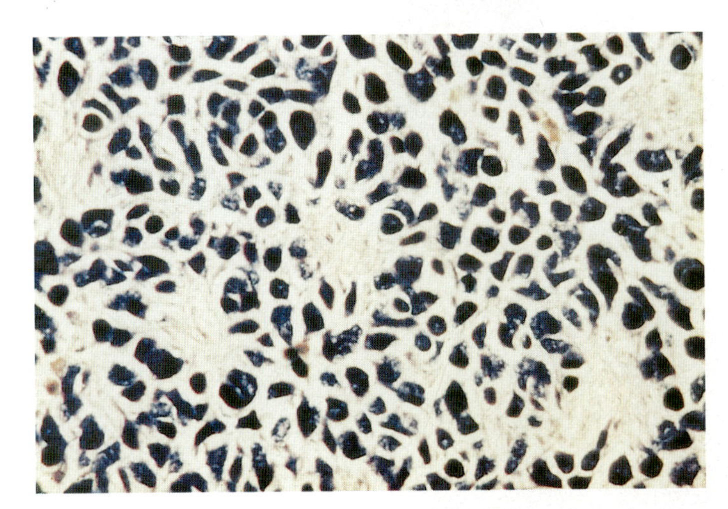

Abb. 21 zu Frage 3.6

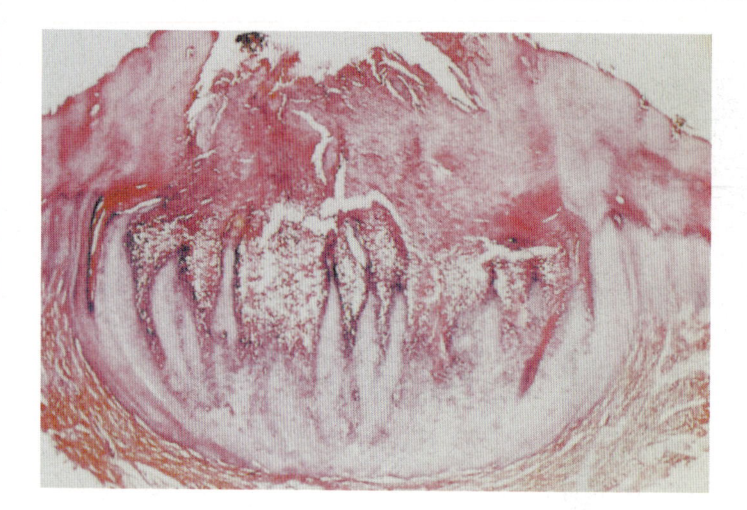

Abb. 22 zu den Fragen 4.5 und 4.6

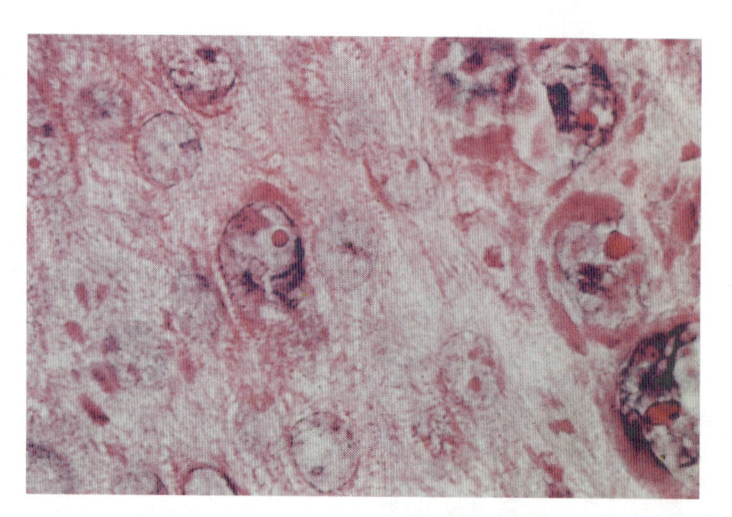

Abb. 23 zu den Fragen 4.5 und 4.6

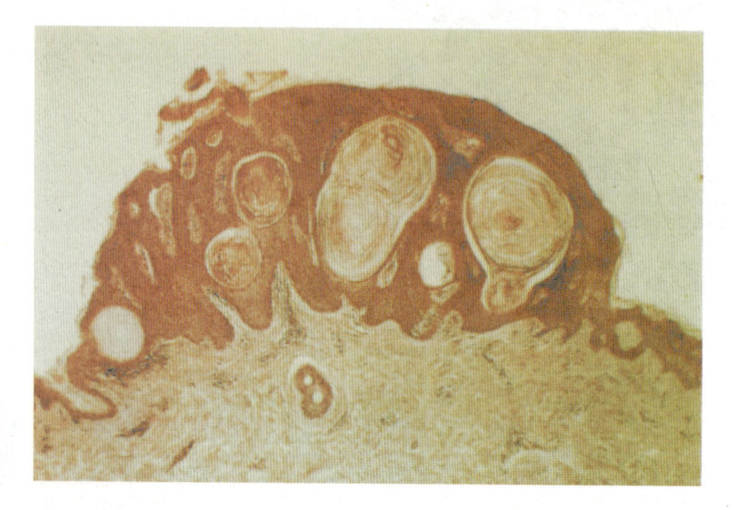

Abb. 24 zu Frage 4.7

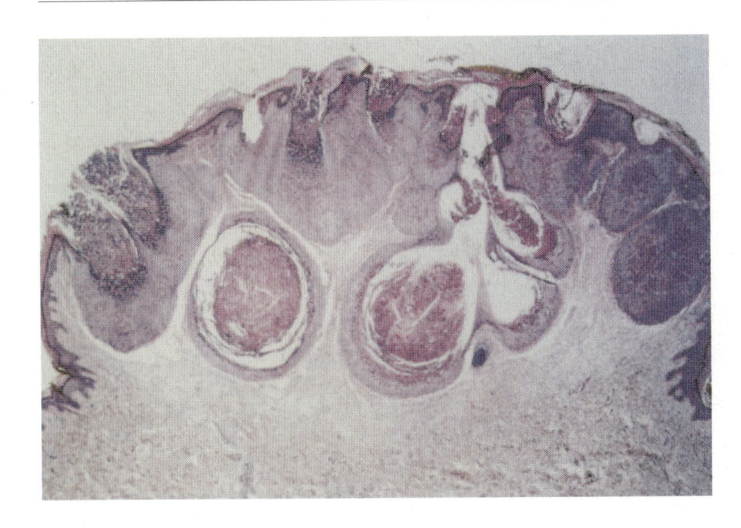

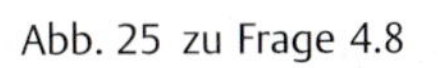

Abb. 25 zu Frage 4.8

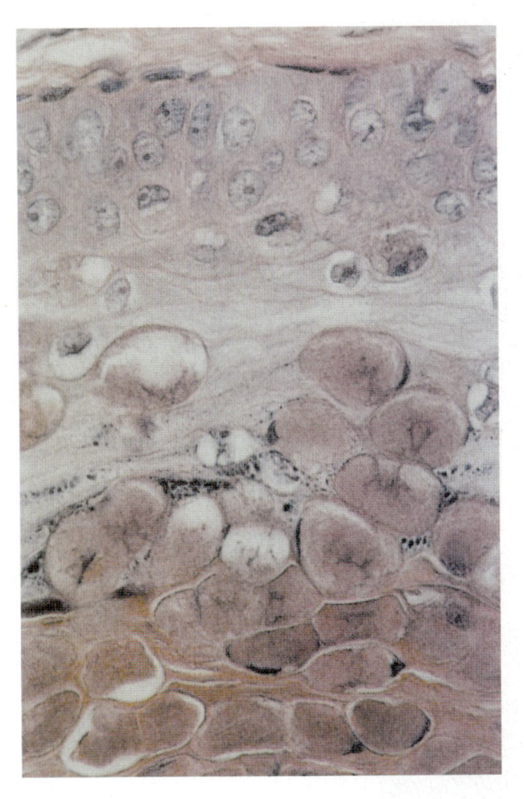

Abb. 26 zu Frage 4.8

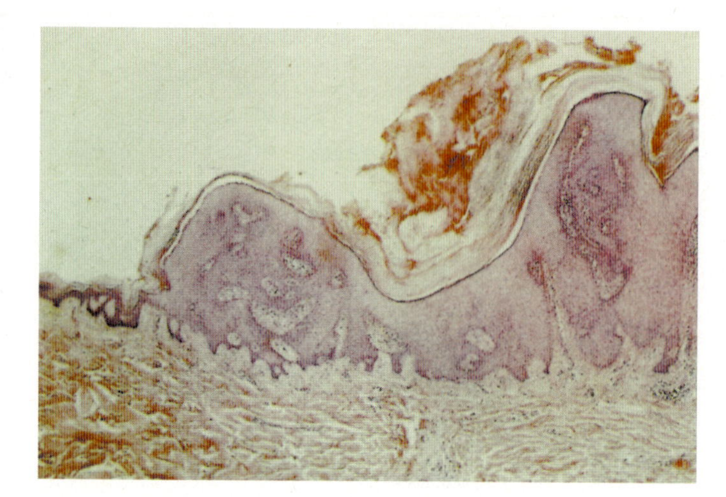

Abb. 27 zu Frage 4.10

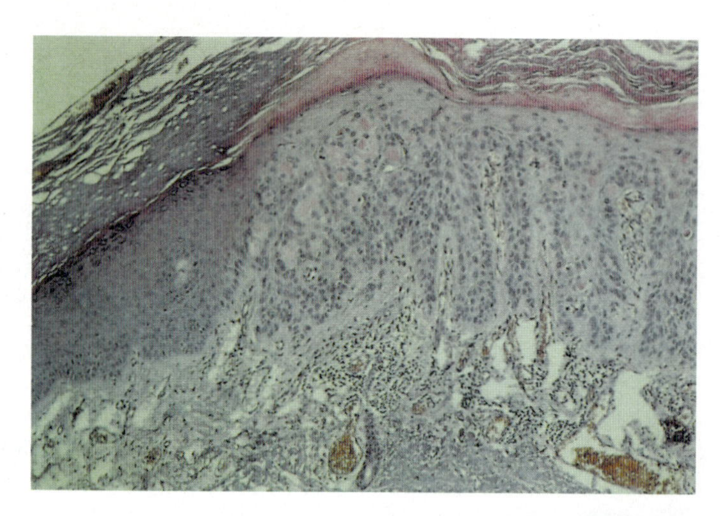

Abb. 28 zu Frage 4.13

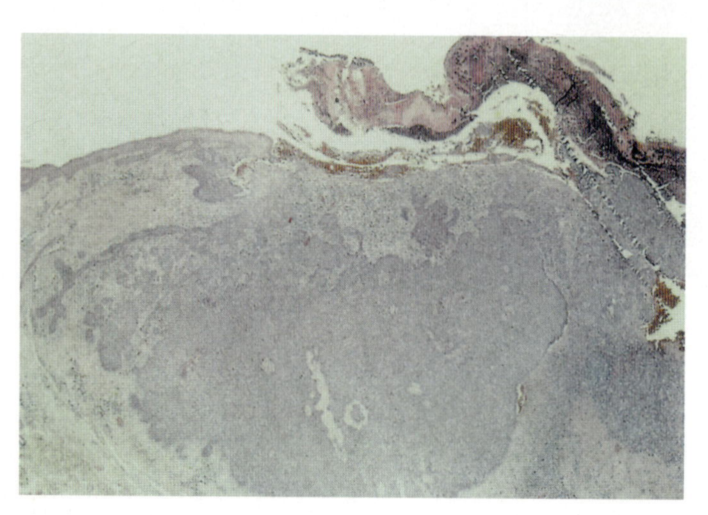

Abb. 29 zu Frage 4.15

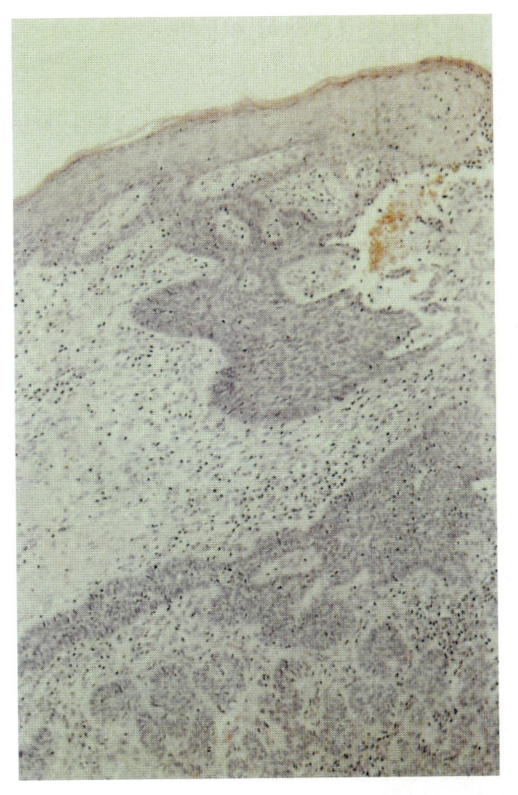

Abb. 30 zu Frage 4.15

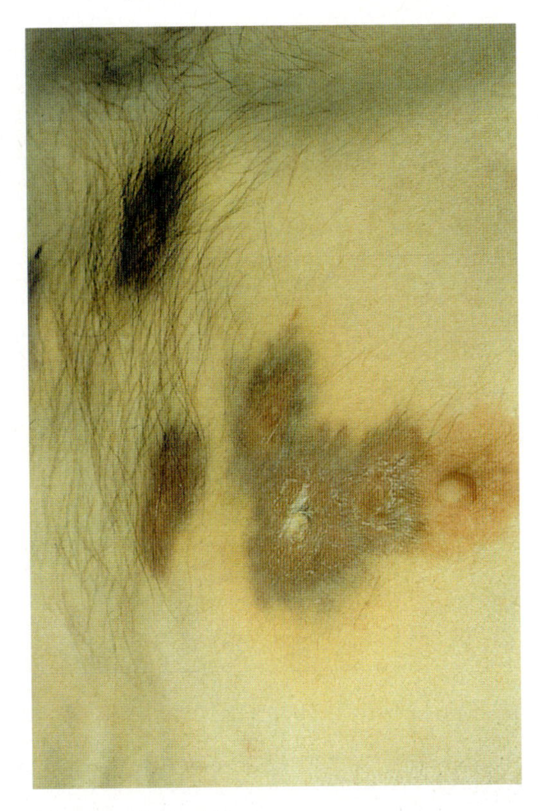

Abb. 31 zu Frage 4.16

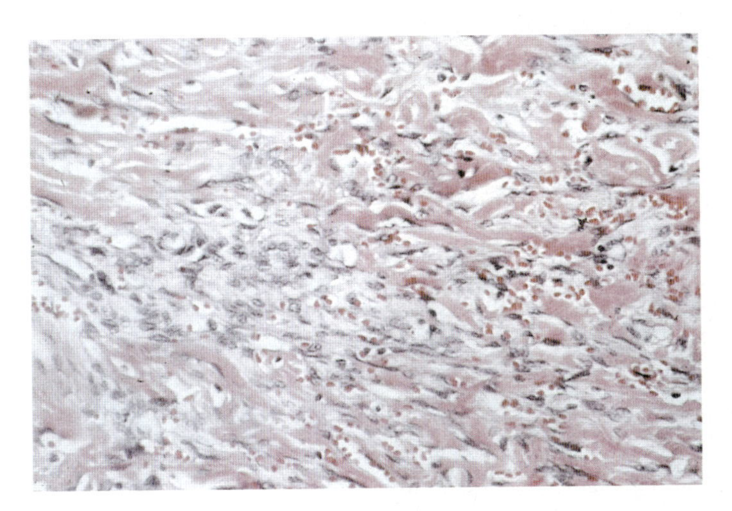

Abb. 32 zu Frage 4.16

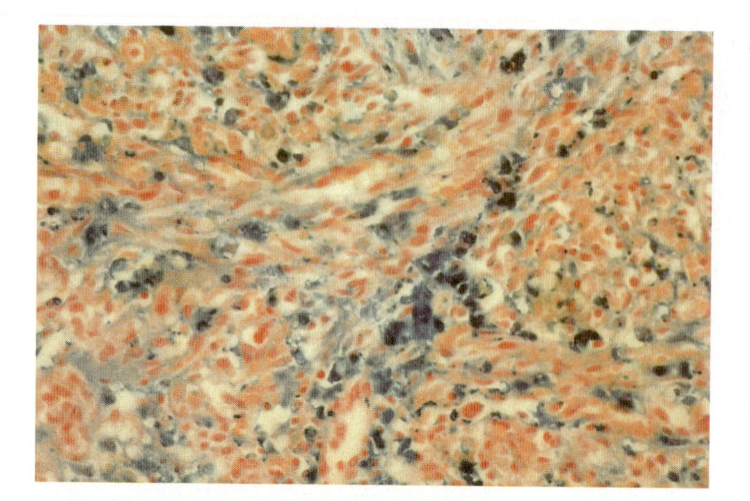

Abb. 33 zu Frage 4.16

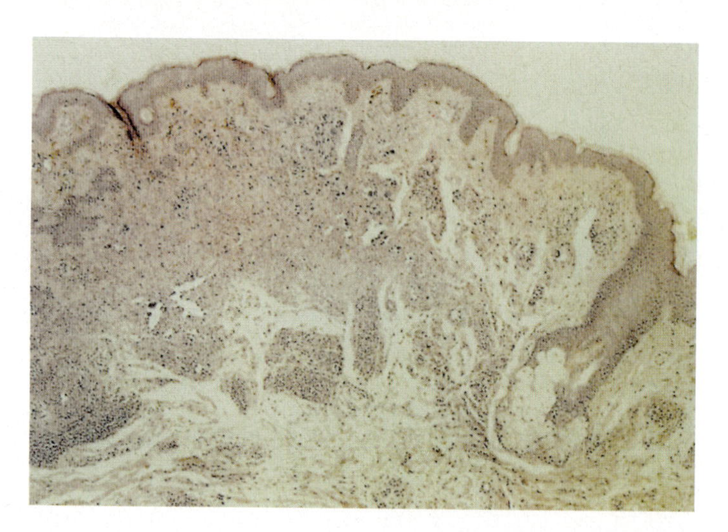

Abb. 34 zu Frage 4.18

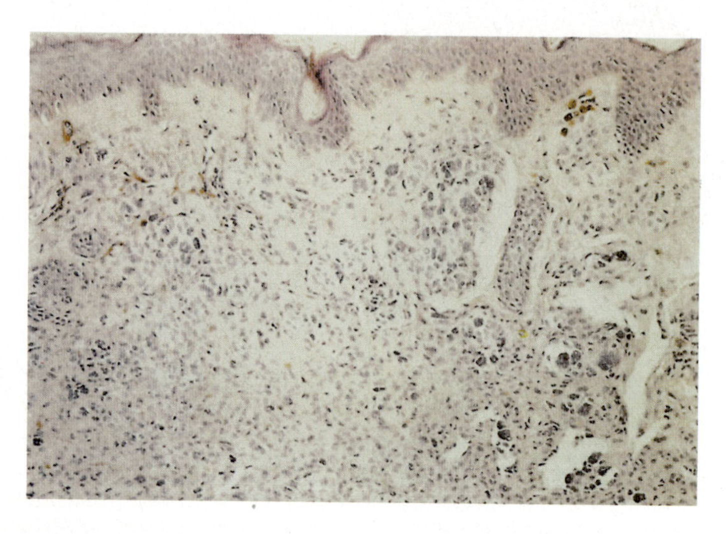

Abb. 35 zu Frage 4.18

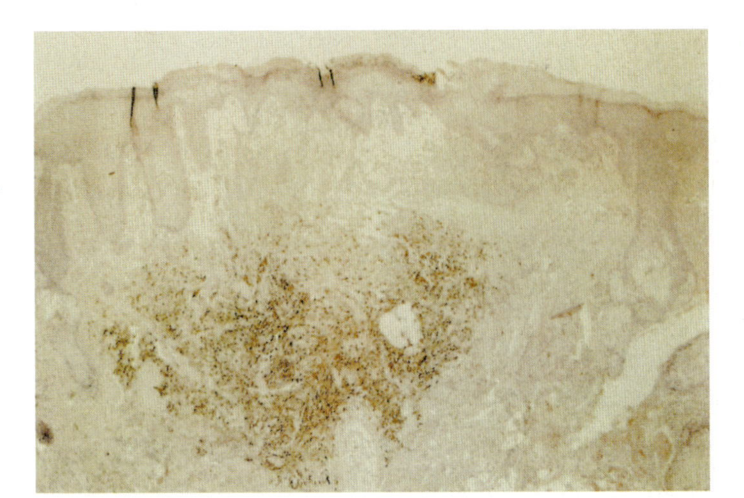
Abb. 36 zu Frage 4.19

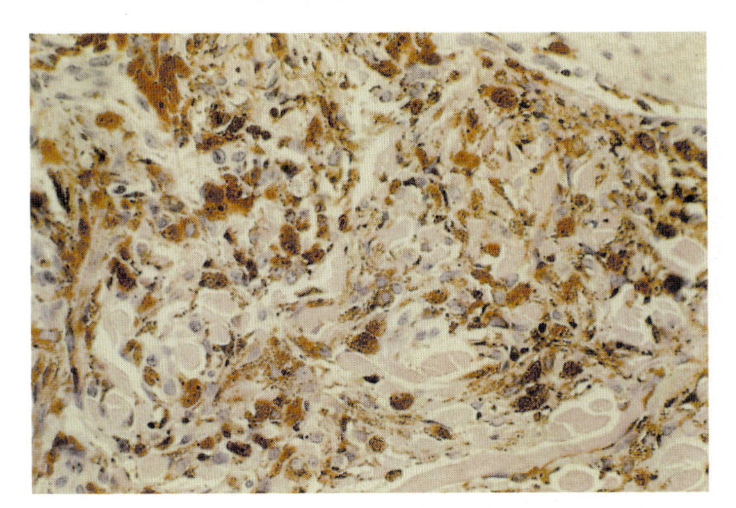
Abb. 37 zu Frage 4.19

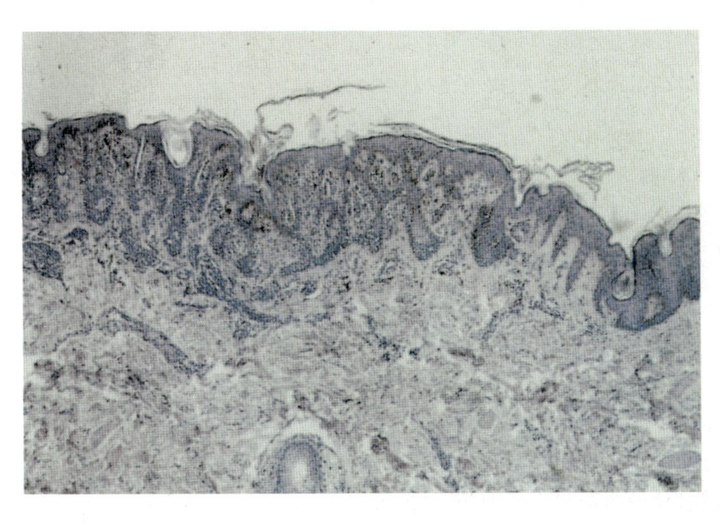
Abb. 38 zu Frage 4.20

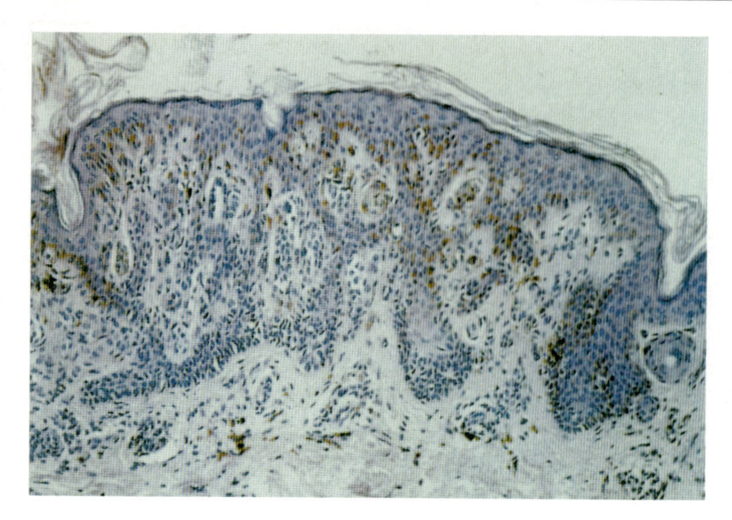

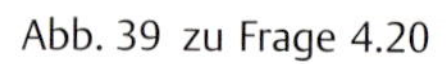

Abb. 39 zu Frage 4.20

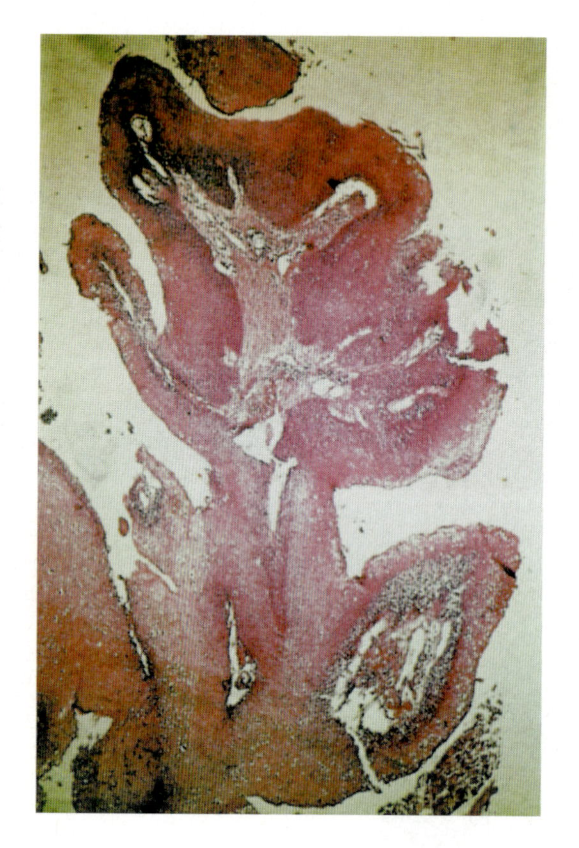

Abb. 40 zu Frage 5.4

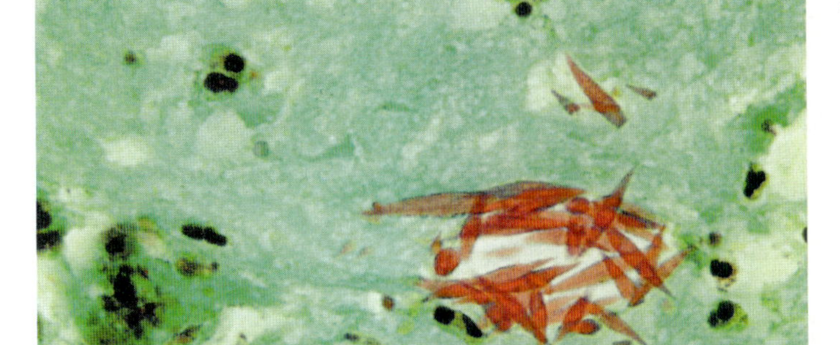
Abb. 41 zu Frage 5.11

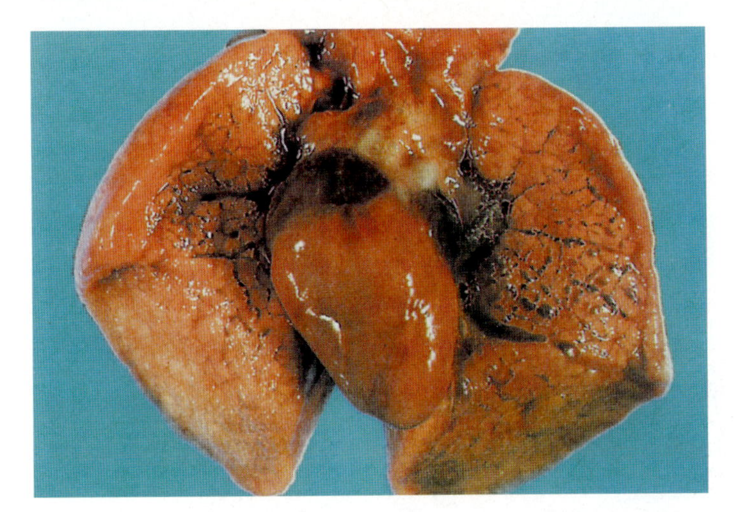
Abb. 42 zu Frage 5.12

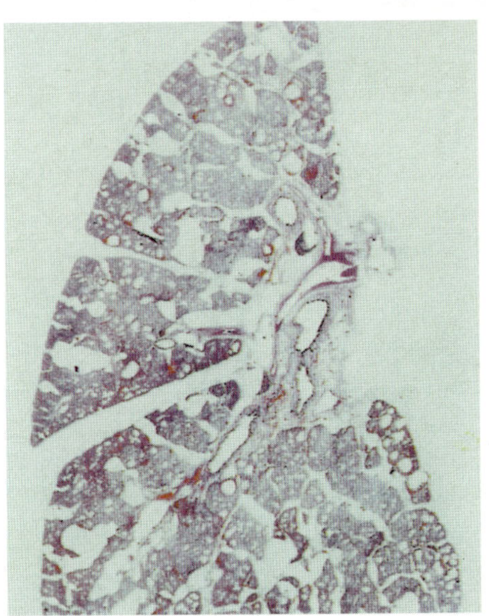
Abb. 43 zu Frage 5.12

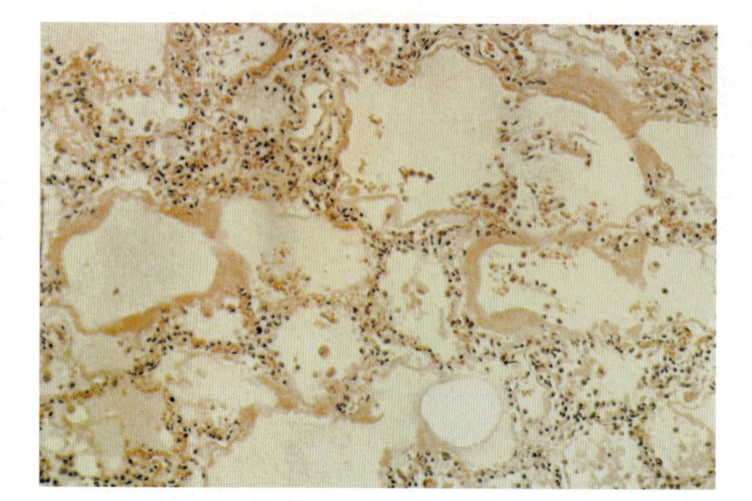

Abb. 44 zu Frage 5.16

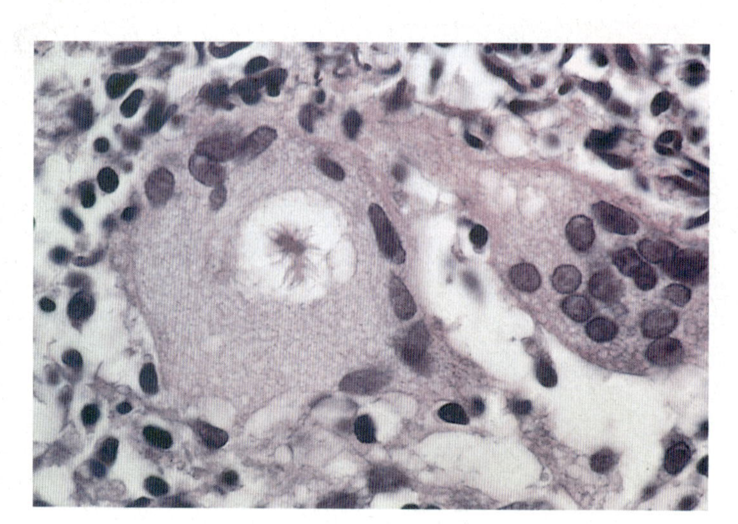

Abb. 45 zu Frage 5.17

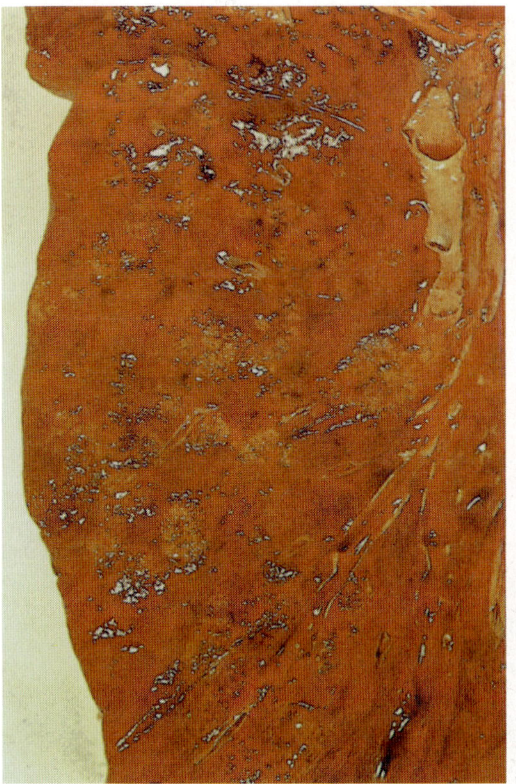

Abb. 46 zu Frage 5.19

Abb. 47 zu Frage 5.19

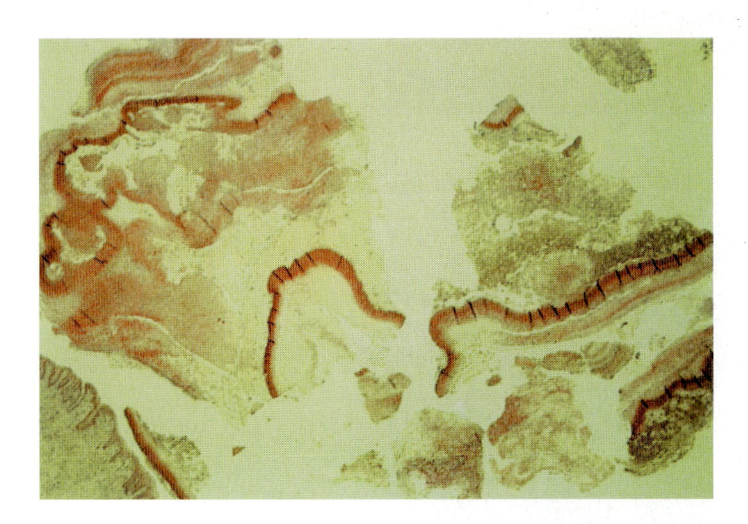

Abb. 48 zu Frage 5.20

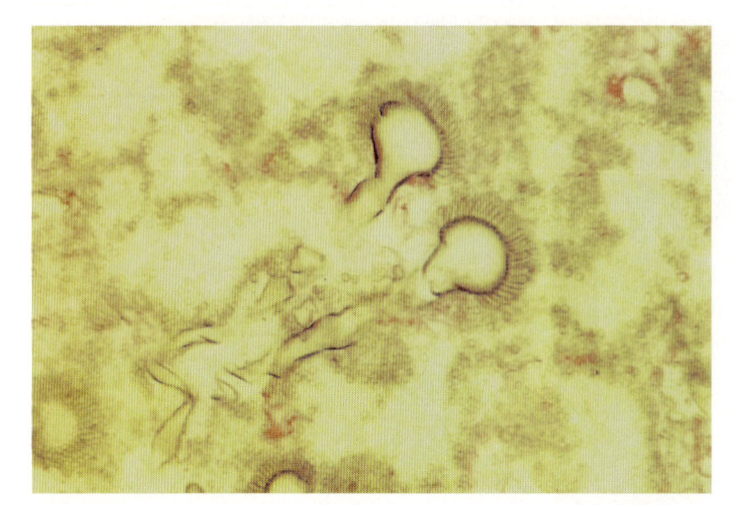

Abb. 49 zu Frage 5.20

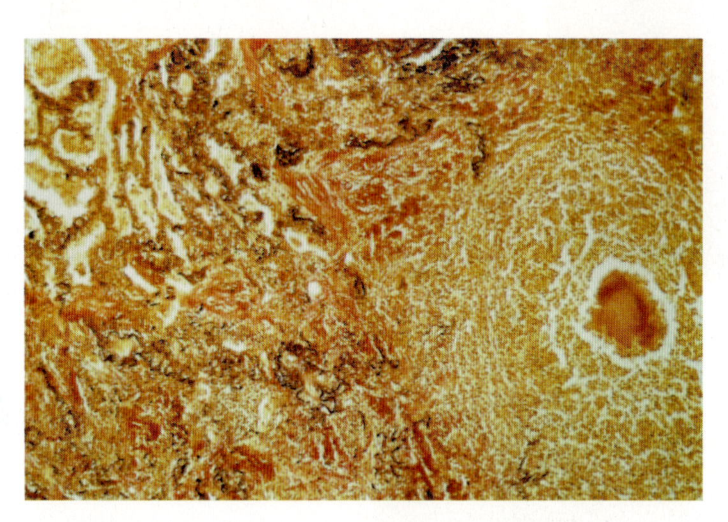

Abb. 50 zu den Fragen 5.21 und 5.22

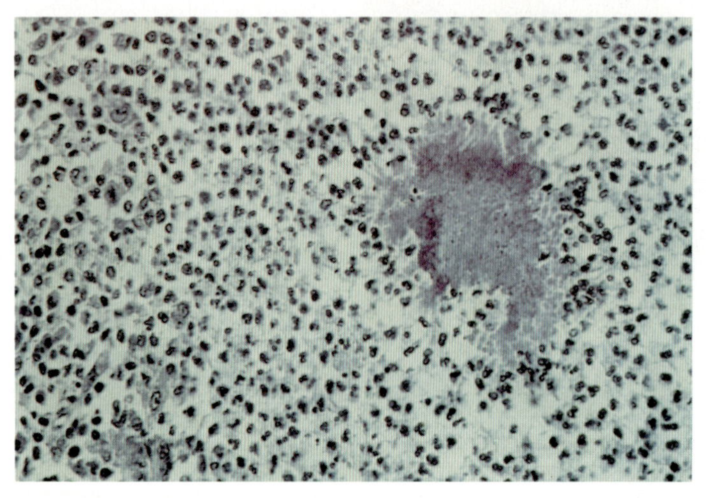

Abb. 51 zu den Fragen 5.21 und 5.22

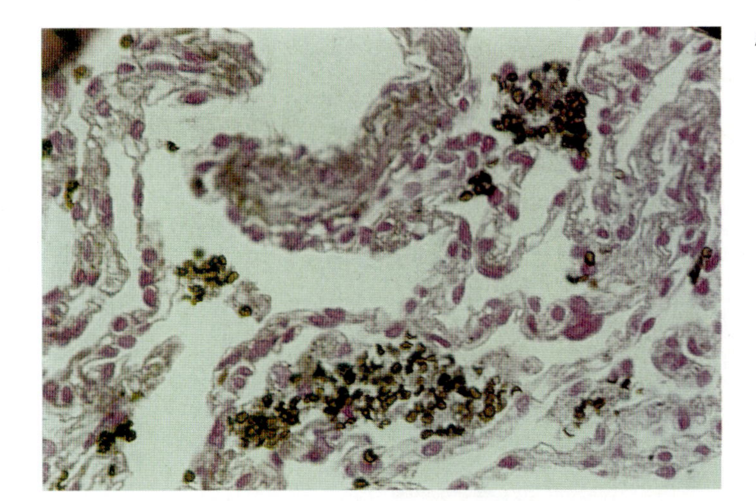

Abb. 52 zu Frage 5.23

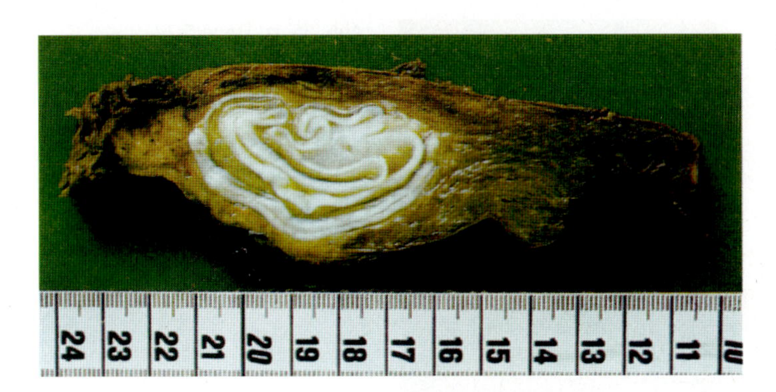

Abb. 53 zu Frage 5.25

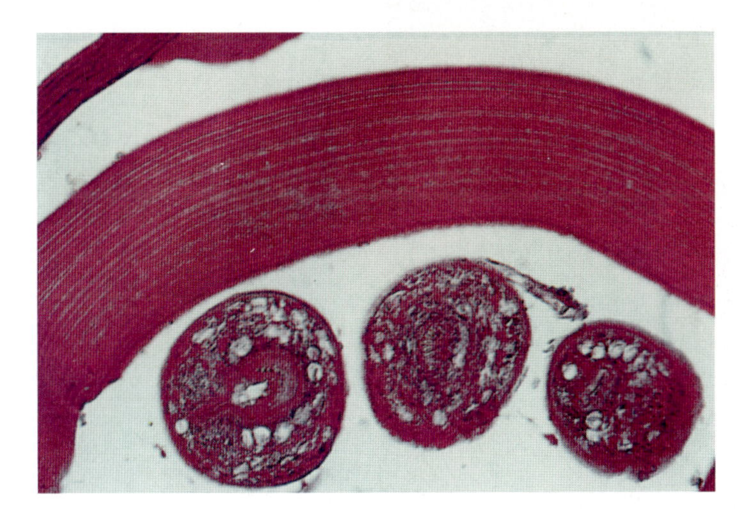

Abb. 54 zu Frage 5.25

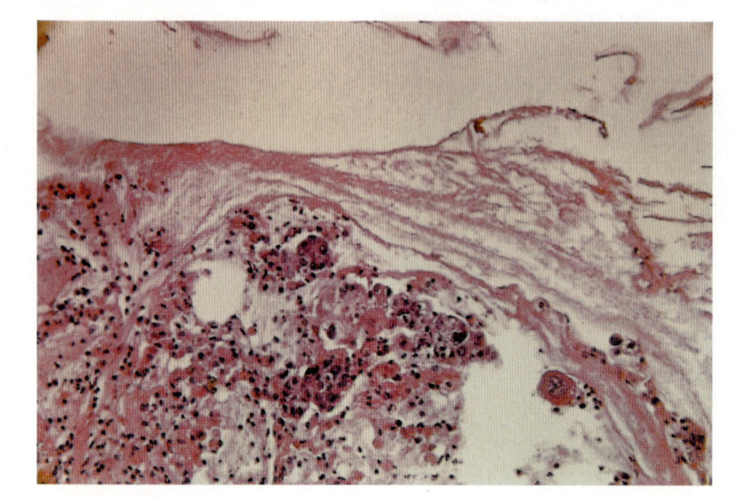

Abb. 55 zu Frage 5.29

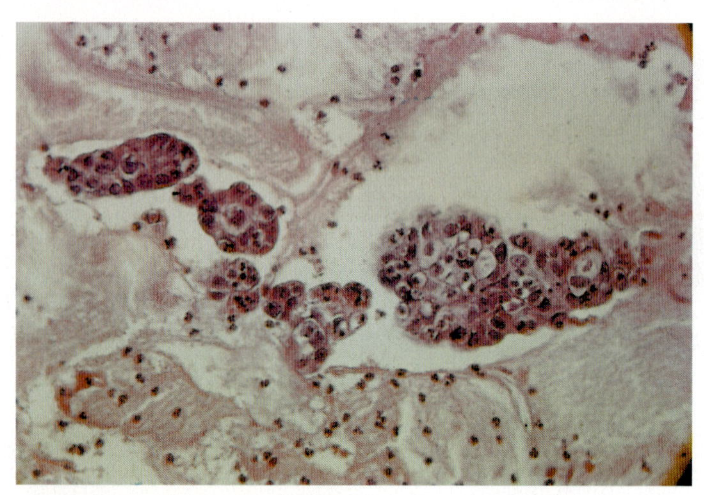

Abb. 56 zu Frage 5.29

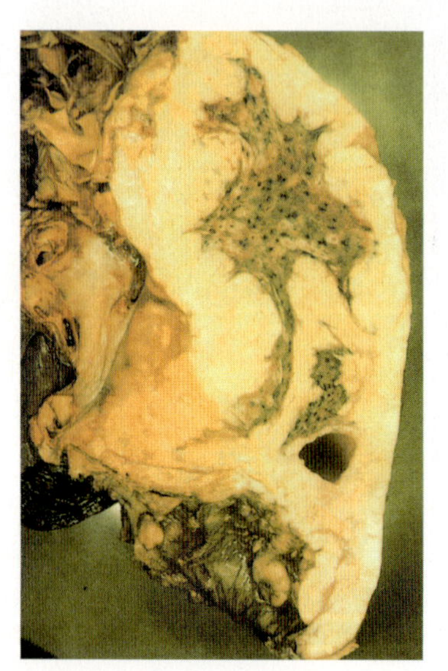

Abb. 57 zu Frage 5.34

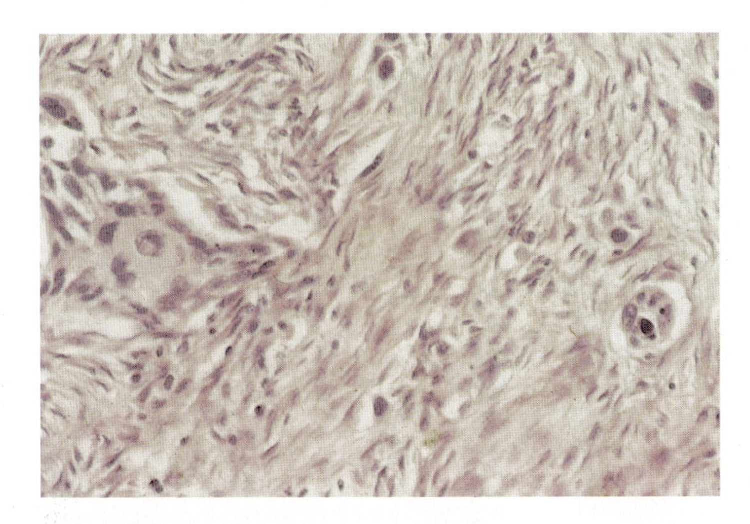

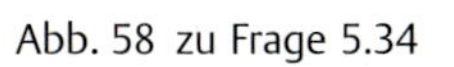
Abb. 58 zu Frage 5.34

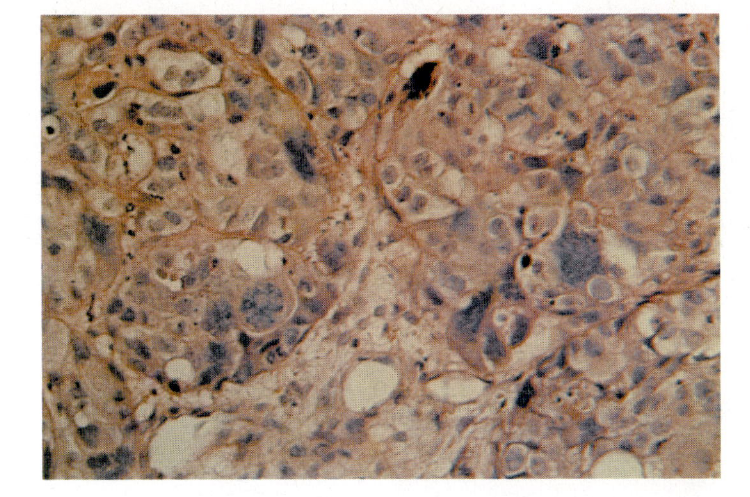

Abb. 59 zu Frage 5.36

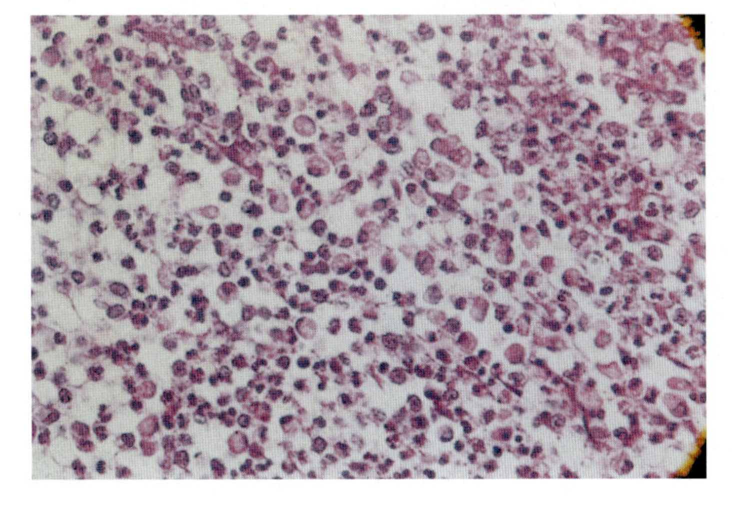

Abb. 60 zu Frage 5.37

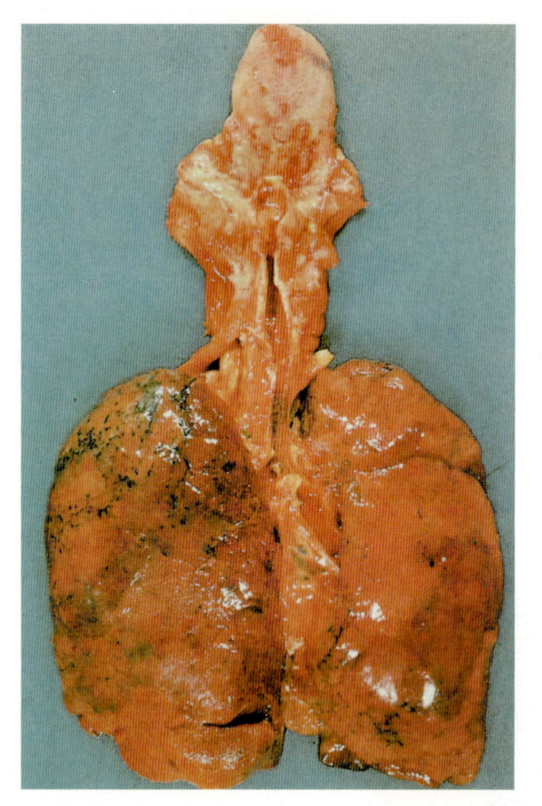

Abb. 61 zu Frage 5.38

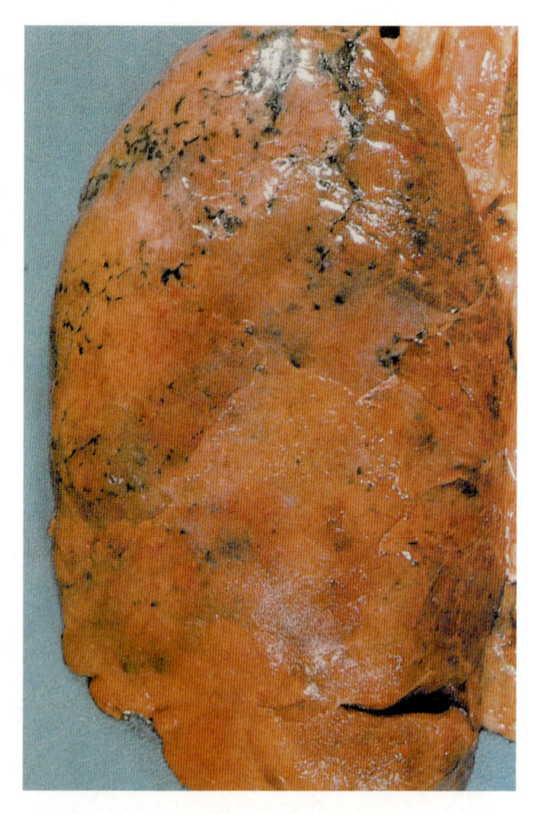

Abb. 62 zu Frage 5.38

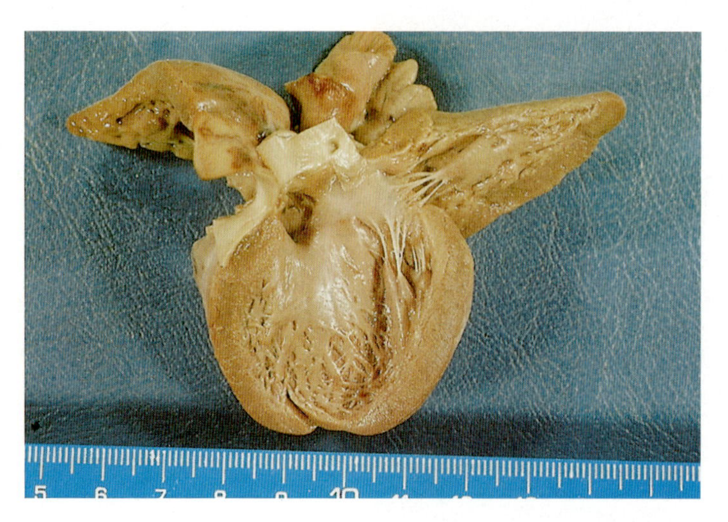

Abb. 63 zu Frage 7.1

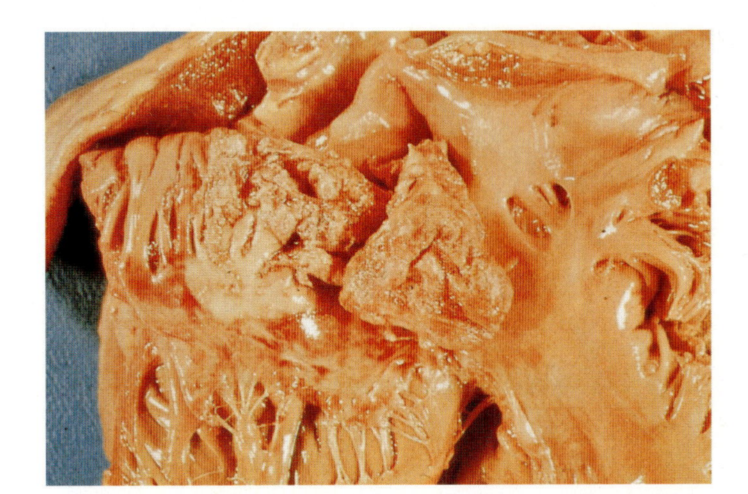

Abb. 64 zu Frage 7.12

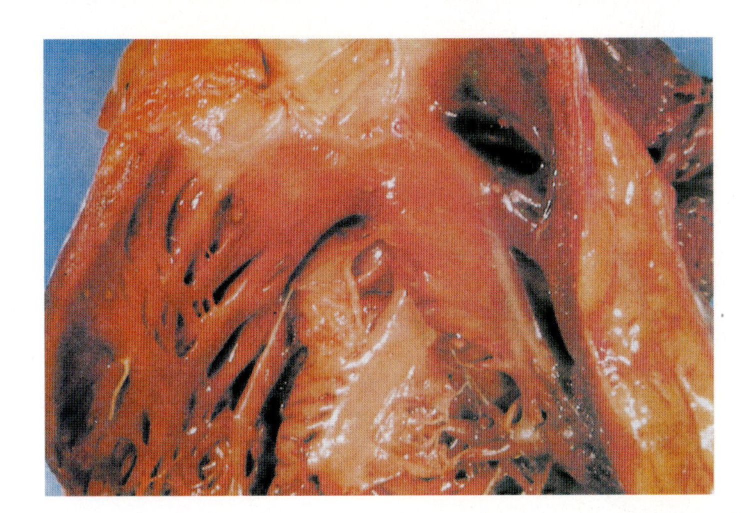

Abb. 65 zu Frage 7.14

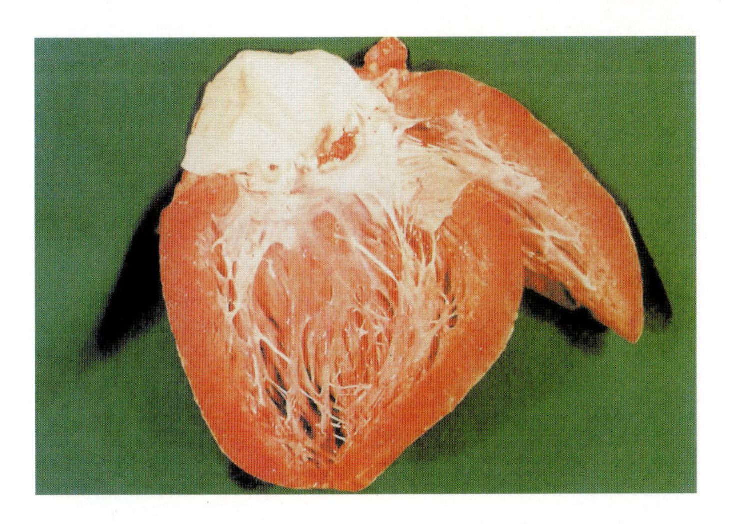

Abb. 66 zu Frage 7.21

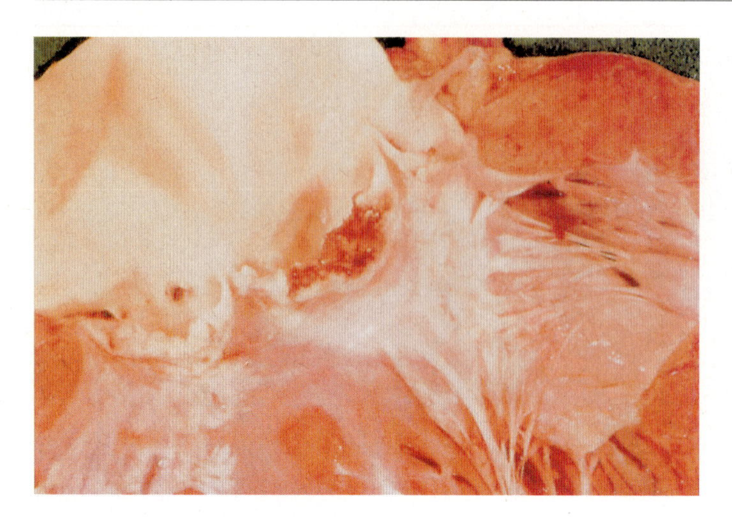

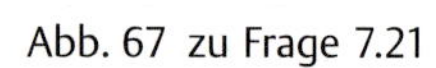

Abb. 67 zu Frage 7.21

Abb. 68 zu den Fragen 7.23 und 7.24

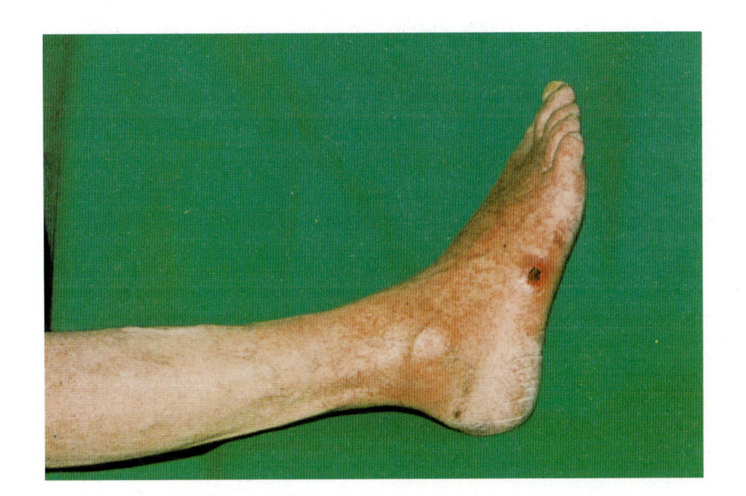

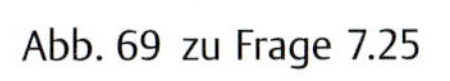

Abb. 69 zu Frage 7.25

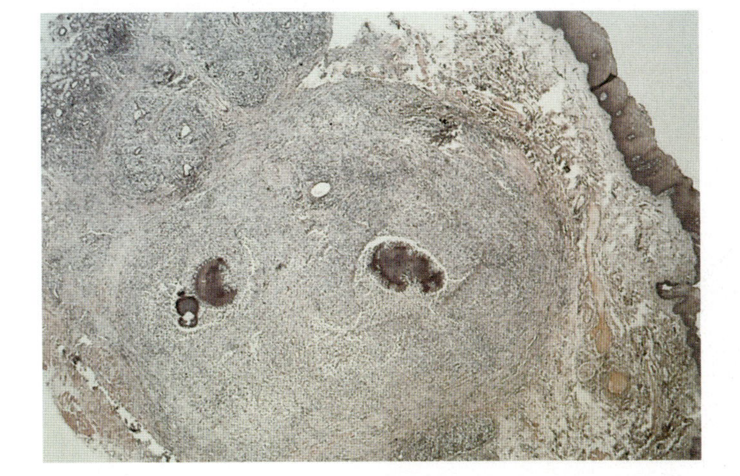

Abb. 70 zu Frage 8.2

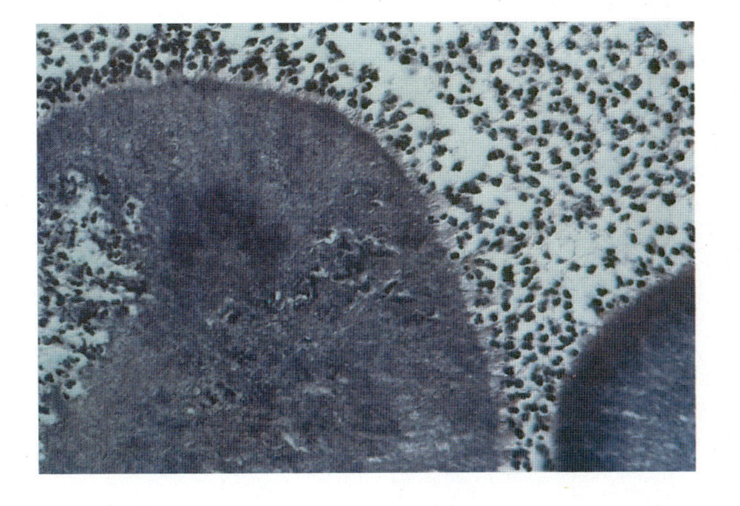

Abb. 71 zu Frage 8.2

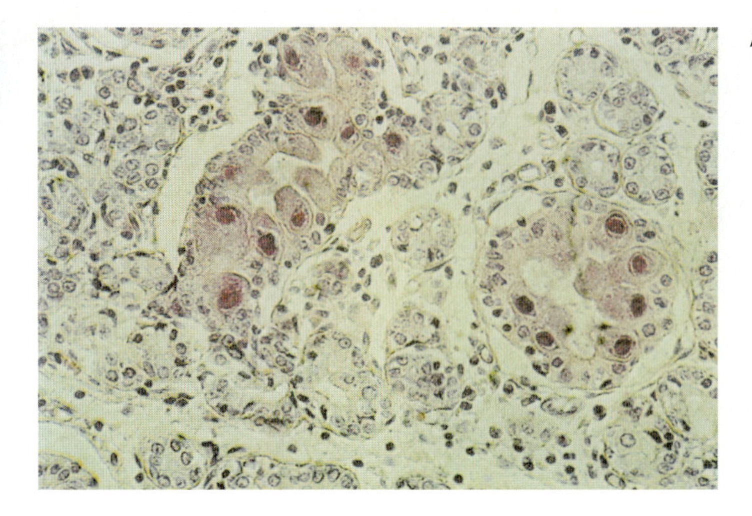

Abb. 72 zu Frage 8.4

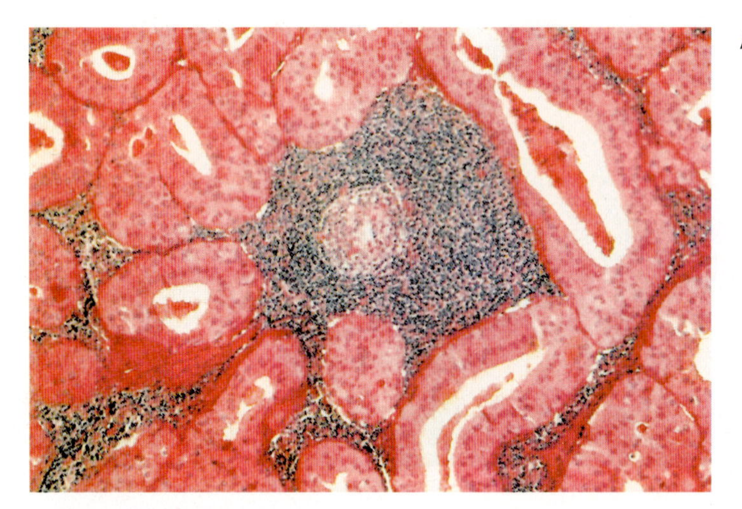

Abb. 73 zu Frage 8.7

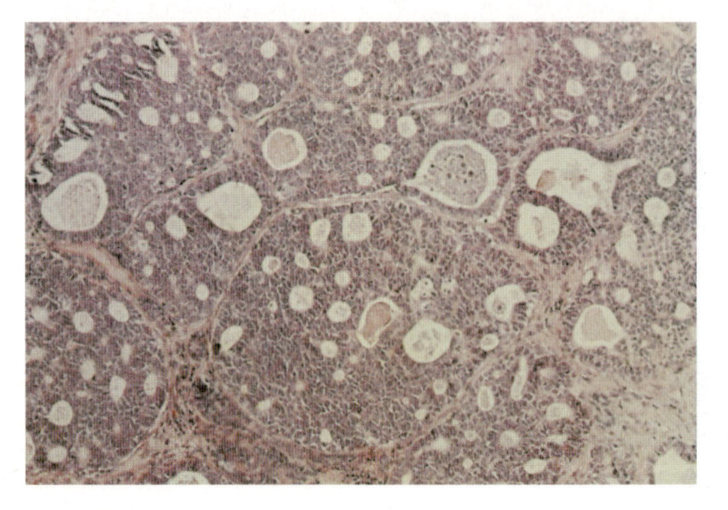

Abb. 74 zu Frage 8.8

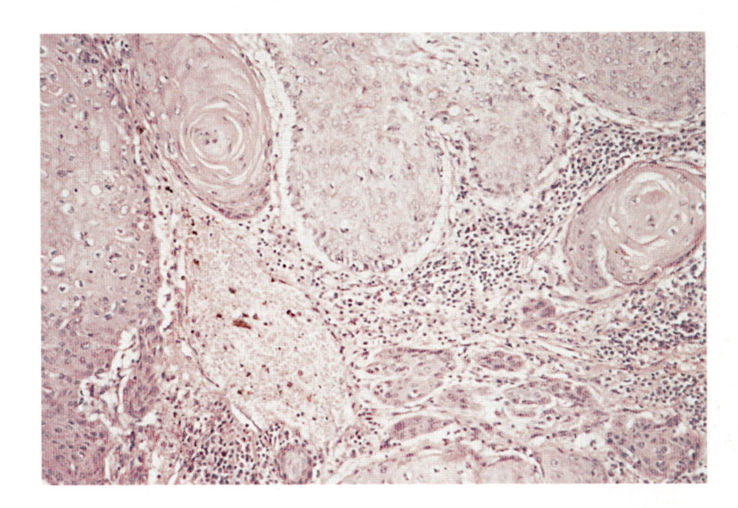

Abb. 75 zu Frage 8.11

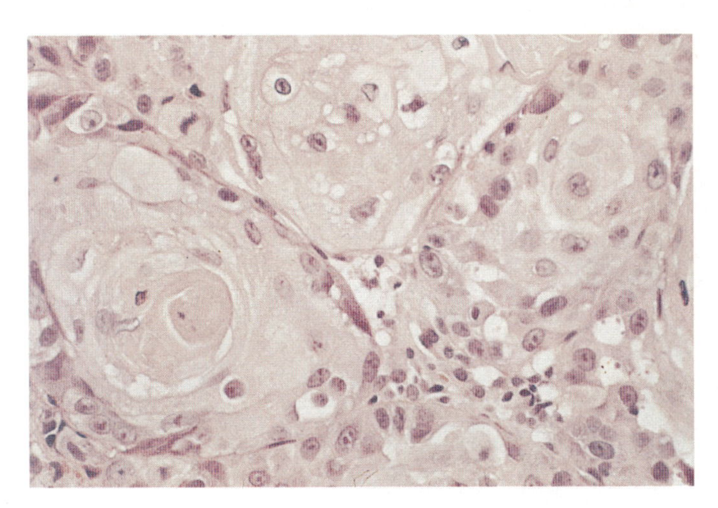

Abb. 76 zu Frage 8.11

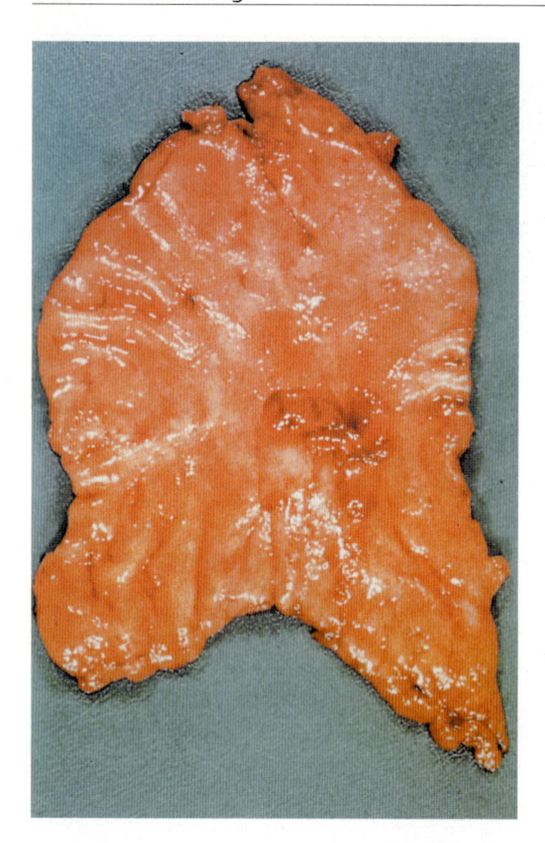

Abb. 77 zu Frage 8.18

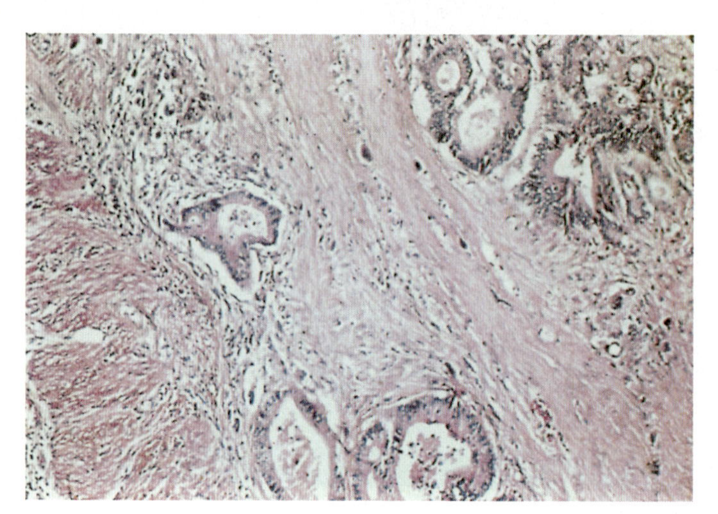

Abb. 78 zu Frage 8.18

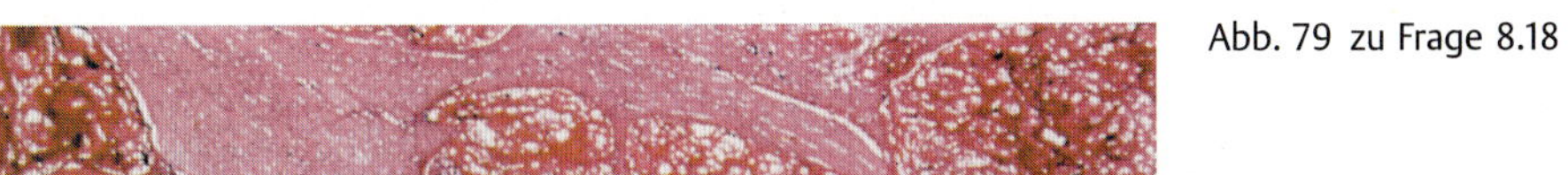

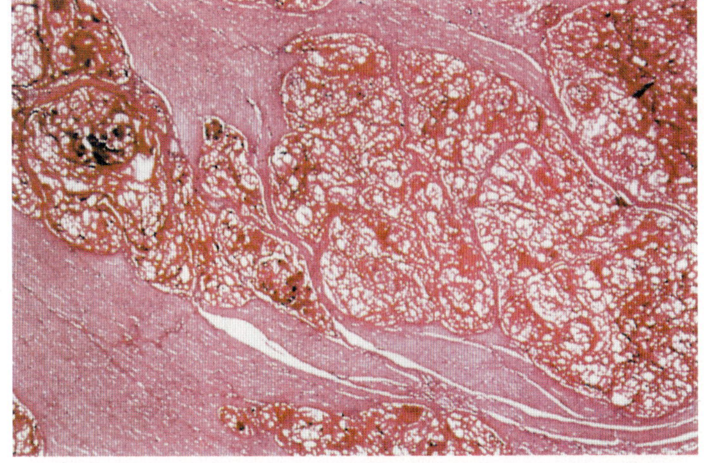

Abb. 79 zu Frage 8.18

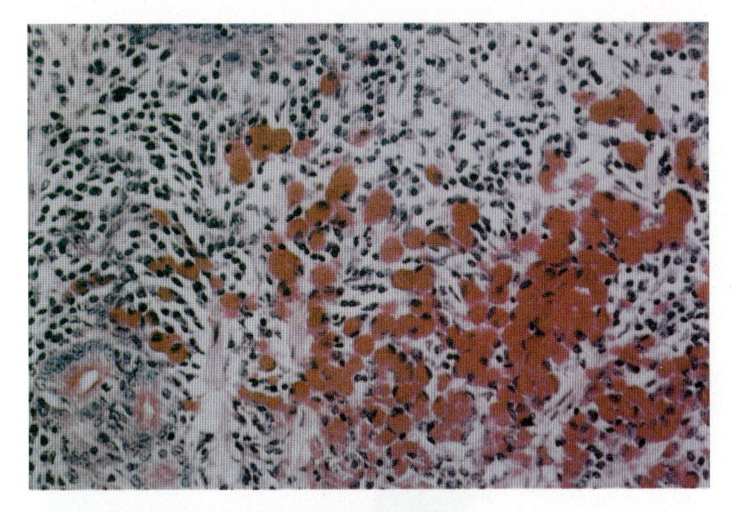

Abb. 80 zu Frage 8.19

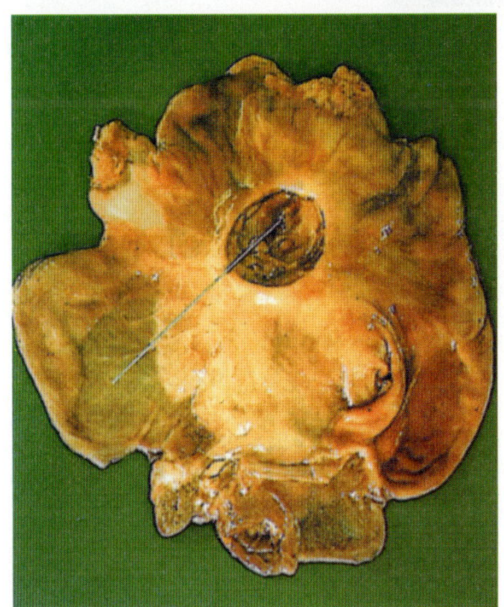

Abb. 81 zu Frage 8.20

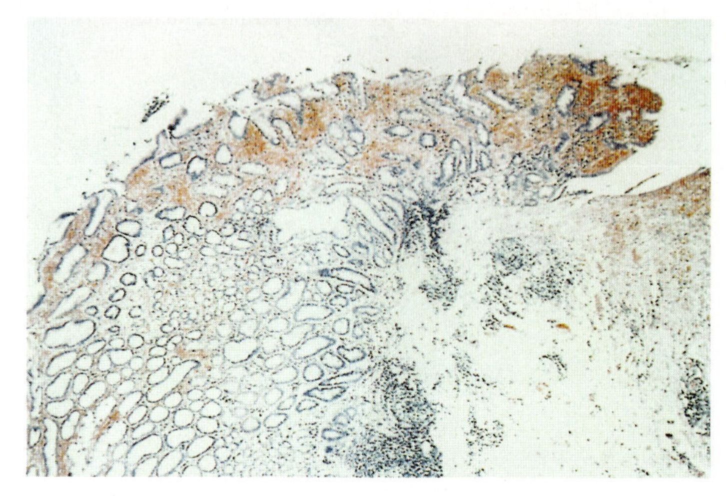

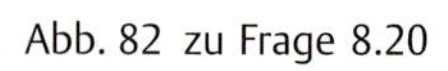

Abb. 82 zu Frage 8.20

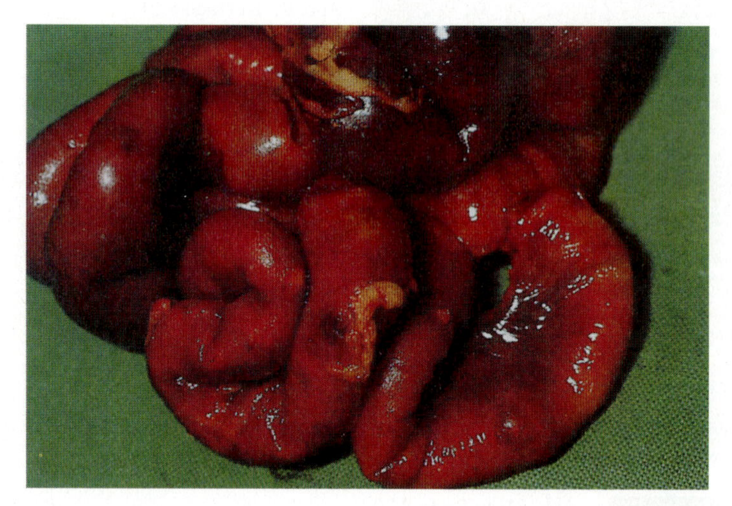

Abb. 83 zu Frage 8.22

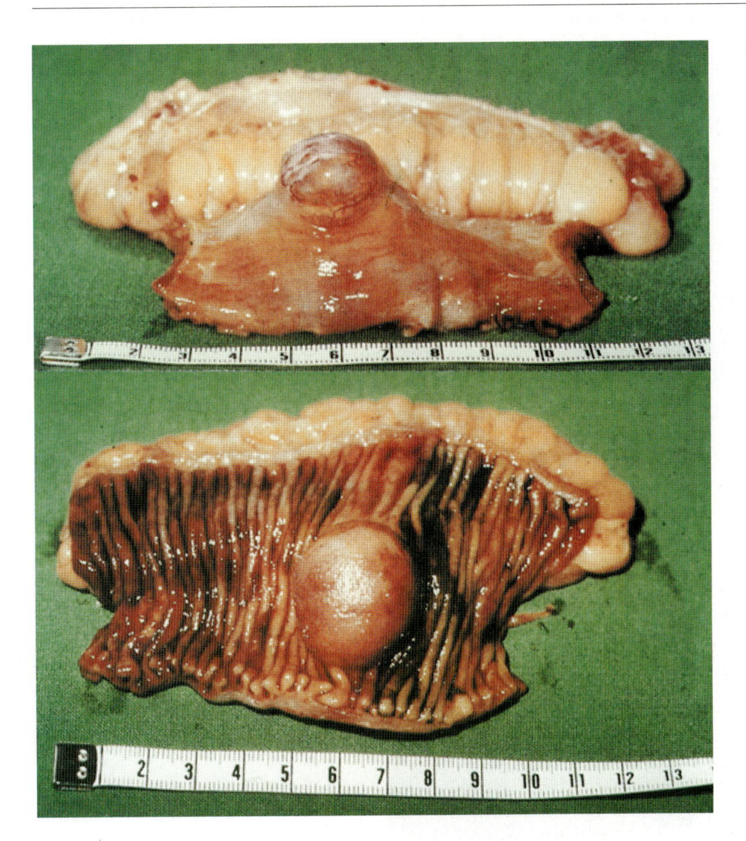

Abb. 84 zu Frage 8.24

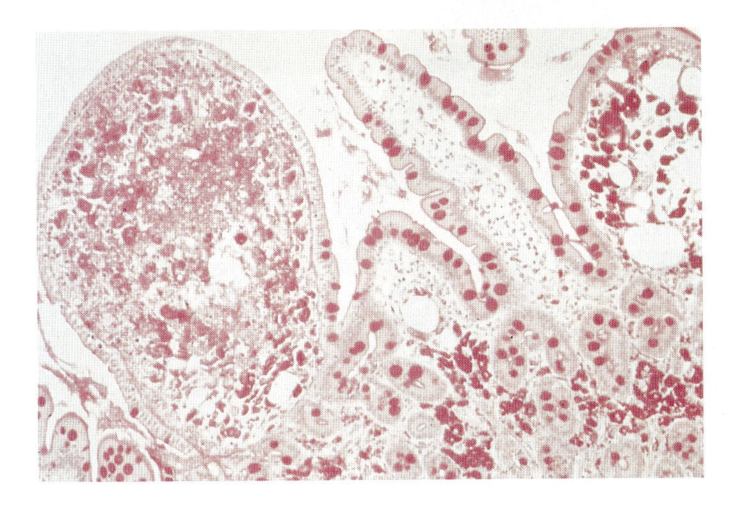

Abb. 85 zu Frage 8.25

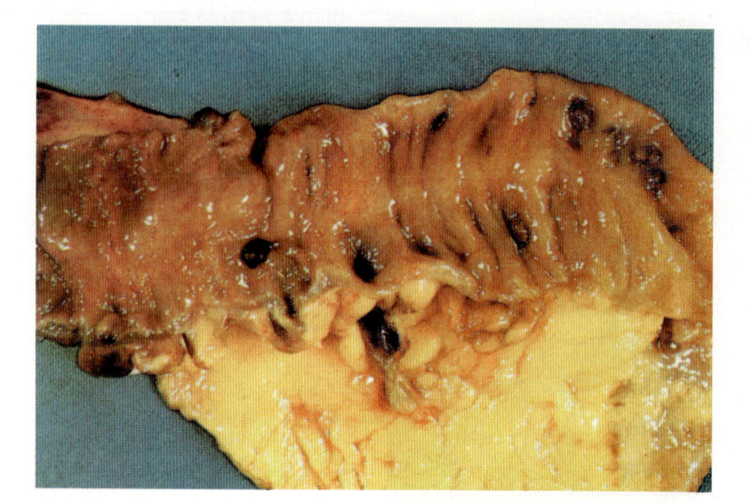

Abb. 86 zu Frage 8.29

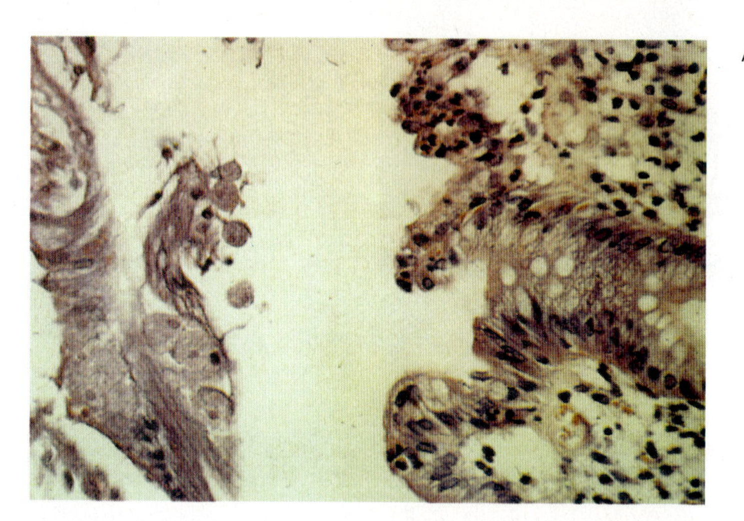

Abb. 87 zu Frage 8.31

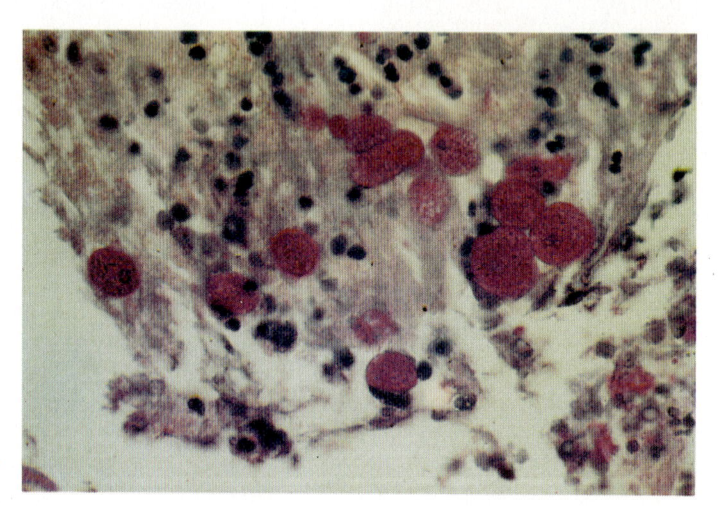

Abb. 88 zu Frage 8.31

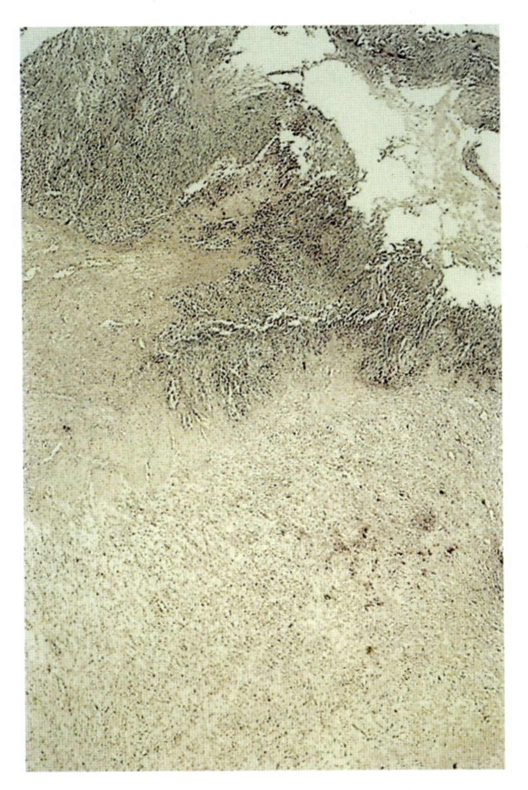

Abb. 89 zu Frage 8.32

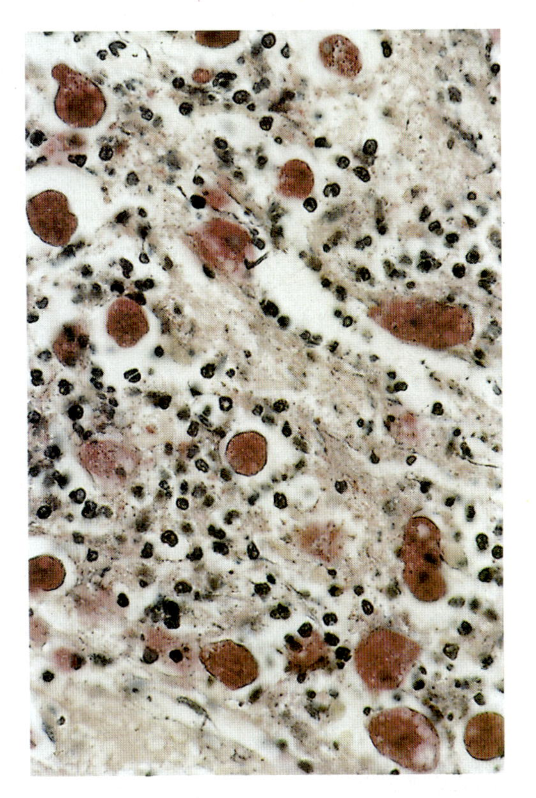

Abb. 90 zu Frage 8.32

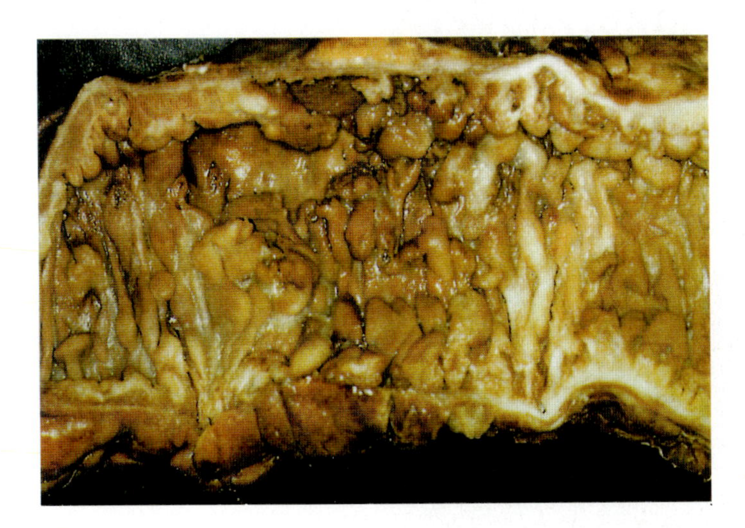

Abb. 91 zu Frage 8.34

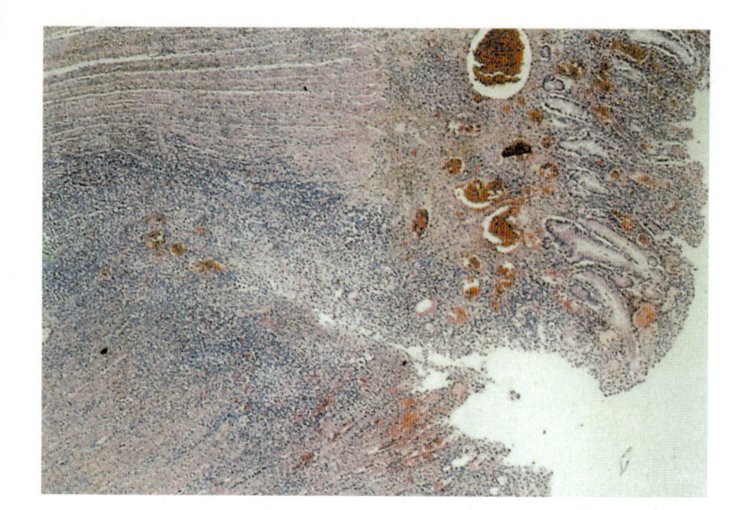

Abb. 92 zu Frage 8.34

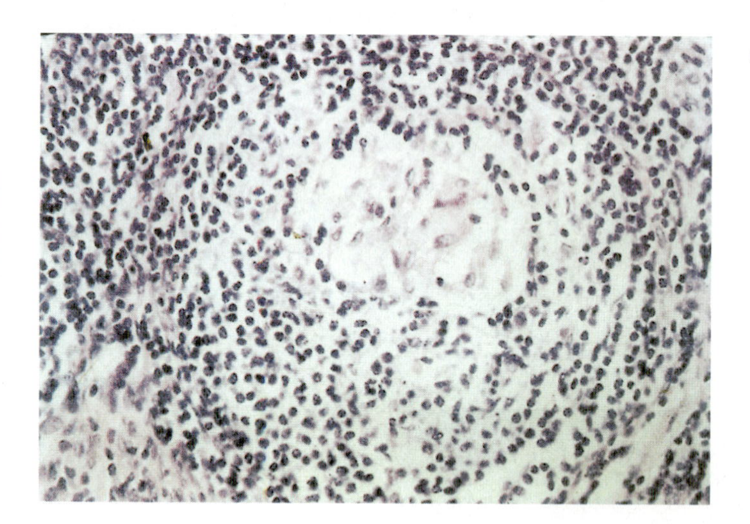

Abb. 93 zu Frage 8.34

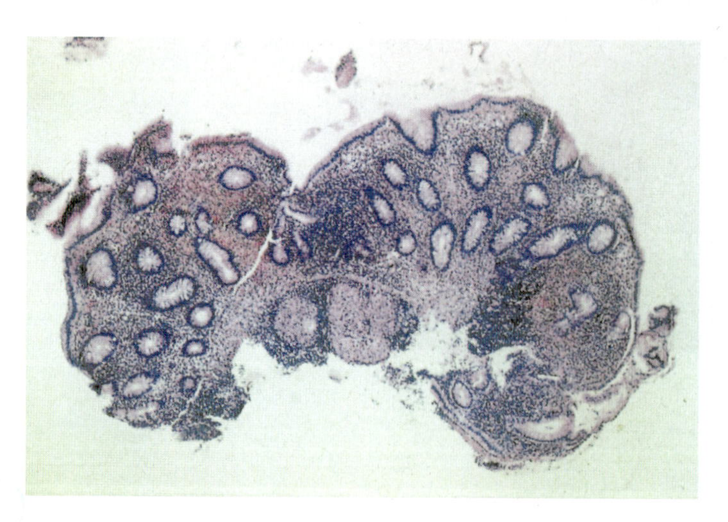

Abb. 94 zu Frage 8.35

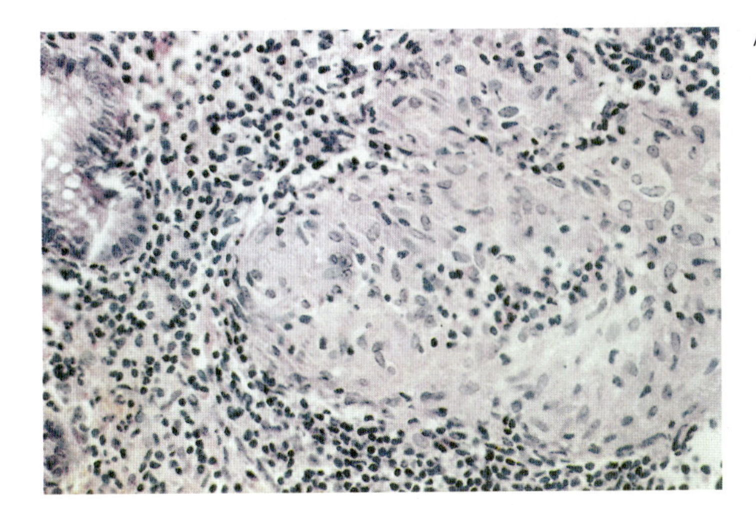

Abb. 95 zu Frage 8.35

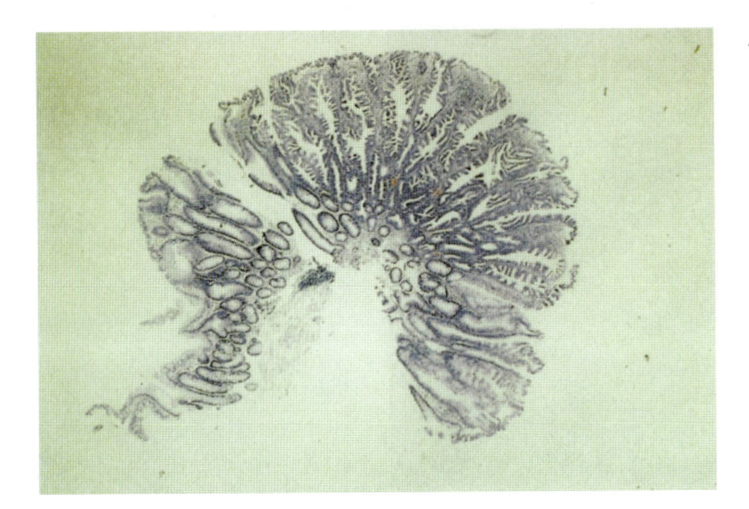

Abb. 96 zu Frage 8.40

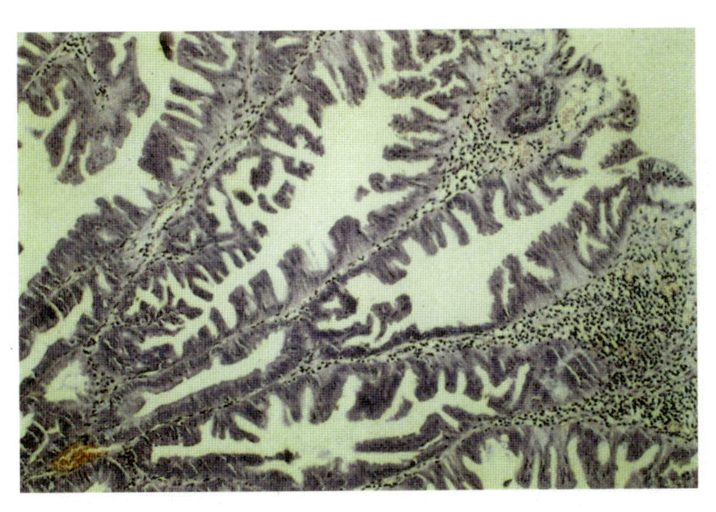

Abb. 97 zu Frage 8.40

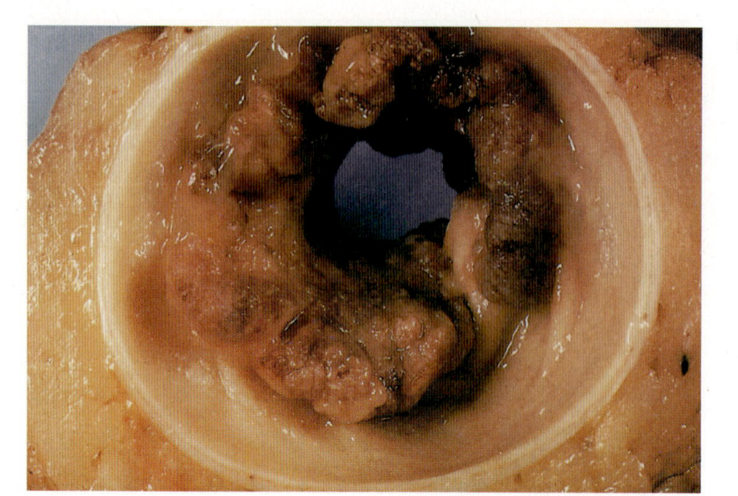

Abb. 98 zu Frage 8.41

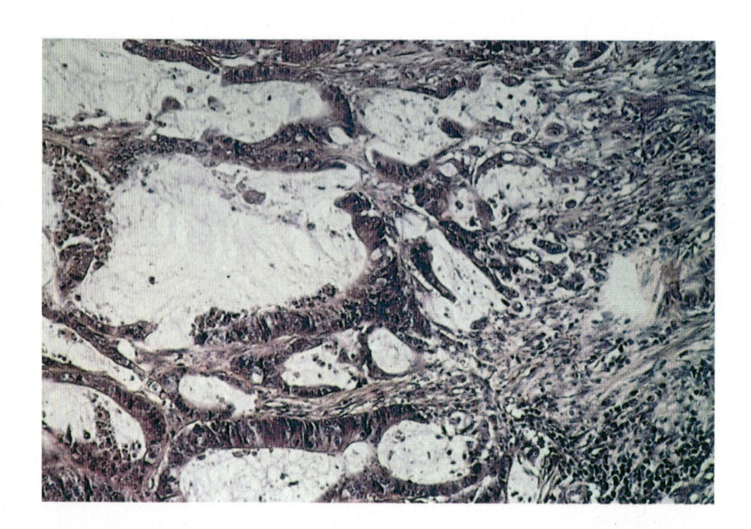

Abb. 99 zu Frage 8.41

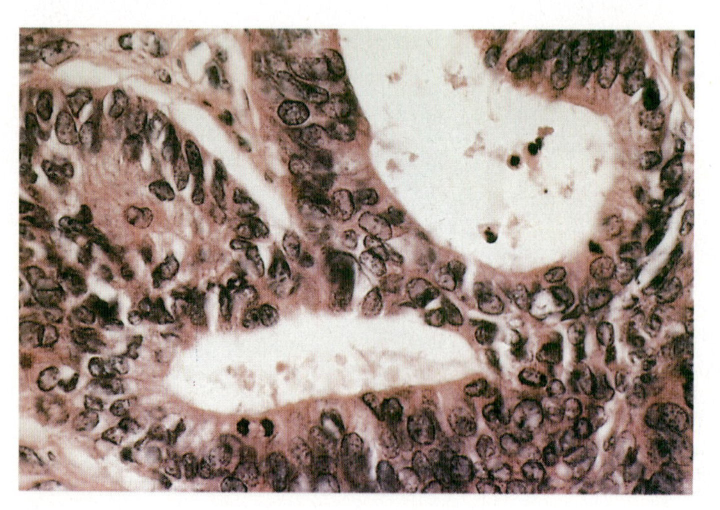

Abb. 100 zu Frage 8.41

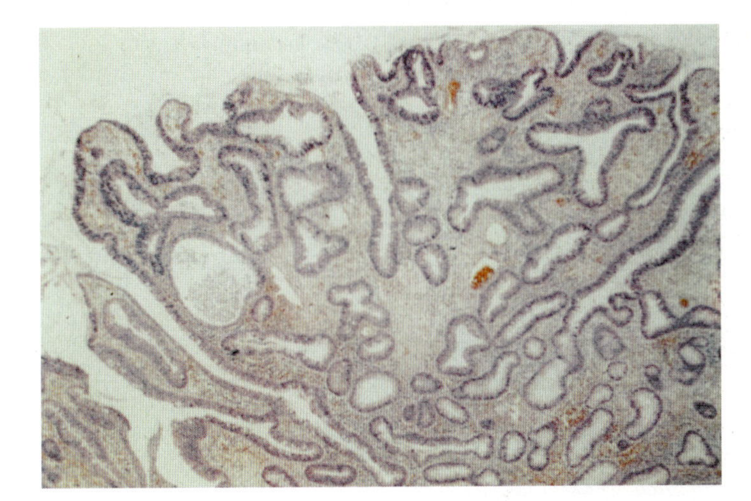

Abb. 101 zu Frage 8.42

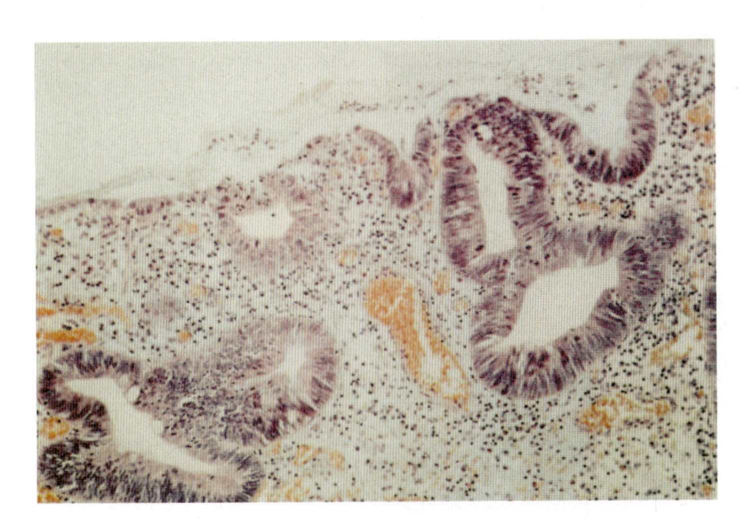

Abb. 102 zu Frage 8.42

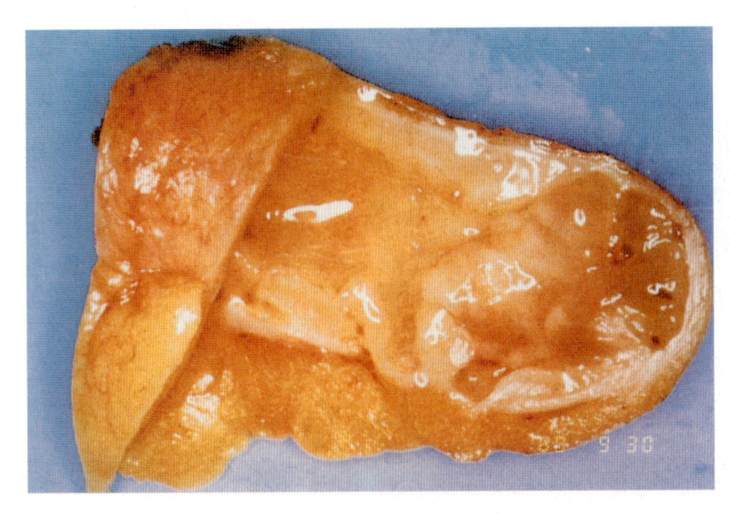

Abb. 103 zu Frage 8.45

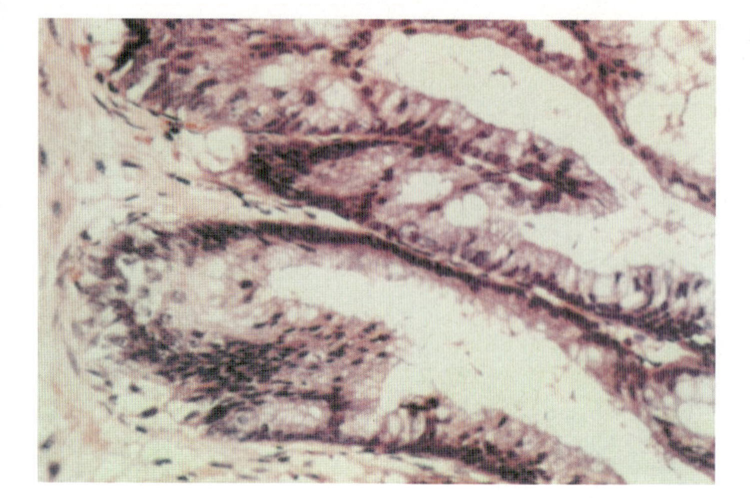

Abb. 104 zu Frage 8.45

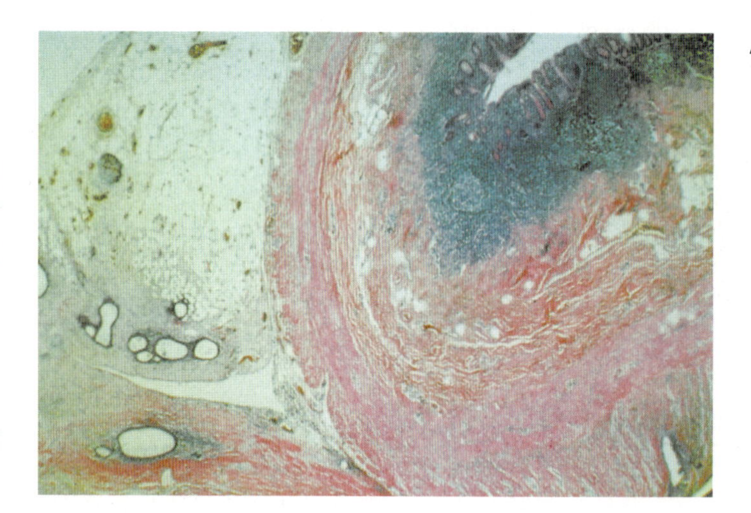

Abb. 105 zu Frage 8.46

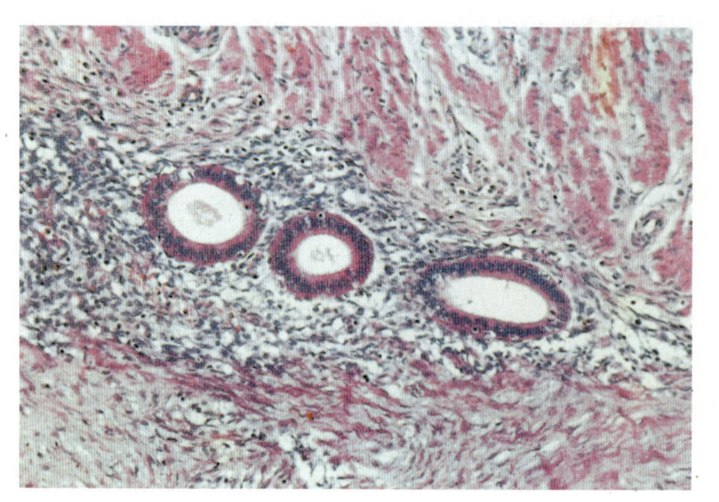

Abb. 106 zu Frage 8.46

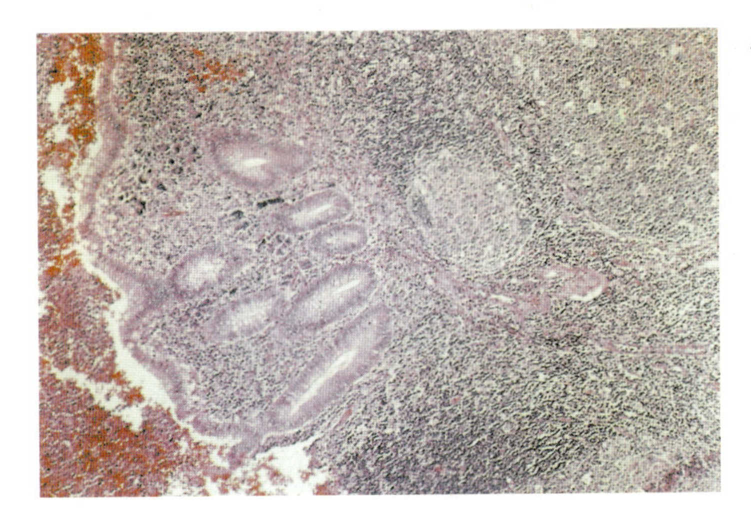

Abb. 107 zu Frage 8.47

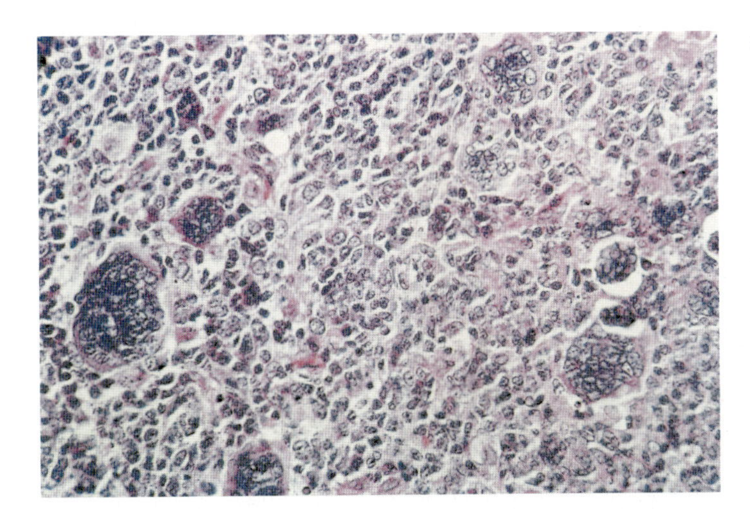

Abb. 108 zu Frage 8.47

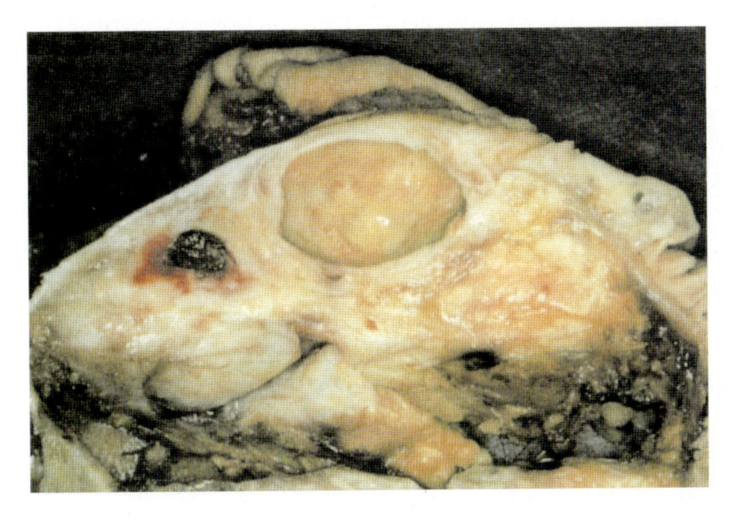

Abb. 109 zu Frage 8.50

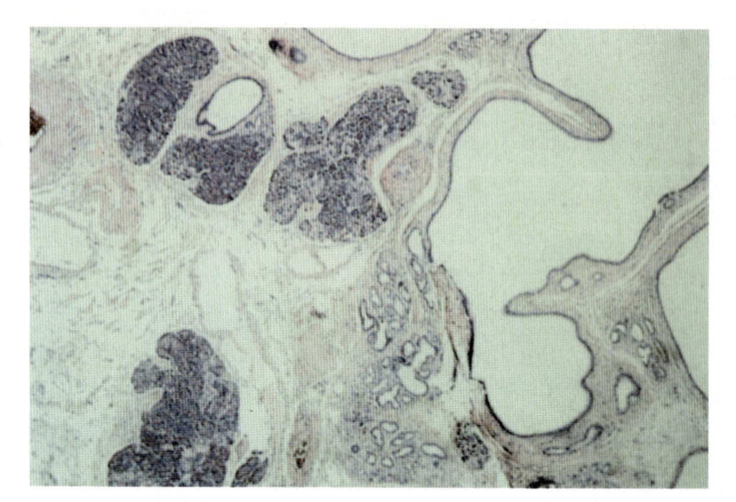

Abb. 110 zu Frage 8.50

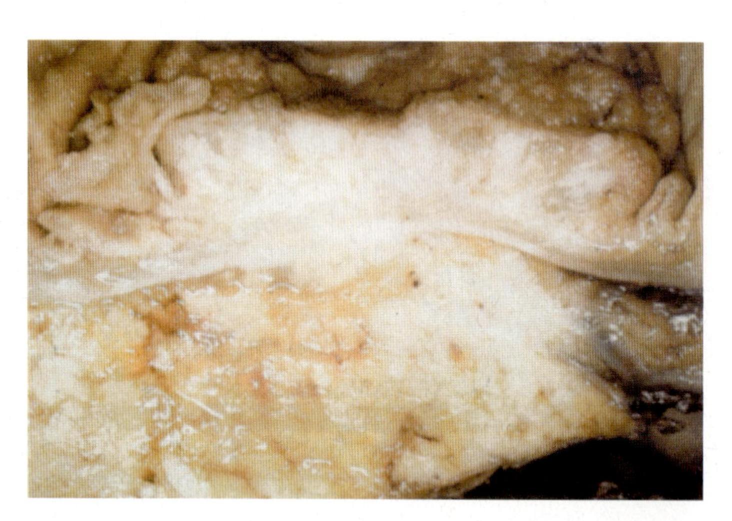

Abb. 111 zu Frage 8.52

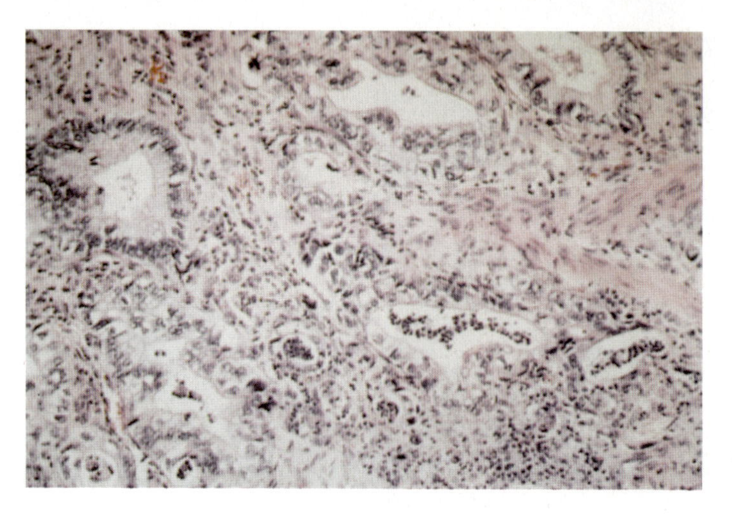

Abb. 112 zu Frage 8.52

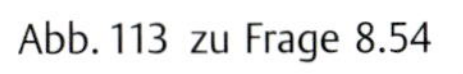

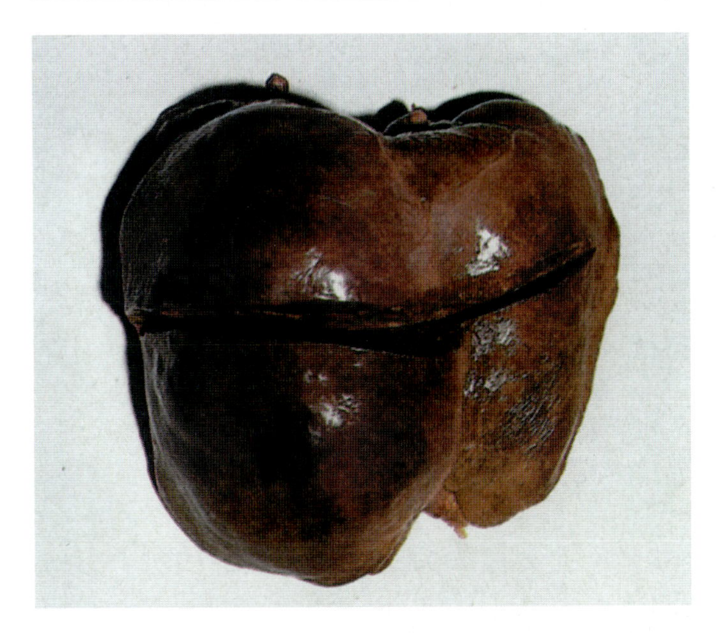

Abb. 113 zu Frage 8.54

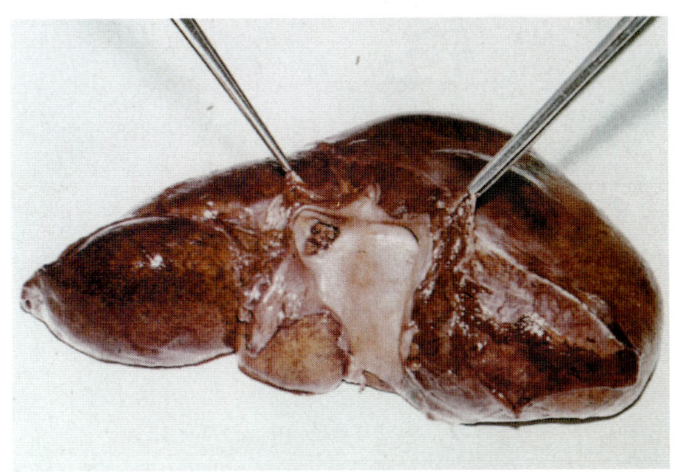

Abb. 114 zu Frage 8.54

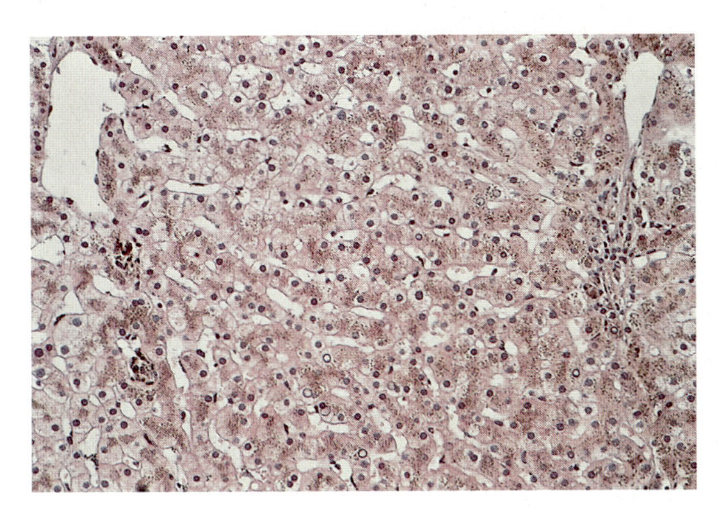

Abb. 115 zu Frage 8.56

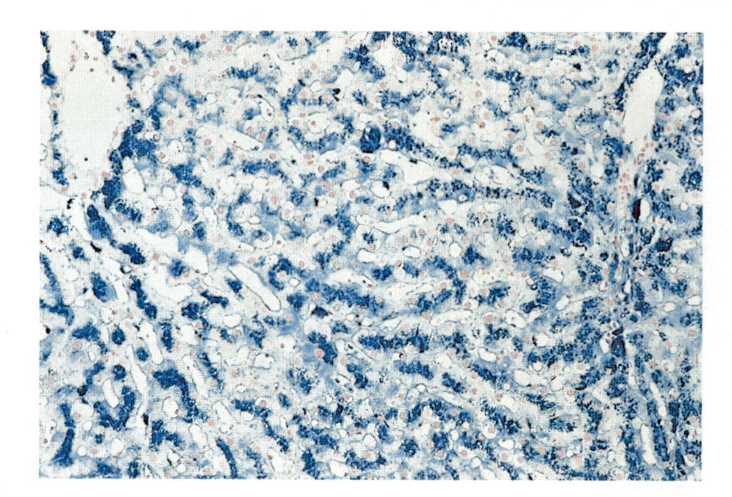

Abb. 116 zu Frage 8.56

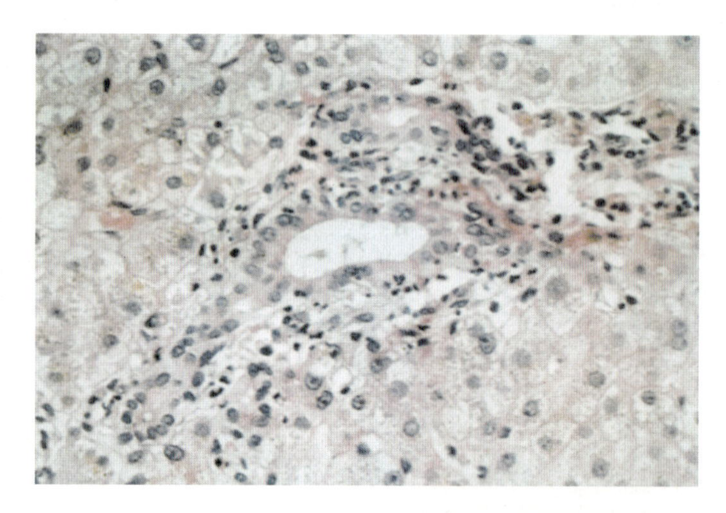

Abb. 117 zu Frage 8.58

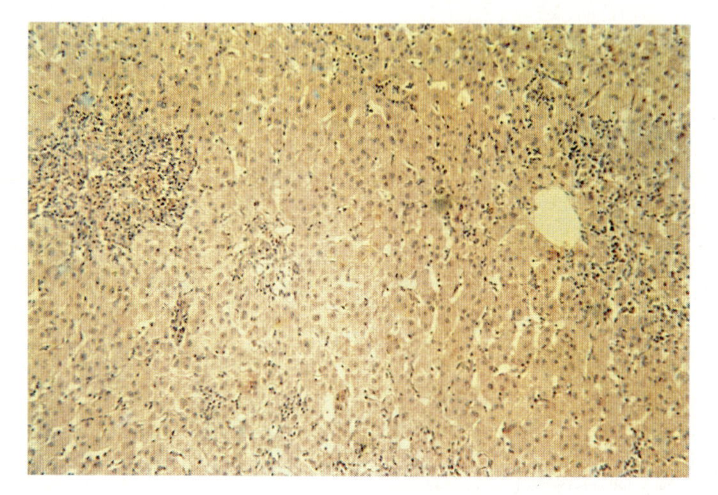

Abb. 118 zu Frage 8.62

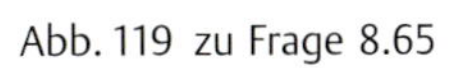

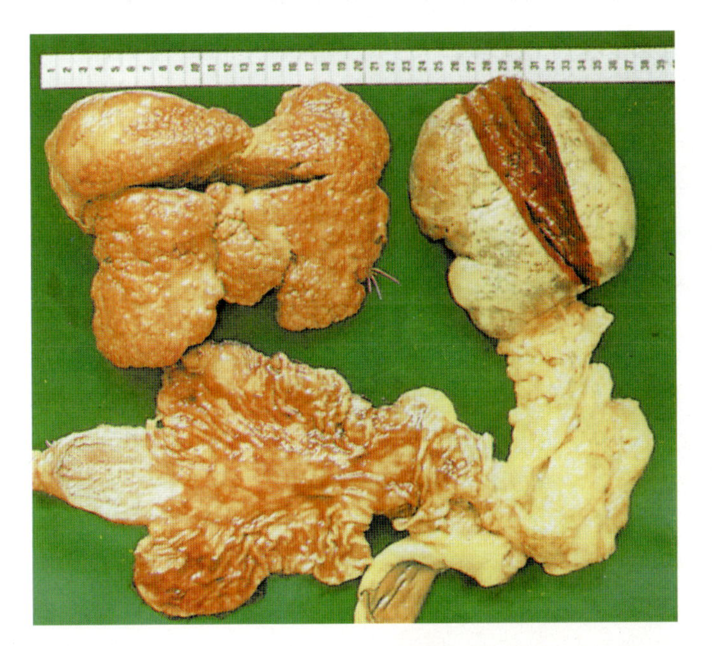

Abb. 119 zu Frage 8.65

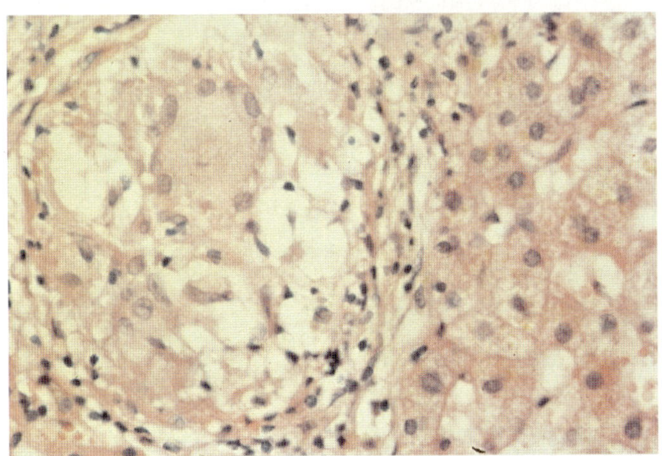

Abb. 120 zu Frage 8.68

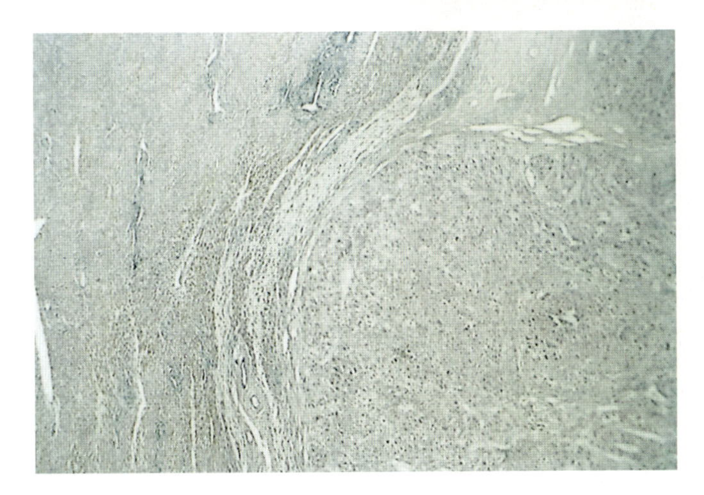

Abb. 121 zu Frage 8.69

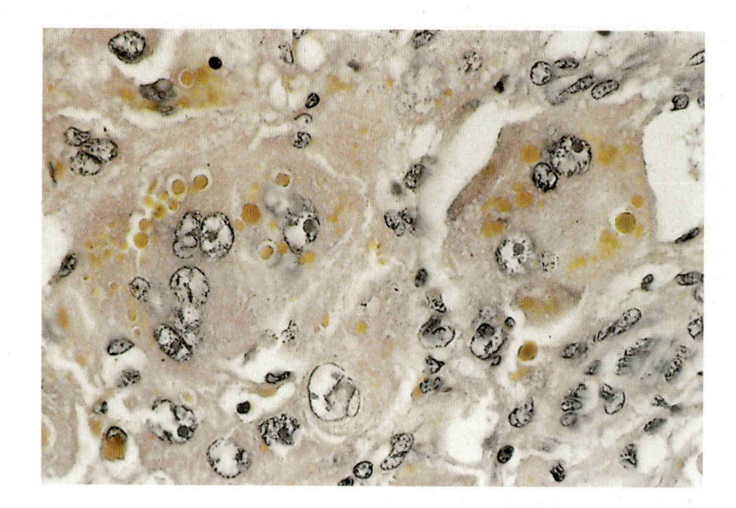

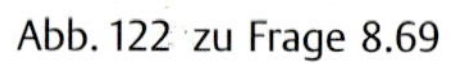

Abb. 122 zu Frage 8.69

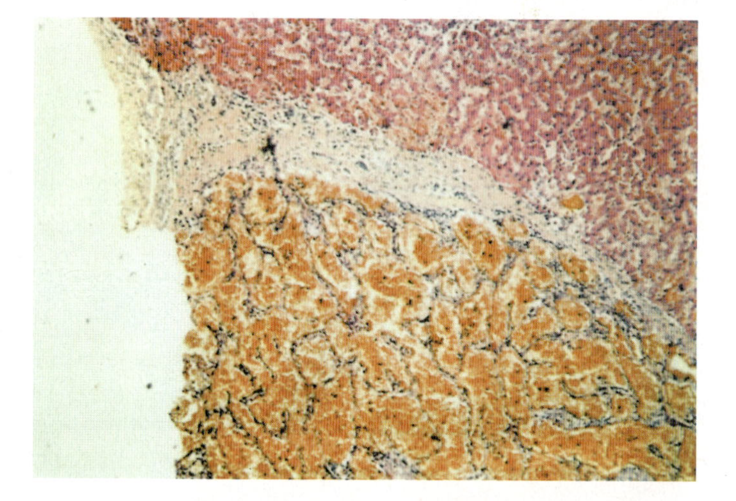

Abb. 123 zu Frage 8.70

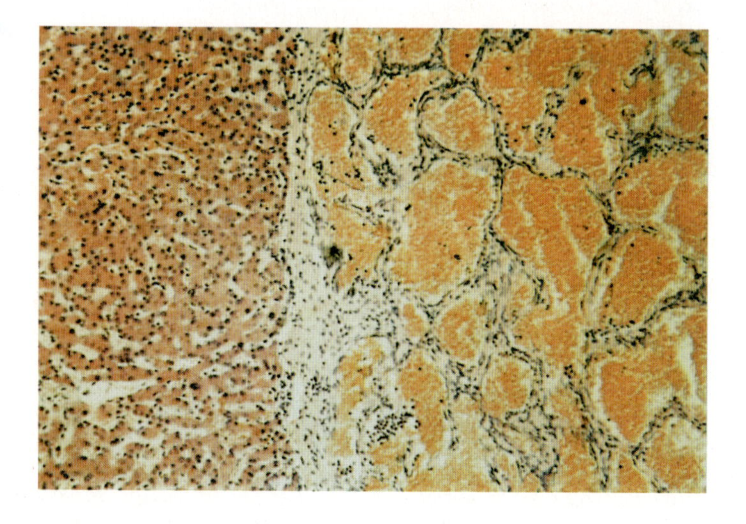

Abb. 124 zu Frage 8.70

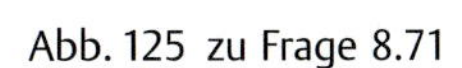

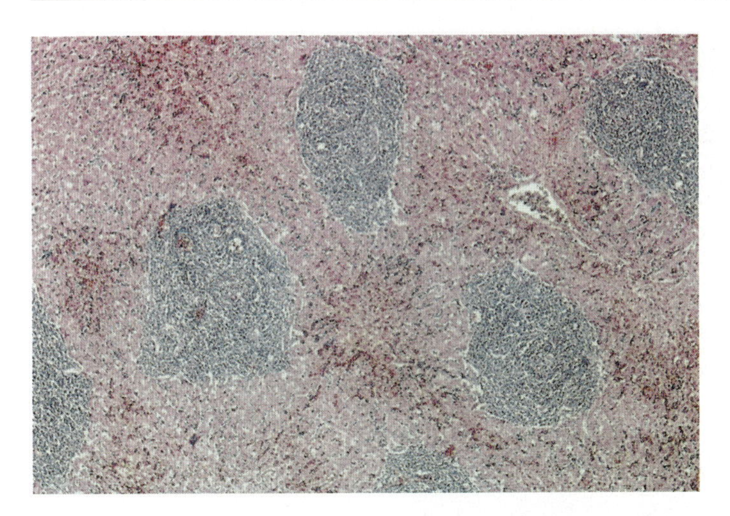

Abb. 125 zu Frage 8.71

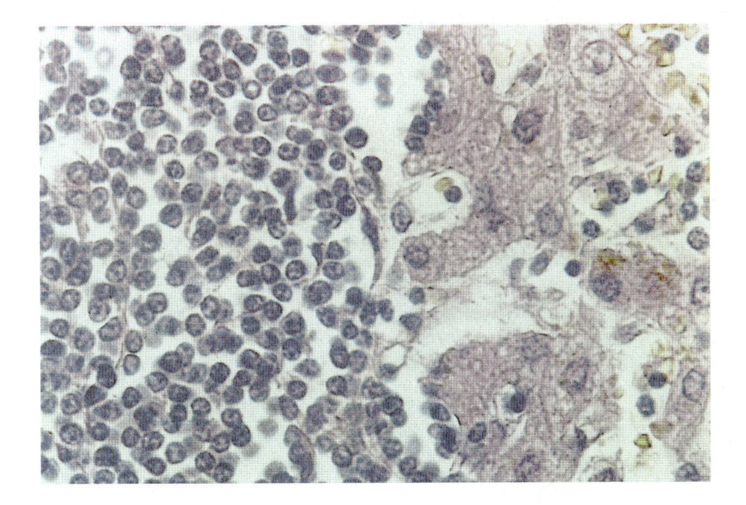

Abb. 126 zu Frage 8.71

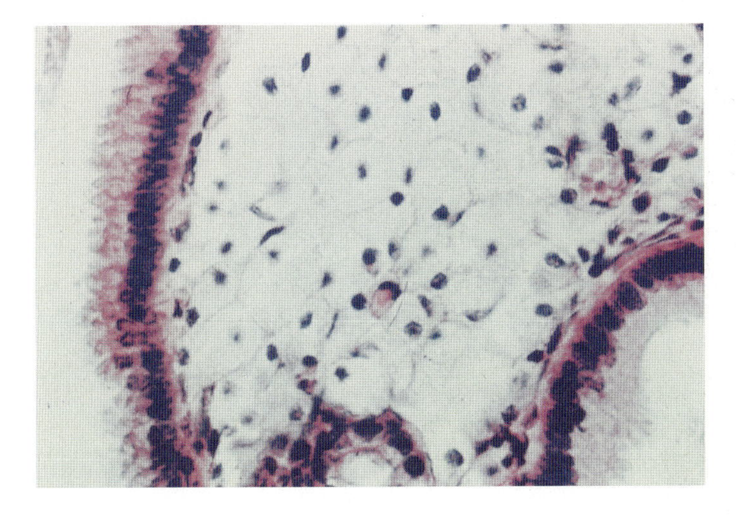

Abb. 127 zu Frage 8.72

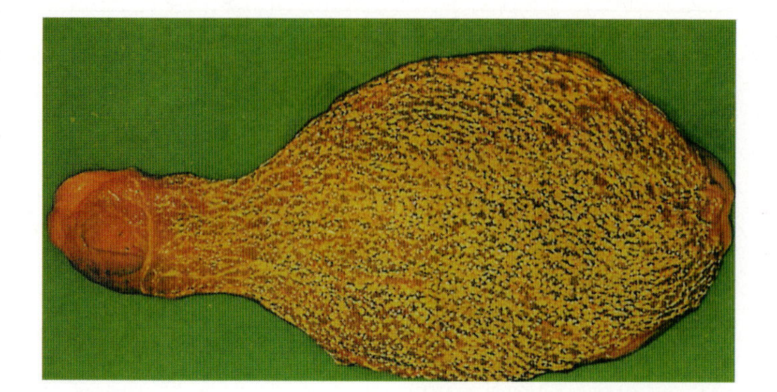

Abb. 128 zu Frage 8.73

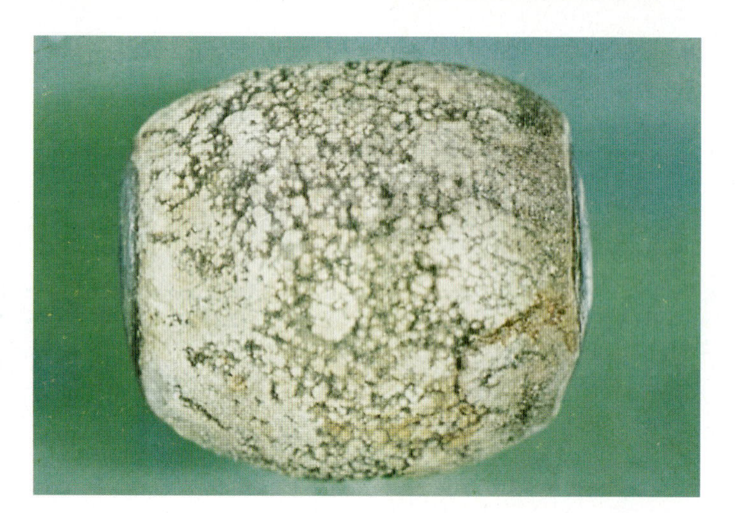

Abb. 129 zu Frage 8.76

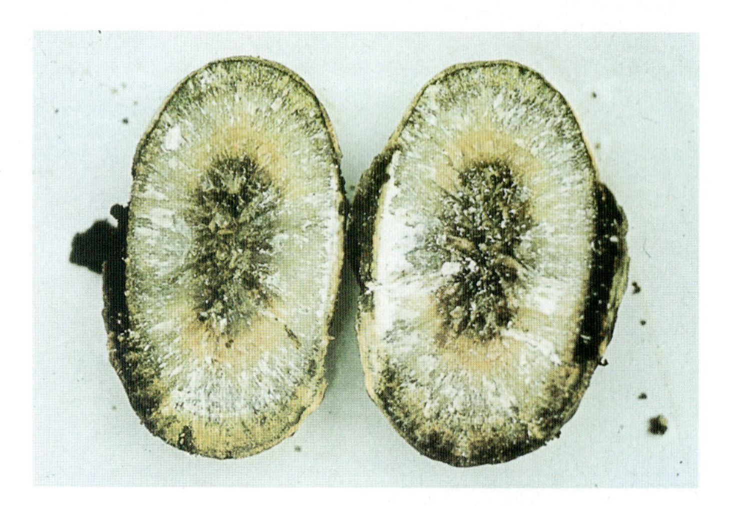

Abb. 130 zu Frage 8.76

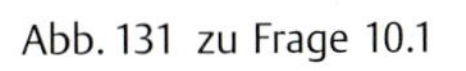

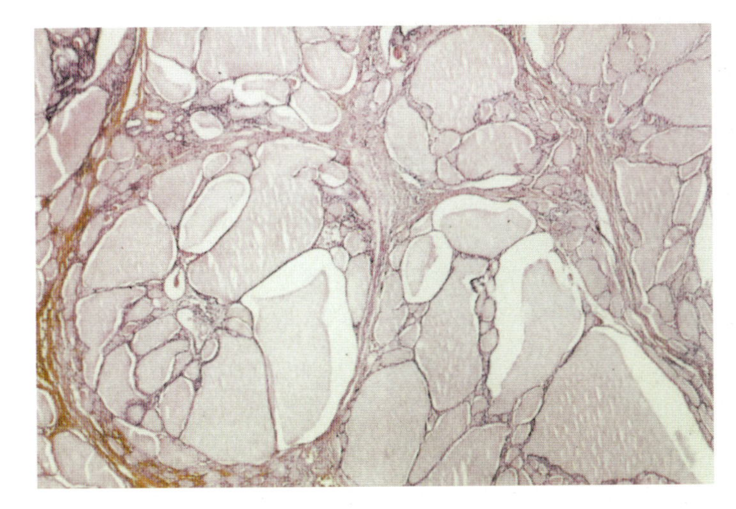

Abb. 131 zu Frage 10.1

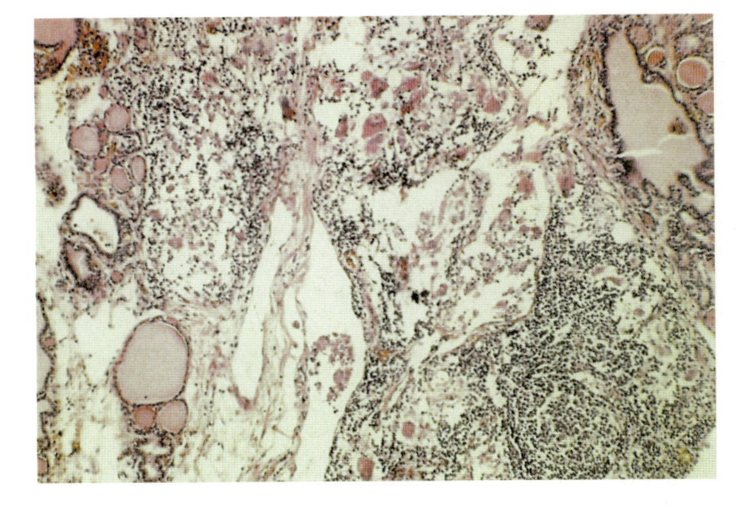

Abb. 132 zu Frage 10.4

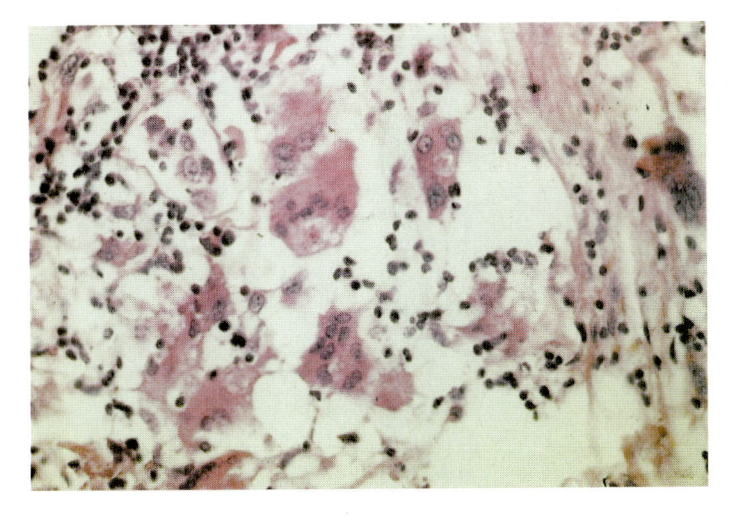

Abb. 133 zu Frage 10.4

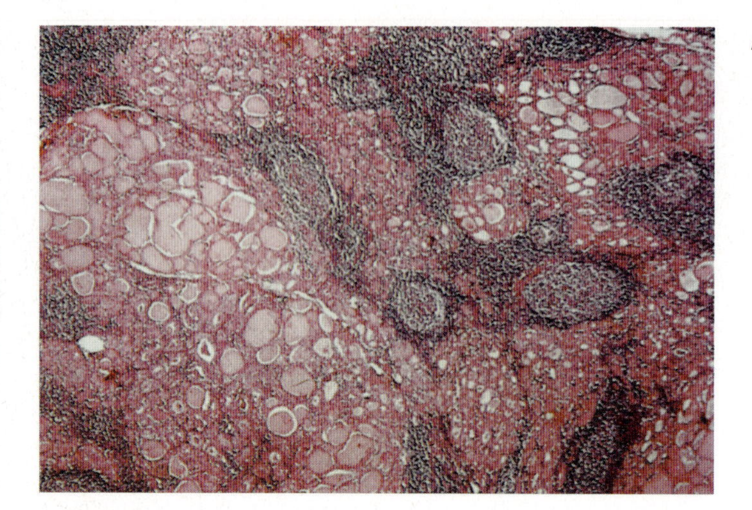

Abb. 134 zu Frage 10.5

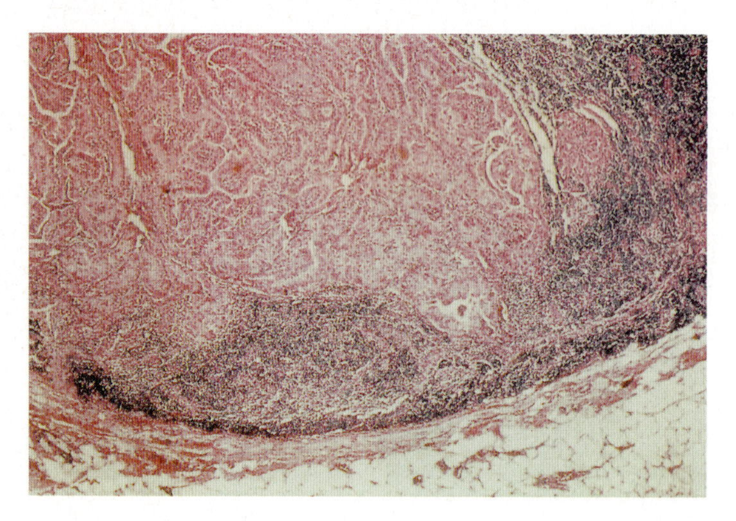

Abb. 135 zu Frage 10.8

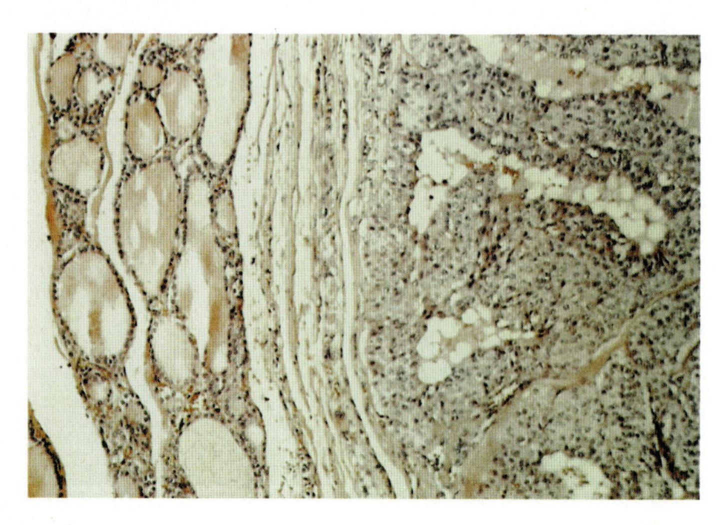

Abb. 136 zu Frage 10.10

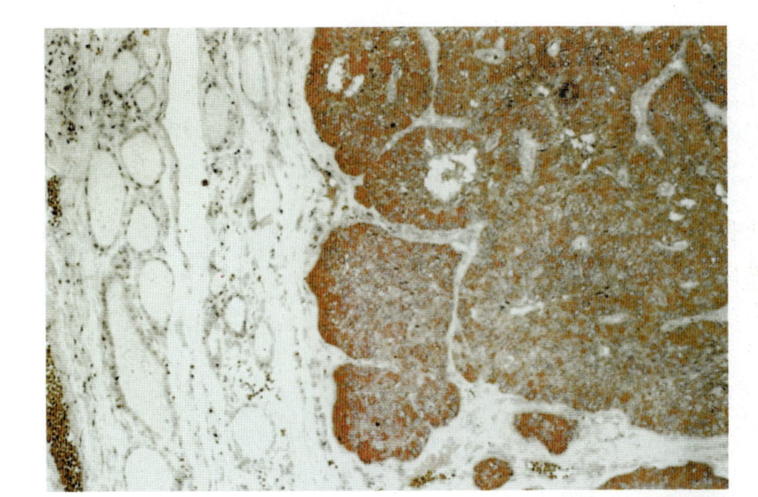

Abb. 137 zu Frage 10.10

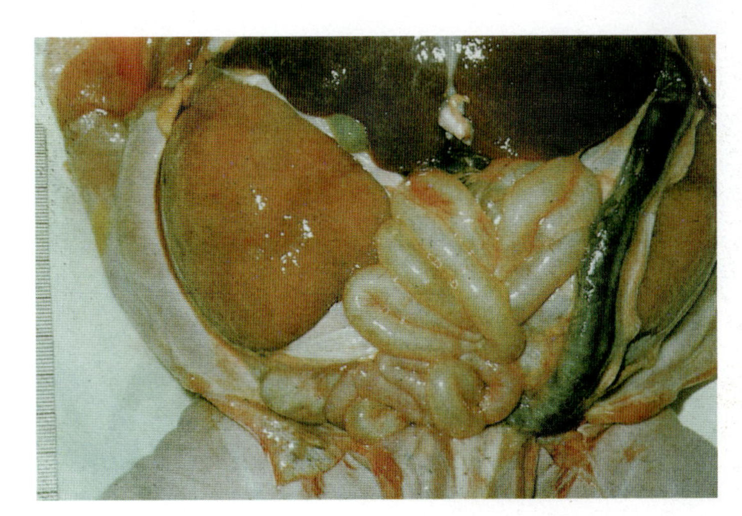

Abb. 138 zu Frage 11.1

Abb. 139 zu Frage 11.3

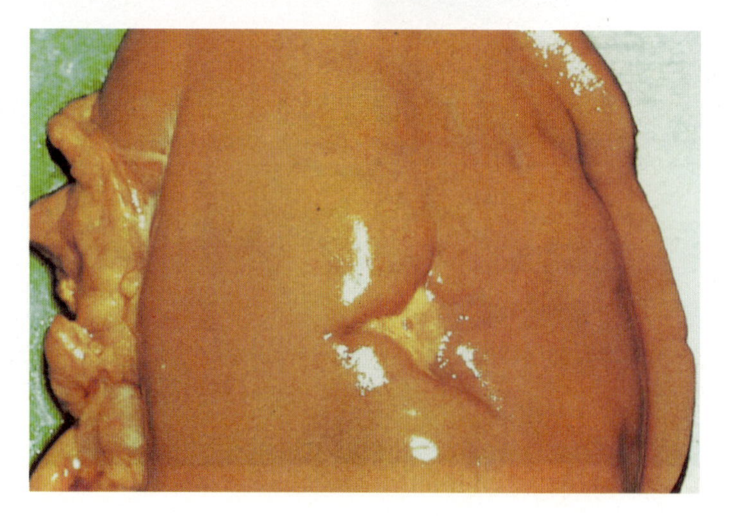

Abb. 140 zu Frage 11.5

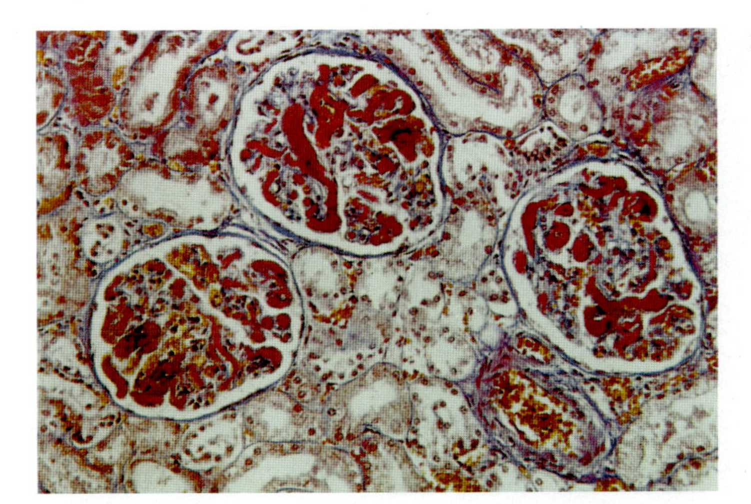

Abb. 141 zu Frage 11.6

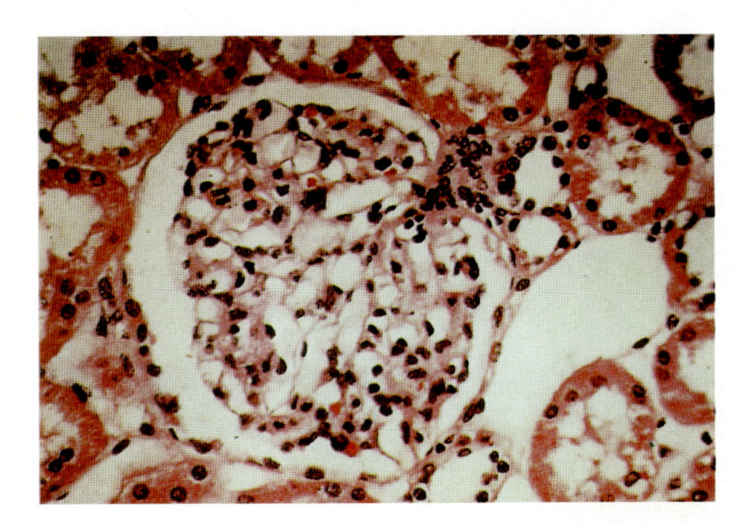

Abb. 142 zu Frage 11.8

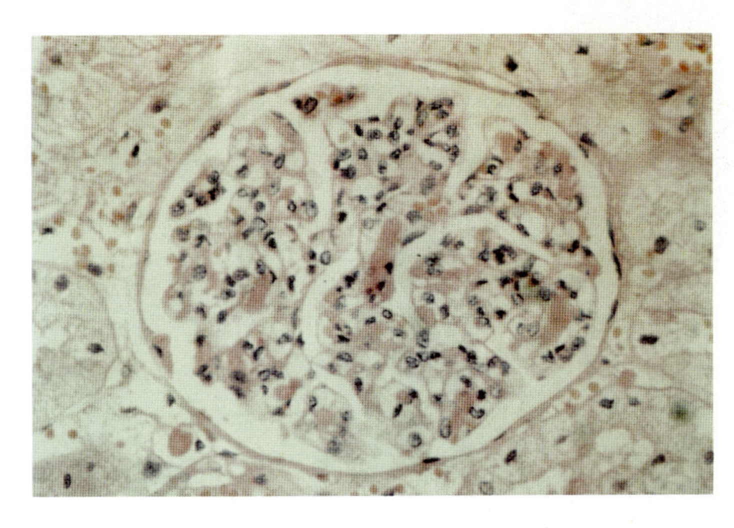

Abb. 143 zu Frage 11.13

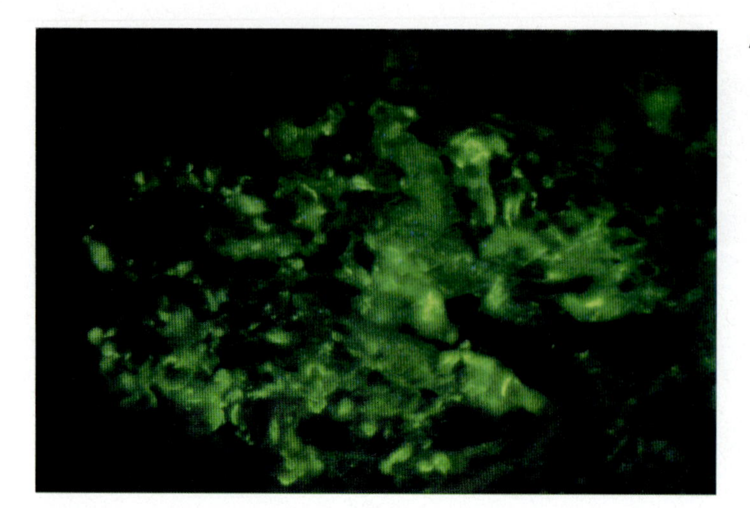

Abb. 144 zu Frage 11.13

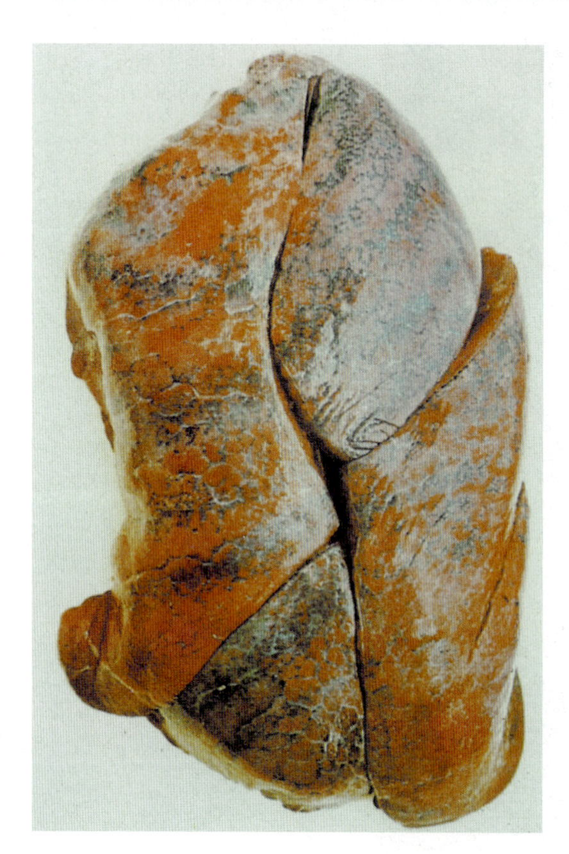

Abb. 145 zu Frage 11.14

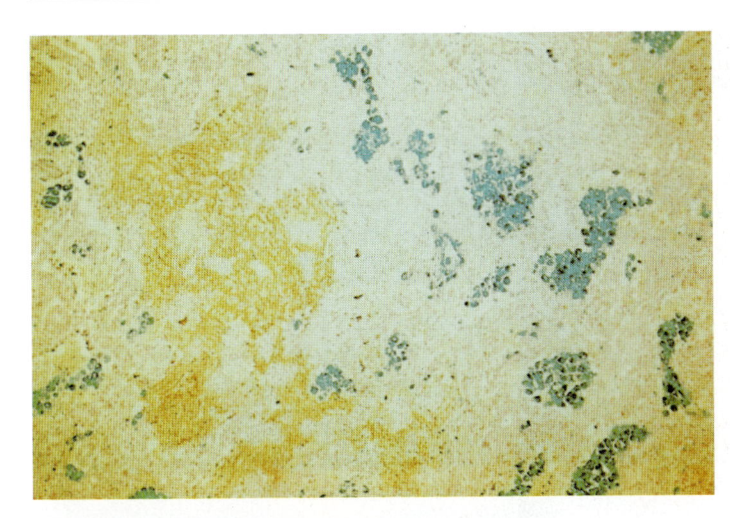

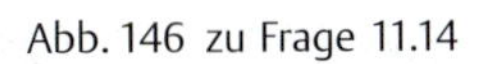

Abb. 146 zu Frage 11.14

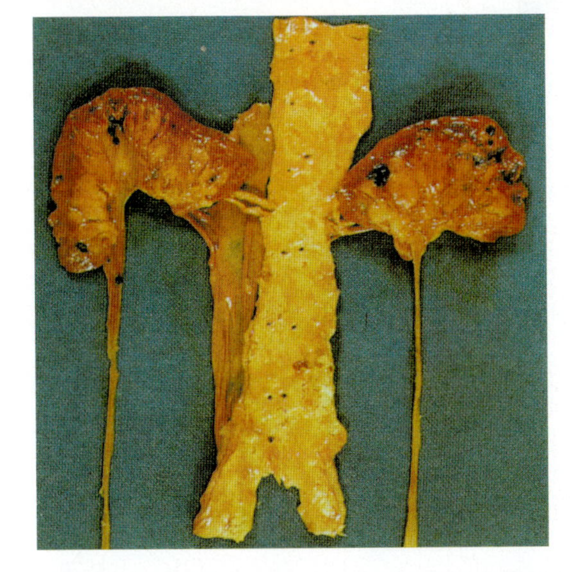

Abb. 147 zu Frage 11.15

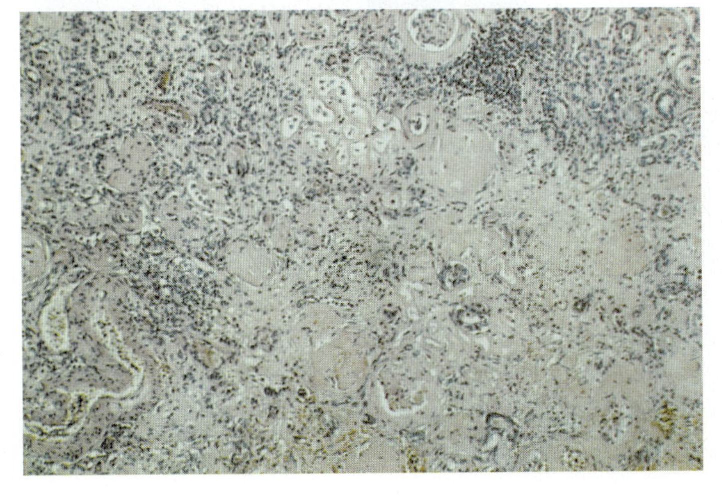

Abb. 148 zu Frage 11.15

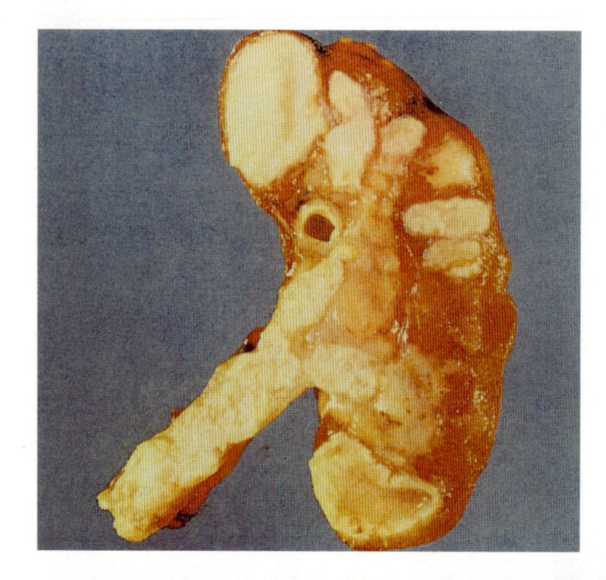

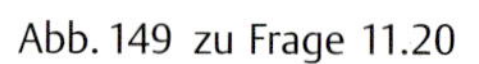

Abb. 149 zu Frage 11.20

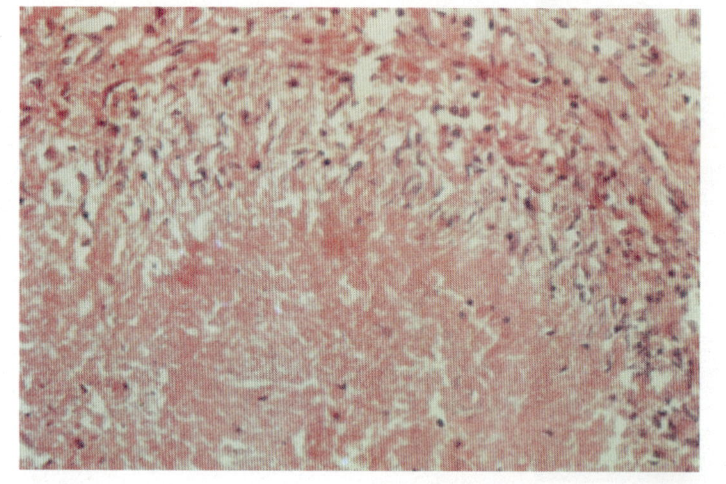

Abb. 150 zu Frage 11.20

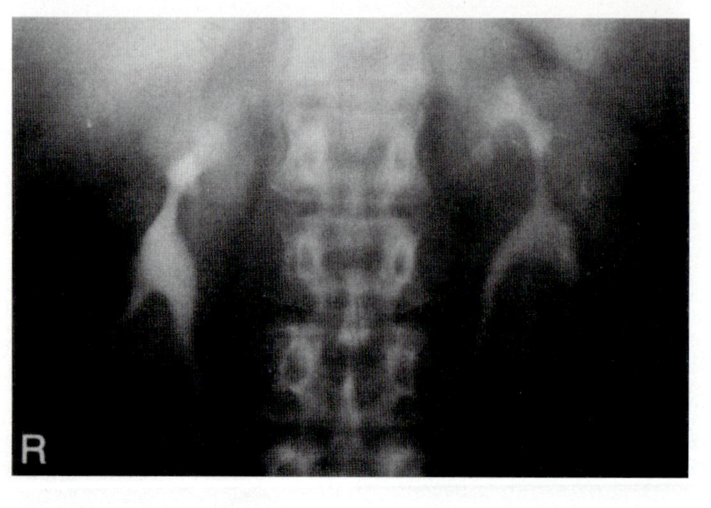

Abb. 151 zu Frage 11.21

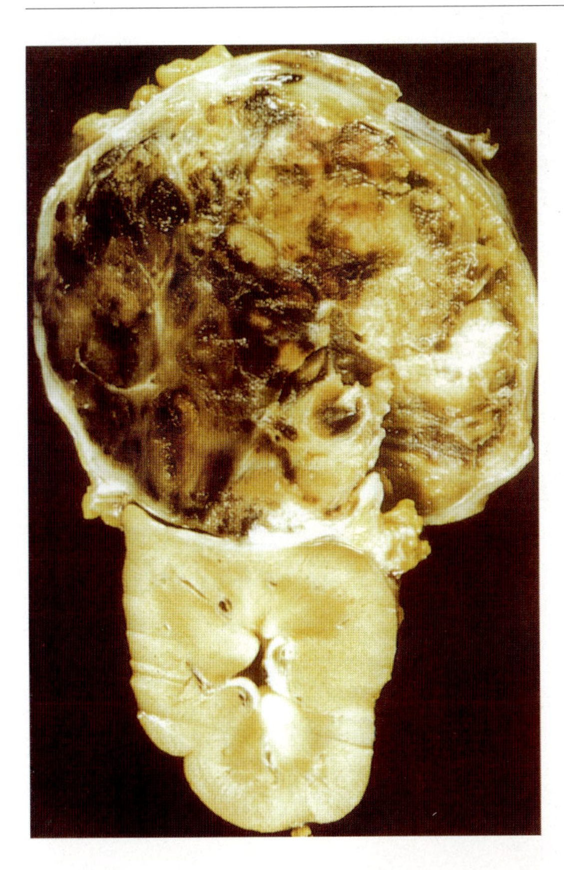

Abb. 152 zu Frage 11.23

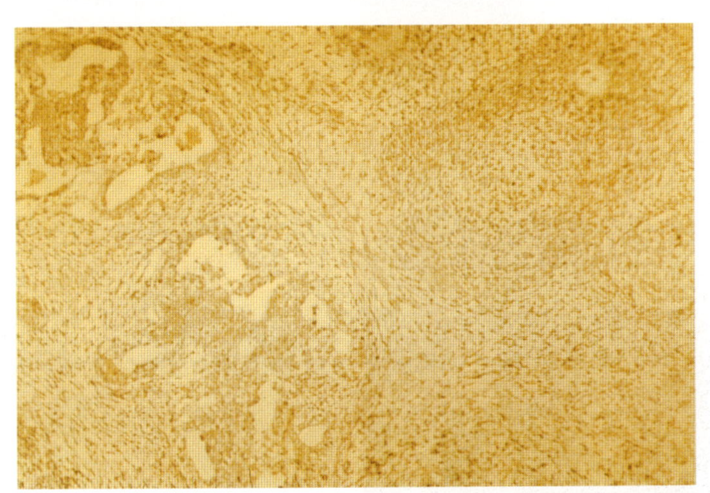

Abb. 153 zu Frage 11.23

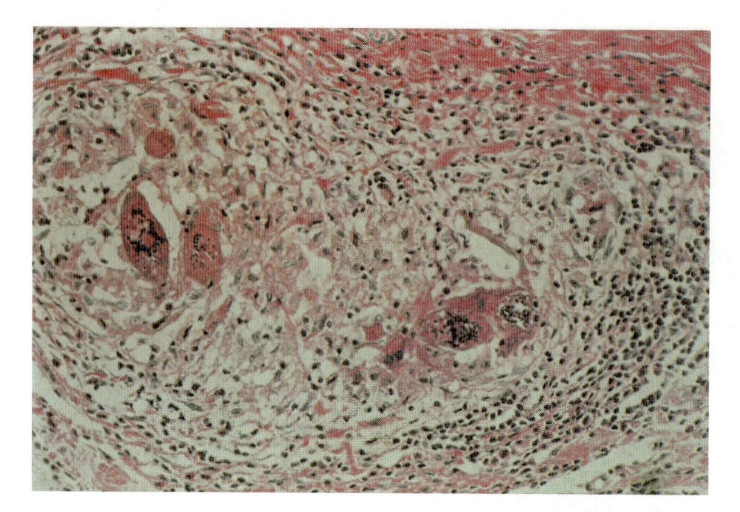

Abb. 154 zu Frage 12.1

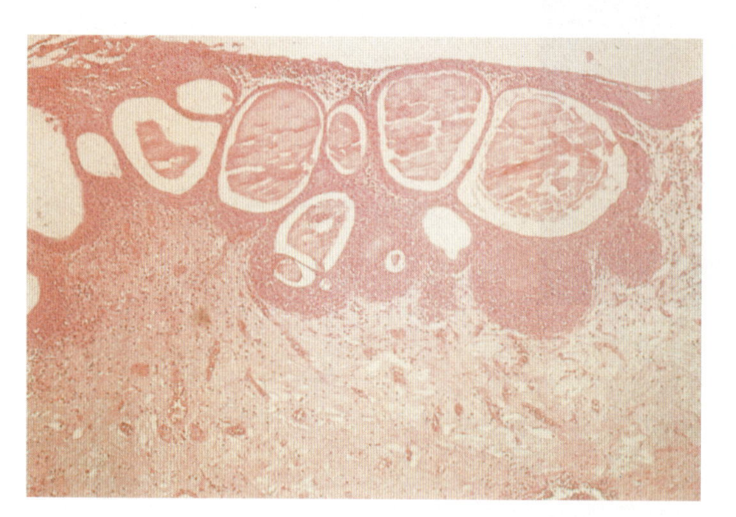

Abb. 155 zu Frage 12.2

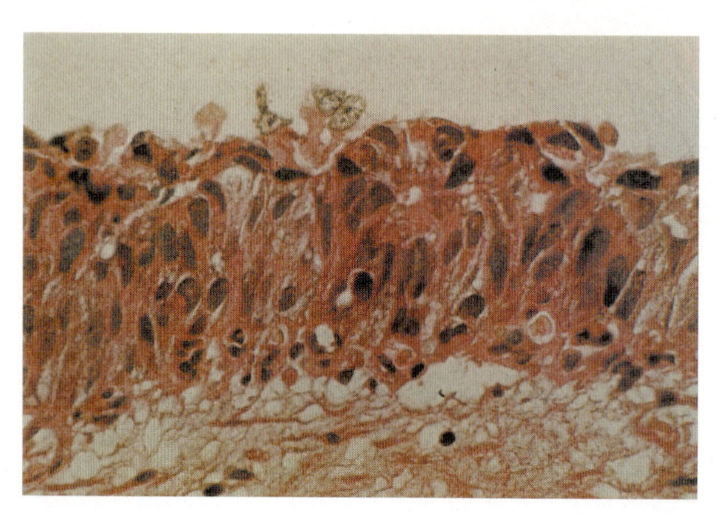

Abb. 156 zu Frage 12.5

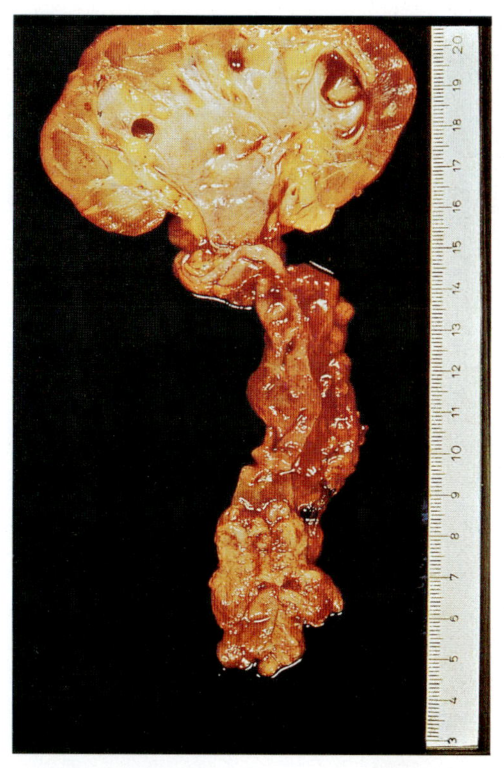

Abb. 157 zu Frage 12.6

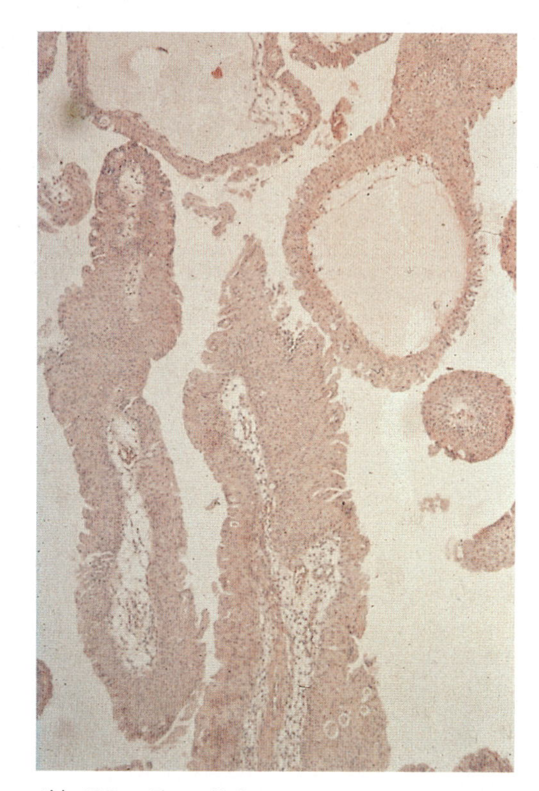

Abb. 158 zu Frage 12.6

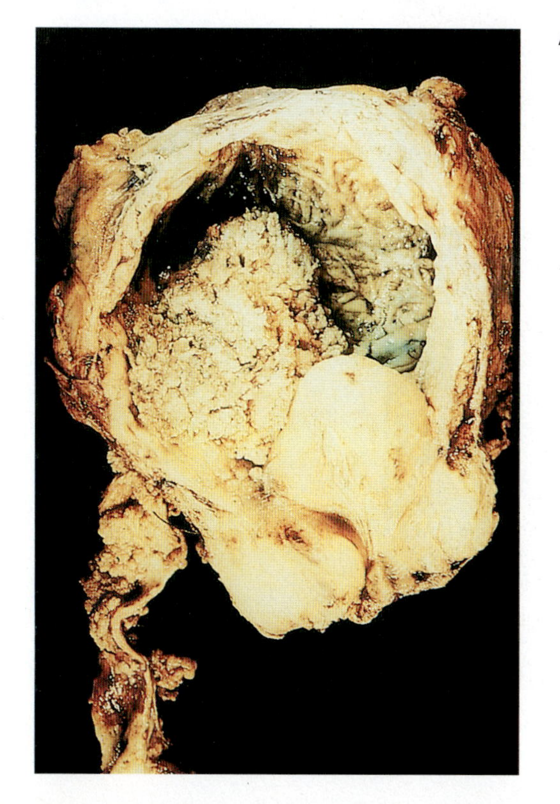

Abb. 159 zu Frage 12.7

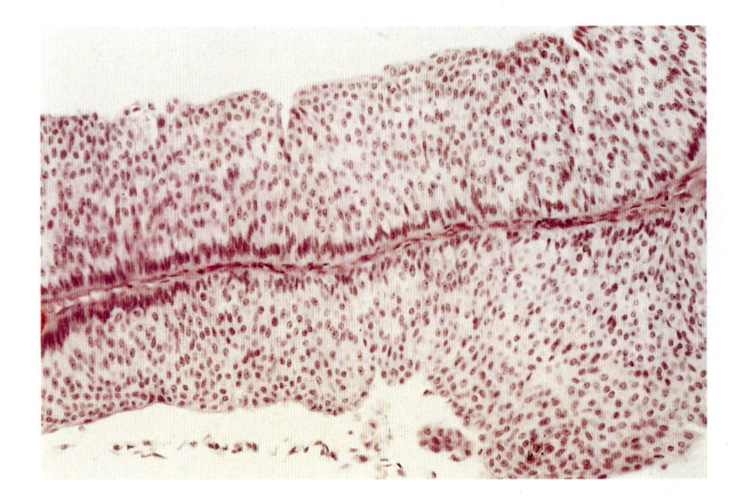

Abb. 160 zu Frage 12.7

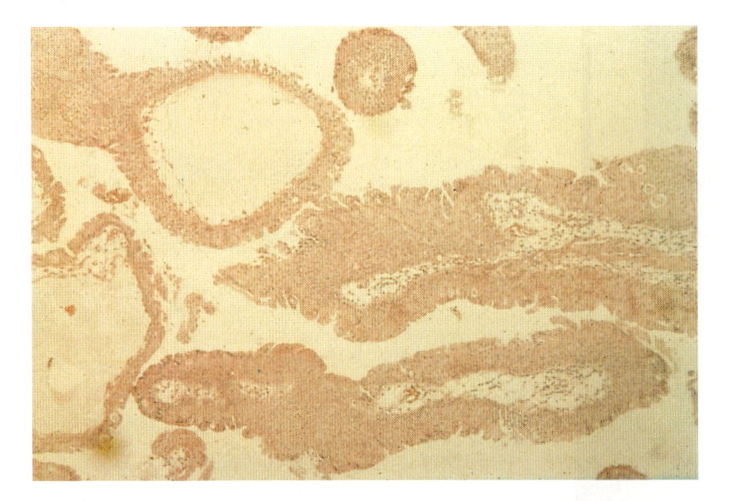

Abb. 161 zu Frage 12.7

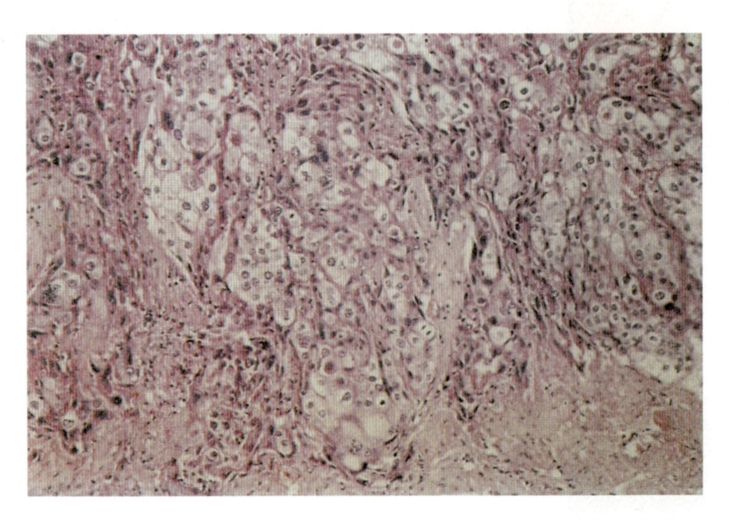

Abb. 162 zu Frage 12.8

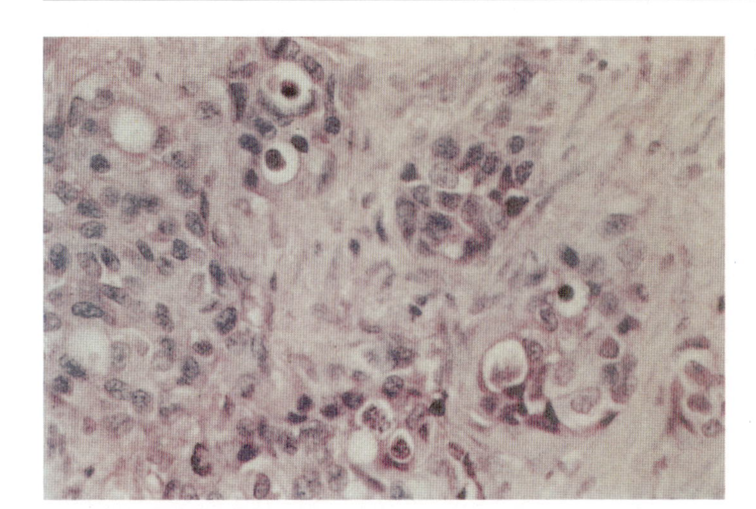

Abb. 163 zu Frage 12.8

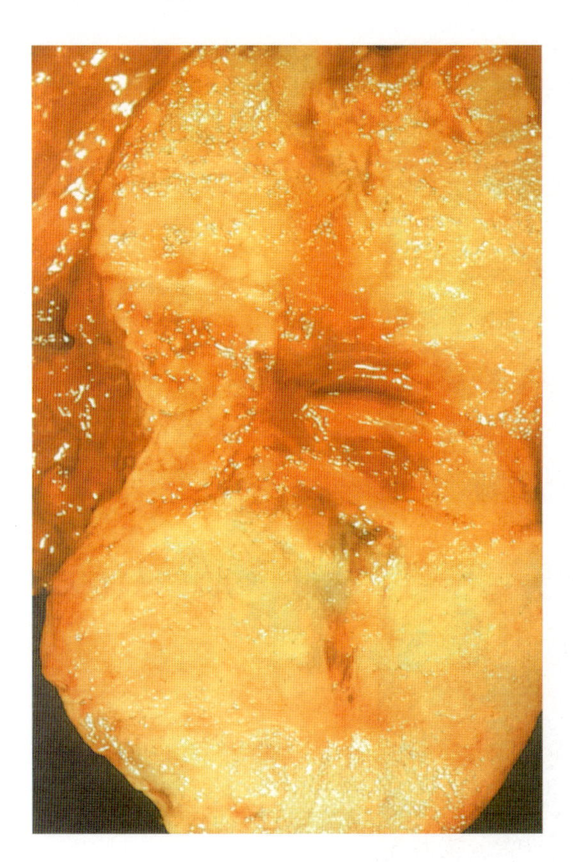

Abb. 164 zu Frage 13.4

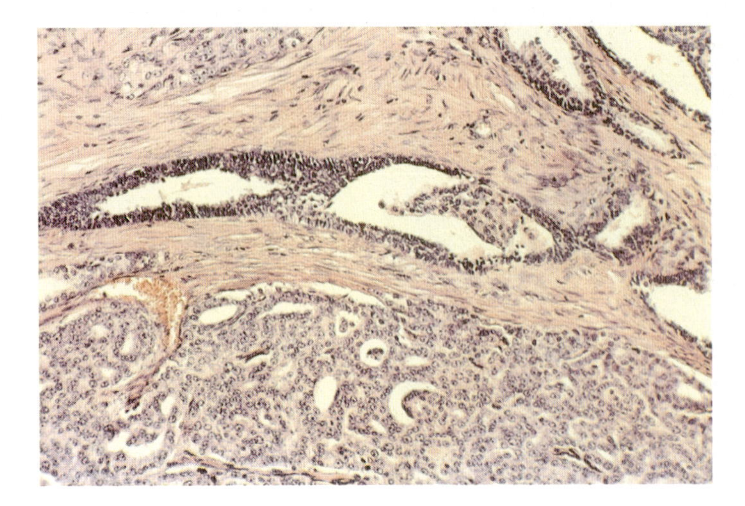

Abb. 165 zu Frage 13.4

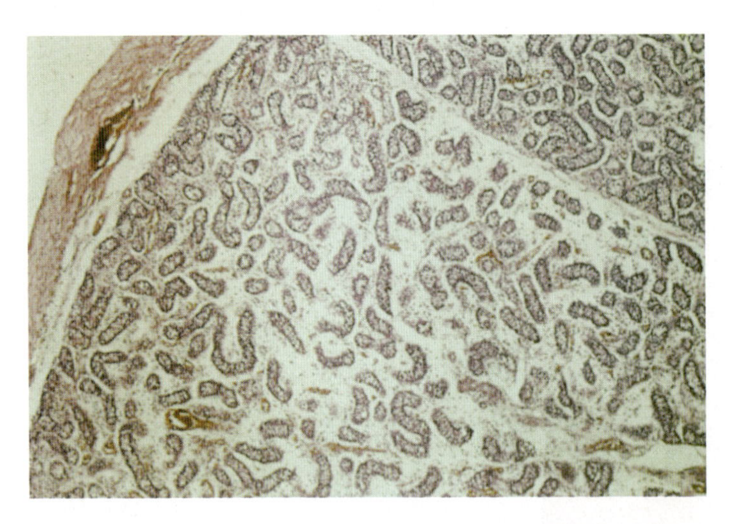

Abb. 166 zu Frage 13.7

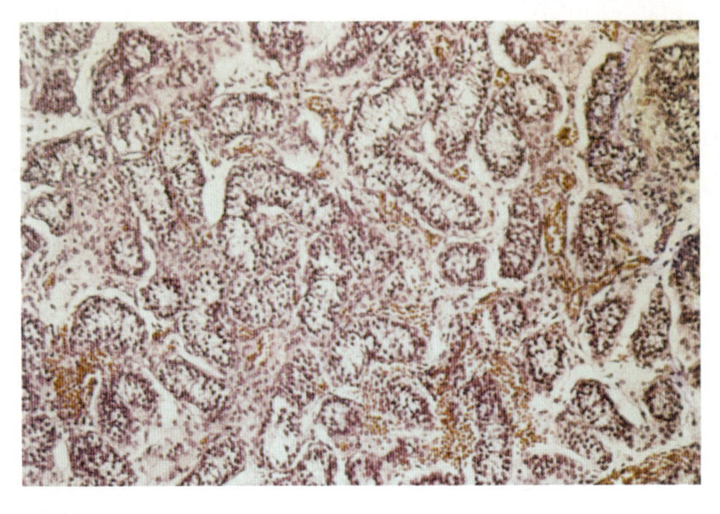

Abb. 167 zu Frage 13.7

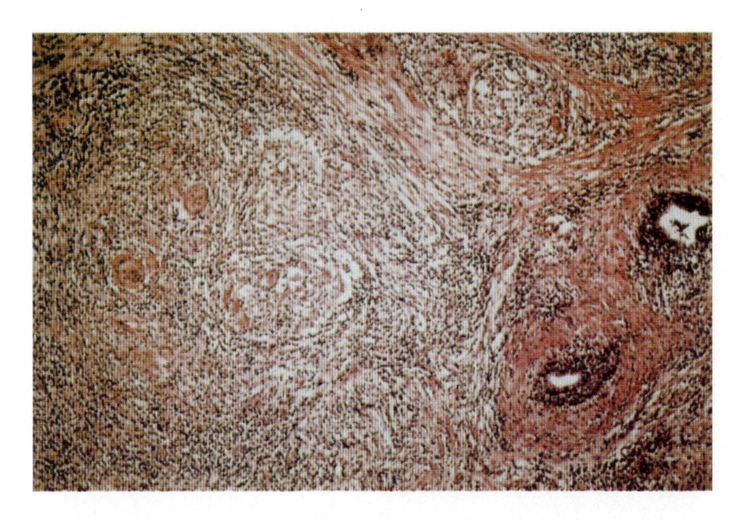

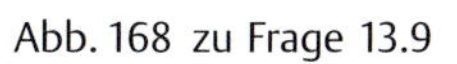

Abb. 168 zu Frage 13.9

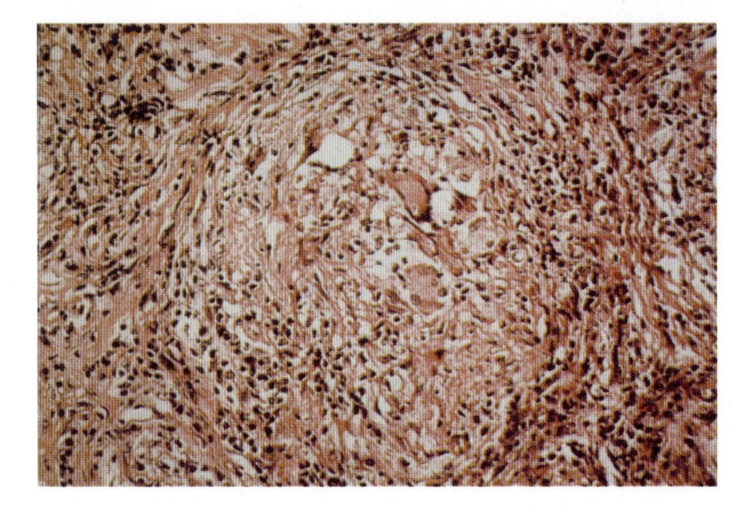

Abb. 169 zu Frage 13.9

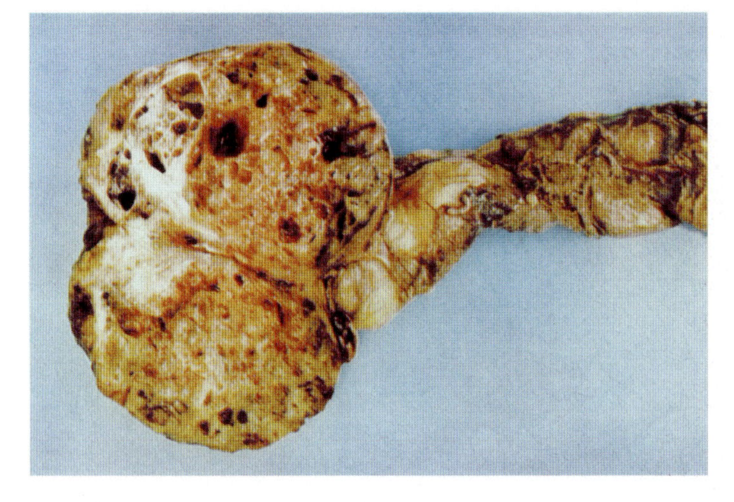

Abb. 170 zu Frage 13.10

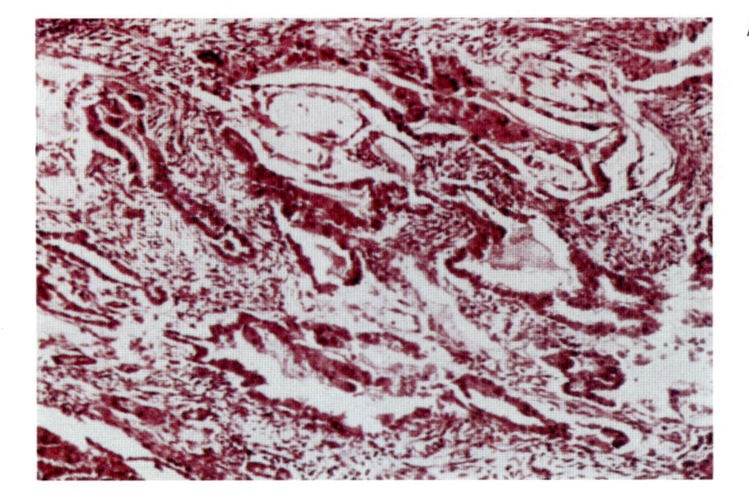

Abb. 171 zu Frage 13.10

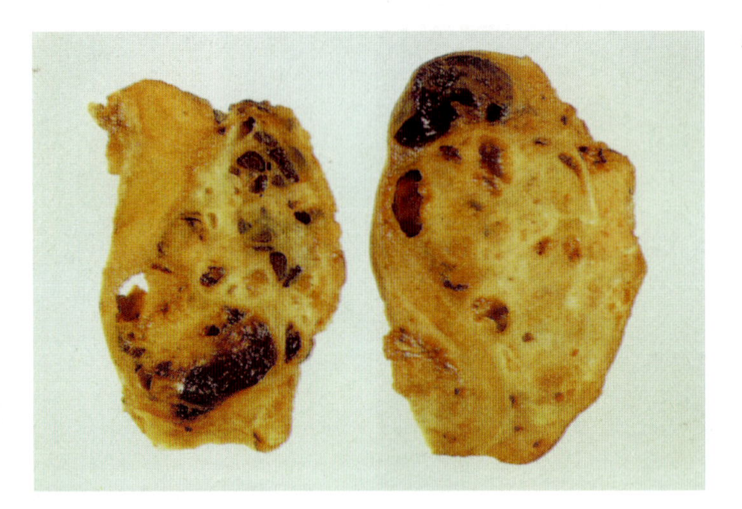

Abb. 172 zu Frage 13.14

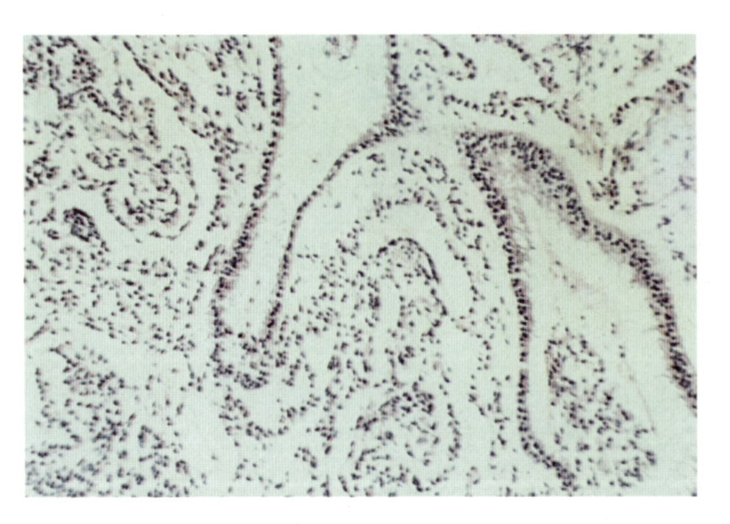

Abb. 173 zu Frage 13.14

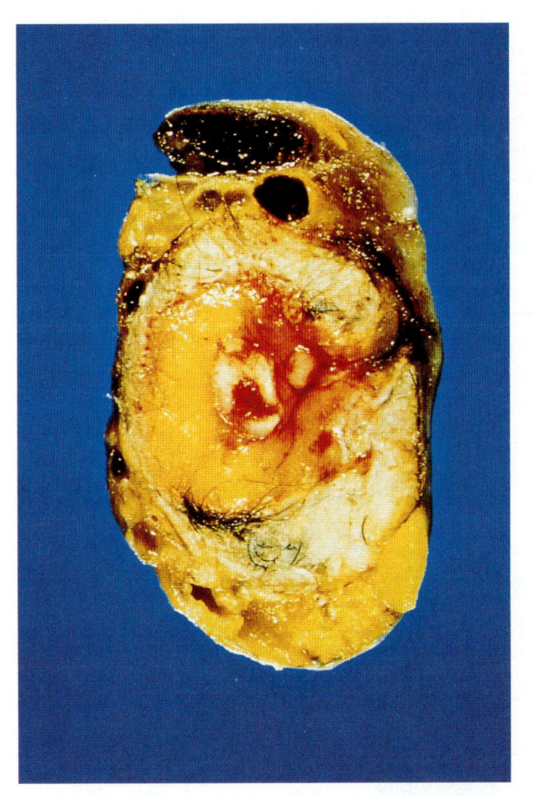

Abb. 174 zu Frage 14.2

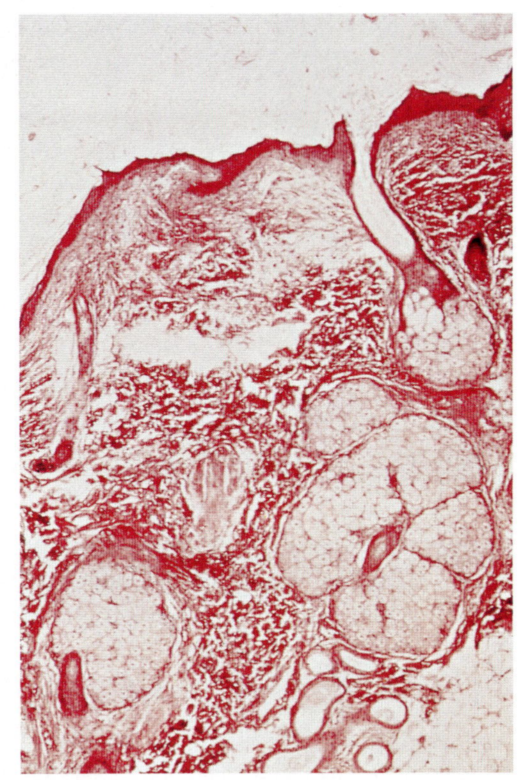

Abb. 175 zu Frage 14.2

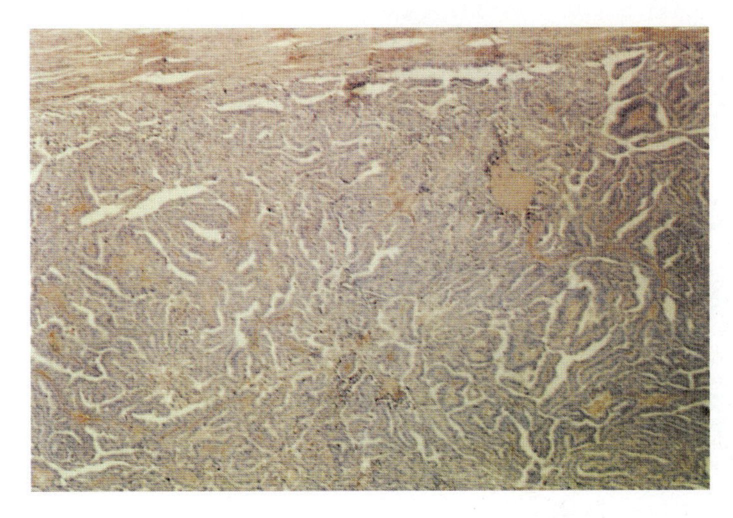

Abb. 176 zu Frage 14.4

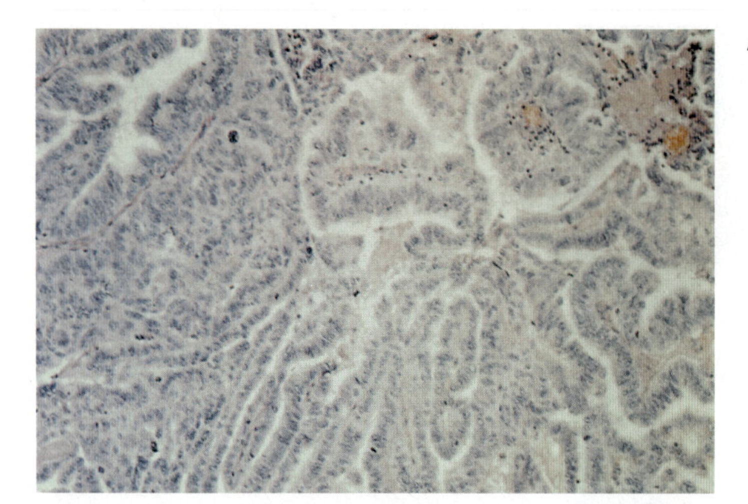

Abb. 177 zu Frage 14.4

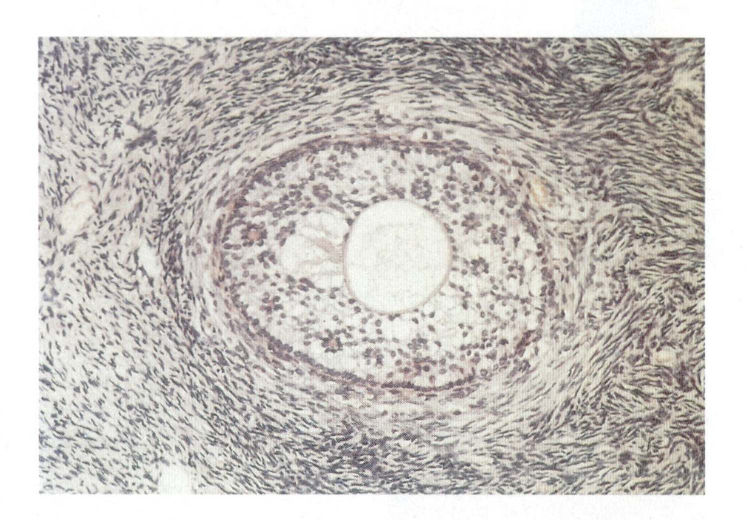

Abb. 178 zu Frage 14.6

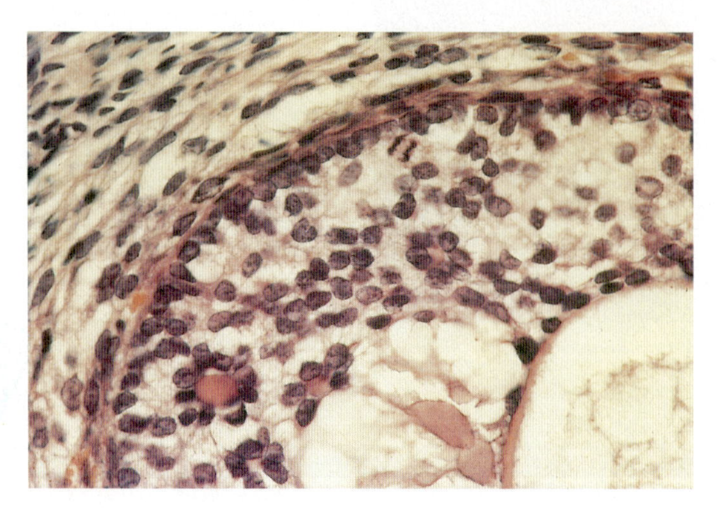

Abb. 179 zu Frage 14.6

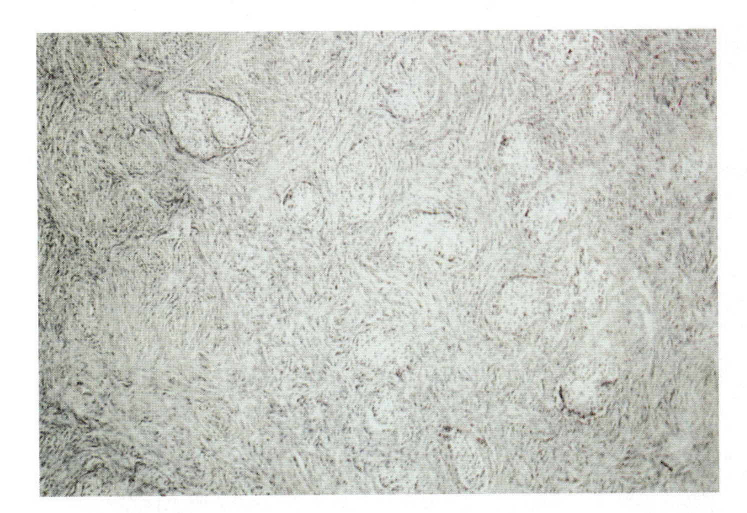

Abb. 180 zu Frage 14.7

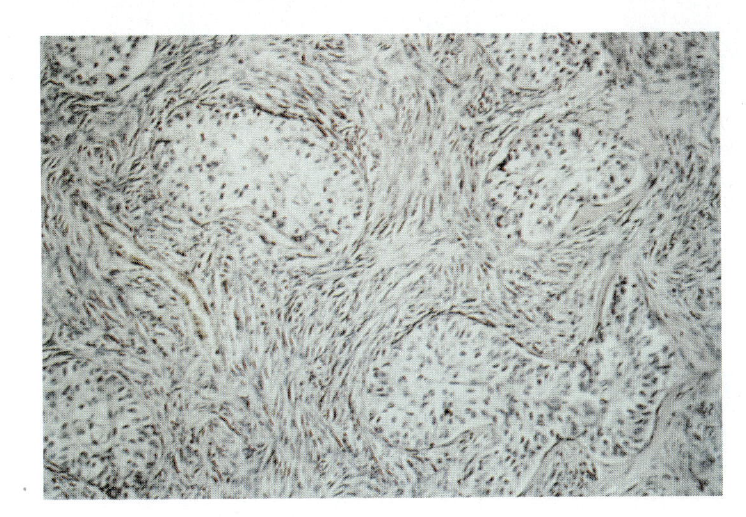

Abb. 181 zu Frage 14.7

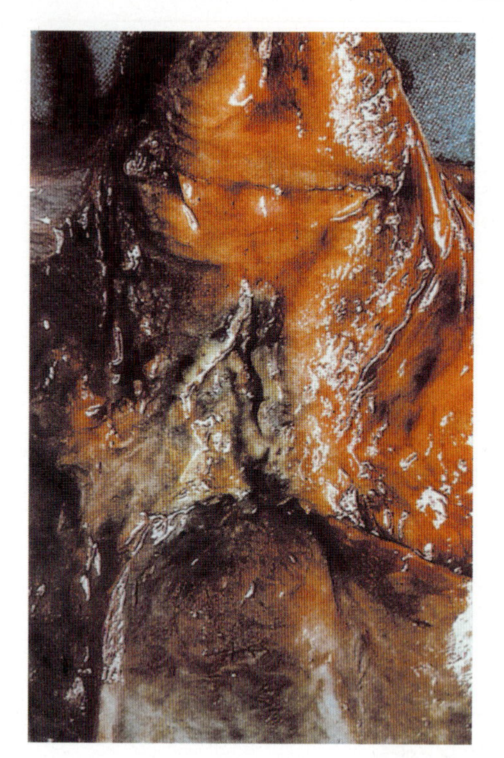

Abb. 182 zu Frage 14.15

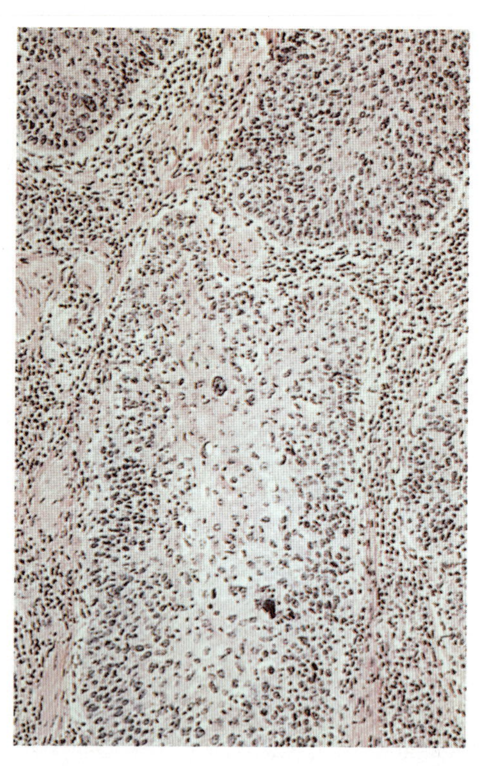

Abb. 183 zu Frage 14.15

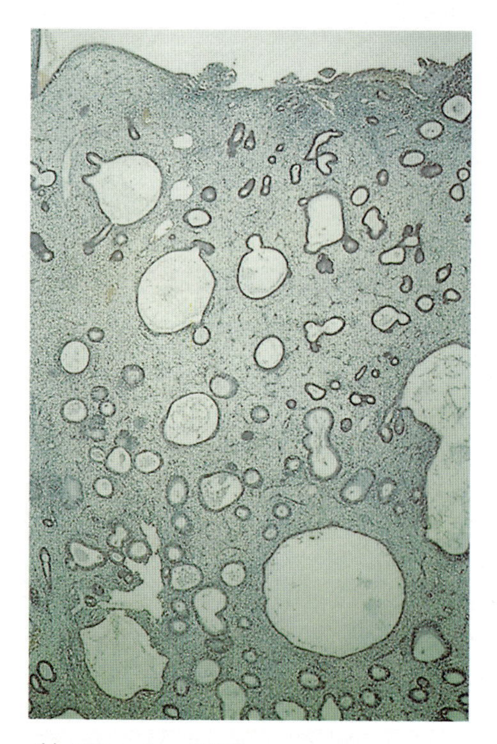

Abb. 184 zu Frage 14.17

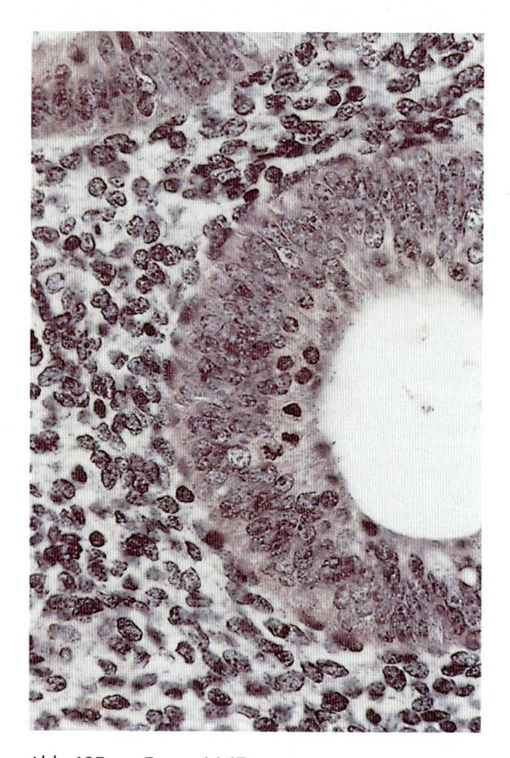

Abb. 185 zu Frage 14.17

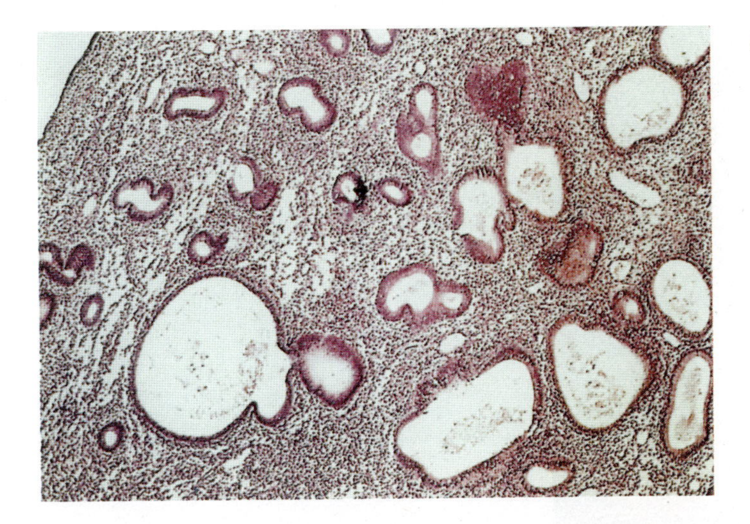
Abb. 186 zu Frage 14.18

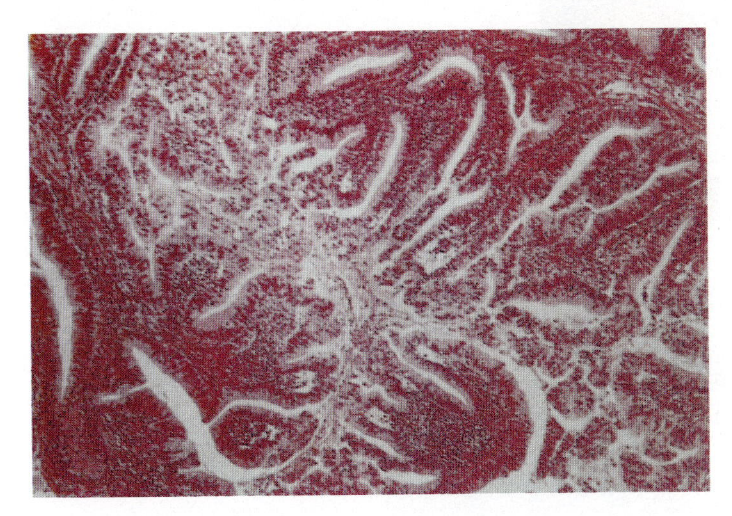
Abb. 187 zu Frage 14.19

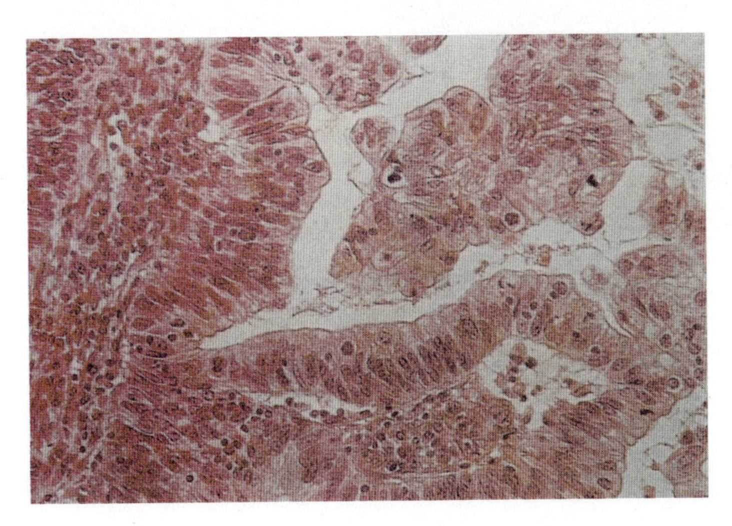
Abb. 188 zu Frage 14.19

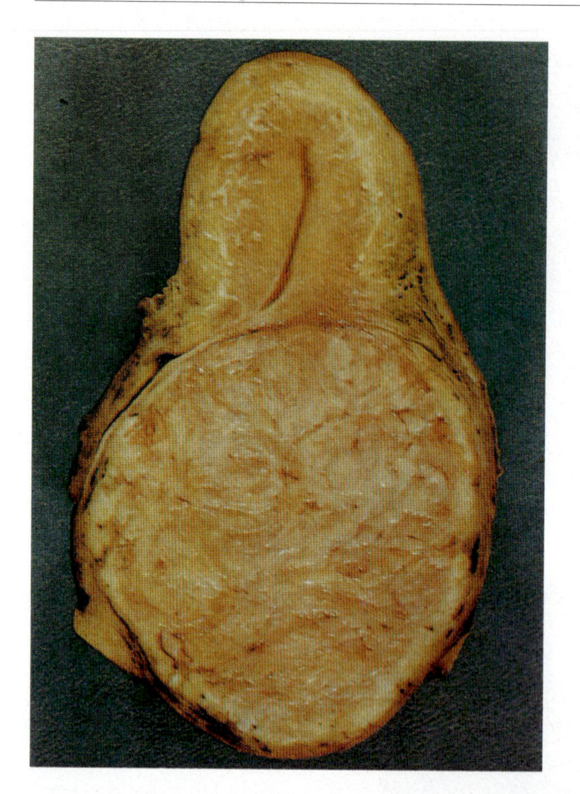

Abb. 189 zu Frage 14.20

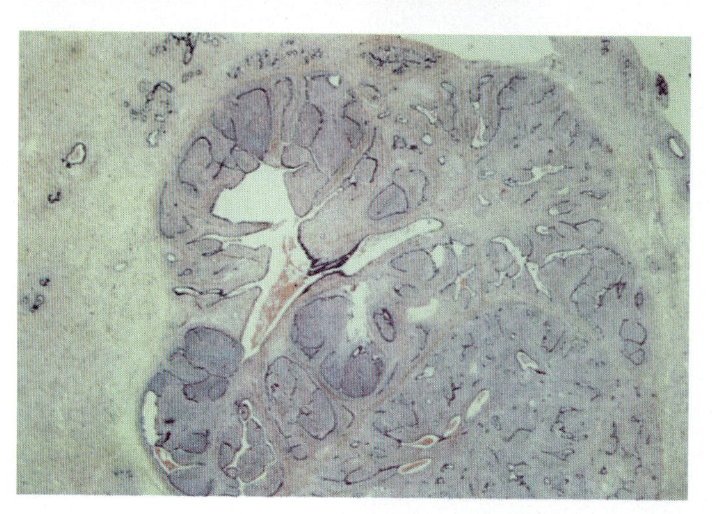

Abb. 190 zu Frage 14.23

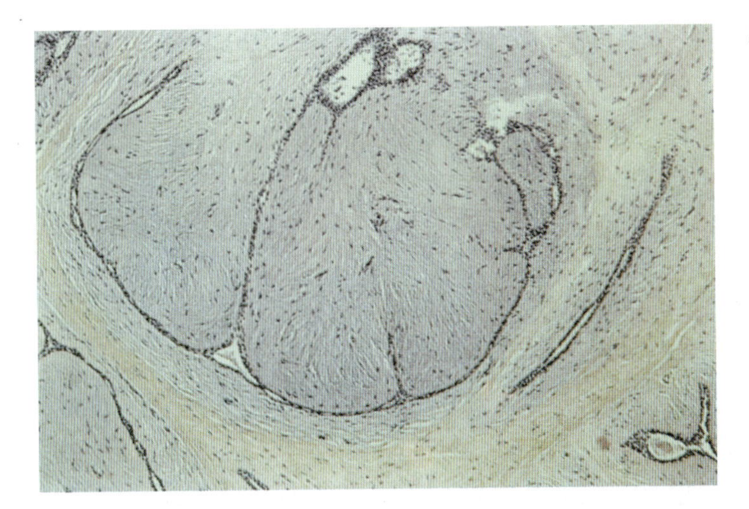

Abb. 191 zu Frage 14.23

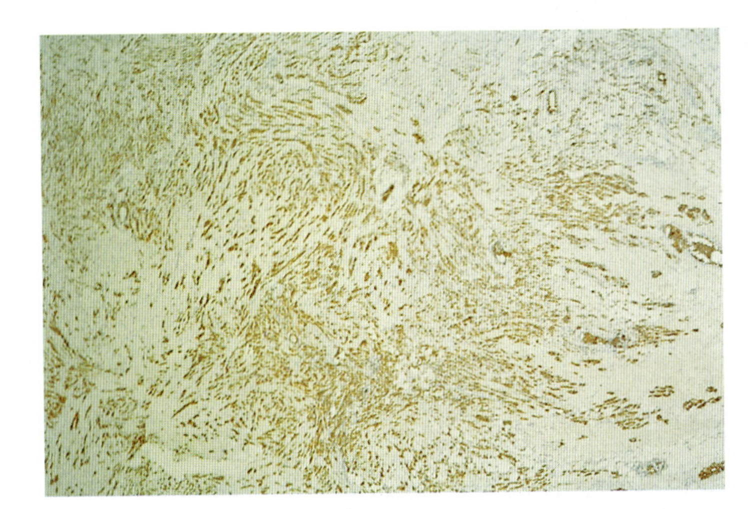

Abb. 192 zu Frage 14.24

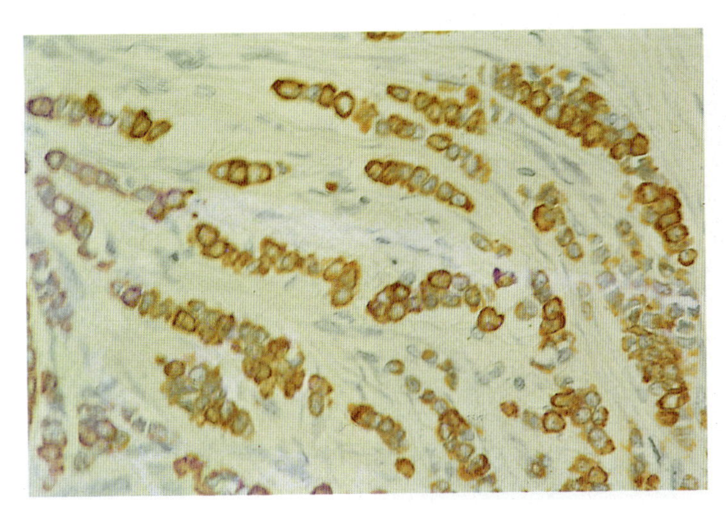

Abb. 193 zu Frage 14.24

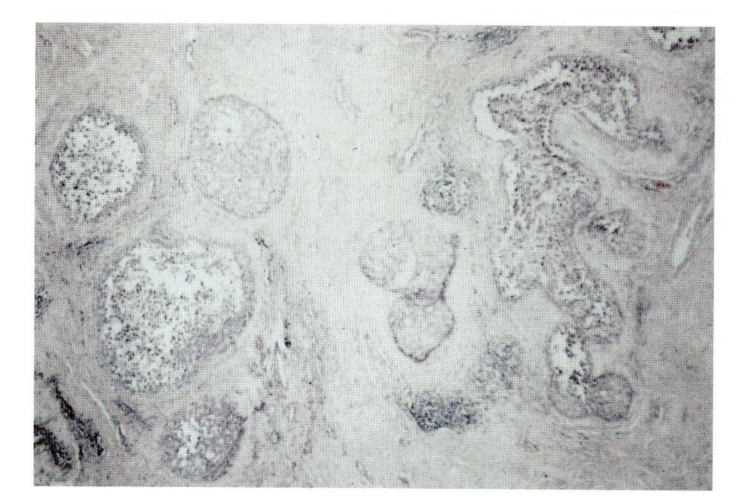

Abb. 194 zu Frage 14.25

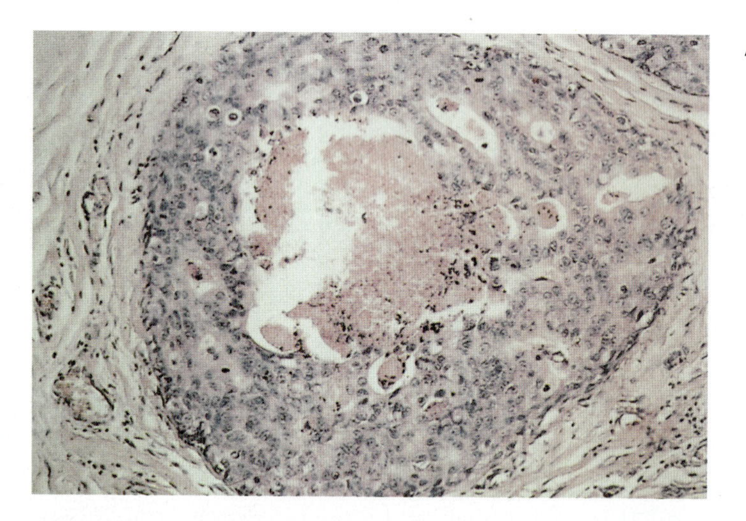

Abb. 195 zu Frage 14.25

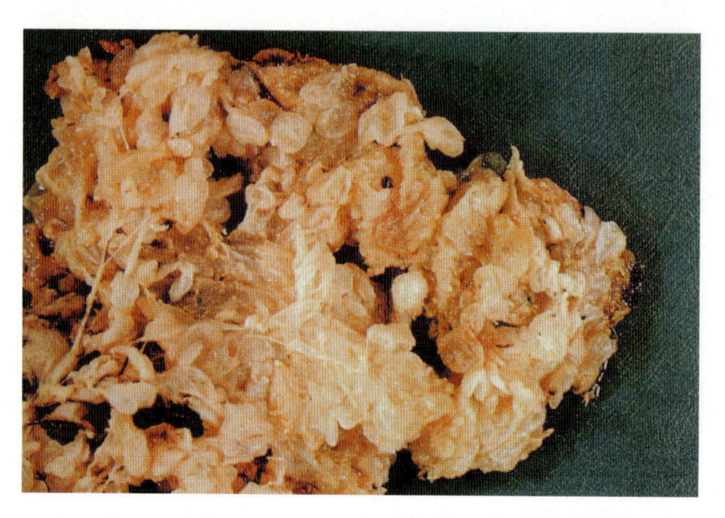

Abb. 196 zu Frage 15.1

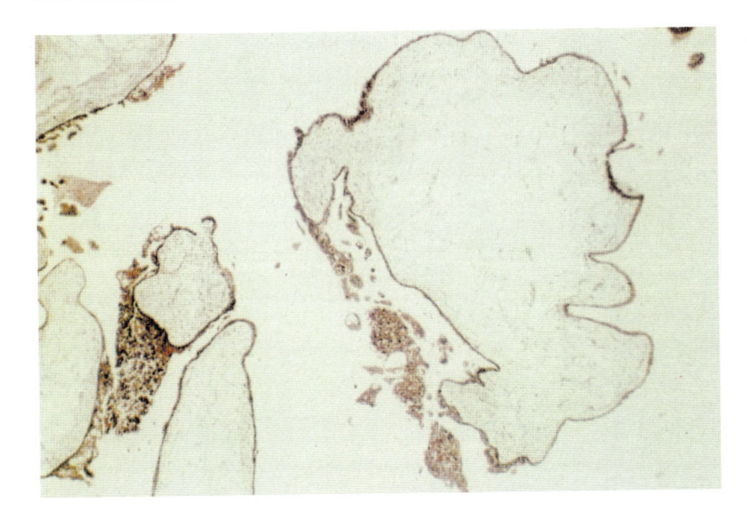

Abb. 197 zu Frage 15.1

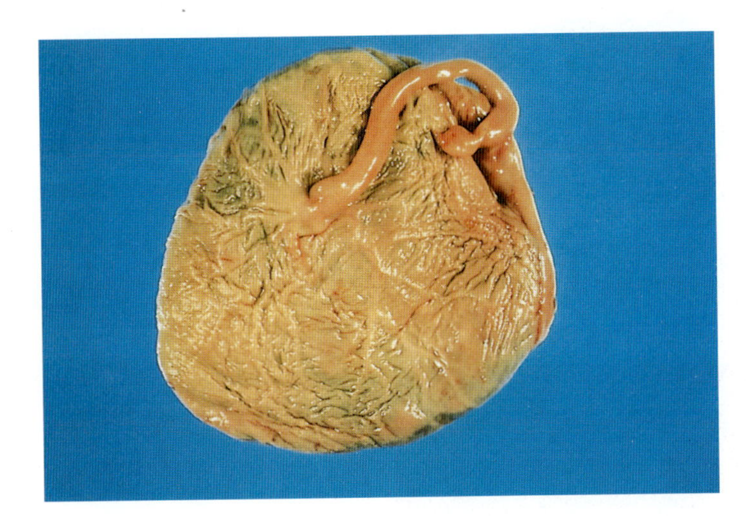

Abb. 198 zu Frage 15.2

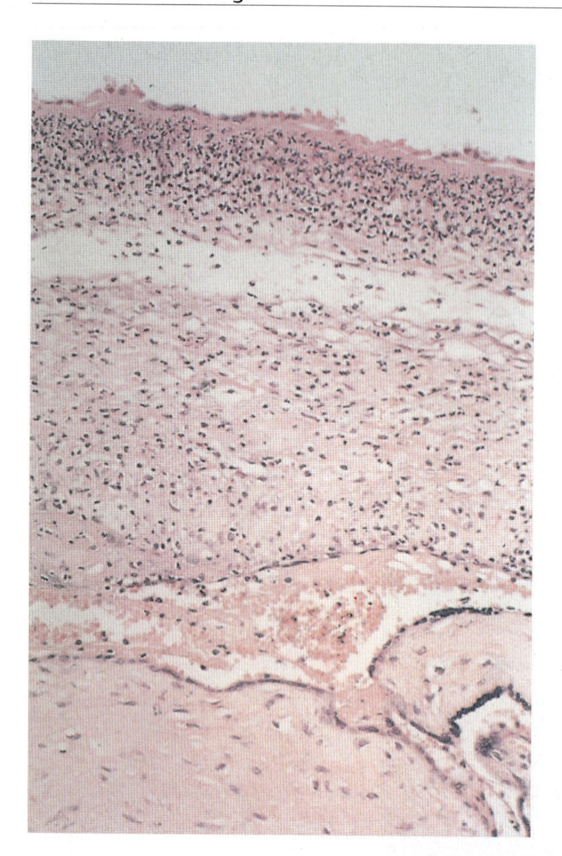

Abb. 199 zu Frage 15.2

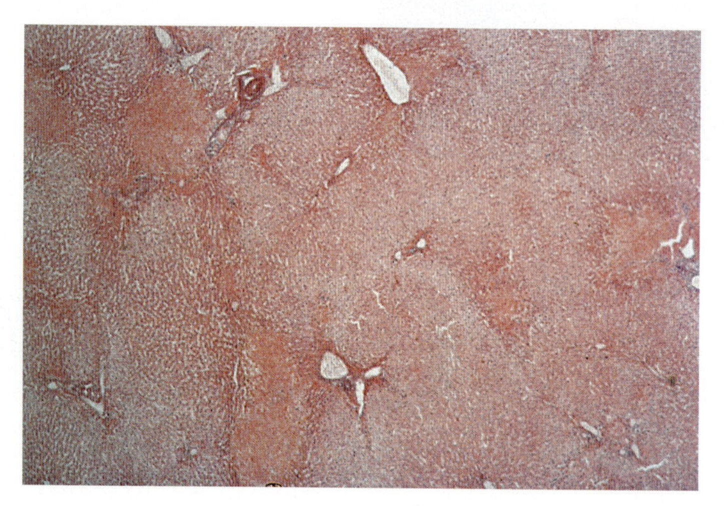

Abb. 200 zu Frage 15.11

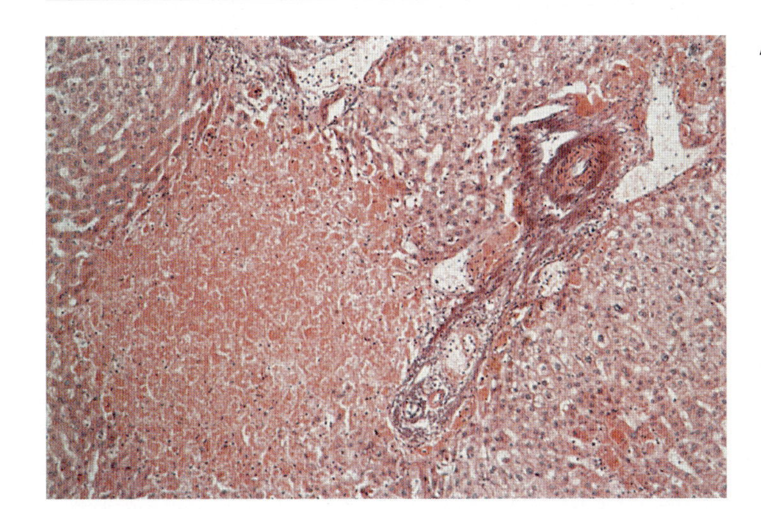

Abb. 201 zu Frage 15.11

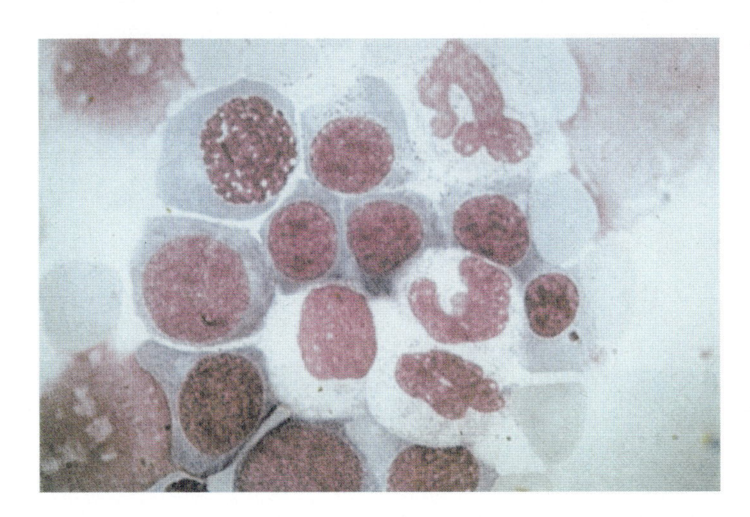

Abb. 202 zu Frage 16.6

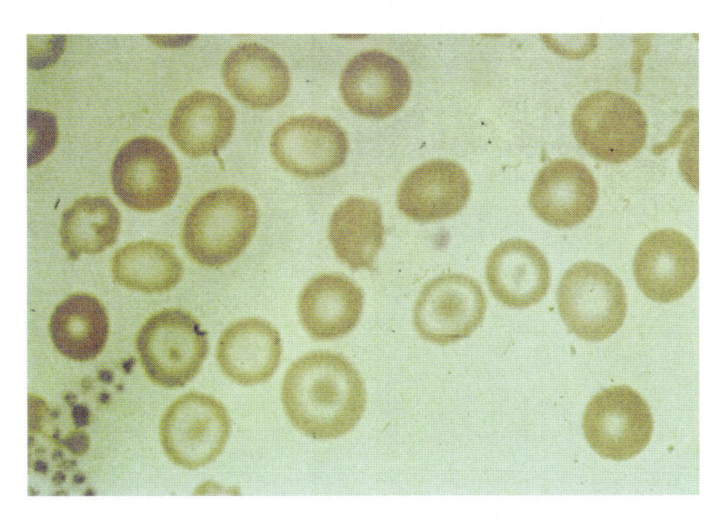

Abb. 203 zu Frage 16.7

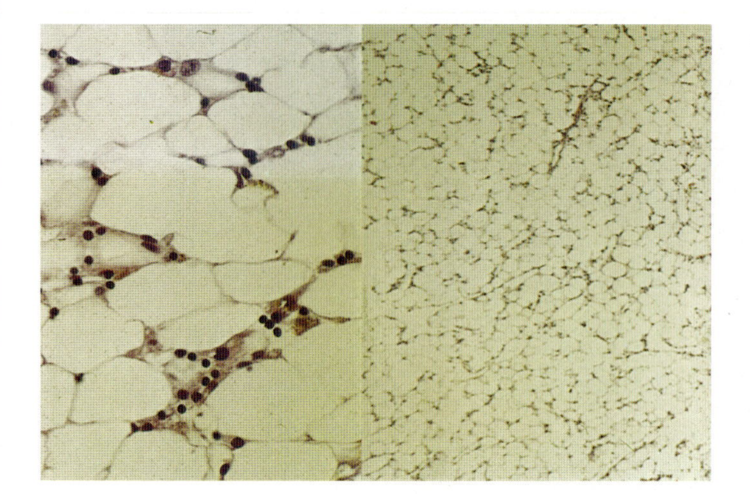

Abb. 204 zu Frage 16.13

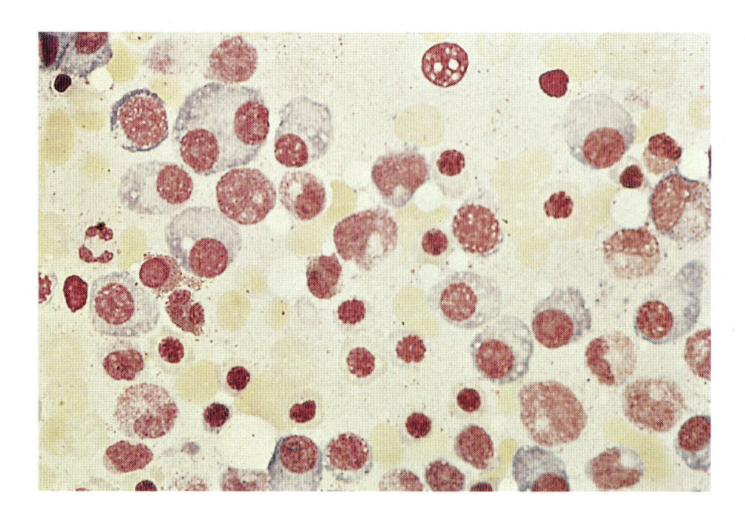

Abb. 205 zu Frage 16.17

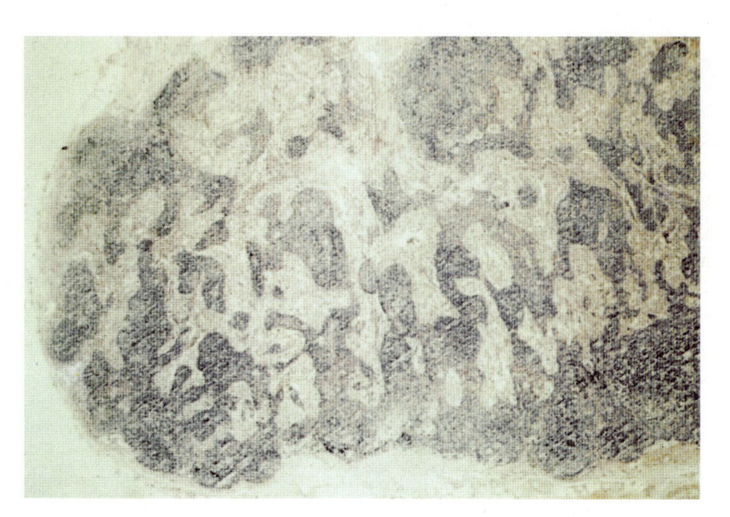

Abb. 206 zu Frage 17.4

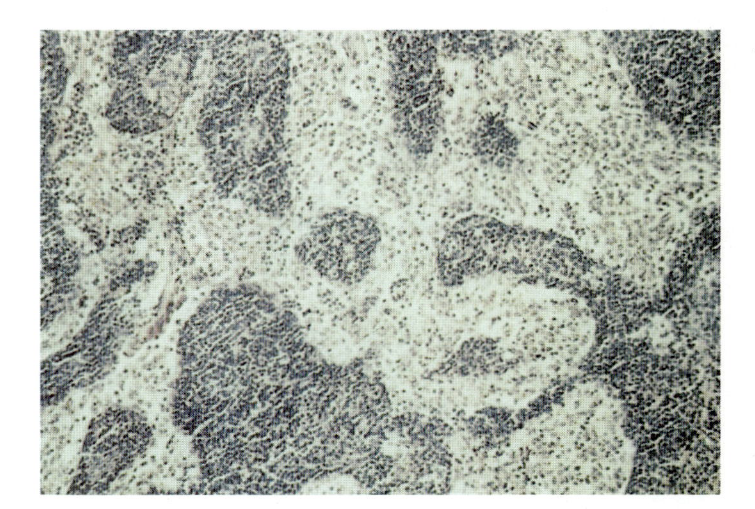

Abb. 207 zu Frage 17.4

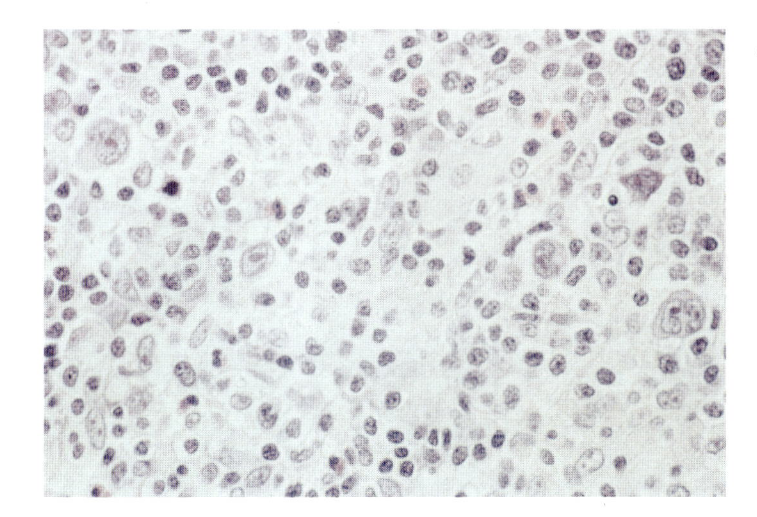

Abb. 208 zu Frage 17.6

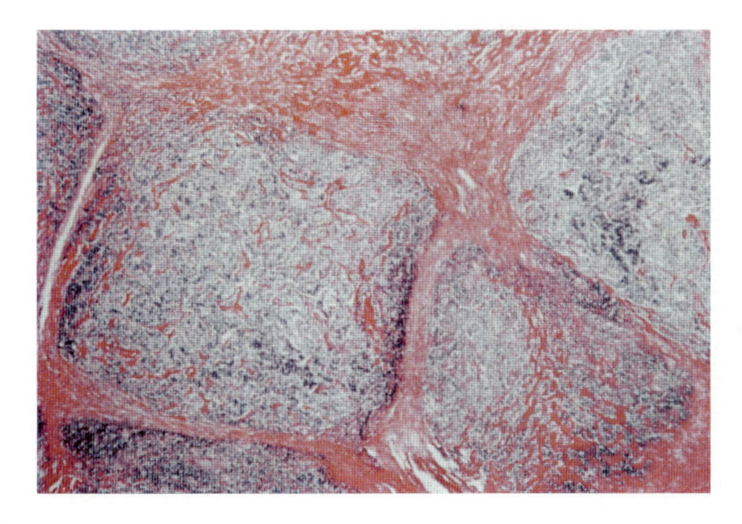

Abb. 209 zu Frage 17.9

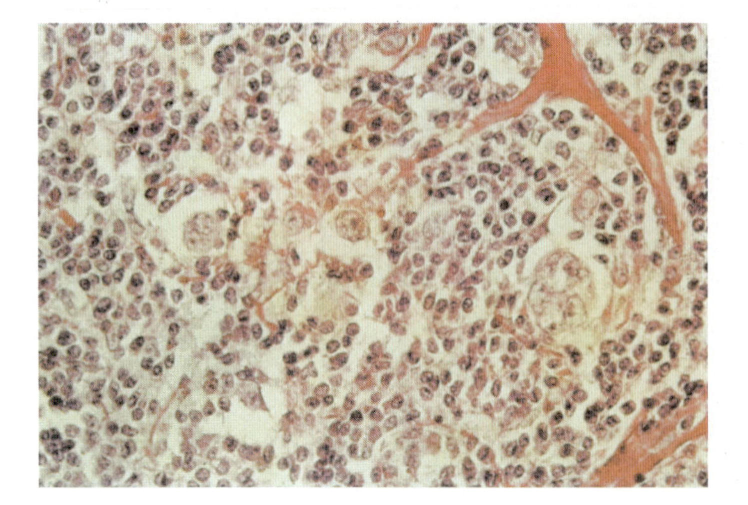

Abb. 210 zu Frage 17.9

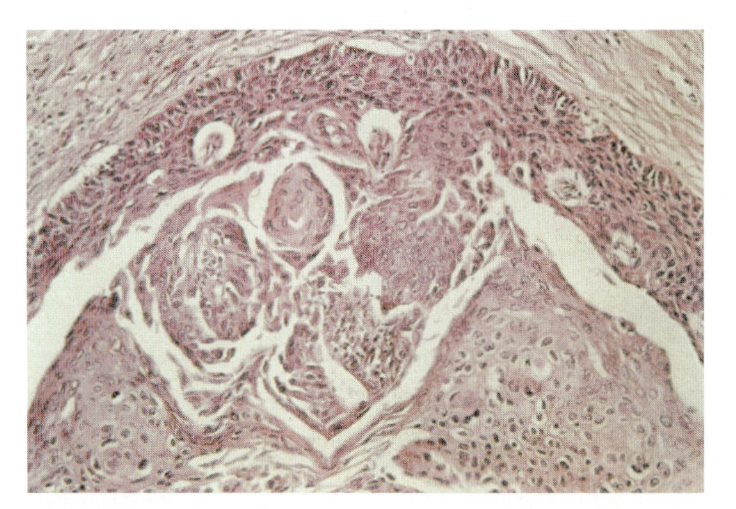

Abb. 211 zu Frage 17.11

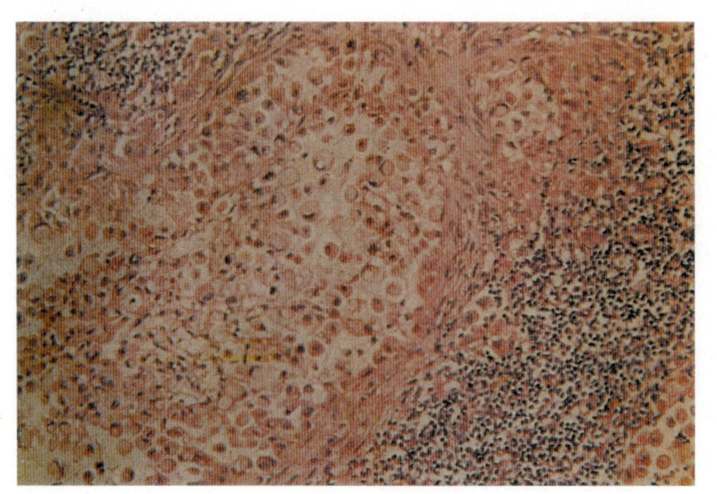

Abb. 212 zu Frage 17.18

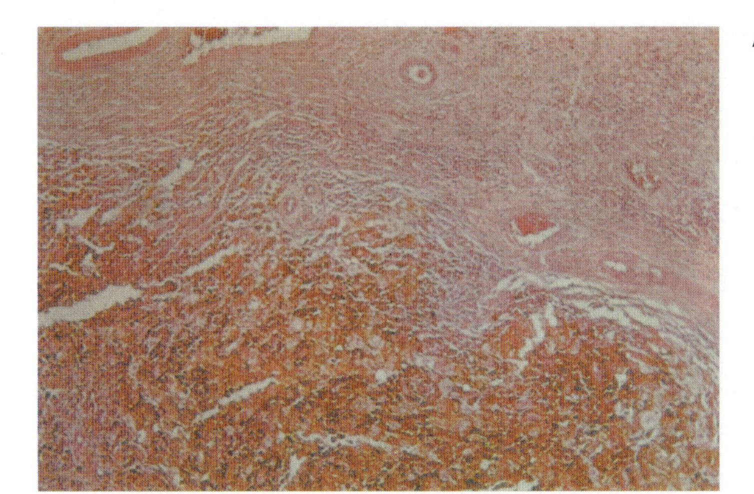

Abb. 213 zu Frage 17.19

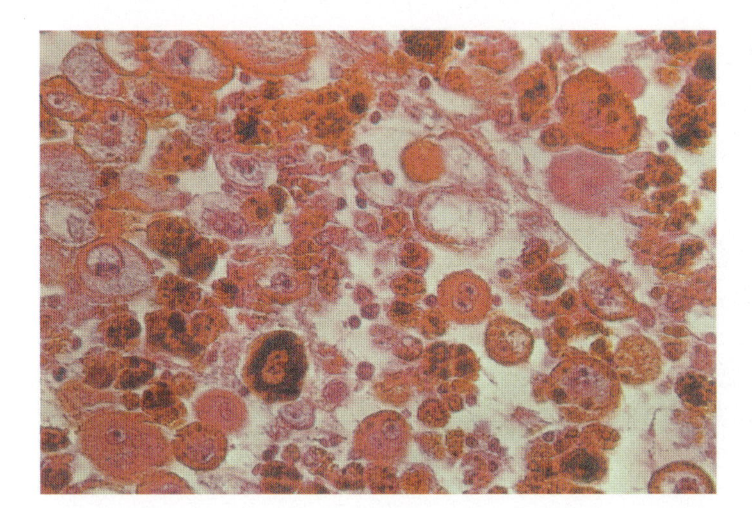

Abb. 214 zu Frage 17.19

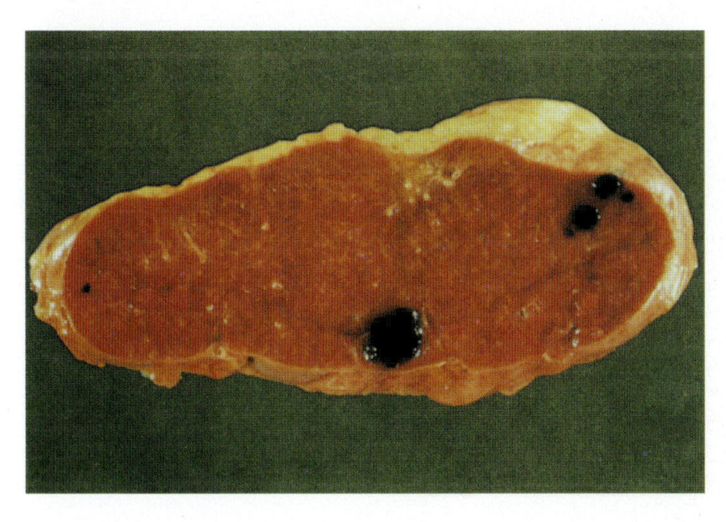

Abb. 215 zu Frage 18.8

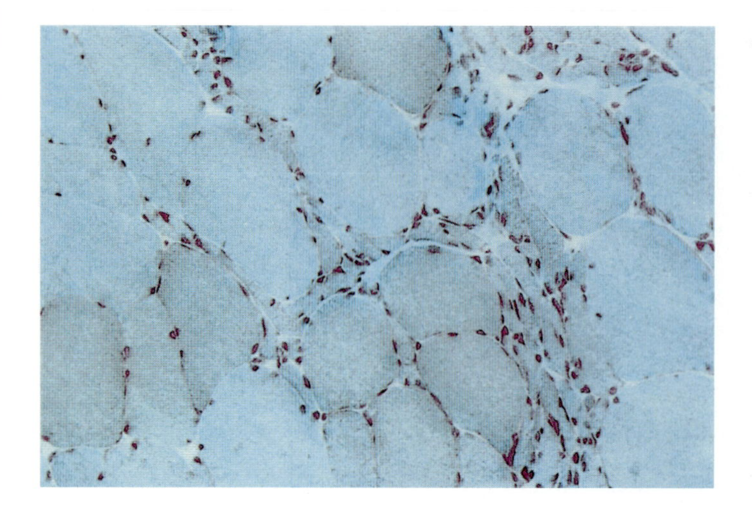

Abb. 216 zu Frage 19.3

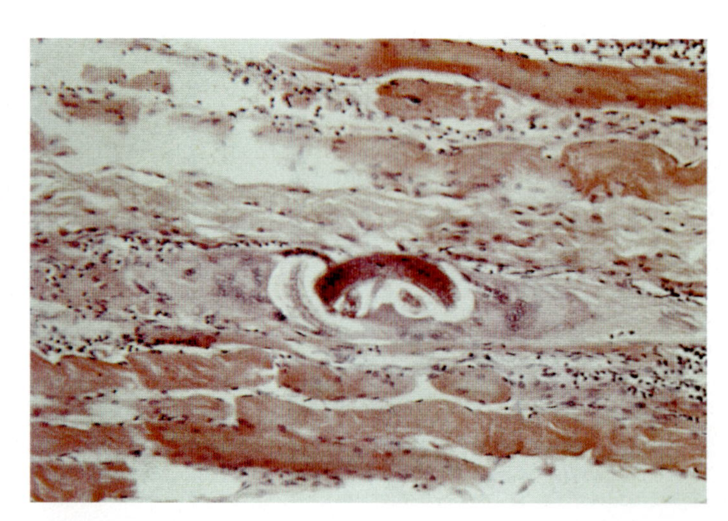

Abb. 217 zu Frage 19.6

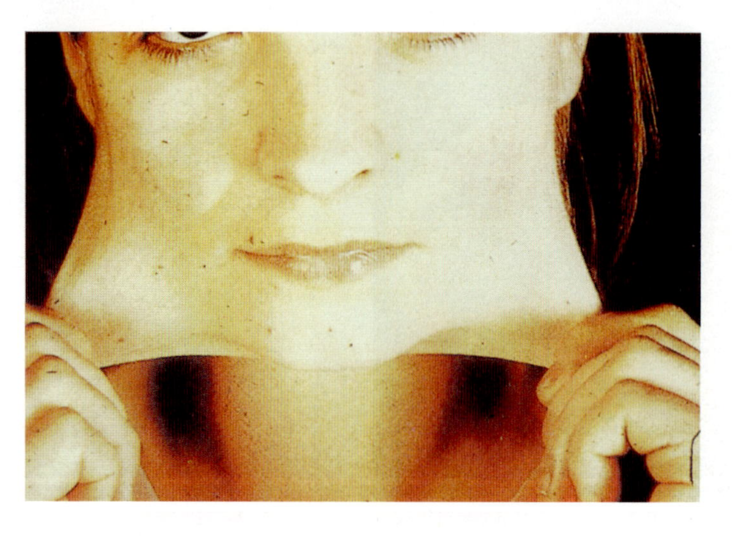

Abb. 218 zu Frage 20.1

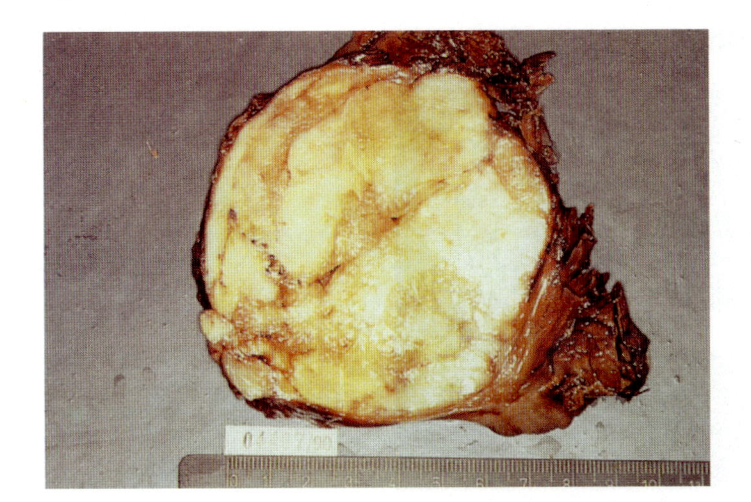

Abb. 219 zu Frage 20.2

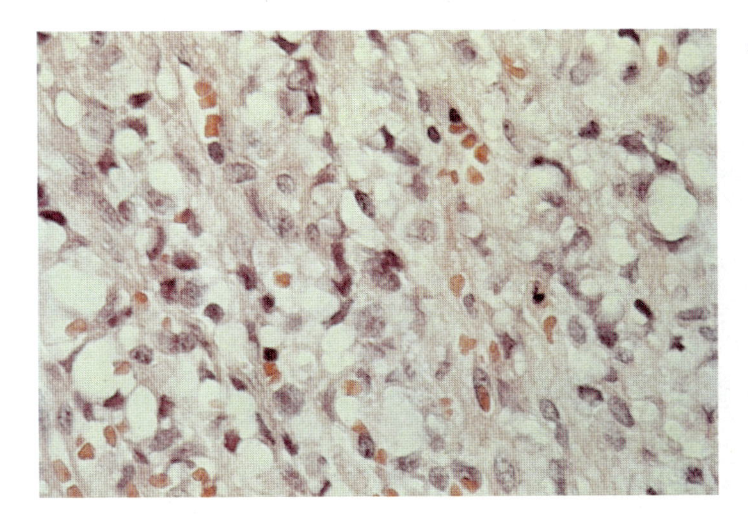

Abb. 220 zu Frage 20.2

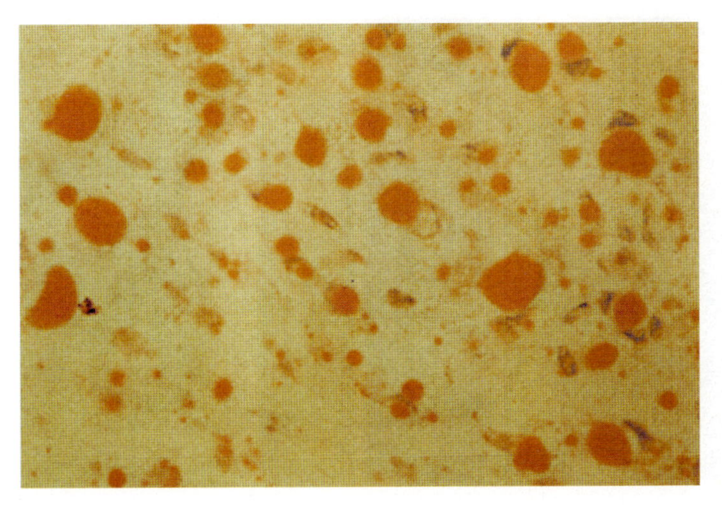

Abb. 221 zu Frage 20.2

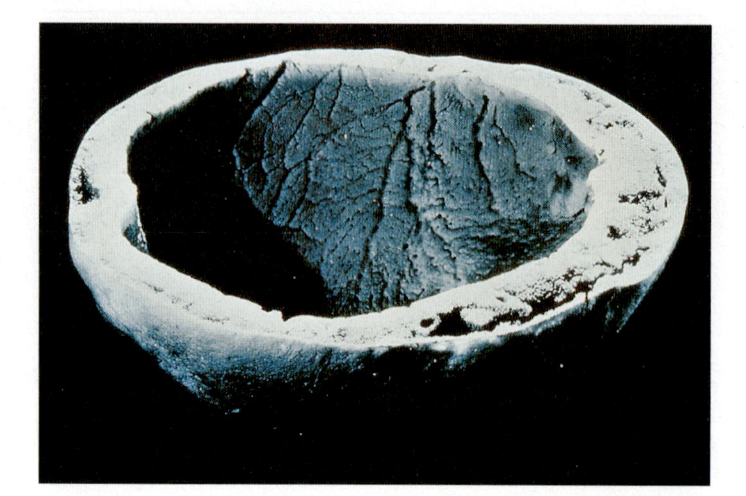

Abb. 222 zu Frage 21.5

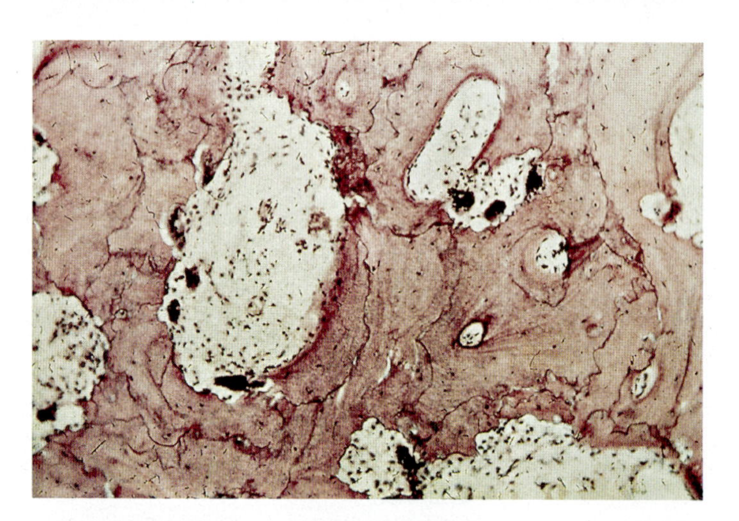

Abb. 223 zu Frage 21.5

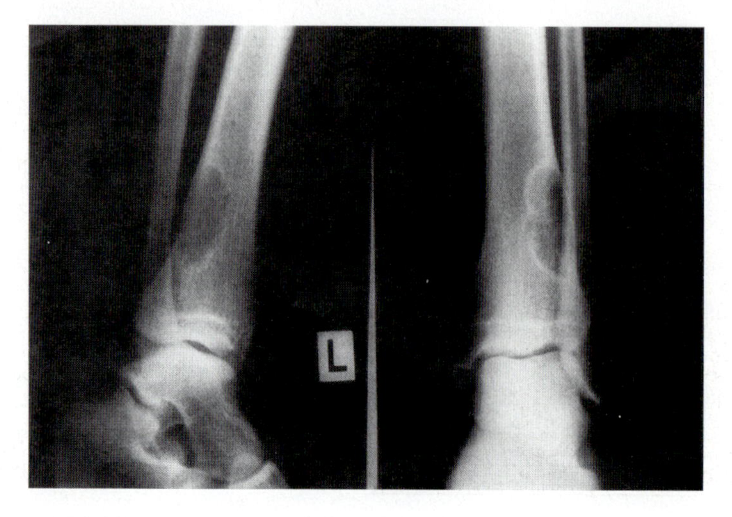

Abb. 224 zu Frage 21.11

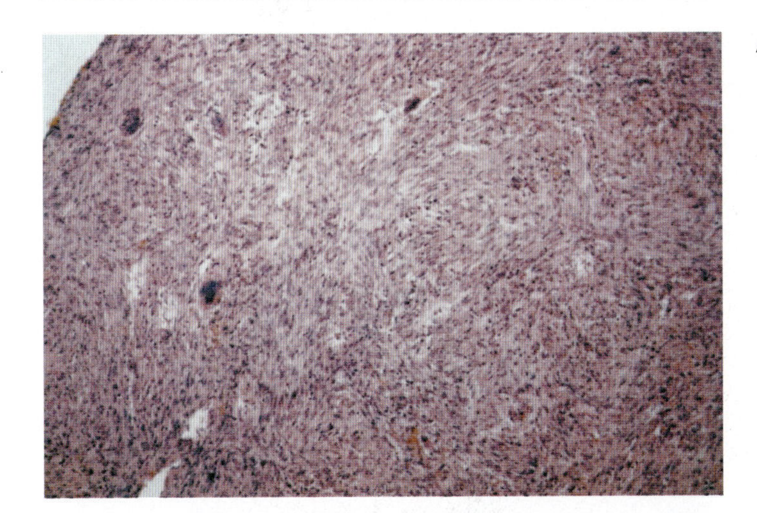

Abb. 225 zu Frage 21.11

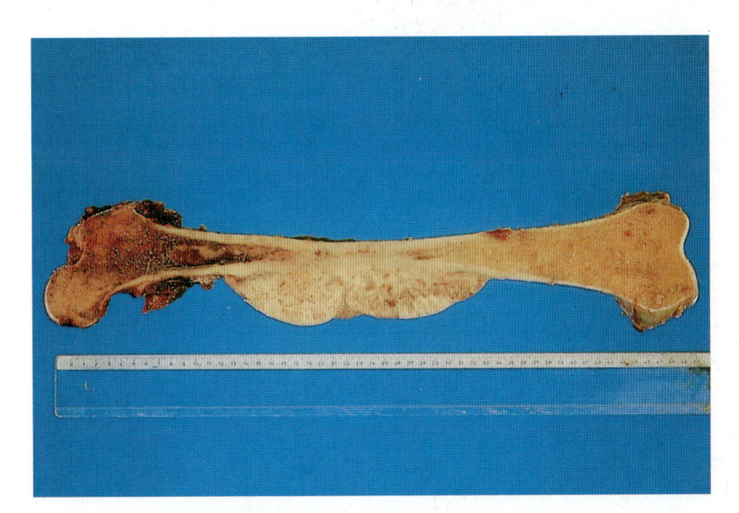

Abb. 226 zu Frage 21.18

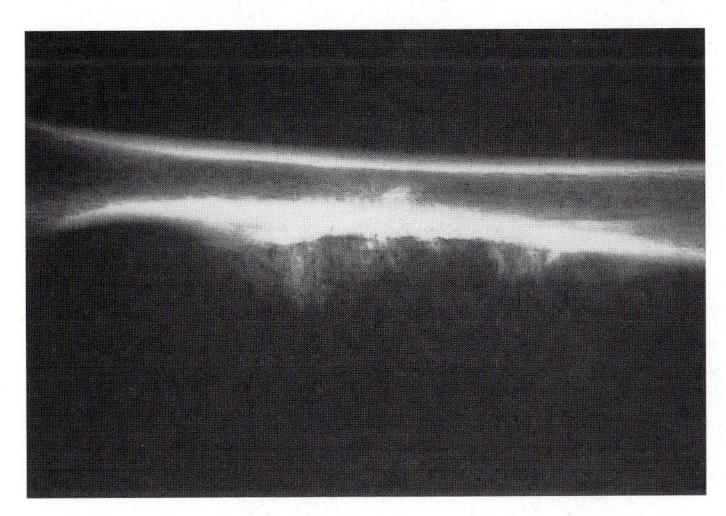

Abb. 227 zu Frage 21.18

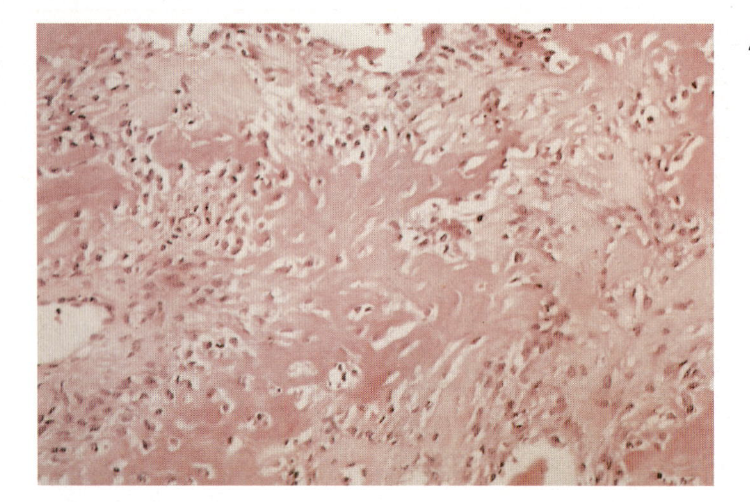

Abb. 228 zu Frage 21.18

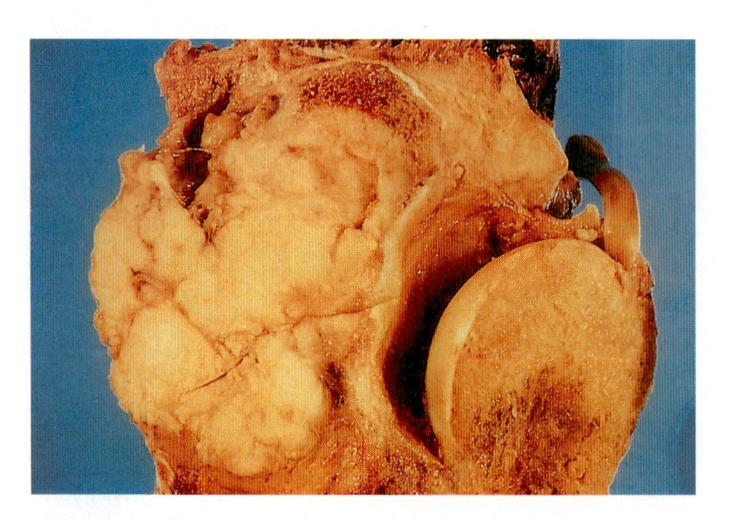

Abb. 229 zu Frage 23.4

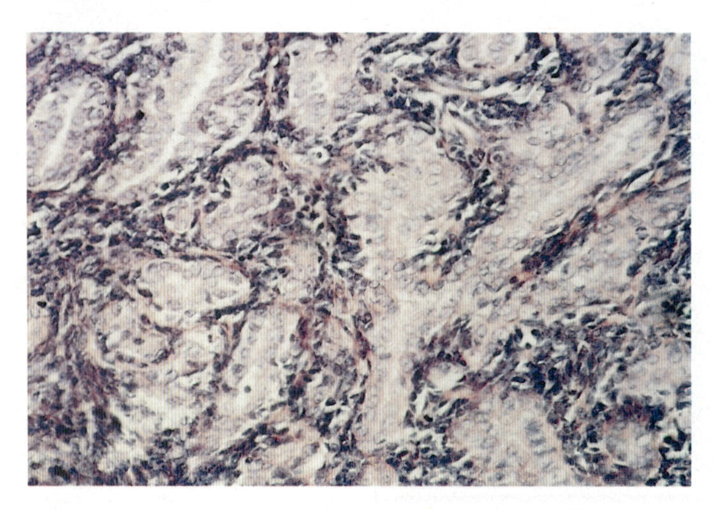

Abb. 230 zu Frage 23.4

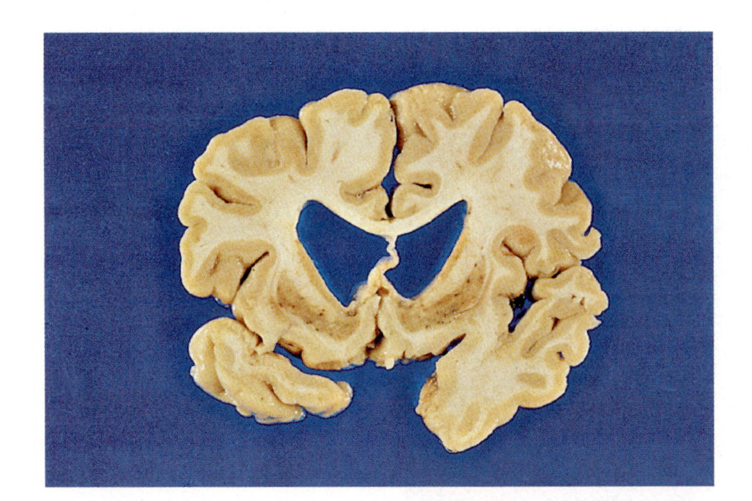

Abb. 231 zu Frage 24.1

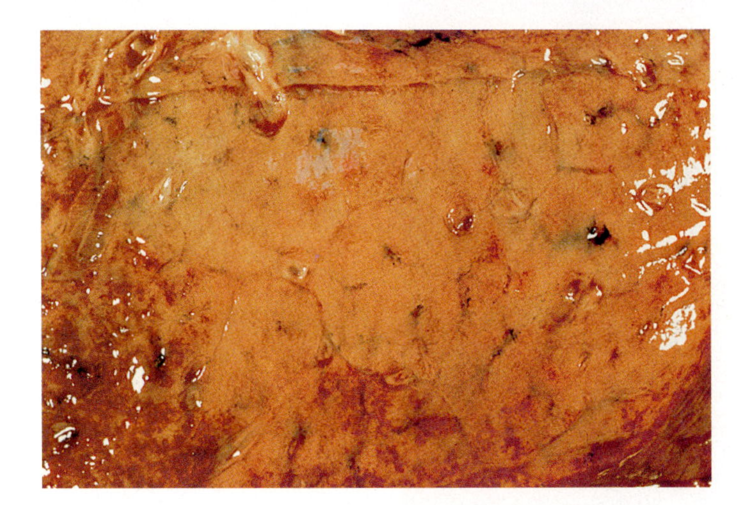

Abb. 232 zu Frage 24.11

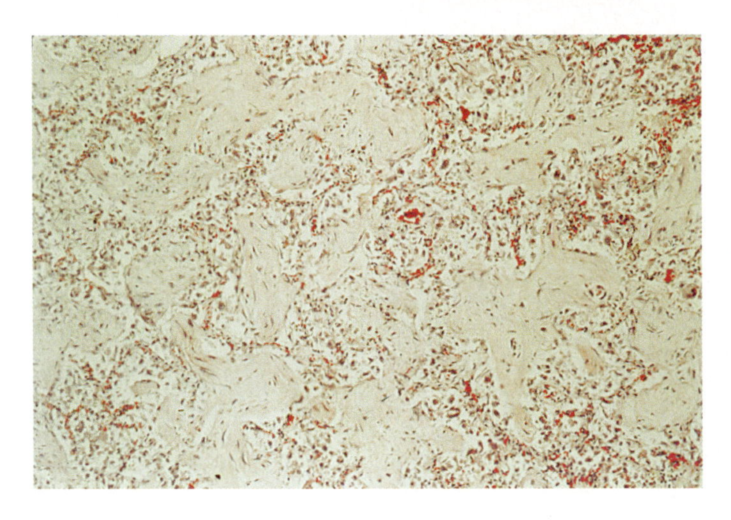

Abb. 233 zu Frage 24.11

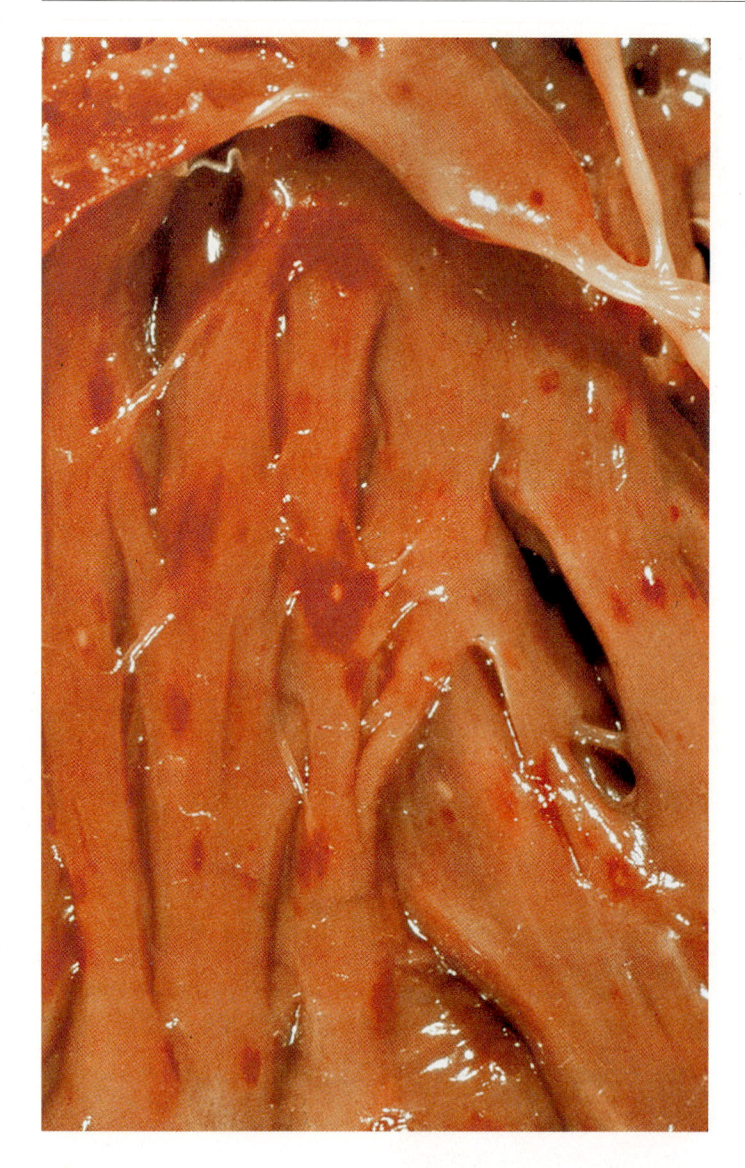

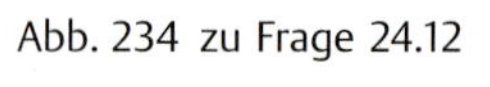

Abb. 234 zu Frage 24.12

Abb. 235 zu Frage 24.12

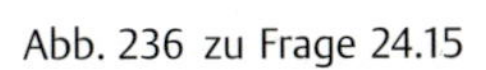

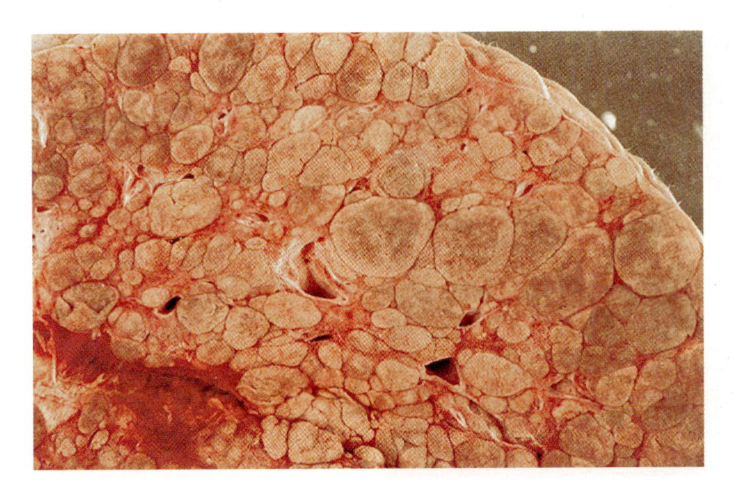

Abb. 236 zu Frage 24.15

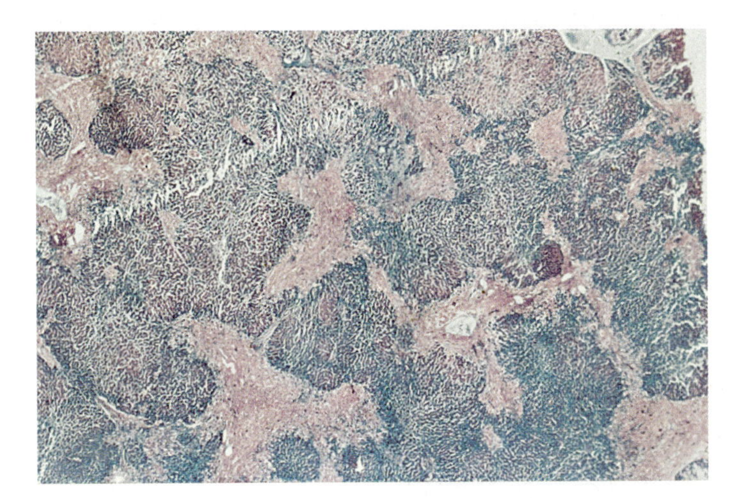

Abb. 237 zu Frage 24.15

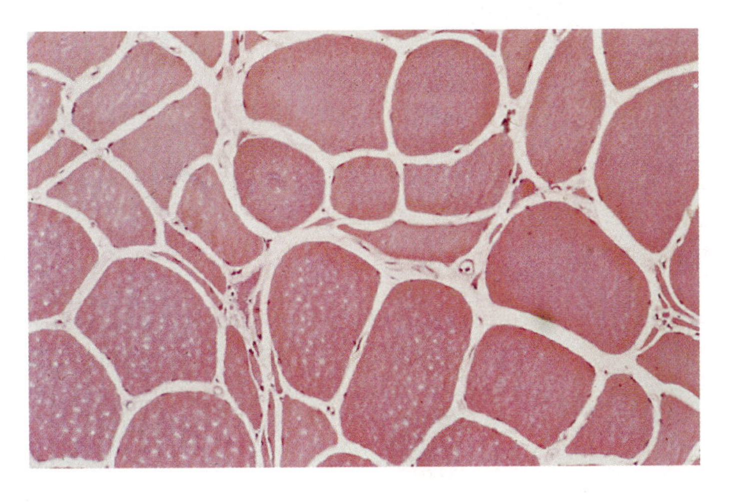

Abb. 238 zu Frage 24.28

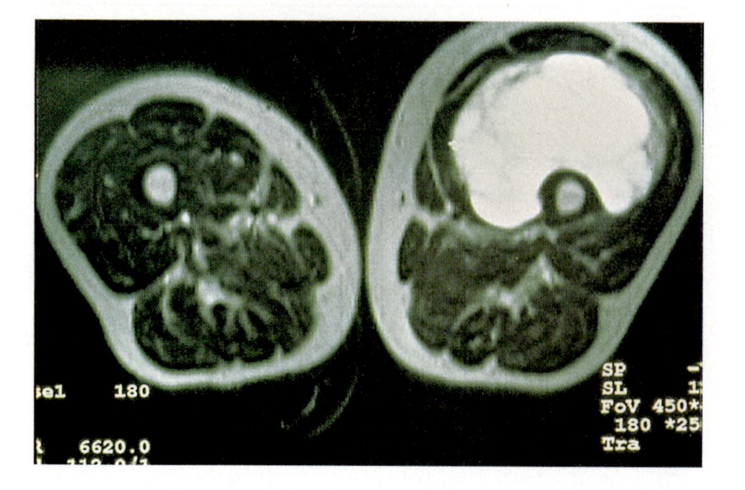

Abb. 239 zu Frage 24.29

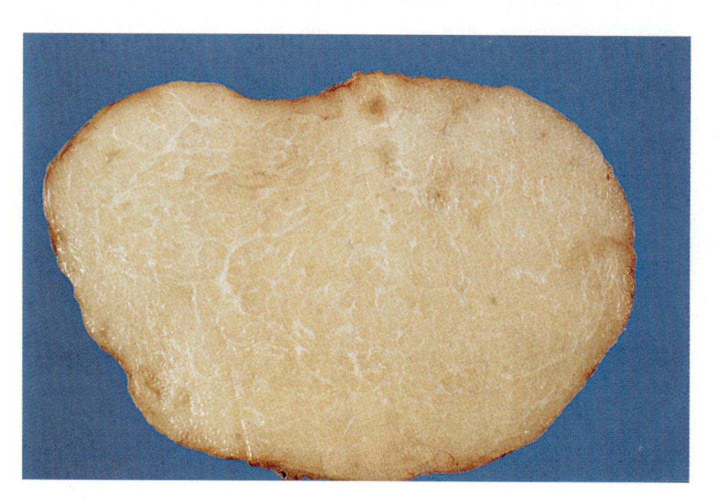

Abb. 240 zu Frage 24.29

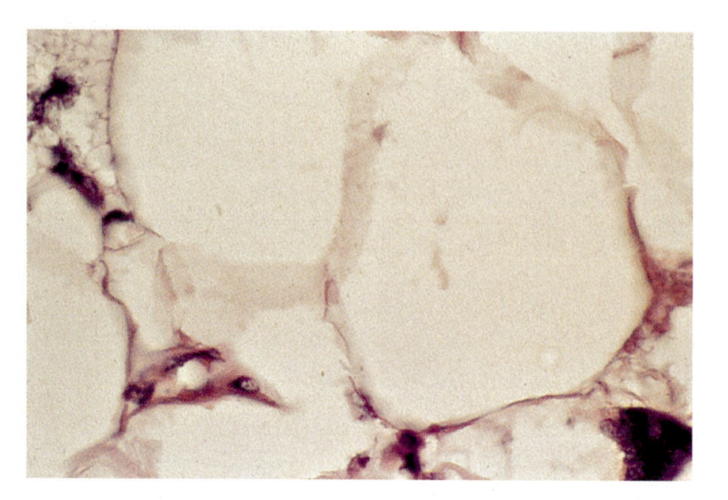

Abb. 241 zu Frage 24.29

Tipps zur mündlichen Prüfung

Tipps zur mündlichen Prüfung

Das **Fach Pathologie** nimmt innerhalb der Medizin, ganz besonders jedoch in den onkologisch und operativ ausgerichteten Disziplinen (und nicht etwa aus Eigennutz) eine **zentrale** Stellung ein. Für eine optimale und stadiengerechte **Therapieplanung** ist der klinisch tätige Arzt in vielen – natürlich nicht in allen – Fällen essenziell angewiesen auf eine präzise pathologisch-anatomische und histopathologische Diagnose, deren möglichst rasche Erstellung Aufgabe des Pathologen ist.

Für die sinnvolle und plausible Interpretation einer Gewebsveränderung muss der Pathologe unbedingt möglichst viele **anamnestische und klinische Angaben** über den Patienten wissen, nur in diesem **Kontext** kann eine sichere differenzialdiagnostische Abwägung der Gewebsveränderung erfolgen. (Leider ist der Informationsfluss dieser Daten an den Pathologen häufig nur unzureichend.) Der Pathologe muss seinerseits über mögliche Therapieformen informiert sein und wissen, welche Konsequenzen die von ihm gestellte Diagnose für den Patienten haben kann.

Aus dem bisher Gesagten ergibt sich die Wichtigkeit einer möglichst engen, direkten und informativen **interdisziplinären Zusammenarbeit** mit den klinischen Kollegen. Von einem klinisch tätigen Arzt, der die Entscheidung über die im Einzelfall durchzuführende Therapie fällt und hierfür die Verantwortung trägt, muss vorausgesetzt werden, dass er ein pathologisches Gutachten genau versteht und zu interpretieren weiß.

An diesem Punkt wird der Anspruch deutlich, den Medizinstudenten im Fach Pathologie möglichst fundiert, dabei aber immer **praxisrelevant** auszubilden. Hierbei kann meiner Ansicht nach nicht das Ziel sein, spitzfindige histomorphologische Detailkenntnisse seltener Krankheitsentitäten zu vermitteln; diese muss der Facharzt für Pathologie kennen, für den Kliniker (und die allermeisten Medizinstudenten sind später klinisch tätig!) sind sie irrelevant. Der Zwang, immer neue Multiple-choice-Fragen kreieren zu müssen, verleitet jedoch leider dazu, zunehmend komplexere und auch möglicherweise weniger wichtige Inhalte abzufragen, die zwar für die schriftliche Prüfung kurzfristig gelernt und möglicherweise auch gewusst werden können, aber danach häufig wieder vergessen werden. Der vorliegende Fachband versucht mit seinen Lerntexten und zum Teil recht ausführlichen Kommentaren hierbei einen Kompromiss zu erreichen und relevante Inhalte hervorzuheben.

Nicht nur im Hinblick auf eine **mündliche Prüfung im Fach Pathologie** sollte der Medizinstudent in der Lage sein, wichtige **Grundbegriffe** der Pathologie richtig mit Inhalt zu füllen (deshalb auch zum 2. Staatsexamen Rekapitulation der **Allgemeinen Pathologie"!).** Dazu gehören grundlegende Begriffe wie: Nekrose, Infarkt, Schock, Neoplasie, Histogenese, Karzinom, Sarkom, Lymphom, Leukämie, Metastase, Entzündung, Regeneration, Stoffwechselstörung, Kreislaufstörung, Thrombose, Embolie, Hämorrhagie, etc. etc., was nicht so banal ist wie es klingen mag, denn viele Prüflinge wissen mit diesen Begriffen nicht präzise umzugehen. Wer diese Definitionen beherrscht, kann sie leicht auf Organe oder Organsysteme **anwenden**, insbesondere wenn dem Prüfling Makropräparate und/oder histologische Schnitte vorgelegt werden und er dazu Stellung nehmen soll. Verwenden Sie in der mündlichen Prüfung nur Begriffe, die Sie wirklich kennen!

Bei der **Untersuchung eines histologischen Schnittes** empfiehlt es sich, das Präparat zunächst in der **kleinsten** Vergrößerung durchzumustern. Achten Sie auf erkennbare Oberflächen oder nicht veränderbare orginäre Gewebsanteile und versuchen sie eine **Organdiagnose** zu stellen. Wenn diese nicht möglich ist, ist die Frage nach dem Entnahmeort der Gewebeprobe durchaus legitim (siehe oben!). Die weitere Diagnosefindung erfolgt im Wesentlichen (teils unbewusst, teils bewusst) durch den Prozess der Gestalterkennung (**pattern recognition**, wozu allerdings viel Erfahrung gehört), sinnvoller jedoch für den Ungeübten durch eine **heuristische** Analyse der Gewebeprobe (heuristisch bedeutet wegweisend, richtungsgebend). Gehen Sie hierbei **systematisch** vor und beachten Sie sämtliche Gewebskomponenten (Parenchym, Stroma, Gefäße, nervale Strukturen). Ist eine Störung der Gewebsarchitektur (Verdrängung, Destruktion) vorhanden? Ist das Gewebe infiltriert (durch Entzündungszellen oder neoplastische Zellen)? Gibt es eine umschriebene Läsion oder liegt ein diffuser Prozess vor? Bei Neoplasien: Welchem möglichen Ursprungsgewebe ähneln die Tumorzellen (Histogenese)? Stellt sich eine Kreislaufstörung dar? Welche Gefäße sind betroffen? Mit welcher Folge? usw. Diese Vorgehensweise, gut verbalisiert, vermittelt Sicherheit und ist an sich schon ein Lernerfolg, auch wenn die exakte histologische Diagnose nicht sicher gestellt werden kann. Zur Klärung zytologischer Details ist natürlich eine stärkere Vergrößerung nötig, etwa bei der Eingrenzung maligner Lymphome (haben die Tumorzellen zytischen oder blastären Charakter?).

Zwei **Beispiele** sollen eine heuristische Vorgehensweise veranschaulichen.

I. Ist dies **Dickdarmwand?** Nein.
Ja. Ist die Läsion fokal oder diffus?
Fokal. Ist die Läsion polypös? Nein.
Ja. Ist die Läsion epithelialer Natur? Nein.
Ja. Ist die Läsion neoplastischer Natur? Nein.
Ja. Gibt es nukleäre Atypien?
Ja. Ist die Lamina muscularis mucosae infiltriert und durchbrochen?
Nein. Diagnose: **Adenom** der Dickdarmschleimhaut.
Ja. Diagnose: **Adenokarzinom** des Dickdarms.

II. Ist dies **Schilddrüsengewebe?** Nein.
Ja. Ist die Läsion fokal oder diffus?
Fokal. Handelt es sich um eine Neoplasie? Nein.
Ja. Ist die Neoplasie follikulär?
Nein. Ist sie papillär?
Nein. Gibt es Amyloid im Stroma?
Ja oder nein. Ist in den Tumorzellen immunhistologisch Calcitonin nachweisbar?
Ja. Diagnose: **Medulläres Schilddrüsenkarzinom.**

Zur Diagnosefindung werden in der Pathologie mittlerweile eine Reihe **moderner Methoden** eingesetzt (Stichwort **Molekulare Pathologie**), deren Prinzipien ein jeder Arzt kennen sollte, ohne jedoch praktisch-technische Detailkenntnisse haben zu müssen. In den Fragepool für die Staatsexamina haben diese Methoden bisher keinen Eingang gefunden, in einer mündlichen Prüfung könnten sie aber durchaus Relevanz haben.
Hierzu zählen auf der Ebene der **Proteine** immunhistologische Techniken sowie auf der Ebene der **Nukleinsäuren** die Polymerase-Kettenreaktion und auch die In-situ-Hybridisierung.
Immunhistologie. Am Gewebeschnitt (Gefrierschnitt und Paraffinschnitt) kann das Vorhandensein von zahlreichen Antigenen durch den Einsatz spezifisch gegen diese Antigene gerichteter poly- oder monoklonaler **Antikörper** nachgewiesen werden.
Als **Antigene** fungieren dabei zelleigene Strukturen oder gewebstypische- bzw. -spezifische Strukturen (z. B. Intermediärfilamente, Immunglobuline, Steroidhormonrezeptoren, Enzyme, etc.) oder aber nichtzelleigene Strukturen, wie zum Beispiel virale Antigene. Ist das zu untersuchende Antigen im Gewebeschnitt vorhanden, bindet sich der Antikörper spezifisch daran und wird mit Hilfe eines geeigneten Detektionssystems sichtbar gemacht (z.B. Peroxidase-Antiperoxidase Technik (**PAP**) oder Alkalische Phosphatase-Antialkalische Phosphatase Technik (**APAAP**)). Immunhistologische Färbungen spielen eine wichtige Rolle bei der Entschlüsselung der Histogenese undifferenzierter Neoplasien, beim Nachweis viraler oder anderer Infektionen (z.B. Nachweis von Zytomegalievirus-Antigen in Gewebeproben HIV-infizierter Patienten) oder bei der Typisierung maligner Lymphome.
Mithilfe der **Polymerase-Kettenreaktion** (PCR) gelingt es auch, sehr kleine (allerdings in ihrer Basensequenz bekannte) Nukleinsäurefragmente aus einem Gewebeextrakt in hoher Zahl zu vervielfältigen (amplifizieren) und dadurch weiteren Untersuchungen zugänglich zu machen. Die PCR hat beispielsweise Bedeutung beim Klonalitätsnachweis lymphoproliferativer Läsionen (Nachweis einer Umlagerung oder rearrangement von Immunglobulingenen bei B-Zell-Lymphomen oder von T-Zell-Rezeptoren bei T-Zell-Lymphomen).
In-situ-Hybridisierung ist die komplementäre Anlagerung eines zuvor markierten DNA- oder RNA-Stranges (wiederum mit bekannter Basenseqeunz) an eine entsprechende Nukleinsäure in einem Gewebeschnitt. Hierdurch lassen sich zum Beispiel virale Nukleinsäuren in einem infizierten Gewebe darstellen oder aber ganz spezifisch die messenger-RNA kurzlebiger Moleküle wie etwa zahlreicher Zytokine. Diese Methode ist allerdings arbeitsintensiv und zeitaufwendig.

Sachverzeichnis

Sachverzeichnis

A

Adenom 142
Adenomatose 142
Adenomatosis coli, familiäre 144
Adrenalitis 161
Akranie 70
Aktinomykose 111
Aktinomyzeten 110
Alkaptonurie 215
Alkoholhepatitis 149
Alport-Syndrom 170
Alveolarzellkarzinom 118
Amöbenruhr 141
Ameloblastom 129
Amyloidose 171
ANA 215
Analgetikanephropathie 169
Anenzephalus 70
Aneurysma dissecans 128
Ann-Arbor-Klassifikation 204
Aortenisthmusstenose 119
Aortenklappeninsuffizienz 120
Arnold-Chiari-Syndrom 70
Arteriitis temporalis Horton 127
Arteriosklerose 125
Arthrosis deformans 221
Aspergillose 110
Asteroidkörper 108
Asthma bronchiale 105
Astrozytom 86
Atemnotsyndrom 106
Atherosklerose 125
Athetose 72
Auer-Stäbchen 197

B

Balkenblase 177
Barrett-Ösophagus 133
Basaliom 98
Basedow-Struma 161
Bilharziose 140
Blasenmole 188, 190
Blasentumoren 174
Blastopathie 193
Borrelia burgdorferi 96
Brenner-Tumor 184
Bronchialkarzinom 114
Bronchitis, chronische 104
Budd-Chiari-Syndrom 152
Burkitt-Lymphom 145, 206

C

Caput medusae 152
Charcot-Leyden-Kristalle 105
Cholangitis, primär-sklerosierende 155
Cholesteatom 90
Cholezystitis 155
Chondrosarkom 220
Chorea 72
Chorionkarzinom 188, 190–191
Colitis ulcerosa 137
Condylomata acuminata 94
Conn-Syndrom 162
Corpora mamillaria 76
Cushing-Syndrom 162

D

Dandy-Walker-Syndrom 70
Dentinom 129
Dermoidzyste 185
Desmoid 215
Dickdarmpolyp 142
Divertikulitis 140
Dottersacktumor 191
Duchenne-Muskeldystrophie 213
Dysgerminom 185
Dysrhaphische Störungen 70

E

Effloreszenz 92
Ehlers-Danlos-Syndrom 213
Embryopathie 193
Endokarditis 123
Enzephalopathie 83
– alkoholische 76
Enzephalozele 70
Ependymom 88
Epidermoidzyste 90
Epulis 130
Ewing-Sarkom 218, 220

F

Fallot-Tetralogie 119
Fasziitis, noduläre 224
Fetopathie 193
Fibrom 89
Fibromatose 223
Fibroosteoklasie 216
Fieber, rheumatisches 123, 221
Fremdkörpergranulom 100
Frühkarzinom, Magen 135

G

Gallenblasenkarzinom 156
Gallensteine 155
Gammopathie, monoklonale 199
Gehirntumor 84
Germinom 87
Gicht 222
Glioblastom 85
Glomerulonephritis (GN) 166
GM2-Gangliosidose 73
Goodpasture-Syndrom 167, 170
Granulome vom Typ der Pseudotuberkulose 203
Granulosazelltumor 184
Graser-Divertikel 139
Gynäkomastie 163

H

Haarzellenleukämie 207
Hamman-Rich-Syndrom 115
Hämangiom, kavernöses 154
Hämatom, intrazerebrales 84
Hashimoto, Thyreoiditis 159
Haut, Aufbau 93
Hauttuberkulose 215
Heerfordt-Syndrom 132
Helicobacter pylori 134
Hepatitis
– chronisch-aggressive 157
– chronisch-persistierende 157
Herdenzephalitis, metastatische 81
Herzfehler, angeborene 119
Histiozytom 100
Histoplasmose 111
Hodenatrophie 178
Hodentumoren 179
Hydromyelie 70
Hyperparathyreoidismus, primärer 161
Hyperplasie
– adenomatöse 187
– glandulär-zystische 187
Hypersensitivitätsreaktion 167
Hypersplenismus 208
Hypertonie
– portale 152
– pulmonale 120
Hyperurikämie 222

I

Ileus 157
Ileus 140
Infarzierung 78
Insertio centralis 190

J

Junktionsnävus 100

K

Kaposi-Sarkom 99
Kardiomyopathie
- hypertrophe 122
- obstruktive 122
Karzinoid 115
Karzinoid 139
Karzinome, Nase und Nasennebenhöhlen 102
Keratoakanthom 97
Keratose 95
- aktinische 95
Kernikterus 71
Kieferzysten 129
Klippel-Feil-Syndrom 70
Koilozytose 94
Kombinationsnävus 100
Kraniorhachischisis 70
Krukenberg-Tumor 180
Kryptorchismus 178
Kugelzellanämie 196

L

Laryngitis diphtherica 103
Leberkarzinom 154
Leberzellverfettung 147
Leberzirrhose 152
Leiomyom 188
Leukämie 199
- chronische myeloische 198
Leukoenzephalopathie, progressive multifokale 96
Leukoplakie 94, 128
Libman-Sacks-Endokarditis 215
Lobärpneumonie 108
Lues 96
Lungenemphysem 106
- interstitielles 106
Lungenfibrose, idiopathische 115
Lungeninfarkt 116
Lupus erythematodes 170, 215
Lyme-Borreliose 96
Lymphknoten 200

M

Magenulkus 134
Maligne Lymphome 201
Marfan-Syndrom 213
Markschwammniere 164
Massenblutung, intrazerebrale 78
Massenverschiebung 84
Mastopathia fibrosa 223
Mastopathie 189
Mekoniumileus 164
Melanom, malignes 92, 100
Melanom-Formen 101
Melanosis coli 140
Meningeom 87
Meningoenzephalitis, tuberkulöse 82
Merkel-Zell-Tumor 114
Merozephalus 70
Metaplasie, intestinale 135
Miliartuberkulose 110
Mitralstenose 120
Molluscum contagiosum 94
Mononukleose, infektiöse 202
Morbus Alzheimer 74
Morbus Basedow 159
Morbus Bechterew 218
Morbus Bourneville-Pringle 90
Morbus Bowen 97
Morbus Creutzfeldt-Jakob 96
Morbus Crohn 137
Morbus Dupuytren 223
Morbus Hirschsprung 145
Morbus Hodgkin 201, 204
Morbus Ledderhose 223
Morbus Ménétrier 135
Morbus Meulengracht-Gilbert 150
Morbus Parkinson 72
Morbus Sturge-Weber 90
Morbus v. Hippel-Lindau 90
Morbus Whipple 139
Mukoviszidose 145
Mukozele 144
Multiple Sklerose 83
Mumpsorchitis 178
Myasthenia gravis pseudoparalytica 211
Mycosis fungoides 101
Myeloproliferative Erkrankungen 198
Myelozystozele 70

N

Nävus, blauer 100
Nävuszelle 99
Nävuszellnävus 99
Nasen-Rachen-Fibrom, juveniles 102
Nephrokalzinose 172
Nephrotisches Syndrom 168
Neurinom 89
Neuroblastom 173
Neurom 89
Neuropathie 88
Niere, polyzystische 164
Nierentuberkulose 171
Nierenzellkarzinom 172
Non-Hodgkin-Lymphome 201

O

Ochronose 104, 215
Odontom 129
Oligodendrogliom 86
Onkozytom 173
Orchitis
- akute 178
- granulomatöse 179
Ösophaguskarzinom 132
Ösophagusvarizen 152
Osteochondrom 220
Osteoidosteom 219
Osteoklastom 220
Osteomyelitis 218
Osteomyelosklerose 198
Osteoporose 216
Osteosarkom 218
Ostitis deformans Paget 161
Ovarialtumoren 183
Ovarialzyste 182
Oxyuren 140

P

Paget-Sarkom 219
Panarteriitis nodosa 121, 126, 214
Pancoast-Tumor 118
Pankreatitis
- akute 146
- chronische 146
Papillom 103
Pericarditis constrictiva 121, 148
Perikarditis 125
Peritonitis 157
Peutz-Jeghers-Syndrom 142
Phakomatose 89
Phäochromozytom 158
Phenylketonurie 76
Pigmentzirrhose 152
Plattenepithelkarzinom 97–98
Plazentabildungsstörungen 192
Pleuramesotheliom 116
Plummer-Vinson-Syndrom 132
Pneumokoniose 112

Polycythaemia rubra vera 198
Polyglobulie 195
Polyneuropathie 89
Polyp
- juveniler 142
- metaplastischer 142
- neoplastischer 142
Porenzephalie 71
Portiokarzinom 185
Präkanzerosen, Kolon 144
progressive Symptomsklerose 213
Prostatahyperplasie 177
Psammomkörper 160
Pseudomyxoma peritonei 157
Psoriasis vulgaris 93
Pulpahyperplasie, bunte 202
Purpura cerebri 79

R

Raynaud-Syndrom, primäres 127
Retinoblastom 91
Retinopathie, diabetische 91
Rheumaknoten 219
Riedel-Struma 159
Riesenzellpneumonie 112

S

Sagomilz 209
Sarkoidose 105
Schilddrüsenkarzinom 160
- follikuläres 160
- medulläres 160–161
- papilläres 160
Schinkenmilz 209
Schizenzephalie 70
Schmorl-Knötchen 219
Schockniere 165
Schwartz-Bartter-Syndrom 162
seborrhoische Warze 97
Seminom 179
Sertoli-Leydigzell-Tumor 158
Sheehan-Syndrom 162
Shigellen 140
Shwartzman-Sanarelli-Phänomen 165
Sichelzellanämie 209
Sjögren-Syndrom 130
Sklerodermie 172
SLE 215
Speicheldrüsentumoren 131
Sphärozytose 195
Spiculae 220
Spina bifida 70
Spina bifida occulta 70
Spinaliom 98
Splenomegalie 208
Spondylitis ankylosans 218
Status asthmaticus 105
Stauungsleber 147
Stauungsmilz 209
Sternberg-Reed-Riesenzelle 201
Struma nodosa colloides 158
Syringomyelie 70

T

target cells 196
Tay-Sachs-GM2-Gangliosidose 73
Tendovaginitis chronica stenosans 223
Teratom 116, 179, 185
Thalassämie 196
Thrombangiitis obliterans 121
Thrombozytämie, essenzielle 198
Thymom 118
Thymus-Immundefektsyndrom 116
Thyreoiditis 159
- de Quervain 159
- Hashimoto 159
- Riedel 159
Transposition, unkorrigierte 119
Transposition der großen Arterien 119
Tuberkulose 109
Tuberkulosepsis 110
Typhus abdominalis 138

U

Ullrich-Turner-Syndrom 213
Urothelkarzinom 173
Urticaria pigmentosa 93

V

Ventrikelseptumdefekt 119
Verkalkung, dystrophische 160
Verruca plantaris 97
Verruca vulgaris 94
Volvulus 164

W

Waller-Degeneration 223
Warthin-Finkeldey-Riesenzelle 145
Waterhouse-Friderichsen-Syndrom 162, 213
Wegener-Granulomatose 170, 214
Wernicke-Enzephalopathie 73
Wilms-Tumor 172
Windmole 190

Z

Zementom 129
Zervixkarzinom 186
Zöliakie 138
Zirrhose, biliäre 151
Zollinger-Ellison-Syndrom 134
Zyste, epidermale 97
Zystenniere 163

Ihre Meinung ist gefragt!

Sehr geehrte Leserin, sehr geehrter Leser,

ein gutes Buch sollte auch über mehrere Auflagen in Inhalt und Gestaltung den Bedürfnissen seiner Leser gerecht werden. Um dies zu erreichen, sind wir auf Ihre Hilfe angewiesen. Deshalb: Schreiben Sie uns, was Ihnen an diesem Buch gefällt, vor allem aber, was wir daran ändern sollen.
Für Ihre Mühe möchten wir uns mit einer **Verlosung** bedanken, an der jeder Fragebogen teilnimmt. Die Verlosung findet 1 × jährlich statt. Zu gewinnen sind 10 Büchergutscheine à DM 100,– (€ 50,–). Der Rechtsweg ist ausgeschlossen. Wir freuen uns auf Ihre Antwort, die wir selbstverständlich vertraulich behandeln.

Bitte schicken Sie diesen Fragebogen an:

Georg Thieme Verlag
Programmplanung Medizin
Dr. med. P. Fode
Postfach 30 11 20
70451 Stuttgart

Wie beurteilen Sie diesen Band:

Anzahl der Schemata ausreichend ja ❑ nein ❑
Anzahl der Tabellen ausreichend ja ❑ nein ❑
Anzahl der Lerntexte ausreichend ja ❑ nein ❑

Wie beurteilen Sie die inhaltliche Qualität der Kommentare? Welche Kommentare sind besonders gut, welche Kommentare sind nicht ausreichend?

___

___

___

___

___

Wie beurteilen Sie die Lerntexte bzw. das Kurzlehrbuch?

___

___

___

___

___

Zu folgenden Themen wünsche ich mir einen Lerntext/ausführlichere Erklärungen:

___

___

___

___

___

Wie beurteilen Sie den Schreibstil und die Lesbarkeit des Bandes?

Ist die Schwarze Reihe für dieses Prüfungsfach als Vorbereitung ausreichend? Haben Sie noch andere Lehrbücher benutzt? Welche?

Besonders gefallen hat mir an diesem Band:

Weitere Vorschläge und Verbesserungsmöglichkeiten?

Absender (bitte unbedingt ausfüllen)

Examen Herbst 2001

25 Fragen Examen Herbst 2001

Kapitel 1

H01

25.1 Welche Diagnose trifft für die in Abbildung Nr. 242 des Bildanhangs dargestellte Veränderung eines wenige Tage nach der Geburt verstorbenen Kindes am ehesten zu?

(A) Kernikterus (Bilirubin-Enzephalopathie)
(B) Porenzephalie
(C) konnatale Toxoplasmose
(D) Status lacunaris
(E) metachromatische Leukodystrophie

H01 !

25.2 Welche der nachfolgend genannten chromosomalen Krankheiten disponiert am ehesten zu histologischen Veränderungen im Sinne eines M. Alzheimer?

(A) Down-Syndrom (Trisomie 21)
(B) Edwards-Syndrom (Trisomie 18)
(C) Pätau-Syndrom (Trisomie 13)
(D) Turner-Syndrom
(E) Klinefelter-Syndrom

H01

25.3 Eine diffuse Demyelinisierung der weißen Substanz im Groß- und Kleinhirn mit reaktiver Gliose sowie mehrkernigen Riesenzellen spricht am ehesten für eine Infektion des ZNS mit

(A) Prionen
(B) Borrelien
(C) Kryptokokken
(D) Toxoplasmen
(E) HIV-1

Kapitel 2

H01

25.4 Für welche Erkrankung sind bilaterale Akustikusneurinome typisch?

(A) Sturge-Weber-Syndrom
(B) Neurofibromatose Typ 2
(C) tuberöse Sklerose (M. Bourneville-Pringle)
(D) M. von Hippel-Lindau
(E) multiple endokrine Neoplasie (MEN)

H01

25.5 Eine bei der Gehirnobduktion einer infolge akuter Bronchopneumonie gestorbenen 60-jährigen Frau festgestellte einseitige Ammonshornsklerose steht am wahrscheinlichsten in Zusammenhang mit

(A) regressiven Veränderungen eines Hirntumors
(B) einer bei der Patientin benannten Temporallappen-Epilepsie
(C) einer vor vielen Jahren erlittenen traumatischen Subduralblutung
(D) einem Hypertonus im großen Kreislauf
(E) einer Herzinfarktnarbe in der Hinterwand des linken Ventrikels

Kapitel 3

H01

25.6 Die eigentlichen Tumorzellen der Lymphogranulomatose (M. Hodgkin) sind von den angegebenen Zellarten:

(A) Epitheloidzellen
(B) zytotoxische T-Lymphozyten
(C) Sternberg-Riesenzellen
(D) aktivierte B-Lymphozyten
(E) Langerhans (interdigitierende)-Zellen

25.1 (A) 25.2 (A) 25.3 (E) 25.4 (B) 25.5 (B) 25.6 (C)

Kapitel 4

H01

25.7 Welche Aussage zur Acrodermatitis chronica atrophicans (Herxheimer-Krankheit) trifft **am wenigsten** zu?

(A) Sie tritt im Rahmen der Borreliose auf.
(B) Sie kann Monate bis Jahre nach einem Zeckenbiss auftreten.
(C) Es finden sich besonders am Stamm flächenhafte livide Hautveränderungen.
(D) Histologisch zeigt sich anfangs perivaskulär ein lymphozytenreiches Infiltrat.
(E) Gleichzeitig kann eine Arthritis bestehen.

H01

25.8 Welche Aussage über das Basaliom (WHO: Basalzellenkarzinom) trifft **am wenigsten** zu?

(A) Es tritt bevorzugt im Gesichtsbereich auf.
(B) Es metastasiert in höchst seltenen Fällen.
(C) Es kommt vorwiegend bei jugendlichen Erwachsenen vor.
(D) Es wächst lokal destruierend.
(E) Es tritt besonders früh bei Patienten mit Xeroderma pigmentosum auf.

H01

25.9 Bei einem kutanen malignen Melanom wird die Prognose **am wenigsten** beeinflusst durch:

(A) Lokalisation des Primärtumors
(B) Zahl der Mitosen (Mitoseindex)
(C) vertikale Ausdehnung
(D) Anzahl gleichzeitig bestehender Lentigines simplices
(E) Dicke des Tumors

H01

25.10 Unter Koilozyten versteht man

(A) viral infizierte Plattenepithelien
(B) toxisch veränderte Plattenepithelien
(C) hypoxisch veränderte Plattenepithelien
(D) bakteriell infizierte Plattenepithelien
(E) durch Mykoplasmen infizierte Plattenepithelien

Kapitel 5

H01

25.11 Abbildung Nr. 243 des Bildanhangs zeigt die Schnittfläche einer formalinfixierten Lunge eines mit 17 Jahren verstorbenen Patienten, Abbildung Nr. 244 des Bildanhangs den histologischen Großflächenschnitt in der Übersicht.

Welche der folgenden Diagnosen kann daraus **am wenigsten** abgeleitet werden?

(A) chronisch-rezidivierte, eitrige Bronchitis
(B) Bronchiektasien
(C) Lungenbefund bei zystischer Fibrose
(D) peripheres Emphysem
(E) Infektion mit Echinococcus alveolaris

Kapitel 7

H01

25.12 Welcher der folgenden Begriffe passt **am wenigsten** zu einer Darminfektion mit Clostridium difficile?

(A) antibiotische Therapie
(B) Kolonkarzinom
(C) pseudomembranöse Entzündung
(D) Enterotoxin(e)
(E) Schleimhauterosionen

Kapitel 8

H01

25.13 Wodurch wird typischerweise die trikuspidale Endokardfibrose ausgelöst?

(A) metastasierendes Karzinoid
(B) rheumatisches Fieber
(C) unsterile Injektionen Suchtkranker
(D) allgemeine Kachexie
(E) Keine der genannten Möglichkeiten (A)–(D) kommt in Betracht.

25.7 (C) 25.8 (C) 25.9 (D) 25.10 (A) 25.11 (E) 25.12 (B) 25.13 (A)

H01 !!

25.14 Eine Dauerstimulation durch Gastrin führt beim Zollinger-Ellison-Syndrom an der Korpusschleimhaut des Magens am ehesten zu

(A) einer Becherzellmetaplasie
(B) einer foveolären Hyperplasie
(C) einer glandulären Hyperplasie
(D) einer proliferierenden intestinalen Metaplasie
(E) einem Adenom

H01

25.15 Die Abbildung Nr. 245 des Bildanhangs zeigt am ehesten

(A) ein Herzwandaneurysma
(B) einen Vorhofseptumdefekt (ASD) Typ I
(C) einen Zustand nach transmuralem Myokardinfarkt (Septumperforation)
(D) eine Trikuspidalatresie
(E) einen hochsitzenden Ventrikelseptumdefekt

H01 !

25.16 Welche Aussage über glomeruläre Erkrankungen trifft zu?

(A) Bei einer fokalen Glomerulonephritis (GN) ist nur eine Niere betroffen.
(B) Bei einer segmentalen GN sind nur apikale Nierensegmente betroffen.
(C) Bei der exsudativ-proliferativen GN vom Poststreptokokken-Typ findet sich typischerweise eine Proliferation von Endothel- und Mesangialzellen sowie eine Akkumulation von neutrophilen Granulozyten.
(D) Die GN im Rahmen eines Lupus erythematodes ist eine Antibasalmembranerkrankung.
(E) Die diabetische Glomerulosklerose ist der Prototyp einer segmentalen GN.

H01

25.17 Welche Aussage über das Adenolymphom (Warthin-Tumor) trifft **am wenigsten** zu?

(A) Es ist bevorzugt in der Glandula parotidea lokalisiert.
(B) Es gehört zur Gruppe der malignen Lymphome.
(C) Es tritt vorwiegend bei Männern auf.
(D) Histologisch findet man papillär-zystisch angeordnete Epithelien.
(E) Das Stroma weist lymphatisches Gewebe auf.

Kapitel 11

H01

25.18 Charakteristische Ursache einer posthepatischen portalen Hypertonie ist:

(A) Lebervenenverschluss
(B) Leberzirrhose
(C) Portalfeldfibrose
(D) Choledocholithiasis
(E) Pfortaderthrombose

H01

25.19 Zur klassischen Form des hämolytisch-urämischen Syndroms passt **am wenigsten**:

(A) Vorkommen meist bei älteren Menschen
(B) bevorzugte Nierenbeteiligung
(C) Mikrothromben
(D) Fragmentation von Erythrozyten
(E) akutes Nierenversagen

Kapitel 13

H01 !

25.20 Welche Aussage über das Seminom trifft **am wenigsten** zu?

(A) Es ist ein Keimzelltumor.
(B) Es entspricht histologisch dem Dysgerminom der Frau.
(C) Es enthält epitheliale und mesenchymale Tumoranteile.
(D) Es ist der häufigste Hodentumor.
(E) Es kann primär auch im Mediastinum lokalisiert sein.

25.14 (C) 25.15 (E) 25.16 (C) 25.17 (B) 25.18 (A) 25.19 (A) 25.20 (C)

H01

25.21 Abbildung Nr. 246 des Bildanhangs zeigt eine Schnittfläche der Prostata eines 64-jährigen Mannes mit unregelmäßigen, gelblichen fleckigen Veränderungen im posterolateralen Bereich, Abbildung Nr. 247 des Bildanhangs den HE-gefärbten histologischen Befund aus diesem Bereich.

Welche der folgenden Diagnosen ist am wahrscheinlichsten?

(A) Normalbefund
(B) chronische rezidivierte eitrige Prostatitis
(C) granulomatöse Prostatitis
(D) mäßig differenziertes, invasives Prostatakarzinom pT2
(E) tuberkulöse Prostatitis

Kapitel 14

H01

25.22 Ein Haare enthaltender Tumor stammt mit größter Wahrscheinlichkeit aus

(A) der Schilddrüse
(B) der Leber
(C) der Lunge
(D) dem Ovar
(E) dem Nebenhoden

H01

25.23 Welche Aussage zum Mammakarzinom trifft zu?

(A) Das medulläre Karzinom ist zellarm und stromareich.
(B) Das Mammakarzinom metastasiert primär am häufigsten ins Gehirn.
(C) Das invasiv-duktale Karzinom ist die häufigste Form des Mammakarzinoms.
(D) Das tubuläre Karzinom ist das Mammakarzinom mit der schlechtesten Prognose.
(E) Das invasiv-duktale Karzinom zeigt typischerweise eine schießscheibenartige Anordnung der Tumorzellen um die Milchgänge.

Kapitel 15

H01

25.24 Welche entwicklungsgeschichtliche Definition trifft für den Begriff Aplasie zu?

(A) vollständiges Fehlen einer Organanlage oder einer Körperpartie
(B) Fehlen eines Organs infolge ausgebliebener Entwicklung einer noch rudimentär vorhandenen embryonalen Anlage
(C) Fehlen einer Körperöffnung oder einer Hohlorganlichtung
(D) Einengung einer Körperöffnung oder einer Hohlorganlichtung
(E) unterentwickeltes Organ oder Gewebe infolge eines vorzeitigen Wachstumsstillstandes

H01

25.25 Welche Veränderung gehört **nicht** zu den Hauptsymptomen der Embryofetopathia alcoholica?

(A) Mikrozephalus
(B) intrauterine Hypotrophie
(C) vermindertes Wachstum nach der Geburt
(D) kraniofaziale Dysmorphie
(E) Polyglobulie

Kapitel 16

H01

25.26 Welche Aussage trifft für die perniziöse Anämie **am wenigsten** zu?

(A) Das blutbildende Knochenmark ist hyperplastisch.
(B) Ursache ist Pyridoxinmangel.
(C) Häufig besteht eine chronische atrophische Gastritis (Typ A).
(D) Erythrozyten haben ein erhöhtes Zellvolumen.
(E) Im Knochenmark treten Megaloblasten auf.

25.21 (D) 25.22 (D) 25.23 (C) 25.24 (B) 25.25 (E) 25.26 (B)

Kapitel 17

H01

25.27 Welche Aussage trifft für den auf den Abbildungen Nr. 248 und Nr. 249 des Bildanhangs in schwächerer bzw. stärkerer Vergrößerung bei HE-Färbung dargestellten Augentumor eines Säuglings **am wenigsten** zu?

(A) In einigen Fällen handelt es sich um einen hereditären Tumor mit autosomal dominantem Erbgang.
(B) Die familiäre Form tritt z. T. bilateral auf.
(C) Der Tumor ist gutartig.
(D) Eine rosettenartige Anordnung von Tumorzellen ist charakteristisch.
(E) Bei der familiären Form besteht eine Mutation beider Allele eines Gens in der Region 13 q14 des Chromosoms 13.

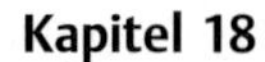

Kapitel 18

H01

25.28 Wo kommen bei chronischer Blutstauung Gandy-Gamna-Knötchen am ehesten vor?

(A) Lunge
(B) Herz
(C) Milz
(D) Niere
(E) Paraganglien

Kapitel 21

H01

25.29 Welcher der genannten Knochentumoren wird meist auch bei geringer Größe durch eine typische Schmerzsymptomatik auffällig?

(A) Osteoidosteom
(B) Osteochondrom
(C) Enchondrom
(D) ossifizierendes Fibrom
(E) parosteales Osteosarkom

H01

25.30 Abbildung Nr. 250 des Bildanhangs zeigt das Röntgenbild des proximalen Femurs eines 42-jährigen Patienten mit zunehmenden Belastungsschmerzen im Oberschenkel.

Welche der folgenden Diagnosen ist aufgrund des makroskopischen Operationspräparates (Abbildung Nr. 251 des Bildanhangs) und des HE-gefärbten histologischen Befundes (Abbildung Nr. 252 des Bildanhangs) am wahrscheinlichsten?

(A) parossales Osteosarkom der Femurmetaphyse
(B) nichtossifizierendes Fibrom
(C) fibröse Dysplasie des Knochens
(D) chronisch-rezidivierende, sklerosierende und eitrige Osteomyelitis
(E) aneurysmatische Knochenzyste

25.27 (C) 25.28 (C) 25.29 (A) 25.30 (C)

25 Kommentare Examen Herbst 2001

Kapitel 1

H01

Frage 25.1: Lösung A

Die Abbildung zeigt einen Frontalschnitt durch das Gehirn in Höhe der Corpora mammaria. Das Gehirn imponiert ödematös verändert, erkennbar an der *Ventrikelkompression*. Im Bereich der Stammganglien fallen gelb gefärbte Areale auf, die die Diagnose eines Kernikterus (A) (Bilirubin-Enzephalopathie) nahe legen. – Das Gehirn des Neugeborenen ist einer Anflutung großer Bilirubinmengen nicht gewachsen, weil die Blut-Hirn-Schranke noch nicht genügend für die diesbezügliche Abschirmung ausdifferenziert ist. So kann nicht konjugiertes Bilirubin als lipidlösliche Substanz frei in das Gehirn gelangen. Ein solcher Zustand tritt typischerweise beim *M. haemolyticus neonatorum* auf. Der Begriff „Kernikterus" leitet sich aus der makroskopischen Beobachtung ab, dass bei Neugeborenen mit einer ausgeprägten Hyperbilirubinämie bestimmte Kerngebiete eine hervorgehobene Gelb-(Grün)-Färbung aufweisen.

Zu **(B)**: Unter einer Porenzephalie versteht man die Bildung eines Hohlraumes im Gehirn, der in Verbindung mit dem inneren und/oder äußeren Liquorsystem steht. Typischerweise treten porenzephale Defekte als Folge einer *fetalen oder perinatalen Durchblutungsstörung* des Gehirns auf. Der Hohlraum entsteht, weil es nicht zum gliösen Ersatz des nekrotischen Nervengewebes kommt.

Zu **(C)**: Die konnatale Toxoplasmose führt zu einem Hydrocephalus internus und intrakraniellen Verkalkungen.

Zu **(D)**: Eine Manifestationsform von Mikroinfarkten stellt der Status lacunaris cerebri dar, bei der es bei Atherosklerose der versorgenden Gefäße zu multiplen Infarkten im Stammganglienbereich kommt. Kinder sind hierbei nicht betroffen.

Zu **(E)**: Bei der metachromatischen Leukodystrophie handelt es sich um eine Stoffwechselerkrankung, bei der es zu einer Abbaustörung von Zerebrosulfatiden kommt (Fehlen des Enzyms Arylsulfatase A). Zerebrosulfatide werden in Oligodendrogliazellen, die die Funktion des Markscheidenaufbaus haben, gebildet. Die Abbaustörung führt zum Anstau der Zerebrosulfatide. Die Folge ist der Untergang der Oligodendrogliazellen mit daraus resultierender Zerstörung der Markscheiden. Makroskopisch stellt sich das Marklager des Gehirns grau-weiß dar.

H01 !

Frage 25.2: Lösung A

Zu **(A)**: Auch beim Down-Syndrom (Trisomie 21), bei dem die Patienten schneller altern als gewöhnlich, lassen sich im Gehirn die für den Morbus Alzheimer typischen Degenrationsfibrillen und senilen Plaques finden.

Zu **(B)** und **(C)**: Beim Edwards-Syndrom (Trisomie 18) sowie dem Pätau-Syndrom (Trisomie 13) überleben die Betroffenen selten die Neugeborenenperiode oder das Säuglingsalter. Es liegen zwar jeweils Fehlbildungen des Gehirns vor, aber altersbedingte degenerative Veränderungen finden sich hier nicht.

Zu **(D)** und **(E)**: Beim Klinefelter-Syndrom des Mannes (gonosomale Trisomie, 47, XXY) und dem Turner-Syndrom der Frau (gonosomale Monosomie, 45,X0) liegen die entscheidenden Veränderungen im Bereich der Gonaden (Gonadendysgenesie mit Fehlen funktionstüchtiger Keimzellen).

H01

Frage 25.3: Lösung E

Zu **(A)**: Bei der Creutzfeldt-Jakob-Krankheit, die durch Prionen ausgelöst wird, kommt es klinisch zu Krampfanfällen, einer extrapyramidalen Symptomatik und zur fortschreitenden Demenz. Betroffen ist die kortikale und die subkortikale graue Substanz. Morphologisch findet man bei *fehlender* entzündlicher Infiltration eine Verminderung der Nervenzellen, spongiöse Auflockerungen und eine astrozytäre Gliaproliferation.

Zu **(B)**: Eine zerebrale Borreliose kann sich als lympho-plasmazelluläre Leptomeningitis manifestieren.

Zu **(C)**: Die zerebrale Kryptokokkose zeichnet sich durch runde Pilzzellinfiltrate der Hirnsubstanz auf. Charakteristisch sind helle Schleimhöfe.

Zu **(D)**: Bei der zerebralen Toxoplasmose treten verkalkte Rindennekrosen auf.

Zu **(E)**: Typisch für eine **HIV-Enzephalopathie** sind Zellknötchen aus Makro- und Mikrophagen. Infizierte Makrophagen fusionieren zu **mehrkernigen Riesenzellen**. Ebenfalls typisch sind Entmarkungsherde in der weißen Substanz.

Kapitel 2

H01

Frage 25.4: Lösung B

Zu **(B)**: **Neurofibromatosen** sind autosomal dominant vererbte Tumorerkrankungen, die in zwei Formen auftreten:

Typ 1 = M. v. Recklinghausen – Die Neurofibromatose von Recklinghausen ist durch das Vorkommen multipler Neurinome an den Nervenstämmen und/ oder feinen Nervenverästelungen der Haut gekennzeichnet. Dabei ist auch das ein- oder beidseitige Auftreten von Akustikusneurinomen häufig. Als weiteres Charakteristikum der Erkrankung sind Pigmentanomalien zu nennen, die als schmutzig-gelbe Flecken der Haut imponieren (Café-au-lait-Flecken). **Typ 2 = zentrale Neurofibromatose**. Kennzeichnend für diese Erkrankung ist das Auftreten **bilateraler Akustikusneurinome** (B) sowie multipler Neurinome der Spinalwurzeln. Daneben ist die Entstehung von Meningeomen und Gliomen charakteristisch.

Zu **(A)**: Der M. Sturge-Weber ist durch Gefäßmissbildungen der Hirnoberfläche und entlang der Trigeminusäste sowie durch einen Naevus flammeus im Gesicht gekennzeichnet.

Zu **(C)**: Der M. Bournville-Pringle (tuberöse Hirnsklerose) ist durch ventrikelnahe Gehirntumoren und pigmentarme Flecken der Haut gekennzeichnet (sog. „white spots“).

Zu **(D)**: Beim M. v. Hippel-Lindau treten Hämangioblastome mit Zystenbildung im Kleinhirn und in der Retina auf.

Zu **(E)**: Unter dem Begriff multiple endokrine Neoplasie (MEN) werden autosomal-dominant vererbte Erkrankungen zusammengefasst, denen gemeinsam ist, dass in verschiedenen Organen endokrin aktive Tumoren entstehen. Beim MEN-Syndrom Typ I handelt es sich um die Kombination eines primären Hyperparathyreoidismus mit einem Pankreastumor (z.B. Gastrinom) und einem Hypophysentumor. Beim MEN-Syndrom Typ II findet sich die Kombination medulläres Schilddrüsenkarzinom, Phäochromozytom und primärer Hyperparathyreoidismus.

H01

Frage 25.5: Lösung B

Zu **(B)**: Die Ammonshornsklerose ist häufig Folge einer Hypoxie bei zerebralen Krampfleiden.

Zu **(A)**, **(C)**, **(D)** und **(E)**: Die genannten Lösungsmöglichkeiten sind nicht mit einer Ammonshornsklerose als typischem Merkmal assoziiert.

Kapitel 3

H01

Frage 25.6: Lösung C

Die Histogenese des M. Hodgkin ist noch nicht vollständig geklärt. Es liegen Hinweise dafür vor, dass die Erkrankung durch maligne Transformation verschiedener Zelltypen (z.B. B- und T-Lymphozyten) (D) entsteht. Die **eigentlichen Tumorzellen** sind die **Hodgkin-Zellen** (großer, ovaler Kern, basophiles Zytoplasma, großer Nukleolus) und die **Sternberg-Riesenzellen** (3- bis 5-kernig als Folge eines Zusammenschlusses von Hodgkin-Zellen) (C). Diese sind eingebettet in ein begleitendes Granulationsgewebe, das aus lympho- und granulozytären Zellen besteht. Der histologische Nachweis der Hodgkin- und Sternberg-Riesenzellen ist pathognomonisch und sichert die Diagnose. Die Einteilung in die vier Subtypen des Morbus Hodgkin richtet sich nach dem unterschiedlich aufgebauten begleitenden Granulationsgewebe.

Zu **(A)**: Epitheloidzellen treten bei *granulomatösen Entzündungen* auf.

Zu **(B)**: Hodgkin-Zellen und Sternberg-Riesenzellen sind in der Lage, zytotoxische T-Lymphozyten zu inaktivieren. Dies ist eine wichtige Voraussetzung für die Tumorzellproliferation.

Zu **(E)**: Interdigitierende Retikulum-Zellen finden sich in der T-Zell-Zone eines Lymphknotens. Sie sind morphologisch vergleichbar mit den Langerhans-Zellen der Haut. Bei der Mycosis fungoides, einem niedrig malignen Non-Hodgkin-Lymphom, sind die Tumorzellen charakteristischerweise um diese interdigitierenden („verzahnten“) Zellen herum gruppiert.

Kapitel 4

H01

Frage 25.7: Lösung C

Die **Acrodermatitis chronica atrophicans** entwickelt sich nach einem Biss der Zecke Ixodes ricinus und dabei erfolgter Infektion mit dem Bakterium **Borrelia burgdorferi** (A). Die Infektion führt zur sogenannten **Lyme-Erkrankung**, die im 1. Stadium durch ein Erythema chronicum migrans an der Stelle des Zeckenbisses gekennzeichnet ist. Nach Wochen kann sich das 2. Stadium anschließen, das zu ZNS-Symptomatik mit aseptischer Meningitis und Polyneuritis führt. Das 3. Stadium, das unter Umständen erst mehrere Jahre (B) nach dem Zeckenbiss manifest wird, ist durch eine Polyarthritis (E) und eine akrenbetonte Atrophie der Epidermis, Hautanhangsgebilde und Subkutis gekennzeichnet (= Acrodermatitis). Histologisch zeigen sich anfänglich perivaskuläre lymphozytäre Infiltrate (D). Im weiteren Verlauf resultieren fibrotische Veränderungen.

Zu **(C)**: Die Veränderungen der Acrodermatitis chronica atrophicans manifestieren sich an den Extremitäten. Der Körperstamm ist nicht betroffen. Inspektorisch imponieren die Acrodermatitisareale als knittrige, seidenpapierartige, blau-rot verfärbte Hautveränderungen.

H01

Frage 25.8: Lösung C

Basaliome (syn. Basalzellenkarzinome) sind semimaligne Tumoren, welche vor allem an lichtexponierten Stellen der Haut (Gesichtsbereich) (A) mit zunehmendem Alter auftreten. Sie gehen von den Basalzellen der Epidermis aus und äußern sich in kleinen Knötchen auf der Haut, welche zentral exulzerieren können. Mikroskopisch finden sich im Korium solide Zellhaufen, die charakteristischerweise nach außen durch Zellen mit länglichen Kernen begrenzt sind, die eine palisadenförmige Anordnung haben. – Obwohl das Wachstum infiltrierend, lokal destruierend (D) und ulzerierend sein kann, kommt es *extrem selten* (B) zur Metastasenbildung.
Zu **(C)**: Das Basaliom ist eine Erkrankung des älteren Menschen.
Zu **(E)**: Beim Xeroderma pigmentosum handelt es sich um eine autosomal-rezessiv vererbte Lichtüberempfindlichkeit der Haut (Defekt des DNA-Reparatursystems). Es besteht eine anlagebedingte Disposition der Haut zur malignen Entartung unter dem Einfluss von UV-Strahlen. Die aktinisch gesetzten DNA-Schäden können nicht beseitigt werden. Auf diesem Wege können schon früh Basaliome, Plattenepithelkarzinome und maligne Melanome entstehen.

H01

Frage 25.9: Lösung D

Die Prognose eines malignen Melanoms hängt in entscheidendem Maße von der Wachstumsgeschwindigkeit und damit von der Dicke des Tumors (E) bzw. seiner Tiefenausdehnung (= vertikale Ausdehnung) (C) ab. Die Prognose verschlechtert sich mit zunehmender Tumordicke und Eindringtiefe.
Zu **(A)**: Melanome an den Extremitäten haben eine bessere Prognose als am Rumpf oder am Kopf.
Zu **(B)**: Je höher die Anzahl der Mitosen ist, desto rascher ist auch die Wachstumstendenz des Melanoms. Damit ergibt sich auch für dieses Kriterium eine prognosemitbestimmende Bedeutung.
Zu **(D)**: Unter einer Lentigo simplex versteht man eine herdförmige pigmentierte Veränderung der Haut. Es handelt sich um eine lokale Hyperpigmentierung auf dem Boden einer Hyperplasie der Basalzellschicht. Die Anzahl solcher sog. „Leberflecken" hat keinen prognostischen Einfluss auf ein etwaig gleichzeitig vorliegendes Melanom.

H01

Frage 25.10: Lösung A

Zu **(A)**: Der Begriff der Koilozytose beschreibt eine histo-morphologische Veränderung des Plattenepithels von Haut oder Schleimhaut, wie sie charakteristischerweise bei einer Infektion mit humanen Papillomaviren auftritt. Die einzelne (virusinfizierte) Epithelzelle zeigt dabei einen pyknotischen, hyperchromatischen bizarren Kern sowie eine große perinukleäre Aufhellung des Zytoplasmas (= **Koilozyt**, *griechisch: koilos = hohl, zytos = Zelle*).
Zu **(B)–(E)**: Spezifische Zellveränderungen, die über die allgemeinen morphologischen Kriterien des reversiblen oder irreversiblen Zellschadens hinausgehen, lassen sich bei den angegebenen Lösungsmöglichkeiten nicht ableiten.

Kapitel 5

H01

Frage 25.11: Lösung E

Das makroskopische Bild zeigt einen Lungenanteil, der in weiten Flächen solide umgewandelt ist. Zwischen wabenartigen lufthaltigen Räumen liegen breite Gewebsstraßen, die weitestgehend homogen imponieren. Das histologische Präparat lässt originäres Lungenparenchym nur peripher und wohl überbläht erkennen. Überwiegend liegt auch eine mehr oder weniger „homogene Umwandlung" des Gewebes vor. Der Hinweis auf das jugendliche Alter des verstorbenen Patienten in der einleitenden Falldarstellung grenzt die Diagnose ein. Es liegt der weit fortgeschrittene Lungenbefund bei zystischer Fibrose (Mukoviszidose) (C) vor. Dabei handelt es sich um ein autosomal-rezessives Erbleiden. Die zugrunde liegende Störung besteht in einer abnormen Zähflüssigkeit der Sekrete verschiedener exokriner Drüsen. Am häufigsten sind bronchopulmonale Symptome mit rezidivierend ablaufenden Infekten (gestörte mukoziliare Clearance) (A). Der zähe Bronchialschleim führt über die Obstruktion der Atemwege zur Bronchiektasenbildung (B) und zu einem peripheren Emphysem (D). Im Endstadium der Erkrankung resultiert eine ausgeprägte Lungenfibrose (zystische Wabenlunge). Die breiten homogenen Gewebsareale des Makropräparates entsprechen überwiegend den Fibroseregionen.
Zu **(E)**: Die Hohlraumbildungen des abgebildeten Lungenpräparates sind luftgefüllt. Damit lässt sich ein Echinokokkusbefall der Lunge, der eine absolute Rarität darstellt, ausschließen.

Kapitel 7

H01

Frage 25.12: Lösung B

Der Erreger der **pseudomembranösen Kolitis** (C) ist **Clostridium difficile**, dessen Ektotoxine zur Schädigung des Epithels mit Entstehung von Erosionen (E) führen. Die Erkrankung entsteht in der Regel sekundär nach Behandlung mit einem Breitbandantibiotikum (A) mit Störung des bakteriellen Gleichgewichts des Dickdarms. Klinisch imponiert das Krankheitsbild mit ausgeprägt hämorrhagisch-schleimigen Durchfällen. Bei verspätetem Einsetzen der in der Regel gut wirksamen konservativ geführten Therapie mit einem gezielt eingesetzten anaerobierwirksamen Antibiotikum kann es zur Durchwanderungsperitonitis mit vitaler Gefährdung des Patienten kommen.
Zu **(B)**: Die pseudomembranöse Kolitis stellt keinen prädisponierenden Faktor für die Entstehung des Kolonkarzinoms dar.
Zu **(D)**: Ein Enterotoxin ist ein im Darmtrakt wirksames Ektotoxin verschiedener Bakterienstämme.

Kapitel 8

H01

Frage 25.13: Lösung A

Zu **(A)**: Beim metastasierenden Karzinoid kommt es häufig zur Ausbildung endokardialer Auflagerungen (Plaques). Als Ursache wird unter anderem eine proliferationssteigernde Wirkung des vom Karzinoid gebildeten Serotonins angesehen. Die auf dem Endokard entstehenden Plaques bestehen aus einem kollagenfaserreichen Bindegewebe (Endokardfibrose). Sie sind vor allem im rechten Herzen anzutreffen und führen häufig zur Ausbildung einer Trikuspidalinsuffizienz oder einer Pulmonalisstenose. Das linke Herz ist selten betroffen.
Zu **(B)**: Das rheumatische Fieber befällt das ganze Herz mit Endo-, Myo- und Perikarditis. Während die Myokarditis dabei relativ selten Symptome macht, wird der Verlauf der Erkrankung im wesentlichen von der Endokarditis und den daraus resultierenden Klappenfehlern bestimmt. Die rheumatische Endokarditis tritt als Folge einer Infektion mit β-hämaloysierenden Streptokokken der Gruppe A auf. Es bilden sich warzenartige Veränderungen am Endokard: Endocarditis verrucosa rheumatica.
Zu **(C)**: Bei intravenös Drogenabhängigen kommt es leicht zur venösen Einschwemmung virulenter Erreger. Daher sind die Klappen des rechten Herzens primär gefährdet. Häufig manifestiert sich bei diesem Personenkreis eine *bakterielle* Endokarditis der Trikuspidalklappe.
Zu **(D)**: Im Rahmen einer Kachexie kann es zu einer Mitbeteiligung des Endokards in Form der *Endokarditis verrucosa simplex* kommen. Die Pathogenese ist unbekannt. Es kommt zu Ablagerungen von Fibrin, Thrombozyten und anderen Plasmabestandteilen auf den Klappenschließungsrändern. Die Endokarditis verrucosa simplex tritt vornehmlich bei weit fortgeschrittenen metastasierenden Tumorleiden und im Terminalstadium anderer tödlich verlaufender Erkrankungen auf.

H01 !!

Frage 25.14: Lösung C

Beim **Zollinger-Ellison-Syndrom** liegt eine massive Stimulation der Belegzellen von Magenkorpus und -fundus bei einem gastrinproduzierenden Tumor vor. Es kommt zum Bild der **diffusen glandulären Hyperplasie** der Magenschleimhaut, die aufgrund der Dauerstimulation einen stark hyperaziden Magensaft produziert (C).
Zu **(A)** und **(D)**: Unter einer Becherzellmetaplasie versteht man einen Ersatz des foveolären Epithels durch normalerweise in der Darmschleimhaut vorkommende Becherzellen. Es handelt sich um eine Fehldifferenzierung, wie sie häufig bei einer chronisch-atrophischen Gastritis vorkommt: intestinale Metaplasie.
Zu **(B)**: Die foveoläre Hyperplasie, die ihren Ausgang von den Magengrübchen nimmt, wird häufig bei der chronischen Gastritis beobachtet und ist Bestandteil zumindest des floriden Stadiums des M. Ménétrier (Riesenfaltenmagen).
Zu **(E)**: Adenome der Magenschleimhaut sind selten. Sie entstehen autonom und ohne einen abhängigen Steuermechanismus.

H01

Frage 25.15: Lösung E

Die Abbildung zeigt den eröffneten linken Ventrikel mit seiner Ausstrombahn. Der Blick ist frei auf den Ansatz der Aorta und das angrenzende Ventrikelseptum. Unmittelbar subaortal findet sich eine wie ausgestanzt imponierende Öffnung des Septums. Es handelt sich hierbei um einen hoch sitzenden Ventrikelseptumdefekt (E), das häufigste kongenitale Herzvitium. Es kommt zur Ausbildung eines Links-Rechts-Shunts. Die dadurch erhöhte Volumenarbeit des linken Ventrikels führt zur Myokardhypertrophie mit der Gefahr der kardialen Dekompensation und dem Tod durch „Herzversagen".
Zu **(A)**: Eine Aussackung der Wand des linken Ventrikels in Form eines Aneurysmas kann in dem gegebenen makroskopischen Präparat nicht identifiziert werden.

Zu **(B)**: Die Vorhofebene kann mit Hilfe der Abbildung nicht beurteilt werden.
Zu **(C)**: Eine Septumperforation nach transmuralem Myokardinfarkt stellt eine seltene Komplikation dar. Makroskopisch findet sich dabei ein unregelmäßig begrenzter Einriss. Ein glatt begrenzter Defekt wie beim kongenitalen Ventrikelseptumdefekt bildet sich dabei nicht aus.
Zu **(D)**: Aussagen zum rechten Herzen können anhand der gegebenen Abbildung nicht gemacht werden.

H01 !

Frage 25.16: Lösung C

Bei der exsudativ-proliferativen Glomerulonephritis handelt es sich um eine *Poststreptokokkennephritis*, auftretend nach Infekten mit β-hämolysierenden Streptokokken der Gruppe A, wie z.B. einer Angina tonsillaris. Mikroskopisch findet man neutropohile Granulozyten in den Kapillaren, Mesangien und der Bowman-Kapsel (Exsudation) sowie angeschwollene Zellen und Proliferationen der Mesangiumzellen und Endothelien (C). Klinisch zeigt sich ein vermindertes Glomerulusfiltrat, Mikro- oder Makrohämaturie, Proteinurie, Ödeme und eine Hypertonie. Mittels Immunfluoreszenz lassen sich Immunkomplexe an der *epithelialen* Außenseite der glomerulären Basalmembran (d.h. zwischen Basalmembran und Podozyten) nachweisen (elektronenmikroskopisch als „humps“ zu sehen).
Zu **(A)**: Bei einer fokalen Glomerulonephritis sind nur einzelne Glomerula betroffen.
Zu **(B)**: Bei einer segmentalen Glomerulonephritis sind nicht alle Kapillarschlingen des Glomerulum betroffen.
Zu **(D)**: Die Glomerulonephritis, die im Rahmen des Lupus erythematodes entsteht, wird durch antinukleäre Antikörper und als Folge einer Immunkomplexvaskulitis hervorgerufen.
Zu **(E)**: Die diabetische Glomerulosklerose (Kimmelstiel-Wilson) ist Ausdruck einer ausgeprägten Arteriolosklerose und ist nicht mit einer originären Glomerulonephritis zu verwechseln.

H01

Frage 25.17: Lösung B

Das (Zyst-)Adenolymphom (Warthin-Tumor) ist ein gutartiger Speicheldrüsentumor, der sich fast ausschließlich in der Ohrspeicheldrüse entwickelt (A). Die Geschwulst tritt mehrheitlich bei Männern auf (C). Histologisch zeichnet sich der Warthin-Tumor durch papillär-zystisch angeordnete Epithelien (D) aus, die in ein lymphatisches Stroma eingebettet sind (E).
Zu **(B)**: Ein Zusammenhang zwischen dem lymphatischen Stroma des Warthin-Tumors und einem malignen Lymphom besteht nicht.

Kapitel 11

H01

Frage 25.18: Lösung A

Bei der portalen Hypertonie wird je nach der Ebene der Widerstandserhöhung ein prä-, intra- und posthepatischer Block unterschieden.
Zu **(A)**: Der Lebervenenverschluss (Budd-Chiari-Syndrom) ist die Ursache der posthepatischen portalen Hypertension.
Zu **(B)**: Die Leberzirrhose führt über den progredienten Umbau der Leberläppchen zum intrahepatischen Block als Ursache der portalen Hypertonie.
Zu **(C)**: Eine Fibrose der Periportalfelder kann über die Kompression der Pfortaderäste zum intrahepatischen Block führen.
Zu **(D)**: Eine Choledocholithiasis kann über die entstehende bakterielle Cholangitis zur sekundären biliären Leberzirrhose führen und damit indirekt einen intrahepatischen Block induzieren.
Zu **(E)**: Eine Pfortaderthrombose repräsentiert einen prähepatischen Block.

H01

Frage 25.19: Lösung A

Das hämolytisch-urämische Syndrom (HUS) stellt ein schweres, lebensbedrohliches Krankheitsbild dar, das durch die Kombination einer hämolytischen Anämie und eines akuten Nierenversagens (E) gekennzeichnet ist. Ausgelöst wird das hämolytisch-urämische Syndrom vornehmlich durch eine Infektion mit enterohämorrhagischen Escherichia coli (EHEC), deren Toxine einen primären Endothelschaden in der Endstrombahn mit Bevorzugung der Nieren (B) bewirken. Im nächsten Schritt entstehen Mikrothromben (C), die sowohl für die Entstehung des akuten Nierenversagens als auch für die krisenhaft eintretende hämolytische Anämie mit Fragmentation der Erythrozyten (D) verantwortlich sind. Es liegt eine mikroangiopathische hämolytische Anämie vor.
Zu **(A)**: Das hämolytisch-urämische Syndrom manifestiert sich weit überwiegend im Säuglings- und Kleinkindesalter.

Kapitel 13

H01 !

Frage 25.20: Lösung C

Das Seminom ist der häufigste Hodentumor (D). Es wird zur Gruppe der Keimzelltumoren gezählt (A). Der Tumor metastasiert primär bevorzugt lymphogen, paraaortal und paracaval. Er zeichnet sich durch eine intensive Strahlensensibilität aus.
Zu **(B)**: Das Dysgerminom ist ein aus unreifen Keimzellen bestehender Ovarialtumor mit embryonaler Differenzierung. Das Äquivalent hinsichtlich seiner histologischen Differenzierung ist beim Mann das Seminom des Hodens.
Zu **(C)**: Reine Seminome enthalten keine epithelialen und mesenchymalen Tumoranteile. Diese kennzeichnen das Teratom des Hodens. Mischtypen sind aber möglich.
Zu **(E)**: In sehr seltenen Fällen können Seminome auch extragonodal auftreten. Mögliche Lokalisationen sind z.B. Mediastinum und Retroperitoneum.

H01

Frage 25.21: Lösung D

Das makroskopische Präparat lässt einen isolierten Herdbefund, der nicht das gesamte Organ betrifft, vermuten. Eine solche Beobachtung lässt grundsätzlich den Schluss zu, dass eine entzündliche Erkrankung der Prostata eher nicht vorliegt. In jedem Falle handelt es sich nicht um einen Normalbefund (A). Diese Herleitung wird durch die Betrachtung des mikroskopischen Bildes gestützt. Hier stellen sich überwiegend atypische drüsige Strukturen dar. Rechts der Mittellinie ist eine normale Prostatadrüse dargestellt. Der histologische Befund spricht für das Vorliegen eines drüsig differenzierten Tumors. Bei dem insgesamt inhomogenen mikroskopischen Bild muss vom Vorliegen eines Prostatakarzinoms ausgegangen werden (D). Da drüsige Strukturen annäherungsweise zu erkennen sind, wird das Grading als mäßig differenziert eingetuft.
Zu **(B)**: Eine chronisch-rezidivierende eitrige Prostatitis läuft nicht herdförmig, sondern das gesamte Organ einnehmend ab. Mikroskopisch findet sich ein diffuses zelluläres Infiltrat aus gelapptkernigen Leukozyten und lympho-plasmazellulären Infiltraten neben intakten Prostatadrüsen. Eine zusätzliche fibrotische Variante ist möglich.
Zu **(C)**: Im histologischen Präparat liegen keine Hinweise für die Ausbildung einer granulomatösen Entzündung vor.
Zu **(E)**: Granulome vom Tuberkulosetyp finden sich in der mikroskopischen Abbildung nicht.

Kapitel 14

H01

Frage 25.22: Lösung D

Reife (koätane oder adulte) **Teratome** enthalten differenzierte Strukturen aller Art wie z.B. Haare, Zähne und Drüsengewebe (endokrine Aktivität möglich). Am häufigsten kommen Teratome im Hoden und Ovar (D) vor. Es handelt sich um Geschwülste, die sich von primitiven, omnipotenten Keimzellen ableiten und die sich in Richtung aller drei Keimblätter entwickeln können. Man unterscheidet reife (benigne) und unreife (entdifferenzierte) Teratomformen.
Zu **(A)**, **(B)**, **(C)** und **(E)**: Am häufigsten kommen Teratome im Hoden (30 bis 50% aller Hodentumoren) und im Ovar (5 bis 25% aller Ovarialtumoren) vor. Als seltene Entstehungsorte sind Retroperitoneum, Mediastinum oder die Mesenterialwurzel anzusehen. Als ausgesprochene Rarität müssen Teratome in parenchymatösen Organen wie Schilddrüse, Leber oder Lunge angesehen werden.

H01

Frage 25.23: Lösung C

Die weitaus häufigsten histologischen Varianten des Mammakarzinoms gehen entweder von den **Milchgängen (duktaler Typ)** oder von den **Drüsenendstücken (lobulärer Typ)** aus. Die jeweiligen invasiven Formen haben eine relativ schlechte Prognose gegenüber anderen histologischen Differenzierungen des Mammakarzinoms wie dem tubulären, dem papillären, dem muzinösen und dem medullären Typ. Daneben existieren Tumorsonderformen.
Zu **(C)**: Die invasiv-duktale Form stellt mit 80% die häufigste Variante des Mammkarzinoms dar.
Zu **(A)**: Das medulläre Mammakarzinom zeichnet sich durch einen ausgesprochenen Zellreichtum bei Stromaarmut aus.
Zu **(B)**: Das Mammakarzinom metastasiert primär am häufigsten in das Skelettsystem (70%). Daneben sind Lunge (60%), Leber (50%) und Gehirn in absteigender Häufigkeit betroffen.
Zu **(D)**: Das tubuläre Mammakarzinom hat im Vergleich zu den invasiv-duktalen und den invasiv-lobulären Karzinomen eine bessere Prognose.
Zu **(E)**: Das invasiv-lobuläre Karzinom der Mamma umscheidet mit seinen Tumorzellen die Milchgänge. Dies führt zu einem schießscheibenähnlichen mikroskopischen Bild.

Kapitel 15

H01

Frage 25.24: Lösung B

Zu **(B)**: **Aplasie** = Ausbleiben der Entwicklung eines Körperteils aus der embryonalen Anlage
Zu **(A)**: Agenesie = fehlende Anlage (und Entwicklung) eines Körperteils
Zu **(C)**: Atresie = Fehlen einer Körperöffnung oder einer Hohlorganlichtung
Zu **(D)**: Stenose = Einengung einer Körperöffnung oder einer Hohlorganlichtung
Zu **(E)**: Hypoplasie = angeborene oder anlagebedingte Unterentwicklung eines Organismus, Organs oder Gewebes

H01

Frage 25.25: Lösung E

Zu den zahlreichen Symptomen der **Alkoholembryopathie** zählen neben Mikrozephalus (A), intrauterinem Minderwuchs (B) und Mandibulahypoplasie (Mittelgesichtshypoplasie) auch geistige und körperliche Retardierung (C), muskuläre Hypotonie, Herzfehler (u.a. Ventrikelseptumdefekt möglich), hoher Gaumen, schmales Lippenrot und fehlendes Philtrum (kraniofaziale Dysmorphie (D)). Genauer ist es – wie in der Aufgabenstellung – von einer Alkoholembryo*feto*pathie zu sprechen, da sich die beschriebenen Veränderungen auch noch nach Ablauf des dritten Schwangerschaftsmonats entwickeln. Ethanol ist der bedeutendste fetotoxische Stoff; das embryofetale Alkoholsyndrom wird in Deutschland bei 2 von 1000 lebend geborenen Kindern beobachtet.
Zu **(E)**: Definierte Blutbildveränderungen auch im Sinne einer Polyglobulie finden sich bei der Embryofetopathia alcoholica nicht.

Kapitel 16

H01

Frage 25.26: Lösung B

Die **perniziöse Anämie** (M. Biermer) entsteht auf dem Boden einer chronischen Gastritis vom Typ A (C). Dabei kommt es durch Antikörperbildung gegen Belegzellen und den von diesen gebildeten Intrinsic-Faktor zum **Vitamin-B_{12}-Mangel**. Folgen dieses Mangels an Vitamin B_{12} sind eine verzögerte und gestörte Reifung der Erythrozyten und ihrer Vorstufen, welche bei einem hohen Gehalt an Hämoglobin ungewöhnlich groß sind (Megalozyten) (D) und durch vermehrte Hämolyse nur eine kurze Lebenszeit besitzen. Die verminderte Erythrozytenkonzentration führt zu dem Versuch einer Kompensation durch gesteigerte Erythropoese (A). Im Knochenmark treten dabei Megaloblasten (= vergrößerte Erythrozytenvorstufen) auf (E).
Zu **(B)**: Ein Mangel an Pyridoxin (Vitamin-B_6) führt zu einer *hypo*chromen Anämie. Diese Anämieform ist extrem selten und entsteht auf dem Boden einer Eisenverwertungsstörung der Erythroblasten (sideroachrestische Anämie). Im Knochenmark sind sog. Ringsideroblasten typisch, bei denen das nicht im Hämoglobin verwertungsfähige Eisen kreisförmig um den Erythroblastenkern angeordnet ist.

Kapitel 17

H01

Frage 25.27: Lösung C

Die Abbildungen der mikroskopischen Präparate lassen in ausgeprägter Form unregelmäßige Zellkerne erkennen. Damit muss davon ausgegangen werden, dass es sich nicht um einen benignen Tumor (C) handelt.
Die Tatsache, dass in der Fallschilderung ein Augentumor bei einem Säugling erwähnt wird, lässt den Verdacht einer kongenitalen Geschwulst aufkommen. Darüberhinaus sind die in den histologischen Präparaten nachzuweisenden Rundformationen der Zellkerne (sog. Rosetten) (D) wegweisend für die Diagnose eines **kongenitalen Retinoblastoms**. Dabei handelt es sich um einen neurogenen Tumor, der von der unreifen Retina ausgeht (2% aller Malignome im Kindesalter). Die Erkrankung ist in 40% der Fälle angeboren, autosomal-dominant vererbt (A) und tritt bilateral (B) auf.
Zu **(E)**: Der familiären Form des Retinoblastoms liegt eine Deletion eines Suppressorgens des Chromosoms 13 zugrunde (Lokalisation 13 q14 = Retinoblastomgen).

Kapitel 18

H01

Frage 25.28: Lösung C

Zu **(C)**: Im Rahmen der **portalen Hypertension** kann es zu einem so ausgeprägten Blutrückstau in die **Milz** kommen, sodass fokale Einblutungen in die Pulpa entstehen. Durch den nachfolgenden Erythrozytenabbau verbleiben mit Hämosiderin beladene Narbenareale, die als **Gandy-Gamna-Knötchen** schon makroskopisch als tabakbraune oder gelbe Knötchen nachweisbar sind.

Zu **(A)**, **(B)**, **(D)** und **(E)**: Zwar können Gandy-Gamna-Knötchen nach entsprechendem Blutstau auch in anderen Organen auftreten, die Manifestation in der Milz unter den genannten Bedingungen ist allerdings im Sinne der Fragestellung als typisch anzusehen.

Kapitel 21

H01

Frage 25.29: Lösung A

Eine *frühzeitig und intensiv* einsetzende Schmerzsymptomatik ist auch schon für ein kleines Osteoidosteom (A) charakteristisch. Durch dieses kennzeichnende klinische Merkmal hebt es sich von den übrigen angegebenen Knochentumoren eindeutig ab.

H01

Frage 25.30: Lösung C

Es handelt sich um eine sehr anspruchsvolle Aufgabenstellung in einem zudem hochspezialisierten Teilgebiet der Radiologie und der Pathologie. Eine didaktisch sinnvolle Kommentierung dieser Frage ist nicht möglich, da hier Spezialkenntnisse abverlangt werden, die sich dem Versuch der übergeordneten Erklärung entziehen. Die vom IMPP vorgesehene Lösung ist die **fibröse Dysplasie** des Knochens (C).

Das aufgeschnittene Resektionspräparat (makroskopische Abbildung) zeigt die Spongiosa aus der Trochanter-major-Region, die in der im Bild unteren Schale weitgehend erhalten zu sein scheint. Im oberen Anteil des Präparates ist die Spongiosa durch ein helles, solides Gewebe verdrängt bzw. ersetzt. Insgesamt imponiert das Präparat entsprechend dem Röntgenbefund glatt begrenzt. Die mikroskopische Ansicht lässt ein homogenes Zellmuster erkennen. Beide Beobachtungen sprechen eher für ein benignes Verhalten.

Zu **(A)**: Das **Osteosarkom** ist ein hochmaligner Tumor aus osteoblastenartigen Zellen. Der Tumor tritt vornehmlich im Kindes- und Jugendalter auf. Neben dem Plasmozytom ist das Osteosarkom der häufigste maligne Knochentumor. Neben einer angenommenen genetisch determinierten Anlage kommen als Ursachen für ein Osteosarkom Strahlenbelastung und der M. Paget in Betracht.

Hauptlokalisation: Metaphysen der langen Röhrenknochen.

Histologische Merkmale: *osteoplastisches Osteosarkom* mit Tumorknochen, Tumorosteoid, Tumorknorpel; *osteolytisches Osteosarkom* mit kernarmen Riesenzellen, polymorphen spindeligen Zellen und pathologischen Gefäßen.

Radiologische Merkmale: Beim osteoplastischen Osteosarkom Röntgendichte, periostale Verdrändung mit strahlenförmigen Sklerosierungen (Spiculae) als für diesen Tumor charakteristischen Röntgenbefund.

Zu **(B)**: Das **nichtossifizierende Fibrom** stellt die häufigste Knochengeschwulst des Jugendlichen dar. Der Tumor ist benigne.

Hauptlokalisation: Metaphysen der langen Röhrenknochen.

Histologische Merkmale: faserreiches Bindegewebe mit zahlreichen spindeligen Zellkernen.

Radiologische Merkmale: randständige exzentrische Aufhellung, traubenförmiges Bild durch wellige Randsklerose.

Zu **(C)**: Die **fibröse Dysplasie** des Knochens (Morbus Jaffé-Lichtenstein) stellt eine häufige und benigne Knochenveränderung dar.

Hauptlokalisation: als Einzelherd v.a. in Femur und Tibia.

Histologische Merkmale: trabekelförmiger Geflechtknochen ohne Osteoklasten oder Osteoblasten.

Radiologische Merkmale: Knochenaufhellung mit glatter Begrenzung, Kortikalisverdünnung und Randsklerose.

Zu **(D)**: Die chronisch-rezidivierende Osteomyelitis zeichnet sich durch Granulationsgewebs- und Narbenbildung im Markraum aus.

Zu **(E)**: Die **aneurysmatische Knochenzyste** stellt eine benigne osteolytische Knochenveränderung dar.

Hauptlokalisation: Bevorzugung der Wirbelsäule.

Histologische Merkmale: von Fibroblasten ausgefüllt Zystenhohlräume.

Radiologische Merkmale: exzentrische intraossäre Osteolyse, Durchbruch der Kortikalis.

Examen
Frühjahr 2002

26 Fragen Examen Frühjahr 2002

Kapitel 1

F02 !

26.1 Die Tumoren des Zentralnervensystems werden z.T. in der WHO-Klassifikation entsprechend ihrer histologischen Wertigkeit gradiert.

Wie viele Dignitätsstufen werden dabei unterschieden?

(A) zwei: gutartig und bösartig
(B) drei: benigne – semimaligne – maligne
(C) vier: Grad I, II, III, IV
(D) fünf: Grad I (benigne) bis V (hochmaligne)
(E) sechs: Grad I–VI

F02 !

26.2 Welche der folgenden Aussagen trifft am ehesten für die Chorea major (Huntington) zu?

(A) Sie wird autosomal-rezessiv vererbt.
(B) Es handelt sich in erster Linie um eine Stoffwechselstörung mit Läsion dopaminhaltiger Ganglienzellen.
(C) Sie ist mit einem Untergang GABA-haltiger Ganglienzellen verbunden.
(D) Wichtigstes pathomorphologisches Korrelat ist die Erweiterung des dritten Ventrikels.
(E) Muskuläre Hypertonie und Hypokinese sind Leitsymptome der Erkrankung.

F02

26.3 Welche Aussage trifft für die multizystische Enzephalopathie am ehesten zu?

(A) Sie ist eine Folge schwerer hypoxisch-ischämischer perinataler Hirnschädigung.
(B) Ihr liegt in der Regel eine Rh-Inkompatibilität zugrunde.
(C) Es handelt sich um eine Variante der Alkoholembryopathie.
(D) Sie ist Folge einer angeborenen Aquäduktstenose mit Liquorzirkulationsstörung.
(E) Sie ist mikroskopisch gekennzeichnet durch schwammartige Auflockerung der weißen Hirnsubstanz im unreifen Gehirn.

F02

26.4 Bei der Gehirnsektion eines im Alter von 35 Jahren am AIDS gestorbenen Patienten findet man ausgedehnte, z.T. konfluierende kleinfleckige graue Herde hauptsächlich in der weißen Substanz beider Großhirnhemisphären. Histologisch finden sich in den Entmarkungsherden vergrößerte Oligodendrozyten mit intranukleären Einschlusskörpern und eine Vielzahl von Astrozyten mit stark vergrößerten Zellkörpern.

Welche Diagnose ist am wahrscheinlichsten und kann durch Histologie und Immunhistologie weiter abgesichert werden?

(A) AIDS-Enzephalitis
(B) zerebrales Lymphom
(C) Toxoplasmose-Enzephalitis
(D) progressive multifokale Leukenzephalopathie
(E) akute Encephalomyelitis disseminata

F02

26.5 Welche der nachfolgend genannten Gehirnveränderungen ist am ehesten Folge eines chronischen Alkoholabusus?

(A) Glia- und Gefäßproliferation mit Siderophagen in beiden Putamina
(B) Glia- und Gefäßproliferation mit Siderophagen in beiden Nuclei dentati
(C) Glia- und Gefäßproliferation mit Siderophagen in beiden Corpora mamillaria
(D) Glia- und Gefäßproliferation mit Siderophagen in beiden unteren Olivenkernen
(E) Fibrose und Siderose der basalen Leptomeningen

26.1 (C) 26.2 (C) 26.3 (A) 26.4 (D) 26.5 (C)

F02

26.6 Eine 45-jährige Patientin klagte über eine langsam zunehmende beinbetonte Hemiparese. Bei der Hirnoperation (siehe Abbildung Nr. 253 des Bildanhangs) erkennt man in der Zentralregion einen der Dura (1) anhaftenden, gegen das Hirn (3) verdrängend wachsenden Tumor (2).

Welche Aussage trifft zu?

(A) Es handelt sich um ein typisches verdrängend wachsendes Gliom.
(B) Es handelt sich um ein Meningeom.
(C) Man erkennt ein abgekapseltes Ependymom.
(D) Man erkennt einen abgekapselten Hirnabszess.
(E) Es handelt sich am ehesten um ein leicht raumforderndes von der Dura ausgehendes Medulloblastom.

Kapitel 3

F02

26.7 Für das Retinoblastom trifft am ehesten zu:

(A) Es geht vom N. opticus aus.
(B) Es ist besonders häufig bei jungen Erwachsenen.
(C) Es tritt nicht bilateral auf.
(D) Die Prognose ist therapeutisch auch nach Enukleation des Auges infaust.
(E) Jahre nach Erstmanifestation besteht eine Tendenz zu Zweittumoren.

F02

26.8 Welche Aussage zum Cholesteatom des Ohres trifft **am wenigsten** zu?

(A) Es kann Folge einer chronischen Otitis media sein.
(B) Es entsteht durch Eindringen von Plattenepithel in die Paukenhöhle.
(C) Es kann Gehörknöchelchen und Labyrinth destruieren.
(D) Es kann kongenital auftreten.
(E) Es ist ein semimaligner Tumor.

Kapitel 5

F02

26.9 Die Abbildungen Nr. 254 und Nr. 255 des Bildanhangs zeigen den makroskopischen Aspekt bzw. einen Großflächenschnitt einer entfalteten fixierten Lunge.

Welche der folgenden Diagnosen ist am wahrscheinlichsten?

(A) karnifizierte Lobärpneumonie
(B) bronchostenotisches Lungenemphysem
(C) Wegener-Granulomatose
(D) perifokales Emphysem bei Anthrakosilikose
(E) Lymphangiosis carcinomatosa

F02

26.10 Welche Aussage trifft für Larynxkarzinome **nicht** zu?

(A) Am häufigsten kommen sie als Plattenepithelkarzinome vor.
(B) Sie weisen oft ein ulzerös-endophytisches Wachstum auf.
(C) Sie sind bei Frauen häufiger als bei Männern.
(D) Sie können sich aus Leukoplakien entwickeln.
(E) Überwiegend handelt es sich um Glottistumoren.

Kapitel 7

F02

26.11 Welche Veränderung ist als Komplikation des Herzinfarktes **am wenigsten** wahrscheinlich?

(A) Perikarditis
(B) Ventrikelseptumruptur
(C) Herzwandaneurysma
(D) Papillarmuskelabriss
(E) Perikardruptur

26.6 (B) 26.7 (E) 26.8 (E) 26.9 (B) 26.10 (C) 26.11 (E)

F02

26.12 Ein 48-jähriger nierentransplantierter Patient mit mehreren Abstoßungskrisen verstarb mehrere Tage nach einem zerebralen Infarkt im septischen Herz-Kreislauf-Versagen. Die Abbildungen Nr. 256 und Nr. 257 des Bildanhangs zeigen die Schnittfläche bzw. den PAS-gefärbten histologischen Befund des bei der Obduktion eröffneten linken Herzventrikels, Abbildung Nr. 258 des Bildanhangs zeigt eine stärkere Vergrößerung aus diesen Veränderungen in HE-Färbung.

Wie lautet die wahrscheinlichste Diagnose?

(A) akute rheumatische Myokarditis
(B) hämatogene Mikroabszesse bei bakterieller Septikopyämie
(C) Virusmyokarditis
(D) Candida-Endomyokarditis
(E) hämatogene Aspergillus-Myokarditis

F02

26.13 Was ist als Ursache einer sekundären Kardiomyopathie (spezifische Kardiomyopathie) **am wenigsten** wahrscheinlich?

(A) Amyloidose
(B) progressive systemische Sklerose
(C) Sarkoidose
(D) primäre biliäre Leberzirrhose
(E) Hämochromatose

F02

26.14 Auf welche der folgenden Erkrankungen ist eine Pericarditis fibrinosa pathogenetisch typischerweise zurückzuführen?

(A) Endocarditis valvularis ulceropolyposa
(B) Gasbrand
(C) Diphtherie
(D) Urämie
(E) Fibromatosen

F02

26.15 Ein dreizehnjähriges Mädchen aus Syrien erleidet aus voller Gesundheit nach kurzzeitiger Übelkeit und Bewusstseinstrübung stärkste Schmerzen und eine akute Ischämie beider unterer Extremitäten. Die chirurgische Intervention fördert das in Abbildung Nr. 259 des Bildanhangs gezeigte membranös-zystische Gebilde aus der Aortenbifurkation zutage, histologisch finden sich zahlreiche der in Abbildung Nr. 260 des Bildanhangs mit HE-Färbung dargestellten Organismen.

Welche der folgenden Diagnosen trifft am ehesten zu?

(A) thrombembolischer Verschluss der Aorta durch ein Aspergillom
(B) toxoplasmosebedingte Pseudozysten
(C) Endocarditis lenta mit peripheren Embolien
(D) rupturierte Echinokokkuszyste des Herzens mit arterieller Parasitenembolie
(E) Amöbenabsiedlung über die Aorta

F02

26.16 Bei welchem Krankheitsbild wird typischerweise eine embolische Herdnephritis (Löhlein) beobachtet?

(A) Syphilis im Stadium I
(B) Syphilis im Stadium II
(C) Syphilis im Stadium III
(D) bakterielle Endokarditis (Sepsis lenta)
(E) anämischer Niereninfarkt

Kapitel 8

F02

26.17 Die Bildung eines Ulcus duodeni ist pathogenetisch am ehesten zurückzuführen auf eine

(A) Infektion mit Clostridium difficile
(B) Amöbiasis
(C) Atrophie der Dünndarmschleimhaut (z.B. bei Zöliakie)
(D) Infektion mit Tropheryma whippelii
(E) Typ-B-Gastritis

26.12 (E) 26.13 (D) 26.14 (D) 26.15 (D) 26.16 (D) 26.17 (E)

F02

26.18 Für welche der genannten Darmerkrankungen sind sog. Kryptenabszesse typisch?

(A) Colitis ulcerosa
(B) Amöbenruhr
(C) Kryptokokkose
(D) Zöliakie
(E) Typhus abdominalis

F02 !

26.19 Die primär-sklerosierende Cholangitis

(A) ist das erste Stadium der primären biliären Zirrhose
(B) manifestiert sich typischerweise im Kindesalter
(C) betrifft fast ausschließlich Frauen
(D) geht mit einer ausgeprägten Proliferation großer Gallengänge einher
(E) geht mit zwiebelschalenartigen periduktalen Fibrosen einher

F02

26.20 Für das Barrett-Syndrom trifft **am wenigsten** zu:

(A) Es handelt sich um eine intestinale Metaplasie mit Becherzellen im distalen Ösophagus.
(B) Ein gastroösophagealer Reflux ist von ausschlaggebender Bedeutung für seine Entstehung.
(C) Es besteht ein deutlich gesteigertes Risiko zu maligner Entartung.
(D) Das sog. Barrett-Karzinom ist meist ein wenig differenziertes Plattenepithelkarzinom.
(E) Bestehende Präkanzerosen können durch endoskopisch-bioptische Kontrollen identifiziert werden.

Kapitel 10

F02

26.21 Am wenigsten vereinbar mit einer multiplen endokrinen Neoplasie vom Typ MEN IIa ist:

(A) bilaterales Phäochromozytom
(B) Hyperkalzitoninämie
(C) Hyperinsulinismus
(D) Nebenschilddrüsenhyperplasie
(E) Mutation des ret-Onkogens

F02

26.22 Welche Aussage zu Schilddrüsentumoren trifft **am wenigsten** zu?

(A) Papilläre Schilddrüsenkarzinome entstehen meist auf dem Boden eines Adenoms (Adenom-Karzinom-Sequenz).
(B) Papilläre Schilddrüsenkarzinome können histologisch abschnittsweise einen follikulären Aufbau zeigen.
(C) Papilläre Schilddrüsenkarzinome metastasieren bevorzugt in regionäre Lymphknoten.
(D) Das (ab)gekapselte follikuläre Schilddrüsenkarzinom ist histologisch durch einen Kapseldurchbruch und/oder eine Gefäßinvasion vom follikulären Adenom abgrenzbar.
(E) Follikuläre Schilddrüsenkarzinome metastasieren überwiegend hämatogen.

Kapitel 11

F02

26.23 Die Abbildungen Nr. 261 und Nr. 262 des Bildanhangs zeigen den makroskopischen bzw. den HE-gefärbten histologischen Aspekt einer Niere eines 60-jährigen Patienten, der im zentralen Kreislaufregulationsversagen bei zerebraler Massenblutung verstorben war.

Welche der folgenden Diagnosen ist am wahrscheinlichsten?

(A) noduläre Glomerulosklerose (Kimmelstiehl-Wilson)
(B) diffuse chronische, herdförmig destruktive interstitielle Nephritis
(C) rapid-progressive Glomerulonephritis (Halbmondnephritis)
(D) Infarktschrumpfniere
(E) multiple hämatogene Nierenabszesse bei Septikopyämie

26.18 (A) 26.19 (E) 26.20 (D) 26.21 (C) 26.22 (A) 26.23 (B)

Kapitel 12

F02

26.24 Abbildung Nr. 263 des Bildanhangs stellt Herzmuskelgewebe eines mit 26 Jahren verstorbenen Mannes dar, der an rezidivierenden Pyelonephritiden gelitten hatte. Dieser Paraffinschnitt wurde mit Hämatoxylin und Eosin gefärbt und im polarisierten Licht betrachtet.

An welcher Erkrankung ist der Patient am wahrscheinlichsten verstorben?

(A) Diabetes mellitus
(B) Gicht
(C) Zystinurie
(D) primäre Hyperoxalurie
(E) familiäre Hypercholesterinämie

Kapitel 13

F02

26.25 Bei welchem der folgenden Hodentumoren handelt es sich **nicht** um einen Keimzelltumor?

(A) embryonales Karzinom
(B) Seminom
(C) Leydig-Zell-Tumor
(D) Teratokarzinom
(E) Chorionkarzinom

Kapitel 14

F02

26.26 Abbildung Nr. 264 des Bildanhangs zeigt einen Querschnitt durch den Uterus einer fünfzigjährigen Frau mit Meno-Metrorrhagien, Abbildung Nr. 265 des Bildanhangs zeigt den HE-gefärbten histologischen Befund in mittlerer Vergrößerung.

Welche der folgenden Diagnosen ist am wahrscheinlichsten?

(A) Adenomyosis uteri
(B) hochdifferenziertes endometrioides Korpuskarzinom
(C) adenomatöse Hyperplasie des Korpusendometriums
(D) Sarkom des Corpus uteri
(E) endometrialer Schleimhautpolyp

Kapitel 15

F02 **!**

26.27 Welche Aussage über Blastopathien trifft **am wenigsten** zu?

(A) Es sind Störungen, die auf eine Schädigung der Leibesfrucht während des Zeitraumes von der Befruchtung bis zum ca. 17. Entwicklungstag zurückzuführen sind.
(B) Sie können in Form von symmetrischen Doppelmissbildungen auftreten.
(C) Sie können das Absterben des Keimes zur Folge haben.
(D) Sie sind durch Einzelmissbildungen gekennzeichnet.
(E) Sie können sich in Form eines Autositen in Kombination mit einem Parasiten manifestieren.

Kapitel 16

F02

26.28 Welcher Befund ist mit der Diagnose einer perniziösen Anämie **am wenigsten** vereinbar?

(A) megaloblastäre Erythropoese
(B) funikuläre Myelose
(C) gesteigerter Hämoglobingehalt von Einzelerythrozyten
(D) chronische atrophische Gastritis (mit intestinaler Metaplasie)
(E) Atrophie des blutbildenden Knochenmarkes, speziell der Erythropoese

Kapitel 17

F02

26.29 Welche Aussage zur retikulohistiozytär-abszedierenden Entzündung trifft **am wenigsten** zu?

(A) Sie ist durch Granulome vom Pseudotuberkulose-Typ charakterisiert.
(B) Klinisches Kennzeichen ist eine schmerzhafte Lymphknotenvergrößerung.
(C) Sie kann im Rahmen einer Katzenkratzkrankheit auftreten.
(D) Sie ist charakterisiert durch eine Infektion mit Tropheryma whippelii.
(E) Sie kann im Rahmen einer Yersiniose vorkommen.

26.24 (D) 26.25 (C) 26.26 (D) 26.27 (D) 26.28 (E) 26.29 (D)

Kapitel 21

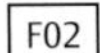

F02

26.30 Welche Aussage über das klassische Chondrosarkom trifft **am wenigsten** zu?

(A) Die bevorzugten Lokalisationen sind Stammskelett und die großen stammnahen Knochen.
(B) Es kann aus vorbestehenden gutartigen Knorpeltumoren entstehen (sekundäres Chondrosarkom).
(C) Es spricht in der Regel gut auf eine zytostatische Chemotherapie an.
(D) Es kommt bevorzugt bei Erwachsenen im mittleren und höheren Lebensalter vor.
(E) Es kann sekundär verkalken.

26.30 (C)

26 Kommentare Examen Frühjahr 2002

Kapitel 1

F02 !

Frage 26.1: Lösung C

Der primäre Malignitätsgrad eines Hirntumors wird je nach dem Ausmaß der Entdifferenzierung in die Grade I (wenig maligne) bis IV (hochmaligne) eingeteilt. Als Malignitätskriterien gelten u. a.:

- Nekrosen
- pathologischer Gefäßreichtum
- Infiltration von Gefäßwänden
- Verbreitung im Subarachnoidalraum (Liquor)
- Zellpolymorphie.

Alle primären Hirntumoren weisen ein mehr oder weniger ausgeprägtes infiltratives Wachstum auf.

F02 !

Frage 26.2: Lösung C

Die **Chorea Huntington**, die autosomal-dominant (A) vererbt wird, entsteht durch eine Störung des Stoffwechsels der Gammaaminobuttersäure (GABA). Zusätzlich kommt es zum Untergang GABA-haltiger Ganglienzellen (C). Die Atrophie des Nucleus caudatus ist die Grundlage des klinischen Bildes der Chorea major (Huntington).
Zu **(B)**: Bei der Chorea Huntington kommt es als Folge des GABA-Mangels zu einem relativen Übergewicht von Dopamin in den Basalganglien.
Zu **(D)**: Aufgrund der Atrophie des Nucleus caudatus kommt es bei der Chorea Huntington zu einer plumpen Erweiterung der Seitenventrikel.
Zu **(E)**: Klinische Leitsymptome der Chorea Huntington sind Hyperkinesie und Muskelhypotonie.

F02

Frage 26.3: Lösung A

Zu **(A)**: Da das kindliche Gehirn sich noch im Wachstum befindet und außerdem noch nicht über eine funktionsfähige Blut-Hirn-Schranke verfügt (erhöhte Ödemneigung), besteht eine besondere Empfindlichkeit gegenüber schädlichen Einflüssen der Perinatalperiode. Diese sind vor allem pränatale Kreislaufstörung, Geburtstrauma und Asphyxie sowie postnataler Kernikterus, Krampfanfälle und Infektionen. Ursache einer fehlenden Sauerstoffzufuhr können auch Thrombosen der inneren Hirnvenen sein (hämorrhagische Infarzierung).
Das geschädigte Gewebe wird verflüssigt und resorbiert, ohne dass es immer zu einem gliösen Ersatz kommt. Mögliche Folgeveränderung ist eine **Porenzephalie**, worunter man die Bildung eines Hohlraums im Gehirn versteht, welcher in Verbindung mit dem inneren und/oder äußeren Liquorraum steht. Entstehen multiple porenzephale Defekte, spricht man von einer poly- oder **multizystischen Enzephalopathie**.
Zu **(B)**: Das Gehirn des Neugeborenen ist einer Anflutung großer Bilirubinmengen nicht gewachsen, weil die Blut-Hirn-Schranke noch nicht genügend für die diesbezügliche Abschirmung ausdifferenziert ist. So kann nicht konjugiertes Bilirubin als lipidlösliche Substanz frei in das Gehirn gelangen. Ein solcher Zustand tritt typischerweise beim *M. haemolyticus neonatorum* auf. Der Begriff „Kernikterus" leitet sich aus der makroskopischen Beobachtung ab, dass bei Neugeborenen mit einer ausgeprägten Hyperbilirubinämie bestimmte Kerngebiete eine hervorgehobene Gelb-(Grün)-Färbung aufweisen.
Zu **(C)**: Zu den zahlreichen Symptomen der Alkoholembryopathie zählen neben Mikrozephalus, intrauterinem Minderwuchs und Mandibulahypoplasie (Mittelgesichtshypoplasie) auch noch geistige und körperliche Retardierung, muskuläre Hypotonie, Herzfehler (u. a. Ventrikelseptumdefekt möglich), hoher Gaumen, schmales Lippenrot und fehlendes Philtrum (kraniofaziale Dysmorphie). Richtiger als in der Aufgabenstellung wäre es, von einer Alkoholembryo*feto*pathie zu sprechen, da sich die beschriebenen Veränderungen auch noch nach Ablauf des dritten Schwangerschaftsmonats entwickeln. Ethanol ist der bedeutendste fetotoxische Stoff; das embryofetale Alkoholsyndrom wird in Deutschland bei 2 von 1000 lebend geborenen Kindern beobachtet.
Zu **(D)**: Eine angeborene Aquäduktstenose führt zu einem Hydrozephalus occlusus internus.
Zu **(E)**: Die pathologische Durchlässigkeit des Endothels der Hirngefäße beim Hirnödem hat keine gesonderte Bezeichnung. Folge der Permeabilitätsstörung ist eine wabige Auflockerung des Hirnparenchyms. Man spricht von Status spongiosus.

F02

Frage 26.4: Lösung D

Zu **(A)**: Typisch für eine HIV-Enzephalopathie sind die im Aufgabentext beschriebenen Zellknötchen aus Makro- und Mikrophagen. Zusätzlich typisch sind Entmarkungsherde in der weißen Substanz. Die HIV-Enzephalopathie (Synonym HIV-Enzephalitis) kann eine Demenz verursachen, führt selbst jedoch nicht zum Tode. Erst das Auftreten von opportunistischen zerebralen Infektionen führt zu schwerwiegenden vital bedrohlichen Krankheitsverläufen.

Zu **(B)**: Infiltrate maligner transformierter Lymphozyten oder deren Vorstufen werden im Aufgabentext nicht erwähnt.
Zu **(C)**: Bei der zerebralen Toxoplasmose treten verkalkte Rindennekrosen auf.
Zu **(D)**: Die **progressive multifokale Leukenzephalopathie** tritt im Zuge maligner Erkrankungen und von AIDS auf. Die Erkrankung wird durch Papova-Viren, die sich in den Oligodendrozyten vermehren, ausgelöst. Es entstehen intranukleäre Einschlusskörperchen. Oligodendrozyten und Markscheiden gehen zugrunde.
Zu **(E)**: Die Encephalomyelitis disseminata (Multiple Sklerose, MS) stellt eine in Schüben verlaufende Erkrankung dar, die das Großhirn und das Rückenmark betrifft. Die Ursache der MS ist noch nicht ausreichend geklärt. Diskutiert wird eine virale Genese. Morphologisch finden sich Entmarkungsherde, die bevorzugt periventrikulär auftreten und ein grau-glasiges Aussehen haben. Histologisch folgt auf eine lymphoplasmazelluläre Infiltration in den betroffenen Arealen eine Gliafaservermehrung (so genannte astrozytäre Faser*sklerose*), die zur Namensgebung geführt hat.

F02

Frage 26.5: Lösung C

Im Rahmen eines chronischen Alkoholabusus führt der resultierende Thiamin-Mangel zu Hirnschäden durch rezidivierende Blutungen. Durch Siderineinlagerungen kommt es zur Braunverfärbung des Hirngewebes vornehmlich der Corpora mamillaria.

F02

Frage 26.6: Lösung B

Zu **(B)**: Der einleitende Text der Fallschilderung gibt wichtige Hinweise, die die korrekte Diagnose auch ohne Abbildung eingrenzen lassen. Nur ein **Meningeom** erfüllt die gegebenen Kriterien in typischer Weise. Meningeome als mesenchymale, von arachnoidalen Deckzellen ausgehende, benigne Geschwülste bevorzugen die Hirnkonvexität als Lokalisation und wachsen verdrängend.
Zu **(A)**: Ein Gliom geht von der Hirnsubstanz selbst aus. Es tritt nicht im Bereich der Hirnhäute auf.
Zu **(C)**: Ein Ependymom stellt eine Geschwulst des Ventrikelepithels dar.
Zu **(D)**: Ein Hirnabszess tritt nicht an der Hirnoberfläche auf.
Zu **(E)**: Medulloblastome sind echte Hirntumoren. Ein Bezug zu den Hirnhäuten besteht primär nicht.

Kapitel 3

F02

Frage 26.7: Lösung E

Das **Retinoblastom** ist ein neurogener Tumor, der von der unreifen Retina (A) ausgeht (2% aller Malignome im Kindesalter). Die Erkrankung tritt in 40% der Fälle angeboren mit autosomal-dominantem Erbgang und dann bilateral (C) auf. Bei sporadischem Auftreten kann das Retinoblastom auch nur einseitig auftreten.
Zu **(B)**: Das Retinoblastom ist der häufigste maligne Tumor des Kleinkindalters.
Zu **(D)**: Die Prognose des Retinoblastoms ist nach adäquater Therapie keineswegs ungünstig.
Zu **(E)**: Mehrere Jahre nach der Manifestation des Ersttumors können beim Retinoblastom Zweittumoren auftreten (z.B. Osteosarkome u.a.).

F02

Frage 26.8: Lösung E

Unter einem **Cholesteatom** (so genannte Perlgeschwulst) versteht man geschichtete, avitale Epithelmassen, die von einer Schicht aus verhornendem Plattenepithel umgeben sind. Das primäre Cholesteatom entsteht in der Paukenhöhle des Mittelohres (kongenitale Form (D)). Bei der sekundären Form schiebt sich Plattenepithel aus dem äußeren Gehörgang über einen Trommelfelldefekt als Folge einer chronischen Otitis media (A) in das Mittelohr hinein (B). Die langsame Expansion führt in erster Linie zu entzündlichen Begleiterscheinungen im Bereich des Trommelfelles und des Mittelohres. Dabei kann es ebenso zur Zerstörung der Gehörknöchelkette (Ossicula (C)) kommen wie die Schädelbasis arrodiert werden kann. Die sich ergebenden entzündlichen Komplikationen können lokal in den intrakraniellen Raum fortgeleitet zu einem Hirnabszess führen. Eine entzündliche Beteiligung des Innenohres im Sinne der Labyrinthitis (C) kann genauso resultieren.
Zu **(E)**: Das Cholesteatom ist keine Geschwulst. Vielmehr handelt es sich um eine chronisch-entzündliche Erkrankung. Es besteht weder die Tendenz zur neoplastischen Transformation noch darüber hinaus zur malignen Entartung.

Kapitel 5

F02

Frage 26.9: Lösung B

Die makroskopische Abbildung zeigt ein Lungenpräparat, das komplett von Bullae durchsetzt ist. Im mikroskopischen Präparat bestätigt sich der Eindruck, dass die lufthaltigen Räume der Lunge massiv vergrößert sind. Damit lässt sich die Diagnose eines Lungenemphysems ableiten. Da diffuse Veränderungen des gesamten hier dargestellten Präparates vorliegen, muss es sich um die häufigste Form, das bronchostenotische Emphysem (B) handeln.
Zu **(A)**: Bleibt das Lysestadium einer Lobärpneumonie aus, so wird das intraalveoläre Exsudat nicht verflüssigt, sondern bindegewebig organisiert (Karnifikation). Das betreffende Lungengewebe weist dabei einen fehlenden Luftgehalt auf. Durch Schrumpfung kann sich in der Umgebung der karnifizierten Lungenareale ein Narbenemphysem als perifokales Phänomen ausbilden.
Zu **(C)**: Die fortschreitende Destruktion chronischer interstitieller Entzündungsprozesse der Lunge führt zur progredienten Bindegewebsvermehrung (Fibrose) mit Zerstörung/Einengung des kapillären Gefäßbettes: Die Folge ist eine pulmonale Hypertonie. Beispiel: Wegener-Granulomatose als autoimmunogen induzierte Vaskulitis mit u. a. pulmonaler Beteiligung.
Zu **(D)**: Die Kombination aus einer massiven Anthrakose (Kohlenstaublunge) und einer Silikose wird als Anthrakosilikose bezeichnet. Dabei ist die Destruktion des Lungengewebes gegenüber einer isoliert vorliegenden Silikose (Steinstaublungenerkrankung) erheblich beschleunigt.
Zu **(E)**: Bei einer Lymphangiosis carcinomatosa der Lunge finden sich Tumorzellnester im Lungeninterstitium. Die Diagnose ist makroskopisch am sichersten unter Betrachtung der viszeralen Pleura (Lungenaufsicht) zu stellen. Dabei findet man eine weißlich-netzartige Zeichnung der Lunge als Zeichen der subpleuralen Ausbreitung des Tumorgewebes auf dem Lymphwege.

F02

Frage 26.10: Lösung C

Kehlkopfkarzinome gehen sehr häufig von den Stimmbändern aus (Glottiskarzinom) (E). Es handelt sich weit überwiegend um Plattenepithelkarzinome (A) (98% der Fälle), die ein ulzerierend-erhabenes Wachstum (B) aufweisen und aus Leukoplakien (D) hervorgehen können.
Zu **(C)**: Betroffen sind zumeist Männer jenseits des 60. Lebensjahres, wobei die Tabakrauchexposition den herausragenden karzinogenen Risikofaktor darstellt.

Kapitel 7

F02

Frage 26.11: Lösung E

Als Folge der exsudativen Reaktion nach Manifestation des Herzinfarktes kann eine fibrinöse Perikarditis entstehen (Pericarditis epistenocardiaca (A)). Im Bereich der Herzhöhlen kann die Alteration des Endokards zur Bildung wandadhärenter (parietaler) Thromben führen.
Das nekrotische Myokardareal ist grundsätzlich mechanisch irritabler als das vitale Herzmuskelgewebe. Auf dieser Grundlage können eine Herzwandruptur mit Herzbeuteltamponade, ein Abriss eines Papillarmuskels (D) mit einer akuten Mitralklappeninsuffizienz oder eine Ventrikelseptumruptur (B) mit akutem Links-Rechts-Shunt entstehen. Nach der narbigen Abheilung des Infarktareals kann es zur umschriebenen Herzwandaussackung (Herzwandaneurysma) (C) kommen.
Zu **(E)**: Ein Hämoperikard kann als Folge einer Herzwandruptur zustande kommen. Eine Ruptur des Herzbeutels müsste als ausgesprochene Rarität angesprochen werden.

F02

Frage 26.12: Lösung E

Das Makropräparat der Abbildung lässt in den tangential geführten myokardialen Schnittebenen disseminiert punktförmige Aufhellungen erkennen, die wahrscheinlich septischen Streuherden entsprechen. Diese Annahme wird bestätigt durch das mikroskopische Übersichtsbild, das intramyokardial herdförmig dichteste zelluläre Infiltrate zeigt. Offensichtlich will das IMPP mit dem Hinweis auf die PAS-Färbung einen Hinweis auf die Ätiologie der zugrunde liegenden Entzündung des Myokards (infektiöse Myokarditis) geben. Die PAS-Färbung stellt ein Verfahren zur Markierung von Zellwänden von Parasiten und Pilzen dar. Der vergrößerte Ausschnitt aus der mikroskopischen Abbildung zeigt im Detail eine PAS-positive Struktur, die einer Pilzhyphe mit einer typischen Strahlenkranzkonfiguration entspricht. Unter den in den Lösungsmöglichkeiten angegebenen Pilzinfektionen kommt nur eine Aspergillus-Spezies in Frage. Die Diagnose lautet demzufolge Aspergillus-Myokarditis (E) als Folge einer von dem Patienten durchgemachten Pilzsepsis unter der erforderlichen Immunsuppression nach der Nierentransplantation.
Zu **(A)**: Die Myocarditis rheumatica zählt neben der Endocarditis verrucosa, der Pericarditis rheumatica u. a. zu den sog. „Streptokokkennachkrankheiten". Das charakteristische morphologische Substrat der rheumatischen Myokarditis sind die **Aschoff-Knötchen** (Granulome vom Typ des rheumatischen Fie-

bers). Gelegentlich finden sich in den Granulomen, die eine **fibrinoide Nekrose** umgeben, *Riesenzellen*, die als *Aschoff-Geipel-Riesenzellen* bezeichnet werden. Die *Makrophagen*, die in den Granulomen vom Typ des rheumatischen Fiebers vorkommen, werden deskriptiv als *„Eulenaugenzellen"* oder nach ihrem Erstbeschreiber als **Anitschkow-Zellen** bezeichnet. Die Aschoff-Knötchen bilden sich in der Adventitia der kleinen und mittleren Zweige intramural gelegener Koronararterienäste. Eine schwere akute rheumatisch bedingte Myokarditis kann zur tödlichen Herzmuskelinsuffizienz führen, die mit einer myogenen Dilatation einhergeht. Rezidivierende rheumatische Myokarditiden verursachen durch kleinfleckige spindelförmige Narbenbildung eine Gefügedilatation. Letztendlich resultiert auch hierbei eine Herzmuskelinsuffizienz.
Zu **(B)**: Der makroskopische Aspekt der Abbildung könnte diese Diagnose stützen. Jedoch sprechen die sonstigen Befunde dagegen.
Zu **(C)**: Eine viral induzierte Myokarditis wäre makroskopisch nicht durch die kleinherdige Entzündungsreaktion auffällig.
Zu **(D)**: Candida-Spezies zeichnen sich durch eine fadenförmige Morphologie aus.

F02

Frage 26.13: Lösung D

Als **Kardiomyopathie** wird eine Herzmuskelerkrankung bezeichnet, die nicht Folge einer koronaren Herzerkrankung, eines Herzklappenfehlers, einer arteriellen Hypertonie oder einer Perikarderkrankung ist. Man unterscheidet primäre Kardiomyopathien von sekundären, deren Ursache im Gegensatz zu erstgenannten bekannt ist.
Zu **(A)** und **(E)**: Die Amyloidose und die Hämochromatose können auf der Grundlage einer Stoffwechselstörung zu einer nicht-entzündlichen sekundären Kardiomyopathie führen.
Zu **(B)**: Die progressive systemische Sklerose (systemische Sklerodermie) zählt zu den nicht-infektiösen entzündlichen Ursachen für eine sekundäre Kardiomyopathie.
Zu **(C)**: Die Sarkoidose des Herzens wird zu den nicht-entzündlichen Ursachen der sekundären Kardiomyopathie gezählt (als Systemerkrankung).
Zu **(D)**: Die primäre biliäre Zirrhose bietet das Bild einer chronischen destruktiven, nicht eitrigen Cholangitis, die auf dem Boden einer Autoimmunerkrankung mit Nachweis antimitochondrialer Antikörper im Serum entsteht. Es sind die *intrahepatischen* Gallengänge betroffen. Nach Übergreifen der Entzündung auf das Leberparenchym kommt es zum diffusen Untergang von Hepatozyten mit der Folge des zirrhotischen Organumbaus. Eine Herzbeteiligung ist nicht beschrieben.

F02

Frage 26.14: Lösung D

Die Urämie (D) geht mit entzündlichen Veränderungen der serösen Häute (Pleura, Perikard, Peritoneum) einher. Diese als so genannte Polyserositis bezeichnete Reaktionsform wird von einer ausgedehnten Fibrinexsudation begleitet.
Zu **(A)**: Die Endocarditis ulceropolyposa geht auf eine bakterielle Infektion mit anschließender Destruktion der betroffenen Herzklappe zurück.
Zu **(B)**: Die **feuchte Gangrän** entsteht durch Besiedlung einer Nekrose mit **Fäulniskeimen**. Dazu zählen z.B. Aerobier wie Proteus- und Pseudomonasarten sowie als Anaerobier eine Reihe von Clostridium-Spezies (z.B. der Erreger des Gasbrands: Clostridium perfringens). Kennzeichen der feuchten Gangrän sind die rasch verlaufende Gewebseinschmelzung, die etwaige Gasbildung und die Absonderung übelriechenden Sekretes. Bevorzugt tritt die feuchte Gangrän an **inneren Organen** auf (Darmgangrän, Lungengangrän).
Zu **(C)**: Bei der Diphtherie kommt es durch die Wirkung des Diphtherie-Toxins zur massiven Fibrinexsudation im Bereich der Schleimhäute des oberen Respirationstraktes. Am Herzen kommt es zur Ausbildung einer Myokarditis.
Zu **(E)**: Unter einer (aggressiven) Fibromatose versteht man eine – im Gegensatz zur Narbe – *die Umgebung* infiltrierende Bindegewebswucherung.

F02

Frage 26.15: Lösung D

Der embolische Verschluss der Aortenbifurkation ist bei dem dreizehnjährigen Mädchen durch eine Parasitenverschleppung zustande gekommen. Die makroskopische Abbildung stellt den Aspekt einer Brutkapsel dar. Das mikroskopische Präparat zeigt im Anschnitt die entsprechenden Larven. Der Befund ist charakteristisch für eine **Echinokkokose** (D). Die Erkrankung tritt am häufigsten bei Schafen auf, kann aber auch Menschen befallen. Wenn infiziertes Fleisch von Hunden gefressen wurde, so entwickeln sich adulte Würmer, deren Eier wiederum mit dem Kot ausgeschieden und anschließend von anderen Tieren oder vom Menschen aufgenommen werden können. Die Chitinkapsel der Hundebandwurmeier wird unter dem Einfluss des Magensaftes aufgeweicht. Es schlüpfen Larven, die die Darmwand durchsetzen und auf diese Weise zunächst und regelhaft den portalen Kreislauf invadieren. Dem Weg des portalen Blutstroms entsprechend entwickeln sich charakteristischerweise in der Leber Zysten, die für sich enorm groß werden und in denen multiple Tochterzysten entstehen können. Es ist möglich, dass die Larven nach Passage der Leber oder auch direkt in den großen Kreislauf ge-

langen können. Auf diese Weise kann sich ein Echinokokkus cysticus-Befall in der Lunge oder sogar extrem selten in Myokard und Skelettmuskulatur, Nieren und Milz manifestieren.
Zu **(A)**: Als Aspergillom wird ein rundlicher pulmonaler Herd bei Aspergillen-Befall der Lunge bezeichnet. Zu einer embolischen Verschleppung kann es dabei nicht kommen.
Zu **(B)**: Toxoplasma gondii kann zu Gehirnnekrosen führen, die sich pseudozystisch umwandeln können. Eine embolische Verschleppung ist dabei nicht möglich.
Zu **(C)**: Die Endocarditis lenta ist Folge bakterieller Mikroembolien.
Zu **(E)**: Eine Amöbiasis kann als Parasitämie ablaufen, führt jedoch in einem solchen Falle nicht zur embolischen Verlegung großer Blutgefäße.

F02

Frage 26.16: Lösung D

Streptococcus viridans, der zur normalen Mundflora gehört, kann z.B. durch Tonsillektomie ins Blut gelangen und sich auf einer vorgeschädigten Herzklappe ansiedeln. Es entsteht eine *Endocarditis thromboulcerosa polyposa*. Die kontinuierliche Ausschwemmung der nicht sonderlich virulenten Bakterien aus diesem Herd hat die Sepsis lenta (D) (man spricht auch nicht ganz treffend von einer Endocarditis lenta) zur Folge. Diese geht einher mit einem *Milztumor* und einer *Löhlein*-Herdnephritis. Ferner führen von den infizierten Klappen ausgehende Thromben durch Verschleppung zu *peripheren* Embolien, z.B. in Niere und Gehirn.
Zu **(A)**, **(B)** und **(C)**: **Lues (Syphilis)** wird durch *Treponema pallidum* verursacht. Die Spirochäten dringen über feine Haut- und Schleimhautverletzungen ein. Im Primärstadium entwickelt sich zunächst ein derbes Infiltrat, dann ein Geschwür (Schanker) an der Eintrittsstelle der Bakterien. Unter Primärkomplex versteht man das Geschwür und die regional verhärteten und geschwollenen Lymphknoten. 4–8 Wochen später, häufig nach Verschwinden der Primärinfektion, entwickelt sich das Sekundärstadium mit Exanthemen, Enanthemen und Kondylomen. Das Tertiärstadium kann nach einem jahrelangen Intervall ohne Symptomatik auftreten und ist charakterisiert durch die Bildung so genannter Gummen. Dies sind kutan, subkutan und in inneren Organen gelegene Granulome von gummiartiger Konsistenz mit zentraler Nekrose. In diesem Stadium kann sich eine kardiovaskuläre Syphilis entwickeln, bei der eine Endarteriitis obliterans und eine Entzündung der Aorta (Mesaortitis luica), die zum Aneurysma führen kann, besteht. Desweiteren kann es zu einer Endarteriitis und granulomatösen Arteriitis der intrazerebralen Gefäße kommen (Lues cerebrospinalis). Im **Quartärstadium** besteht eine **Entmarkung der Hinterstränge** des Rückenmarkes und eine lymphoplasmazelluläre Entzündung der Großhirnrinde, die zu einer progressiven Paralyse führt (Tabes dorsalis).
Zu **(E)**: Ein anämischer Niereninfarkt wird durch thromboembolisches Material verursacht. Eine primäre bakterielle Besiedlung eines solchen Embolus existiert dabei nicht.

Kapitel 8

F02

Frage 26.17: Lösung E

Das **Ulcus duodeni** entsteht auf dem Boden eines Helicobacter-pylori-Infektes (Typ-B-Gastritis (E)) **mit** einer gleichzeitig bestehenden Hyperazidität des Magensaftes. Der primäre Aufenthaltsort von Helicobacter pylori ist die Magenschleimhaut. Gelingt es dem Bakterium, auch das Duodenum zu besiedeln (sog. Kolonisation), so ist damit die Voraussetzung für die Entstehung eines Ulcus duodeni geschaffen.
Zu **(A)**: Clostridium difficile führt zu einer pseudomembranösen Colitis.
Zu **(B)**: Die Amöbiasis ist eine durch Entamöba histolytica ausgelöste Darminfektion, die in den Tropen und Subtropen beobachtet wird. Es werden drei Formen von Entamöba histolytica unterschieden. Die kleinere (Minuta-) Form, die häufig im Dickdarm auftritt, verursacht keine Beschwerden. Äußere Umstände bewirken, dass diese Form in die 3-fach größere (Magna-)Form übergeht, die aktiv in Darmwand und andere Organe eindringt und zur Auflösung von Gewebe führt. Es entwickeln sich Nekrosen mit Ulzerationen im Darm (Amöbenruhr), hämatogene Streuung in die Leber hat Leberabszesse zur Folge. Aus der Minuta-Form entwickeln sich auch die infektiösen Zysten, die über den Stuhl Infizierter ausgeschieden werden.
Zu **(C)**: Ein Zusammenhang zwischen Zöliakie und einem Ulcus duodeni existiert nicht.
Zu **(D)**: Beim M. Whipple handelt es sich um eine bakterielle Infektionserkrankung des Dünndarmtraktes (Erreger: Tropheryma whippelii).

F02

Frage 26.18: Lösung A

Zu **(A)**: Die **Colitis ulcerosa** ist eine chronisch entzündliche Erkrankung der Dickdarmschleimhaut. Histologisch findet sich in der hyperämischen und ödematös aufgelockerten Mukosa eine ausgedehnte zelluläre Infiltration (Plasmazellen, eosinophile Granulozyten, Lymphozyten u.a.). Durch die zelluläre Infiltration kann die Wand der Schleimhaut-

krypten zerstört werden, wodurch sich das leukozytär durchsetzte Exsudat in den erweiterten Krypten ansammelt. Daraus resultiert das charakteristische mikroskopische Bild von „**Kryptenabszessen**". Bei Übergreifen der Entzündung auf die tieferen Schichten der Tunica mucosa entstehen längsgerichtete Ulzerationen, zwischen denen Schleimhautreste polypös gewuchert erscheinen.
Zu **(B)**: Bei der **Amöbenruhr** entwickeln sich Nekrosen mit Ulzerationen im Darm; die hämatogene Streuung in die Leber hat **Leberabszesse** zur Folge.
Zu **(C)**: Eine Kryptokokkose stellt eine schwere Pilzinfektion dar.
Zu **(D)**: Die Zöliakie (syn. glutensensitive Enteropathie, einheimische Sprue) entsteht auf dem Boden einer Unverträglichkeit gegenüber der Gliadinfraktion des Glutens, einem Getreideprotein. Zielorgan ist der Dünndarmtrakt. Es sind genetisch disponierte Personen betroffen. Glutenfreie Ernährung führt entsprechend zum Rückgang der Symptomatik. Histologisch zeichnet sich die Zöliakie durch tiefgreifende Veränderungen der Dünndarmschleimhaut aus. Neben lympho-plasmazellulären Entzündungsinfiltraten der Mukosa findet sich eine sog. **„kryptenhyperplastische Zottenatrophie"**. Dabei kommt es zur starken Verkürzung der Zotten. Die Krypten weisen bei gesteigerter mitotischer Aktivität eine Verlängerung auf.
Zu **(E)**: Beim Typhus abdominalis ist vornehmlich das lymphatische Gewebe des Darmtraktes beteiligt, wobei kein eitriges Exsudat entsteht, sondern vielmehr eine markige Gewebsverfestigung innerhalb der Darmwand mit sekundären Nekrosen und Ulzerationen eintritt.

F02 !

Frage 26.19: Lösung E

Die **primär-sklerosierende Cholangitis** ist eine extrem seltene Erkrankung des Erwachsenenalters (B), bei der Männer doppelt so häufig wie Frauen betroffen sind (C). Die Ätiologie ist nicht vollständig aufgeklärt. Auffällig ist ein kombiniertes Auftreten mit der Colitis ulcerosa in der Hälfte der Fälle. Eine autoaggressive Genese wird zudem diskutiert. Sie manifestiert sich an den intra- und extrahepatischen Gallenwegen, die durch den ablaufenden fibrosierenden Entzündungsprozess ausgeprägte Kaliberschwankungen aufweisen. Histologisch wird das Bild von charakteristischen Bindegewebsproliferaten in der Umgebung der Gallengänge, die zwiebelschalenartig geschichtet imponieren (E), geprägt.
Zu **(A)**: Die primäre biliäre Zirrhose bietet das Bild einer chronischen destruktiven, nicht eitrigen Cholangitis, die auf dem Boden einer Autoimmunerkrankung mit Nachweis antimitochondrialer Antikörper im Serum entsteht. Es sind die intrahepatischen Gallengänge betroffen. Nach Übergreifen der Entzündung auf das Leberparenchym kommt es zum diffusen Untergang von Hepatozyten mit der Folge des zirrhotischen Organumbaus. In diesem fortgeschrittenen Stadium der Erkrankung kann die mangelnde Ausscheidungsfunktion der Leber histologisch an einer massiven Cholestase und hepatozellulären Kupfereinlagerungen abgelesen werden. Es sind zumeist Frauen im mittleren Lebensalter betroffen.
Zu **(D)**: Bei der primär-sklerosierenden Cholangitis kommt es nicht zur Proliferation von Gallengängen, sondern zur fibrotisch bedingten *Einengung*.

F02

Frage 26.20: Lösung D

Die Zylinderepithelmetaplasie des distalen Ösophagus wird als **Barrett-Syndrom** bezeichnet (man spricht in diesem Zusammenhang auch von einer so genannten Barrettmukosa). Es ist erwiesen, dass die Refluxösophagitis (B) die Ursache für die metaplastische Umwandlung des originären Plattenepithels des Ösophagus darstellt, wobei nicht nur Zylinderepithel, sondern auch Epithel vom Typ der Magenschleimhaut histologisch vorgefunden werden kann. Bestehende präkanzeröse Veränderungen können endoskopisch-bioptisch identifiziert werden. Der Barrett-Ösophagus geht mit einem erhöhten Karzinomrisiko einher (C).
Zu **(A)**: Die intestinale Metaplasie findet sich im Magen bei der chronisch-atrophischen Gastritis.

Kapitel 10

F02

Frage 26.21: Lösung C

Unter dem Begriff **multiple endokrine Neoplasie (MEN)** werden autosomal-dominant vererbte Erkrankungen zusammengefasst, denen gemeinsam ist, dass in verschiedenen Organen endokrin aktive Tumoren entstehen. Beim MEN-Syndrom Typ I handelt es sich um die Kombination eines primären Hyperparathyreoidismus mit einem Pankreastumor (z.B. Gastrinom, Insulinom etc.) und einem Hypophysentumor. Beim MEN-Syndrom Typ II findet sich die Kombination medulläres Schilddrüsenkarzinom mit erhöhten Calcitonin-Serum-Spiegeln (B), Phäochromozytom (A) und Hyperparathyreoidismus (D).
Zu **(C)**: Neuroendokrine Pankreastumoren sind nicht mit einer MEN Typ II vergesellschaftet.
Zu **(E)**: Das medulläre Schilddrüsenkarzinom tritt in etwa 75% der Fälle sporadisch und in 25% familiär im Rahmen einer MEN des Typs II auf. Die familiären Formen des medullären Schilddrüsenkarzinoms

entstehen auf dem Boden einer Mutation des ret-Onkogens.

F02

Frage 26.22: Lösung A

Papilläre **Schilddrüsenkarzinome** weisen folgende histologische Charakteristika auf:

- Bildung von differenzierten papillären Drüsenstrukturen, wobei auch ein partiell follikulärer Aufbau vorliegen kann (B).
- Tumorzellen mit blassem Zellkern (Milchglaskerne)
- Psammomkörper: Diese stellen einen möglichen histomorphologischen Befund einer **dystrophischen Verkalkung** dar. Darunter versteht man lokalisierte Kalziumablagerungen in geschädigtem Gewebe.

Zu **(C)**: Das papilläre Schilddrüsenkarzinom metastasiert bevorzugt lymphogen.
Zu **(A)** : Nicht papilläre, sondern follikuläre Schilddrüsenkarzinome entstehen auf dem Boden einer Adenom-Karzinom-Sequenz.
Zu **(D)**: Zur Diagnose eines follikulären Schilddrüsenkarzinoms ist zwingend der Nachweis eines Kapseldurchbruchs oder der Tumorinfiltration von Blutgefäßen erforderlich. Fehlen oder Vorhandensein von Zellatypien sind beim follikulären Schilddrüsenkarzinom unzuverlässige Kriterien zur Diagnoseeinschätzung und damit zur Abgrenzung gegenüber einem Schilddrüsenadenom.
Zu **(E)**: Follikuläre metastasieren im Gegensatz zu den papillären Schilddrüsenkarzinomen eher hämatogen, woraus sich die schlechtere Prognose ergibt.

Kapitel 11

F02

Frage 26.23: Lösung B

Die makroskopische Abbildung zeigt die Aufsicht auf eine wohl erheblich geschrumpfte, höckrige Niere. Die mikroskopische Aufnahme demonstriert einen Anschnitt des Organs mit einer ausgeprägten Parenchymverschmälerung, breiten Narbenfeldern und noch andeutungsweisem und ausgelichtetem Glomerula-Bestand. Die Gesamtkonstellation spricht für das Vorliegen einer **chronischen interstitiellen Nephritis** (B), die sekundär zur Entwicklung einer arteriellen Hypertonie mit der Folge der Hirnmassenblutung geführt hat.
Zu **(A)**: Die diabetische Glomerulopathie (Kimmelstiel-Wilson) ist durch Bildung hyaliner Knötchen im Mesangium und durch eine Verdickung der Basalmembran charakterisiert (noduläre Glomerulosklerose).
Zu **(C)**: Bei der extrakapillären Glomerulonephritis kommt es zur Ausbildung so genannter Halbmonde in den Glomerula (Zellproliferation mit Obliteration der Bowman-Kapsel). Pathogenetisch handelt es sich um eine Glomerulonephritits vom anti-Basalmembran-Typ (z.B. Goodpasture-Syndrom, rapidprogressiver Verlauf). Die Immunfluoreszenz offenbart ein lineares Verteilungsmuster der Autoantikörper.
Zu **(D)**: Man unterscheidet primäre (vaskuläre) von sekundären (glomerulonephritischen) Schrumpfnieren. Im Gegensatz zur Arteriosklerose, welche unter dem Bild einer roten Granularatrophie zu einer primären Schrumpfniere zu führen vermag, können progrediente Glomerulonephritiden über eine Sklerosierung der Mesangien, welche mit einer Verödung der Kapillaren und anschließender Minderdurchblutung einhergeht, eine sekundäre Schrumpfniere unter dem Bild einer *blassen Granularatrophie* bewirken. Die Nieren sind klein und als Folge der unzureichenden Durchblutung blass. Die Oberfläche ist durch schüsselförmige Einziehung der entstandenen Narben unregelmäßig gehöckert (granuliert). Sofern das Ausfallen der atrophischen Parenchymregionen nicht mehr durch die noch intakten Nephrone (große Glomerula, hyperplasierte Tubuli) kompensiert werden kann, kommt es zur *Niereninsuffizienz.*
Zu **(E)**: Multiple Nierenabszesse zeigen sich als gelbliche stippchenförmige Herde des Nierenparenchyms.

Kapitel 12

F02

Frage 26.24: Lösung D

Die einleitende Falldarstellung gibt zwei zentrale Informationen. Zum einen handelt es sich um einen sehr jungen Verstorbenen, zum anderen wird der Hinweis darauf gegeben, dass rezidivierende Pyelonephritiden aufgetreten seien. Der Hinweis auf das Alter des Patienten legt den Verdacht auf das Vorliegen einer genetisch determinierten Erkrankung nahe. Die Angabe der chronisch-rezidivierenden Pyelonephritis in der Vorgeschichte legt zusätzlich den Schluss nahe, dass schon frühzeitig eine schwerpunktmäßige Nierenbeteiligung vorliegt. Zur Auswahl bleiben als in Frage kommende Lösungsvorschläge nur die Zystinurie (Zystinose) und die primäre Hyperoxalurie (Oxalose). Das mikroskopische Präparat der Abbildung zeigt optisch leere Räume zwischen den myokradialen Fasern, die am ehesten Fremdkörpereinlagerungen entsprechen.

Bei der **Oxalose** liegt eine erbliche Störung des Glycinstoffwechsels mit einer erhöhten Ausscheidung von Oxalat mit dem Urin vor. Der erhöhte Oxalatanfall im Organismus führt dazu, dass es zu entsprechenden kristallinen Ablagerungen in Niere, Skelettsystem, **Myokard** und Testes kommt. Es entwickeln sich rezidivierend Pyelonephritiden bei einer früh und intensiv einsetzenden Urolithiasis (Kalziumoxalatsteine).
Bei der **Zystinose** (C) liegt eine lysosomale Speicherkrankheit vor, bei der in den Zellen des RHS abnorm hohe Konzentrationen an Cystin intralysosomal vorliegen. Es kommt zu typischen hexagonalen Cystin-Kristallablagerungen in Niere und Cornea sowie in den Zellen des Makrophagensystems. Auch bei der Zystinose kommt es zur Ausbilung rezidivierender Pyelonephritiden auf dem Boden einer Urolithiasis, eine myokardiale Beteiligung wie bei der Oxalose kommt jedoch nicht zustande.
Damit ist bei dem vorliegenden Fall die Diagnose einer **primären Hyperoxalurie** (D) zu stellen.
Zu **(A)**: Beim Diabetes mellitus besteht die Neigung zu rezidivierenden Harnwegsinfekten.
Zu **(B)**: Bei der Gicht kommt es zur Ablagerung von Uratkristallen vornehmlich in bradytrophe Gewebe.
Zu **(E)**: Die familiäre Hypercholesterinämie führt nach Entwicklung einer Koronararteriensklerose zu degenerativen Verfettungen der Herzmuskelzellen (ischämische Hypoxidose).

Kapitel 13

F02

Frage 26.25: Lösung C

Die Einteilung der Hodentumoren wird wie folgt vorgenommen (vereinfachte Zusammenfassung):

Seminom
- häufigster Hodentumor des Erwachsenenalters
- wahrscheinlich von atypischen Spermatogonien ausgehend

Teratom
- häufigster Hodentumor des Kindesalters (reife Form)
- ausgehend von den omnipotenten Keimzellen
- Einteilung in differenzierte (reife) und maligne (unreife) Formen [embryonales Karzinom]

Kombinationstumoren
- Kombinationsbild von Seminom und Teratom

Stromazelltumoren
- Leydigzell-, Sertolizell- und Granulosazelltumor

verschiedene Tumoren
- maligne Lymphome, Metastasen, nicht klassifizierte Tumoren

Zu **(A)** und **(D)**: Teratome werden als Keimzelltumoren bezeichnet, da sie sich von primitiven, omnipotenten Keimzellen ableiten. Es werden reife und unreife (entdifferenzierte) Teratome unterschieden. Für die unreifen Teratomformen existieren unterschiedliche Nomenklaturen: Embryonales Karzinom (WHO-Klassifikation) oder undifferenziertes malignes Teratom (Klassifizierung nach Pugh und Cameron). Auch wird der Begriff des Teratokarzinoms zur Bezeichnung eines unreifen Teratoms verwendet.
Zu **(B)**: Das Seminom ist der häufigste Hodentumor. Es wird zur Gruppe der Keimzelltumoren gezählt. Der Tumor metastasiert primär bevorzugt lymphogen paraaortal und paracaval. Er zeichnet sich durch eine intensive Strahlensensibilität aus. Das Seminom kann als Kombinationstumor entdifferenzierte Anteile (z.B. embryonales Karzinom) enthalten.
Zu **(E)**: Das Chorionkarzinom zählt zu den schwangerschaftstrophoblastären Läsionen und wird in die Gruppe der Keimzelltumoren eingereiht. Es leitet sich vom chorialen Zottenepithel ab und zeigt eine ausgesprochene histolytische Aktivität als Grundlage für eine raschest eintretende Gewebsinfiltration und damit einhergehende Metastasierung. Das histologische Bild wird durch polymorphe Riesenzellen beherrscht.
Zu **(C)**: Leydig-Zell-Tumoren gehen aus dem *Stroma* der Gonaden hervor.

Kapitel 14

F02

Frage 26.26: Lösung D

Die makroskopische Abbildung zeigt den im Querschnitt eröffneten Uterus mit einem Tumor, der sich in das Cavum uteri vorbuckelt und vom Aspekt her keine Abgrenzung zur Uteruswand zulässt. An der Tumoroberfläche finden sich Einblutungen. Das mikroskopische Bild zeigt im unteren rechten Bildwinkel polymorphe Zellmassen, die sich deutlich von den normal aufgebauten glatten Muskelzellen in der oberen linken Bildhälfte unterscheiden. Der Befund spricht für das Vorliegen eines malignen Tumors am ehesten nicht-epithelialen Ursprungs. Diesen Kriterien entspricht die Diagnose des **Sarkom des Corpus uteri** (D). Es handelt sich um ein Leiomyosarkom.
Zu **(A)**: Unter einer Adenomyosis uteri versteht man die Verlagerung von Endometrium in das Myometrium.
Zu **(B)**: Ein hochdifferenziertes endometrioides Korpuskarzinom müsste Zellelemente nachweisen lassen, die epitheliale Strukturen zeigen.
Zu **(C)**: Bei einer unphysiologischen Östrogen-Dauerstimulation, wie z.B. im Falle einer Follikelpersis-

tenz oder hochdosierter exogener Hormonzufuhr, wird ein hyperplasiogener Reiz auf das Endometrium ausgeübt. Dabei werden je nach Stärke und Dauer dieses Einflusses einerseits glanduläre und glandulär-zystische, andererseits die adenomatöse Hyperplasie in fließendem Übergang unterschieden, die für sich genommen als Präkanzerose für das Corpus-uteri-Karzinom angesehen werden muss. Das endometriale Adenokarzinom (Endometriumkarzinom) zeichnet sich durch die Ausbildung einer drüsigen Differenzierung aus. Der Übergang von der adenomatösen Hyperplasie des Endometriums zum Karzinom ist fließend.
Zu **(A)**: Ein endometrialer Schleimhautpolyp zeigt keine Tendenz zur malignen Entartung.

Kapitel 15

F02 !

Frage 26.27: Lösung D

Unter einer **Blastopathie** versteht man eine Schädigung der Leibesfrucht, die sich innerhalb der Zeit von der Befruchtung bis zum 17. Tag der Entwicklung auswirkt (Zeitraum der Blastogenese) (A).
Zu **(B)**: Die Ausbildung einer Doppelmissbildung, die symmetrisch oder asymmetrisch erfolgen kann, hat ihren Ursprung in der Blastogenese und wird deshalb als *Blastopathie* bezeichnet. Störungen können in dieser Phase dadurch entstehen, dass sich die ersten Tochterzellen der Zygote im Rahmen früher Furchungsprozesse voneinander trennen. Einerseits kann dabei die Bildung eineiiger Zwillinge, andererseits – im Falle der unvollständigen Trennung – die *Pagus*bildung resultieren. Unter einer asymmetrischen Pagusbildung versteht man, dass einer der beiden Partner normal, der andere rudimentär entwickelt ist. Im Falle der symmetrischen Doppelmissbildung haben beide Partner den gleichen Entwicklungsstatus.
Zu **(C)**: Während der Blastogenese ist der Keim schutzlos äußeren Einflüssen ausgesetzt. Dementsprechend kann es zum Absterben in jedem Abschnitt dieser Entwicklungsphase kommen.
Zu **(D)**: Nicht die Blasto-, sondern die *Embryo*pathie ist durch das Auftreten von möglichen Einzelfehlbildungen gekennzeichnet. Darunter versteht man, dass im Falle einer Fehlentwicklung während der Embryogenese nur noch ein einzelnes Individuum betroffen ist.
Zu **(E)**: Pagusbildungen können symmetrisch oder asymmetrisch entstehen. Im Falle der Asymmetrie wird der größere „Partner“ als Autosit, der kleinere als Parasit bezeichnet.

Kapitel 16

F02

Frage 26.28: Lösung E

Die **perniziöse Anämie** (M. Biermer) entsteht auf dem Boden einer chronischen atrophischen Gastritis vom Typ A (D). Dabei kommt es durch Antikörperbildung gegen Belegzellen und den von diesen gebildeten Intrinsic-Faktor zum Vitamin-B_{12}-Mangel. Folgen dieses Mangels an Vitamin B_{12} sind eine verzögerte und gestörte Reifung der Erythrozyten, welche bei einem hohen Gehalt an Hämoglobin (C) ungewöhnlich groß sind (Megalozyten (A)) und durch vermehrte Hämolyse nur eine kurze Lebenszeit besitzen.
Zu **(B)**: Die funikuläre Myelose bezeichnet die Hinterstrangdegeneration als Folge eines Vitamin-B_{12}-Mangels.
Zu **(E)**: Die verminderte Erythrozytenkonzentration führt zu dem Versuch einer Kompensation durch **Hyperplasie** der Erythropoese.

Kapitel 17

F02

Frage 26.29: Lösung D

Bei einer Reihe von Infektionserkrankungen bilden sich in entzündlich reagierenden Lymphknoten Granulome aus Histiozyten und Epitheloidzellen, die wallartig eine zentrale Zone zerfallener Granulozyten umschließen. Man spricht kurz von einer *retikulohistiozytären abszedierenden Lymphadenitis* und bezeichnet die histologischen Veränderungen summarisch als **Granulome vom Typ der Pseudotuberkulose** (A). Die Namensgebung *Pseudo*tuberkulose wurde eingeführt, weil die zentrale Nekrosezone histologisch der käsigen Nekrose bei der Tuberkulose gleicht. Klinisch imponieren entsprechende Erkrankungen durch schmerzhaft vergrößerte Lymphknoten (B).
Bei folgenden Erkrankungen finden sich Granulome vom Typ der Pseudotuberkulose:

- Yersiniose (Erreger: Yersinia pseudotuberculosis) (E)
- Lymphogranuloma venereum (Erreger: Chlamydien)
- Katzenkratzkrankheit (Erreger: Chlamydien) (C)
- Tularämie (Erreger: Francisella tularensis)
- Bilharziose u.a.

Zu **(D)**: Beim M. Whipple handelt es sich um eine bakterielle Infektionserkrankung des Dünndarmtraktes (Erreger: Tropheryma whippelii). Die Erkrankung beginnt häufig mit extraintestinalen Symptomen im Sinne einer Polyarthritis, Fieber und Lymphknotenschwellungen. Die Betroffenen entwickeln anschließend ein Malabsorptionssyndrom, das schwerste Ausmaße annehmen kann. Aus diesem Grunde ist der M. Whipple bei nicht rechtzeitig eingeleiteter Antibiotika-Therapie mit einer hohen Letalität belastet. Die Diagnosesicherung erfolgt durch Entnahme von Dünndarmbiopsien. Dabei zeigt sich histologisch eine Durchsetzung der Dünndarmmukosa mit Makrophagen, die Bakterien oder Bakterientrümmer enthalten.

Kapitel 21

F02

Frage 26.30: Lösung C

Das klassische **Chondrosarkom** entsteht aus dem Knorpelgewebe des Skeletts. Es kann sich auch aus einem benignen Knorpeltumor entwickeln (B). Der Altersgipfel dieser hochmalignen Neoplasie liegt zwischen dem 5. und 7. Lebensjahrzehnt (D).

- **Hauptlokalisation:** Schultergürtel und Becken, stammnahe Röhrenknochen (A)
- **Histologische Merkmale:** Vielfältige Zellatypien mit mehrkernigen Knorpel- und Riesenzellen, *Knorpelgrundgewebe ist kennzeichnend*, Verknöcherungen und Verkalkungen (E) sind möglich.
- **Radiologische Merkmale:** mottenfraßähnliche Osteolysen.

Zu **(C)**: Das Chondrosarkom neigt spät zur Metastasierung. Aus diesem Grunde stellt die radikale Resektionsbehandlung die Therapie der Wahl unter onkologischen Gesichtspunkten dar.

Examen Herbst 2002

27 Fragen Examen Herbst 2002

Kapitel 1

H02 !

27.1 Zu den Folgen lokaler Durchblutungsstörungen des Gehirns zählt typischerweise **nicht**:

(A) der Territorialinfarkt
(B) das Wallenberg-Syndrom
(C) der Grenzzoneninfarkt
(D) der Status lacunaris cerebri
(E) das apallische Syndrom

H02

27.2 Mit welchem der genannten Antikörper kann eine kongophile Angiopathie als Ursache einer atypisch lokalisierten Blutung im Kortex des ZNS immunhistochemisch am besten nachgewiesen werden?

Antikörper gegen

(A) Zytokeratin
(B) gliafibrilläres saures Protein
(C) Neurofilament-Protein
(D) β-Amyloid
(E) Thyreoglobulin

H02

27.3 Bei welchem der nachfolgend genannten Tumoren ist die Tendenz zur Metastasierung über den Liquorweg am größten?

(A) pilozytisches Astrozytom (Grad I)
(B) Oligodendrogliom (Grad II)
(C) anaplastisches Astrozytom (Grad III)
(D) Medulloblastom (Grad IV)
(E) Glioblastom (Grad IV)

H02

27.4 Für die sporadische Creutzfeldt-Jakob-Erkrankung trifft am ehesten zu:

(A) Es handelt sich um eine mit Ganglienzellverlust, Astrozytose und Spongiose einhergehende Gehirnerkrankung.
(B) Primärer Schädigungsort ist die subkortikale weiße Substanz.
(C) Perivaskuläre lymphomonozytäre Infiltrate treten auch außerhalb der von der Gewebsschädigung betroffenen Gehirnareale auf.
(D) Als Ursache wird ein gegenüber Desinfektionsmaßnahmen hoch empfindlicher Erreger angenommen.
(E) Die Erkrankung geht gelegentlich spontan in vollständige Remission.

H02

27.5 Mehrere Blutungsherde und eine diffuse axonale Schädigung der weißen Substanz waren neben einem Hirnödem die Hauptbefunde bei der autoptischen Untersuchung des Gehirns eines 40 Jahre alt gewordenen Mannes, der eine Woche nach einem Autounfall im protrahierten Schock gestorben war (siehe Abbildungen Nr. 266 und Nr. 267 des Bildanhangs).

Was liegt diesen Gehirnveränderungen am ehesten zugrunde?

(A) Glioblastoma multiforme
(B) Status lacunaris
(C) hypertone Massenblutung
(D) Schädel-Hirn-Trauma infolge starker Akzeleration und/oder Dezeleration des Gehirns bei dem Unfall
(E) posttraumatische eitrige Meningoenzephalitis

Kapitel 3

H02

27.6 Für das intraokuläre maligne Melanom trifft am ehesten zu:

(A) Seine Prognose ist therapeutisch infaust.
(B) Es tritt vorwiegend im Kindesalter auf.
(C) Es ist vorwiegend in der Aderhaut lokalisiert.
(D) Eine bilaterale Lokalisation ist häufig.
(E) In etwa 10% der Fälle liegt ein autosomaldominanter Erbgang vor.

27.1 (E) 27.2 (D) 27.3 (D) 27.4 (A) 27.5 (D) 27.6 (C)

Kapitel 4

H02 !

27.7 Für das Basaliom (Basalzellkarzinom) trifft am ehesten zu:

(A) Es entsteht häufig in Schleimhäuten.
(B) Es metastasiert meist hämatogen.
(C) Es wächst lokal destruierend.
(D) Handflächen und Fußsohlen sind häufig betroffen.
(E) UV-Licht spielt ätiologisch keine Rolle.

Kapitel 5

H02

27.8 Ein 30-jähriger Patient aus ungünstigem sozialem Umfeld wurde vom Hausarzt wegen einer fieberhaften grippalen Infektion symptomatisch therapiert. Der Allgemeinzustand des Patienten verschlechterte sich rapide, und er verstarb innerhalb von zwei Tagen. Bei der Obduktion zeigten sich u. a. die in den Abbildungen Nr. 268, Nr. 269 und Nr. 270 des Bildanhangs dargestellten makroskopischen bzw. HE-gefärbten histologischen Befunde der Lunge bzw. der Hiluslymphknoten.

Welche der folgenden Diagnosen ist am wahrscheinlichsten?

(A) verkäsende Lungentuberkulose mit Lymphknotenbeteiligung
(B) ausgedehnte Aspergilluspneumonie
(C) floride Sarkoidose
(D) Grippepneumonie mit hämorrhagischer Tracheobronchitis
(E) Pneumocystis-carinii-Pneumonie

H02

27.9 Für die Pneumocystis-carinii-Pneumonie trifft **am wenigsten** zu:

(A) Der Erreger hat Eigenschaften von Protozoen und Pilzen.
(B) Sie tritt bei Patienten mit insuffizienter Immunabwehr auf.
(C) Charakteristisch ist ein dichtes interstitielles lymphoplasmazelluläres Infiltrat.
(D) Die chronische Form führt zur Abszedierung.
(E) Histologisch finden sich schaumige Strukturen im alveolären Exsudat.

H02

27.10 Die Abbildungen Nr. 271 und Nr. 272 des Bildanhangs zeigen den makroskopischen bzw. den nach von Kossa gefärbten mikroskopischen Aspekt der Lunge einer 35-jährigen Patientin, die an einer akuten Magenblutung verstorben war.

Wie lautet die wahrscheinlichste Diagnose?

(A) Stauungslunge
(B) metastatische Verkalkung
(C) karnifizierende Pneumonie
(D) primäres Adenokarzinom der Lunge
(E) verkäsende Lungentuberkulose

Kapitel 7

H02

27.11 Für den transmuralen Herzinfarkt trifft **am wenigsten** zu:

(A) Er findet sich meist in der linken Ventrikelwand.
(B) Zumeist findet sich eine verschließende Koronararterienthrombose bei bestehender Koronarariensklerose.
(C) Er tritt auf, wenn der Blutdurchfluss in der zugehörigen Koronararterie auf die Hälfte der Norm absinkt.
(D) Es kann zur Herzinsuffizienz kommen.
(E) Er kann Folge einer Panarteriitis nodosa sein.

H02

27.12 Für den Mitralklappenprolaps trifft **am wenigsten** zu:

(A) Das Mitralklappensegel ist überdehnbar.
(B) Es findet sich mikroskopisch eine myxoide Degeneration des Klappengewebes.
(C) Er kommt beim Marfan-Syndrom vor.
(D) Es findet sich eine Proteoglykananreicherung im Klappengewebe.
(E) Morphologisch kommt es typischerweise zur Verkalkung des Anulus fibrosus.

27.7 (C) 27.8 (C) 27.9 (D) 27.10 (B) 27.11 (C) 27.12 (E)

H02

27.13 Welcher Befund gehört **nicht** zur Fallot-Tetralogie?

(A) Stenose im Bereich der pulmonalen Ausflussbahn
(B) Ventrikelseptumdefekt
(C) reitende Aorta
(D) Hypertrophie des rechten Ventrikels
(E) Vorhofseptumdefekt

Kapitel 8

H02

27.14 Die Abbildungen Nr. 273 des Bildanhangs (Naphthol-AS-D-Chloracetatesterase-Reaktion zur Darstellung neutrophiler Granulozyten) und Nr. 274 des Bildanhangs (HE-Färbung bei höherer Vergrößerung) zeigen das Biopsat einer Magenschleimhaut.

Der mikroskopische Befund spricht am ehesten für

(A) eine chronische atrophische Gastritis
(B) eine chronische aktive Gastritis bei Helicobacter-Infektion
(C) eine chronische Gastritis mit schwerer Dysplasie
(D) ein Siegelringzellkarzinom des Magens
(E) eine Gastritis hypertrophicans gigantea Ménétrier

H02

27.15 Bei welcher Darmerkrankung muss am ehesten mit der Bildung von Epitheloidzellgranulomen gerechnet werden?

(A) Dünndarmkarzinoid mit Karzinoidsyndrom
(B) Amöbenruhr
(C) M. Crohn
(D) Colitis ulcerosa
(E) Zöliakie

H02

27.16 Bei welcher Erkrankung ist **am wenigsten** mit einer Leberzirrhose zu rechnen?

(A) chronischer Alkoholabusus
(B) Hämochromatose
(C) M. Wilson
(D) Hepatitis A
(E) α_1-Antitrypsin-Mangel

H02

27.17 Für pleomorphe Adenome der großen Speicheldrüsen gilt **am wenigsten**:

(A) Sie sind die häufigsten Speicheldrüsentumoren.
(B) Sie sind meist von einer Kapsel umgeben.
(C) Sie können maligne entarten.
(D) Sie bestehen ausschließlich aus epithelial differenzierten Zellen.
(E) Unter Umständen kommt es zu Rezidiven.

H02

27.18 Für das Dünndarmkarzinoid trifft **am wenigsten** zu:

(A) Es wächst bevorzugt im Ileum.
(B) Es kann hoch differenziert sein.
(C) Es metastasiert praktisch nie.
(D) Es kann zu einem Karzinoidsyndrom mit Flush-Symptomatik führen.
(E) Es nimmt seinen Ausgang vom disseminierten neuroendokrinen Zellsystem.

H02

27.19 Abbildung Nr. 275 des Bildanhangs zeigt zwei stark veränderte Darmabschnitte, die histologischen Abbildungen Nr. 276 und Nr. 277 des Bildanhangs wurden anhand des zugehörigen Mesenteriums mit Van-Gieson-Färbung angefertigt. Die Resektate stammen von einer 52-jährigen Patientin, die an Abdominalschmerzen und Diarrhöen litt und angab, wegen eines Zervixkarzinoms vor etwa einem halben Jahr bestrahlt worden zu sein.

Welche Diagnose trifft am ehesten zu?

(A) M. Whipple
(B) totale Aganglionose
(C) Strahlenspätschaden (Strahlenenterokolitis)
(D) Divertikulose
(E) Hämangiom des Mesenteriums

27.13 (E) 27.14 (B) 27.15 (C) 27.16 (D) 27.17 (D) 27.18 (C) 27.19 (C)

Kapitel 10

H02

27.20 Als Ursache eines Cushing-Syndroms kommt **am wenigsten** in Betracht:

(A) bilaterale Nebennierenrindenhyperplasie
(B) kleinzelliges Bronchialkarzinom
(C) Therapie mit Glukokortikoiden
(D) Adenom des Hypophysenhinterlappens
(E) Nebennierenrindenadenom

Kapitel 11

H02

27.21 Bei welcher Form der Glomerulonephritis (GN) ist die Wahrscheinlichkeit für die Bildung charakteristischer „Halbmonde" am größten?

(A) extrakapilläre GN
(B) endokapilläre GN
(C) membranöse GN
(D) fokale GN
(E) glomeruläre Minimalläsionen (Minimal-change-GN)

H02

27.22 Was liegt der Bildung von Papillen(spitzen)-nekrosen der Niere typischerweise zugrunde?

(A) Bacillus anthracis
(B) Nierenamyloidose
(C) akute Glomerulonephritis
(D) multiple arterielle Embolien
(E) chronische interstitielle Nephritis (bei Analgetika- oder diabetischer Nephropathie)

Kapitel 12

H02

27.23 Für Harnblasenkarzinome trifft **am wenigsten** zu:

(A) Sie treten häufig multifokal auf.
(B) Sie rezidivieren selten.
(C) Selten kommen sie als Plattenepithel- oder Adenokarzinome vor.
(D) Sie sind mit Tabakrauchen assoziiert.
(E) Es handelt sich meist um papilläre Karzinome des Urothels.

Kapitel 13

H02

27.24 Für das Seminom des Hodens trifft **am wenigsten** zu:

(A) Es kann in Kombination mit malignen Teratomen auftreten.
(B) Es ist der häufigste Hodentumor.
(C) Es kann ggf. β-HCG produzieren.
(D) Es ist strahlenresistent.
(E) Es tritt gehäuft um das 40. Lebensjahr herum auf.

Kapitel 14

H02

27.25 Für das duktale Carcinoma in situ der Mamma trifft **am wenigsten** zu:

(A) Es kann multifokal wachsen.
(B) Es kann zentrale Nekrosen aufweisen.
(C) Zum Zeitpunkt der Diagnosestellung zeigt es nur selten eine Stromainvasion.
(D) Es kann mammographisch und histologisch durch Mikroverkalkungen auffällig werden.
(E) Es kann mit einem M. Paget der Mamille einhergehen.

Kapitel 16

H02 !

27.26 Welche der angegebenen Anämieformen beruht auf einem primären Defekt der Erythrozytenmembran?

(A) Glucose-6-phosphat-Dehydrogenase-Mangel-Anämie
(B) megaloblastäre Anämie
(C) Eisenmangelanämie
(D) Kugelzellanämie
(E) Thalassämie

27.20 (D) 27.21 (A) 27.22 (E) 27.23 (B) 27.24 (D) 27.25 (C) 27.26 (D)

Kapitel 17

H02

27.27 Für das follikuläre Lymphom Grad I der REAL-Klassifikation (zentroblastisch-zentrozytisches Lymphom der Kiel-Klassifikation) trifft **am wenigsten** zu:

(A) Es ist durch eine Überexpression des Apoptose-hemmenden bcl-2-Gens charakterisiert.
(B) Es gehört zu den Non-Hodgkin-Lymphomen hoher Malignität.
(C) Es zeigt eine reziproke chromosomale Translokation zwischen den Chromosomen 14 und 18.
(D) Es kann das Knochenmark besiedeln.
(E) Typischerweise imitiert es histologisch das Wachstum von Keimzentren.

Kapitel 18

H02

27.28 Eine massive Splenomegalie mit Organgewichten von weit über 1000 g ist am ehesten zu erwarten bei

(A) Osteomyelofibrose
(B) chronischer lymphatischer Leukämie
(C) chronischer kardialer Stauung
(D) infektiöser Mononukleose
(E) Sepsis

Kapitel 21

H02 !

27.29 Welches Gewebe zeigt bei der Ochronose charakteristischerweise eine pathologische Pigmentierung?

(A) Retina
(B) Kolonschleimhaut
(C) Gelenkknorpel
(D) Lippenhaut
(E) Leber

H02

27.30 Für das Osteosarkom trifft **am wenigsten** zu:

(A) Es entsteht häufig in der Metaphyse langer Röhrenknochen.
(B) Es kommt vorwiegend bei jungen Menschen vor.
(C) Es ist einer der häufigsten malignen Knochentumoren.
(D) Es kann als Komplikation einer Osteodystrophia deformans (M. Paget) auftreten.
(E) Es metastasiert bevorzugt lymphogen.

27.27 (B) 27.28 (A) 27.29 (C) 27.30 (E)

27 Kommentare Examen Herbst 2002

Kapitel 1

H02 !

Frage 27.1: Lösung E

Im Gegensatz zu den **globalen** müssen folgende **lokalen** Durchblutungsstörungen des Gehirns unterschieden werden:

- **anämischer Hirninfarkt**: Die Infarktausbreitung entspricht dem Versorgungsgebiet der betroffenen Arterie **(Territorialinfarkt).** Ein **Wallenberg-Syndrom** (B) stellt eine Sonderform eines anämischen Hirninfarktes dar. Dabei kommt es zur schweren ischämischen Schädigung von Anteilen der Medulla oblongata auf dem Boden eines thrombotischen Verschlusses der A. vertebralis.
- **Stumpfinfarkt**: Hirngewebsnekrose nur in einem engen Areal um das verschlossene Gefäß herum bei einer gegebenen Kollateralisation.
- **Grenzzoneninfarkt** (C): Bei einer zerebralen Minderperfusion kommt es in den Grenzbereichen der arteriellen Versorgungsregion zu streifenförmigen Infarkten („letzte Wiese").
- **Mikroinfarkte** sind disseminiert auftretende Durchblutungsstörungen im ZNS bei Verschluss kleinlumiger Hirnarterien. Eine Manifestationsform von Mikroinfarkten stellt der **Status lacunaris cerebri** dar (D), bei dem es bei Atherosklerose der versorgenden Gefäße zu multiplen Infarkten im Stammganglienbereich kommt.

Zu **(E)**: Das apallische Syndrom ist Folge einer **globalen** Durchblutungsstörung des Gehirns. Es ist Ausdruck der Schädigung der **gesamten** Großhirnrinde.

H02

Frage 27.2: Lösung D

Zu **(A)**, **(B)** und **(C)**: Das Stabilisierungsgerüst von Zellen (Zytoskelett) wird von Proteinfaserstukturen unterschiedlichen Durchmessers gebildet. Insgesamt wird dadurch die Grundlage für Form und Festigkeit der Zelle, sowie für die Verankerung von Oberflächenstrukturen gelegt. Man unterscheidet die ubiquitär vorkommenden Aktinfilamente (5 nm), die intermediären Filamente (10 nm) und Mikrotubuli (25 nm). Durch spezielle Untersuchungsmethoden können Rückschlüsse zum Ausgangsgewebe eines Tumors gezogen werden (strukturhisto- und zytochemische Untersuchungen):

- Vimentin: Nachweis bei Weichteil- und Knochensarkomen sowie Melanomen (normales Vorkommen: Bindegewebe und mesenchymale Zellen).
- Desmin: Nachweis bei myogenen Tumoren (normales Vorkommen: glatte und quergestreifte Muskulatur).
- Zytokeratin: Nachweis bei epithelialen Tumoren (damit auch beim Plattenepithelkarzinom; normales Vorkommen: Epithelien), (A).
- Gliafilamente: Nachweis bei Gliatumoren des ZNS (normales Vorkommen in Gliazellen u.a. als gliafibrilläres saures Protein), (B).
- Neurofilamente: Nachweis beim Neuroblastom (normales Vorkommen in Neuronen), (C).

Zu **(D)**: Histologisch nachweisbare Phänomene beim M. Alzheimer sind Amyloidablagerungen im Neuropil (β-Amyloid), die als senile Plaques (Drusen) bezeichnet werden. β-Amyloidablagerungen treten zusätzlich in den zerebralen Gefäßen auf (kongophile Angiopathie). Dementsprechend können die genannten Veränderungen am besten durch Antikörper gegen β-Amyloid immunhistochemisch spezifisch nachgewiesen werden.

Zu **(E)**: Die Hashimoto-Thyreoiditis ist eine durch Autoantikörper gegen Mikrosomen und Thyreoglobulin ausgelöste Schilddrüsenentzündung, die histologisch als charakterisches Merkmal eine diffuse lymphozytäre Infiltration aufweist. Der manifeste Entzündungsprozess führt zur Schilddrüsenvergrößerung (Struma).

H02

Frage 27.3: Lösung D

Die primäre Dignität eines Hirntumors wird je nach dem Ausmaß der Entdifferenzierung nach einem WHO-Vorschlag in die Grade I (benigne) bis IV (hochmaligne) eingeteilt. Als **Malignitätskriterien** gelten u.a.:

- Nekrosen
- pathologischer Gefäßreichtum
- Infiltration von Gefäßwänden
- Verbreitung im Subarachnoidalraum (Liquor)
- Zellpolymorphie

Zu **(D)**: Das Medulloblastom ist der häufigste solide Hirntumor des Kindes- und Jugendalters. Der Tumor ist fast ausschließlich im Kleinhirn lokalisiert. Das Medulloblastom neigt dazu, besonders **aggressiv** und frühzeitig in die liquorhaltigen Räume des Gehirns einzubrechen (Nachweis von Tumorzellen im Liquorpunktat). Man findet dabei regelmäßig einen Befall der weichen Hirnhäute. Histologisch stellt sich das Medulloblastom kleinzellig mit einheitlichem Zellbild (isomorphzellig) dar. Die Tumorzellen bilden typischerweise **Pseudorosetten**. Das Medulloblastom ist aufgrund seiner raschen Proliferationsneigung strahlensensibel.

Zu **(A)** und **(C)**: Astrozytome gehören zu den häufigsten Tumoren des ZNS. Astrozytome des Kleinhirns, die bevorzugt im Kindes- und Jugendalter auftreten, sind besser abgegrenzt als die Großhirnastrozytome, die überwiegend bei Erwachsenen vorkommen. Das mikroskopische Erscheinungsbild hängt vom Differenzierungsgrad ab. Zu den hochdifferenzierten Tumoren dieser Gruppe zählt z. B. das pilozytische Astrozytom (Grad I), bei dem die gleichförmig aufgebauten Zellen parallel verlaufende Zytoplasmaausläufer aufweisen (pilozytisch = „haarzellig"). Im Gegensatz zum pilozytischen neigt das anaplastische Astrozytom (Grad III) zur Metastasierung, wobei jedoch eine kanalikuläre Ausbreitung im Liquorsystem nicht typisch ist.
Zu **(B)**: Oligodendrogliome entstehen bevorzugt in der Rinde des Schläfenlappens. Es handelt sich um langsam wachsende, von den Oligodendrozyten ausgehende Tumoren (überwiegend Grad II). Im histologischen Präparat findet sich ein weitgehend **gleichförmiges Zellbild** mit runden, chromatinreichen Kernen innerhalb eines hellen Zytoplasmas bei hervorgehobener Zellmembran (Bienenwabenmuster). Typisch ist auch das Vorkommen von Kalkkonkrementen in den Randzonen des Tumors neben Einblutungen und Zystenbildungen als Ausdruck regressiver Veränderungen (dystrophische Verkalkungen).
Zu **(E)**: Das Glioblastom ist ein hochmaligner Tumor (Grad IV) mit einem Prädilektionsalter zwischen 45 und 65 Jahren. Die Prognose ist schlecht. Meistens erfolgt eine schmetterlingsförmige Ausbreitung über beide Großhirnhemisphären. Typisch ist das **bunte Bild** auf der frischen Schnittfläche, welches durch die grau-rosa Farbe, die gelb-grünen Nekrosen, die grünen Gallertzysten und die Blutungen aus den zahlreichen pathologischen Gefäßen hervorgerufen wird. Das Auftreten von Metastasen eines Glioblastoms ist möglich, aber sehr selten, da die Primärtumorprogredienz (mit häufig sehr raschem Eintritt eines finalen Stadiums der Erkrankung) die Metastasenmanifestierung nicht mehr zulässt. Lungenmetastasen sind – im Gegensatz zur Leberfilialisierung – grundsätzlich denkbar.

H02

Frage 27.4: Lösung A

Zu **(A)**: Bei der Creutzfeldt-Jakob-Krankheit kommt es klinisch zu Krampfanfällen, einer extrapyramidalen Symptomatik und zur fortschreitenden Demenz. Betroffen ist die kortikale und die subkortikale **graue** Substanz. Morphologisch findet man bei **fehlender** entzündlicher Infiltration eine Verminderung der Nervenzellen (Ganglienzellverlust), spongiöse Auflockerungen (Spongiose) und eine astrozytäre Gliaproliferation (Astrozytose). Nach neuesten Erkenntnissen ergibt sich ein Zusammenhang zwischen der bovinen spongiösen Enzephalopathie (BSE) und der Creutzfeldt-Jakob-Erkrankung.
Zu **(B)**: Bei der Ceutzfeldt-Jacob-Erkrankung ist die kortikale und die subkortikale **graue** Substanz betroffen.
Zu **(C)**: Bei der Creutzfeldt-Jacob-Erkrankung fehlen entzündliche Infiltrate.
Zu **(D)**: Die Übertragung der Creutzfeldt-Jacob-Erkrankung erfolgt durch Prionen (prion = **pro**teinaceus **i**nfecti**o**us age**n**t). Prione sind gegenüber Desinfektionsmaßnahmen nur gering empfindlich. Denaturierung erfolgt durch ausreichende Erhitzung.
Zu **(E)**: Die Creutzfeldt-Jacob-Erkrankung verläuft schleichend-progredient und ohne Remissionstendenz.

H02

Frage 27.5: Lösung D

Das Makropräparat zeigt Transversalschnitte durch das Gehirn in Höhe der Basalganglien. Insbesondere in der im Bild rechten Hirnhemisphäre finden sich mehrere fleckige Blutungsherde. Außerdem liegen hier die Zeichen eines Hirnödems vor, mit Mittellinienverlagerung nach links. Die histologische Darstellung lässt eine Verplumpung der Ganglienzellen als Ausdruck eines Reizzustandes erkennen. Nähere diagnostische Ableitungen können nicht getroffen werden. Insgesamt ergibt sich eine Befundlage, die sich nach einem Schädel-Hirn-Trauma (D) in dieser Weise ergeben kann (Einblutungen in die weiße Substanz, traumatische axonale Schädigung durch mechanische Irritation mit Auswirkungen auf die Ganglienzellen und Ausbildung eines Hirnödems).
Zu **(A)**: Ein Glioblastoma multiforme als hochmaligner Tumor des ZNS kann in der Abbildung nicht ausgemacht werden.
Zu **(B)**: Eine Manifestationsform von Mikroinfarkten stellt der **Status lacunaris cerebri** dar, bei dem es bei Atherosklerose der versorgenden Gefäße zu multiplen Infarkten im Stammganglienbereich kommt.
Zu **(C)**: Eine hypertone Massenblutung müsste sich als Hämorrhagie im Stammganglienbereich darstellen.
Zu **(E)**: In der mikroskopischen Darstellung lassen sich keine zellulären entzündlichen Infiltrate, wie sie für eine eitrige Meningoenzephalitis typisch wären, nachweisen.

Kapitel 3

H02

Frage 27.6: Lösung C

Das intraokuläre Melanom des Auges ist der häufigste Augentumor des Erwachsenen (B). Es ist vorwiegend in der Aderhaut (Uvea) lokalisiert (C).
Zu **(A)**: Die Therapie der Wahl beim intraokulären Melanom ist die Orbitaausräumung. Dieser Therapieansatz erzielt in der Mehrzahl der Fälle eine operative Radikalität und ist per se nicht als prognostisch infaust einzustufen.
Zu **(D)**: Ein bilaterales Vorkommen eines intraokulären Melanoms stellt eine Rarität dar.
Zu **(E)**: Eine genetische Disposition liegt beim intraokulären Melanom nicht vor.

Kapitel 4

H02 !

Frage 27.7: Lösung C

Zu **(A)** und **(E)**: Basaliome (syn. Basalzellkarzinome) sind semimaligne Tumoren, welche vor allem an UV-lichtexponierten Stellen der Haut vorkommen. Schleimhäute sind nicht betroffen.
Zu **(B)** und **(C)**: Obwohl das Wachstum der Basaliome infiltrierend und lokal destruierend ist, kommt es **extrem selten** zur Metastasenbildung.
Zu **(D)**: Basaliome entstehen bevorzugt im Gesichtsbereich.

Kapitel 5

H02

Frage 27.8: Lösung C

Das Makropräparat zeigt eine Ansicht der Lunge. Die Pleura visceralis ist spiegelnd. Einzelne deutlich fleckig rötliche Areale sind zu erkennen. Das histologische Bild zeigt einen Lungengewebsanschnitt. Diese Übersicht zeigt im rechten unteren Bildwinkel und zentral in der rechten Bildhälfte am deutlichsten mehrkernige Riesenzellen, von denen eine nochmals in der Detailansicht dargestellt ist: die Zelle enthält mehrere randständig in Hufeisenform gruppierte Zellkerne. Die Zellkernformation kann ableiten lassen, dass eine Riesenzelle vom Langhans-Typ vorliegt. Das Übersichtsbild zeigt zwei dieser Riesenzellen eingebettet in einen breiten Saum mononukleärer Zellen. Diese Konstellation spricht für das Vorliegen einer granulomatösen Entzündung. Damit kommen in der Differentialdiagnose aus den Lösungsvorschlägen nur die verkäsende Lungentuberkulose oder die floride Sarkoidose in Frage. Da keine Nekrosen dargestellt sind, kann die Sarkoidose (C) als definitive Diagnose abgeleitet werden. Beim vorgestellten Fall liegt mit großer Wahrscheinlichkeit die akute Verlaufsform der Sarkoidose vor (Löfgren-Syndrom).
Zu **(A)**: Das Fehlen von Nekrosen im Zentrum der Granulome lässt die Diagnose der verkäsenden Lungentuberkulose ausschließen.
Zu **(B)**: Bei der Aspergillose der Lunge müssten mikroskopisch PAS-positive Pilzfäden nachweisbar sein.
Zu **(D)**: Die Grippepneumonie ist ein typisches Beispiel für eine hämorrhagische Entzündung. Sie läuft im Lungeninterstitium ab und geht mit einer ausgesprochenen Hyperämie der Kapillaren einher. Außerdem kommt es zur blutig tingierten Exsudation.
Zu **(E)**: Eine Pneumocystis-carinii-Pneumonie imponiert mit typischen interstitiellen lympho-plasmazellulären Infiltraten. Ein weiteres charakteristisches histologisches Merkmal sind intraalveoläre schaumige, PAS-positive Strukturen.

H02

Frage 27.9: Lösung D

Pneumocystis carinii hat eine nahe Verwandtschaft zu niederen Pilzen und zu Amöben (A). Der Parasit kommt ubiquitär in den Lungen von Säugetieren und des Menschen vor, wird durch Inhalation akquiriert und führt ausschließlich bei insuffizienter Immunabwehr (B) zu dann schweren Krankheitserscheinungen (z.B. bei AIDS-Patienten als häufigste opportunistische Infektion). Die entstehende Pneumocystis-carinii-Pneumonie entwickelt sich interstitiell mit typischen lympho-plasmazellulären Infiltraten (C). Ein weiteres charakteristisches histologisches Merkmal sind schaumige, PAS-positive Strukturen intraalveolär, die dem Erreger entsprechen (E).
Zu **(D)**: Bei der Pneumocystiose wird kein eitriges Exsudat gebildet. Vielmehr resultiert das Bild der so genannten interstitiellen Plasmazellpneumonie.

H02

Frage 27.10: Lösung B

Die makroskopische Darstellung zeigt die Lungenoberfläche, die insbesondere im Bildzentrum feinhöckerig verändert erscheint. Das mikroskopische Präparat demonstriert einen Anschnitt des Lungenparenchyms mit deutlicher Verbreiterung der Interalveolarsepten, in denen bandförmig und selektiv angefärbte schollige Bezirke dargestellt sind. Die Diagnose lässt sich nur nach dem Ausschlussverfahren stellen.

Zu **(A)**: Bei einer Stauungslunge wäre eine Hyperämie des Lungeninterstitiums mit intraalveolärer Exsudation zu erwarten.
Zu **(B)**: So verbleibt die metastatische Verkalkung der Lunge (Pneumokalzinose, Tuffsteinlunge) als Ausschlussdiagnose. Die Tuffsteinlunge ist das Resultat einer Kalziumsalzeinlagerung in das Lungenparenchym (= metastatische Verkalkung) im Rahmen einer lang anhaltenden Hyperkalzämie. Es kommt zur Ablagerung von Kalziumsalzen in das Lungeninterstitium, die sekundär zur Fibrosierung der Interalveolarsepten führen. Die scholligen interstitiellen Gebilde entsprechen den Verkalkungsformationen.
Zu **(C)**: Bei einer karnifizierenden Pneumonie (Residualzustand nach Lobärpneumonie) wären die Alveolen obliteriert.
Zu **(D)**: Der Nachweis von Tumorgewebe gelingt hier nicht.
Zu **(E)**: Eine granulomatöse Entzündung der Lunge mit zentralen Nekrosebildungen liegt nicht vor.

Kapitel 7

H02

Frage 27.11: Lösung C

Die Ursache eines transmuralen Herzinfarktes ist ein **abrupter Totalverschluss** einer Koronararterie (absolute Korornarinsuffizienz). In den meisten Fällen kommt es dabei auf dem Boden einer vorbestehenden Koronararteriensklerose mit Lumeneinengung zur Thrombosierung des Gefäßes mit anschließendem Sistieren des Blutflusses. Die resultierende Ischämie führt dann zum nekrotischen Untergang des Myokards (B). In seltenen Fällen können auch entzündliche Gefäßerkrankungen wie z. B. die Panarteriitis nodosa (E) zur Koronararterienthrombose mit den genannten Folgen führen.
Zu **(A)**: Am häufigsten sind Herzinfarkte im Myokard des linken Ventrikels lokalisiert, da der relativ muskelschwächere rechte Ventrikel auch beim Verschluss der A. coronaria dextra eine gut ausgebildete kompensierende Kollateralgefäßversorgung aufweist. Je nach der durch Verschluss betroffenen Arterie mit dem Ausfall des entsprechenden Versorgungsgebietes unterscheidet man:

- **Vorderwandinfarkt** – Verschluss des Ramus descendens interventricularis der A. coronaria sinistra
- **Hinterwandinfarkt** – Verschluss der A. coronaria dextra
- **Seitenwandinfarkt** – Verschluss des Ramus circumflexus der A. coronaria sinistra

Zu **(C)**: Eine Koronararterienstenose führt zu einem Missverhältnis zwischen Blutangebot und Blutbedarf des Herzens bzw. Sauerstoffangebot und Sauerstoffbedarf (relative Koronarinsuffizienz). Dieses Missverhältnis tritt vor allem bei körperlichen Belastungen auf und führt zu einer temporären akuten Ischämie des Myokards (vor allem des linken Ventrikels), welche vom Patienten als Herzschmerz wahrgenommen wird – ausstrahlend in den linken Arm, die Schulter und den Hals. Die Schmerzen verschwinden bei Gabe von Nitroglyzerin. Man spricht von einer Angina pectoris. Im Gegensatz zur **absoluten Koronarinsuffizienz** ist die Dauer der Unterbrechung der Sauerstoffzufuhr zu kurz, um einen Untergang größerer Anteile des Myokards zu bewirken.
Zu **(D)**: Der Untergang von Herzmuskelgewebe im Rahmen eines transmuralen Herzinfarktes kann eine akute Dekompensation der Kontraktilität des Myokards bewirken. Es resultiert das klinische Bild einer Herzmuskelinsuffizienz.

H02

Frage 27.12: Lösung E

Der Mitralklappenprolaps ist durch Überdehnbarkeit eines oder beider Klappensegel gekennzeichnet. Es kommt während der Systole zum Zurückschlagen der Mitralsegel, die überdehnbar sind (A), in den linken Vorhof. Dies geht klinisch mit den Phänomenen der Mitralinsuffizienz einher. Eine Assoziation zum Marfan-Syndrom ist gegeben (C).
Zu **(B)** und **(D)**: Eine myxoide degenerative Veränderung eines Gewebes entsteht durch Einlagerung atypischer Proteoglykane im Stroma. Proteoglykane sind Komplexe aus einem Proteinkern und Mukopolysacchariden, die für die Interzellularsubstanz des Binde- und Stützgewebes wichtig sind. Die atypischen Proteoglykane binden vermehrt Wasser, sodass das Gewebe anschwillt. Wichtige Beispiele myxoider Degenerationen sind Arthrose, Ganglien der Sehnenscheiden, Arteriosklerose und der Mitralklappenprolaps.
Zu **(E)**: Verkalkungen des Anulus fibrosus werden beim Mitralklappenprolaps nicht beobachtet. Derartige Veränderungen sind ebenfalls Ausdruck degenerativer Veränderungen, die letztlich in eine Mitralklappeninsuffizienz einmünden.

H02

Frage 27.13: Lösung E

Grundsätzlich werden angeborene Herzfehler nach klinisch-funktionellen Gesichtspunkten folgendermaßen eingeteilt:

- Herzfehler **ohne Shunt,** z. B. angeborene Pulmonalisstenose
- Herzfehler **mit Links-Rechts-Shunt,** z. B.
  - Vorhofseptumdefekt
  - Ventrikelseptumdefekt
  - persistierender Ductus arteriosus Botalli
- Herzfehler **mit Rechts-Links-Shunt,** z. B.
  - **Fallot-Tetralogie**
  - Ventrikelseptumdefekt (B)
  - **reitende Aorta** (C)
  - **Pulmonalisstenose** (A)
  - **Rechtsherzhypertrophie** (D)
  - Transposition der großen Gefäße

Zu **(E)**: Wenn zusätzlich zu den Befunden der Fallot-Tetralogie ein Vorhofseptumdefekt auftritt, spricht man von einer **Fallot-Pentalogie**.

Kapitel 8

H02

Frage 27.14: Lösung B

Das Übersichtspräparat zeigt einen überwiegend queren Anschnitt der normal konfigurierten Drüsen der Magenschleimhaut. Die Submukosa ist dicht mit einem rundzelligen Infiltrat besetzt, was für das Vorliegen einer chronischen Entzündung spricht. Die selektiv angefärbten neutrophilen Granulozyten finden sich locker verstreut. Die vergrößerte Darstellung lässt die Diagnose definitiv stellen. Es gelingt hier der direkte mikroskopische Bakteriennachweis im Bereich der der Mucosa aufliegenden Magenschleimschicht. Damit kann die Diagnose einer chronisch-aktiven Gastritis bei bakteriellem Infekt (Helicobacter pylori) abgeleitet werden (B). Der mikroskopische Bakteriennachweis ist ein Bestandteil der Diagnostik der Typ-B-Gastritis.

Zu **(A)**: Die entzündlichen Infiltrate breiten sich bei der chronischen atrophischen Gastritis bis an die Muscularis mucosae aus. Es kommt zu einer Atrophie der Drüsen. Schließlich manifestiert sich eine Verschmälerung der Wand. Außerdem kann es im Rahmen einer chronischen atrophischen Gastritis zur Umwandlung der sekretorischen Magenschleimhaut in ein absorptives Dünndarmepithel kommen. Man spricht dann von einer intestinalen Metaplasie.

Zu **(C)** und **(D)**: Die Magendrüsenschläuche sind normal ausgebildet. Hinweise für dysplastische Veränderungen ergeben sich ebenso wenig wie für das Vorliegen eines Siegelringzellkarzinoms des Magens

Zu **(E)**: Beim Riesenfaltenmagen (M. Ménétrier) fehlt ein entzündliches Infiltrat bei gleichzeitiger Hyperplasie der Magendrüsen.

H02

Frage 27.15: Lösung C

Zu **(A)**: Karzinoide sind maligne Tumoren des diffusen neuroendokrinen Zellsystems. Sie wachsen langsam und lokal destruierend. Karzinoide können im gesamten Gastrointestinaltrakt und im Bronchialsystem vorkommen und sind imstande, sowohl in regionäre Lymphknoten als auch hämatogen zu metastasieren. Die Bildung von Epitheloidzellgranulomen kommt im Rahmen der Karzinoidentstehung nicht vor.

Zu **(B)**: Bei der Amöbenruhr kann es zur Ausbildung eines so genannten Amöbom kommen. Dabei handelt es sich um eine chronisch-granulierende Entzündung der Darmwand, die makroskopisch wie ein echter Tumor imponiert (so genannter entzündlicher Pseudotumor). Epitheloidzellgranulome werden histologisch nicht beschrieben.

Zu **(C)** und **(D)**: Wegweisend für die Differenzierung von **M. Crohn** und Colitis ulcerosa ist am Darmresektat die Beurteilung der regionären Lymphknoten, in denen sich beim M. Crohn als charakteristisches Merkmal häufig **epitheloidzellhaltige Granulome** finden.

Zu **(E)**: Die Zöliakie (syn. glutensensitive Enteropathie, einheimische Sprue) entsteht auf dem Boden einer Unverträglichkeit gegenüber der Gliadinfraktion des Glutens, einem Getreideprotein. Zielorgan ist der Dünndarmtrakt. Es sind genetisch disponierte Personen betroffen. Glutenfreie Ernährung führt entsprechend zur Regredienz der Symptomatik. Histologisch zeichnet sich die Zöliakie durch tiefgreifende Veränderungen der Dünndarmschleimhaut aus. Neben lympho-plasmazellulären Entzündungsinfiltraten der Mucosa findet sich eine so genannte „kryptenhyperplastische Zottenatrophie“. Dabei kommt es zur starken Verkürzung der Zotten. Die Krypten weisen bei gesteigerter mitotischer Aktivität eine Verlängerung auf. Epitheloidzellhaltige Granulome werden nicht beobachtet.

H02

Frage 27.16: Lösung D

Zu **(A)**: Im Rahmen der alkoholischen Hepatopathie kommt es zunächst zur Ausbildung einer Fettleber, wobei hierbei die Leberläppchen **diffus** betroffen sind. Bei fortwährendem Einwirken der Noxe degenerieren vorwiegend läppchenzentral Hepatozyten (Nachweis von Mallory-Bodies). Dieser Degenerationsvorgang, der zunehmend zu Leberzellnekrosen führt, hat die Aktivierung eines Entzündungsprozesses zur Folge. Histologisch finden sich in diesem Stadium Infiltrate von Granulozyten und **Sternzellproliferate**. Läppchenzentral kommt es dann zur zunehmenden, maschendrahtartigen Fibrose, die letztlich in eine Leberzirrhose einmünden kann (so genannte Fettzirrhose). Das mikroskopische Bild der ausgeprägten zellulären entzündlichen Infiltration in Nachbarschaft zu den verfetteten Leberzellen hat zur Namensgebung Alkoholhepatitis geführt.

Zu **(B)**: Die primäre Hämochromatose (Siderophilie) entsteht auf dem Boden einer autosomal-rezessiv vererbten Störung des Eisenstoffwechsels (Defekt des Mukosablocks der Dünndarmschleimhaut). Die exzessive Eisenspeicherung kommt ubiquitär vor. In der Leber führt der toxische Effekt des Siderins zur hämochromatotischen Zirrhose mit einem erhöhten Risiko für die Entstehung eines hepatozellulären Karzinoms.

Zu **(C)**: Beim M. Wilson handelt es sich um eine autosomal-rezessiv vererbte Erkrankung, bei der das Kupfertransportprotein im Serum (Coeruloplasmin) in ungenügender Menge gebildet wird (Synthesedefekt). Damit ist die biliäre Kupferausscheidung entscheidend gestört. Somit entstehen primär in der Leber und sekundär in den Stammganglien durch Kupferüberladung erhebliche Schäden. Klinisch resultiert das Syndrom der so genannten **hepato-lentikulären Degeneration**. Dabei stehen klinisch die Folgen einer postnekrotischen Leberzirrhose und schwere extrapyramidal-motorische Symptome im Vordergrund. Als äußerlich erkennbares Pigment treten Kupfereinlagerungen als **Kayser-Fleischer-Cornealring** beim M. Wilson auf.

Zu **(D)**: Das Hepatitis-A-Virus führt an der Leber nicht zu einer chronisch-aktiven Entzündung als Voraussetzung für die Entstehung einer Zirrhose.

Zu **(E)**: Der α_1-Antitrypsinmangel führt zu einer (metabolischen) Leberzirrhose. Die Diagnose kann anhand einer Leberbiopsie durch Nachweis PAS-positiver hyaliner Zelleinschlüsse in den Hepatozyten gestellt werden.

H02

Frage 27.17: Lösung D

Das pleomorphe Adenom der Speicheldrüse ist mit einem Anteil von 65% der häufigste Tumor der Glandula parotis (A). Der Mischtumor, der aus einem basalzellähnlichen Epithel mit unterschiedlich differenzierten mesenchymalen Anteilen (B) besteht, ist benigne mit einer Entartungsrate von nur etwa 5% (C). Der Tumor ist typischerweise von einer bindegewebigen Kapsel umgeben (B). Diese verleiht ihm die charakteristische derbe Konsistenz. Die chirurgische Therapie sollte in Kenntnis einer relativ hohen Rezidivneigung des pleomorphen Adenoms von ca. 10% (E) lokal auf Radikalität mit vollständiger Entfernung des Tumors ausgelegt sein.

Zu **(D)**: Das pleomorphe Adenom der Speicheldrüse ist ein Mischtumor, der definitionsgemäß nicht aus nur einer Gewebskomponente aufgebaut ist.

H02

Frage 27.18: Lösung C

Karzinoide sind maligne Tumoren des diffusen neuroendokrinen Zellsystems (E). Sie wachsen langsam und lokal destruierend. Karzinoide können im gesamten Gastrointestinaltrakt und im Bronchialsystem vorkommen und sind imstande, sowohl in regionäre Lymphknoten als auch hämatogen zu metastasieren (C).

Zu **(A)**: Dünndarmkarzinoide treten bevorzugt im (terminalen) Ileum auf.

Zu **(B)**: Karzinoide zeichnen sich überwiegend durch einen hohen Differenzierungsgrad aus.

Zu **(D)**: Ein Karzinoidsyndrom tritt nach stattgehabter hepatischer Metastasierung auf. Die vom Karzinoid gebildeten biogenen Amine (z.B. Serotonin) können dann nicht mehr in genügendem Maße abgebaut werden und führen zu systemischen Erscheinungen wie z.B. der Flush-Symptomatik.

H02

Frage 27.19: Lösung C

Die makroskopische Abbildung zeigt zwei Darmabschnitte, die aufgrund ihrer ausgeprägten Veränderungen nicht sicher einem Abschnitt des Intestinaltraktes zugeordnet werden können. Das im Bild unten dargestellte Darmsegment entspricht am ehesten einem Dünndarmabschnitt, erkennbar am rechts am Resektatrand erhaltenen Mucosaabschnitt mit der typischen Kerkring'schen Fältelung. Die nach links im Bild gelegenen Partien des Präparates sind mit einer erkennbaren Wandverdickung und Aufhebung der typischen Schleimhautfältelung hochgradig pathologisch verändert. Ähnliches gilt für das Darmsegment im oberen Bildabschnitt, das deutlich dilatiert erscheint. Höchstwahrscheinlich handelt es sich hier um ein prästenotisch dilatiertes Darmsegment. Das mikroskopische Präparat des Mesenteriums zeigt in der Übersichtsdarstellung eine erhaltene Fettgewebsstruktur mit eingelagerten Blutgefäßen und einer normalen Bindegewebsfaserverteilung. Demgegenüber stellt sich das vergrößerte histologische Präparat gänzlich andersartig dar. Hier stellen sich die Bindegewebsfasern, hervorgehoben durch die Elastica-van-Gieson-Färbung, deutlich dominierend dar im Sinne einer ausgeprägten Fibrose. Die vorliegende mesenteriale Fibrosierung ist ein typischer Folgezustand nach abdomineller Strahlentherapie (C). Dabei kommt es

durch die mesenteriale und enterale Gewebsschädigung zur Stenoseentwicklung mit nachfolgender Ausbildung zumindest eines Subileuszustandes, der die in der Anamnese dargestellten Schmerzen der Patientin erklärt.
Zu **(A)**: Beim M. Whipple handelt es sich um eine bakterielle Infektionserkrankung des Dünndarmtraktes (Erreger: Tropheryma whippelii). Die Erkrankung beginnt häufig mit extraintestinalen Symptomen i.S. einer Polyarthritis, Fieber und Lymphknotenschwellungen. Die Betroffenen entwickeln anschließend ein Malabsorptionssyndrom, das schwerste Ausmaße annehmen kann. Aus diesem Grunde ist der M. Whipple bei nicht rechtzeitig eingeleiteter Antibiotika-Therapie mit einer hohen Letalität belastet. Die Diagnosesicherung erfolgt durch Entnahme von Dünndarmbiopsien. Dabei zeigt sich histologisch eine Durchsetzung der Dünndarmmukosa mit Makrophagen, die Bakterien oder Bakterientrümmer enthalten.
Zu **(B)**: Die Untersuchung des Mesenteriums eignet sich nicht zur Diagnosesicherung einer Aganglionose. Hierzu muss die Darmwand histologisch untersucht werden.
Zu **(D)**: Die makroskopische Darstellung lässt keine Divertikel erkennen.
Zu **(E)**: Ein Hämangiom ist histologisch durch ein Gefäßkonvolut gekennzeichnet.

Kapitel 10

H02

Frage 27.20: Lösung D

Ein Cushing-Syndrom ist Folge einer Überproduktion an Kortisol. Ursache kann eine erhöhte Stimulation der Nebennierenrinde mit anschließender bilateraler Anpassungshyperplasie (A) (Zona fasciculata) sein, hervorgerufen durch eine vermehrte ACTH-Sekretion mit unterschiedlichen Ursachen:

- Autonomes Hypophysenvorderlappenadenom (basophile HVL-Zellen) – Bezeichnung als M. Cushing.
- Störung des Regelkreises zwischen Nebennierenrinde und Hypothalamus, bei der die Cortisol-Releasing-Factor(CRF)-Produktion des Hypothalamus durch das ausgeschüttete Kortisol nicht mehr gehemmt wird, was zu einer verstärkten hypophysären ACTH-Ausschüttung führt.
- Primärer Nebennierenrindentumor (Adenom, Karzinom), (E)
- Paraneoplastisch beim kleinzelligen Bronchialkarzinom (ACTH-Bildung), (B)
- Iatrogen durch Therapie mit Glukokortikoiden, (C)

Zu **(D)**: Ein ACTH-produzierendes Adenom des Hypophysen**vorder**lappens kann ein Cushing-Syndrom hervorrufen.

Kapitel 11

H02

Frage 27.21: Lösung A

Zu **(A)**: Bei der extrakapillären Glomerulonephritis (GN) kommt es zur Ausbildung so genannter Halbmonde in den Glomerula (Zellproliferation mit Obliteration der Bowman-Kapsel). Pathogenetisch handelt es sich um eine GN vom Anti-Basalmembran-Typ (z.B. Goodpasture-Syndrom, rapid-progressiver Verlauf). Die Immunfluoreszenz offenbart ein lineares Verteilungsmuster der Autoantikörper.
Zu **(B)**: Die Poststreptokokken-Glomerulonephritis (endokapilläre proliferierende GN) tritt nach Infekten mit β-hämolysierenden Streptokokken der Gruppe A wie z.B. einer Angina tonsillaris auf. Der klinische Verlauf wird bestimmt durch das Auftreten einer Hämaturie und einer zumeist milden Proteinurie, die nicht zum Vollbild des nephrotischen Syndroms führt.
Zu **(C)**: Die Ursache einer membranösen Glomerulonephritis (GN) (auch: peri- oder epimembranöse GN) ist wahrscheinlich eine Immunkomplexnephritis. Auffallend ist das Fehlen einer entzündlichen Exsudation und Proliferation. Die Immunkomplexe befinden sich auf der äußeren, den Podozyten zugewandten Seite der Basalmembran. Immunfluoreszenzmikroskopisch finden sich körnige Ablagerungen auf der verdickten Basalmembran, die wie stachelartige Ausläufer („spikes") imponieren. Der Krankheitsverlauf erstreckt sich bei schlechter Prognose über Jahrzehnte, eine Heilung im Sinne der Spontanremission erfolgt nur in 25% der Fälle. Unter allen Glomerulonephritiden manifestiert sich die membranöse Form am häufigsten mit einem nephrotischen Syndrom, bestehend aus Proteinurie, Hypo- und Dysproteinämie, Hyperlipidämie, Lipidurie und Ödemen.
Zu **(D)**: Bei der fokal-sklerosierenden Glomerulonephritis sind einzelne Glomerula und/oder einzelne Schlingensegmente betroffen. Typisch ist die **Hyalinose** von Schlingenanteilen mit segmentalen Immunkomplexablagerungen.
Zu **(E)**: Bei der minimal-change Glomerulonephritis (auch: genuine Lipoidnephrose) handelt es sich um eine prognostisch günstige, überwiegend im Kindesalter auftretende Krankheit unbekannter Ursache, welche mit einem **nephrotischen Syndrom** einhergeht. Die morphologischen Veränderungen

der Glomerula sind **minimal**: Zwischen dem Kapillarendothel und der Basalmembran findet man Proteinniederschläge. Weiter besteht eine Verschmelzung der Podozytenfortsätze. Eine Proliferation der Mesangiumzellen erfolgt nur in geringem Maße.

H02

Frage 27.22: Lösung E

Zu **(E)**: Ein Beispiel für eine abakterielle, nicht destruierende interstitielle Nephritis mit ausgesprochen chronischer Verlaufsform stellt die so genannte „Analgetika-Nephropathie" dar (Gesamtdosis zur Induktion der Analgetika-Nephropathie: 2–3 kg Phenacetin in 3 Jahren). Dabei kommt es auf dem Boden eines massiven und langjährigen Abusus von phenacetinhaltigen Analgetika über die Bildung toxischer Metaboliten zur bevorzugten Schädigung der **Markpapillen**, später auch der **Rindenzonen**. Es resultieren **Papillennekrosen** und eine **sklerosierende Nephritis**, die in eine Schrumpfnierenbildung mit Niereninsuffizienz einmündet. Auch im Rahmen diabetischer Nierenschädigungen kann es durch den Kombinationseffekt rezidivierend ablaufender interstitieller Nephritiden (Infektneigung des Diabetikers) und der ablaufenden Arteriolosklerose zu Papillennekrosen kommen.
Zu **(A)**: Bacillus anthracis ist der Erreger des Milzbrandes. Die Erkrankung manifestiert sich nicht an den Nieren. Typisch klinische Verlaufsformen sind Haut-, Lungen- oder Darmmilzbrand.
Zu **(B)**: In der Niere lagert sich das Amyloid zunächst in den Glomerula, im späteren Verlauf in den Kapillarschlingen ab, sodass sich durch diese Permeabilitätsstörung ein nephrotisches Syndrom, die Amyloidnephrose, entwickeln kann. Zur Amyloidschrumpfniere kommt es durch Befall der Arteriolen und der dadurch entstehenden Durchblutungs- und Filtrationsstörung mit erheblichem Proteinverlust. Papillenekrosen werden nicht beobachtet.
Zu **(C)**: Die akute Glomerulonephritis manifestiert sich nicht im Niereninterstitium, sodass es nicht zum Auftreten von Papillennekrosen kommen kann.
Zu **(D)**: Multiple arterielle Embolien führen zur Schrumpfnierenbildung ohne selektive Papillennekrosen.

Kapitel 12

H02

Frage 27.23: Lösung B

Harnblasenkarzinome imponieren zumeist als papilläre Tumoren des Urothels (E), können jedoch seltener auch als Plattenepithel- oder Adenokarzinome vorkommen (C). Typisch sind die Tendenz zum multifokalen Auftreten (A) und eine hohe Rezidivrate (B).
Zu **(D)**: Nach epidemiologisch-statistischen Erhebungen ist das Risiko, an einem Harnblasenkarzinom zu erkranken, bei Personen, die mehr als 25 Zigaretten pro Tag rauchen, zumindest doppelt so hoch wie bei Nichtrauchern.

Kapitel 13

H02

Frage 27.24: Lösung D

Das Seminom ist der häufigste Hodentumor (A) mit einem Hauptmanifestationsalter für das 4. Lebensjahrzehnt (E). Es wird zur Gruppe der Keimzelltumoren gezählt. Der Tumor metastasiert primär bevorzugt lymphogen paraaortal und paracaval. Das Seminom kann als Kombinationstumor Anteile eines Teratoms (z.B. embryonales Karzinom) enthalten (A).
Zu **(C)**: In Seminomen können trophoblastäre Riesenzellen enthalten sein, die in der Lage sind, β-HCG zu produzieren.
Zu **(D)**: Das Seminom zeichnet sich durch eine intensive Strahlen**sensibilität** aus.

Kapitel 14

H02

Frage 27.25: Lösung C

Das duktale Carcinoma in situ (syn. intraduktales Mammakarzinom) ist durch ein **nicht invasives** Wachstum innerhalb der Milchgänge gekennzeichnet (C). Im Gegensatz dazu steht das invasive duktale Karzinom, das weitaus häufiger ist. Das intraduktale kann wie jedes andere Mammakarzinom multifokal auftreten (A). Nicht ungewöhnlich sind zentrale Nekrosen (B) von Tumorzellen innerhalb der Milchgänge, die sekundär verkalken (D) können. Die Nekrosemassen können sich wie „Mitesser" aus dem Tumorgewebe herausdrücken lassen, was zur Bezeichnung als Komedokarzinom geführt hat.
Zu **(E)**: Beim **Paget-Karzinom** breitet sich der Tumor vom Milchgang ausgehend in die Epidermis der Mamille aus. Es kommt zu einer Rötung und ekzemartigen Veränderungen (Paget's disease of the nipple). Ursächlich ist ein intraduktales Mammakarzinom, das sich mit der Tendenz zur Hautinfiltration ausbreitet.

Kapitel 16

H02 !

Frage 27.26: Lösung D

Zu **(D)**: Der Kugelzellanämie (Sphärozytose) liegt ein primärer (angeborener), autosomal-dominant vererbter Schaden der Erythrozytenmembran zugrunde (Membranopathie mit vermindertem Spectrin- und Lipidgehalt der Plasmamembran und vermehrtem Einstrom von Kationen und Wasser). Es resultiert eine verminderte osmotische Resistenz der Erythrozyten mit Hämolyse und einer normochromen Anämie. Die kleinen Kugelzellen werden frühzeitig in der Milz durch Makrophagen abgebaut.
Zu **(A)**: Hierbei liegt eine angeborene (X-chromosomal-rezessiv vererbte) Enzymopathie der Erythrozyten vor. Durch den Glucose-6-Phosphat-Dehydrogenase-Mangel steht den Erythrozyten reduziertes Glutathion nicht in ausreichender Menge zur Verfügung, welches vor oxidierenden Substanzen (Peroxide) schützt. Durch bestimmte Auslöser (z. B. Medikamente oder Sauerbohnen (Favismus)) können hämolytische Krisen verursacht werden.
Zu **(B)**: Eine megaloblastäre Anämie entsteht durch einen erworbenen Mangel an Vitamin B_{12} und/oder Folsäure, wodurch die DNA-Synthese unter anderem in den Zellen der frühen Erythropoese im Knochenmark gestört ist. Es liegt eine Bildungs- und Reifungsstörung der Erythrozyten mit einer gesteigerten, aber ineffektiven Erythropoese vor. Es bildet sich eine hyperchrome, makrozytäre Anämie aus.
Zu **(C)**: Zu einer Eisenmangelanämie (häufigste Anämieform) kommt es meistens durch einen Eisenverlust im Rahmen chronischer Blutungen (im Bereich des Gastrointestinaltrakts, bei Frauen auch durch genitale Blutungen). Die Folge ist eine hypochrome und mikrozytäre Anämie.
Zu **(E)**: Auch die Thalassämie ist eine angeborene hämolytische Anämie, Ursache ist hierbei eine Hämoglobinopathie der Erythrozyten. Es liegt eine quantitative Störung des Hämoglobins mit verminderter Synthese der α- oder β-Kette vor, mit Ausbildung einer hypochromen, mikrozytären Anämie.

Kapitel 17

H02

Frage 27.27: Lösung B

Maligne Lymphome sind primäre Neoplasien der Zellen des lymphatischen Gewebes. Sie umfassen eine Reihe immunphänotypisch und genotypisch charakterisierter und voneinander abgrenzbarer Entitäten mit unterschiedlicher Prognose und therapeutischer Konsequenz. Maligne Lymphome werden herkömmlicherweise in zwei große Gruppen eingeteilt, den Morbus Hodgkin einerseits (ca. 40%) und die Non-Hodgkin-Lymphome (ca. 60%) andererseits. Die Klassifizierung der Non-Hodgkin-Lymphome ist überaus komplex mit international uneinheitlicher Nomenklatur. Die Kiel-Klassifikation und die neueste REAL-Klassifikation stehen sich hierbei gegenüber (REAL = revidierte europäisch-amerikanische Lymphomklassifikation). Gemeinsam ist beiden Systemen die Einteilung in B- und T-Zell-Neoplasien, die für sich wiederum zwischen niedrig- und hochmalignen Varianten unterscheiden.
Zu **(B)**: Das follikuläre Lymphom Grad I der REAL-Klassifikation (zentroblastisch-zentrozytisches Lymphom der Kiel-Klassifikation) zählt zu den Non-Hodgkin-Lymphomen niedriger Malignität.
Zu **(A)** und **(C)**: Das follikuläre Lymphom Grad I weist als genotypische Besonderheiten zum einen eine Überexpression des Anti-Apoptose-bcl-2-Gens und zum anderen eine reziproke chromosomale Translokation zwischen den Chromosomen 14 und 18 auf.
Zu **(D)**: Das follikuläre Lymphom Grad I kann auch extranodal (z. B. im Knochenmark) entstehen.
Zu **(E)**: Das follikuläre Lymphom Grad I imitiert histologisch zumeist das Wachstum von Lymphfollikeln. Keimzentren lassen sich dabei eher nicht nachweisen. Aus diesem Grund wird die Fragestellung hier unscharf.

Kapitel 18

H02

Frage 27.28: Lösung A

Bei der **Osteomyelofibrose** handelt es sich um eine **chronische myeloproliferative Erkrankung**. Dazu zählen ansonsten:
- die chronische myeloische Leukämie (CML),
- die Polycythämia vera und die
- Thrombozythämie.

Die Osteomyelofibrose zeichnet sich durch die typische Trias: ausgeprägte Fibrose des Knochenmarkes, extramedulläre Blutbildung und hochgradige Splenomegalie mit einem Milzgewicht von weit über 1000 g aus.
Zu **(B)**: Die chronische lymphatische Leukämie (CLL) zählt zu den Non-Hodgkin-Lymphomen von niedrigem Malignitätsgrad. Die CLL geht mit einer Leukozytose von 20.000 bis 100.000/mm^3 einher, wobei das Differentialblutbild zu 70 bis 95% von ausdifferenzierten Lymphozyten bestimmt wird. Charakteristisch für die CLL ist ein Antikörperman-

gelsyndrom, da die neoplastischen B-Lymphozyten defekte Immunglobuline synthetisieren. Dieser Umstand und die Tatsache, dass durch Knochenmarksinfiltration eine Granulozytopenie induziert werden kann, erklären, warum in mehr als der Hälfte der Fälle die Patienten an nicht beherrschbaren Infektionen versterben. Eine extramedulläre Blutbildung mit ausgeprägter Splenomegalie wird im Gegensatz zu chronischen myeloischen Leukämie nicht beobachtet.
Zu **(C)**: Eine chronische Rechtsherzinsuffizienz kann aufgrund der venösen Blutstauung zu einer mäßigen Splenomegalie führen. Ein Organgewicht von 500 g wird dabei kaum erreicht.
Zu **(D)** und **(E)**: Sowohl bei der infektiösen Mononukleose als auch bei der Sepsis kommt es zu einer Milzvergrößerung als Folge einer reaktiven Splenitis. Die dabei ablaufenden Parenchymveränderungen führen zu einer akuten Kapselspannung (ggf. auch mit Rupturgefahr), ohne dass es zu einer wesentlichen Vergrößerung des Organs kommt.

Kapitel 21

H02 !

Frage 27.29: Lösung C

Die **Ochronose** ist ein Symptom. Man versteht darunter die braun-schwarze Verfärbung von Bindegewebe und Knorpel (C), sowie anderen bradytrophen Geweben. Die Ochronose tritt im Zuge der **Alkaptonurie** auf. Es handelt sich dabei um eine autosomalrezessiv vererbte Abbaustörung der **Homogentisinsäure**, die über die Nieren ausgeschieden wird und an der Luft zu einem braun-schwarzen Stoff oxidiert („Schwarzwasserkrankheit“).
Zu **(A)**: Bei der **Retinopathia pigmentosa** kommt es auf dem Boden eines Rezeptordefektes zu pathologischen Pigmentablagerungen in der Netzhaut.
Zu **(B)**: Chronische Obstipationszustände und die damit verbundene Einnahme von pflanzlichen Abführmitteln werden für die Entstehung der **Melanosis coli**, bei der keine Entartungstendenz besteht, verantwortlich gemacht. Es kommt dabei zur Ablagerung von Pigmenten in der Dickdarmschleimhaut.
Zu **(D)**: Beim **Chloasma** kommt es zu einer perioralen Pigmentierung.
Zu **(E)**: Eine ausgesprochene Pigmentierung (Braunfärbung) der Leber kommt bei Hämosiderinbeladung (primäre Hämochromatose, **Pigmentzirrhose**) vor.

H02

Frage 27.30: Lösung E

Das Osteosarkom ist ein hochmaligner Tumor aus osteoblastenartigen Zellen. Der Tumor tritt vornehmlich im Kindes- und Jugendalter (B) auf. Neben dem Plasmozytom ist das Osteosarkom der häufigste maligne Knochentumor (C). Neben einer angenommenen genetisch determinierten Anlage kommen als Ursachen für ein Osteosarkom Strahlenbelastung und der Morbus Paget (D) in Betracht.

- **Hauptlokalisation:** Metaphysen der langen Röhrenknochen (A);
- **Histologische Merkmale**: **osteoplastisches Osteosarkom** mit Tumorknochen, Tumorosteoid, Tumorknorpel; **osteolytisches Osteosarkom** mit kernarmen Riesenzellen, polymorphen spindeligen Zellen und pathologischen Gefäßen;
- **Radiologische Merkmale:** Beim osteoplastischen Osteosarkom röntgendichte, periostale Verdrängung mit strahlenförmigen Sklerosierungen (Spiculae) als für diesen Tumor charakteristischen Röntgenbefund.

Zu **(E)**: Das Osteosarkom neigt zur frühzeitigen hämatogenen Metastasierung mit bevorzugter Absiedlung in der Lunge. Die Prognose ist aus diesem Grunde als schlecht einzustufen.

Abbildungsverzeichnis für die Examina

Herbst 2001
Frühjahr 2002
Herbst 2002

Abbildungsverzeichnis

Abb.-Nummer	Diagnose
242	Kernikterus
243, 244	Lungenfibrose bei Mukoviszidose
245	hoch sitzender Ventrikelseptum-defekt
246, 247	Prostatakarzinom
248, 249	kongenitales Retinoblastom
250, 251, 252	fibröse Dysplasie des Knochens
253	Meningeom
254, 255	bronchostenotisches Lungenemphysem
256, 257, 258	hämatogene Aspergillus-Myokarditis
259, 260	Echinokokkuszyste des Herzens
261, 262	chronische interstitielle Nephritis
263	primäre Hyperoxalurie
264, 265	Sarkom des Corpus uteri
266, 267	Schädel-Hirn-Trauma
268, 269, 270	floride Sarkoidose
271, 272	metastatische Verkalkung (Tuffsteinlunge)
273, 274	chronische Typ-B-Gastritis
275, 276, 277	Strahlenenterokolitis

Bildanhang für die Examina

Herbst 2001
Frühjahr 2002
Herbst 2002

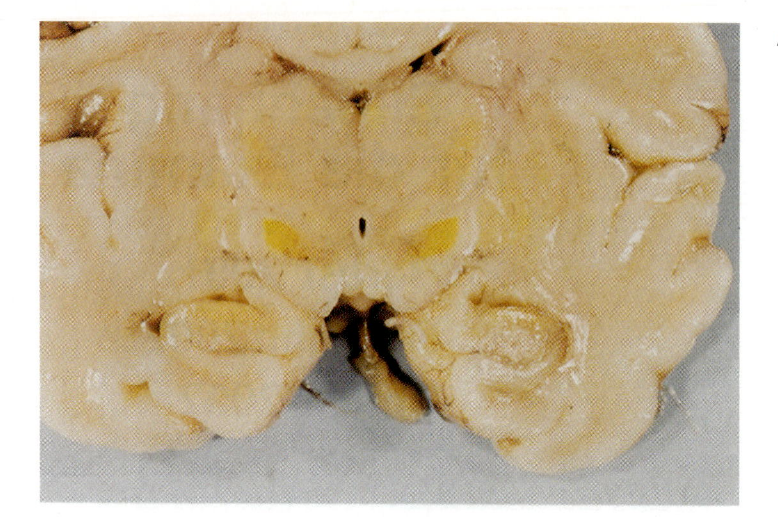

Abb. 242 zu Frage 25.1

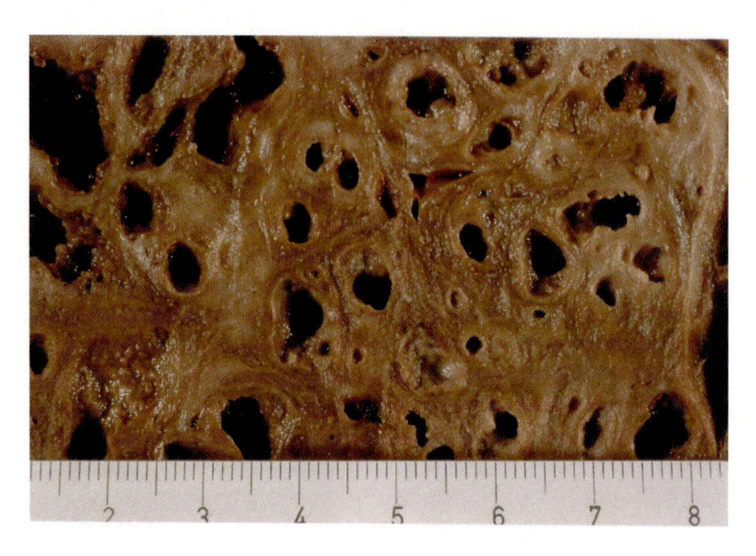

Abb. 243 zu Frage 25.11

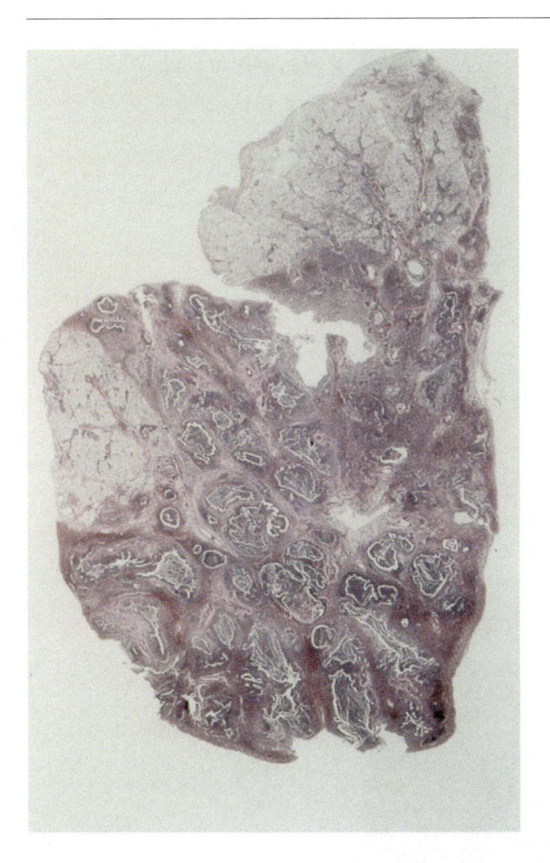

Abb. 244 zu Frage 25.11

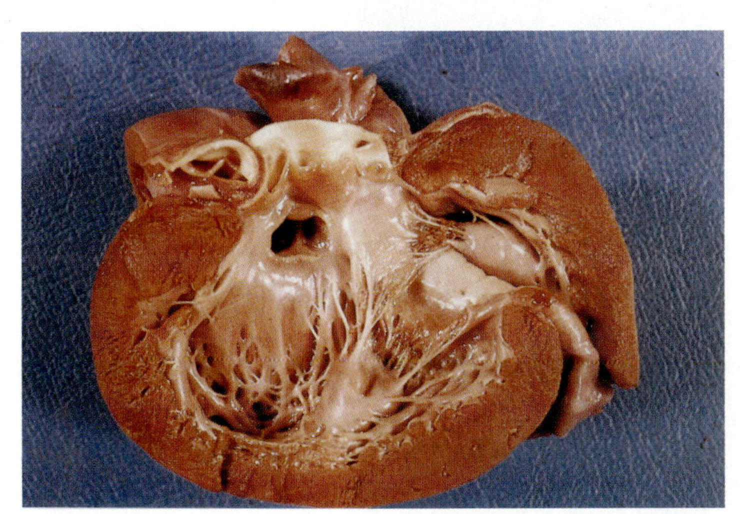

Abb. 245 zu Frage 25.15

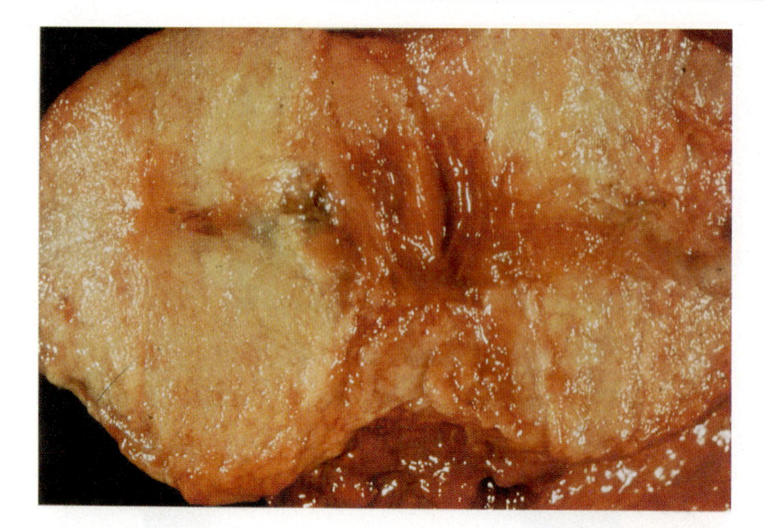

Abb. 246 zu Frage 25.21

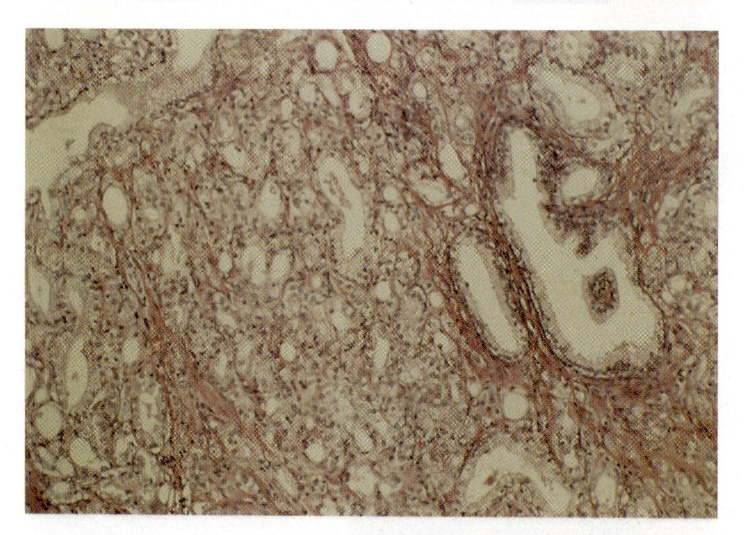

Abb. 247 zu Frage 25.21

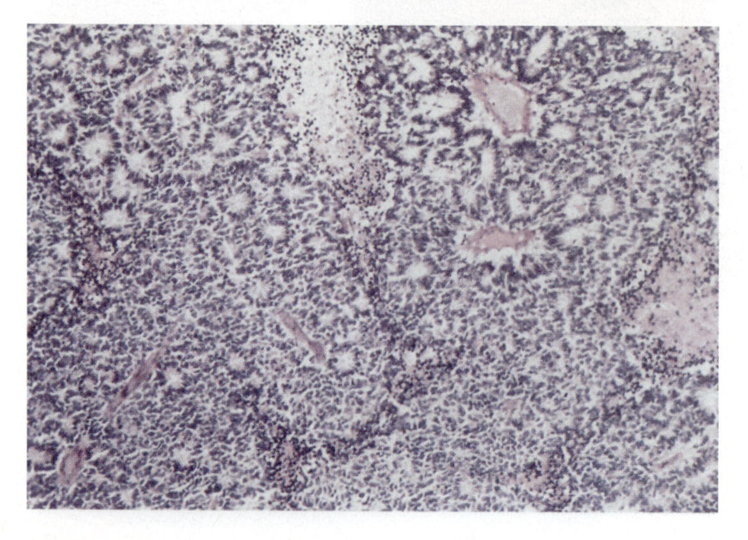

Abb. 248 zu Frage 25.27

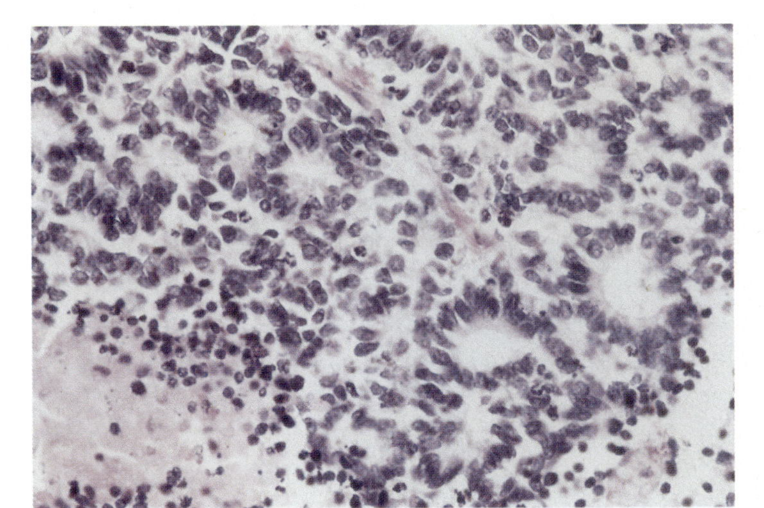
Abb. 249 zu Frage 25.27

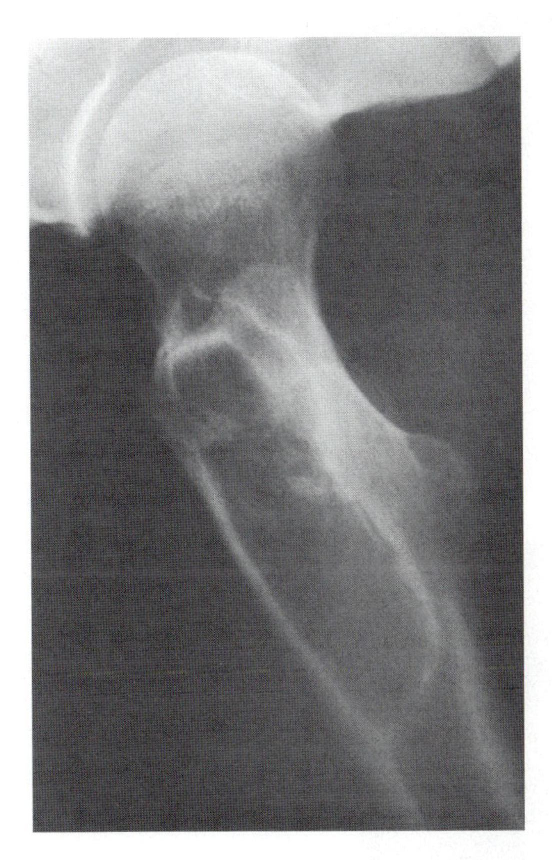
Abb. 250 zu Frage 25.30

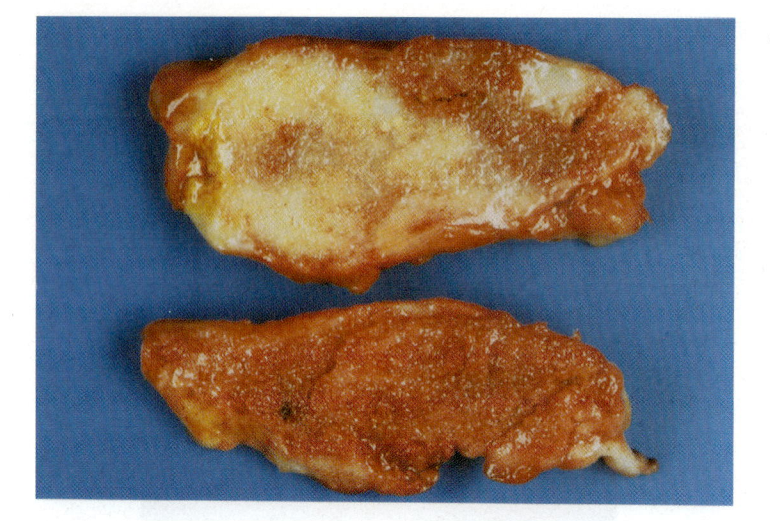

Abb. 251 zu Frage 25.30

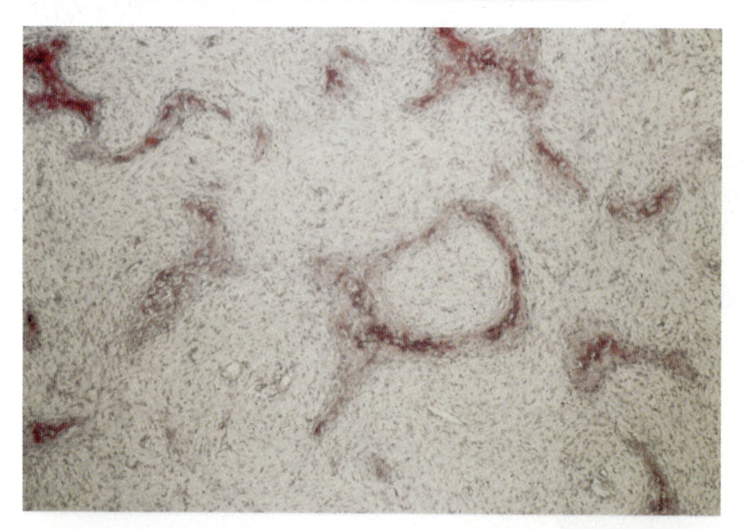

Abb. 252 zu Frage 25.30

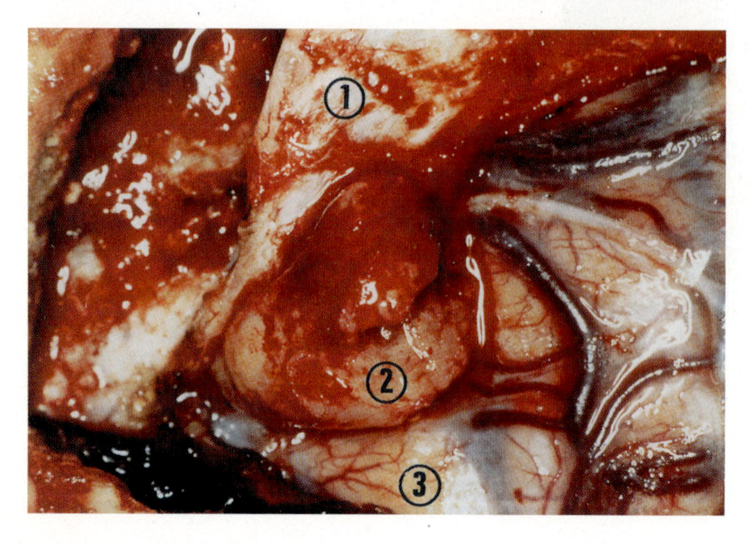

Abb. 253 zu Frage 26.6

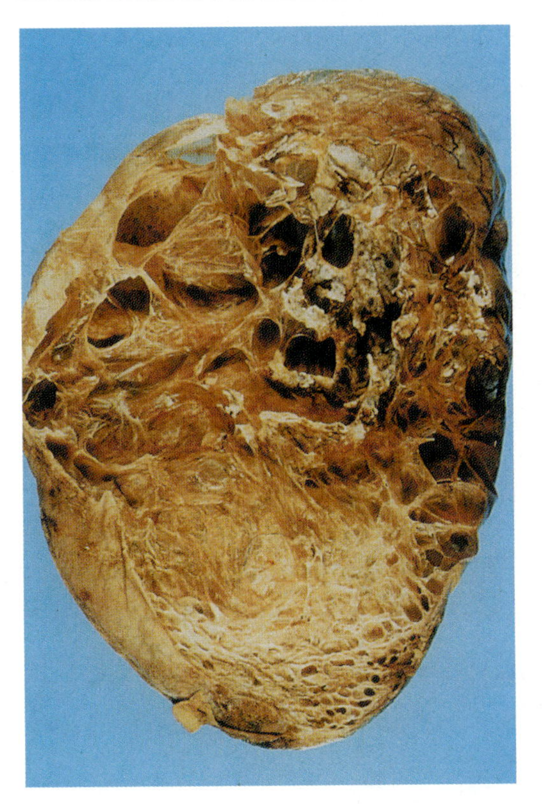

Abb. 254 zu Frage 26.9

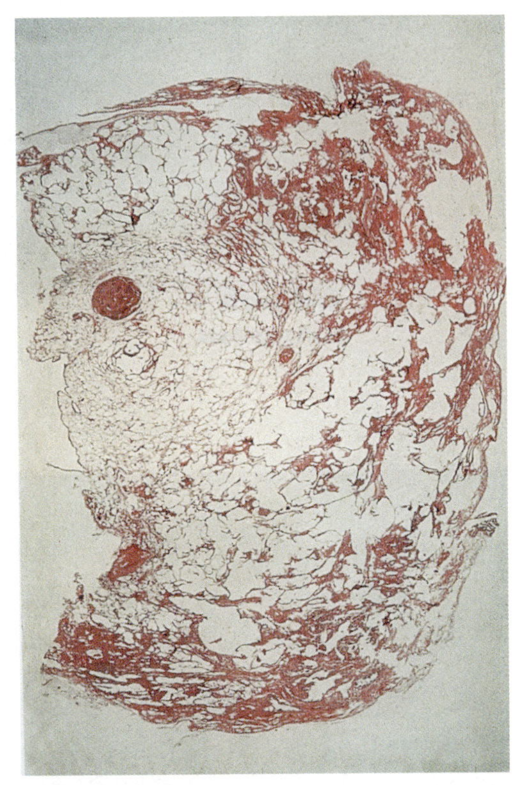

Abb. 255 zu Frage 26.9

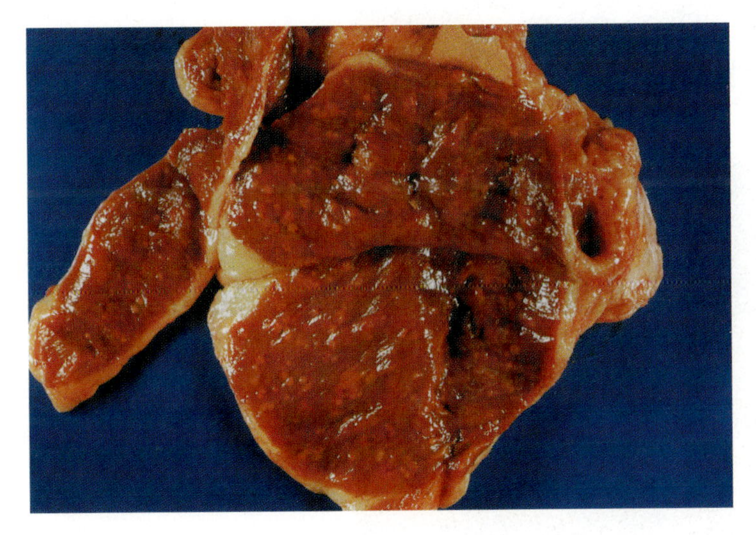

Abb. 256 zu Frage 26.12

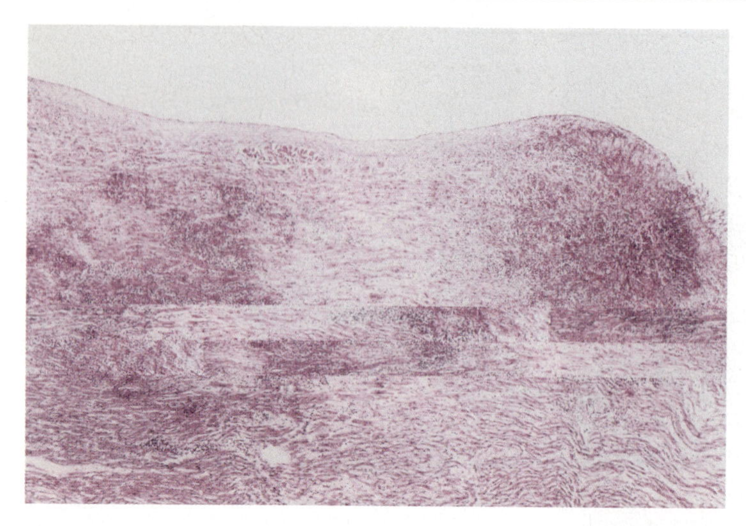

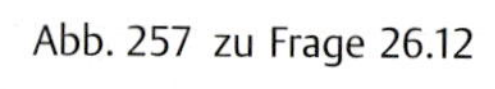

Abb. 257 zu Frage 26.12

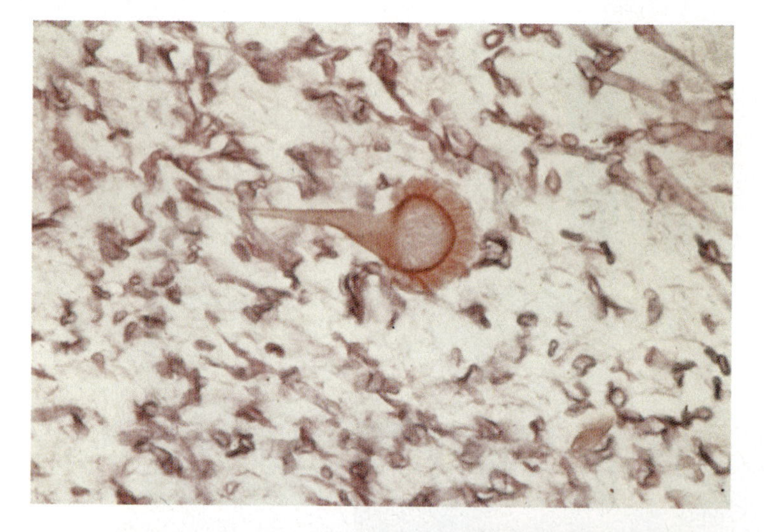

Abb. 258 zu Frage 26.12

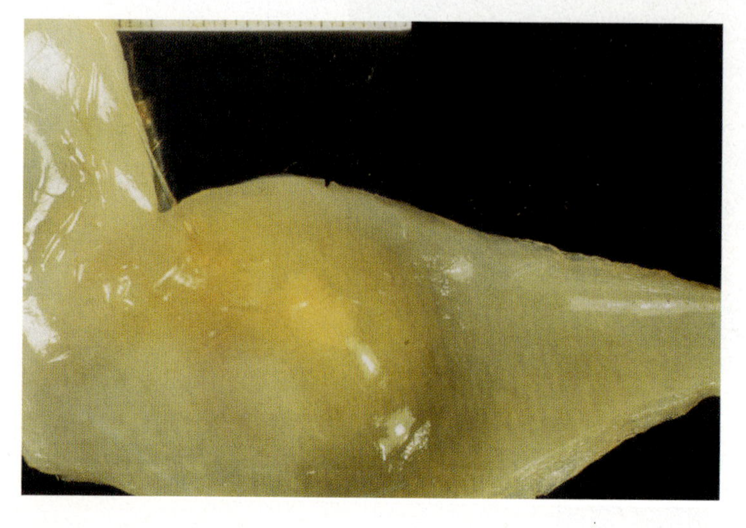

Abb. 259 zu Frage 26.15

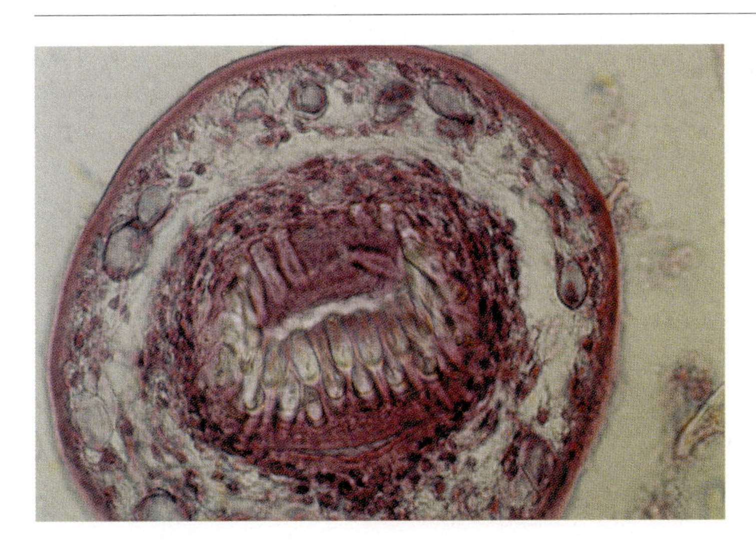

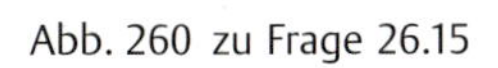

Abb. 260 zu Frage 26.15

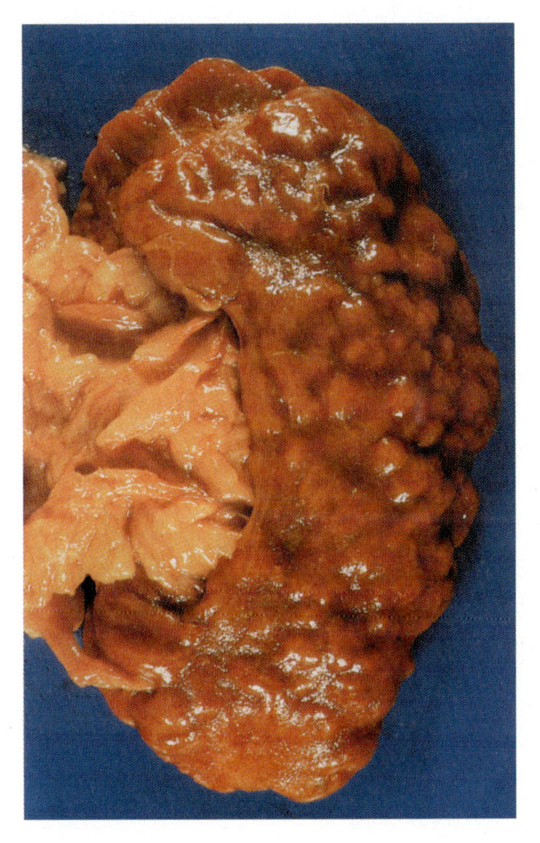

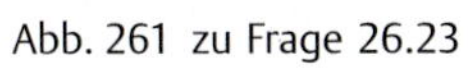

Abb. 261 zu Frage 26.23

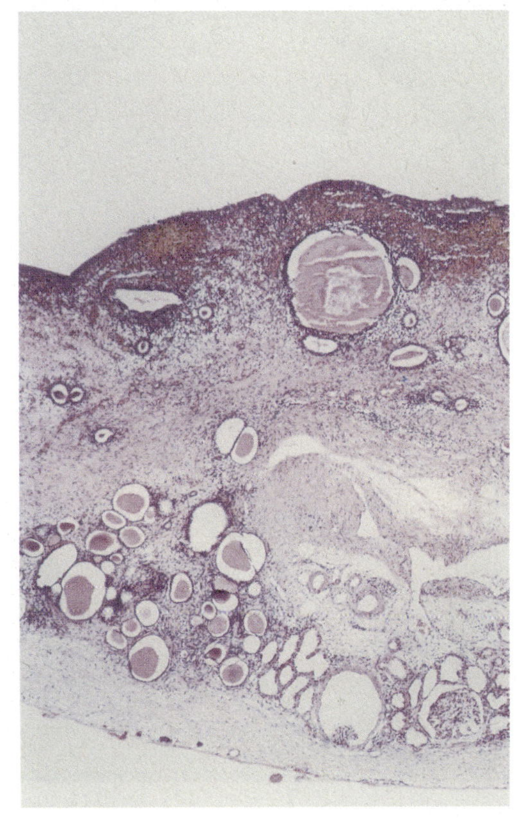

Abb. 262 zu Frage 26.23

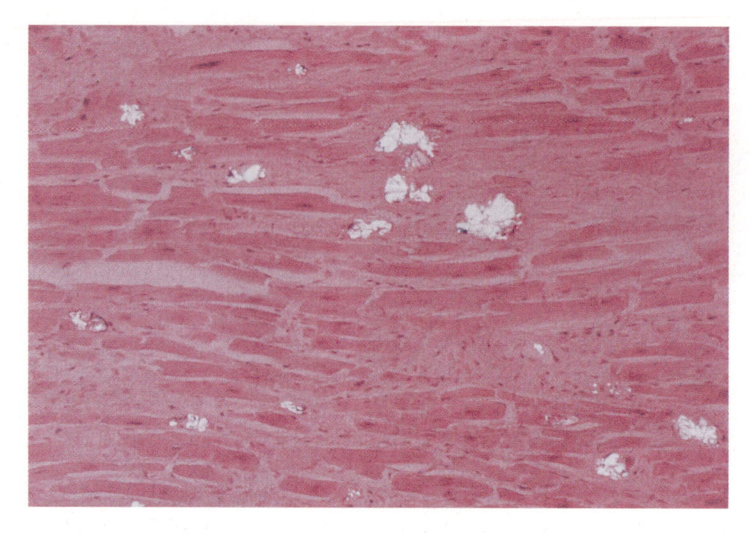

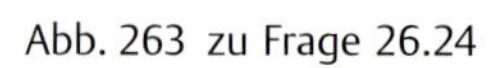
Abb. 263 zu Frage 26.24

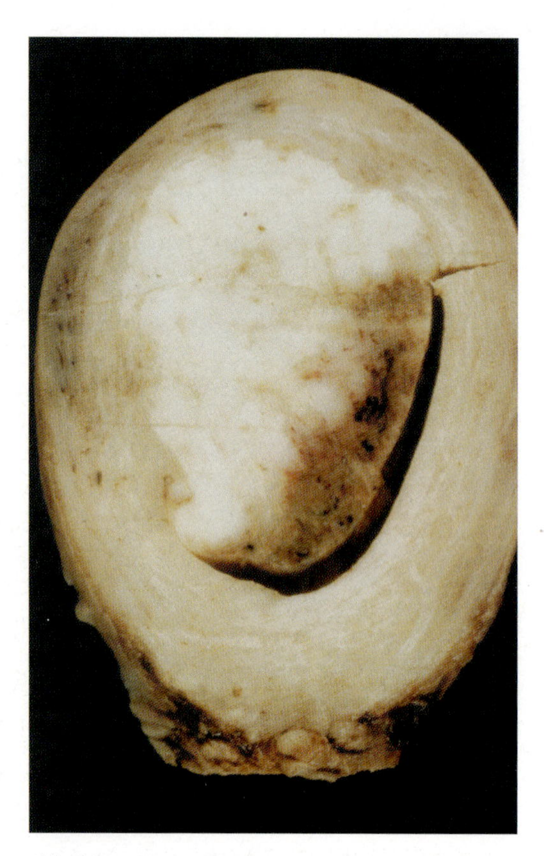

Abb. 264 zu Frage 26.26

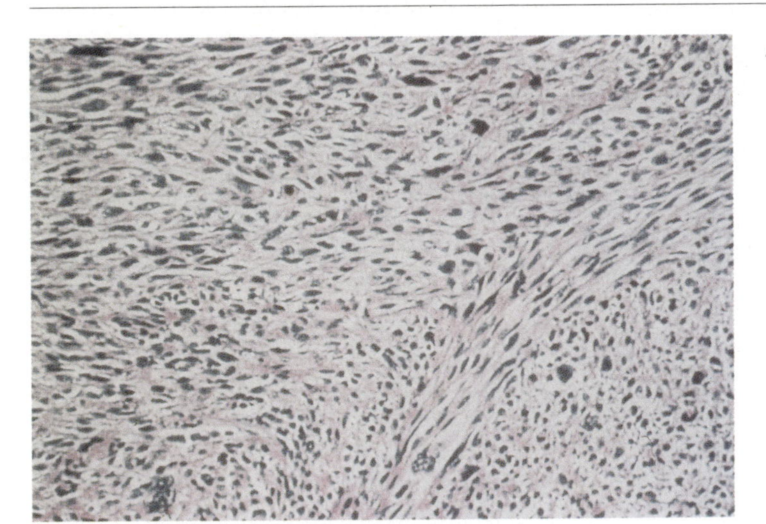

Abb. 265 zu Frage 26.26

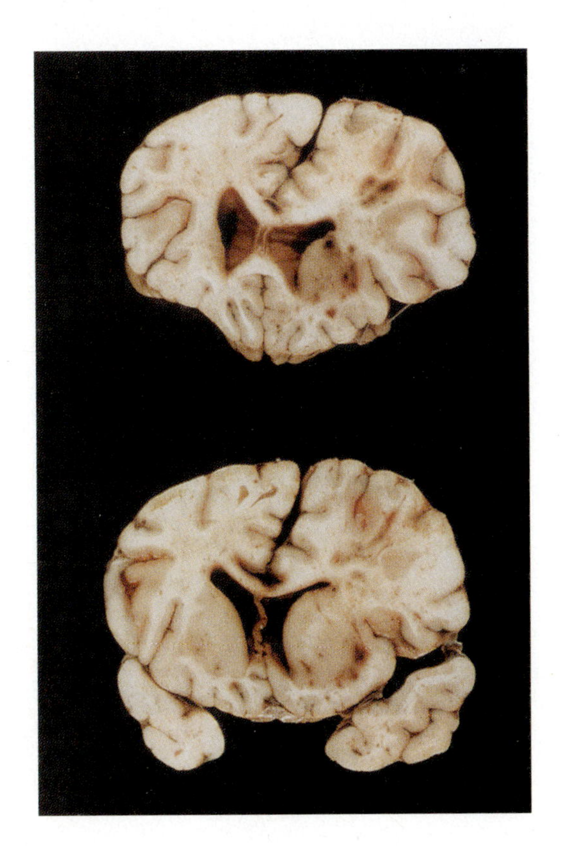

Abb. 266 zu Frage 27.5

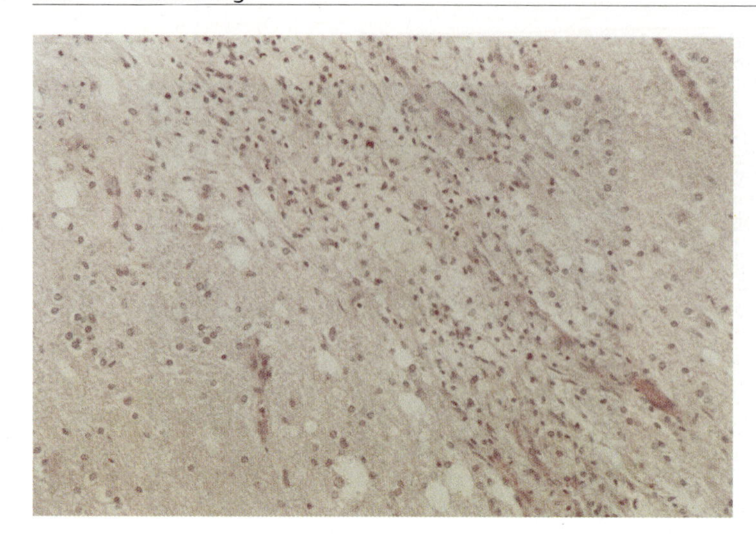

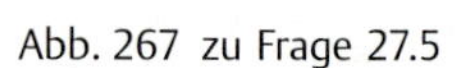
Abb. 267 zu Frage 27.5

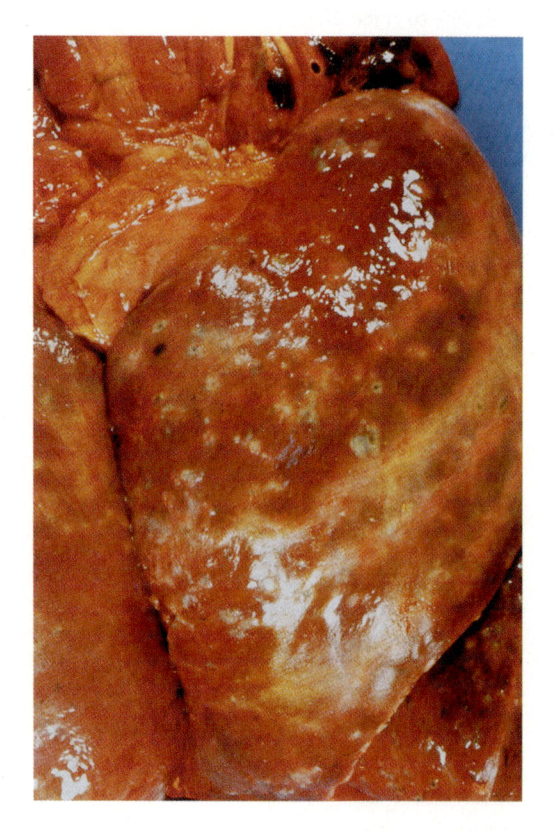

Abb. 268 zu Frage 27.8

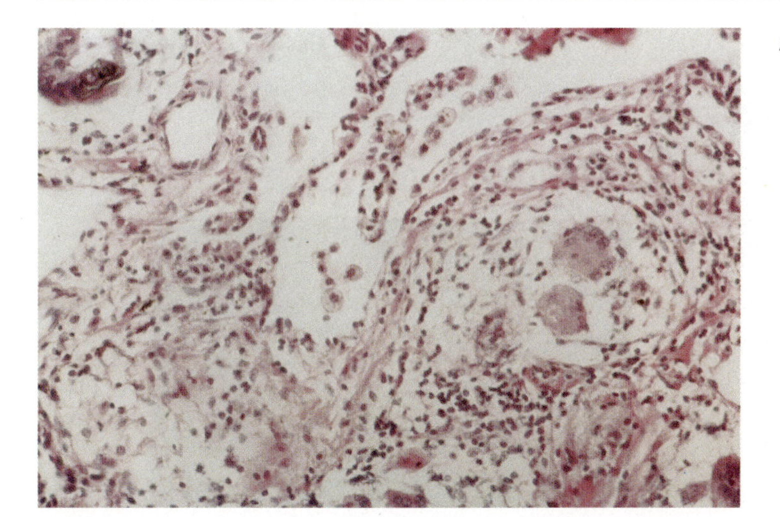

Abb. 269 zu Frage 27.8

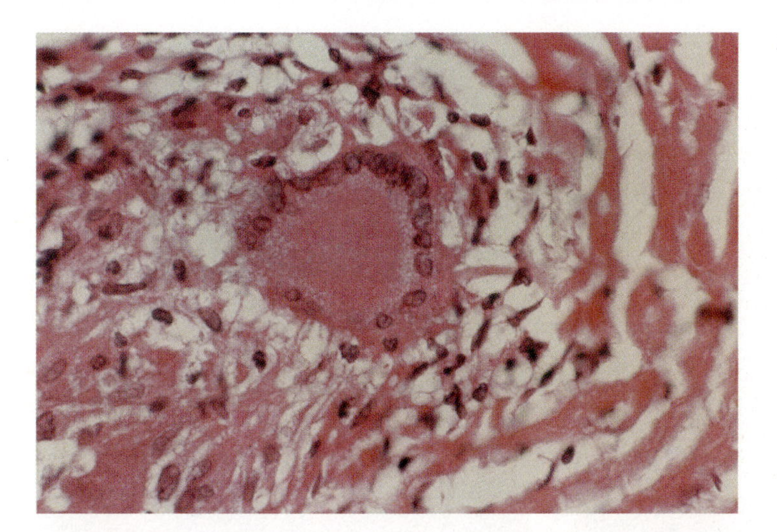

Abb. 270 zu Frage 27.8

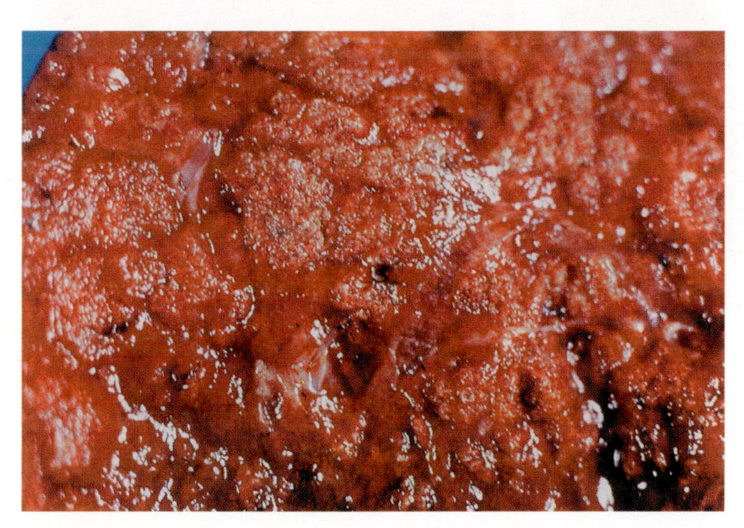

Abb. 271 zu Frage 27.10

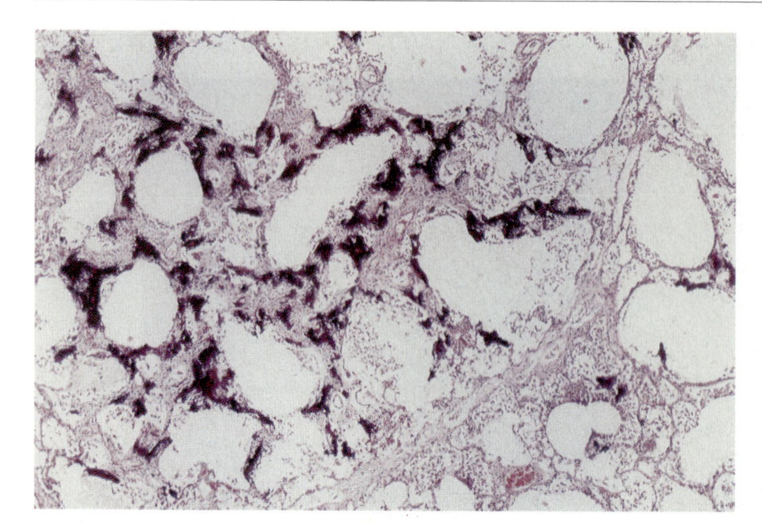

Abb. 272 zu Frage 27.10

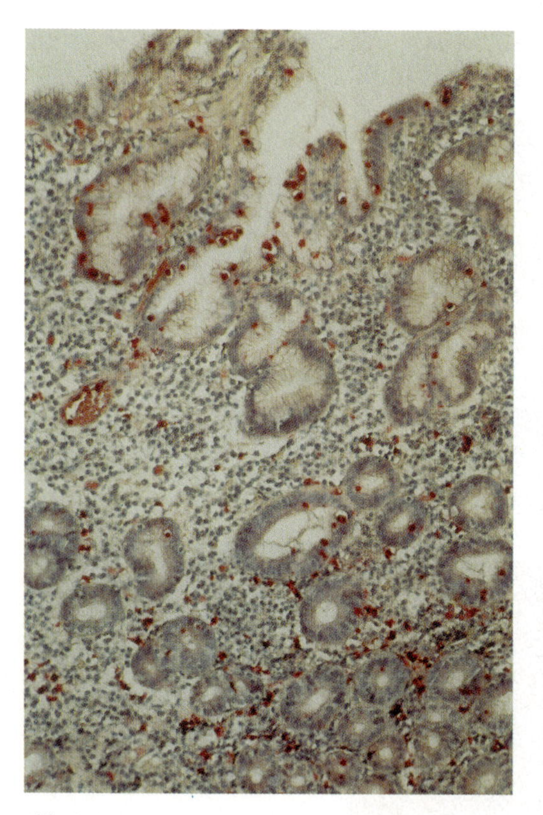

Abb. 273 zu Frage 27.14

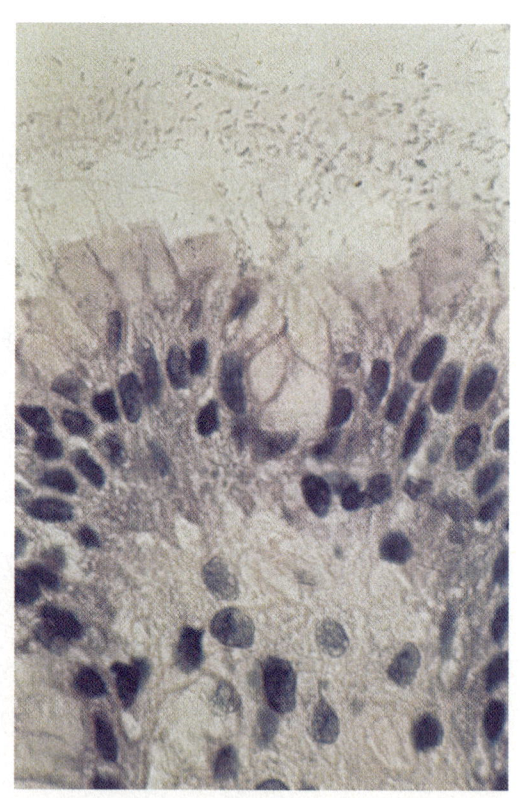

Abb. 274 zu Frage 27.14

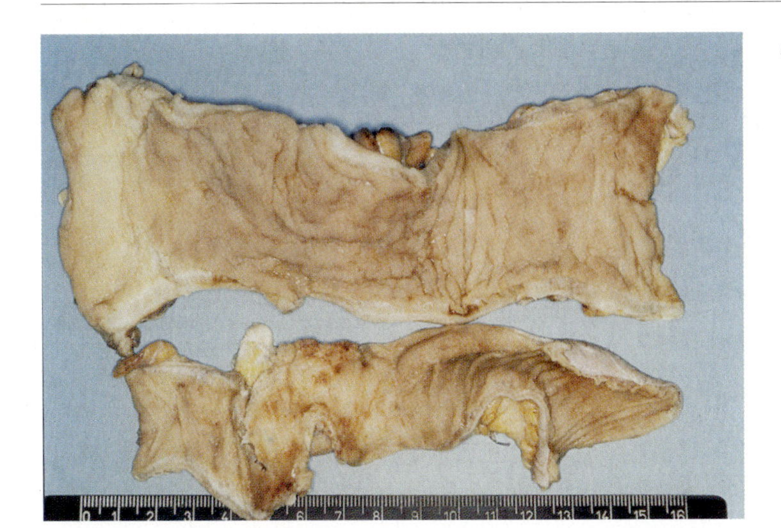

Abb. 275 zu Frage 27.19

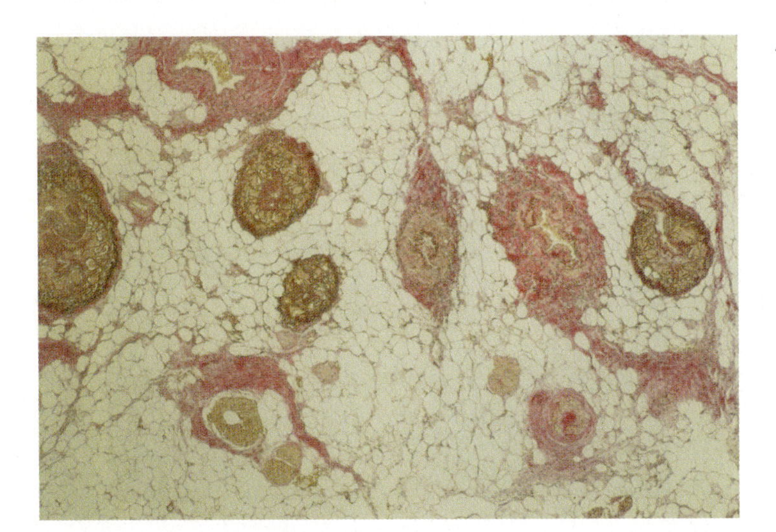

Abb. 276 zu Frage 27.19

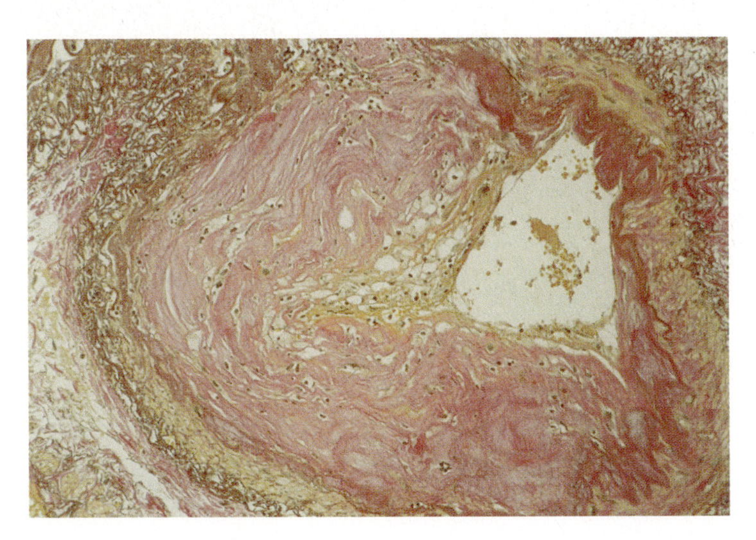

Abb. 277 zu Frage 27.19

Examen
Frühjahr 2003

28 Fragen Examen Frühjahr 2003

Kapitel 1

F03 !!

28.1 Eine Rindenatrophie im Kleinhirnoberwurm ist am ehesten Folge

(A) eines Kleinhirninfarktes
(B) einer frühkindlichen Hirnschädigung
(C) eines Verschlusshydrozephalus
(D) eines chronischen Alkoholabusus
(E) einer hereditären Multisystematrophie

F03

28.2 Im bioptischen Untersuchungsmaterial wurden nach neurochirurgischer Ausräumung einer spontanen Blutung im linken Frontallappen bei einer 68 Jahre alten Patientin Amyloidablagerungen in leptomeningealen Blutgefäßen nachgewiesen.

Zusätzlich zur Blutung könnte somit am ehesten folgende der genannten Erkrankungen vorliegen:

(A) Plasmozytom
(B) medulläres Schilddrüsenkarzinom
(C) M. Parkinson
(D) M. Alzheimer
(E) M. Pick

F03

28.3 Wo treten Hirnkontusionsherde in erster Linie auf?

(A) in Windungstälern der Großhirnrinde
(B) an Windungskuppen der Großhirnrinde
(C) im Balkenknie
(D) in den Corpora mamillaria
(E) in der Pyramidenregion der Medulla oblongata

Kapitel 2

F03 !

28.4 Welcher der nachfolgend genannten Tumoren tritt charakteristischerweise bilateral intrakraniell im Rahmen einer Neurofibromatose Typ 2 auf?

(A) (kapilläres) Hämangioblastom
(B) subependymales Riesenzellastrozytom
(C) Neurinom (Schwannom) des VIII. Hirnnerven
(D) Medulloblastom
(E) Ependymom des Seitenventrikels

Kapitel 3

F03

28.5 Welche Aussage trifft für das Retinoblastom **nicht** zu?

(A) Es ist der häufigste maligne intraokuläre Tumor im Kindesalter.
(B) Es kommt nur hereditär vor.
(C) Es kann in den Glaskörper einwachsen.
(D) Es kann diffus in die Retina einwachsen.
(E) Histologisch weist ein differenziertes Retinoblastom typischerweise eine Rosettenformation auf.

Kapitel 4

F03

28.6 Bei einer 40-jährigen Patientin wird ein ringförmiges, sich langsam ausbreitendes Erythem am Oberschenkel beobachtet, welches sich von zentral aus zurückbildet. Einige Wochen später treten eine lymphozytäre Meningitis und Polyneuritis auf.

Welche Diagnose ist am wahrscheinlichsten?

(A) Coxsackie-Virus-Infektion
(B) Lyme-Borreliose
(C) Herpes-simplex-Virus-Infektion
(D) generalisierte Kandidamykose
(E) Rezidivmanifestation einer Varizella-zoster-Infektion

28.1 (D) 28.2 (D) 28.3 (B) 28.4 (C) 28.5 (B) 28.6 (B)

Kapitel 5

F03

28.7 Welche Aussage trifft für die Bronchiolitis obliterans **am wenigsten** zu?

(A) Sie kann nach Inhalation toxischer Gase auftreten.
(B) Sie kann nach einer Virusinfektion auftreten.
(C) Es bildet sich pfropfartiges Granulationsgewebe in den peripheren Atemwegen.
(D) Es kommt zur Zerstörung des Epithels der Bronchiolen.
(E) Sie tritt in der Regel bei Frühgeborenen auf.

F03

28.8 Welche Aussage trifft für die Aspirationspneumonie des Erwachsenen **am wenigsten** zu?

(A) Sie kann bei Störungen der Ösophagusmotorik auftreten.
(B) Sie findet sich meist in den Lungenoberlappen.
(C) Es handelt sich um eine Form der Herdpneumonie.
(D) Sie kann histologisch eine Fremdkörperreaktion im Lungenparenchym zeigen.
(E) Es kann zu einer gangräneszierenden Entzündung kommen.

Kapitel 7

F03

28.9 Ein 54-jähriger Patient, der seit längerer Zeit unter pektanginösen Beschwerden litt, wurde wegen des Verdachts auf einen frischen Myokardinfarkt stationär aufgenommen und 3 Tage später tot auf der Toilette gefunden. Die Abbildungen Nr. 278 und Nr. 279 des Bildanhangs zeigen den eröffneten Herzbeutel bzw. das Herz allein.

Welche der folgenden Todesursachen ist am wahrscheinlichsten?

(A) fulminante Lungenembolie
(B) Herzbeuteltamponade
(C) Sekundenherztod bei hämorrhagisch nekrotisierender Perikarditis
(D) paradoxe Embolie
(E) Myxom

F03 **!**

28.10 Welche Veränderung ist **nicht** typisch für eine Fallot-Tetralogie?

(A) hoch sitzender Ventrikelseptumdefekt
(B) Pulmonalstenose
(C) „reitende Aorta“
(D) großer Vorhofseptumdefekt
(E) Rechtsherzhypertrophie

F03 **!**

28.11 Welche Aussage über das Aneurysma dissecans der Aorta trifft **am wenigsten** zu?

(A) Es kommt gehäuft bei Patienten mit einem Marfan-Syndrom vor.
(B) In 90 % der Fälle nimmt es seinen Ausgang von der Bauchaorta.
(C) Es kann zu einer Herzbeuteltamponade führen.
(D) Es kann Durchblutungsstörungen von Gehirn oder Niere oder Extremitäten bewirken.
(E) Es kann durch erneuten Einbruch in die alte Strombahn klinisch zu einer sog. Spontanheilung führen.

Kapitel 8

F03

28.12 Eine 20-jährige Frau, die mehrfach wegen einer akuten myeloischen Leukämie therapiert worden war, verstarb an den Folgen einer intrazerebralen Blutung.

Als Nebenbefund fanden sich die in den Abbildungen Nr. 280 und Nr. 281 des Bildanhangs makroskopisch bzw. histologisch in PAS-Färbung gezeigten Veränderungen.

Um welche Läsion handelt es sich am ehesten?

(A) Barrett-Ösophagus
(B) Refluxösophagitis
(C) Soorösophagitis
(D) leukämische Infiltrate
(E) Ösophaguskarzinom

28.7 (E) 28.8 (B) 28.9 (B) 28.10 (D) 28.11 (B) 28.12 (C)

F03 !

28.13 Welche Aussage zur Typ-A-Gastritis trifft **am wenigsten** zu?

(A) Es wird ihr ein erhöhtes Magenkarzinomrisiko zugesprochen.
(B) Sie ist histologisch durch eine intestinale Metaplasie gekennzeichnet.
(C) Sie ist im Wesentlichen im Corpus ventriculi lokalisiert.
(D) Sie hat eine sideroachrestische Anämie zur Folge.
(E) Es handelt sich um eine chronische Entzündung.

F03

28.14 Welche der folgenden Krankheiten kommt – im Vergleich zu anderen Darmabschnitten – am häufigsten im Sigma vor?

(A) M. Crohn
(B) Zöliakie
(C) einheimische Sprue
(D) Divertikulitis
(E) Tuberkulose

F03

28.15 Longitudinale Einrisse der Schleimhaut in der Kardiaregion und im kardianahen Ösophagus- und Magenbereich sind in erster Linie charakteristisch für das/die

(A) Zieve-Syndrom
(B) Marchiafava-Bignami-Krankheit
(C) Wernicke-Enzephalopathie
(D) Mallory-Weiss-Syndrom
(E) Kearns-Sayre-Syndrom

F03

28.16 Für den Barrett-Ösophagus gilt am ehesten:

(A) Er wird in den meisten Fällen durch eine angeborene Verkürzung der Speiseröhre hervorgerufen.
(B) Er tritt gehäuft bei Patienten mit primärem Immundefekt auf.
(C) Er wird in der Regel durch eine Röntgenkontrastmitteluntersuchung diagnostiziert.
(D) Er ist durch eine Therapie mit Säuresekretionshemmern zumeist vollständig reversibel.
(E) Er ist durch den histologischen Nachweis einer Zylinderzellmetaplasie im distalen Ösophagus charakterisiert.

F03

28.17 Von welcher Läsion oder Noxe der Leber geht das **geringste** Risiko der Bildung eines hepatozellulären Karzinoms aus?

(A) Leberzirrhose
(B) fokale noduläre Hyperplasie der Leber
(C) Aflatoxin-Exposition
(D) Hämochromatose
(E) chronische Hepatitis B

F03

28.18 Abbildung Nr. 282 des Bildanhangs zeigt den makroskopischen Aspekt des längs eröffneten Pankreas eines 65-jährigen Patienten, der plötzlich zu Hause verstorben war.

Welche der folgenden Erkrankungen kommt als Ursache für die gezeigten Veränderungen **am wenigsten** in Frage?

(A) Cholangiolithiasis
(B) Alkoholabusus
(C) stumpfes Bauchtrauma
(D) Hyperlipoproteinämie Typ I
(E) Typ-A-Gastritis

Kapitel 10

F03

28.19 Für die hyperplastische Form der Hashimoto-Thyreoiditis trifft **am wenigsten** zu:

(A) starke Bevorzugung des weiblichen Geschlechts
(B) dichte, diffuse lymphofollikuläre Infiltration
(C) Auftreten von onkozytären Zellen
(D) Schilddrüsenvergrößerung
(E) fehlende Assoziation mit anderen Autoimmunerkrankungen

28.13 (D) 28.14 (D) 28.15 (D) 28.16 (E) 28.17 (B) 28.18 (E) 28.19 (E)

Kapitel 11

F03

28.20 Abbildung Nr. 283 des Bildanhangs zeigt den makroskopischen, Abbildung Nr. 284 des Bildanhangs in HE-Färbung den histologischen Aspekt einer einseitig veränderten Niere eines 60 Jahre alt gewordenen Patienten, der an den Folgen eines Prostata- und eines Harnblasenkarzinoms im septischen Herz-Kreislauf-Versagen verstorben war.

Welche der folgenden Diagnosen trifft am ehesten zu?

(A) chronische herdförmige destruktive interstitielle Nephritis
(B) diabetische Glomerulosklerose Kimmelstiel-Wilson
(C) polyzystische Nieren vom Erwachsenentyp
(D) multiple Metastasen des klinisch bekannten Prostatakarzinoms
(E) chronische Glomerulonephritis

F03

28.21 Beim Nierenzellkarzinom handelt es sich meist um ein/einen

(A) Adenokarzinom
(B) Plattenepithelkarzinom
(C) mesenchymalen Mischtumor
(D) Transitionalzellkarzinom
(E) Keimzelltumor

Kapitel 12

F03

28.22 Abbildung Nr. 285 des Bildanhangs zeigt die Harnblase eines 70-jährigen Patienten, der an den Folgen eines metastasierten Prostatakarzinoms verstorben war.

Welche der folgenden Veränderungen ist in Abbildung Nr. 286 des Bildanhangs im HE-Schnitt histologisch am wahrscheinlichsten dargestellt?

(A) Prostatakarzinom-Rezidiv
(B) koinzidentes papilläres Urothelkarzinom
(C) Schistosomiasis
(D) Urozystolithiasis
(E) granulomatöse Urozystitis

Kapitel 14

F03

28.23 Welcher Zelltyp oder welche Gewebestruktur ist in der Regel in einem Keimzelltumor vom Typ des Teratoma adultum ovarii **am wenigsten** zu erwarten?

(A) Keimzelle
(B) Nävuszelle bzw. Melanozyt
(C) Zähne
(D) Gliagewebe
(E) Ganglienzelle

F03 !

28.24 Für das intraduktale Karzinom (duktales Carcinoma in situ) der Mamma gilt am ehesten:

(A) Es kann sich als M. Paget der Mamille manifestieren.
(B) Es ist sonographisch durch schleimgefüllte Zysten charakterisiert.
(C) Es wird am häufigsten durch einen pathologischen Tastbefund diagnostiziert.
(D) Es zeigt in mehr als 50 % der Fälle bei Diagnosestellung bereits Lymphknotenmetastasen.
(E) Es nimmt seinen Ausgang von den Myoepithelien der Drüsenausführungsgänge.

Kapitel 15

F03

28.25 Die partielle Blasenmole entsteht am ehesten infolge einer

(A) uniparentalen paternalen Diploidie
(B) Triploidie
(C) Monosomie X
(D) Trisomie 13
(E) Trisomie 18

28.20 (A) 28.21 (A) 28.22 (B) 28.23 (A) 28.24 (A) 28.25 (B)

Kapitel 16

F03

28.26 Für das primäre myelodysplastische Syndrom (MDS) gilt **am wenigsten**:

(A) typische Erkrankung des höheren Lebensalters
(B) Zytopenie einer oder mehrerer hämopoetischer Zelllinien im peripheren Blut
(C) möglicher Ausgangspunkt einer akuten Leukämie
(D) klinische Manifestation als refraktäre Anämie
(E) Folge einer Aplasie der Hämopoese

F03 !

28.27 Bei welcher Anämieform kommt in der Regel **keine** Retikulozytenvermehrung im Blut vor?

(A) Anämie nach akuter Blutung
(B) immunhämolytische Anämie
(C) hämolytische Anämie bei genetischen Enzymdefekten
(D) sphärozytäre Anämie
(E) perniziöse Anämie

Kapitel 17

F03

28.28 Primäre extranodale maligne Lymphome finden sich bei nicht immunkompromittierten Patienten am häufigsten

(A) in der Niere
(B) im oberen Gastrointestinaltrakt
(C) im Gehirn
(D) in der Lunge
(E) in der Milz

Kapitel 19

F03

28.29 Eine myotonische Dystrophie ist in erster Linie eine

(A) Gedeihstörung infolge eines Pylorospasmus
(B) Erkrankung der Skelettmuskulatur
(C) Erkrankung der glatten Muskulatur im Gastrointestinaltrakt
(D) X-chromosomal-rezessiv vererbte Form der spinalen Muskelatrophie
(E) Ursache des Schiefhalses

Kapitel 21

F03

28.30 Welches morphologische Merkmal ist bei Ostitis deformans Paget **am wenigsten** wahrscheinlich?

(A) irregulär mosaikförmige Kittlinienstruktur in den Knochenbälkchen
(B) Riesenosteoklasten
(C) Steigerung der Osteoblastenaktivität
(D) zahlreiche dilatierte Blutgefäße im fibrosierten Markraum
(E) granulozytäre Zellinfiltration des Markraumes

28.26 (E) 28.27 (E) 28.28 (B) 28.29 (B) 28.30 (E)

28 Kommentare Examen Frühjahr 2003

Kapitel 1

F03 !!

Frage 28.1: Lösung D

Zu **(D)**: Der **chronische Alkoholismus** führt zu einer ganzen Reihe von morphologisch fassbaren Veränderungen des ZNS. Alkohol bewirkt über eine Nervenzelldegeneration eine Ganglienzellatrophie. Vornehmlich ist hiervon das Großhirn betroffen. Am Kleinhirn manifestiert sich die alkoholtoxische Schädigung insbesondere durch eine **Rindenatrophie des Oberwurms** (Vermis cerebelli).

F03

Frage 28.2: Lösung D

Histologisch nachweisbare Phänomene beim **Morbus Alzheimer** sind u. a. Amyloidablagerungen im Neurophil (β-Amyloid), die als senile Plaques (Drusen) bezeichnet werden. Amyloidablagerungen treten dabei zusätzlich in der Media zerebraler kortikaler und leptomeningealer Arterien (D) auf (kongophile Angiopathie).
Zu **(A)**: Das **Plasmozytom** kann zu einer sekundären generalisierten Amyloidose führen. Das Gehirn ist dabei nicht betroffen.
Zu **(B)**: Beim **medullären Schilddrüsenkarzinom** finden sich Amyloidablagerungen im Tumorgewebe.
Zu **(C)**: Der **Morbus Parkinson** geht mit einer Degeneration der Substantia nigra einher. Das Auftreten zerebraler Amyloidablagerungen wird nicht beobachtet.
Zu **(E)**: Beim **Morbus Pick** handelt es sich um eine Systemdegeneration im Bereich des Großhirns. Es kommt zur scharf abgesetzten Atrophie der Frontal- und Temporallappen gegenüber nicht betroffenen Arealen. Die Erkrankung manifestiert sich klinisch ebenso wie der Morbus Alzheimer als eine Form der präsenilen Demenz. Amyloidablagerungen kommen beim Morbus Pick nicht gehäuft vor.

F03

Frage 28.3: Lösung B

Bei einem **Schädel-Hirn-Trauma** kann es zur mechanischen Schädigung des Hirngewebes kommen. Im Rahmen einer so entstandenen **Contusio cerebri** werden graue und benachbarte weiße Substanz traumatisiert. Die eintretende Gewebszerstörung betrifft die Windungskuppen der Großhirnrinde (B) und lässt sich nach Ablauf einer *Defektheilung* in Form von *Schizogyrien* makroskopisch nachweisen. Dabei handelt es sich um schmale Einziehungen der Windungskuppen. Kontusionsherde entstehen bevorzugt in den basalen Anteilen des Stirn- und Schläfenlappens.

Kapitel 2

F03 !

Frage 28.4: Lösung C

Neurofibromatosen sind autosomal dominant vererbte Tumorerkrankungen, die in zwei Formen auftreten:

- **Typ 1 = Morbus von Recklinghausen** – Die Neurofibromatose von Recklinghausen ist durch das Vorkommen multipler Neurinome an den Nervenstämmen und/oder feinen Nervenverästelungen der Haut gekennzeichnet. Dabei ist auch das ein- oder beidseitige Auftreten von Akustikusneurinomen häufig. Ein weiteres Charakteristikum der Erkrankung sind Pigmentanomalien, die als schmutzig-gelbe Flecken der Haut imponieren (Café-au-lait-Flecken).
- **Typ 2 = zentrale Neurofibromatose.** Kennzeichnend für diese Erkrankung ist das Auftreten **bilateraler Akustikusneurinome** (C), sowie multipler Neurinome der Spinalwurzeln. Daneben sind die Entstehung von Meningeomen und Gliomen charakteristisch.

Kapitel 3

F03

Frage 28.5: Lösung B

Das **Retinoblastom** ist ein neurogener Tumor, der von der unreifen Retina ausgeht. Es ist der häufigste maligne intraokuläre Tumor des Kindesalters (A). Das Retinoblastom wächst destruierend und kann sowohl die Retina (D), als auch den Glaskörper (C) diffus infiltrieren. Histologisch besteht der Tumor aus sarkomähnlichen Zellen, die teilweise in Rosettenformation angeordnet sind (E). Darunter versteht man eine kreisförmige Zellkerngruppierung.
Zu **(B)**: Das Retinoblastom tritt nur in 40 % der Fälle angeboren mit autosomal-dominantem Erbgang auf.

Kapitel 4

F03

Frage 28.6: Lösung B

Zu **(A)**: **Coxsackie-Viren** (Gruppe der Picornaviridae) sind menschenpathogen und können eine ganze Reihe von Erkrankungen auslösen (z. B. Myokarditis durch das Coxsackie-B-Virus). Exantheme können generalisiert entstehen und sind dann rötelnähnlich.
Zu **(B)**: Die Infektion mit dem Bakterium **Borrelia burgdorferi** führt zur sogenannten Lyme-Erkrankung, die im 1. Stadium durch ein Erythema chronicum migrans an der Stelle des Zeckenbisses gekennzeichnet ist. Nach Wochen kann sich das 2. Stadium anschließen, das zur ZNS-Symptomatik mit lymphozytärer Meningitis und Polyneuritis führt. Im 3. Stadium, das unter Umständen erst mehrere Jahre nach dem Zeckenbiss manifest wird, ist durch eine Polyarthritis und eine akrenbetonte Atrophie der Epidermis, Hautanhangsgebilden und Subkutis gekennzeichnet (= Acrodermatitis chronica atrophica).
Zu **(C)**: Die Infektion mit dem **Herpes-simplex-Virus** führt zu einer bläschenbildenden Haut- oder Schleimhautentzündung (Beispiele: Herpes labialis, Stomatitis herpetica, Herpes genitalis). Eine Beteiligung des Nervensystems liegt ebenso wie bei der Herpes-zoster-Infektion vor: das Virus persistiert in peripheren Nervenästen.
Zu **(D)**: **Candida albicans** ist ein Pilz mit niedriger Pathogenität, der häufig auf Schleimhäuten vorkommt. Beispielsweise kann es unter antibiotischer Therapie beim Säugling zum Mundsoor kommen und eine Diabetikerin kann eine Vulvovaginitis entwickeln. Schwere Grunderkrankungen können aufgrund der dann geschwächten Abwehrlage zu einem systemischen Candida-Befall führen (generalisierte Candidamykose).
Zu **(E)**: Das **Herpes-zoster-Virus** (syn. Varizella-zoster-Virus) verursacht bei primärer Akquirierung durch direkten Kontakt oder Tröpfcheninfektion Windpocken (Varizellen). Der Erreger kann in den Spinalganglien persistieren und bei Resistenzminderung des Organismus virulent werden. Er führt in solchen Fällen zu einer mit neuralgiformen Schmerzen einhergehenden Ganglioneuritis (Gürtelrose, „Zoster"). Außerdem bilden sich gruppenförmig angeordnete (herpetiforme) Hautbläschen auf den zugehörigen segmental angeordneten sensorischen Dermatomen aus (syn. vesikuläre nekrotisierende Dermatitis).

Kapitel 5

F03

Frage 28.7: Lösung E

Eine **Bronchiolitis** stellt eine entzündliche Erkrankung der Bronchiolen dar. Bei der Bronchiolitis obliterans handelt es sich um eine chronisch vernarbende Entzündung, die z. B. als Folge einer viralen Entzündung (B) oder der Einwirkung toxischer Gase (A) auftreten kann. Die Noxe führt zur Nekrose des Epithels der Bronchiolen (D). Anschließend kommt es zur entzündlichen Infiltration der Bronchiolenwand. Die darauf folgende fibrinös-eitrige Exsudation kann die Bildung eines pfropfartigen Granulationsgewebes in den Bronchiolen bewirken (C). Es resultiert eine **B**ronchiolitis **o**bliterans mit einer **o**rganisierenden **P**neumonie: **BOOP-Syndrom**.
Zu **(E)**: Die Bronchiolitis obliterans tritt bevorzugt im Kindesalter auf, darf jedoch nicht mit dem **Atemnotsyndrom** des Früh- und Neugeborenen verwechselt werden, bei denen aufgrund einer Unreife der Lungen ein Surfactant-Mangel besteht. In der reifen Lunge verhindert der Surfactant (ein lecithinhaltiges Lipoprotein) durch eine Reduktion der Oberflächenspannung ein Kollabieren der Alveolen. Beim Surfactant-Mangel kommt es zur unvollständigen Entfaltung und Belüftung der Lungen (= primäre Atelektase) mit Hypoxie und Schädigung des Alveolarepithels und Kapillarendothels. Aus den Kapillaren tritt Serum in die Alveolen über und gerinnt. Es resultieren die sog. hyalinen Membranen.

F03

Frage 28.8: Lösung B

Das Einatmen von Fremdmaterial – z. B. als Folge einer gestörten Ösophagusmotorik (A) – wird als Aspiration bezeichnet. Es entsteht, aufgepfropft auf einen Alveolarschaden, typischerweise bei einer Bronchpneumonie, die sich durch dicht nebeneinanderliegende Entzündungsherde auszeichnet (Herdpneumonie) (C). Die entzündlichen Veränderungen zeigen je nach der Abwehrlage des Organismus unterschiedliche Schweregrade. Die Ausbildung eines Lungenabszesses oder einer Lungengangrän (E) ist dabei ebenso möglich wie eine begleitende Pleuritis mit sekundärer Entwicklung eines Pleuraempyems oder einer Sepsis. Häufig sind im Aspirat pflanzliche Nahrungsmittelbestandteile enthalten, die histologisch im Lungenparenchym eine Fremdkörperreaktion hervorrufen können (D).
Zu **(B)**: Eine **Aspirationspneumonie** entsteht bevorzugt in den Lungenunterlappen, da das Aspirat sich der Schwerkraft folgend im Liegen überwiegend in den Unterlappenbronchien ansammelt.

Kapitel 7

F03

Frage 28.9: Lösung B

Die Abbildung zeigt den breit eröffneten Herzbeutel, der komplett durch ein ausgedehntes koaguliertes Hämatom ausgefüllt ist. Nach Abpräparieren des Perikards und Entfernung des Hämatoms lässt die zweite Abbildung den Blick auf das Epikard frei. Nahe der Herzspitze findet sich eine längsgestellte Region, die sich durch eine flächige Einblutung in das subekardiale Fettgewebe eindeutig abhebt. An dieser Stelle ist es bei dem Patienten zu einer **Herzwandruptur** mit der Folge der **Herzbeuteltamponade** gekommen (B). Die Ruptur der Ventrikelwand nach einem transmuralen Myokardinfarkt ist die *häufigste Ursache* für eine Herzbeuteltamponade, da das nekrotische Myokardareal wesentlich weniger den hohen Druckbelastungen standhalten kann als das vitale Herzmuskelgewebe. Funktionell führt die Herzbeuteltamponade zur zunehmenden Behinderung der diastolischen Erweiterung der Ventrikel. Die Folge ist ein biventrikuläres Low-output-Syndrom, was letztendlich zum Herzstillstand führt.
Zu **(A)**: Eine fulminante **Lungenembolie** führt durch akutes Rechtsherzversagen (akutes Cor pulmonale) zum Tode. Eine Einblutung in den Herzbeutel kommt dabei nicht zustande.
Zu **(C)**: Grundsätzlich können eine hämorrhagische Perikarditis oder Blutungsübel unterschiedlicher Ursache zu Blutansammlungen im Perikardbeutel führen (**Hämoperikard**). Weitaus seltener als bei der infarktbedingten Ventrikelruptur kommt es dabei jedoch zur Herzbeuteltamponade.
Zu **(D)**: Der Begriff **„paradoxe Embolie"** ist reserviert für den sehr seltenen Fall, dass ein aus dem *venösen* Gefäßsystem stammender Embolus durch ein offenes Foramen ovale des Vorhofseptums in das linke Herz gelangt und auf diese Weise „indirekt" zu einer arteriellen Embolie führt. Ein Zusammenhang zwischen einer paradoxen Embolie und einem Hämoperikard existiert nicht.
Zu **(E)**: Ein **Herzmyxom** stellt einen gutartigen Tumor dar, der von pluripotenten endokardialen Mesenchymzellen ausgeht. Es entwickelt sich zumeist auf Vorhofebene und ist bei der äußerlichen Inspektion des Herzens nicht zu erkennen.

F03 !

Frage 28.10: Lösung D

Grundsätzlich werden angeborene Herzfehler nach klinisch-funktionellen Gesichtspunkten folgendermaßen eingeteilt:

- Herzfehler *ohne Shunt*, z. B.
  - angeborene Pulmonalisstenose
- Herzfehler *mit Links-Rechts-Shunt*, z. B.
  - Vorhofseptumdefekt
  - Ventrikelseptumdefekt
  - persistierender Ductus arteriosus Botalli
- Herzfehler *mit Rechts-Links-Shunt*, z. B.
  - **Fallot-Tetralogie**
  - **Ventrikelseptumdefekt (A)**
  - **reitende Aorta** (C)
  - **Pulmonalisstenose** (B)
  - **Rechtsherzhypertrophie** (E)
  - Transposition der großen Gefäße

Zu **(D)**: Wenn zusätzlich zu den Befunden der Fallot-Tetralogie ein Vorhofseptumdefekt auftritt, spricht man von einer **Fallot-Pentalogie**.

F03 !

Frage 28.11: Lösung B

Kennzeichnend für das **Aneurysma dissecans** ist nicht die Aussackung aller Gefäßwandschichten, sondern die „Spaltung" der Gefäßwand mit darauffolgender Abhebung im Bereich der mittleren bis äußeren Mediaanteile. Dabei ist wichtig festzuhalten, dass eine Umfangsvermehrung des betroffenen Gefäßes in der Regel nicht zu verzeichnen ist. Der mit Blut gefüllte Spaltraum kann an anderer Stelle erneut Anschluss an das originäre Gefäßlumen gewinnen (E), wobei dann als Ergebnis zwei voneinander getrennte Blutströme innerhalb eines Gefäßes vorliegen.
Zu **(A)**: Beim **Marfan-Syndrom** liegt eine erblich bedingte Störung der Kollagenvernetzung vor. Dabei geht die Zugfestigkeit betroffener Organe verloren. Typisch für das Marfan-Syndrom ist die Trias Linsenektopie, disseziierendes Aortenaneurysma und Spinnenfingrigkeit.
Zu **(B)**: Ein **Aneurysma dissecans** entsteht hauptsächlich in der Aorta ascendens.
Zu **(C)**: Von der Aorta ascendens aus kann es retrograd zum Einbruch der Blutsäule in den Herzbeutel kommen.
Zu **(D)**: Die Aufspaltung der Gefäßwand beim Aneurysma dissecans kann zur Folge haben, dass Gefäßabgänge verlegt werden. Dementsprechend kann nachgeschaltet eine Minderdurchblutung eintreten.

Kapitel 8

F03

Frage 28.12: Lösung C

Die Abbildung zeigt einen Anteil des längs eröffneten Ösophagus mit Blick auf das Epithel. Es finden sich über die gesamten Länge des demonstrierten Präparates fleckig-weißliche Beläge der Ösophagusschleimhaut, die teilweise konfluieren. Schon der makroskopische Aspekt legt bei diesem charakteristischen Befund die Diagnose eines Soor der Speiseröhre nahe. Dabei handelt es sich um eine durch Candida albicans hervorgerufene Ösophagitis (**Candida-Ösophagitis**). Mikroskopisch gelingt die Darstellung der Pilzfäden mit Hilfe der PAS-Reaktion. Dabei sind die Erreger tiefrot angefärbt. Das Präparat der histologischen Abbildung lässt herdförmig das erhaltene nicht verhornte Plattenepithel des Ösophagus erkennen, das auf der weit überwiegenden Strecke des Bildausschnittes mit Pilzfäden durchsetzt ist. Candida albicans siedelt sich in den ersten Lebensmonaten als Saprophyt im Magen-Darm-Kanal an und führt in der Regel erst dann zu Krankheitserscheinungen, wenn – wie z. B. im hier vorgestellten Fall – eine Abwehrschwäche des Organismus vorliegt (Immunsuppression durch Chemotherapie).

Zu **(A)**: Unter einem **Barrett-Ösophagus** (syn. Endobrachyösophagus) versteht man die metaplastische Umwandlung des Plattenepithels des distalen Ösophagus in Zylinderepithel. Diese Veränderung stellt eine Präkanzerose des Ösophaguskarzinoms dar und entsteht in erster Linie auf dem Boden einer chronischen Refluxösophagitis. Der makroskopische Aspekt des Barrett-Ösophagus lässt sich endoskopisch als Verlagerung der Z-Linie (Grenze des ösophago-kardialen Überganges) nach oral beschreiben. Dabei sind rote, teils zungenförmige, teils flächige Schleimhautausläufer zu beobachten.

Zu **(B)**: Typischerweise findet sich eine **Refluxösophagitis** im aboralen Anteil der Speiseröhre, wobei die makroskopisch fassbaren Veränderungen stadienabhängig unterschiedliche Schweregrade der Epithelschädigung aufweisen. Unter anderem finden sich Epitheldefekte als Erosionen oder Ulzerationen.

Zu **(D)**: Das mikroskopische Übersichtsbild lässt eine nähere Differenzierung der zellulären Infiltrate der Ösophaguswand nicht zu.

Zu **(E)**: Makroskopisch lässt sich kein Tumorwachstum im Ösophagus ausmachen. Auch mikroskopisch fehlen entsprechende Zeichen.

F03 !

Frage 28.13: Lösung D

Bei der **Gastritis Typ A** handelt es sich um eine autoaggressive Entzündung gegen die vornehmlich in der *Korpusschleimhaut* (C) lokalisierten Belegzellen und den von diesen gebildeteten Intrinsic-Faktor. Als Krankheitsbild resultiert die **perniziöse Anämie** (Morbus Biermer) auf dem Boden eines Vitamin-B_{12}-Mangels (mangelnde Resorption im terminalen Ileum bei Fehlen des Intrinsic-Faktors).

Zu **(A)**: Die Typ-A-Gastritis stellt insbesondere in Verbindung mit einer intestinalen Metaplasie einen Risikofaktor für die Entstehung des Magenkarzinoms dar.

Zu **(B)**: Die intestinale Metaplasie der Magenschleimhaut entsteht im Rahmen einer chronischen atrophischen Gastritis (hier v. a. Gastritis Typ A) mit Umwandlung der sekretorischen Magenschleimhaut in ein absorptives Dünndarmepithel. Es treten Becherzellen, Paneth-Körnerzellen und Enterozyten im Verbund der Magenschleimhaut auf.

Zu **(D)**: Die Typ-A-Gastritis führt über den eintretenden Vitamin-B_{12}-Mangel zur **perniziösen Anämie**. Eine **sideroachrestische Anämie** dagegen wird durch einen Mangel an Pyridoxin (Vitamin-B_6) hervorgerufen. Diese Anämieform ist extrem selten und entsteht auf dem Boden einer Eisenverwertungsstörung der Erythroblasten. Im Knochenmark sind sog. Ringsideroblasten typisch, bei denen das nicht im Hämoglobin verwertungsfähige Eisen kreisförmig um den Erythroblastenkern angeordnet ist.

Zu **(E)**: Die Typ-A-Gastritis stellt eine Form der chronischen Gastritiden dar. Histologisch zeichnet sie sich durch ein lympho-plasmazelluläres Entzündungsinfiltrat aus.

F03

Frage 28.14: Lösung D

Zu **(A)**: Der **Morbus Crohn** kann – im Gegensatz zur **Colitis ulcerosa**, die ausschließlich den Kolonrahmen befällt – im gesamten Gastrointestinaltrakt lokalisiert sein. Der häufigste Manifestationsort ist das terminale Ileum (Ileitis terminalis).

Zu **(B)** und **(C)**: Eine glutenfreie Ernährung ist als Therapie der **einheimischen Sprue** anzusehen. Die auch als **Zöliakie** bezeichnete Erkrankung entsteht auf dem Boden einer Unverträglichkeit gegenüber der *Gliadin*fraktion des Glutens, einem Getreideprotein. Zielorgan ist der Dünndarmtrakt.

Zu **(D)**: Eine **Divertikulitis** manifestiert sich am häufigsten im Sigma, da in diesem Kolonabschnitt die größte Dichte des Divertikelbesatzes besteht. Im Gastrointestinaltrakt kommen erworbene Divertikel am häufigsten im Bereich des linken Kolonschenkels vor. Schwerpunktmäßig ist das Colon sigmo-

ideum betroffen. Hier entstehen im Bereich der Gefäßeintrittsstellen in die Kolonwand Pseudodivertikel (Graser'sche Divertikel), die durch chronisch-rezidiverende oder akute Entzündungen kompliziert werden können.
Zu **(E)**: Die **Darmtuberkulose** entsteht nach oraler Aufnahme der Mykobakterien. Der gesamte Dünn- und Dickdarmtrakt kann betroffen sein, wobei ein Schwerpunkt der Manifestation die Ileozökalregion darstellt.

F03

Frage 28.15: Lösung D

Zu **(A)**: Beim **Zieve-Syndrom** liegen Ikterus, hämolytische Anämie und Hyperlipoproteinämie bei alkoholischer Leberschädigung vor.
Zu **(B)**: Das **Marchiafarva-Bignami-Syndrom** tritt bei chronischem Alkoholkonsum als Degeneration des Corpus callosum in Verbindung mit einer Hirnrindensklerose auf.
Zu **(C)**: Die alkoholische Enzephalopathie (**Wernikke-Enzephalopathie**) ist durch Proliferation von kleinen Blutgefäßen und Astrozyten vor allem in den Corpora mammaria charakterisiert.
Zu **(D)**: Das **Mallory-Weiss-Syndrom** ist durch Längseinrisse der Schleimhaut des gastro-ösophagealen Überganges gekennzeichnet. Es tritt nach massivem Erbrechen auf und geht mit einer oberen gastrointestinalen Blutung einher. Alkoholkranke sind gehäuft betroffen.
Zu **(E)**: Beim **Kearns-Sayre-Syndrom** liegt eine hereditäre Störung der Okkulomotorik in Verbindung mit einer Retinadegeneration und Herzrhythmusstörungen vor.

F03

Frage 28.16: Lösung E

Die Zylinderepithelmetaplasie des distalen Ösophagus wird als **Barrett-Syndrom** bezeichnet (man spricht in diesem Zusammenhang auch von einer sog. Barrettmukosa) (E). Die Umschlagszone des Plattenepithels und des Zylinderepithels ist nach oral verschoben. Es ist erwiesen, dass die Refluxösophagitis die Ursache für die metaplastische Umwandlung des originären Plattenepithels des Ösophagus darstellt, wobei nicht nur Zylinderepithel, sondern auch Epithel vom Typ der Magenschleimhaut histologisch vorgefunden werden kann. Der Barrett-Ösophagus geht mit einem erhöhten Karzinomrisiko einher.
Zu **(A)**: Eine angeborene Verkürzung des Ösophagus wird als primärer **Brachyösophagus** bezeichnet. Synonym für Barrett-Ösophagus ist der Begriff Endobrachyösophagus. Dabei wird der Tatsache Rechnung getragen, dass die endoskopisch gemessene Distanz zwischen Zahnreihe und Z-Linie (Umschlagszone Plattenpithel / Zylinderepithel) verkürzt ist.
Zu **(B)**: Ein Zusammenhang zwischen einem Immundefekt und einem Barrett-Ösophagus besteht nicht.
Zu **(C)**: Der Barrett-Ösophagus wird endoskopisch mit bioptischem Nachweis der Zylindepithelmetaplasie diagnostiziert.
Zu **(D)**: Auch wenn der Reflux sauren Mageninhaltes in den distalen Ösophagus ausreichend z.B. durch konservative Therapiemaßnahmen behandelt ist, persistiert in der Regel die Zylinderepithelmetaplasie des distalen Ösophagus. Sie muss endoskopisch regelmäßig kontrolliert werden, da eine Tendenz zur Dysplasie und zur malignen Entartung gegeben ist.

F03

Frage 28.17: Lösung B

Das Leberkarzinom (**hepatozelluläres Karzinom**) entsteht zu 95 % auf dem Boden einer Leberzirrhose (A), die sich z.B. als Folge einer chronischen Hepatitis B (E) oder einer Hämochromatose (D) entwikkeln kann.
Zu **(B)**: Bei der **fokal-nodulären Hyperplasie** (FNH) handelt es sich um eine tumorartige Veränderung der Leber, die durch ihren Bindegewebsreichtum charakterisiert ist. Frauen sind doppelt so häufig betroffen wie Männer. Die mikroskopische Erscheinungsform erinnert an eine Leberzirrhose. Die Bindegewebsvermehrung führt zu einer typischen zentralen sternförmigen Narbenbildung. Die Tumoren sind gut abgegrenzt und zeigen *keine* maligne Entartungstendenz. Aus diesem Grunde ist eine Resektionsbehandlung nur dann indiziert, wenn Symptome wie Schmerzen oder Nachbarschaftszeichen wie z.B. eine Pfortaderkompression bestehen.
Zu **(C)**: **Aflatoxin**, das Gift des Schimmelpilzes (Aspergillus flavus), stellt ein starkes potenzielles Kanzerogen dar. Es kann das hepatozelluläre Karzinom induzieren.

F03

Frage 28.18: Lösung E

Die Abbildung zeigt ein eingekerbtes und aufgeklapptes Pankreas. Die Schnittfläche des Organs imponiert zum Teil schmutzig-braun, zum Teil weiß gesprenkelt. Der Befund ist typisch für das makroskopische Bild einer **nekrotisierenden Pankreatitis**. Dabei heben sich die Nekroseareale bräunlich ab. Als häufigste Ursache für die dargestellten schweren entzündlichen Veränderungen des Organs kommen die Choledocholithiasis (A) und der Alkoholabusus (B) in Betracht. Daneben können – wesentlich seltener – eine ganze Reihe anderer Faktoren eine akute Pankreatitis induzieren. Beim stump-

fen Bauchtrauma (C) kann die Quetschung des Pankreas die nekrotisierende Entzündung nach sich ziehen. Daneben können metabolische Störungen wie z. B. eine Hypertriglyceridämie (Hyperlipoproteinämie Typ I) (D) eine akute Pankreatitis induzieren.
Zu **(E)**: Bei der **Typ-A-Gastritis** werden die HCl-produzierenden Belegzellen weitgehend zerstört. Die resultierende Hypazidität führt reaktiv zu einer Hypergastrinämie. Diese hat einen proliferativen Einfluss auf die enterochromaffinen Zellen der Magenschleimhaut. Dadurch kann es zur Entwicklung von multiplen Karzinoiden der Magenschleimhaut kommen. Eine akute Pankreatitis wird dabei nicht beobachtet.

Kapitel 10

F03

Frage 28.19: Lösung E

Die **Hashimoto-Thyreoiditis** ist eine durch Autoantikörper gegen Mikrosomen und Thyreoglobulin ausgelöste Schilddrüsenentzündung. Mikroskopisch findet man neben einer Plasmazell- und *Lymphozyteninfiltration* (B) mit Bildung von *Lymphfollikeln* mit *Keimzentren* eine Zerstörung der Schilddrüsenfollikel. Es erkranken überwiegend Frauen (A). Der manifeste Entzündungsprozess führt zur Schilddrüsenvergrößerung (D) (hyperplastische Form der Hashimoto-Thyreoiditis). Erst wenn eine Hashimoto-Thyreoiditis „ausgebrannt" ist, kann es zur Schilddrüsenverkleinerung durch fortschreitende Parenchymzerstörung und -fibrosierung kommen (atrophische Form der Hashimoto-Thyreoiditis).
Zu **(C)**: **Onkozyten** (wörtlich übersetzt: „geschwollene Zellen") sind durch besondere morphologische Kennzeichen charakterisierte Zellen, die in unterschiedlichen Drüsenepithelien (z. B. Schilddrüse, Speicheldrüse, Leber) auch ohne Tumorwachstum auftreten können. Lichtmikroskopisch zeichnen sich Onkozyten durch ein balloniertes eosinophiles Zytoplasma aus, das durch eine hohe Mitochondriendichte eine körnige (granuläre) Struktur erhält. Bei der Hashimoto-Thyreoiditis kann die lymphozytäre Infiltration des Organs zur onkozytären Umwandlung von Thyreozyten führen.
Zu **(E)**: Bei der Hashimoto-Thyreoiditis findet sich nicht selten eine Assoziation mit anderen Autoimmunerkankungen (z. B. perniziöse Anämie).

Kapitel 11

F03

Frage 28.20: Lösung A

Die Abbildung zeigt eine höckerig veränderte Niere. Das mikroskopische Übersichtspräparat lässt keinerlei reguläre Organstruktur mehr erkennen. In der unteren rechten Bildecke ist ein Glomerulum andeutungsweise erkennbar. Ansonsten erscheint das Niereninterstitium stark verbreitert und zellulär diffus infiltriert. Dieser Befund spricht für das Vorliegen einer weit fortgeschrittenen interstitiellen Nephritis (A). Zusammen mit dem makroskopischen Befund kann die Diagnose **Schrumpfniere** gestellt werden.
Zu **(B)**: Die **diabetische Glomerulopathie** (Kimmelstiel-Wilson) ist durch Bildung hyaliner Knötchen im Mesangium und durch eine Verdickung der Basalmembran charakterisiert (noduläre Glomerulosklerose)
Zu **(C)**: Eine zystische Durchsetzung der Niere findet sich weder makroskopisch noch im mikroskopischen Bild. Bei der polyzystischen Nephropathie vom adulten Typ sind die Nieren massiv vergrößert und von zahlreichen Zysten durchsetzt.
Zu **(D)**: Metastasen eines Prostatakarzinoms in der Niere wären ausgesprochen ungewöhnlich. Im mikroskopischen Bild können Tumorinfiltrate nicht ausgemacht werden.
Zu **(E)**: Das mikroskopische Präparat lässt eine Feinbeurteilung der Glomerula nicht zu.

F03

Frage 28.21: Lösung A

Zu **(A)**: **Nierenzellkarzinome** machen beim Erwachsenen 85 % aller malignen Nierentumoren aus. Die häufigste histologische Variante des Nierenzellkarzinoms, der klarzellige Typ, geht von den Tubulusepithelien aus. Histologisch imponiert der Tumor als Adenokarzinom.
Zu **(B)**: Primäre Plattenepithelkarzinome des Nierenparanechyms sind nicht beschrieben.
Zu **(C)**: Zu den mesenchymalen Mischtumoren zählt z. B. das Nephroblastom.
Zu **(D)**: Das Urothelkarzinom, das sich von den Transitionalzellen ableitet, tritt im harnableitenden System auf.
Zu **(E)**: Keimzelltumoren sind das Seminom des Hodens oder das Dysgerminom des Ovars.

Kapitel 12

F03

Frage 28.22: Lösung B

Die makroskopische Abbildung zeigt die aufgeschnittene Harnblase. Im Bereich der unteren Bildhälfte sind Blasengrund und -hals dargestellt. Die Blasenhinterwand mit dem Übergang in das Blasendach wird in der oberen Bildhälfte demonstriert. Hier liegt ein erhaben imponierender Tumor mit dunkler Oberfläche. Das mikroskopische Präparat, das aus diesem Tumor gewonnen wurde, zeigt um eine schmale Stromazunge gruppierte und unregelmäßig geformte epitheliale Zellen. Der Befund spricht für das Vorliegen eines papillären Tumors. Die Zellunregelmäßigkeiten lassen die Diagnose eines Karzinoms zu. Es handelt sich demnach um ein **papilläres Urothelkarzinom** (B).
Zu **(A)**: Strukturen eines Adenokarzinoms, wie bei Prostatakarzinom zu erwarten, lassen sich nicht ausmachen.
Zu **(C)**: Die **Harnblasenbilharziose** wird durch Schistosoma haematobium hervorgerufen. Histologisch lassen sich dabei die Eier dieses Parasiten in der Harnblasenwand mit einer umgebenden granulomatösen Gewebsreaktion nachweisen.
Zu **(D)**: Ein Harnblasenstein ist nicht auszumachen..
Zu **(E)**: Eine granulomatöse Gewebsreaktion lässt sich histologisch nicht nachweisen.

Kapitel 14

F03

Frage 28.23: Lösung A

Teratome sind seltene Geschwülste, die sich von primitiven, *omnipotenten Keimzellen* ableiten und die sich in Richtung aller drei Keimblätter entwikkeln können. Demzufolge können Teratome Gewebsabkömmlinge unterschiedlicher Herkunft (ektodermal, entodermal, mesodermal) und Differenzierung aufweisen. Reife Teratome (syn. *adulte* oder koätane Teratome) enthalten differenzierte Strukturen aller Art wie z. B. Epidermis mit Naevuszellen bzw. Melanozyten (B) und Haaren, Zähne, Drüsen- oder Nervengewebe (Gliagewebe (D), Ganglienzellen (E)).
Zu **(A)**: Tumorös veränderte Keimzellen treten im **Dysgerminom** des Ovars auf.

F03 **!**

Frage 28.24: Lösung A

Das duktale Carcinoma in situ (Syn. **intraduktales Mammakarzinom**) ist durch ein *nicht invasives* Wachstum innerhalb der Milchgänge gekennzeichnet. Es geht von den Epithelien der Milchgänge aus und respektiert die Basalmembran. Das intraduktale kann wie jedes andere Mammakarzinom multifokal auftreten. Nicht ungewöhnlich sind zentrale Nekrosen von Tumorzellen innerhalb der Milchgänge, die sekundäre verkalken können (sog. „Mikrokalk"). Die Nekrosemassen können sich wie „Mitesser" aus dem Tumorgewebe herausdrücken lassen, was zur Bezeichnung **Komedokarzinom** geführt hat.
Zu **(A)**: Beim **Paget-Karzinom** breitet sich der Tumor vom Milchgang ausgehend in die Epidermis der Mamille aus. Es kommt zu einer Rötung und ekzemartigen Veränderungen (Paget's disease of the nipple). Ursächlich ist ein intraduktales Mammakarzinom, das sich mit der Tendenz zur Hautinfiltration ausbreitet.
Zu **(B)**: Schleimbildung in großen Mengen ist für das **muzinöse Mammakarzinom** charakteristisch.
Zu **(C)**: Das **intraduktale Mammakarzinom** wird eher radiologisch durch Nachweis von Mikroverkalkungen als palpatorisch diagnostiziert, da es nicht infiltrierend und ohne Ausbildung einer größeren Raumforderung wächst.
Zu **(D)**: Da das intraduktale Mammakarzinom die Basalmembran nicht durchbricht, kann eine Lymphknotenmetastasierung nicht vorliegen.
Zu **(E)**: Die Myoepithelzellen umgeben die Milchgänge. Sie sind streng vom eigentlichen Milchgangsepithel, aus dem das intraduktale Mammakarzinom hervorgeht, abzugrenzen.

Kapitel 15

F03

Frage 28.25: Lösung B

Bei einer **Blasenmole** handelt es sich um eine Entartung der Plazenta im Sinne einer Fehlbildung der Chorionzotten. Je nachdem ob die Plazenta ganz oder zum Teil betroffen ist, handelt es sich um eine komplette oder partielle Blasenmole. Ursächlich liegt einer Blasenmole eine atypische Eizellbefruchtung zugrunde.
Zu **(A)**: Unter **Diploidie** versteht man allgemein das Vorhandensein zweier vollständiger homologer Chromosomensätze in den Zellkernen eines Organismus. Bei der uniparentalen paternalen Diploidie wird der Chromosomensatz allein von väterlicher DNA gebildet. Denkbar ist eine solche Konstellation,

wenn eine Eizelle mit nicht funktionsfähiger DNA von zwei Spermien mit jeweils haploiden Chromosomensatz befruchtet wird. Auf dem Boden des geschilderten Mechanismus kann es zur Ausbildung einer *kompletten* Blasenmole kommen.
Zu **(B)**: Bei einer Triploidie besteht der Karyotyp aus drei haploiden Chromosensätzen. Eine solche Konstellation findet sich bei der partiellen Blasenmole, z. B. als Folge der Befruchtung einer haploiden Eizelle mit zwei haploiden Spermien (parternal bedingte Triploidie).
Zu **(C)**: Unter einer **Monosomie** versteht man das Fehlen eines Chromosoms im diploiden Chromosomensatz des Genoms. Der Chromosomensatz enthält dann nur 45 Chromosomen. Monosomie X: 45, X0 anstatt 46, XY oder 46, XX.
Zu **(D)** und **(E)**: Bei einer Trisomie liegt ein überzähliges Chromosom vor (numerische Chromosomenaberration). Beispiele: Trisomie 13 = Patau-Syndrom, Trisomie 18 = Edwards-Syndrom, Trisomie 21 = Down-Syndrom.

Kapitel 16

F03

Frage 28.26: Lösung E

Unter dem Begriff **myelodysplastisches Syndrom** (MDS) wird eine heterogene Gruppe von Erkrankungen zusammengefasst, denen eine ineffektive Hämatopoese und eine periphere Zytopenie einer oder mehrerer Zelllinien (B) gemeinsam ist. Als Folge entwickelt sich als vordringliches klinisches Symptom eine (therapie-) refraktäre Anämie (D). Der Häufigkeitsgipfel liegt jenseits des 60. Lebensjahres (A). Beim primären MDS ist die Ursache unbekannt (90 %). Ein sekundäres MDS (10 %) kann z. B. aufgrund einer Knochenmarksschädigung durch ionisierende Strahlen induziert werden. Ein Teil der Patienten mit einem MDS entwickelt eine akute myeloische Leukämie (C).
Zu **(E)**: Die Aplasie der Hämopoese führt zu einer Panzytopenie, die als eine Veränderung des peripheren Blutes mit Absenkung der Zahl der Erythrozyten (Anämie), sowie Auftreten einer Granulo- und Thrombozytopenie definiert ist. Sie kann allgemein als Bilanzstörung der Hämatopoese aufgefasst werden. Die schwersten Ausprägungen einer Panzytopenie werden als Kardinalsymptom bereits frühzeitig im Krankheitsverlauf bei schweren Knochenmarksschädigungen beobachtet. In diesen Fällen kommt es auf dem Boden des Untergangs der pluripotenten Knochenmarksstammzellen zur fundamentalen Störung der Blutbildung (aplastische Anämie). Es resultiert histologisch das Bild des „leeren Knochenmarkes". Beim MDS ist das Knochenmark dagegen zellreich mit einem erhöhten Blastenanteil.

F03 !

Frage 28.27: Lösung E
Eine Retikulozytenvermehrung wird immer dann beobachtet, wenn kompensatorisch die Erythropoese stimuliert ist. Ursachen dafür können ebenso akute (A) oder chronische Blutverluste sein wie sämtliche Formen der hämolytischen Anämien, z. B.:

- Immunhämolytische Anämie (B)
- Hämolyische Anämie bei genetischen Enzymdefekten (C)
- Sphärozytose (D)

Zu **(E)**: Eine **perniziöse Anämie** entsteht als Folge einer Autoantiköperbildung gegen die Parietalzellen der Magenschleimhaut und gegen Intrinsic-Faktor. Der resultierende Vitamin- B_{12}-Mangel bildet die Grundlage dafür, dass eine verzögerte und gestörte Reifung der Erythrozyten *und ihrer Vorstufen* (auch der Retikulozyten) resultiert.

Kapitel 17

F03

Frage 28.28: Lösung B

In ca. 30 % der Fälle tritt ein **Non-Hodgkin-Lymphom** primär extranodal auf. Am häufigsten ist dabei der obere Gastrointestinaltrakt (B) betroffen. Eine Neoplasie des **m**ukosa-**a**ssoziierten **l**ymphatischen Gewebes des Magen-Darm-Traktes (**MALT**; T für **t**issue = Gewebe) wird als MALT-Lymphom bezeichnet. MALT-Lymphome bestehen aus dichten Infiltraten der Schleimhaut neoplastischer lymphozytärer Zellen.

Kapitel 19

F03

Frage 28.29: Lösung B

Bei der **myotonen Dystrophie** (Curschmann-Steinert-Syndrom) liegt eine Störung des Tonus der Skelettmuskulatur (B) vor. Die Erkrankung wird dominant vererbt und betrifft hauptsächlich Männer im dritten Lebensjahrzehnt.
Zu **(A)** und **(C)**: Unter Dystrophie im Allgemeinen versteht man durch Mangel- oder Fehlernährung bedingte Veränderungen und Störungen des gesamten Organismus bzw. einzelner Organe oder Gewebe, die zu einer Schädigung der Zellstruktur führen. Beim hypertrophen Pylorospasmus, der im weite-

sten Sinne als Erkrankung der glatten Muskulatur im Gastrointestinaltrakt aufgefasst werden kann, kommt es durch rezidivierendes Erbrechen zur Gedeihstörung des betroffenen Kindes.

Zu **(D)**: Eine **neurogene Muskelatrophie** ist dadurch gekennzeichnet, dass eine Schädigung einer motorischen Nervenzelle sekundär zum Untergang der abhängigen Muskelfasern führt. Je nach Ort der Läsion unterscheidet man *spinale, radikuläre* oder *axonale* Formen der neurogenen Muskelatrophie, denen gemeinsam ist, dass sich eine felderförmige Atrophie von Muskelfasern ergibt.

Zu **(E)**: Als Schiefhals (**Torticollis**) bezeichnet man die Schräghaltung des Kopfes. Es existieren unterschiedliche Ursachen (z. B. muskulärer Schiefhals mit einseitiger angeborener Fehlbildung des M. sternocleidomastoideus). Bei der **myotonischen Dystrophie** kann der Tonusverlust der Nacken- und Halsmuskulatur dazu führen, dass der Kopf unsicher in einer Position gehalten werden kann. Ein Schiefhals resultiert dabei nicht.

Kapitel 21

F03

Frage 28.30: Lösung E

Der **Morbus Paget** führt zu einem ungeordneten Ab- und Aufbau von Knochengewebe. Die Ursache dieser Erkrankung ist nicht geklärt. Histologisch zeigt sich der überstürzte Knochenabbau in Form multipler Riesenosteoklasten (B). Reaktiv kommt es zur Steigerung der Osteoblastenaktivität (C). Das ungeregelte Nebeneinander von Knochenab- und -aufbau führt zu einer Umstrukturierung der Knochensubstanz. Morphologisch erscheint dabei die Spongiosa unregelmäßig verdichtet (sog. Mosaikstruktur (A)). Das Knochenmark ist fibrosiert und enthält zahlreiche dilatierte Blutgefäße (D). Klinisch resultiert neben dem „Skelett-Plus" eine mangelnde Stabilität des Knochens mit Deformierungen (daher die Bezeichnung Ostitis *deformans*).

Zu **(E)**: Der Markraum des Knochen ist beim Morbus Paget fibrosiert. Eine granulozytäre Zellinfiltration wird nicht beobachtet.

Abbildungs-verzeichnis Examen

Frühjahr 2003

Abbildungsverzeichnis

Abb.-nummer	Diagnose
278	Herzwandruptur mit Herzbeuteltamponade
279	Herzwandruptur (infolge transmuralem Myokardinfarkt)
280, 281	Soorösophagitis
282	nekrotisierende Pankreatitis
283, 284	Schrumpfniere bei interstitieller Nephritis
285, 286	papilläres Urothelkarzinom

Bildanhang Examen

Frühjahr 2003

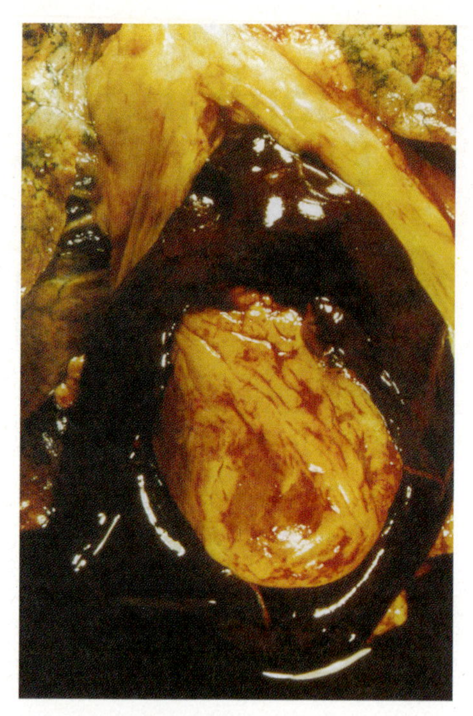

Abb. 278 zu Frage 28.9

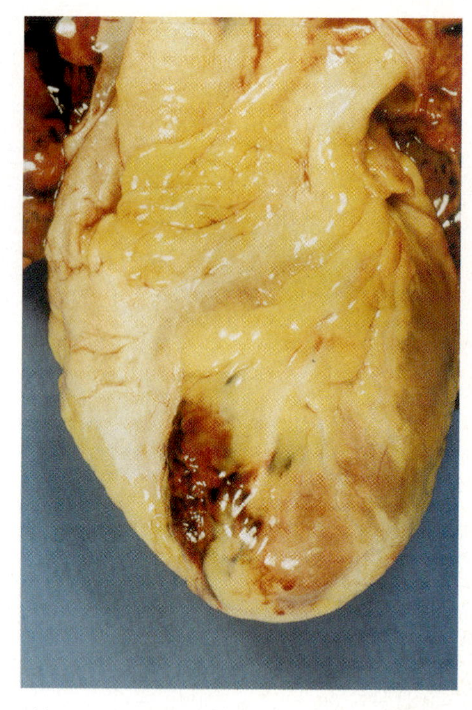

Abb. 279 zu Frage 28.9

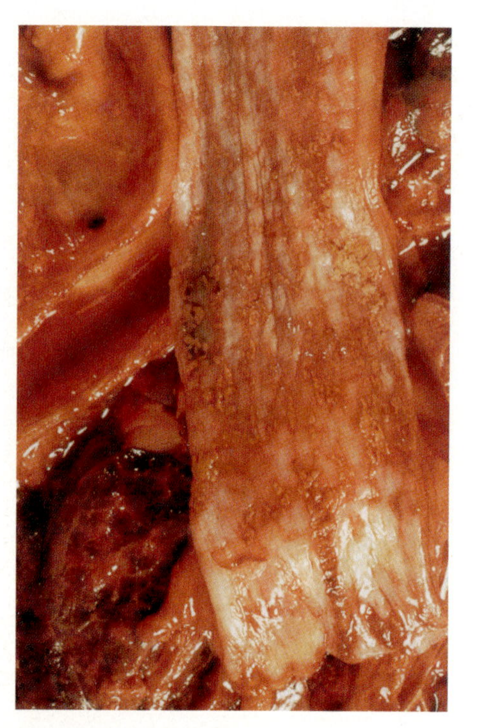

Abb. 280 zu Frage 28.12

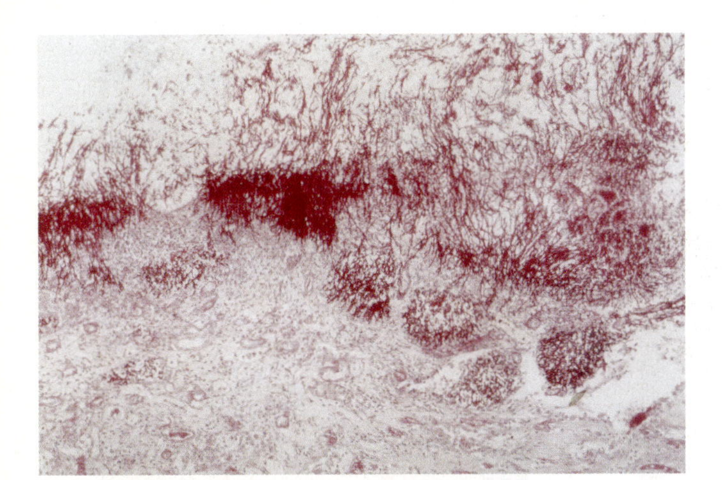

Abb. 281 zu Frage 28.12

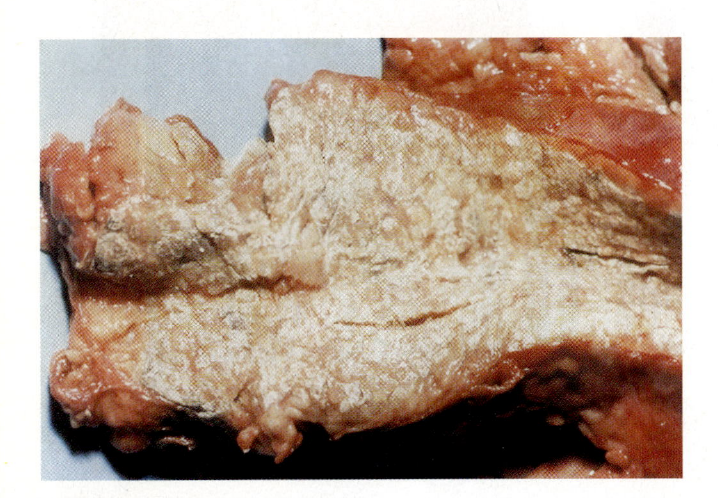

Abb. 282 zu Frage 28.18

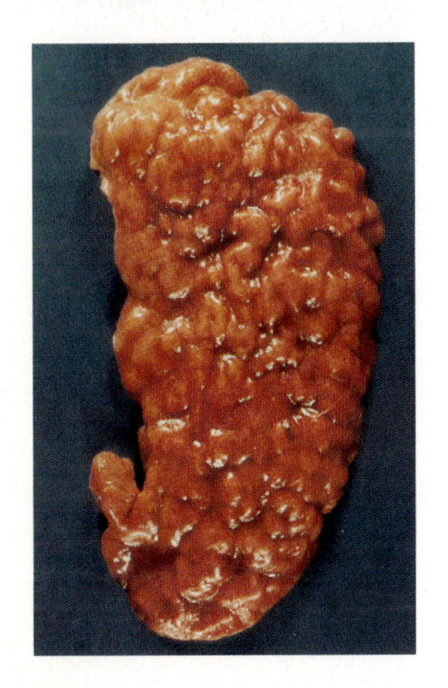

Abb. 283 zu Frage 28.20

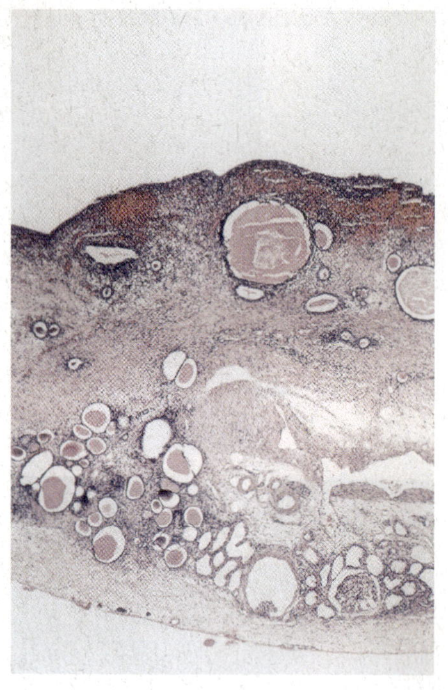

Abb. 284 zu Frage 28.20

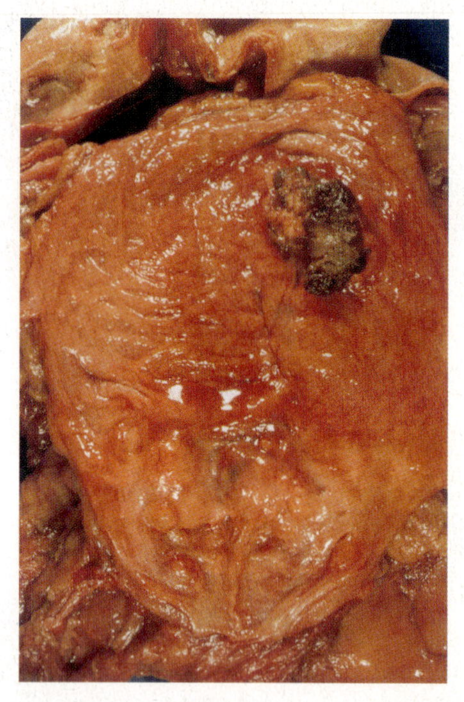

Abb. 285 zu Frage 28.22

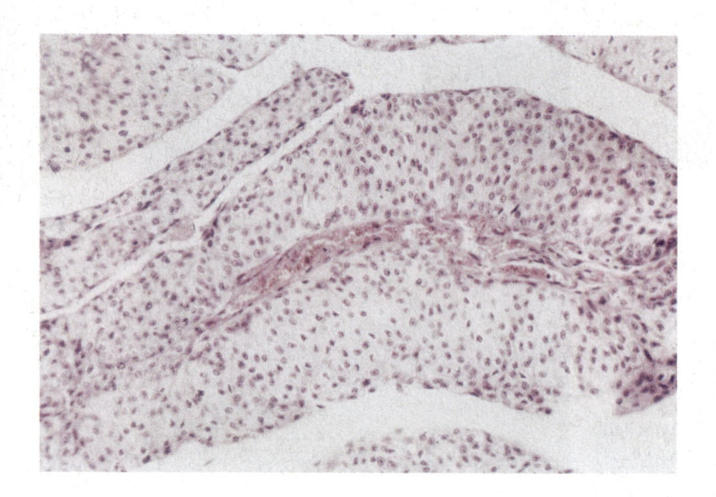

Abb. 286 zu Frage 28.22